DICTIONNAIRE ENCYCLOPÉDIQUE

DES

# SCIENCES MÉDICALES

PARIS. — TYPOGRAPHIE LAHURE
rue de Fleurus, 9

# DICTIONNAIRE ENCYCLOPÉDIQUE

DES

# SCIENCES MÉDICALES

COLLABORATEURS : MM. LES DOCTEURS

ARCHAMBAULT, AXENFELD, BAILLARGER, BAILLON, BALBIANI, BALL, BARTH, BAZIN, BEAUGRAND, BÉCLARD, BÉHIER, VAN BENEDEN, BERGER, BERNHEIM, BERTILLON, BERTIN, ERNEST BESNIER, BLACHE, BLACHEZ, BOINET, BOISSEAU, BORDIER, BOUCHACOURT, CH. BOUCHARD, BOUISSON, BOULAND (P.), BOULEY (H.), BOUVIER, BOYER, BRASSAC, BROCA, BROCHIN, BROUARDEL, BROWN-SÉQUARD, CALMEIL, CAMPANA, CARLET (G.), CERISE, CHARCOT, CHASSAIGNAC, CHAUVEAU, CHÉREAU, COLIN (L.), CORNIL, COULIER, COURTY, DALLY, DAMASCHINO, DAVAINE, DECHAMBRE (A.), DELENS, DELIOUX DE SAVIGNAC, DELPECH, DENONVILLIERS, DEPAUL, DIDAY, DOLBEAU, DUGUET, DUPLAY (S.), DUTROULAU, ÉLY, FALRET (J.), FARABEUF, FERRAND, FOLLIN, FONSSAGRIVES, GALTIER-BOISSIÈRE, GARIEL, GAVARRET, GERVAIS (P.), GILLETTE, GIRAUD-TEULON, GODLEY, GODELIER, GREENHILL, GRISOLLE, GUBLER, GUÉNIOT, GUÉRARD, GUILLARD, GUILLAUME, GUILLEMIN, GUYON (F.), HAHN (L.), HAMELIN, HAYEM, HECHT, HÉNOCQUE, ISAMBERT, JACQUEMIER, KRISHABER, LABBÉ (LÉON), LABBÉE, LABORDE, LABOULBÈNE, LAGNEAU (G.), LANCEREAUX, LARCHER (O.), LAVERAN, LECLERC (L.), LEFORT (LÉON), LEGOUEST, LEGROS, LEGROUX, LEREBOULLET, LE ROY DE MÉRICOURT, LÉTOURNEAU, LEVEN, LÉVY (MICHEL), LIÉGEOIS, LIÉTARD, LINAS, LIOUVILLE, LITTRÉ, LUTZ, MAGITOT (E.), MAGNAN, MALAGUTI, MARCHAND, MAREY, MARTINS MICHEL (DE NANCY), MILLARD, DANIEL MOLLIÈRE, MONOD, MONTANIER, MORACHE, MOREL (B. A.), NICAISE, OLLIER, ONIMUS, ORFILA (L.), PAJOT, PARCHAPPE, PARROT, PASTEUR, PAULET, PERRIN (MAURICE), PETER (M.) PLANCHON, POLAILLON, POTAIN, POZZI, REGNARD, REGNAULT, REYNAL, ROBIN (CH.), DE ROCHAS, ROGER (H.), ROLLET, ROTUREAU, ROUGET, SAINTE-CLAIRE DEVILLE (H.), SCHÜTZENBERGER (CH.), SCHÜTZENBERGER (P.), SÉDILLOT, SÉE (MARC), SERVIER, DE SEYNES, SOUBEIRAN (L.), E. SPILLMANN, TARTIVEL, TERRIER, TESTELIN, TILLAUX (P.), TOURDES, TRÉLAT (U.), TRIPIER (LÉON), VALLIN, VELPEAU, VERNEUIL, VIDAL (ÉM.), VILLEMIN, VOILLEMIER, VULPIAN, WARLOMONT, WORMS (J.), WURTZ.

DIRECTEUR : A. DECHAMBRE

TROISIÈME SÉRIE

TOME TROISIÈME

RED — RÉT

# PARIS

G. MASSON

P. ASSELIN

LIBRAIRE DE L'ACADÉMIE DE MÉDECINE

LIBRAIRE DE LA FACULTÉ DE MÉDECINE

PLACE DE L'ÉCOLE-DE-MÉDECINE

MDCCCLXXVI

# DICTIONNAIRE

## ENCYCLOPÉDIQUE

### DES

# SCIENCES MÉDICALES

---

**REDRESSEMENT. REDRESSEURS.** On donne le nom de redressement aux manœuvres qui ont pour but de rendre à un organe dévié sa situation normale; on donne encore ce nom aux manœuvres par lesquelles on se propose de placer les corps étrangers introduits dans un organe creux, tel que la vessie, dans une situation permettant leur passage à travers le canal aboutissant à cet organe.

Les redresseurs sont les instruments ou appareils employés dans l'opération du redressement.

Le redressement se pratique dans des circonstances et sur des organes tellement variés, qu'il est difficile de lui tracer des règles générales. Nous diviserons donc ce sujet en plusieurs articles : *Redressement des membres; redressement du rachis; redressement du cou; redressement des yeux; redressement des dents; redressement de l'utérus; redressement des corps étrangers contenus dans les organes creux.*

Nous ne nous proposons pas d'étudier ici les indications thérapeutiques du redressement: en agissant ainsi nous ferions double emploi, car ces indications sont exposées dans divers articles de ce Dictionnaire, articles auxquels nous aurons soin de renvoyer le lecteur; nous ne nous occuperons pas, pour la même raison, des procédés opératoires, ténotomie, ostéotomie, résection pouvant conduire au redressement. Notre but, infiniment plus modeste, est *uniquement de faire connaître des appareils ou des instruments* dont la description aurait difficilement trouvé place ailleurs, du moins avec les développements suffisants. C'est ainsi, par exemple, que dans l'article ANKYLOSE, notre éminent collaborateur, M. Ollier, a posé avec autorité les règles du redressement, sans s'appesantir sur les moyens mécaniques d'arriver au but, précisément parce que la généralité de son article ne lui permettait pas d'entrer dans de si minutieux détails. Dans d'autres articles, les appareils ne sont pas décrits pour une raison tout opposée; ces articles étudient une région ou un point limité, et les appareils peuvent s'appliquer à plusieurs régions.

Toutes les fois, au contraire, que l'étude des appareils devra trouver une place définie dans le Dictionnaire, nous nous contenterons d'énoncer, en quelques mots, les principes généraux d'après lesquels ils sont construits.

REDRESSEMENT DES MEMBRES. Les indications du redressement pratiqué sur les membres peuvent se ranger sous les huit chefs suivants : redressement des fractures; redressement des pseudarthroses; redressement des cals vicieux; redressement des ankyloses; traitement mécanique des arthrites et des tumeurs blanches; redressement des articulations déviées par des causes uniquement musculaires (paralysie, rétraction) ; redressement des incurvations des os; redressement de déviations articulaires (luxations, subluxations, déviations), en général congénitales, telles que le pied bot, la main bot, les déviations du genou, etc.

Nous n'avons pas à nous étendre ici sur le redressement primitif des fractures et sur les divers appareils qu'ils peuvent nécessiter (*voy.* FRACTURES).

Quant une pseudarthrose succède à une fracture, le membre est souvent dévié, surtout si la fracture siége au membre inférieur. Nous traitons, en ce moment même, une enfant de quatre ans, dont le membre a été fracturé il y a quinze mois, 4 centimètres au-dessus des malléoles. Sous l'influence de la marche, le pied s'est dévié au point de simuler un pied bot varus pour lequel plusieurs médecins ont fait appliquer des appareils redresseurs. Le redressement des pseudarthroses n'exige pas d'appareils spéciaux ; les mains l'obtiennent généralement avec la plus grande facilité; c'est même là un signe diagnostique qui a une certaine valeur. Les appareils ne deviennent nécessaires que pour assurer le résultat obtenu et favoriser la production du cal soit en maintenant une immobilité absolue, soit, au contraire, en permettant des frottements limités entre les fragments. On trouvera la description générale de ces appareils à l'article PSEUDARTHROSE, et la description particulière aux articles traitant des segments des membres, en particulier à l'article CUISSE, où nous avons exposé avec soin les appareils propres à la pseudarthrose du fémur.

*Cal vicieux.* Les appareils de redressement varient suivant que le cal est encore doué d'un certain degré de flexibilité ou qu'il est complétement ossifié.

Si le cal est encore un peu flexible, on peut arriver au but en exerçant l'extension et la contre-extension avec des lacs, ou mieux avec des moufles, pendant que le chirurgien exerce sur le cal des pressions suffisantes pour ramener le membre à une situation normale. M. Gaujot a présenté à la Société de chirurgie, en juin 1856, des exemples de succès dus à ce procédé. M. Thierry a obtenu le redressement rapide d'un cal très-difforme de l'extrémité inférieure du radius, sans recourir aux moufles; il s'est servi tout simplement d'un étau à main pour exercer, pendant une heure, des pressions graduées sur les deux fragments enveloppés de flanelle.

Si l'on redoute les moyens rapides, on peut recourir à des pressions lentes et graduées telles que celles que Fabrice de Hilden dirigeait contre les cals vicieux du fémur; il appliquait une gouttière en fer battu, bien rembourrée, sur la face externe de la cuisse, et la maintenait par des courroies entourant la cuisse et le bassin. Il est plus simple encore d'exercer des pressions en sens inverse avec les appareils à attelles, en particulier avec le bandage de Scultet, en ayant soin de disposer les coussins de façon à exercer les pressions soit sur le sommet de l'arc produit par la déviation, soit, ce qui est généralement préférable, sur ses extrémités. Les appareils à attelles peuvent produire d'excellents résultats, mais ils demandent une surveillance incessante, en raison des eschares qu'ils déterminent facilement, surtout chez les jeunes sujets.

Les appareils de Scultet n'ont pas toujours une action suffisante. Dans les cas difficiles, il faut recourir à des machines plus puissantes construites sur les principes de M. Desgranges ou de M. Guillon; les machines de ces auteurs ont été appliquées surtout au redressement du fémur, mais avec quelques modifications, on peut les faire servir à tous les segments des membres.

La machine de M. Desgranges consiste en trois attelles de fer, réunies en haut et en bas, par deux cercles métalliques embrassant solidement le membre. L'une de ces attelles est traversée par un écrou dans lequel se meut une vis supportant une pelote destinée à presser sur l'angle formé par le cal. A l'aide de cet appareil, on a pu obtenir le redressement en trois semaines chez un enfant de douze ans.

L'appareil de M. Guillon ne comprend que deux attelles; l'externe, très-épaisse, et rapprochée du bassin par une ceinture bouclée, est traversée par la vis d'un tourniquet; cette vis est armée d'une large pelote concave pour s'accommoder à la forme de la région. En vingt-deux jours, M. Guillon a ramené le membre à la rectitude.

Si le cal résiste, il reste la ressource de la section ou de la résection du cal, des perforations sous-cutanées proposées par Guersant, et enfin de la rupture forcée. Nous ne nous occuperons que de ce dernier moyen, parce que seul il demande des appareils spéciaux.

Autrefois on frappait sur le cal avec un maillet, mais on s'exposait ainsi à fracturer le membre sur un autre point. Velpeau veut que l'on se serve de moyens purement manuels; il pense qu'une pression brusque exercée avec le genou ou les mains sur la face convexe de la difformité, les deux extrémités de l'arc formé par elle reposant sur un plan solide, est généralement suffisante pour rompre le cal. On peut aussi appuyer le cal sur le bord d'une table, puis fléchir le membre tour à tour en deux sens différents. M. Gaujot a fait remarquer, avec beaucoup de raison, que ces manœuvres ne sont pas toujours suffisantes, et, qu'en tout cas, il est préférable de recourir à l'emploi de machines agissant avec une plus grande précision.

Les appareils les plus usités sont ceux de Bosch et d'Oesterlen modifié par Blasius.

L'appareil de Bosch, dont le mécanisme est analogue à celui de la presse des relieurs, se compose de deux planches. La planche inférieure est munie, dans sa longueur, de deux bourrelets parallèles, rembourrés de crin, destinés à servir de support au membre et laissant entre eux un espace vide sur lequel le cal doit reposer à faux. La planche supérieure est armée, à son centre, d'une large pelote de crin destinée à presser directement sur le cal. En rapprochant les deux planches l'une de l'autre, au moyen d'une manivelle, on obtient une pression suffisante pour rompre le cal.

Plus commode que le précédent, l'appareil d'Oesterlen, modifié par Blasius, est formé d'une planche munie de deux coussins concaves; sur le milieu de cette planche est fixé très-solidement un cadre rectangulaire en bois. La traverse supérieure de ce cadre est traversée par une vis armée d'une pelote à sa partie inférieure. Le membre étant placé sur les coussins dans une position telle que le cal porte à faux, celui-ci se rompt sous la pression que lui fait éprouver la pelote descendant de la traverse supérieure.

On pourrait aussi se servir, pour rompre le cal, du diaclaste que Maisonneuve a imaginé pour rompre les os dans le procédé d'amputation qu'il a qualifié de diaclastique; c'est peut-être la seule utilité réelle que puisse avoir cet instrument qui, dans ce cas, produit les mêmes effets que la machine d'Oesterlen.

*Redressement des ankyloses.* Toutes les indications thérapeutiques que comporte cette question ont été traitées d'une manière remarquable par M. Ollier dans ce Dictionnaire (tome V); il ne nous reste qu'à étudier le détail des appareils employés dans ce but.

Cependant, pour faire bien comprendre le rôle de ces appareils, nous devons rappeler les distinctions établies entre les ankyloses vraies et les ankyloses fausses. Pour M. Ollier, les ankyloses vraies sont celles qui sont déterminées par des lésions anatomiques des surfaces ou des ligaments articulaires; les fausses ankyloses sont celles qui résultent d'altérations des parties périphériques à l'articulation. Cette classification est inattaquable en principe. Cependant, au point de vue clinique, et, surtout, au point de vue de l'étude des appareils, il est plus simple, ainsi que l'a fait remarquer Follin, de réserver le nom d'ankyloses vraies à celles dans lesquelles le mouvement est complétement aboli, et le nom d'ankyloses fausses à celles dans lesquelles les mouvemnts persistent, mais ont perdu un degré plus ou moins considérable de leur étendue.

Nous ne nous occuperons, bien entendu, que des cas dans lesquels l'ankylose s'accompagne de déviation du membre, puisque nous n'avons en vue que le redressement. Cependant nous ferons remarquer que la plupart des appareils que nous allons décrire, les appareils de mouvement en particulier, sont applicables aux cas où les membres ne sont pas déviés; nous rappellerons aussi que l'expression redressement ne veut pas dire ramener le membre à une situation rectiligne; ainsi, par exemple, pour le coude et le cou-de-pied, le redressement consiste plutôt à fléchir qu'à étendre.

*Fausse ankylose.* Quand il y a fausse ankylose, quelque limités que soient les mouvements, le chirurgien peut recourir à deux méthodes : le redressement progressif et gradué ou le redressement brusque.

Le redressement progressif dispose de trois sortes d'appareils : 1° les appareils mus par des forces constantes et, par conséquent, agissant d'une manière continue; 2° les machines mues par des forces n'agissant que pendant un temps limité, mais pouvant fixer le membre, dans l'intervalles des séances, au maximum d'extension ou de flexion obtenu; nous les appellerons appareils à action intermittente; 3° les appareils de mouvement qui agissent en déterminant alternativement l'extension et la flexion, tandis que les deux premiers ordres d'appareils ne déterminent que l'une ou l'autre de ces situations.

Nous passerons en revue les principaux de ces appareils, en prenant pour base la savante étude qui en a été faite, dans le tome I<sup>er</sup> de l'*Arsenal de la chirurgie contemporaine*, par notre collaborateur, M. le professeur Gaujot, que nous citerons souvent textuellement.

Les appareils de redressement progressif se composent presque tous de deux gouttières ou de deux anneaux, placés l'un au-dessus, l'autre au-dessous de l'articulation ankylosée; ces gouttières sont armées de tiges métalliques présentant, au niveau de l'ankylose, une articulation pourvue d'un mécanisme qui permet d'augmenter ou de diminuer l'angle qu'elles forment entre elles, selon que l'on veut diminuer l'extension ou la flexion. Les gouttières ou les anneaux qui enveloppent les segments des membres doivent avoir une étendue suffisante pour ne pas exercer leur pression sur des points trop limités; il va sans dire qu'elles doivent être largement rembourrées.

1° Appareils mus par des forces constantes : Dans les appareils à force continue, le mécanisme chargé d'agir sur l'articulation des deux parties de l'appareil, est constitué par des forces élastiques (ressorts métalliques, ressorts à boudin, bandes ou cordes de caoutchouc), ou par des cordes réfléchies sur des poulies.

Blanc, mécanicien à Lyon, a construit toute une série d'appareils basés sur les forces élastiques du caoutchouc, appareils qui ont mérité les justes éloges de M. Ollier. Delore, en présentant ces appareils au Congrès de Lyon (1864), en a décrit les éléments dans les termes suivants : « Un tuteur à redressement est constitué de la façon suivante : 1° un tuteur formé de tiges rigides d'acier, articulées au niveau de la jointure à redresser. Ces tiges sont munies de courroies ou modifiées de façon à saisir exactement les deux portions du membre sur lesquelles elles sont appliquées. Ces tiges sont placées en dedans et en dehors du membre, et reliées solidement les unes avec les autres. Une sorte de sangle ou genouillère prend un point d'appui solide au niveau de l'articulation. 2° Au-dessus et au-dessous de l'articulation sont disposés des arcs mobiles d'acier. Celui qui est au-dessus de la jointure est relié avec la partie supérieure du membre; celui qui est au-dessous, avec la partie inférieure, au moyen de courroies. 3° Le sommet de la courbe de ces leviers est muni de courroies et d'anneaux de caoutchouc destinés à les rapprocher l'un de l'autre. La distension des anneaux de caoutchouc au moyen de courroies tend à rapprocher les leviers d'une manière continue. Cette traction est transmise à la partie supérieure et inférieure du membre. De là production de flexion ou d'extension dans la jointure, suivant la disposition des leviers et le but qu'on se propose. Cet appareil unit à une grande puissance la faculté de produire des tractions parfaitement graduées, suivant les souffrances des malades, le degré de l'ankylose et la volonté du chirurgien. »

Le plus souvent Blanc commence par entourer toute l'étendue du membre d'un bandage amidonné qui est coupé au niveau de l'ankylose, aussitôt après son application. C'est sur ce bandage qu'il fixe solidement, au moyen d'anneaux en acier, les leviers et les anneaux de caoutchouc, chargés du redressement. C'est là un excellent procédé pour éviter d'exercer des pressions douloureuses sur des points limités.

Quelques exemples feront bien comprendre les détails des appareils de Blanc.

S'agit-il de redresser une ankylose du cou-de-pied, c'est-à-dire de ramener le pied à un degré de flexion normal, le membre inférieur est entouré jusqu'au-dessous du genou d'un bandage amidonné ; aussitôt après sa dessication, ce bandage est coupé dans les trois quarts de sa circonférence, en avant et en dedans, au-dessus des malléoles. Sous la plante du pied est fixé une semelle métallique de laquelle part une tige de fer formant de chaque côté du pied deux bras de levier; l'un de ces bras est très-court et correspond au bord interne du pied ; l'autre se recourbe pour remonter le long de la face antéro-externe de la jambe jusqu'au niveau de son tiers supérieur. A la courte branche du levier est attachée une courroie contournant la surface du bandage, immédiatement au-dessous de sa section. A la longue branche sont attachés des anneaux de caoutchouc et des courroies fixés d'autre part sur le bandage lui-même ; ce sont ces anneaux qui ramènent le pied à sa direction normale. Il suffit de modifier la situation du bras de levier contournant le bord externe du pied, en le portant soit plus en avant, soit plus en dehors, pour qu'il puisse en même temps lutter contre les mouvements du pied en dedans ou en dehors.

Cet appareil a le grand avantage de permettre la marche ; c'est même pendant
cet exercice que les tractions agissent avec le plus d'efficacité.

Dans l'appareil de Blanc, destiné au redressement du poignet, la main repose
sur une palette articulée avec deux tiges d'acier montant sur les côtés de l'avant-
bras, tiges servant de support à une demi-gaîne de cuir qui embrasse l'avant-bras
à l'aide de courroies. Deux leviers partant, l'un de la palette, l'autre des tiges
antibrachiales, sont réunies sur la face dorsale du poignet par deux courroies de
cuir comprenant dans leur intervalle un anneau de caoutchouc exerçant une traction permanente.

Pour le genou, l'appareil de Blanc se compose d'un bandage amidonné remontant jusque sur le bassin. Pendant la construction du bandage on place dans son
épaisseur, de chaque côté de la cuisse et de la jambe, deux tiges de fer articulées
au niveau du genou. Quand l'appareil est sec, on le coupe circulairement au niveau de l'articulation tibio-fémorale, puis on retranche, à sa partie antérieure, un
segment d'une hauteur de 15 centimètres et d'une largeur correspondante à l'intervalle qui sépare les deux tiges de fer. Par-dessus le bandage est appliqué ensuite
le mécanisme d'extension que l'on assujettit à l'aide de courroies entourant la cuisse
et la jambe, de façon à établir des points d'appui. Ce mécanisme se compose de
deux fortes tiges de fer bifurquées et articulées à la hauteur du genou par les
extrémités libres de leur bifurcation. Ces tiges s'étendent, l'une sur la jambe,
l'autre sur la cuisse, où elles sont retenues par les courroies disposées sur le bandage qui a pour effet de généraliser le point d'appui. De leur portion la plus rapprochée du genou partent deux longues tiges perpendiculaires, dont les extrémités donnent attache à des courroies qui sous-tendent dans leur intervalle un fort
anneau de caoutchouc. Leur rapprochement sollicité par l'élasticité du caoutchouc, ne saurait s'effectuer sans entraîner en même temps le soulèvement des
tiges fixées au membre et, par conséquent, sans redresser la jambe sur la cuisse.
La pression sur le genou est faite par une genouillère matelassée et attachée aux
branches de bifurcation, lesquelles sont déjetées en arrière enfin de reporter leur
articulation au centre de la jointure. Une courroie circulaire appuie sur l'extrémité
supérieure du tibia, dans le but de remédier autant que possible à la subluxation
de cet os. Cette luxation est en effet toujours imminente dans le cas où la flexion
du genou est très-prononcée ; la tendance du tibia à glisser en arrière peut persister malgré l'extension de la jambe.

L'appareil de Blanc permet la marche avec des béquilles, mais il a l'inconvénient d'être assez lourd. On peut, dans les cas où l'ankylose est peu résistante,
supprimer l'appareil amidonné et se contenter de faire monter le long de la cuisse
et de la jambe des tuteurs métalliques articulés au niveau du genou et maintenus
par des courroies ; les tiges jambières doivent alors s'articuler au cou-de-pied avec
un étrier garni d'une bottine. Les tiges fémorales doivent aussi s'articuler, au
niveau de la hanche, avec une tige supportant une ceinture qui entoure le bassin.
Le système d'extension est exactement le même que dans l'appareil précédent. Ce
nouvel appareil est beaucoup plus léger que le précédent, mais la pression n'étant
plus répartie sur la totalité du membre, il est évident qu'il ne permet pas d'employer une force aussi considérable. Il doit donc être réservé aux cas légers, et
surtout aux ankyloses des enfants.

Il est facile de comprendre comment on pourrait adapter un système analogue
à l'articulation du coude.

Les applications sont beaucoup plus difficiles à l'épaule et à la hanche en raison

de la difficulté de trouver un point d'appui assez fixe. Cependant M. Ollier a obtenu
un résultat favorable en entourant le bassin d'une ceinture d'acier moulée sur
lui ; cette ceinture était reliée par des anneaux de caoutchouc à un tuteur articulé
maintenant la jambe fléchie sur la cuisse et la ramenant dans l'adduction. Le
malade le mettait le soir en se couchant, pendant deux ou trois heures, et en faisait autant le matin avant de se lever.

Bigg a proposé pour la hanche un appareil fondé, comme ceux de Blanc, sur
la rétractilité du caoutchouc. Cet appareil est composé : 1° d'une tige jambière
partant du milieu de la hauteur de la face externe de la jambe pour s'articuler,
au niveau du genou, avec une tige fémorale montant sur la face externe de la
cuisse jusqu'au niveau de l'articulation coxo-fémorale ; 2° d'un tuteur thoracique
muni d'une coulisse de rallonge et surmonté d'un béquillon pour appuyer sous
l'aiselle du côté ankylosé ; ce tuteur s'articule en bas avec la tige fémorale. La tige
fémorale et la tige jambière sont assujetties sur les segments du membre par de
larges bracelets bien rembourrés. Le tuteur thoracique est maintenu par une
ceinture qui entoure le bassin ; cette ceinture présente en arrière une plaque
rembourrée, destinée à s'appliquer contre la face postérieure de l'articulation
coxo-fémorale de manière à empêcher la déviation dans ce sens. La partie supérieure du tuteur fémoral envoie, en arrière de son articulation avec la pièce de la
ceinture, un prolongement horizontal formant un levier à l'extrémité duquel est
agrafé par un bouton un fort anneau de caoutchouc, attaché d'autre part au bord
postérieur du cercle pelvien. La traction continue exercée par le tissu élastique
tend à relever le levier fémoral, et, par suite, à ramener le membre dans la rectitude.

L'appareil de Bigg ne peut avoir qu'une puissance des plus médiocres ; il est évident que des tuteurs fixés au membre par des bracelets ne permettent pas une
pression puissante sous l'effort du ressort ; d'autre part le béquillon fixé sous l'aisselle est en grande partie illusoire ; le moindre mouvement d'inflexion du tronc
permet au malade de se soustraire à son action. M. Gaujot fait observer avec raison
que ces dispositions sont insuffisantes sous tous les rapports pour constituer un
appareil sérieux de redressement ; il lui accorde cependant un certain degré d'utilité quand il doit agir sur de jeunes enfants, atteints de rétraction légère.

Dans quelques appareils on a remplacé l'élasticité du caoutchouc par l'élasticité
de ressorts métalliques, agissant d'une façon constante. Nous citerons comme
exemple l'appareil à tractions continues de Bigg pour le redressement du genou.
Cet appareil plus puissant que ceux de Blanc rend des services considérables dans
les cas assez fréquents, où le tibia présente un certain degré de subluxation en
arrière. Le redresseur de Bigg, décrit et figuré dans tous ses détails dans le tome Ier
de l'arsenal de la chirurgie contemporaine, se compose de deux tuteurs assujettis
le long de la cuisse et le long de la jambe à l'aide de gaînes de cuir lacées ; ces
deux tuteurs sont articulés au niveau du genou par le moyen d'une pièce intermédiaire, de manière à présenter deux centres de mouvement, l'un correspondant
à l'axe des condyles du fémur, l'autre à celui de la tête du tibia, glissée en haut
et en arrière. La pièce intermédiaire envoie au-dessus et au-dessous de chaque articulation un prolongement, qui forme bras de levier et sur lequel vient s'ajuster
l'extrémité d'un ressort. Le ressort supérieur fixé en haut à la face externe du
montant fémoral et en bas au levier correspondant de la pièce intermédiaire, a
pour effet, lorsqu'il est tendu, de reporter en arrière le centre de mouvement du
tuteur de la cuisse. Le second ressort, fixé en bas sur la tige jambière et en haut

sur le bras du levier inférieur, tend, au contraire, à attirer en avant le centre de mouvement correspondant. Une genouillère trouée au niveau de la rotule et attachée par des courroies aux tiges fémorales et à la pièce intermédiaire, maintient l'articulation en avant; une plaque de cuir matelassée et fixée aux tuteurs jambiers, appuie sur l'extrémité postérieure et supérieure de la jambe. Les deux centres de mouvement des leviers étant placés l'un au-dessus, l'autre au-dessous du niveau articulaire du genou, il en résulte que les condyles du fémur et du tibia reçoivent, chacun de leur côté, l'influence des tractions exercées par les ressorts; or, l'extrémité inférieure du fémur restant à peu près fixe dans cette sorte de déplacement, c'est la tête du tibia qui doit être et qui, en effet, se trouve ramenée en bas et en avant. Si la luxation était complète, on devrait prolonger les tuteurs fémoraux plus bas, au-dessous des condyles, afin d'éviter les pressions douloureuses que l'appareil ferait éprouver à la partie antérieure de la tête du tibia, pressant derrière l'extrémité du fémur, et de rendre la traction des ressorts beaucoup plus oblique de haut en bas et d'arrière en avant.

En résumé, l'appareil de Bigg a pour double objet d'agir en sens contraire sur l'extrémité inférieure du fémur qu'il tend à repousser en arrière, et sur l'extrémité supérieure du tibia qu'il attire en bas et en avant, en même temps qu'il exerce un certain degré d'extension entre les surfaces articulaires. Il concourt donc à produire simultanément la réduction de la luxation et le redressement du membre. Il partage avec les appareils conçus d'après le système de Blanc, l'avantage de pouvoir être employé utilement pendant la marche.

L'appareil de Bigg est très-ingénieusement et très-rationnellement conçu. Cependant M. Gaujot fait remarquer que les appareils de ce genre sont très-exposés à se rompre; il fait remarquer aussi que si ces ressorts peuvent s'opposer à la luxation du tibia, il est douteux qu'ils puissent avoir une puissance assez considérable pour amener, à la longue, la réduction d'une luxation complétement établie.

Les appareils à force élastique que nous venons de passer en revue, constituent très-certainement un progrès important et un moyen puissant de redressement lent et gradué; ils ont tous l'avantage de permettre au malade de prendre de l'exercice. Cependant il faut bien savoir qu'ils ne sont suffisants que quand les difformités ne sont pas très-étendues et quand elles ne sont pas entretenues par des rétractions tendineuses ou par des productions fibreuses trop serrées. Quand il y a rétraction tendineuse, il est indispensable de recourir à la section des tendons, comme opération préliminaire. Quand les adhérences sont trop serrées, il convient de recourir d'abord à des machines plus puissantes, tels que les appareils à poulie, à engrenage, etc., et de réserver les forces élastiques pour terminer le traitement.

Les *machines mues par des cordes et des poulies* exercent une action continue comme les précédentes; elles en diffèrent en ce qu'elles sont plus puissantes, en ce qu'elles ne sont guère applicables qu'à l'articulation du genou, et surtout en ce qu'elles interdisent la marche et exigent le décubitus horizontal. Nous ferons remarquer que toutes ces machines sont dites à extension continue, mais qu'en réalité elles ne méritent ce nom que quand les cordes sont tendues par des forces élastiques ou par des poids agissant d'une façon permanente. Quand, au contraire, les cordes sont mues par des treuils ou des vis de rappel, l'extension n'agit qu'au moment où le treuil est mis en action, et dans les intervalles l'appareil se contente d'immobiliser le membre dans la situation acquise. Ces appareils appartiennent alors à notre deuxième classe; cependant nous étudierons ici les appareils de Bonnet mus par des treuils, en raison du nom sous lequel ils sont généralement connus, et, surtout, parce que rien n'est plus facile que de les transformer en machine d'extension continue en modifiant le système de tension des cordes.

L'appareil de Bonnet et Palasciano est surtout employé dans les cas où la flexion du genou est très-prononcée. Il se compose de deux gouttières, l'une jambière, l'autre fémorale, fixées au membre par des bracelets bien matelassés et unies entre elles par une articulation placée sous le jarret. Une genouillère fixée par deux courroies à la gouttière fémorale et, par deux autres courroies, à la gouttière jambière presse sur le genou. Une planchette horizontale et rectangulaire est placée sous ces gouttières ; par son extrémité supérieure, cette planchette est solidement fixée à la partie supérieure de la gouttière fémorale ; à son extrémité inférieure, elle porte un treuil qui a pour mission de faire avancer une poulie glissant sur la planchette, poulie qui fait corps avec l'extrémité inférieure de la gouttière jambière. Au fur et à mesure que la poulie s'avance vers l'extrémité de la planchette, l'angle de flexion du genou tend nécessairement à s'ouvrir ; quand la poulie est arrivée au bout de la planchette, l'extension complète est obtenue. Cet appareil a une puissance considérable, aussi il est souvent employé, dans les cas de flexion très-prononcée et très-résistante, pour commencer un traitement que continuent ensuite, quand les difficultés principales ont été vaincues, les appareils de Blanc.

Dans les cas de flexion légère, Bonnet se servait souvent d'une gouttière droite et inflexible construite en fil de fer très-fort, bien matelassée à l'intérieur. Cette gouttière est conformée de manière à se mouler sur le membre dans la position étendue ; elle offre en dehors et en haut un prolongement s'étendant sur le côté du bassin, de façon à pouvoir fournir un point d'attache au sous-cuisse qui fait la contre-extension. Une traverse de bois, placée à l'extrémité inférieure de la gouttière, empêche l'appareil de tourner et sert de support à un tourniquet sur lequel s'enroule la courroie d'extension, fixée à une guêtre lacée sur la jambe et sur le pied. Une autre traverse placée au-dessous de la plante du pied préserve les malléoles de toute pression douloureuse pendant les efforts d'extension.

2° Appareils à action intermittente : Ces appareils n'agissent que pendant un temps limité, mais fixent le membre, dans l'intervalle des séances, au maximum de l'extension ou de la flexion obtenue. D'une manière générale, ces appareils sont constitués comme les précédents, par des gouttières ou des tuteurs articulés au niveau de la jointure ankylosée, mais les forces élastiques ou les poulies sont remplacées, soit par une vis de pression, soit par une vis de rappel, soit par un engrenage à pignon.

La vis de pression agit en traversant l'un des tuteurs au niveau de l'articulation pour presser sur l'autre tuteur qu'elle écarte plus ou moins, selon que sa saillie est plus ou moins prononcée. Ce système est très-simple, mais, comme l'a fait remarquer M. Gaujot, il est difficile et même souvent impossible de lui donner une force suffisante. Pour atteindre ce but, il faudrait donner aux pièces qui constituent l'appareil une force et, par conséquent, un poids exagéré.

La vis de rappel, déjà employée par Fabrice de Hilden, est douée d'une puissance considérable et peut s'adapter à toutes les directions des membres, à condition qu'on lui substitue, en certains cas, un arc de cercle serré dans une mortaise et retenu par une vis de pression. Cet arc de cercle a le grand avantage de pouvoir se placer également en arrière ou sur les côtés. Cependant, à l'exemple de Duval et de Bonnet, les chirurgiens préfèrent généralement l'engrenage à pignon qui est d'un emploi plus commode et aussi énergique.

L'engrenage à pignon se compose d'une vis sans fin, mobile à l'aide d'une clef, adaptée sur la face externe de l'extrémité de l'un des tuteurs et mordant sur une roue dentée fixée sur l'extrémité correspondante de l'autre tuteur. Ce mécanisme peut s'adapter à toutes les situations du membre; il suffit de tourner la vis dans un sens ou dans un autre pour obtenir soit l'extension, soit la flexion. Il est clair que l'engrenage ne détermine l'extension ou la flexion qu'au moment où la clef agit; dans l'intervalle des séances, il ne fait que fixer le membre au degré d'extension ou de flexion qui a pu être obtenu.

Nous citerons comme types de cette classe d'appareils, l'appareil de Charrière pour l'ankylose du coude, celui de Bonnet pour l'ankylose du genou, et celui de Malgaigne pour l'ankylose de l'épaule.

L'appareil de Charrière se compose de deux tiges métalliques appliquées en dedans et en dehors du bras. Les tiges brachiales s'articulent avec les tiges anti-brachiales au moyen d'un engrenage (vis sans fin et roue dentée), mû par une clef. Deux embrasses fixées aux tiges maintiennent le bras, deux autres l'avant-bras. Ces embrasses sont constituées mi-partie par un demi-cercle de fer matelassé et rivé aux tiges, et par une courroie de cuir. Quand il s'agit de produire l'extension, les demi-cercles de fer doivent être à la face antérieure et les courroies en arrière; ils sont placés dans la situation inverse quand il s'agit de produire la flexion.

M. Gaujot fait remarquer qu'en raison même de sa puissance, l'emploi de cet appareil demande de grands ménagements. On commence, dit-il, par faire jouer l'engrenage de chaque côté, jusqu'à ce que l'on arrive à déterminer un certain degré de résistance et de douleur. Alors on accorde un peu de repos à l'articulation, puis on procède par intermittence jusqu'à ce que l'on ait obtenu deux ou trois degrés de redressement. Il est prudent de ne pas dépasser la limite qu'indiquent la force de la résistance et l'intensité de la douleur. Le lendemain ou les jours suivants on recommence, en amenant rapidement le degré de redressement acquis dans la séance précédente, et en cherchant ensuite à l'augmenter progressivement. M. Gaujot a rarement vu l'emploi de cet appareil couronné d'un succès complet à l'articulation du coude, aussi il préfère la rupture immédiate ou une méthode mixte.

L'appareil de Bonnet pour le genou est conçu sur les mêmes principes que le précédent; il est formé de deux tiges fémorales et de deux tiges jambières articulées au niveau du genou par le système à engrenage. Ces tiges sont réunies entre elles par deux demi-gouttières métalliques rembourrées embrassant, l'une la face postérieure de la jambe, l'autre la face postérieure de la cuisse; des embrasses de cuir passant en avant complètent ces demi-colliers. Souvent les demi-gouttières de Bonnet sont remplacées par des anneaux semblables à ceux de l'appareil de Charrière. Si par hasard on se proposait de déterminer la flexion, les demi-gouttières devraient se placer en avant. Une anse de métal prolongeant la direction des tiges jambières jusqu'au-dessous de la plante du pied permet de joindre le mécanisme de l'extension à celui de l'engrenage.

L'appareil de Bonnet se manie d'après les mêmes règles que celui de Charrière.

En ajoutant à l'appareil de Bonnet une bottine munie d'un étrier articulé avec les tiges jambières, et en donnant à la partie supérieure des tiges fémorales, la disposition d'un cuissard surmonté d'une ceinture pelvienne, on obtient un appareil portatif susceptible de maintenir le genou sous un angle déterminé de flexion pendant la marche.

L'appareil de Bonnet est l'un des plus employés pour le redressement gradué de l'ankylose du genou. Son seul inconvénient est de maintenir le membre dans une immobilité constante qui devient quelquefois gênante. Pour parer à cet inconvénient, Charrière a adapté aux tuteurs le système du verrou, en usage dans la construction des membres artificiels; ce verrou permet aux malades de se délasser de temps en temps de la tension produite par l'appareil, soit dans le sens de l'extension, soit dans le sens de la flexion, sans toucher au système de l'engrenage.

L'emploi du verrou ne peut servir que dans des cas très-exceptionnels. Dans les ankyloses un peu serrées, dans celles par conséquent où l'appareil est surtout utile, le malade ne peut pas remettre le verrou en place après l'avoir ouvert pour donner à son genou la liberté des mouvements qu'il possède; il faut alors recourir à l'engrenage pour rétablir l'extension ou la flexion à un degré convenable. Nous ajouterons que le verrou complique le mécanisme de l'appareil et nuit à sa solidité.

Il était beaucoup plus difficile d'appliquer des appareils de redressement gradué à l'ankylose de l'articulation scapulo-humérale, en raison du peu de prise qu'offre l'épaule aux moyens de fixation. Malgaigne a heureusement vaincu ces difficultés par un appareil qu'il a décrit dans ses leçons d'orthopédie. Cet appareil comprend d'abord une lanière de cuir large de deux doigts, dont la partie moyenne, un peu plus large et convenablement garnie, s'applique sur l'épaule; en second lieu, une sorte d'écharpe, maintenue en place par une autre petite lanière de cuir ou de coutil, qui se boucle autour du tronc, un peu au-dessous des aisselles. Les extrémités de l'écharpe vont, à leur tour, se rattacher à une ceinture pelvienne faite de cuir résistant, et suffisamment rembourrée pour être solidement serrée autour du bassin. Le bras est saisi dans une gouttière de fer bien matelassée, qui l'embrasse presque en entier et le maintient solidement. Une tige pelvi-brachiale sert à relier les deux portions de l'appareil et à mettre le bras en mouvement. C'est une pièce fort légère, bien qu'elle soit composée de deux parties : une gaîne d'acier et une tige à crémaillère, qui joue dans la gaîne à l'aide d'une roue à engrenage et d'un pignon fort solide mû par une clef. La gaîne d'acier est fixée à la ceinture pelvienne par une plaque de métal, au centre de laquelle elle est retenue par une articulation dite à genou, permettant tous les mouvements et toutes les inclinaisons. La tige à crémaillère est fixée de la même manière à la gouttière brachiale. Cette tige est graduée, ce qui permet de noter exactement le mouvement transmis pendant chaque séance; elle est munie d'un cliquet à ressort qui la soutient dans son ascension et assure complètement la possibilité de garder un point fixe. Le mode d'action de cette machine est facile à comprendre. Lorsqu'on met la tige en mouvement, l'épaule opposant de la résistance, la ceinture pelvienne tend à être abaissée; mais elle est retenue par la courroie scapulaire, dont la tension de plus en plus grande assure d'autant mieux le maintien exact de l'omoplate. La force motrice continuant à être mise en jeu, c'est l'articulation de l'épaule qui doit céder. On peut ainsi conduire l'extension à sa dernière limite, en utilisant pour cela tout le levier huméral. Une fois l'élévation obtenue, les autres mouvements articulaires sont facilement communiqués avec les mains ou par l'exercice.

3° Appareils de mouvement : Ces appareils, dont l'idée première appartient à Bonnet, ont pour but de déterminer, dans les articulations ankylosées, des mouvements alternatifs d'extension et de flexion de plus en plus prononcés jusqu'à ce que la mobilité et, par conséquent, la situation, soit revenue à l'état normal. Ces appareils sont tous conçus de telle sorte que le blessé puisse leur imprimer le mouvement convenable et devenir le propre artisan de sa guérison. Dans tous ces appareils, le but que l'on recherche étant d'imprimer des mouvements répétés et méthodiques à l'articulation, il faut que l'une des extrémités restant fixe, l'autre soit mobile. C'est toujours le segment le plus rapproché du tronc qui est fixe ; la fixité de ce segment peut être obtenue soit par des liens rattachés au plan d'appui sur lequel repose le malade, soit au moyen de gouttières se reliant au tronc ou aux objets environnants; la mobilité de l'autre segment est produite tantôt par des poulies mues par le malade, tantôt par des charnières ou des leviers articulés.

Nous ferons remarquer que les appareils de mouvement peuvent être convertis en appareils de la deuxième classe par un mécanisme fort simple. Il suffit d'adapter une vis ou tout autre système capable d'arrêter, dans l'intervalle des séances, le segment mobile sur le segment fixe dans la situation extrême que l'on aura pu obtenir, soit dans le sens de l'extension, soit dans le sens de la flexion. Si c'est, par exemple, l'extension que l'on veut rendre plus complète, on agira sur le membre avec toute la force possible pour produire ce mouvement, et on arrêtera l'appareil dans cette situation. Si la douleur n'est pas trop vive, on laisse l'appareil en place pendant plusieurs heures, puis on recommence les mouvements. Nous donnerons un exemple de ce mécanisme en décrivant l'un des appareils destinés à l'ankylose du genou.

La description détaillée de tous ces appareils nous entraînerait beaucoup trop loin. Renvoyant le lecteur, désireux de n'omettre aucun détail, au tome I<sup>er</sup> de *l'Arsenal de la chirurgie contemporaine*, nous nous bornerons à reproduire quelques types d'appareils à extension, à flexion et à rotation.

L'appareil imaginé par Bonnet pour la mobilisation de l'ankylose du genou, se compose de deux pièces. La première, destinée à recevoir la cuisse, est formée d'une gouttière de cuir matelassée, établie sur des montants d'acier, et remontant assez haut pour que le malade puisse s'asseoir sur elle. La gouttière est maintenue sur la cuisse par des courroies; deux bandelettes de fer la prolongent, suivant l'axe de la cuisse, en avant du genou, dans une étendue de 40 centimètres environ, et portent une poulie à leur extrémité libre. Un trépied placé au-dessous de la cuisse la maintient dans une situation horizontale. La seconde pièce, composée également de deux montants d'acier et d'une gouttière munie de courroies, embrasse la jambe et s'articule avec la première au niveau du jarret. Cette deuxième pièce porte, à sa partie antérieure et supérieure, un manche qui s'élève perpendiculairement au-dessus du genou ; à sa partie inférieure, elle donne attache à une courroie qui va se réfléchir sur la poulie faisant corps avec la pièce fémorale. Le malade tient d'une main le manche et le pousse en avant pour déterminer la flexion ; de l'autre main il tire sur la courroie qu'il amène vers lui pour faire l'extension; il mobilise donc son articulation par des mouvements alternatifs de ses deux mains. Si l'on veut, dans l'intervalle des séances, assurer le résultat obtenu soit dans le sens de l'extension, soit dans le sens de la flexion, on ajoute à l'appareil un arc de cercle gradué soudé sur la tige externe de la gouttière fémorale ; la tige externe de la gouttière jambière glisse, au moyen d'un anneau métallique, sur ce cercle gradué; une vis de pression permet de la fixer au point voulu. Ce mécanisme donne la possibilité non-seulement de fixer le membre, mais encore de mesurer les mouvements et de constater mathématiquement les résultats de la cure.

Ce type peut servir, avec les modifications commandées par les dispositions anatomiques des parties, pour toutes les articulations où il s'agit de rétablir les mouvements. Nous dirons cependant quelques mots des appareils de mouvement employés à l'épaule et à la hanche, car, ici, la contention du segment supérieur représenté par l'épaule et le bassin, demande des précautions toutes spéciales.

Perfectionnant les appareils conçus d'après les principes de Bonnet et de Sédillot, Mathieu a imaginé, pour l'épaule, un mécanisme dans lequel tout le système des forces extensives et contre-extensives est fixé à un fauteuil en bois très-solide. Le malade, en s'asseyant, place la moitié de son thorax correspondante au côté ankylosé dans une demi-cuirasse métallique bien rembourrée et assujettie au fauteuil. La demi-cuirasse monte jusqu'au niveau de l'aisselle; des courroies passant autour du tronc complètent le demi-cercle formé par la cuirasse; d'autre part une épaulette, fixée en avant et en arrière de la cuirasse, empêche tout mouvement d'élévation de l'épaule. De cette façon l'omoplate ne peut fuir en aucun sens, et les mouvements se passent forcément dans l'articulation scapulo-humérale. Les mouvements sont communiqués par un levier du premier genre fixé sur le dos du fauteuil, de telle sorte que le bras de la puissance l'emporte de beaucoup sur celui de la résistance. A l'extrémité du bras de la puissance est fixée une corde que le malade manœuvre de la main opposée à l'ankylose; à l'extrémité du bras de la résistance est fixée une courroie venant s'attacher à un bracelet qui fait corps avec un brassard rigide; ce brassard embrasse tout le membre supérieur de l'épaule au poignet et s'articule, au niveau de l'aisselle, avec la cuirasse fixée au fauteuil.

L'appareil de Mathieu est le plus puissant de tous ceux qui peuvent être employés pour le redressement de l'épaule, parce qu'il est le seul qui immobilise totalement l'omoplate. Avec tous les autres appareils, l'omoplate suit plus ou moins l'humérus, et, par conséquent, les mouvements ne sont pas strictement limités à l'articulation scapulo-humérale.

Les appareils pour le redressement de la hanche sont plus difficiles encore à construire, car les mouvements communiqués ont une grande tendance à se produire dans la colonne lombaire plutôt que dans l'articulation ankylosée. Après divers essais, Bonnet a proposé un appareil comprenant, d'une part, un grand plateau propre à maintenir le tronc, d'autre part, un tuteur articulé avec ce plateau et s'étendant sur toute la longueur du membre. Le plateau consiste en une planche quadrangulaire bien matelassée, assez étendue pour que le bassin et le dos puissent reposer convenablement jusqu'au-dessus des épaules. Deux larges courroies attachées de chaque côté se rejoignent en avant sur la poitrine, où elles sont arrêtées par des boucles. Deux fortes plaques métalliques concaves et bien garnies, fixées au moyen de charnières sur les bords du plateau, au niveau des hanches, peuvent être réunies en avant par une courroie bouclée, de manière à embrasser complétement le bassin dans toute sa hauteur comme dans un étau. Le membre inférieur est reçu entre les deux branches métalliques d'un tuteur droit et inflexible, s'étendant depuis la racine de la cuisse jusqu'à la partie inférieure de la jambe. Les embrasses fémorales et jambières qui relient les deux tiges et qui servent à assujettir le membre en le tenant dans l'extension, contiennent, en arrière, un demi-cercle métallique mobile. Le montant fémoral externe s'articule, par un nœud de compas, au niveau de la hanche, avec une pièce de fer rivée à l'angle inférieur correspondant du plateau. Enfin les tiges jambières présentent, en avant, à la jonction du tiers supérieur avec le tiers moyen, une anse métallique mobile servant à donner attache à la corde, qui, après s'être réfléchie sur une poulie fixée à un support élevé, doit être manœuvrée par le malade, de manière à produire le redressement de la cuisse.

Cet appareil immobilise bien le tronc et le bassin, et saisit le membre avec toute la solidité désirable; il a le défaut, commun du reste à tous les appareils que nous venons d'examiner, de ne produire que la flexion et l'extension. Cela n'est pas suffisant quand les articulations sont douées d'autres mouvements; il faut alors continuer la cure par des appareils de rotation; nous citerons comme exemple un appareil à rotation de la cuisse, dû aussi au génie inventif de Bonnet.

Le membre inférieur tout entier est saisi entre des tuteurs articulés au niveau du genou; les tuteurs fémoraux sont réunis par une gouttière embrassant toute la cuisse, les tuteurs jambiers par des courroies. Ces derniers se continuent au-dessus du genou par deux prolongements fléchis à angle droit et réunis en une sorte de levier à manche que le malade saisit des deux mains, de façon à imprimer au membre inférieur des mouvements alternatifs de gauche à droite et de droite à gauche; pendant ces mouvements, la jambe est maintenue fléchie à angle presque droit sur la cuisse. Le centre du mouvement de rotation est déterminé par une tige partant de l'union du tiers inférieur avec le tiers moyen de la portion jambière; cette tige est fixée, par un anneau, sur le plancher ou sur tout autre point fixe.

Il est évident que le poids du corps est insuffisant pour forcer les mouvements à se passer dans l'articulation, aussi l'appareil à rotation de Bonnet ne donne que des résultats problématiques. On pourrait le rendre plus efficace, en fixant le tronc et le bassin sur un plateau, comme cela a lieu dans l'appareil à extension.

Les appareils de mouvement appliqués au redressement des ankyloses, ont été vantés outre mesure par Bonnet et condamnés énergiquement par Malgaigne. Il y a eu exagération de part et d'autre; M. Gaujot a apprécié très-sainement le rôle de ces appareils dans le passage suivant : « Un de leurs principaux inconvénients résulte de ce que leur fonctionnement est confié aux malades eux-mêmes; or il arrive que ceux-ci redoutant la douleur causée par les mouvements articulaires, n'exécutent les manœuvres qu'avec trop de réserve et dès lors sans profit. Une seconde objection est relative au défaut de graduation et de limite de leur mode d'action, qui expose les malades courageux à manœuvrer avec trop de précipitation, ou de violence, et à provoquer ainsi des accidents inflammatoires dans les articulations ankylosées. Il faut ajouter, enfin, que la prise insuffisante sur le segment supérieur, qui échappe presque toujours aux agents de la préhension, rend l'action de ces appareils généralement illusoire, parce que les mouvements qui semblent se produire dans la jointure soumise aux manœuvres se passent, en réalité, dans les articulations situées au-dessus. Quoi qu'il en soit de leur degré d'utilité et des imperfections de leur fonctionnement, les appareils de mouvement n'en sont pas moins susceptibles, dans certains cas, et pour quelques articulations surtout, de rendre de véritables services, notamment lorsqu'ils sont employés pour opérer ou pour compléter la rupture lente et progressive de l'ankylose fibreuse. »

Nous ferons remarquer qu'une partie des objections adressées aux appareils de mouvement, n'existent plus quand leur jeu est confié à un médecin ou à une personne assez intelligente pour suivre ponctuellement ses instructions. Nous leur avons dû plus d'un succès, que nous avions demandé vainement à d'autres méthodes.

Le *redressement immédiat des ankyloses*, appelé aussi redressement brusque, est celui qui se pratique en une seule séance, par l'action des mains ou des machines. Cette manière de procéder présente des dangers sérieux qu'un chirurgien prudent saura éviter, en ne l'appliquant qu'aux cas où elle est bien indiquée, et en suivant des procédés convenables qui ont été signalés par M. Ollier, tome V de ce Dictionnaire, page 201. Les machines sont inutiles et même nuisibles pour opérer ce redressement; du reste celles qui ont été proposées sont les mêmes que celles que l'on emploierait pour la rupture de l'ankylose vraie, si toutefois on se décidait à suivre ce procédé.

*Ankylose vraie.* Dans l'ankylose vraie, telle que nous l'avons définie, toute espèce de mobilité est anéantie dans la jointure, et cela par des productions osseuses. Il n'y a donc nullement à compter sur l'effet des machines à action lente et graduée; il faut, de toute nécessité, la rompre à l'exemple de Louvrier, ou la couper et la réséquer à l'exemple de Rhéa-Barton. Chacun de ces procédés a ses indications spéciales pour lesquelles nous renvoyons à l'article de M. Ollier.

Fidèles au plan qui nous est imposé par la nature même de cet article, nous ne nous occuperons que des moyens mécaniques de déterminer la rupture. Le meilleur instrument dont on puisse se servir consiste dans l'emploi des mains, avec lesquelles on est du moins certain, si l'on agit avec prudence, de ne pas déployer des forces inconscientes capables de dépasser le but et de déterminer des fractures siégeant plus ou moins loin de l'ankylose.

La rupture à l'aide de la machine proposée, en 1839, par Louvrier, a été condamnée énergiquement par Bérard, devant l'Académie de médecine. En effet, dit Bérard, plusieurs malades sont morts des suites de l'opération; d'autres n'ont recouvré l'exercice toujours incomplet de leurs membres qu'après de vives douleurs et des accidents inflammatoires. Ceux chez lesquels le résultat a été le meilleur ont éprouvé peu d'accidents, mais n'ont pas retrouvé dans leur ankylose redressée des inconvénients beaucoup moindres que ceux de leur ankylose fléchie. Cette dernière remarque de Bérard est empreinte d'exagération; il est évident qu'une jambe ramenée à la rectitude est moins gênante pour un malade qu'une jambe fléchie à angle plus ou moins accentué.

Si, malgré les remarques de Bérard, on voulait recourir aux machines pour rompre des ankyloses vraies, il faudrait employer l'appareil de Louvrier ou l'appareil diaclastique de Maisonneuve.

L'appareil de Louvrier agit en même temps sur la partie inférieure du membre et sur le genou. Sa base est constituée par une planche percée de mortaises, avec poulie au niveau du genou, et creusée inférieurement d'une coulisse longitudinale dans laquelle peut glisser une forte semelle de fer également munie de poulies de réflexion. Une gouttière de cuir, dont les bords se lacent en avant et dont la portion fémorale supérieure est fixée au support, contient le membre. Elle est renforcée de deux attelles métalliques, articulées à charnières, et aboutissant en bas à la semelle. De fortes cordes à boyau passées dans les poulies de la semelle, s'enroulent autour d'un treuil placé à la partie inférieure de l'appareil. Le pied étant solidement fixé à la semelle par une guêtre de cuir, on augmente la tension des cordes jusqu'à ce que la jambe soit amenée à la position horizontale. Pendant ce temps, une pièce garnie, tirée verticalement en bas par d'autres cordes tendues à l'aide d'un moulinet, presse directement sur le genou.

L'appareil de M. Maisonneuve est le même que celui qui a été imaginé par ce chirurgien pour l'amputation par écrasement linéaire. Cet auteur a obtenu avec lui un succès relatif en fracturant le col du fémur dans un cas d'ankylose de l'articulation coxo-fémorale. Il est bon de dire que le succès a été loin d'être complet, puisque le redressement n'a été obtenu qu'au prix d'un raccourcissement de 8 centimètres. M. Gaujot fait remarquer que le diaclaste est loin de donner la certitude de rompre l'ankylose sans fracturer un point plus ou moins éloigné.

*Redressement dans les cas d'arthrite et de tumeurs blanches.* Le traitement mécanique des affections chroniques des articulations se résume dans l'accomplissement de trois indications bien établies dans l'*Arsenal de la chirurgie contemporaine*, par notre collaborateur, M. Gaujot : 1° Mettre l'articulation dans la position la plus favorable à la guérison, c'est-à-dire, écarter modérément le bras du tronc ; fléchir le coude à angle droit, l'avant-bras étant ramené à la supination ; tenir le poignet dans la rectitude, la paume de la main tournée en avant et les doigts légèrement fléchis ; le pied à angle droit sur la jambe ; le genou et la hanche dans l'extension ou plutôt dans un degré de flexion très-voisin de l'extension. 2° Immobiliser l'articulation dans la position voulue pendant toute la durée de la période de douleur. 3° Restituer à l'articulation ses mouvements physiologiques, dès qu'arrivent la période de rétrocession des phénomènes inflammatoires et la cessation de la douleur.

La manœuvre par laquelle on donne à une articulation la position déterminée qui lui convient, constitue le *redressement*, expression impropre, puisqu'il s'agit quelquefois d'opérer la flexion, et que M. Sédillot propose de remplacer par celle de *réduction*.

Ici encore on peut employer, pour le redressement, la méthode progressive ou la méthode immédiate. La méthode progressive est très-rarement applicable aux arthrites ou aux tumeurs blanches ; dans les cas exceptionnels qui peuvent autoriser son emploi, on pourrait recourir aux appareils à action intermittente, que nous avons décrits à propos des fausses ankyloses. Dans l'immense majorité des cas, il convient de recourir au redressement immédiat pratiqué avec les mains, à l'exclusion de toute espèce de machines. Pour accomplir cette manœuvre, on commence par assouplir l'articulation en lui communiquant des mouvements alternatifs d'extension, de flexion et de rotation ; puis, en employant une force modérée, on arrive à donner au membre une situation convenable.

Des appareils spéciaux pour accomplir cette manœuvre ne sont utiles que pour la cuisse, mais, remarquons-le bien, ils n'ont d'autre but que de maintenir le tronc dans une immobilité aussi complète que possible ; ce sont les mains seules qui concourent au redressement en agissant sur la cuisse.

L'appareil que Bonnet a employé dans ce but se compose d'une planche matelassée, fixée à un support solide, et sur laquelle repose la partie postérieure et inférieure du tronc. Celle-ci est serrée, de chaque côté, dans un étau formé de deux plaques métalliques concaves, bien rembourrées, réunies par des charnières avec les bords latéraux de la planche. Ces plaques sont maintenues rapprochées avec force, tandis que l'ischion et le pubis sont retenus par des sous-cuisses en boudin.

Cet appareil est peu employé aujourd'hui. M. Gaillard (de Poitiers) se contente de soulever le bassin à l'aide d'une ceinture de gymnastique et d'une moufle. Ce procédé assujettit le bassin d'une manière moins énergique que celui de Bonnet, mais il a le grand avantage de mettre le malade dans une position commode pour l'application du bandage inamovible qui doit compléter l'œuvre du redressement.

Nous ne nous occuperons pas ici des appareils destinés à remplir les deux secondes indications du traitement mécanique des arthrites, car elles n'ont pas pour but le redressement, mais bien le maintien du résultat obtenu par le redressement, puis la mobilisation des articulations. Nous nous bornerons à dire que les appareils d'immobilisation seront nécessairement indiqués à l'article Coxalgie, et que les appareils de mouvement sont les mêmes que ceux que nous avons étudiés à propos des fausses ankyloses.

*Redressement dans les cas de paralysie des muscles des membres.* Quand il y a paralysie d'un membre ou d'un groupe de muscles, les segments des membres sur lesquels agit ce groupe prennent nécessairement des positions vicieuses, entraînés qu'ils sont par les muscles antagonistes. Les articulations ne tardent pas à devenir le siége d'ankyloses ou de déformations plus ou moins prononcées;

Les membres ne peuvent être ramenés à leur situation normale que par des appareils qui doivent varier suivant que la paralysie est complète ou incomplète (bien entendu, nous ne nous occupons pas ici des moyens médicaux qui peuvent agir sur la paralysie).

Dans le premier cas, on ne peut songer qu'à des appareils rigides ou à des appareils devant leur mobilité à des forces mécaniques suppléant d'une manière absolue la force musculaire absente. Dans le second cas, au contraire, il faut que les forces mécaniques se bornent à aider l'action musculaire, à lui ajouter exactement ce qui lui manque pour pouvoir remplir ses fonctions.

Si, en effet, les appareils suppléaient complétement l'action musculaire, celle-ci n'agirait plus du tout, et les muscles ne tarderaient pas à perdre le peu de contractilité qui leur reste encore. Si, au contraire, les appareils sont disposés de façon à forcer le jeu de la contractilité, il y a de grandes chances pour que celle-ci s'augmente, surtout si l'on fait en même temps un judicieux emploi des moyens médicaux, en particulier de l'électricité.

Dans ce cas les appareils ont non-seulement le but de ramener le membre à sa direction normale et de lui permettre de remplir ses fonctions, mais encore ils lui impriment une gymnastique qui peut avoir un moyen curatif : 1° en rétablissant ou en facilitant les mouvements naturels; 2° en prévenant ou en faisant disparaître les déformations secondaires des articulations par l'équilibre qu'ils impriment aux forces toniques chargées de maintenir les surfaces articulaires dans leurs rapports normaux ; 3° en contribuant à faire disparaître les roideurs articulaires et même les ankyloses causées par l'immobilité prolongée due à la paralysie.

Des tentatives ont été faites par Delacroix, par Mellet et Rigal de Gaillac pour remplacer les forces musculaires par des forces élastiques. Cependant M. Duchenne (de Boulogne) doit être considéré comme étant le véritable inventeur de ces appareils, car en faisant connaître exactement le jeu et le mode de fonction de chaque muscle, dans ses belles recherches sur l'électricité, il a indiqué par là même la direction précise qu'il convient de donner aux forces élastiques chargées de suppléer l'action musculaire. De plus M. Duchenne est arrivé par de patientes recherches à construire l'appareil le plus convenable pour chaque muscle ou pour chaque groupe de muscles paralysés.

Les appareils de M. Duchenne sont tous fondés sur les principes suivants : 1° Les muscles paralysés doivent être suppléés par des muscles artificiels composés de lanières séparées par un ressort; 2° les lanières doivent s'attacher sur les appareils en des points correspondants à ceux des attaches musculaires normales; 3° les ressorts doivent, en règle générale, être placés au niveau et dans la même direction que le centre des muscles paralysés; cette règle comporte cependant quelques exceptions, en particulier, pour les paralysies des muscles de la main.

Les ressorts peuvent être constitués par du caoutchouc vulcanisé, substance sur laquelle M. Rigal a basé tout un système de déligation chirurgicale, ou par des ressorts métalliques en spirale. M. Duchenne préfère ces derniers; il reproche au caoutchouc de tellement se modifier sous l'empire de la chaleur qu'il est impossible de régler sa force élastique avec une précision suffisante; il lui reproche aussi la facilité avec laquelle il se brise.

Ces appareils ne conviennent pas à tous les cas de paralysie; M. Duchenne a fait à cet égard de judicieuses distinctions sur lesquelles nous ne saurions nous appesantir sans faire l'histoire de la paralysie musculaire, bien plutôt que l'étude des appareils propres à redresser les membres déviés, étude qui est notre seul objectif.

Nous nous contenterons de rappeler que ces appareils ne peuvent pas être opposés aux paralysies qui s'accompagnent de contracture ou de contraction spasmodique, comme par exemple aux paralysies hémiplégiques, parce que les contractions rendent les moyens orthopédiques inapplicables et inutiles. Leur emploi présente, au contraire, de grands avantages, lorsqu'il s'agit de paralysies sans contractures, telles que celles qui résultent de l'atrophie graisseuse de l'enfance, d'un traumatisme nerveux, de l'influence rhumatismale, de l'intoxication saturnine, etc.

Même dans les cas où les appareils élastiques sont nettement indiqués, ils peuvent être insuffisants; supposons que le triceps sural soit paralysé ou atrophié, alors l'extension du pied est abolie, et cet organe reste constamment fléchi sur la jambe. S'il ne s'agit que de rétablir l'extension pendant que le pied ne repose pas sur le sol, une force de quelques kilogrammes sera certainement suffisante. Mais dès qu'il faut supporter le poids du corps ou imprimer à celui-ci une impulsion en avant, comme dans le premier temps de la marche, cette force de quelques kilogrammes est alors complétement impuissante, parce que pendant la marche, le triceps sural se contracte, à l'état normal, avec une force au moins égale au poids du corps. Or, si l'on donnait une telle force au muscle artificiel destiné à remplacer le triceps sural, le pied serait dans une extension continue et la marche éprouverait tous les troubles qui résultent de la paralysie des fléchisseurs du pied sur la jambe. Dans ce cas et dans ses analogues, M. Duchenne a dû substituer à l'appareil à force élastique pure, un appareil dans lequel la force élastique se combine avec des forces rigides.

Pour bien faire comprendre le jeu et l'application des appareils de M. Duchenne, nous nous contenterons de citer un exemple emprunté au tome 1er de l'*Arsenal*, dans lequel il s'agit de remédier à la paralysie des muscles extenseurs de la main.

Des trois muscles qui ont pour fonction propre de produire l'extension de la main, à savoir les deux radiaux et le cubital postérieur, le premier radial est extenseur et abducteur; le cubital postérieur extenseur et adducteur; le second radial extenseur direct. Le plus utile, et aussi le plus fréquemment atteint de paralysie saturnine, est le premier radial. Sa lésion se traduit par l'adduction de la main pendant le mouvement d'extension. La paralysie du cubital postérieur amène l'effet contraire; la main est portée dans l'abduction. Quand ces trois muscles sont affectés en même temps, le poignet tombe bien que les extenseurs des doigts soient intacts. L'appareil propre à remédier à la perte de mouvement des extenseurs du poignet, consiste en une manchette sur laquelle sont placés deux ressorts, l'un en dedans, l'autre en dehors. Le cordon du ressort situé du côté externe a son point d'attache au niveau de la tête du deuxième métacarpien; celui du cordon interne sur l'extrémité supérieure du cinquième métacarpien. La paralysie isolée du premier radial réclame également l'usage d'un ressort attaché sur un gant, dans le point correspondant à la tête du second métacarpien.

Mais quand l'affection est ancienne, les articulations s'ankylosent du côté de la flexion et se déforment par suite de l'adduction continue dans laquelle se tient le poignet. Les ligaments latéraux allongés en dehors, raccourcis en dedans, ne permettent plus à la main de reprendre son attitude normale, surtout si l'action du second radial est également abolie. Cependant, même dans ce cas, M. Duchenne a pu obtenir le redressement des parties déviées au moyen d'un appareil à palettes articulées, conçu sur le même modèle que celui qu'il avait fait établir par Charrière pour remédier à la paralysie des interosseux.

L'appareil employé pour remédier à la paralysie des interosseux se compose de trois pièces principales : la première digitale, la seconde palmaire et la troisième antibrachiale. Ces trois pièces sont articulées entre elles. La portion digitale est une planchette présentant sur l'une de ses faces quatre gouttières destinées à recevoir chacun des doigts, dont on maintient les deux dernières articulations, autant que possible, dans l'extension, à l'aide d'une courroie comprimant leur face dorsale. La seconde planchette est maintenue appliquée sur la paume de la main. Cette dernière planchette se relie à une attelle en lame métallique que l'on fixe à la partie antérieure de l'avant-bras par une manchette. Un fort ressort fixé, par l'une de ses extrémités, à la planchette digitale se termine par une corde à boyau qui, après avoir passé dans un anneau supporté par une tige faisant à la partie inférieure de la planchette palmaire une saillie de 4 centimètres, vient se réfléchir sur une poulie fixée à la partie supérieure de la même planchette, pour venir de là s'attacher à la partie inférieure de la planchette palmaire, au niveau de l'index. On tend cette corde graduellement, de manière à incliner progressivement les premières phalanges sur la planchette palmaire.

Si l'on veut appliquer cet appareil à la paralysie du second radial accompagnée de déformation de l'articulation, il suffit d'ajouter une tige métallique longue de 4 à 5 centimètres qui se fixe sur le bord externe de la palette palmaire. De l'extrémité de cette tige partent deux ressorts qui vont s'attacher à la partie supérieure de la face postéro-externe de la manchette antibrachiale. On conçoit que par leur disposition et leur action continue des ressorts puissent ramener graduellement la main dans l'extension et l'abduction.

Dans quelques cas simples, Duchenne se contente de simples cylindres en caoutchouc. Nous citerons comme exemple l'appareil suivant, qu'il a fait construire pour un enfant de dix ans, dont le membre supérieur était condamné à l'inertie par la paralysie des muscles fléchisseurs de l'avant-bras. Cet appareil se compose de deux tiges brachiales et de deux tiges antibrachiales, maintenues contre le bras et l'avant-bras par des embrasses garnies et articulées au niveau du coude. Une bande ou un cylindre de caoutchouc vulcanisé, prenant un point d'attache sur chaque extrémité de l'appareil, supplée à l'action incomplète des fléchisseurs sans gêner l'action des extenseurs. Cet appareil eut pour effet de rendre immédiatement au membre l'usage complet de ses fonctions, et de contribuer ainsi à la guérison de la paralysie.

Nous avons décrit à l'article Cuisse, dans ce Dictionnaire, plusieurs types d'appareils destinés à remédier aux paralysies du membre inférieur.

*Redressement des membres dans les cas de déviation des os.* Ici le redressement s'adresse surtout aux déviations des membres inférieurs ; il ne peut avoir quelques chances de succès que lorsqu'il est employé pendant la période de ramollissement. Lorsque la période d'éburnation est survenue, il est évident que la rupture des os ou l'ostéotomie sont seuls applicables.

Malheureusement, pendant la période de ramollissement, l'emploi des appareils mécaniques présente plus d'un danger, car ces appareils gênent nécessairement les mouvements et la circulation. M. Tripier (article Rachitisme de ce Dictionnaire) rapporte l'histoire d'une malade chez laquelle une pression très-modérée avait suffi pour déterminer des eschares très-profondes en moins de vingt-quatre heures.

Un médecin prudent devra donc distinguer, avec un soin extrême, les cas dans lesquels ces appareils sont applicables, et surveiller leur emploi avec une attention soutenue.

L'usage des appareils a pour but tantôt de donner de la solidité au membre, tantôt de redresser la difformité. Pour arriver à ce dernier résultat, on se sert généralement d'appareils à l'aide desquels on détermine l'aplatissement de l'arc en cherchant à effacer la convexité à l'aide d'une pression, agissant par l'intermédiaire d'un point d'appui pris sur les deux extrémités de la concavité. L'appareil de Mellet, appliqué aux courbures des os de la jambe, remplit très-convenablement ces conditions. Cet appareil dont nous empruntons la description au tome I<sup>er</sup> de l'arsenal, se compose d'une tige jambière appliquée à la face interne du membre ; cette tige s'articule par un pivot, en bas, avec une équerre métallique clouée dans la semelle d'un brodequin, en haut, au niveau du genou, avec une pièce fémorale remontant jusqu'à la partie moyenne de la cuisse. La portion de cette pièce qui concourt à former la brisure, correspondant à l'articulation tibio-fémorale supporte une plaque ronde de tôle mince, convexe en dehors pour donner plus de liberté au jeu du pivot et de la tige jambière, qui glisse à sa surface, concave en dedans, afin de mieux s'adapter à la saillie des condyles du genou. Sur la partie supérieure de la branche fémorale, est rivée une bande d'acier transversale, dont l'une des extrémités est munie de boutons qui servent à agrafer une embrasse de cuir fixée sur l'autre extrémité. Cette embrasse assujettit l'appareil sur la cuisse et maintient le genou appliqué contre la plaque interne, de manière à répartir le point d'appui supérieur sur toute la région. Quant au point d'appui inférieur, il est fourni par le brodequin qui revêt le pied et la partie correspondante de la jambe. Au tuteur jambier, viennent s'adapter les agents destinés à exercer une pression sur la convexié de la courbure, et qui ne sont autres que des courroies transversales bien matelassés. Trois lacs sont ordinairement nécessaires ; un sur le sommet de l'angle ; un autre qui est disposé obliquement au-dessus, et le troisième placé de même au-dessous. Ces derniers, simples auxiliaires pendant les premiers temps du traitement, peuvent être enlevés dès que l'amélioration est assez prononcée.

Quand les moyens d'union de l'articulation tibio-tarsienne sont relâchés, il peut arriver que la traction opérée par les courroies, au lieu de redresser la courbure, tende à entraîner la jointure du pied en dedans. La malléole interne vient

alors appuyer contre l'équerre, et le pied se jette un peu en dehors. Il suffit, pour
corriger cette disposition, de placer un petit coussin assez dur, entre le montant
et l'extrémité inférieure du tibia ; celle-ci se trouve de la sorte arrêtée. D'ailleurs
Mellet avertit de ne point se préoccuper autrement de ce déplacement secondaire,
suivant lui plus apparent que réel et qu'il a toujours vu disparaître avec la courbure.

Cet appareil est plus simple et plus léger que celui à deux branches anciennement usité, tout en présentant la même résistance. Il doit être retiré pendant la
nuit, mais il est essentiel de le réappliquer avant que l'enfant se lève.

Lorsqu'on se sert d'un appareil à une seule branche pour redresser une courbure, il est essentiel que le tuteur soit exactement placé en regard de la concavité,
afin que les courroies chargées de presser sur la convexité agissent en droite ligne.
Si donc l'inflexion est en même temps antéro-externe, on devra reculer la tige un
peu en arrière, sans quoi la traction, en devenant oblique, perdrait une notable
quantité de sa force et ne se ferait sentir que sur une partie de la déformation.
Pour parer à ce désavantage, on a imaginé d'adapter au bord postérieur du tuteur
une large plaque de tôle conformée exactement d'après le membre et s'étendant
plus ou moins loin en arrière sur le mollet. Cette plaque qui sert de pièce de renvoi, fait partie d'une embrasse de cuir moulé, complétant le cercle en dehors et
en avant. Elle fournit un point d'appui aux agents de pression, dont la direction
d'avant en arrière est ainsi rendue plus directe ; de plus, elle protége le mollet,
sans contrarier l'effet de la traction latérale, qui continue à prendre son point
d'attache sur la tige interne. Par cette disposition, l'action mécanique se fait sentir
également et simultanément dans les deux directions offertes par la courbure, ce
qui est important.

Les courbures inférieures presque toujours situées dans le tiers inférieur de la
jambe, se compliquent ordinairement du relâchement de l'articulation tibio-tarsienne et de la rétraction du tendon d'Achille. Aussi présentent-elles de grandes
difficultés à l'application des moyens orthopédiques, attendu l'impossibilité où l'on
se trouve de faire agir ces derniers directement, dans le sens de la déviation et,
d'établir une pression supportable sur le bord tranchant du tibia. La seule ressource à laquelle on puisse recourir dans ce cas, consiste à faire usage d'un appareil à deux branches, avec la précaution de reporter celles-ci plus en arrière, de
chaque côté, et de les relier en haut par un demi-cercle métallique postérieur, afin
de contenir l'extrémité supérieure du tibia, tandis qu'une large courroie antérieure, allant d'une tige à l'autre, presse directement sur la saillie osseuse de bas
en haut. On devra, en outre, maintenir le talon abaissé, de manière à s'opposer
à la rétraction du tendon d'Achille.

Dans le cas de courbure antéro-interne, l'appareil précédent à deux branches,
perd une partie de ses avantages, et il est préférable de n'employer qu'un seul
tuteur, qui doit être placé en dehors et plus ou moins en arrière. Rien n'empêche
d'ailleurs, d'ajouter une plaque de renvoi à ce tuteur, de l'arrêter au niveau du
genou ou de le prolonger jusqu'à la partie moyenne de la cuisse selon le besoin.
Mais, ainsi que le fait remarquer Mellet, quelque bien que soient appliqués ces
moyens mécaniques, ils n'ont jamais qu'une action très-lente et ne servent guère
qu'à soutenir un peu l'os, tandis que l'accroissement le développe en hauteur. La
cause de leur insuffisance tient d'abord à la direction oblique dans laquelle s'o-
pèrent les tractions, et, en second lieu, au faible degré de force qu'il est possible
de déployer, attendu que, malgré la précaution d'interposer les coussins entre les

courroies et le bord tranchant du tibia, la pression est toujours trop douloureuse et
bientôt suivie de l'ulcération de la peau, si elle est exercée d'une manière un peu
énergique et continue. Mais comme le plus ordinairement, la courbure interne
coïncide avec la déviation du genou dans le même sens, et qu'il est indiqué avant
tout de remédier à cette dernière difformité, on utilise la branche externe de l'appareil appliqué dans le but de redresser le genou pour agir sur l'inflexion de la
jambe, à l'aide de courroies disposées à cet effet. Dans cette circonstance, l'action
des moyens mécaniques demande beaucoup de temps et de soins avant d'arriver
à remédier au défaut d'harmonie entre les articulations du pied, du genou et de
la hanche. Il est même assez souvent nécessaire d'immobiliser l'articulation
tibio-fémorale, afin de s'opposer au renversement de la pointe du pied en
dedans.

Nous omettrons de parler des appareils opposés aux incurvations du fémur,
par ce que dans l'immense majorité des cas, cette difformité s'accompagne de
déviation latérale du genou et peut être traitée par l'un des appareils opposés à
cette lésion (*voy.* Genou).

*Redressement des difformités articulaires (déviations, subluxations, luxa-
tions congéniales).* — Nous ne faisons qu'indiquer ici cette classe de difformités,
car elle est étudiée, avec tous les détails qu'elle comporte aux articles Difformités,
Articulations, Luxations, et surtout aux articles spéciaux concernant chacune des
articulations en particulier, Pied bot, Main bot, Genou en dedans, etc. On trouvera
à ces divers articles la description des procédés de redressement dans les cas, où
ils sont applicables, et l'étude des appareils les plus convenables. Nous nous bornerons donc à retracer en quelques mots les principes généraux de l'orthopédie
appliquée à ces lésions.

Ces principes ont été indiqués d'une façon très-nette par MM. Mayor, Vidal, Chassaignac et surtout par M. Gaujot. Toute déviation, dit ce dernier auteur, ayant pour
effet de faire prendre aux parties déformées une direction en arc plus ou moins
ouvert et régulier, accompagnée ou non de courbures secondaires, l'agent orthopédique mis en œuvre pour le redressement de cet arc devra exercer son action
d'après l'une ou l'autre des trois manières suivantes, lesquelles, du reste, peuvent
se combiner entre elles : 1° par élongation, c'est-à-dire par des tractions disposées
dans le sens de la longueur de l'arc ; 2° par aplatisssment, à l'aide d'une pression
exercée sur la convexité de l'arc dont les deux extrémités sont en même temps
assujetties ; 3° par renversement, au moyen de deux forces appliquées aux extrémités de l'arc, dans une direction perpendiculaire à la corde, de manière à attirer
les branches de l'arc du côté de la convexité, et à les amener sur la même ligne
que le centre retenu par un point d'appui. Toutes les forces employées en orthopédie se réduisent donc à soutenir, à tirer, ou à presser. Ce à quoi il faut ajouter
la section, par la ténotomie, de la corde de l'arc quand celle-ci offre une résistance
invincible.

On peut obtenir les résultats que nous venons d'indiquer au moyen de trois
ordres de force : la pesanteur, les forces élastiques, les forces à tension fixe,
forces dont nous avons étudié déjà les divers mécanismes à propos du traitement
des ankyloses.

Les appareils dans lesquels agit la pesanteur (au moyen de poids suspendus à
des cordes roulant sur des poulies), ne sont guère employés que pour le redressement des luxations congéniales. On sait en effet que le premier temps du traitement de ces luxations, fréquentes surtout à la hanche, consiste à soumettre le

membre à une extension suffisamment prolongée pour amener la surface articulaire luxée au niveau de celle qui doit la recevoir.

Quand au contraire on doit combattre des déviations sans luxation, on n'a plus recours à la pesanteur, qui a le grand inconvénient de maintenir le malade dans le décubitus dorsal pendant un temps plus ou moins prolongé. On emploie alors des appareils de pression ou de traction mus par une force à tension fixe ou à tension élastique. Ces appareils sont ordinairement pourvus d'un mécanisme permettant d'abord de donner aux différentes pièces dont ils se composent, une inflexion en rapport avec la déviation, et ensuite de redresser graduellement ces pièces.

A ces deux classes, il faut joindre les appareils auxquels M. Gaujot donne le nom d'appareils d'attitude. Ces appareils présentent la forme d'un organe bien conformé (ils sont plus spécialement applicables au pied bot); ils reçoivent l'organe dévié qui est ainsi fixé dans une situation invariable.

Redressement du rachis et du cou. Les appareils destinés au redressement du rachis et du cou sont fondés sur les mêmes principes que ceux qui sont employés dans les déviations des articulations; ce sont les mêmes forces qui sont mises en œuvres.

Nous nous bornerons à renvoyer le lecteur aux articles Rachis, Torticolis, Ceintures orthopédiques, Corsets orthopédiques, Lits orthopédiques, dans lesquels ces questions sont étudiées avec tous les détails qu'elles comportent.

Redressements des yeux. La déviation des yeux (strabisme) peut être rédressée par la ténotomie et dans quelques circonstances par un traitement orthopédique. Les appareils les plus employés dans ce cas sont le bandeau de Buffon auquel Roux a dû plus d'un succès, les lunettes prismatiques de de Græfe, et de Giraud Teulon, et l'appareil stéréoscopique de Javal. Le jeu de ces divers appareils ne peut être décrit convenablement qu'à l'article Strabisme.

Redressement des dents (orthodontosie). Souvent les dents secondaires se développent dans une mauvaise direction et présentent des irrégularités bizarres. C'est ainsi qu'on voit dans quelques cas le bord latéral d'une dent regardant les lèvres, dans d'autres la face antérieure est devenue postérieure; plus souvent une dent fait saillie en avant ou en arrière. On peut obtenir le redressement des dents par un grand nombre de moyens, entre autres par l'application de ligatures ou de ressorts; on trouvera cette étude à l'article Dents.

Redressement de l'utérus. Les ceintures hypogastriques, les pessaires, les sondes intra-utérines, surtout la sonde de Marion Sims, les redresseurs intra-utérins de Kiwisch, de Valleix, de Destchy sont les principaux agents de cette opération. Nous renvoyons le lecteur désireux de connaître le détail de ces instruments et l'indication de leur emploi, au tome II de l'*Arsenal de la chirurgie contemporaine* et à divers articles de ce dictionnaire: Pessaires, Ceintures hypogastriques, Utérus.

Redressement des corps étrangers contenus dans la vessie. Quand un corps étranger a été introduit dans la vessie, il ne peut être extrait qu'à la condition de prendre une forme et une direction lui permettant de parcourir le canal de l'urèthre. Si le corps étranger est souple et mince comme le serait une mince sonde de caoutchouc, par exemple, on peut chercher à le plier, résultat qui se produit naturellement lorsque l'instrument extracteur (pince de Haller, pince de Robert et Collin), traverse le col vésical. Si le corps étranger est plus résistant, tout en demeurant susceptible d'être plié, il faut recourir à des duplicateurs plus puissants construits sur le modèle des brise-pierres. Il faut remarquer cependant que ces brise-pierres doivent être modifiés de telle sorte que ce ne soient pas les deux extrémités du corps étranger, mais bien son milieu plié qui franchisse le premier le col vésical. Belmas, Leroy d'Etiolles, Mercier, Courty, etc., ont indiqué les mécanismes par lesquels on peut arriver à ce résultat.

Si les corps étrangers sont trop épais et trop rigides pour pouvoir être soumis à l'action des duplicateurs, il faut employer des *instruments redresseurs*, car avec les instruments ordinaires le corps étranger ne peut guère être saisi d'une façon assez heureuse pour que l'une de ces extrémités vienne s'engager dans le canal.

Ces considérations préliminaires, sur lesquelles on pourra s'étendre quand on traitera des *corps étrangers de la vessie* (*voy.* Vessie), étaient nécessaires pour faire comprendre le but des *redresseurs*, dont il va être question.

Leroy d'Etiolles a fait connaître plusieurs redresseurs. Le plus employé est un extracteur en forme de brise-pierre; il se compose comme le lithotriteur de deux branches l'une mâle et l'autre femelle, glissant l'une sur l'autre d'avant en arrière; les deux extrémités coudées des deux branches sont concaves dans toute leur hauteur; entre elles, on remarque à droite, quand l'instrument est fermé, un espace libre de 2 à 3 millimètres de largeur, dans lequel glisse de bas en haut, un petit bouton mû par un mandrin qui, après avoir parcouru toute la longueur de la gouttière de la branche femelle, sort près de l'extrémité du bec de l'instrument, où il se termine par une petite plaque métallique. Du côté gauche, les mors arrivent au contact à leur extrémité supérieure, dans une étendue de 8 millimètres, au-dessous de laquelle ils se séparent de nouveau pour former une large gouttière s'étendant jusqu'au coude de l'instrument.

Pour se servir de ce redresseur, on l'introduit fermé dans la vessie, où il est ouvert quand l'opérateur a senti le contact du corps étranger. Celui-ci étant saisi transversalement, on pousse le mandrin de façon à l'incliner et à le forcer à se coucher dans la rainure ménagée sur le côté gauche de l'instrument. Le corps étranger étant alors placé dans l'axe de l'instrument, rien ne s'oppose plus à son extraction.

Cet instrument est parfait en théorie, mais il ne répond que bien rarement aux besoins de la pratique. La gouttière dans laquelle doit glisser le corps étranger pour se placer dans l'axe de la sonde, ne peut pas être supérieure à la longueur de la portion courbe de l'instrument, et celle-ci ne peut guère dépasser quatre centimètres. Ceci étant admis, supposons que nous devions retirer de la vessie un fragment de sonde, un clou, ou toute autre tige longue de sept centimètres; le redresseur étant introduit dans la vessie, le corps étranger est saisi transversalement entre ses mors, en un point que nous supposerons correspondre à la réunion du cinquième et du sixième centimètre, dans une situation telle que cinq centimètres soient dirigés du côté de la gouttière, et deux centimètres du côté opposé. Dans cette situation, le redressement complet est impossible, parce que les cinq centimètres excédants ne peuvent entrer dans la gouttière qui n'a que quatre centimètres de longueur; la tige à extraire prend une direction angulaire dans laquelle l'extraction est matériellement impossible. Or le hasard seul peut faire que nous saisissions un corps allongé introduit dans la vessie, en un point qui soit distant de l'une de ses extrémités de quatre centimètres au maximum; remarquons bien qu'il ne s'agit pas ici de l'une quelconque des extrémités du corps étranger, mais uniquement de celle qui regarde le côté gauche du patient, car celle-là seule peut se coucher dans la gouttière, puisque le mandrin occupe le côté opposé de l'instrument.

On a conseillé, lorsque le corps étranger n'a pas pénétré dans la gouttière, de retirer doucement l'instrument, en diminuant légèrement la pression de ses mors ; le corps étranger, arc-boutant par son extrémité contre le col vésical, remonterait peu à peu vers le bec du redresseur et viendrait se placer dans la gouttière, sous l'impulsion du mandrin ; ce dernier doit être poussé en avant, en même temps que le redresseur est retiré. Cette manœuvre d'une extrême difficulté échoue presque toujours ; les cuillers des mors ne sont pas assez accentuées pour retenir le corps étranger lorsque la pression est diminuée.

Robert et Collin ont proposé un nouvel instrument qui présente les mêmes inconvénients que celui de Leroy d'Étiolles au point de vue de la préhension et du redressement, mais qui permet beaucoup plus facilement la manœuvre correctrice que nous venons d'indiquer.

Comme le précédent, le redresseur de Robert et Collin a la forme générale d'un lithotriteur ; il se compose de deux branches dont les mors sont taillés en cône. Le mors de la branche femelle est muni, à son extrémité, d'une saillie en forme de crochet ; le mors de la branche mâle présente, sur sa partie médiane et postérieure, une saillie disposée en forme de plan incliné descendant du bec vers le talon ; une étroite fenêtre longitudinale est ménagée dans le mors femelle pour recevoir ce plan incliné quand les deux mors sont en contact. Sur le côté gauche du bec est une gouttière longitudinale séparant les deux mors dans toute leur longueur, si ce n'est au niveau du crochet de la branche femelle. Dès que l'extracteur a rencontré le corps étranger, les deux mors sont écartés ; le corps étranger une fois saisi, les mors en se rapprochant, le forcent à s'incliner en s'arc-boutant contre le crochet de la branche femelle, puis à glisser le long du plan incliné de la branche mâle jusqu'à ce qu'il se soit placé dans la gouttière. Ici, comme dans l'instrument précédent, le corps étranger ne pourra se placer dans la gouttière qu'autant qu'il aura été saisi en un point convenable de sa longueur, mais les rebords du mors étant plus accentués, grâce au crochet et au plan incliné et à la suppression du mandrin, il est possible de diminuer la pression sans lâcher le corps étranger, et par conséquent de permettre à ce dernier de remonter peu à peu vers le bec, au fur et à mesure que l'extracteur est retiré de la vessie.

Appliqués aux corps étrangers de la vessie de la femme, les redresseurs, conçus d'après les mécanismes que nous venons d'indiquer, sont beaucoup plus faciles à manier, parce qu'ils sont rectilignes. La gouttière dans laquelle s'incline le corps étranger peut être beaucoup plus longue, puisqu'elle n'est plus limitée par la courbe de l'instrument.

Chez la femme, des pinces à pansement ou des pinces à polype peuvent être disposées de façon à permettre le redressement. Pour faire exécuter aux corps allongés le mouvement de quart de cercle qui doit les placer dans l'axe de l'instrument, Le Roy (d'Étiolles) a ajouté à la pince à pansements une petite barrette qui, poussée par un mandrin, glisse sur l'intervalle des branches, pour faire basculer et coucher entre elles le corps qui, auparavant, formait un angle avec la direction de l'instrument.

Nous devons faire remarquer que les instruments spéciaux dont nous venons de parler ne sont pas indispensables au redressement ; cette opération peut s'exécuter avec un trilabe ou un brise-pierre.

Si l'on se sert du trilabe, il faut, dès que l'on sent de la résistance à la traction, cesser de tirer sur l'instrument, desserrer la vis de pression de la canule extérieure et retirer légèrement celle-ci en arrière. Les branches du trilabe étant moins serrées, laissent plus de liberté au corps étranger. En tirant légèrement l'instrument, le corps étranger, pouvant se mouvoir, se place dans le sens de sa longueur.

On ne peut se dissimuler qu'une telle manœuvre ne peut guère réussir qu'entre les mains d'une habileté très-exceptionnelle.

Le brise-pierre à bec plat, préconisé par Coudmont, présenterait plus de sécurité à la condition d'être manié suivant les règles précises posées par Coudmont dans la *Gazette des hôpitaux* (12 juin 1867). Ces règles sont fondées sur les mouvements divers de rotation que peut éprouver le lithoclaste quand il a saisi les corps étrangers, mouvements qui indiquent à un observateur attentif quel est le point de la longueur de ce corps qui a été prise entre les mors. Pour décider quel est le point saisi, il faut attirer le lithoclaste contre le col de la vessie, puis ouvrir la main et se contenter de le soutenir avec le médius et l'annulaire placés autour de la tige, au-dessous de la rondelle de la branche femelle. Tantôt, on verra l'instrument n'éprouver aucun mouvement et alors le corps étranger est pris en travers vers le milieu de sa longueur; tantôt, au contraire, le lithoclaste tourne sur son axe, et sa face supérieure vient regarder directement une des branches de l'arcade pubienne ; dans ce cas, on est certain que le corps étranger a été saisi par une de ses extrémités et qu'il proémine du côté opposé à celui vers lequel l'instrument s'est tourné. Si le corps étranger est saisi par sa partie moyenne, il n'y a qu'à le laisser retomber dans la vessie et à chercher à le ressaisir dans une situation plus favorable. Si le corps étranger est saisi par une de ses extrémités, on peut l'amener à une situation convenable à l'extraction en desserrant légèrement les mors du lithoclaste ; en même temps, on les engage légèrement dans le col de la vessie et on tourne doucement l'instrument vers le côté où le corps étranger fait saillie ; on arrive ainsi à redresser ce dernier ; car, pendant qu'il chemine vers la ligne médiane, l'instrument va au-devant de lui.

Malgré la simplicité de la manœuvre indiquée par Coudmond, nous pensons que l'emploi du lithoclaste, comme instrument redresseur, est des plus difficiles. Nous ne conseillerons son emploi que dans les cas où l'on n'aurait pas sous la main les instruments spéciaux que nous avons cités.             E. SPILLMANN.

**RÉDUCTION.** *Voy.* FRACTURES, HERNIES, LUXATIONS.

**RÉDUVE.** Genre d'insectes hémiptères hétéroptères, établi par Fabricius, et dont les piqûres sont très-douloureuses.

Les réduves ont été ainsi nommés, suivant Duméril, parce que leurs larves se couvrent d'ordures (*Reduviæ*) pour ne point être aperçues des autres insectes dont elles font leur proie.

Ces insectes ont une tête petite par rapport au reste du corps, les yeux gros et saillants, pourvus d'ocelles volumineux; les antennes fines et velues, un bec à second article allongé, avec le troisième court. Les pattes sont velues, ainsi que le corps.

Le réduve masqué (*Cimex personatus* LINN.) est le type du genre; il est long de 15 à 20 millimètres, d'un noir brun avec les genoux plus pâles. Il est commun dans les maisons et sa larve nocturne, et couverte de poussière, fait la chasse surtout aux punaises des lits suivant De Geer; elle avance par saccades. L'insecte parfait vole souvent la nuit autour des lumières, attiré par la clarté. Il répand une odeur désagréable de souris. Sa piqûre est fort douloureuse. Latreille, ayant été piqué à l'épaule par cette espèce, eut le bras engourdi, et cet état dura plusieurs heures.

D'autres insectes voisins génériquement : *Harpactor* (*H. cruentus*, FABR,); *Nabis* (*Nabis fera*, LINN.); *Pirates* (*P. Stridulus*, FABR.); et se trouvant en France, ont aussi un appareil vulnérant buccal dont la blessure est douloureuse, Presque tous ces hémiptères ont la faculté de produire un petit bruit en frottant le cou contre l'ouverture du prothorax.

L'appareil buccal des Réduves représenté dans les ouvrages spéciaux d'entomologie, rend compte de leur nocivité. La salive est venimeuse et tue rapidement les petits insectes. Les grandes espèces de Réduves des pays chauds doivent faire des piqûres plus douloureuses que les espèces indigènes, mais sans danger pour l'homme. Le traitement est le même que celui des blessures produites par les insectes de divers autres ordres.

H. LABOULBÈNE.

**RÉFLEXE** (ACTION). Le système nerveux est le siége de deux ordres de phénomènes : les phénomènes qui dépendent immédiatement de la volonté, ce sont les phénomènes *volontaires ;* ceux qui sont indépendants de cette même volonté, ou actes *involontaires*. Les premiers se produisent par le mécanisme suivant ; une impression se fait en un point quelconque de la périphérie du corps ; cette impression transmise de la périphérie au sensorium, c'est-à-dire au centre cérébral des perceptions et de la volition, est perçue, puis *réfléchie* par les filets centrifuges ou moteurs vers son point de départ et transformée en mouvement : c'est là le mouvement volontaire, l'acte volontaire, lequel est *senti*, dont l'être a conscience, qui est, en un mot, tributaire de la volonté. Mais cette même impression transmise au centre peut retourner à son point de départ, sans être perçue, sans être sentie, et le mouvement qui en résulte s'accomplit alors sans la participation de la volonté : c'est là le mouvement involontaire et *réflexe*, et l'action physiologique qui préside à ce mouvement est une action *réflexe*.

On peut donc définir l'action réflexe la propriété qu'a le système nerveux de produire des mouvements à la suite d'impressions non perçues.

L'action réflexe est une modalité très-fréquente de la fonction nerveuse : le mouvement de clignement par lequel les paupières s'abaissent et se relèvent alternativement et périodiquement sur le globe de l'œil, pour le lubrifier en étalant les larmes à sa surface, s'accomplit par action réflexe. L'impression produite, en ce cas, est le contact de l'air sur la conjonctive, qui a pour effet de dessécher cette membrane et de déterminer la contraction involontaire du muscle orbiculaire des paupières.

L'exemple qui précède appartient aux actes de la vie inorganique ou de relation. Mais c'est surtout dans la sphère des fonctions de nutrition, de la vie organique ou végétative qu'intervient la modalité réflexe : il est même permis d'affirmer que la modalité réflexe préside essentiellement et exclusivement aux actes fonctionnels de la vie nutritive; elle représente et remplace physiologiquement ce que l'on désignait autrefois si vaguement dans cet ordre de phénomènes, sous le nom de sympathies. C'est d'ailleurs le nerf grand sympathique qui est le point de départ, le siége périphérique et le conducteur centripète de l'impression initiale de l'action réflexe, en ce cas. L'acte de la déglutition, et même le cheminement entier du bol alimentaire depuis l'œsophage jusqu'au rectum, le fonctionnement des organes glandulaires, et notamment le mouvement des liquides dans les canaux excréteurs contractiles de ces glandes, les mouvements contractiles des tuniques des petits vaisseaux qui dépendent du système vaso-moteur : voilà autant d'actes fonctionnels qui, dans la sphère de la physiologie normale, appartiennent au mode réflexe.

L'action réflexe implique, dans sa production, les éléments organiques suivants : un filet sensitif ou centripète ; un centre auquel aboutit ce filet et d'où part le cordon moteur ou centrifuge. C'est là le circuit ou cercle réflexe. L'élément central, c'est la cellule excito-motrice, qui appartient en propre à la substance grise de l'axe cérébro-spinal.

Ces indications rapides n'ont et ne peuvent avoir ici que pour but de donner une idée sommaire et tout à fait générale de ce qu'on doit entendre, en physiologie, par action réflexe. L'histoire complète et proprement dite de ce sujet important se rattache intimement à l'étude des centres nerveux, et en particulier, à l'étude de la *moelle épinière*, du *bulbe rachidien* ou *moelle allongée*, de *l'encéphale*, dans sa portion basilaire, et des *ganglions du grand sympathique* (voy. MOELLE, NERVEUX (système), NERFS, SYMPATHIQUE (grand).          LABORDE.

**RÉFLEXION.** Réflexion du son, de la chaleur, de la lumière (*voy*. ACOUSTIQUE, CATOPTRIQUE, RADIATIONS).                                                    D.

**RÉFRACTION.** *Voy.* CHALEUR, DIOPTRIQUE, RADIATIONS.

**RÉFRIGÉRANTS.** *Réfrigération.* On donne le nom de réfrigérants aux substances qui ont pour résultat, lorsqu'elles sont placées à la surface du corps, d'abaisser la température de l'ensemble de l'économie ou de l'une de ses parties.

La réfrigération est le résultat obtenu par l'emploi des réfrigérants ; ce mot est plus usité dans le sens restreint, c'est-à-dire lorsqu'il s'agit d'un effet local, que dans le sens général.

Les principaux agents réfrigérants sont la ventilation, l'eau froide, la glace, les mélanges réfrigérants, les liquides volatils.

Nous n'avons pas à étudier l'action physiologique de ces agents, non plus que leur but thérapeutique ; ces questions sont traitées dans d'autres parties de ce dictionnaire. Notre but est simplement d'étudier les appareils à l'aide desquels on détermine la réfrigération.

A. *Ventilation.* La ventilation n'a été employée que dans le but de dessécher les plaies afin de les recouvrir d'une croûte et d'obtenir ce que Bouisson de Montpellier, inventeur de ce procédé, a appelé la cicatrisation sous-crustacée. Cette opération ne se fait pas d'une façon permanente ; on peut obtenir une croûte convenable en ventilant trois ou quatre fois par jour, pendant un quart d'heure, une plaie de moyenne étendue.

On pratique la ventilation à l'aide d'un soufflet ordinaire ou d'un éventail ; on s'est aussi servi de vessies en caoutchouc, ou plus simplement de l'appareil avec lequel on soufre la vigne.

B. *Eau.* L'eau froide est d'un usage très-répandu en clinique interne et en clinique externe.

Dans ces derniers temps, sous l'impulsion des médecins français Wanner, Jacquez de Lure, Leroy de Béthune, Valleix, Suret, l'eau froide a été opposée, dans le but

d'abaisser la température, aux maladies aiguës fébriles et même au rhumatisme
articulaire aigu. Cette méthode est aujourd'hui connue sous le nom de *Brand*,
bien que ce médecin allemand n'en ait été que le hardi vulgarisateur. Le traitement des maladies aiguës fébriles par l'eau froide ne nécessitant pas d'appareils
spéciaux, nous nous bornons à l'indiquer ici.

Nous ne nous occuperons pas des appareils hydrothérapiques, ni des douches,
car ces procédés n'agissent pas uniquement par la réfrigération qu'ils déterminent
(*voy.* les mots HYDROTHÉRAPIE, DOUCHES).

Dans le domaine de la chirurgie, l'eau froide a été usitée dès la plus haute antiquité. Ses avantages sont étudiés dans les œuvres de Hippocrate ; Celse, Galien,
Guy de Chauliac, Ambroise Paré, Larmorier, Smith, Theden, Guyot dont le mémoire fut couronnée par l'Académie de chirurgie, Lombard, Percy, Larrey, Josse
d'Amiens, Samson, Bérard, Breschet, Baudens, etc., ont démontré son utilité. En
1850, Amussat fils a publié une thèse dans laquelle les indications chirurgicales
de l'eau froide et son mode d'emploi sont étudiés d'une manière savante et pratique tout à la fois.

Au point de vue chirurgical, l'eau froide est employée, à titre de réfrigérant,
sous forme de lotions, d'injections, de fomentations, d'immersion et d'irrigation.

Les lotions et les injections ne demandent pas d'appareils spéciaux ; du reste
elles ont plutôt pour but les soins de propreté que la réfrigération.

Les fomentations froides sont d'un usage très-fréquent dans le traitement des
plaies, des contusions et des entorses. Quelquefois on ajoute à l'eau froide de l'eau-
de-vie camphrée, de l'extrait de saturne ou de la teinture d'arnica ; l'utilité de ces
substances est des plus contestables dans ce cas.

Pour faire la fomentation, on se contente le plus souvent de tremper dans l'eau
froide des compresses pliées en plusieurs doubles, et de les appliquer sur les parties blessées ; un infirmier ou le malade lui-même est chargé de les mouiller le plus
souvent possible. Ce mode d'emploi est défectueux, car les infirmiers ou les malades ne mouillent pas assez souvent les compresses, pendant la nuit surtout ; dès
lors, la surface qui est en contact avec les tissus s'échauffe et la fomentation froide
se transforme en une fomentation tiède.

Pour parer à ces inconvénients les médecins anglais (Heath, *A Manual of
Minor Surgery and Bandaging*) remplacent la compresse par un morceau de
tissu-charpie auquel ils donnent le nom de *lint*. Ils plient en double un morceau
de lint et le font humecter souvent par un infirmier. Le lint est préférable à la
compresse, en ce que, par la composition de son tissu, il se prête davantage à une
évaporation rapide pouvant contribuer à entretenir une basse température. Pour
obtenir ce résultat, il faut, bien entendu, que la surface du lint ne soit pas couverte par les draps ou les couvertures.

Les chirurgiens anglais emploient encore le lint d'une autre manière ; après
l'avoir imbibé d'eau froide, ils le recouvrent d'une toile imperméable, taffetas
gommé ou gutta-percha, ou, à défaut de cette toile, d'une compresse trempée dans
de l'huile bouillie. Ils utilisent souvent ce traitement pour le pansement des amputations ; mais alors ils découpent le lint en forme de bandelettes qu'ils appliquent
à la façon des bandelettes de diachylon. Cette dernière manière d'employer l'eau
froide appartient à peine à la méthode réfrigérante. Le tissu-charpie recouvert de
substances imperméables ne saurait tarder de s'échauffer au contact du corps,
alors même qu'il serait mouillé très-souvent. Le blessé alterne donc entre des fomentations froides et des fomentations tièdes.

Une thèse de M. Topinard (*Quelques aperçus de la chirurgie anglaise*) renferme des détails intéressants sur la manière dont les chirurgiens anglais emploient l'eau froide.

M. Amussat fils a indiqué un mode de pansement analogue à celui des Anglais. Il consiste à recouvrir la plaie : 1° d'un morceau de grosse mousseline ; 2° d'une compresse ; 3° d'un morceau d'amadou. Ces différentes pièces doivent être trempées au préalable dans l'eau froide ; il est évident qu'elles ne doivent pas tarder à s'échauffer.

C'est pour éviter ces divers inconvénients que l'on a songé à immerger dans l'eau froide les parties blessées. Cette pratique, mise en vogue au siècle dernier par Larmorier, a été surtout préconisée dans les cas de plaies contuses, de contusions simples et d'entorses. Baudens ne manquait jamais au début d'une entorse, de maintenir le pied du blessé dans un seau rempli d'eau froide, et cela pendant fort longtemps.

Le procédé de l'immersion est passible de plusieurs objections. Il est peu commode et ne peut s'appliquer qu'aux lésions des extrémités ; de plus, l'eau ne reste pas froide ; elle s'échauffe au contact des parties malades, à moins qu'elle ne soit renouvelée très-souvent. Pour parer à ces inconvénients, on pourrait recourir aux appareils de Mathieu, de Charrière, de Valette (de Lyon), décrits dans le tome Ier de l'*Arsenal de la chirurgie contemporaine*.

L'appareil à immersion de Mathieu se compose d'une boîte rectangulaire, en gutta-percha, munie à ses deux extrémités de deux manchettes en caoutchouc fin destinées à embrasser exactement le membre, au-dessus et au-dessous de la partie à immerger ; deux conduits d'irrigation destinés, l'un à conduire l'eau autour de la partie malade, l'autre à lui donner issue quand elle s'est échauffée, s'abouchent sur les parties latérales de la caisse. Un couvercle percé d'un trou pour le passage d'un thermomètre permet à l'observateur d'examiner le membre.

L'appareil de Charrière se compose d'un réservoir en zinc de forme à peu près cubique, dont la paroi supérieure est formée par un couvercle en verre permettant de voir ce qui se passe dans l'appareil. A l'une des extrémités de la boîte se trouve une ouverture circulaire munie d'un rebord saillant sur lequel on fixe, à l'aide d'un bracelet, un manchon de caoutchouc vulcanisé destiné à être lié sur le membre avec une bande de sparadrap. La paroi opposée est hermétiquement close, mais elle est disposée de façon à recevoir un second manchon, si le bain permanent doit être appliqué sur une partie d'un membre. L'eau arrive dans la caisse par un tuyau qui est en communication avec un réservoir métallique placé sur un plan plus élevé ; un deuxième tuyau muni d'un robinet et partant également de la caisse où plonge le membre, est en communication avec un bassin placé près du lit du malade. Si on voulait remplacer le bain froid par un bain chaud, il suffirait de placer une lampe à alcool sous le réservoir supérieur.

L'appareil de Valette est fondé sur des principes analogues aux précédents.

Ces caisses ont toutes le grave inconvénient, quelque perfectionnés que puissent être les manchons, de déterminer la striction du membre au-dessus de la blessure, striction dangereuse surtout quand elle est combinée avec l'action du froid. Il est juste de dire que les inventeurs de ces appareils, à l'exception de Valette, ont eu surtout en vue l'action de l'eau tiède.

Il est infiniment plus pratique, quand on veut entretenir une température constamment basse, autour d'une partie blessée, d'avoir recours à l'irrigation continue en suivant les règles posées par A. Bérard, (*Archives générales de médecine*, tome VII, 2me série.)

Le procédé le plus simple d'irrigation continue consiste à placer au-dessus de la partie malade un réservoir percé à sa base d'un trou assez fin pour que l'eau ne puisse s'écouler que par un mince filet, ou même goutte à goutte. On obtient plus facilement ce résultat au moyen d'un robinet. Un morceau de bande attachée au robinet par l'une de ses extrémités, et étalée sur le membre par son extrémité opposée, sert de conducteur au liquide. Lorsque le réservoir est percé d'un simple trou, Mayor conduit l'eau sur la plaie au moyen d'une ficelle d'un diamètre un peu inférieur à celui du trou qu'elle traverse.

Quand on ne dispose pas d'un réservoir percé convenablement, on peut adapter à un réservoir quelconque un tube de caoutchouc ou de verre faisant siphon. L'une des extrémités du tube plonge au fond du réservoir, tandis que l'autre extrémité descend jusqu'à un ou deux centimètres au-dessus de la partie malade. Il suffit d'une légère aspiration pour amorcer le siphon et obtenir un courant continu ; on rend la colonne d'eau aussi mince qu'il est utile, soit en effilant l'extrémité du tube, soit en la remplissant partiellement avec un peu de charpie.

Dans les hôpitaux, on dispose généralement de siphons tout préparés. Ils se composent d'un tuyau de caoutchouc, terminé à l'une de ses extrémités par une sorte d'entonnoir en plomb destiné à être maintenu au fond du réservoir, et, à l'autre extrémité, par un embout, en forme de canule, percé d'une ou de plusieurs petites ouvertures qui divisent la colonne du liquide en minces filets.

Pour les cas où on veut abaisser la température d'une portion notable d'un membre, Velpeau a fait construire un appareil dans lequel l'eau descend par un tube ajusté au fond du vase et muni d'un robinet ; ce tube déverse l'eau dans un conduit horizontal sur lequel vient s'aboucher une série de petits tuyaux. On obtient parfaitement le même résultat au moyen de plusieurs morceaux de bande partant d'un même robinet et se rendant sur divers points du membre, ou au moyen de plusieurs siphons.

Quel que soit le système employé, le réservoir doit être d'une capacité de six litres au moins afin que l'on ne soit pas obligé de renouveler l'eau trop souvent. Il ne doit pas être placé à plus de deux pieds au-dessus de la partie blessée, afin que la colonne d'eau ne soit pas animée d'une force trop considérable. La partie malade ne doit être couverte que d'une simple compresse, afin que l'évaporation ne rencontre aucun obstacle ; elle est placée sur un coussin recouvert d'une toile imperméable dont les bords relevés en forme de gouttière conduisent l'eau dans un bassin placé près du lit du malade.

Pour arriver plus sûrement à ne pas mouiller le lit du malade, quelques chirurgiens, entre autres Seguin et Debourge, ont proposé des gouttières de forme spéciale. Ces gouttières inutiles et gênantes, malgré leur ingéniosité, ne sont généralement pas employées.

En général, l'eau du réservoir est à la température ordinaire, c'est-à-dire à 15 ou 20 degrés. Bérard se servait de l'eau de puits dont la température est plus constante que celle de l'eau de fontaine ou de rivière. D'autres chirurgiens conseillent de commencer par de l'eau tiède dont la température est ensuite progressivement abaissée. Ces préceptes minutieux ont peu d'importance ; l'eau puisée à la fontaine ou à la pompe de l'établissement où l'on se trouve remplit toutes les indications voulues.

Une question plus délicate est celle du temps pendant lequel on peut prolonger l'irrigation. Bérard la continuait pendant une période de six à quinze jours ; Breschet plus longtemps encore. Dans une plaie de la main compliquée de fracture, nous avons maintenu, avec grand avantage, l'irrigation pendant trente-deux jours. En général, on doit continuer l'irrigation jusqu'au moment où les phénomènes inflammatoires ne sont plus à redouter, c'est-à-dire jusqu'à une époque voisine de la cicatrisation complète, à moins que le blessé n'accuse un sentiment prononcé de cuisson. Dès que cette sensation existe, il faut se hâter de supprimer l'irrigation, si l'on ne veut pas s'exposer à une inflammation redoutable souvent suivie de gangrène.

Les appareils que nous venons de décrire sont surtout applicables à l'irrigation des membres. Des appareils spéciaux sont utiles pour l'irrigation continue des yeux, de la vessie, etc.; nous emprunterons leur description au tome I$^{er}$ de l'*Arsenal de la chirurgie contemporaine* écrit par notre collaborateur M. Gaujot.

Margoulliès (de Londres) a fait connaître un irrigateur oculaire composé d'un réservoir en caoutchouc auquel s'adapte à volonté un tuyau bifurqué supportant à ses deux extrémités deux coquilles ou œillères ; chaque branche du tuyau bifurqué est munie d'un robinet. Le récipient étant préalablement rempli d'eau froide, il suffit d'ouvrir le robinet et de presser avec la main sur la boule de caoutchouc pour que le liquide vienne remplir les œillères et baigner les yeux. L'eau trouve ensuite une issue et revient par un conduit disposé à cet effet. Il va sans dire que si l'on ne devait agir que sur un seul œil, on n'ouvrirait que le robinet correspondant.

On peut cependant faire des irrigations sur les yeux sans appareil particulier, en prenant certaines précautions indiquées par M. Chassaignac, qui a dû à ce système plusieurs guérisons d'inflammations aiguës et d'ophthalmie purulente. Le lit est préalablement garni à sa partie supérieure d'une toile cirée qui se recourbe sur le chevet, et descend, repliée en gouttière, jusque dans un récipient placé sur le sol. Un entonnoir d'une capacité de deux litres environ, se terminant par un bec assez fin, d'un millimètre ou d'un millimètre et demi de diamètre, et muni d'un robinet, est suspendu aux barreaux supérieurs du lit. Le malade est couché, la tête exactement placée au-dessous de l'extrémité de l'entonnoir. Si l'irrigation doit avoir lieu sur les deux yeux, on fait tomber le filet d'eau sur la racine du nez, où il se partage en deux petits courants qui se répandent de chaque côté dans l'enfoncement des orbites. Quand on veut agir sur un seul œil, il suffit d'incliner légèrement la tête du malade du côté affecté. M. Chassaignac fait remarquer qu'il ne faut pas se contenter d'une lotion palpébrale, mais qu'il faut que le globe oculaire lui-même soit en contact avec l'eau. Pour cela, dans les commencements, il faut maintenir les paupières entr'ouvertes pendant quelques minutes ; plus tard, les malades, habitués au contact de l'eau, le font d'eux-mêmes. Il est toujours prudent de ne jamais laisser l'eau tomber directement sur le globe oculaire. M. Chassaignac prolonge ces irrigations pendant dix minutes environ, et les répète trois fois par jour.

Dans les cas où la violence de l'inflammation ne nécessite pas le séjour du malade au lit, et où les irrigations ne doivent pas être aussi prolongées, on peut avec avantage se servir de l'irrigateur à ressort d'Éguisier, dont le jet peut-être gradué à volonté. Desmarres adapte au tuyau de l'irrigateur une sorte d'embout en Y, dont les deux branches divergentes sont dirigées vers les conjonctives, et se terminent par des orifices plus ou moins étroits, suivant que l'on veut obtenir une irrigation ou une douche.

Les irrigations d'eau froide sont souvent employées dans le traitement du catarrhe de la vessie, surtout quand la contractilité vésicale a besoin d'être ranimée.

Après avoir employé l'eau tiède et les solutions médicamenteuses, Cloquet a reconnu la supériorité de l'eau froide. Civiale a confirmé cette remarque. Chaque jour Cloquet faisait passer, à l'aide d'une sonde à double courant, 30 ou 40 litres d'eau distillée dans la vessie. Au lieu de faire des injections successives avec une seringue, il est plus commode de fixer un tube en caoutchouc à chaque pavillon de la sonde. Le premier de ces tubes, muni d'un robinet et d'une boule pour amorcer, amène l'eau d'un réservoir ; l'autre la conduit au dehors. En ouvrant plus ou moins le robinet du pavillon inférieur, on peut graduer le volume de la colonne de liquide qui sort, et la proportionner à celui de la colonne de liquide qui arrive. Quelques précautions sont cependant nécessaires pour éviter que l'eau ne s'échappe autour de la sonde.

Reliquet a proposé un appareil qui peut servir tout à la fois à faire des irrigations continues dans l'urèthre et dans la vessie. Cet appareil est composé de : 1° une sonde de gomme ayant 5 millimètres au plus de diamètre, et constituée par des parois aussi minces que possible de façon à conserver une grande souplesse, tout en offrant un calibre suffisant ; à l'extrémité externe de cette sonde est fixé un petit entonnoir métallique qui sert à la mettre en communication avec un siphon de caoutchouc. Celui-ci est chargé d'amener continuellement le liquide dont l'écoulement peut être gradué ou arrêté au moyen d'un robinet placé sur le trajet du siphon ; 2° un pavillon métallique en forme de cône creux, traversé suivant son axe par la sonde sur laquelle il glisse à frottement. L'ouverture de la base du cône présente un petit rebord saillant, destiné à retenir une rondelle de caoutchouc dont la partie libre, en se rétractant sur la sonde, ferme l'espace existant entre elle et l'orifice externe du cône. Cet orifice peut, en outre, admettre à frottement l'extrémité de l'entonnoir métallique de la sonde. Ces dispositions ont pour but d'empêcher le liquide contenu dans le pavillon de s'échapper le long de la sonde. Le cône présente, à partir de son sommet, dans les deux tiers de sa hauteur, plusieurs larges ouvertures. A sa base, légèrement renflée en saillie, est adapté un tube chargé de faire communiquer la cavité du pavillon avec un tuyau de caoutchouc destiné à conduire le liquide dans un vase.

La sonde placée dans l'urèthre à la profondeur voulue, ou introduite jusque dans la vessie si l'on veut faire servir l'instrument à des irrigations dans cet organe, le pavillon est poussé contre le méat dans lequel s'engage le sommet du cône, que l'on peut, pour plus de précautions, maintenir par un anneau de caoutchouc appliqué sur le pavillon et rabattu sur le gland. Au moment où le liquide introduit par le canal de la sonde se présente au méat pour sortir, après avoir baigné l'urèthre ou la vessie, il rencontre l'obturateur et s'engage dans les ouvertures du pavillon qui le conduit au dehors par le tube de dégagement s'abouchant à la base du cône. En mettant le tube de caoutchouc supérieur en communication avec un réservoir quelconque, on a ainsi le moyen de faire, non pas seulement une injection à courant rétrograde, mais une véritable irrigation continue, pouvant être établie sans que le liquide se répande sur les parties voisines, grâce à la disposition du pavillon et du tube d'écoulement. Comme il faut que le pavillon s'adapte exactement à l'orifice du méat urinaire, il est bon d'en avoir à sa disposition de plusieurs dimensions. Le plus petit a six millimètres de diamètre, les autres vont en augmentant d'un millimètre par numéro. Tous ces pavillons sont disposés pour s'ajuster à la même sonde.

Les irrigations à grand courant d'eau dans la vessie ont donné des résultats satisfaisants dans les catarrhes chroniques, même chez les vieillards ; Cloquet en a

relaté plus d'un exemple favorable, alors même que l'inertie des parois vésicales
était des plus prononcée. Cependant Fouché a remarqué que, dans quelques cas,
la distension des parois vésicales, inévitable avec ce procédé, exerçait une fâcheuse
influence sur les tendances paralytiques. Pour éviter cet inconvénient, il a proposé
un instrument qui remplace par de l'eau pulvérisée la grande masse du liquide
employé par Cloquet; suivant lui (*Bulletin de l'Académie de médecine*, t. XXX,
page 275), l'eau pulvérisée aurait tous les avantages de l'eau ordinaire. Nous ne
considérons pas cette assertion comme démontrée; l'expérience n'a pas encore
prononcé définitivement sur cette question.

Quoi qu'il en soit, l'appareil de Fouché se compose d'une sonde à double courant dont l'extrémité vésicale présente une disposition aussi simple qu'ingénieuse,
pour lancer un double jet de liquide pulvérisé. L'un des conduits de la sonde se
termine par deux tubes capillaires inclinés l'un vers l'autre. Ces tubes conduisent
deux jets de liquide qui, en se brisant l'un contre l'autre, se pulvérisent, et, par
le fait de leur expulsion, vont frapper toute la surface de la muqueuse vésicale. L'un
des pavillons de la sonde à double courant est muni d'un écrou servant à le fixer
sur le tuyau flexible d'un pulvérisateur quelconque. Goujot recommande l'emploi
du pulvérisateur de Robert et Collin; il est simple, dit-il, facile à manier d'une
seule main, peu volumineux, et jouit d'une force de projection suffisante. Il doit
cet avantage à ce que le corps de pompe agit directement et sans l'intermédiaire
de l'air sur une colonne de liquide d'un faible calibre. Le second pavillon de la
sonde est muni d'un robinet permettant de vider le superflu du liquide, quand la
vessie commence à se remplir. Dans les premières expériences de Fouché, ce second pavillon servait en outre à pousser préalablement de l'air dans la vessie, parce
que ce chirurgien croyait la présence de l'air nécessaire pour obtenir la pulvérisation du liquide; l'expérience lui a appris que cette précaution était inutile.

Goujot fait remarquer que l'emploi de l'appareil de Foucher, fort bien conçu du
reste, est sujet à un inconvénient. Il arrive parfois que l'un des tubes capillaires,
ou même les deux tubes se trouvent bouchés par les matières épaisses en suspension
dans l'urine, et alors l'eau ne passe plus, ou si elle passe par un seul tube, elle
n'est pas pulvérisée. On est prévenu de cet accident quand le malade n'éprouve
pas à l'hypogastre une sensation de froid qui est la conséquence de la pulvérisation convenablement exécutée.

Dans quelques circonstances, en particulier quand il y a engorgement de l'utérus accompagné d'hémorrhagie, on a recours, non sans succès, aux irrigations
froides dans le vagin. Tous les appareils à injection, en particulier l'irrigateur
d'Éguisier, peuvent être employés à l'irrigation vaginale, mais ils ont l'inconvénient de ne pouvoir être utilisés lorsque la malade est couchée, à moins qu'elle
ne prenne une situation très-gênante. On ne peut considérer comme irrigateurs
vaginaux, quand on veut utiliser l'action du froid, que les appareils à double courant permettant une irrigation prolongée.

Foucault de Nanterre, Maisonneuve, Pouillien et Aran ont proposé des appareils
atteignant ce but. Nous nous bornerons à décrire celui de Aran, qui est le plus
parfait et le plus généralement employé.

L'appareil de Aran est composé d'un tube afférent destiné à être introduit dans
le vagin et constitué par une canule horizontale d'ébène, d'un calibre ne dépassant pas le volume du doigt, et présentant, à son extrémité, une série de petits
orifices. A quelques centimètres en arrière de cette extrémité se trouve une sorte
de chapiteau de métal creux percé de larges ouvertures et de fentes, dans l'in-

térieur duquel vient s'aboucher l'orifice d'un tuyau oblique chargé de conduire l'eau au dehors. Ce chapiteau présente en avant, sur tout son pourtour, un rebord très-élevé, en forme de plaque qui, appliquée sur la vulve, empêche le liquide de sortir. A chacun des tubes est adapté un tuyau de caoutchouc, l'un venant d'un réservoir, l'autre descendant dans un récipient; le premier de ces tubes est muni d'un robinet permettant de commencer, de suspendre et de régler à volonté la marche de l'irrigation. Grâce à cet appareil, les malades peuvent prendre des irrigations vaginales, pendant des heures entières, sans que les draps soient mouillés.

Nous avons adapté avec succès l'appareil de Aran, en faisant subir une modification à la plaque, aux irrigations rectales. Notre but dans ce cas a été non pas d'obtenir un effet local, mais d'amener l'abaissement général de la température en particulier dans la pneumonie. Sous l'influence des irrigations froides et continuées pendant longtemps, avec des intermittences variables suivant les cas, on ne tarde pas à constater au thermomètre un abaissement considérable de la chaleur, et une diminution notable de la fièvre.

C. *Glace.* La glace s'emploie dans le but de déterminer une réfrigération plus considérable que celle que peut produire l'eau froide, à la température ordinaire. En clinique interne, elle est surtout préconisée dans les inflammations des méninges et de l'encéphale; en clinique externe, elle a été conseillée dans les cas d'arthrite douloureuse, dans le phlegmon des membres, les plaies compliquées, les inflammations oculaires, les hernies étranglées, etc. On a supposé qu'elle pouvait favoriser la réduction des hernies étranglées ou contribuer à diminuer la congestion et la tension de l'intestin et de l'épiploon herniés. Souvent aussi on a employé la glace avec succès pour combattre des hémorrhagies en nappe.

Ici encore nous emprunterons la description des appareils utilisés pour l'emploi de la glace au tome I^er de l'*Arsenal de la chirurgie contemporaine.*

La glace a été appliquée par Baudens surtout, qui en avait fait une méthode générale de traitement dans les cas de fracture par coups de feu. Baudens plaçait le membre sur un coussin de crin formant plan incliné; ce coussin de crin était recouvert d'une toile imperméable formant rigole pour l'écoulement de l'eau provenant de la fusion de la glace. Ces précautions prises, le membre était entouré, au niveau de la blessure, d'une légère couche de charpie sur laquelle étaient déposés des morceaux de glace que l'on remplaçait au fur et à mesure qu'ils fondaient. Quand l'inflammation n'était plus à redouter ou avait cédé, la glace était remplacée par des fomentations froides avec addition de teinture d'opium. Si des accidents inflammatoires venaient à se produire ou à reparaître, la glace était appliquée de nouveau, jusqu'à la sédation complète des accidents et l'établissement d'une suppuration louable.

Nous n'avons pas à nous occuper, dans cet article, dont l'unique but est d'exposer les procédés de réfrigération, de la valeur de cette médication qui a été jugée avec une juste sévérité par M. Legouest. Nous nous bornerons à faire remarquer que l'emploi de ce moyen exige, pour que le contact de la glace soit permanent et uniforme, des soins que l'on obtient bien rarement des infirmiers. En tout cas, il serait préférable d'enfermer la glace dans une substance imperméable, afin d'éviter de mouiller inutilement les parties que l'on ne se propose pas de refroidir. Le plus souvent on enferme la glace dans une vessie de porc; cette substance ne tarde pas à s'épaissir, à s'altérer et à prendre une odeur désagréable à moins qu'elle n'ait subi la préparation que l'on fait subir aux blagues à tabac. Le

taffetas gommé que l'on emploie quelquefois n'est pas assez souple pour se
mouler exactement sur les parties; on lui préfère généralement la baudruche.

Beaucoup de chirurgiens emploient des sacs en caoutchouc très-minces; ces
sacs sont souples, inaltérables et inodores au contact de l'eau. Gaujot leur reproche d'être mauvais conducteurs du calorique et, par conséquent, de diminuer le
pouvoir réfrigérant de la glace. Ce défaut paraît au contraire une qualité aux
yeux de Félix Guyon; il trouve utile de diminuer, par l'interposition du caoutchouc et d'un lit de charpie épais de quelques centimètres, le pouvoir réfrigérant
de la glace qui, suivant lui, est excessif.

Quand on veut appliquer la glace sur la tête, on se sert généralement de sacs
en toile imperméable; ces sacs ont l'inconvénient de mal s'accommoder à la forme
du crâne et surtout de se déplacer au moindre mouvement du malade. Des appareils spéciaux ont été imaginés pour parer à ces difficultés. Schædel a proposé
une sorte de cuvette en fer-blanc dont le fond a été enlevé de manière à produire
une ouverture assez large pour laisser passer la tête. Au pourtour de cette ouverture, on fixe au moyen d'une bande de cuivre, mince, étroite et serrée à volonté
par une vis qui en réunit les deux extrémités, les bords d'une grande vessie de
cochon dont la partie antérieure a été retranchée. Cette vessie ainsi disposée
permet d'envelopper toute la surface du crâne et d'y appliquer les réfrigérants.
Vers le fond de la cuvette, à un pouce environ du point de jonction avec la vessie,
se trouve une ouverture allongée à laquelle s'adapte un tuyau en fer-blanc. Cette
ouverture qui sert à laisser écouler l'eau se ferme à volonté.

Les appareils métalliques sont d'un emploi très-peu commode; après les avoir
employés, Blatin les a remplacés par des coiffes en toile imperméable. Celle à
laquelle il donne la préférence, a la forme d'un bonnet renfermant dans sa
duplicature une sorte de carcasse en osier, destinée à retenir à distance les deux
parois et à permettre à la glace pilée d'agir uniformément sur toute la surface
du crâne. L'ouverture située à l'extrémité de la coiffe est fermée par un cordon
qui applique les parois sur un bouchon traversé par un tube de caoutchouc.
L'unique différence entre la vessie ordinairement employée et l'appareil de Blatin
consiste dans l'interposition de la carcasse d'osier qui maintient écartées les parois
du bonnet, permet au froid de se distribuer uniformément et retient l'appareil
en place.

Gariel a construit un bonnet en caoutchouc qui permet d'établir un courant
continu avec de l'eau glacée. Ce bonnet est constitué par un double sac circonscrivant une cavité dans laquelle est placée de l'eau glacée ou de la glace. Le
sommet de l'appareil est occupé par un trou fermé par un bouchon ordinaire,
si l'on se sert de glace. Si on se sert d'eau glacée, on ferme cette ouverture avec
un bouchon traversé par deux tubes, l'un communiquant avec un réservoir placé
au-dessus du bonnet, l'autre se rendant dans un récipient inférieur; de cette
manière, on peut renouveler constamment et sans dérangement l'eau renfermée
dans le bonnet avant qu'elle ait eu le temps de s'échauffer. Deux attaches latérales
servent à fixer l'appareil sous le menton.

Quelques chirurgiens, entre autres Magne, Chassaignac et Baudens, ont conseillé
l'emploi de la glace sur les yeux, soit pour combattre les ophthalmies intenses,
soit pour prévenir ou modérer les inflammations qui peuvent résulter des opérations pratiquées sur le globe oculaire.

Magne se servait tout simplement d'un petit sac de baudruche, renfermant de
la glace réduite en menus fragments. Nous avons souvent employé ce moyen

avec succès dans les ophthalmies purulentes si fréquentes en Algérie ; seulement nous interposons une compresse pliée en double entre le globe oculaire et le sac, et nous faisons soutenir celui-ci au moyen d'un ruban attaché aux barreaux supérieurs du lit, afin qu'il ne puisse exercer une pression incommode.

Chassaignac avait d'abord employé pour appliquer la glace sur les yeux, une sorte de demi-masque en fil de fer très-fin et très-léger. Il ne tarda pas à renoncer à ce gênant appareil et à le remplacer par un procédé permettant d'opérer la réfrigération à sec.

Il commence par appliquer sur la région orbitaire une série d'étroites bandelettes de diachylon qu'il entre-croise, de façon à constituer une sorte de cuirasse assez épaisse, débordant de deux centimètres le pourtour de l'orbite. Sur cette cuirasse, il place un petit sac en intestin de mouton rempli de glace et fixé dans cette position à l'aide de deux rubans noués à la partie supérieure de la tête. S'il veut recouvrir les deux yeux, il prend un sac de forme plus allongée, l'étrangle au milieu par une ligature et remplit chaque côté de glace. Cette petite besace, dont les compartiments se font équilibre, se maintient en place d'elle-même.

La cuirasse de diachylon a pour double avantage : 1° de protéger l'œil contre le contact immédiat des fragments de glace, et de répartir la pression exercée par le corps réfrigérant, en la rendant plus douce et plus uniforme ; 2° de préserver la peau de l'humidité résultant de la fusion de la glace. Nous ferons remarquer que le procédé de Chassaignac ne serait pas applicable aux ophthalmies purulentes, dans lesquelles la première indication consiste à enlever très-souvent le pus caché sous la paupière.

Baudens employait surtout la glace sur le globe oculaire à la suite des traumatismes ou des opérations. Ce chirurgien avait posé en principe général que la glace ne peut être utile que lorsqu'il existe du calorique en excès à soustraire, c'est-à-dire lorsque l'inflammation est déclarée ; appliquée plus tôt, dit-il, non-seulement elle est inutile, mais encore elle cause de la douleur. Conséquent avec ce principe, Baudens se contentait, aussitôt après une opération, de placer sur les yeux une compresse trempée dans l'eau fraîche, dont on abaissait progressivement la température en y ajoutant de la glace au fur et à mesure que la réaction se produisait. Il augmentait ou diminuait le volume du morceau de glace placé entre les plis de la compresse, suivant que le foyer de calorique augmentait ou diminuait d'intensité. Pour recevoir l'eau provenant de la fusion de la glace, il suffit d'un peu de charpie placé dans les angles et les dépressions de la région orbitaire, et d'une éponge maintenue sur la joue à l'aide d'un mouchoir.

Magne prolongeait l'application de la glace pendant trois jours, Baudens pendant huit jours en moyenne. On ne peut rien dire de précis à cet égard ; la réfrigération est une arme difficile à manier et demande avant tout un grand tact chirurgical ; il faut la continuer, quand une fois on s'est décidé à la commencer, tant que le malade éprouve une sensation de diminution de chaleur et de souffrance.

La glace a été employée utilement pour combattre des hémorrhagies produites dans le vagin, le rectum, ou la bouche. Chassaignac a arrêté une hémorrhagie survenue à la suite d'une excision d'amygdale en maintenant appliqué, pendant quelque temps, un morceau de glace contre la surface de section. Il s'est servi dans ce cas d'une pince de Museux à point d'arrêt. Guyon conseille plutôt d'enfermer la glace dans un nouet de linge fixé solidement au bout d'une baguette ;

en effet les griffes de la pince de Museux font éclater la glace à la manière d'une épingle que l'on enfonce dans un bloc de glace.

D. *Mélanges réfrigérants.* Les mélanges réfrigérants sont employés dans le but de déterminer dans les tissus une réfrigération susceptible de la priver de leur sensibilité ; ils constituent dans un moyen d'anesthésie locale applicable aux opérations qui, par leur peu de durée et leur peu de profondeur, n'exigent pas l'emploi de l'anesthésie générale. Réveil a indiqué (*Formulaire raisonné des médicaments nouveaux*, 2° édit., Paris, 1865) la composition des principaux mélanges réfrigérants. Le seul qui mérite de nous arrêter est celui de James Arnott (de Brighton).

Ce mélange se compose de deux parties de glace pilée et d'une partie de sel marin ; laissé sur la peau pendant trois ou quatre minutes, il produit une insensibilité absolue. Nous avons arraché, avec son secours, un grand nombre d'ongles incarnés, et jamais nos opérés n'ont éprouvé la moindre souffrance.

Ce procédé n'est pas seulement applicable à l'angle incarné, mais encore à l'opération du phymosis, à l'extirpation des kystes et des tumeurs superficielles, à l'ouverture des abcès, à l'opération de la hernie étranglée, etc.; on l'a même essayé avec un appareil spécial dont nous parlerons dans un instant, dans l'avulsion des dents.

On a reproché au mélange d'Arnott de causer une réaction inflammatoire des plus vives ou même la gangrène : nous n'avons jamais observé ces accidents, et cependant nous avons appliqué le mélange réfrigérant plus d'une centaine de fois. Les chirurgiens qui ont éprouvé de tels revers avaient sans doute prolongé trop longtemps l'application du mélange d'Arnolf. Pour éviter sûrement ce danger, nous recouvrons de glace et de sel la partie à opérer, et, au milieu du mélange, nous implantons plusieurs épingles ; dès la fin de la première minute nous piquons la peau légèrement d'abord, puis plus fortement. Au moment précis où le blessé nous déclare ne plus éprouver de sensation douloureuse, mais seulement une sensation de contact, nous enlevons rapidement la glace et nous opérons. Ce procédé est usuel à l'École de médecine à Nancy, où nous nous rappelons l'avoir vu employer très-souvent au début de nos études.

Bien que le mélange réfrigérant ne détermine jamais d'accident quand il est manié convenablement, il n'est pas rare de voir une légère phlogose qui, insignifiante dans ses résultats généraux, pourrait cependant faire manquer la réunion par première intention si l'on opérait sur une peau très-délicate. Il serait donc imprudent d'user de ce procédé dans les opérations autoplastiques des paupières.

Un mélange de parties égales de glace et de sel, additionné d'un cinquième de chlorhydrate d'ammoniaque, produit un abaissement de température beaucoup plus considérable que le mélange de glace et de sel ; il peut aller jusqu'à — 16°. C'est avec ce mélange que A. Richard a pu désarticuler un doigt sans la moindre douleur.

Un appareil spécial, imaginé par Georges, est indispensable pour adapter le mélange réfrigérant d'Arnott à la chirurgie dentaire. Cet appareil se compose : 1° d'un double manchon de caoutchouc destiné à envelopper la dent, manchon que l'on peut fixer sur la gencive au moyen d'un ressort indépendant ; 2° de deux tubes également de caoutchouc dont l'un, servant à faire arriver le liquide réfrigérant dans le manchon, est muni, à son extrémité, d'une poche faisant office de réservoir. Cette poche peut, lorsque les deux robinets qui l'avoisinent sont fermés, servir de pompe foulante, et aider à remplir toute la cavité du manchon. L'autre tube sert à donner issue au liquide par un robinet de sortie, aussitôt qu'il commence à s'échauffer par suite de son séjour dans la cavité buccale. Le mélange réfrigérant est contenu dans un sac de gaz et placé au moment de l'opération dans un sac de glace, surmontant la poche en caoutchouc dont nous venons de parler. Le temps nécessaire pour obtenir l'engourdissement de la dent varie de trois à cinq minutes. On reconnaît que le moment d'opérer l'extraction est arrivé, quand le tissu de la gencive est devenu pâle et induré.

Pour épargner aux malades la sensation désagréable du froid, il faut faire passer dans l'instrument un courant d'eau tiède qne l'on refroidit graduellement. Après l'extraction, les dentistes américains recommandent de placer dans la bouche un morceau de glace, afin d'éviter une réaction trop prompte, qui, sans cette précaution, serait très-douloureuse.

Ce mode d'anesthésie ne peut avoir nécessairement qu'un emploi très-limité ; nous ne saurions mieux faire que de reproduire les remarques faites à ce sujet par notre savant collaborateur Gaujot. « Ce mode d'anesthésie n'a guère trouvé de partisans en France. Il a été employé davantage en Angleterre et en Amérique. Druide dit l'avoir vu donner des résultats très-satisfaisants entre les mains de Quinton. Son action est réelle dans un certain nombre de cas, mais elle est loin d'être suffisante dans beaucoup d'autres. En outre, ce procédé présente plusieurs inconvénients qui en rendent l'usage général inpraticable. Il est d'un maniement extrêmement minutieux et difficile ; il exige beaucoup de temps et de préparatifs ; enfin il est loin d'être applicable à toutes les dents cariées. En effet, une première condition indispensable est d'isoler les dents voisines et de limiter le contact du mélange à la couronne et aux parties latérales de la dent à enlever. Là, les crochets et les manchons sont fort difficiles à appliquer. Pour protéger les dents voisines, il faut les recouvrir d'une couche de cire ou d'une coiffe de taffetas gommé, ou de tout autre corps non conducteur et peu volumineux. Si la dent à extraire est très-sensible, le contact brusque de la glace n'est pas supportable, et il faut faire abaisser progressivement et lentement la température de la partie, en faisant passer d'abord de l'eau tiède, puis de l'eau froide, et enfin de la glace. Il en résulte des manœuvres multiples qui exigent beaucoup de temps. Si la pulpe dentaire est mise à nu, l'application de la glace est intolérable. On a conseillé, dans ce cas, de détruire la pulpe par une application d'arsenic faite vingt-quatre heures à l'avance. C'est une nouvelle complication et un moyen d'ailleurs rarement réalisable. Le mélange réfrigérant n'est applicable que sur les dents cariées ayant conservé leur couronne ; mais il ne l'est plus pour les racines qui ne peuvent être mises suffisamment en contact avec les corps réfrigérants. Il est vrai qu'on a proposé alors d'implanter dans la racine une vis ou un fil de fer destiné à faire l'office de conducteur. Mais c'est là un expédient de pure théorie. Enfin, il est un certain nombre de sujets chez lesquels le froid n'est pas assez puissant pour arrêter la circulation et engourdir les tissus. Chez ces derniers, la douleur, au lieu d'être diminuée, paraît au contraire plus vive. »

E. *Liquides volatils.* Les liquides volatils tels que le chloroforme, l'éther chlorhydrique, et l'éther chlorhydrique bichloré employé par Aran, un mélange de chloroforme et de camphre, un mélange de chloroforme et d'acide acétique (chloracétisation), le sulfure de carbone proposé par Delcominète (de Nancy), les produits de distillation des huiles de pétrole (bansolène, kérosène, kérosolène, gazolène, etc.) proposés par Bigelow (de Boston) peuvent déterminer l'anesthésie locale, en produisant une réfrigération considérable, c'est-à-dire en agisssant à la manière des mélanges réfrigérants dont nous venons de parler.

Nous serons très-brefs sur cette question, car elle a déjà été étudiée avec les détails qu'elle comporte dans le très-remarquable article de Maurice Perrin (*Anesthésie chirurgicale*) publié dans le tome IV de ce dictionnaire. Les travaux faits depuis cette époque sur cette importante question se sont bornés à proclamer la supériorité de l'éther sulfurique et du sulfure de carbone sur tous les autres liquides volatils.

Un très-grand nombre d'appareils ont été proposés dans le but de projeter sur la peau un jet d'éther assez divisé pour se vaporiser avec une extrême rapidité. Tous ces appareils ont été remplacés par celui de Richardson qui se compose d'un flacon à large goulot à moitié rempli d'éther. Il est fermé par un bouchon en caoutchouc que traverse un double tube disposé pour produire la pulvérisation. L'air est amené dans le flacon par l'un des tubes auquel s'adapte un tuyau de caoutchouc. Ce tuyau est en communication avec deux réservoirs de caoutchouc ayant la forme de poires ou de sphères du volume d'une moyenne orange. L'une de ces poires, à parois épaisses, est munie d'une soupape et sert de pompe foulante ; l'autre, à parois plus minces, sert de réservoir et a pour but de régulariser la pression de l'air et de rendre constant le jet de l'éther. Pour mettre cet appareil en mouvement, on imprime avec la main, des pressions régulières et intermittentes à la poire à soupape. L'air ne tarde pas à s'accumuler dans la poire faisant office de réservoir, puis dans le flacon. Sous l'influence de cette pression, l'éther mélangé d'air jaillit par le tube resté libre, avec un jet d'une finesse en rapport avec la capillarité de l'extrémité de ce tube. L'éther, étant mélangé avec de l'air, est très-finement pulvérisé. Si l'on emploie de l'éther n'ayant pas une densité supérieure à 0,72, on peut obtenir un abaissemrnt de température de 15 et même de 20 degrés.

Nous ferons remarquer que cette méthode d'anesthésie ne détermine pas des résultats aussi constants que la glace, ce qui tient sans doute à ce que son mode d'emploi et ses règles sont moins bien déterminés. Nous ferons remarquer, en outre, qu'elle est plus douloureuse que la glace quand elle est dirigée sur des tissus déjà enflammés ou sur des tissus très-fins tels que ceux du prépuce et de l'anus. Nous l'avons vue, dans un cas de fistule à l'anus, déterminer des douleurs cent fois plus cruelles que celles de l'opération. La peau du scrotum elle-même supporte mal le jet d'éther, tandis qu'elle supporte parfaitement le mélange d'Arnott. Quand on opère un ongle incarné ayant déterminé un certain degré d'inflammation, on réussit rarement à déterminer l'anesthésie absolue au moyen du jet d'éther, et, en tout cas, on ne l'obtient qu'aux prix de douleurs assez vives, tandis que le mélange réfrigérant bien employé ne manque jamais son but.

E. Spillmann.

**REFROIDISSEMENT** (Physique). On dit d'un corps qu'il se *refroidit* lorsque sa température s'abaisse, quelle que soit d'ailleurs la cause de cette variation. Nous étudierons le *refroidissement* au point de vue physique exclusivement en indiquant d'abord les causes de ce phénomène, et ensuite les lois que l'on a pu découvrir ; nous terminerons en indiquant sommairement les principaux effets physiques qui résultent du refroidissement.

I. *Causes du refroidissement.* Un corps se refroidit lorsque, par suite d'une circonstance quelconque, il perd une certaine quantité de la chaleur qu'il possédait, à moins que cette perte de chaleur ne soit accompagnée d'un changement d'état.

Il convient de s'arrêter un peu sur l'unique exception que nous signalons ; lorsqu'un liquide est arrivé à la température de solidification (ou lorsqu'un gaz est parvenu à la température à laquelle il se liquéfie sous la pression à laquelle il est soumis), si l'on vient à enlever une certaine quantité de chaleur, ce corps commencera à passer à l'état solide (à l'état liquide, dans le cas du gaz) sans que sa température varie, sans qu'il se refroidisse dans le sens vrai du mot ; ce ne sera que lorsque la masse tout entière aura changé d'état que, si l'on vient à continuer la soustraction de chaleur, le refroidissement se manifestera de nouveau, que la température recommencera à s'abaisser.

Sauf cette exception, pour l'explication plus complète de laquelle nous renvoyons au mot CHALEUR (Voir *Changements d'état*, p. 686), on peut dire que tout corps qui perd de la chaleur se refroidit. La perte de la chaleur peut provenir de quatre causes distinctes :

1° Le corps perd de la chaleur par rayonnement, soit qu'il rayonne vers les espaces interplanétaires, sans recevoir aucune radiation, soit que, rayonnant vers des corps qui lui envoient également de la chaleur, il reçoive moins de chaleur qu'il n'en émet.

2° Le corps perd de la chaleur par conductibilité, en fournissant aux corps· avec lesquels il est en contact une certaine quantité de chaleur employée soit à élever leur température, soit à produire un changement d'état ; il peut se faire qu'une partie d'un corps se refroidisse en cédant de la chaleur à l'autre partie du même corps, ainsi que cela arrive à un liquide qui s'évapore par sa surface libre sans être soumis à l'action d'une source de chaleur.

3° Le corps perd de la chaleur en produisant un travail mécanique sans recevoir de la chaleur des corps extérieurs : c'est ainsi qu'un gaz qui se détend dans un corps de pompe, en soulevant un piston, perd un certain nombre de calories que l'on peut évaluer en se rappelant qu'une calorie disparue correspond à une production de travail de 425 kilogrammètres.

4° Enfin dans certains cas, la combinaison des corps est accompagnée d'une absorption de chaleur ; l'étude des conditions thermiques des actions chimiques a été entreprise par MM. Favre et Silbermann, Deville et Hautefeuille, Berthelot, qui ont déjà obtenu des résultats intéressants qu'il nous suffit de signaler.

Nous n'avons pas à insister sur ces conditions du refroidissement qui ont été étudiées d'autre part (*Voy.* CHALEUR, *Sources de chaleur et de froid*, p. 730), mais nous devions au moins les signaler en passant.

Disons immédiatement que ce que nous avons dit pour le *refroidissement*, ainsi que ce qui nous reste à en dire peut s'appliquer, *mutatis mutandis* au phénomène du *réchauffement*. Signalons encore quelques cas très-particuliers qui peuvent se rencontrer et qui seront indiqués au mot SURSATURATION.

Il est bien entendu que, dans tout ce qui précède, l'expression *perte de chaleur* doit être entendue de la diminution de quantité de chaleur possédée par le corps en expérience et non simplement de l'émission d'une certaine quantité de chaleur. Un corps qui serait en contact avec une source de chaleur ou qui serait lui-même source de chaleur pourrait envoyer, transmettre de la chaleur sans en *perdre* si la quantité qu'il recevait ou qu'il produirait était supérieure à celle qui émettrait.

II. *Lois du refroidissement.* La quantité dont un corps se refroidit, son abaissement de température autrement dit, peut être étudiée à deux points de vue

très-distincts : on peut se demander quelle est la valeur de ce refroidissement, ou
bien quelle est la loi qui lie la variation de température au temps. Nous n'avons
que peu de mots à dire sur la première question qui revient à évaluer combien
de calories un corps perd pour arriver à se mettre en équilibre de température
avec un ou plusieurs corps donnés dans des circonstances également données: c'est
c'est une question de calométrie dans laquelle il faudra quelquefois introduire,
avec les chaleurs spécifiques, les chaleurs latentes, les chaleurs de combustion ou
en général de combinaison, les transformations de chaleur en travail ou réciproquement, etc. Lorsque l'on aura évalué le nombre de calories perdues, il sera
possible d'en déduire l'abaissement de température, le refroidissement.

Mais la question traitée de cette manière, bien que souvent intéressante, ne
fournit aucun renseignement sur le temps après lequel l'équilibre s'établira, encore
moins sur la relation qui lie la variation de température au temps, relation qui
est à proprement parler la loi du refroidissement.

L'expérience seule peut nous renseigner sur cette loi dont la connaissance pourrait être utile dans un grand nombre de circonstances. Mais on conçoit quelles
difficultés présenterait l'étude du refroidissement dans des conditions quelconques;
aussi cette étude n'a-t-elle été faite que dans quelques cas simples, par exemple
lorsque le corps en expérience est plongé dans un gaz. A notre connaissance, il
n'existe aucun travail sur le refroidissement d'un corps placé au sein d'une masse
liquide, même dans les circonstances les moins compliquées. On évite d'ailleurs
dans ces recherches que le corps en expérience soit en contact avec un corps solide
qui serait susceptible de transmettre la chaleur par conductibilité, ce qui viendrait
encore compliquer les résultats.

Les lois auxquelles on est arrivé n'ont pas d'applications directes dans la physiologie ou les sciences médicales: c'est que, en effet, l'être vivant ne se trouve
pas dans les conditions simples des corps sur lesquels on a expérimenté; il n'est
pas homogène, il est composé de parties peu conductrices, de telle sorte que la
température y varie notablement d'un point à l'autre. Cela seul empêcherait de
pouvoir appliquer les résultats obtenus; on concevra facilement que d'autres raisons s'y opposent *a fortiori:* l'être vivant est, en effet, une source de chaleur par
les actions chimiques qui se produisent constamment en lui, et, en outre, il exhale
constamment des gaz et des vapeurs qui lui enlèvent une quantité mal déterminée
de chaleur.

Quoi qu'il en soit, nous allons résumer rapidement les expériences faites et les
lois obtenues relativement au refroidissement des corps homogènes placés dans un
gaz ou dans le vide. . .

On conçoit facilement, et c'est là un fait d'expérience journalière, que la quantité dont s'abaisse la température d'un corps dans un temps donné est d'autant
plus grande que cette température est plus élevée au-dessus de celle du milieu
ambiant : la relation la plus simple qu'on puisse dès lors supposer, c'est que pour
un même corps, dans un même temps, la diminution de température est proportionnelle à l'excès de la température du corps sur celle de l'air ambiant. Il est facile
de démontrer que, de cette relation, on peut tirer la loi suivante:

Si l'on considère des temps croissant en progression arithmétique, les différences de température du corps et du milieu ambiant décroissent en progression
géométrique.

Cette loi est due à Newton, qui l'a démontrée par des expériences directes,
mais elle n'est applicable que lorsque les différences de la température entre le

corps et l'air ambiant sont peu considérables, lorsqu'elles ne dépassent pas 20 degrés. Kraft et Richard, d'abord ; Rumford, puis Biot ont vérifié l'exactitude de cet énoncé dans les limites où il est applicable. Les expériences se font facilement en prenant un vase en métal mince dans lequel plonge le réservoir d'un thermomètre : ce vase est rempli de liquide chaud, puis il est bouché pour éviter l'évaporation et suspendu par des cordons de soie, par exemple, dans une chambre assez vaste pour que l'on n'ait pas à se préoccuper de l'influence des parois ; il suffit alors d'observer en même temps que le thermomètre plongé dans le liquide, un thermomètre placé librement dans l'air et une montre ou un chronomètre.

Cette loi, qui est celle que l'on doit en général appliquer pour effectuer les corrections dans toutes les expériences où l'on a à comparer les températures d'un même corps est représentée par la formule

$$\theta = \theta_0 e^{-kt}$$

dans laquelle $\theta_0$ est la différence initiale de température entre le corps et l'air, et $\theta$ la différence au bout d'un temps $t$ après le commencement de l'expérience, $k$ étant une quantité constante pour un même corps et un même gaz.

On peut exprimer encore la loi de Newton par une autre formule en introduisant la *vitesse de refroidissement*, c'est-à-dire la quantité dont s'abaisserait la température pendant l'unité de temps, si, à partir de l'instant considéré cet abaissement devenait uniforme (ou plutôt la limite du rapport de l'abaissement de température du temps pendant lequel cet abaissement s'est produit lorsque ce temps diminue indéfiniment). On déduit de la formule précédente que la vitesse de refroidissement est à chaque instant proportionnelle à l'excès de la température du corps sur celle du milieu ambiant.

Les expériences de Newton, ainsi que nous l'avons déjà dit, celles de Rumfort, celles de Biot et de de Candolle, étaient confirmatives de la loi que nous venons d'énoncer. Disons tout de suite que quelques expériences faites sur le *réchauffement* ont montré que, dans les mêmes conditions et sous les mêmes réserves, ce phénomène obéit à la même loi.

De Laroche fit un travail important, dans lequel, par une méthode détournée, il chercha à s'assurer de la réalité de la loi de Newton ; en admettant cette loi, on peut conclure que, si une source constante de chaleur agit à distance sur un corps suspendu dans l'air, il doit y avoir un rapport constant entre l'excès de la température de la source sur celle du corps au moment où celle-ci est devenue stationnaire et l'excès de cette température du corps sur celle de l'air ambiant, quel que soit le degré de chaleur de la source. On peut d'ailleurs étendre ce résultat sans difficulté, au cas où la source n'est pas à une température constante, à la condition de considérer non plus la température stationnaire, mais la température maxima de ce corps.

Les expériences de De Laroche furent faites avec un très-grand soin : la source de chaleur était tantôt un creuset de fer rempli de mercure, tantôt un lingot de cuivre à peu près sphérique, dont on élevait la température de 200 degrés à 900 degrés suivant les cas. Les résultats de ces expériences ne furent pas conformes à la conséquence que nous venons d'exprimer, et par suite, la loi de Newton ne peut être appliquée dans les conditions où se plaçait de Laroche. Mais celui-ci observa, au contraire, que les résultats obtenus concordaient parfaitement avec la loi de Newton lorsque les différences de température ne dépassaient pas 20 degrés environ.

Dulong et Petit exécutèrent un peu plus tard un travail remarquable que nous allons résumer dans ses parties principales : leurs expériences consistaient, en résumé, à placer un corps ayant une température donnée dans des conditions connues et variées, et à observer les excès de la température du corps sur celle du milieu ambiant. Il est facile de concevoir que, à moins d'opérer sur un corps infiniment petit, la loi des pertes de chaleur dépend en général de la conductibilité du corps qui règle la distribution de la chaleur dans la masse ; pour tourner cette difficulté, Dulong et Petit employaient un liquide, placé dans un vase à parois minces. Par suite de la mobilité du liquide, qui était du mercure, on peut admettre que la température est la même en tous les points. L'appareil consistait en une sorte de thermomètre à gros réservoir, de telle sorte qu'il faisait connaître directement la température du liquide. Pour éviter de trop nombreuses corrections, le réservoir était séparé de la tige par une partie capillaire qui empêchait le mélange du mercure du réservoir que l'on chauffait en le plaçant directement au-dessus d'un foyer et du mercure de la tige que l'on garantissait de l'action du foyer à l'aide d'un double écran et dont on pouvait considérer la température comme constante. Ce thermomètre était introduit dans un ballon de 0$^m$,30 de diamètre de manière que le réservoir occupât le centre, et que la tige sortît au dehors ; cette tige était d'ailleurs recouverte d'une cloche qui s'adaptait hermétiquement au col du ballon. Le ballon, maintenu par trois tiges à l'intérieur d'un réservoir métallique, était en laiton, noirci intérieurement de noir de fumée ; par une tubulure, il pouvait être rempli de gaz de nature différente, ou bien être mis en rapport avec une machine pneumatique qui permettait d'y faire le vide ; on pouvait l'amener à des températures diverses en l'entourant soit de glace fondante, soit d'eau que l'on échauffait à l'aide d'un courant de vapeur.

Dulong et Petit exécutèrent d'abord une série d'expériences préliminaires pour rechercher l'influence de la masse du corps en expérience, de sa forme, de sa nature, de la nature de sa surface. Ils opèrent d'abord sur trois réservoirs ayant respectivement des diamètres de 0$^m$,02 ; 0$^m$,04 et 0$^m$,07 ; les vitesses de refroidissement ne furent pas les mêmes, mais elles furent trouvées obéir à la même loi qui par suite est indépendante de la masse du liquide. Ils arrivèrent aux mêmes résultats en employant un réservoir sphérique, puis des réservoirs cylindriques allongés ; et de même en opérant soit avec de l'eau, soit avec du mercure, de l'alcool absolu ou de l'acide sulfurique ; la loi du refroidissement ne dépend donc ni de la forme du vase, ni de la nature du liquide. Elle est également indépendante de la nature de la surface, car la loi est la même pour un thermomètre en verre et pour un thermomètre dont le réservoir est en fer-blanc.

*Refroidissement dans le vide.* Le refroidissement d'un corps dépend en général de deux causes très-différentes, le rayonnement et l'action du gaz ambiant : la loi qui exprime cette action peut être compliquée alors même que chacune des actions séparément donnerait lieu à une formule simple ; Dulong et Petit étudièrent d'abord le refroidissement dans le vide, refroidissement résultant du rayonnement seul ; connaissant la loi de cette action et la loi du refroidissement total, ils en concluaient par différence l'action du gaz. Ils se servaient de deux thermomètres différents suivant la température à laquelle ils opéraient ; le premier d'un diamètre de 0$^m$,06 servait pour les températures élevées (on chauffait quelquefois jusqu'à 350 degrés), l'autre n'avait que 0$^m$,02 de diamètre pour les températures basses ; cette différence était nécessaire pour que la vitesse de refroidissement ne fût ni trop lente ni trop rapide. Le thermomètre, chauffé à une température déterminée, était placé rapidement dans le réservoir, recouvert de la cloche, et l'on faisait le vide aussi complétement que possible. On observait alors, à des intervalles de temps égaux entre eux, les hauteurs du mercure dans la tige du thermomètre; après avoir effectué quelques corrections rendues nécessaires, on en pouvait déduire d'abord les températures correspondantes, puis les vitesses de refroidissement, que l'on calculait pour des excès de température du corps sur l'enceinte, variant de 20 en 20 degrés; pendant toute une série, la température de l'enceinte était maintenue constante, mais elle variait d'une série d'expériences à l'autre; c'est ainsi qu'elle fut successivement de 0, 20, 40, 60 degrés, le thermomètre étant porté au début à 250 degrés environ.

En comparant les résultats obtenus et en s'appuyant sur des considérations diverses que nous ne pouvons développer, Dulong et Petit furent conduits aux deux lois suivantes :

I. La vitesse du refroidissement dans le vide, pour un excès constant de température, croît en progression géométrique quand la température de l'enceinte croît en progression arithmétique; la raison de cette progression géométrique est le même, quel que soit l'excès de température que l'on considère.

II. Lorsqu'un corps se refroidit dans une enceinte vide et entretenue à une température constante, la vitesse du refroidissement pour des excès en progression arithmétique, croît comme les termes d'une progression géométrique diminué d'un nombre constant.

Ces deux lois sont contenues dans la formule suivante :

$$V = ma^\theta (a^t - 1)$$

dans laquelle $\theta$ est la température de l'enceinte, $t$ l'excès de la température du thermomètre ou celle de l'enceinte, $m$ et $a$ deux constantes : $a$ a une valeur indépendante des corps en expérience et est égale à 1,0077, $m$ est une constante qui dépend de la nature de la surface rayonnante. Dulong et Petit ont opéré avec des thermomètres où le réservoir était nu et d'autres dont le réservoir était recouvert de feuilles d'argent mat. Pour les premiers ils ont trouvé

$$m = 2,037 \quad \text{et pour les autres} \quad m = 0,358.$$

*Refroidissement par le seul contact des gaz.* Ainsi que nous l'avons indiqué déjà, Dulong et Petit, observant le refroidissement dans des gaz différents et à différentes pressions et pouvant calculer le refroidissement dû au seul rayonnement, déterminèrent l'action refroidissante de ces gaz dans des conditions variables de pression et l'excès de température. Ils reconnurent d'abord que la nature de la surface était sans action et que les thermomètres à surface vitreuse ou à surface argentée, toutes choses égales d'ailleurs, se refroidissent de la même manière.

La marche des expériences est trop facile à comprendre pour qu'il soit nécessaire d'insister ; elle est analogue d'ailleurs à celle que nous avons indiquée précédemment, si ce n'est que, après avoir fait le vide dans le ballon, on y introduit à des pressions variables des gaz secs de nature différente. Des résultats numériques qu'ils ont obtenus, Dulong et Petit ont conclu les lois suivantes dont l'énoncé est assez compliqué, mais qui peuvent se représenter par une formule relativement simple.

1. La vitesse du refroidissement d'un corps, due au seul contact d'un gaz, dépend, pour un même excès de températures, de la densité et de la température du fluide ; mais cette dépendance est telle, que cette vitesse du refroidissement reste la même

si la densité et la température du gaz changent de manière que l'élasticité demeure constante.

II. Les pertes de chaleur dues au contact d'un gaz, quelles que soient l'élasticité et la nature du gaz, sont proportionnelles aux excès de température des corps élevés à une puissance dont l'exposant est 1,233.

III. Pour une même différence de température, le pouvoir refroidissant d'un même gaz varie en progression géométrique lorsque sa force élastique varie elle-même en progression géométrique. (On peut dire encore que le pouvoir refroidissant d'un gaz est, toutes choses égales d'ailleurs, proportionnel à une certaine puissance de son élasticité, puissance dont l'exposant varie avec la nature du gaz).

Ces diverses lois sont comprises dans la formule suivante :

$$V = np^c t^{1,233}$$

dans laquelle V représente la vitesse de refroidissement, $p$ est la pression du gaz, $t$ l'excès de température du corps sur le gaz ; $n$ est un coefficient qui varie avec l'étendue de la surface du corps qui se refroidit et avec la nature du gaz ; $c$ est le même pour tous les corps, mais il varie d'un gaz à l'autre : sa valeur est 0,45 pour l'air ; 0,517 pour l'acide carbonique ; 0,38 pour l'hydrogène ; 0,501 pour le gaz oléfiant.

*Refroidissement des corps dans l'air.* Dulong et Petit, ayant déterminé séparément les lois qui régissent la vitesse de refroidissement par rayonnement et par le contact des gaz, purent donner l'expression de la vitesse de refroidissement d'un corps dans l'air. Cette formule qui résulte de l'addition des deux précédentes est :

$$V = ma^b (a' - 1) + 1\, np^c t^{1,233}$$

dans laquelle les lettres ont les valeurs expliquées plus haut. Cette formule a été soumise à de nombreuses vérifications par Dulong et Petit qui ont comparé les résultats qu'elle fournissait aux nombres trouvés dans des expériences faites soit par eux, soit par d'autres physiciens : ils ont trouvé que les différences étaient faibles et ils les ont attribuées aux erreurs d'observation : mais il semble résulter d'expériences faites par de La Provostaye et Desains que cette formule ne pourrait être appliquée que pour des températures inférieures à 300 degrés ; dans ces limites, les radiations émises par les corps sont sensiblement homogènes. Il n'en est pas de même pour les températures supérieures à 300 degrés, les corps émettant alors des radiations très-complexes ; il serait possible que la loi fût applicable à chaque ordre de radiations d'une réfrangibilité déterminée, mais avec des valeurs particulières des constantes pour chacune de celles-ci ; alors la formule totale, qui serait la somme des formules élémentaires, n'aurait pas une forme analogue.

III. *Effets du refroidissement.* Nous ne ferons que signaler sans nous y arrêter et en renvoyant à l'article CHALEUR (p. 656 et 686) les effets suivants du refroidissement des corps.

Contraction, diminution de longueur, surface et volume, augmentation de la densité, etc. ;

Changements d'état, liquéfaction des gaz et des vapeurs, solidification des liquides, etc.

Mais nous croyons devoir signaler quelques-uns des résultats du refroidissement qui ne rentraient pas dans le cadre de l'article CHALEUR.

Indépendamment des changements d'état, le refroidissement a une influence sur les propriétés physiques des corps, telles que leur ténacité, leur dureté. Non-seulement pour l'action d'un refroidissement notable certains métaux, tels que l'étain, le zinc, deviennent cassants, perdent leur élasticité, qu'ils retrouvent lorsque le refroidissement a cessé, mais encore ils peuvent acquérir des propriétés qu'ils conservent ensuite indéfiniment : la *trempe* des corps n'est pas autre chose que le résultat d'un refroidissement plus ou moins brusque. Sans parler des larmes bataviques dans lesquelles le refroidissement a placé les molécules dans un état d'équilibre instable, nous citerons l'acier et le bronze (bronze des tamtams) ; on sait d'ailleurs que, tandis que la trempe rend l'acier plus cassant, elle donne a contraire au bronze une certaine malléabilité. Le refroidissement brusque du soufre chauffé à 250 degrés donne naissance à un état particulier, le soufre mou. On sait que par le refroidissement brusque on *étonne* certaines pierres, telles que les silex, etc.

Dans les exemples que nous venons de citer, le refroidissement brusque agit ordinairement en produisant un effet opposé à celui auquel donnerait naissance un refroidissement lent ; et même, sauf pour le dernier cas, un refroidissement lent succédant à un refroidissement brusque, détruit l'effet de celui-ci ; c'est ce que l'on obtient en *recuisant* l'acier, le bronze, le verre, le soufre.

Dans d'autres circonstances le refroidissement produit toujours le même effet, qu'il soit lent ou qu'il soit brusque, mais son action est alors opposée à celle que produirait le réchauffement ; c'est ce qui arrive, par exemple, dans les phénomènes de polarisation électrique, développés dans les tourmalines, phénomènes qui consistent en résumé dans la séparation des fluides électriques, séparation qui augmente avec la température au moins jusqu'à une certaine limite et qui diminue lorsque le refroidissement se produit à partir de cette limite. Rappelons, d'autre part, l'augmentation de résistance des fils métalliques au passage de l'électricité produite par le refroidissement alors que l'échauffement produit un effet contraire.

Ce dernier genre d'effets est en réalité le plus fréquent, et l'on peut dire que souvent le refroidissement d'un corps lui communique des propriétés opposées à celles que lui aurait données l'échauffement à partir du même point.

La question de refroidissement se présente naturellement dans toutes les recherches qui touchent à l'habitation et aux vêtements ; ces applications seront étudiées à part et nous n'avons pas à insister ; disons seulement que c'est la conductibilité des corps (*Voy.* CHALEUR, *Propagation par conductibilité*, p. 720), bien plus que le rayonnement dont il faut tenir compte dans ces applications.

Signalons comme application et sans nous y arrêter, une méthode qui a été employée pour déterminer les chaleurs spécifiques en s'appuyant sur les lois du refroidissement ; cette méthode, qui présentait des causes d'erreurs notables, est complétement abandonnée maintenant.

C.-M. GARIEL.

BIBLIOGRAPHIE. — NEWTON. *Philosophical Transactions*, avril 1701. — *Newtoni Opuscula*, t. II, p. 423. — ACHARD. *Mémoires de l'Acad. de Berlin*, 1783. Voir aussi *Ann. de phys. et de chim.*, 2ᵉ série, t. XL, 1829. — LESLIE. *An inquiry*, etc. — ERXLEBEN. *Novi Comment. Soc. Gotting.*, t. VIII, p. 76. — MARTINE. *Dissertation sur la chaleur*, p. 72. — KRAFFT et RICHMANN. *Nova Commentaria Acad. Petrop.*, t. I, p. 105. — RUMFORT. *Mémoire sur la chaleur.* — PREVOST. *Recherches physico-mécaniques sur la chaleur.* — DALTON. *Nouveau traité de chimie philosophique.* — BIOT. *Traité de physique expérimentale et mathématique*, liv. VII, chap. II. Paris, 1816. — DULONG et PETIT. *Des recherches sur la mesure des températures et sur les lois de la communication de la chaleur*, 2ᵉ partie. In *Ann. de chim. et phys.*, 2ᵉ sér., t. VII, p. 225 ; 1817. — LA PROVOSTAYE et DESAINS. *Considérations théoriques sur la chaleur rayonnante.* In *Ann. de chim. et de phys.*, 3ᵉ série, t. LXVII.

**REGA** (Henri-Joseph). Savant médecin belge né à Louvain le 26 avril 1690. Il fit ses premières études médicales dans cette ville, fut reçu licencié en 1712 et, peu de temps après, professeur. Il se rendit ensuite à Paris, y étudia d'une manière plus complète l'anatomie et la chimie, et revint dans sa ville natale en 1716, pour y professer cette dernière science. Reçu docteur en 1718, il fut pourvu de la chaire d'anatomie, puis professeur primaire, et fut élu recteur de l'Université de Louvain en 1719 et en 1722. Il montra une grande aptitude pour les nouvelles fonctions administratives dont il était chargé, et se fit remarquer par les améliorations qu'il ne cessait de réclamer ou d'établir en faveur des étudiants, en même temps que pour le progrès des études. Rega montra beaucoup de zèle et d'exactitude dans l'accomplissement de ses devoirs de professeur ; à la tête d'une pratique très-répandue, il acquit une certaine fortune, dont il disposa avec générosité en faveur de l'Université, de la Bibliothèque de la ville, etc. Rega mourut le 22 juillet 1755. Son premier ouvrage, *De Sympathia*, lui avait déjà donné une grande notoriété, parce qu'il résumait, selon les connaissances du temps, tout ce que l'on pouvait conclure des rapports sympathiques qui existent entre les diverses parties de l'organisation humaine. En outre de ses travaux, que l'on a longtemps cités, est un traité analytique et critique de l'uroscopie médicale, fort en vogue en ce temps-là. Nous donnons les titres complets des ouvrages de Rega :

I. *Dissertatio medica de sympathia seu consensu partium corporis humani ac potissimum ventriculi in statu morboso.* Harlem, 1721, in-12; 1743, in-8°. Leipzig, 1762, in-12. — II. *Tractatus duo de urinis, prior quæstio quodlibetica ; an ullâ scientiæ medicæ investigatione aut experimente quispiam possit ex solâ urinarum inspectione morborum naturam ad medelam dignoscere? Alter de urinis ut signo in quo ordinarius et naturalis homini sani urinæ aspectus, ejusdemque ab eo mutatæ constitutio morbi tempore proponitur, in causas inquiritur et quid singulæ variationes indicent, tam ex veterum, potissimum Hippocratis, quam recentiorum observatione exponitur.* Louvain, 1733, in-8°, Francf. et Leipz., 1761, in-12. — III. *Accurata medendi methodus, quantum fieri potest, ab omni hypothesi abstracta, duodus medicinæ fundamentis certæ experientiæ et rationibus inde deductis superstructa in tres partes divisa pathologiam, universalem particulorum et therapeiam per aphorismos proposita.* Louvain, 1737, in-4°; Cologne, 1765, in-4°. — IV. *Dissertation medica de aquis mineralibus fontis Marimontensis in comitatu Hannoniæ.* Louvain, 1749, in-12, traduit en français par Devillers. Louvain, 1741, in-12. — V. *Dissertatio medico-chymica quâ demonstratur sanguinem humanum nullo acido vitiari ; accedit appendix qua inquiritur an equidem in primis viis contineatur acidum, ulterius considerantur remedia anti acida, præcipuè pulveres absorbentes de quorum tàm usu salutari quàm abusu medicum instructum esse oportet.* Louvain, 1744, in-8°.                          A. D.

**RÉGALE** (Eau). *Voy.* Eaux médicinales.

**RÉGÉNÉRATION**. *Voy.* Génération.

**RÉGIME.** Dans sa compréhension la plus large, ce mot désigne le gouvernement de tout ce qui est nécessaire, physiologiquement, à l'entretien de la vie, tant dans l'état de santé que dans l'état de maladie ; il comprend donc la réglementation non-seulement du boire et du manger, mais aussi de tout ce qui a rapport à l'air, à l'exercice et au repos, au sommeil et à la veille, aux passions, aux vêtements, aux bains, aux substances qui doivent être évacuées ou conservées dans l'organisme, enfin tout ce qui concerne la direction à imprimer au fonctionnement du corps humain. Cette signification donnée au régime, qui est celle que lui attribuent l'étymologie (*regere*) et la tradition, a cependant été altérée par l'usage, et beaucoup de médecins, non des moins qualifiés, n'ont entendu et n'entendent par ce mot que l'administration raisonnée de l'alimentation. Cette restriction, analogue à celle que les gens du monde ont fait subir au mot diète, équivalent en grec, dans la langue médicale, au régime latin, ne nous semble pas justifiée : quelque grande que soit la part de l'alimentation dans l'existence, elle ne saurait faire oublier ce qui revient aux autres agents de l'hygiène dans la conservation ou la restauration de la santé ; et, si le vulgaire ne fait consister l'entretien de la vie que dans l'alimentation, il importe au médecin de ne pas adopter une vue aussi étroite de la question.

Nous avons dit que la tradition médicale est favorable au sens étymologique du mot régime et de son équivalent grec : en effet, le mot δίαιτα, dans la collection hippocratique, bien que s'appliquant principalement au régime alimentaire, embrasse aussi les frictions, les bains, le vomissement et surtout les exercices, dont on faisait alors un grand usage, même pour le traitement des maladies (Cf. Littré, arg. du *Serment*, t. IV, p. 621). Les documents, peu nombreux malheureusement, qui nous sont parvenus sur les auteurs qui florissaient entre l'époque hippocratique et la fondation de l'École d'Alexandrie, témoignent presque tous de l'importance que, à la suite des gymnastes, les médecins grecs attachaient au bon emploi de l'exercice musculaire, comprenant non-seulement la course, la lutte et autres moyens violents, mais encore la promenade, la déclamation, etc., pour le développement du corps humain, la préservation des maladies et leur curation ; on trouve enfin une ample confirmation de ce courant d'idées dans Galien, qui a résumé ses devanciers, et dont nous avons, en commençant, reproduit presque textuellement la définition du régime (Galien, *Comment. 3e sur le livre III des Épidémies*, édit. Kühne, t. XVII, p. 667).

Il convient cependant de reconnaître que, dans l'antiquité même, un certain nombre d'auteurs donnaient au régime l'acception limitée de la plupart des modernes. Dans Hippocrate lui-même, la mention du régime alimentaire tient toujours le premier rang ; le livre *du Régime dans les maladies aiguës* est presque entièrement rempli par des détails sur l'administration de la *ptisane*, sauf un paragraphe (le dernier) consacré aux bains, et quelques notions sur les fomentations et l'exercice disséminés dans les paragraphes 7 et 12 (édit. Littré).

Une lecture superficielle de Celse, qui a cependant envisagé le régime dans son sens le plus étendu, pourrait le faire ranger au nombre des écrivains favorables à la signification que nous combattons, surtout si l'on n'en lit qu'une traduction : ainsi l'on trouve partout qu'il a décrit deux diètes, l'une dans laquelle le malade ne prend absolument rien, l'autre dans laquelle il ne prend que ce qu'il faut ; c'est une erreur. Dans le passage cité, qui appartient d'ailleurs à une série de chapitres sur les moyens de diminuer le corps, tels que la purgation, les sangsues, la sueur, etc., on a traduit fautivement par *diète* le mot *abstinentia;* tandis que Celse se sert habituellement de l'expression *ratio victus* pour désigner la diète, le régime, et appelle diététique cette partie de la médecine qui guérit par le genre de vie, *victus*. Ce dernier mot est pris souvent, il est vrai, par les juristes surtout, dans le sens de nourriture, mais, exprimant ce qui est nécessaire à la vie, il n'indique pas exclusivement l'alimentation, et se rapporte aussi bien au genre de vie, aux habitudes morales, etc.

Enfin Galien, en s'élevant contre ceux qui restreignaient ainsi la signification du mot διαιτήματα, confirme par cela même l'existence de cette interprétation (*Comment. sur la Nature de l'homme*, édit. Kühne, t. XV, p. 117), qui est admise formellement par Cælius Aurelianus, disant à deux reprises : *Regulis ciborum ægrotante præparatio, quod Græci diætam vocant* (*De Morbis acutis et chronicis*, lib. VIII).

Une des raisons qui nous font conserver le sens traditionnel du mot régime, à l'encontre de la plupart des écrivains contemporains, c'est que, si on lui fait indiquer seulement l'hygiène alimentaire, la langue ne possède aucune expression pour désigner l'application méthodique et raisonnée des modificateurs autres que l'alimentation à la conservation et à l'accroissement de la santé dans l'état physiologique, et à sa récupération dans l'état pathologique; or l'absence du mot comporte fréquemment celle de la chose. Nous ne serions pas éloigné de croire que l'habitude de ne penser, en parlant du régime, qu'à l'alimentation, est pour beaucoup dans l'oubli dans lequel tant de praticiens, de nos jours, tiennent les prescriptions diététiques; tandis qu'il ne nous paraît pas complétement invraisemblable que, si les Allemands ont conservé au régime la signification que lui donnaient les anciens, ils le doivent, en partie au moins, au mot qui l'exprime dans leur langue (*Lebensordnung*, littéralement : ordre, règlement de vie), et qui ne saurait être pris dans le sens d'aliments, comme le *ratio victus* des Latins. D'autres circonstances, il faut se hâter de l'ajouter, contribuent au délaissement des ressources que peut fournir le régime; nous y reviendrons à propos du rang qu'il occupe dans la médecine moderne.

Le régime ainsi compris ne se propose pas seulement de conserver, d'accroître la santé, mais aussi de prévenir la maladie, d'atténuer les prédispositions héréditaires ou congéniales, et de contribuer à la curation de l'état pathologique, quand il n'a pu l'empêcher d'éclater; il touche donc à la plupart des questions d'hygiène privée et d'éducation, et joue un grand rôle dans la thérapeutique, lorsqu'il ne la constitue pas tout entière, ainsi qu'il arrive souvent. On ne saurait cependant le confondre avec l'hygiène elle-même, et il nous semble que, de même que la diététique (souvent synonyme d'hygiène privée) est la diète mise en principes, de même le régime n'est que l'application à des cas donnés, dans un but déterminé, des connaissances et des règles générales fournies par l'hygiène, l'un étant l'art, l'autre la science.

Un pareil programme exigerait des volumes pour être convenablement rempli; vouloir le traiter dans tous ses détails serait s'exposer, en outre, à de nombreuses redites; il ne peut donc s'agir ici que de préceptes généraux, de remarques communes aux différentes branches du régime, les articles spéciaux qui sont consacrés à chacune d'elles exposant avec toute la compétence et l'étendue désirables ce qu'elles offrent de particulier (*voy.* Ages, Alimentation, Alitement, Allaitement, Bains, Climats, Coït, Éducation, Grossesse, Gymnastique, Ménopause, Puberté, Sommeil, Veille, Vieillesse, etc., et les articles de pathologie spéciale).

Un historique serait déplacé; le faire complet serait d'ailleurs esquisser l'histoire de la plupart des systèmes médicaux et d'un certain nombre de systèmes philosophiques, car le régime, qui a de si nombreux points de contact avec l'éducation, a toujours été influencé par les théories régnantes des médecins et des philosophes : l'abstinence poussée jusqu'à l'inanition, du temps de Broussais, mise en regard du traitement par l'alcool et les viandes rôties qui fleurit actuellement de l'autre côté de la Manche, en fournit une preuve manifeste de nos jours, pour les systèmes médicaux.

Nous renonçons également, malgré l'intérêt d'une pareille étude, à comparer les résultats auxquels sont arrivés, sous la pression de besoins analogues, mais dans des milieux différents, les divers peuples de l'antiquité, et qui se sont traduits, pour la plupart, sous la forme de prescriptions religieuses; une pareille étude, d'une si grande valeur au point de vue de l'anthropologie et de la filiation des idées dans l'histoire générale de l'humanité, perd beaucoup de son importance pour nous, dont l'histoire médicale commence seulement à la période hippocratique. Le défaut de documents antérieurs à celle-ci, en Grèce; par suite, l'impossibilité de rattacher directement les connaissances de cette époque à celles qui avaient cours précédemment chez les Égyptiens, et auparavant chez les Aryas, nous font beaucoup moins regretter de posséder si peu de notions sur l'exercice de la médecine dans ces temps reculés, quoique nous sachions positivement, par quelques traductions trop rares, que le point de vue hygiénique n'a pas été complétement négligé dans le livre de Manou, dans le Zend-Avesta, etc., pas plus d'ailleurs qu'il ne l'a été dans l'œuvre de Moïse.

Quant aux variétés que présente le régime dans les différents pays du globe, chez les peuples divers qui les occupent, elles sont exposées dans les articles qui concernent les principales contrées et leurs habitants, ainsi qu'aux mots Climat et Races; ce serait faire double emploi que de les retracer.

Mais il ne sera pas inutile de jeter un coup d'œil rapide sur la façon dont le régime a été compris chez les Grecs, hippocratisants ou cnidiens, méthodistes, empiriques ou pneumatiques, et de la comparer avec les soins dont il est l'objet actuellement.

Un premier point à noter est l'importance extrême que les médecins grecs attachaient au régime; il était à la base de l'éducation physique avec la gymnastique, et formait la partie principale de la thérapeutique. Les œuvres médicales qui ont précédé celles d'Hippocrate ont péri; nous ne connaissons guère que le titre de quelques-unes, entre autres le livre sur la diététique du fameux Démocrite; mais l'on peut voir, par les critiques mêmes que l'illustre médecin de Cos adresse à quelques-uns de ses contemporains (notamment dans l'*Ancienne médecine* et dans le *Régime* en trois livres, dont l'authenticité est douteuse), que le régime, dans l'état de maladie comme dans l'état de santé, avait fortement occupé les médecins grecs. L'on sait d'ailleurs qu'Iccus, de Tarente, bien avant Hippocrate, avait porté son attention sur le régime alimentaire des athlètes; insensiblement on avait étudié les changements à apporter dans la nourriture suivant les exercices. Plus tard, Herodicus appliquait la gymnastique au traitement des maladies; maître de gymnase et valétudinaire, il avait entrepris de se fortifier par l'application régulière des exercices; c'était surtout au traitement des maladies chroniques qu'il se consacrait, puisque Platon lui reproche de prolonger la vie des valétudinaires (*de la République*, livre III). Aussi M. Littré met-il en doute que ce soit celui dont il est question dans le 6ᵉ livre des *Épidémies*, et qui faisait faire de longues courses aux fébricitants.

« Il faut ajouter que, sur cet objet, du temps d'Hippocrate et après lui, la Grèce fut le théâtre d'expériences en grand, les plus importantes et les plus instructives. Toute la population (la population libre s'entend) était soumise à un système régulier d'éducation physique; dans quelques cités, à Lacédémone, par exemple, les femmes n'en étaient pas exemptées. Ce système se composait d'exercices et d'une alimentation que combinèrent l'empirisme d'abord, puis une théorie plus savante; il concernait, comme dit Hippocrate lui-même, en ne parlant, il est vrai, que de la partie alimentaire, il concernait et les malades pour leur rétablissement, et les gens bien portants pour la conservation de leur santé, et les personnes livrées aux exercices gymnastiques pour l'accroissement de leurs forces (t. II, p. 245). On savait au juste ce qu'il fallait pour conserver seulement le corps en bon état ou pour traiter un malade, pour former un militaire ou pour faire un athlète, et, en particulier, un lutteur, un coureur, un sauteur, un pugiliste. Une classe d'hommes, les maîtres des gymnases, étaient exclusivement adonnés à la culture de cet art, auquel les médecins participaient dans la limite de leur profession, etc.. » (Littré, édit. d'*Hippocrate*, t. IV, p. 661 ; *Remarques rétrospectives*).

Après Hippocrate, dont la plupart des prescriptions pour le régime dans les maladies aiguës gardent encore aujourd'hui toute leur valeur, les études de diététique furent continuées avec ardeur. On en voit la preuve dans les nombreux travaux dont elles furent alors l'objet. Les ouvrages de Dioclès (de Caryste), de Praxagore, d'Asclépiade, de Théon, Diotime, Antyllus, Mnésithée, Athénée, etc., ne nous sont plus connus que par des citations ou des extraits que nous trouvons dans les auteurs moins anciens, notamment dans Celse, Galien, dans la collection d'Oribase et la compilation de Cœlius Aurelianus ; mais on ne peut lire ces fragments sans être frappé de l'attention avec laquelle les moindres détails du régime étaient observés et analysés : aliments, modes de préparation ; exercices ou mouvements actifs et passifs de tout genre ; sommeil, repos, veilles ; coït, passions ; toutes ces matières, jusqu'au vomissement et à la purgation préventive, sont examinées avec le plus grand soin, dans leurs effets selon les âges, les sexes, les saisons, etc. C'est ainsi que le 1er et presque tout le IIe livre de Celse, les six premiers livres d'Oribase, avec deux autres de rang incertain (édit. Bussemaker et Daremberg), et une grande partie de l'œuvre de Galien, sont consacrés à cet important sujet, si digne de méditation. Actuarius (vers 1300) est le dernier écho des auteurs grecs qui se sont occupés du régime.

Nous négligeons les intermédiaires entre ceux-ci et les écrivains contemporains ; car, en laissant de côté les aphorismes trop vantés de l'École de Salerne, mentionnant seulement pour mémoire l'ouvrage de Cornaro et l'opuscule de Lessius, les commentaires d'Arnaud de Villeneuve et le traité, trop déprécié par Daremberg, croyons-nous, que cet auteur a publié sous le pseudonyme de Magnini ; mettant à part, pour la pathologie, la réaction de Sydenham, suivi par Hoffmann, Baglivi, Boerhaave, contre la méthode échauffante des Arabes et de van Helmont, l'ouvrage de G. Cheyne, le livre de Ramazzini et quelques autres encore moins importants, et, pour le régime pédagogique, le système d'éducation de Locke, inspiré en grande partie par Montaigne, ainsi que celui de Jean-Jacques Rousseau, on ne voit pas que le régime, depuis les derniers médecins grecs, depuis Galien, pour préciser, jusqu'à la *Macrobiotique* de Hufeland et aux expériences de Backewell, à la fin du siècle dernier, ait été l'objet d'aucun travail qui ait sérieusement augmenté nos connaissances sur ce sujet, en quelques points au moins, tandis qu'il n'est pas douteux qu'elles avaient subi une marche rétrograde sous beaucoup de rapports.

En examinant l'état de la science à notre époque, et en rapprochant les résultats auxquels elle est arrivée de ceux que la médecine antique avait obtenus, avec des moyens d'investigation si imparfaits, on peut se demander si, malgré l'accumulation des connaissances de tout genre fournies par la chimie, la physique, la physiologie humaine et comparée, la statistique, etc., nous avons fait dans la science du régime les progrès que tant d'éléments de succès sembleraient présager.

Royer-Collard ne serait plus autorisé à dire aujourd'hui, sans doute, ce qu'il avançait encore en 1842, que la plupart des matières de l'hygiène sont seulement effleurées, que nous n'avons sur beaucoup de sujets que les notions incertaines et diffuses que donne une observation vulgaire et superficielle, n'aboutissant, par conséquent, ordinairement, qu'à des règles banales, insuffisantes pour la pratique individuelle ; de telle sorte que lorsqu'il s'agit d'appliquer, dans des circonstances spéciales, le fruit d'une indigeste érudition, le médecin est réduit à consulter plutôt son jugement que la science elle-même (Royer-Collard, *des Tempéraments*, Mém. de l'Acad. de méd., t. X, 1843).

Une telle appréciation serait injuste actuellement par son exagération, surtout pour ce qui concerne l'hygiène publique ; mais il faut bien reconnaître que si, sous le rapport scientifique, l'hygiène a réalisé des progrès incontestables, elle est loin de tenir dans nos préoccupations le rang qu'elle avait autrefois et qu'elle mérite à tous égards. Le changement des mœurs, l'existence affairée du plus grand nombre, la moindre valeur attribuée à la force physique — par suite de la prépondérance de plus en plus grande de la vie intellectuelle, et des erreurs d'un spiritualisme mal renseigné, méprisant trop la *guenille* — sont certainement à prendre en considération pour expliquer cette espèce d'opposition entre le perfectionnement de la théorie et le peu d'extension de l'application à notre époque comparativement aux temps passés ; mais ce serait, à notre sentiment, négliger un des côtés les plus intéressants et les plus importants de la question, que de ne pas rattacher cette opposition à la différence même des tendances philosophiques de la science, dans l'antiquité et de notre temps, et à celle des conditions dans lesquelles s'exerçait alors et se pratique aujourd'hui l'art de guérir.

Dépourvue de connaissances anatomiques précises, avec une physiologie organique dans l'enfance, une matière médicale relativement pauvre, la médecine grecque avait dû beaucoup s'appliquer à étudier l'action que les agents extérieurs, ou le milieu, exercent sur l'être vivant ; en même temps que la pratique générale de la gymnastique amenait tout naturellement les directeurs de palestre à s'occuper d'abord des lésions que cette pratique entraînait forcément, et ensuite du meilleur régime à suivre pour arriver à un résultat donné ; et, comme le fait justement remarquer M. Littré, cette application de la gymnastique au traitement des maladies eut une grande influence sur la médecine antique : « Beaucoup de malades désertèrent les asclépions et allèrent se faire soigner dans les gymnases ; et les médecins grecs prirent l'habitude d'étudier les effets des exercices, de les admettre dans le cercle de leur thérapeutique, et de les prescrire d'une manière conforme à l'art dans une foule de cas » (*Œuvres d'Hippocrate*, introduction, t. I, p. 23).

De nos jours, la poursuite de la constitution anatomique et chimique du corps, du mécanisme des fonctions, a attiré la plupart des intelligences, et les résultats extrêmement précieux que l'on a acquis, par la voie d'une investigation minutieuse et d'une expérimentation rigoureuse, étaient bien propres à accaparer l'attention de la génération qui en était témoin ; les découvertes anatomo-pathologiques étaient elles-mêmes, indirectement, un obstacle momentané aux progrès de l'hygiène appliquée : à quoi bon rechercher les modifications insensibles qu'entraîne le régime, quand de grosses lésions rendent si bien compte de l'état pathologique ? Dans une autre direction, la conquête de puissants agents médicamenteux, dus pour la plupart à la chimie moderne, contribuait à faire négliger les ressources thérapeutiques que peut donner la diététique. Qu'on ajoute à ces conditions, défavorables pour l'hygiène, le peu d'importance attachée à l'éducation physique dans la première moitié de ce siècle, la répulsion de notre époque pour toutes les hypothèses à apparence un peu mystique, et l'on pourra s'expliquer l'oubli fâcheux dans lequel a été laissée si longtemps l'étude des rapports de l'être vivant avec le milieu et les agents modificateurs qu'il contient ; nous disons l'oubli, parce que nous ne sachions pas que personne ait jamais contesté, théoriquement, leur valeur ; mais cette reconnaissance, chez un trop grand nombre de médecins, était toute platonique, sauf pour l'alimentation.

L'enseignement clinique ne nous paraît pas non plus à l'abri de tout reproche dans cet oubli ; par sa nature même, il ne peut guère s'attacher aux modificateurs autres que les aliments, parce que le milieu est forcément uniforme, et que les mille détails du fonctionnement organique, qui sont du ressort du régime, ne peuvent être observés que chez des malades isolés ; le professeur de clinique se trouve d'ailleurs en présence du fait accompli, quant aux conséquences des écarts du régime de la santé. L'acception restreinte donnée au mot régime n'est peut-être admise comme telle par un si grand nombre de médecins, que par suite de l'habitude, contractée au début des études, de n'entendre prescrire le plus souvent, pour le régime, que des aliments et des boissons ; et le sens ainsi donné au régime ne peut manquer d'influer plus tard sur la pratique civile.

Après avoir constaté l'abandon trop commun des ressources que l'hygiène et la thérapeutique pourraient retirer de l'observation des effets que produit sur l'organisme vivant son conflit même avec le milieu dans lequel il se meut, il serait injuste de ne pas tenir compte des effets qui, de nos jours, ont été tentés et se continuent avec une activité de plus en plus grande, au point de vue théorique du moins, dans la voie que nous indiquons. Quel temps fut d'ailleurs plus propice à leur réussite ? Les travaux des naturalistes modernes, des Lamark, des Geoffroy Saint-Hilaire, des Darwin, etc., sont venus mettre des faits irréfragables à la place des affirmations dogmatiques de l'auteur du *Traité des airs, des eaux et des lieux*, sur l'influence que les êtres vivants éprouvent de la part des modificateurs, milieu, genre de vie ; et bien que la doctrine des conditions d'existence, comme raison de l'état actuel des espèces, soit loin de rendre compte de tous les faits observés, puisqu'elle ne s'applique encore, positivement, qu'à des exemples de variations limitées, elle n'en a pas moins conquis une grande place dans le courant scientifique actuel. D'un autre côté, le principe de la conservation de la force, à peu près généralement accepté, nous fournit une nouvelle confirmation de la nécessité de ne négliger aucun moyen d'action pour maintenir la santé : puisque rien ne se perd, quelle importance ne doivent pas avoir les mutations apportées journellement dans l'organisme par le genre de vie auquel il est soumis ? Et puisque rien ne se crée, ne doit-on pas chercher à utiliser au moins toute la force dont le corps vivant est possesseur, toutes les facultés dont il est doué, à le faire vivre toute la vie que son organisation comporte, sous le rapport de la durée comme sous celui de l'intensité ? A ce point de vue, il est bien permis de dire que l'on est loin encore d'avoir atteint le but proposé à l'hygiène appliquée, au régime : *d'extraire du fonds humain tout ce qu'il peut produire*, pour nous servir d'une expression de Royer-Collard.

Les difficultés du problème sont immenses ; ce ne sera pas trop, sans doute, des efforts combinés de plusieurs générations et du concours de toutes les sciences physiques et biologiques pour en élucider les termes principaux ; mais il est posé maintenant sur le terrain scientifique de l'observation et de l'expérimentation, et sa solution n'est certainement pas hors de la portée de la science moderne.

Quel problème plus digne d'attention d'ailleurs, et par son intérêt philosophique, et par l'importance de ses applications!

Dans l'état de santé, le régime conserve, accroît la vigueur de la constitution, modifie le tempérament, atténue les prédispositions morbides, héréditaires ou acquises ; préserve des maladies, par éloignement des influences nocives ou par émoussement de la susceptibilité morbide, par la soustraction des éléments favorables à leur éclosion ou par le développement d'éléments antagonistes ; dans ce dernier cas, il agit soit directement, comme lorsqu'on augmente l'activité des appareils de nutrition et de musculation pour combattre la susceptibilité nerveuse, soit indirectement, par corrélation organique et dynamique, comme lorsqu'on s'efforce d'accroître le fonctionnement de l'appareil respiratoire par le mouvement surtout des membres supérieurs, ou qu'on active le fonctionnement de la peau, pour remédier à la susceptibilité catarrhale de l'intestin, etc. Dans l'état de maladie, à lui seul il suffit à la thérapeutique dans un très-grand nombre de cas ; sans lui, aucune médication, pour si puissante qu'elle soit par ailleurs, n'est sérieusement efficace ; en lui est le secret de la valeur de la méthode expectante, qui s'abstient des médicaments, mais non de l'emploi sage et raisonné des ressources fournies par la diététique. D'autres moyens sont plus énergiques, mais ils n'agissent que momentanément, en perturbant les fonctions ou en dégageant des forces latentes, qu'il vaudrait mieux conserver ; la mutation qu'ils ont produite cesse le plus souvent avec leur administration, tandis que les agents de l'hygiène, agissant dans le sens de l'organisme lui-même, rachètent par la continuité de leur action ce qu'ils semblent perdre en intensité actuelle.

« C'est d'ailleurs une chose digne de remarque, écrit excellemment M. le professeur Dupré, que les secours fournis par l'hygiène à la thérapeutique sont constitués par les mêmes moyens que ceux dont le concours, l'action régulière, l'usage modéré, donnent la santé, assurent le maintien des forces, pourvoient aux besoins incessants de la réparation ou de l'accroissement des organes : les mêmes aussi dont l'action exagérée, l'usage inopportun ou les qualités malfaisantes, souvent inappréciables, causent les maladies..... Il est naturel de penser que les agents qui ont assez de puissance pour troubler la santé sont aussi assez énergiques pour la ramener lorsque leur action est exercée dans une certaine mesure. » (G. Dupré, thèse de concours, Montpellier, 1852, p. 9). On ne saurait donner une idée plus nette et plus élevée du rôle que joue la diététique dans l'étiologie et la thérapeutique.

La compréhension que nous avons attribuée au régime exige qu'il soit traité à part du régime dans l'état de santé et l'état de maladie. Il y a cependant deux principes qu'il convient de rappeler tout d'abord, parce qu'ils s'appliquent au régime dans son ensemble.

Le premier, c'est que l'état d'équilibre organique, ou la santé, n'est pas une chose absolue, toujours identique à soi-même, dans quelque cas que ce puisse être, mais qu'elle est par nature essentiellement variable et relative, car il y a autant de santés qu'il y a d'individus, qu'il y a de moments dans la vie de l'individu, suivant une juste remarque de Royer-Collard, puisque cette santé est la résultante des rapports qui s'établissent et varient continuellement entre le corps vivant et les influences qu'il subit ; cette considération implique la multiplicité des conditions auxquelles le régime doit satisfaire, et leur variabilité suivant les âges, les sexes, les saisons, les climats, les dispositions individuelles, en même temps que la diversité des moyens à employer pour un but unique à atteindre.

Le deuxième, qui se rattache à l'aptitude des êtres vivants et de l'humanité en particulier à s'accommoder, dans une certaine mesure, aux conditions d'existence qui lui sont faites, est la tendance à persister dans la manière d'être nouvelle que ces conditions d'existence ont créée, ou la faculté de contracter des habitudes. Celles-ci, qui constituent notre seconde nature, présentent, entre autres caractères importants, celui de ne pouvoir être supprimées brusquement, sauf très-rares exceptions, sans entraîner une perturbation plus ou moins profonde dans l'équilibre organique, c'est-à-dire dans la santé de l'individu qui en change ; et aussi celui d'émousser l'impressionnabilité des organes (quand elles ne vont pas jusqu'à les léser gravement) de façon à faire tolérer des conditions défavorables en elles-mêmes à l'individu, et même à les rendre, jusqu'à un certain point, nécessaires : d'où le danger de les interrompre subitement, et l'inconvénient d'en laisser s'établir de trop tenaces. Il sera parlé plus au long de ce sujet dans les paragraphes suivants, notamment dans celui qui sera consacré aux modifications du régime suivant les habitudes ; mais il fallait signaler par avance une condition individuelle fondamentale pour la direction à donner au genre de vie, et que l'on rencontre dans toutes les occurrences de l'existence.

Énoncer ces deux principes, c'est affirmer que le régime pourra d'autant mieux s'approprier à une situation donnée qu'il s'appuiera sur une connaissance plus complète de la physiologie hygide et pathologique.

Au point de vue de la pratique, une recommandation qui ne saurait être considérée comme superflue, pour la bonne exécution des prescriptions diététiques, c'est de les formuler nettement, avec précision, sans laisser autre chose à l'initiative individuelle, surtout dans l'état pathologique, qu'une certaine latitude entre des termes indiqués : les agents de l'hygiène sont des remèdes bons ou mauvais, suivant l'usage qu'on en fait, et il ne faut pas laisser leur administration au hasard. Les conseils exprimés vaguement, ou sont négligés par le sujet, ou sont suivis plus ou moins, selon que son caprice l'y incline ou l'en éloigne ; tandis que les prescriptions formelles, impératives, en quelque sorte, imposent plus de confiance et sont mieux remplies : n'exiger d'ailleurs que le possible.

Nous terminerons ces préliminaires par une remarque sur la marche adoptée dans l'exposé qui va suivre ; afin de rattacher les préceptes généraux du régime à une pensée commune qui leur serve de lien, nous les avons énoncés comme des déductions de prémisses posées par la physiologie ; mais il est évident que cette manière de procéder n'est qu'un artifice d'exposition, car, au point de vue historique et logique, c'est la voie contraire qui devait être suivie et l'a été effectivement, l'observation des effets produits sur l'organisme par les divers modificateurs ou par son action propre ayant éclairé la physiologie, bien plus que celle-ci, encore imparfaite, n'a déterminé, *à priori*, ce qui convenait ou ne convenait pas à l'être vivant. C'est donc à dessein que nous nous sommes abstenu de toute explication de physiologie pure sur le mode d'action intime des différents agents du régime, et que nous nous sommes borné à reproduire les résultats acquis par l'observation de tous les temps ; les détails sur la façon dont agit l'exercice dans la nutrition, par exemple, ou la radiation lumineuse, etc., nous eussent entraîné trop loin, et c'est aux articles de physiologie qui les concernent qu'il faut les rechercher.

1. Du Régime dans l'état de santé. Une question préjudicielle à résoudre est celle de savoir s'il convient de s'astreindre à un régime déterminé, quand on possède une bonne santé. Cette question est controversée et mise en doute surtout par ceux qui ont quelque intérêt à défendre le contraire, insou-

ciants ou impatients qu'ils sont de toute règle, et aussi par un certain nombre de médecins et de philosophes. Celse déjà semble venir au secours de cette opinion vulgaire, quand, dès le premier chapitre du *De Medicina*, il enseigne que l'homme bien portant, et qui est son maître, ne doit s'assujétir à aucune règle pour son genre de vie, ce qui lui vaut de Sanctorius le reproche de ne pas être un guide toujours sûr ; mais ce serait bien mal comprendre l'auteur, qui, quelques lignes plus bas, recommande de ménager pendant la santé les ressources réservées à l'état de maladie, que de voir, dans cette proposition et les développements qui la suivent, autre chose qu'une invitation à se prémunir contre la formation d'habitudes trop régulières (dont l'interruption forcée, par les soins des affaires, est préjudiciable à l'individu qui les a contractées) et peut-être aussi une protestation contre les prescriptions trop minutieuses formulées par certains gymnastes de l'époque, qui n'auraient pas été éloignés de déterminer la manière de se promener, en long ou en large, ainsi que le demandait Argante. Le premier livre du *De Medicina*, consacré tout entier, même le deuxième chapitre, quoi qu'en dise M. Lévy (introduction de son *Traité d'hygiène*), au régime à suivre par les gens bien portants aussi bien que par les valétudinaires, suivant les diverses saisons, les tempéraments, etc., indique assez l'importance que son auteur attachait à une direction convenable du genre de vie; seulement, pour les hommes valides, il préférait un système se rapprochant assez, sauf la régularité des pratiques hydrothérapiques, de celui que l'on désigne de nos jours par le nom d'endurcissement, insistant, au contraire, sur le régime des précautions pour les valétudinaires.

Le but que se propose le régime, qui ne peut être réalisé que par lui, la conservation de la santé, implique sa nécessité : on peut suivre un genre de vie bon ou mauvais, régulier ou irrégulier, mais on est toujours obligé d'en suivre un. On peut donc croire que les personnes qui s'élèvent contre la nécessité de règles spéciales pour le gouvernement de la vie chez les gens en santé, veulent beaucoup moins affirmer que le seul instinct doit guider l'homme comme les animaux, qui n'ont pas l'intelligence assez développée pour en abuser (on a pu avancer d'ailleurs que le perfectionnement de l'instinct est en rapport inverse de celui de l'intellect), qu'ils ne veulent dire que les règles tracées par la tradition, l'usage commun, suffisent à la plupart des hommes. Interpréter autrement leur pensée serait les ranger parmi les admirateurs de l'état de nature dont Rousseau a été l'un des promoteurs les plus éloquents; nous sommes revenus des sophismes de Jean-Jacques et de quelques autres écrivains, sur la prétendue supériorité de l'état sauvage, et nous mettons notre idéal ailleurs que dans le retour à la barbarie primitive.

En admettant, du reste, qu'il n'y ait rien de mieux à faire, pour l'homme intelligent, que d'observer les indications banales, souvent contradictoires, de l'hygiène populaire, et d'abandonner le soin de sa santé aux hasards des circonstances, autre est la condition de l'adulte, jouissant habituellement d'une bonne santé, en possession, par conséquent, d'un état acquis, et autre est la condition de l'enfant, qui a à développer ses organes et ses forces, qui doit être *élevé*, dont le corps, par conséquent, ne doit pas être l'objet de soins moins incessants que l'intelligence (*mens sana in corpore sano*). De même, à l'autre extrémité de la vie, la vieillesse, cette espèce de maladie, comporte un genre de vie approprié à l'état de déchéance organique et fonctionnelle de cette période de l'existence. L'état valétudinaire, avec ses prédispositions spéciales, les périodes critiques de la vie de la femme, avec leurs opportunités morbides particulières, commandent

non moins impérieusement l'observation plus ou moins stricte d'un régime
déterminé.

Un genre de vie ordonné est donc nécessaire à tous les hommes, valides aussi
bien qu'infirmes ou souffreteux ; avec cette réserve qu'il ne faut rien exagérer,
même et surtout en fait de règles, et qu'il convient de laisser une certaine élasticité au jeu des fonctions : on doit s'assujettir à la règle, mais non pas s'y asser-
vir, dit excellemment Montaigne ; et M. Fonssagrives ajoute ingénieusement : qu'il
faut de la *régularité*, mais non de la *ponctualité* dans le régime (*Éducat.
phys. des jeunes garçons*, p. 85).

L'utilité n'implique pas toujours la possibilité ; et c'est sur ce terrain que Galien
(*De Sanitate tuenda*, lib. II, cap. 1, t. VI, p. 83, édit. Kühne) pose la question ;
il juge superflu de chercher un genre de vie convenable pour ceux qui sont embar-
rassés dans les affaires publiques ou privées et ne peuvent les abandonner lors
même qu'elles leur sont nuisibles, aussi bien que pour ceux que dominent l'ambition et les autres passions, et qui lui paraissent encore plus asservis que les esclaves. C'est également aux hommes libres de leurs actions que s'adressent Polybe
et Celse, et l'on conçoit qu'ils n'eussent guère souci du bas peuple et des esclaves.
Il n'y a plus d'esclaves aujourd'hui, mais le nombre des hommes à qui les nécessités
de la vie interdisent de porter une grande sollicitude à leur santé est encore trop
considérable, et l'hygiène ne peut qu'entrevoir, dans un avenir fort éloigné, le moment où, débarrassée des obstacles que lui opposent l'ignorance et la misère, par
suite des progrès et surtout de la diffusion de la science, ses applications ne trouveront plus d'autres empêchements que les passions et les faiblesses inhérentes à la
nature humaine. On ne saurait contester, cependant, que si le loisir de s'occuper
sans entraves du soin de leur santé est accordé à moins de personnes peut-être dans
notre époque affairée que dans l'antiquité, néanmoins, un nombre d'hommes de
plus en plus grand est en position de bénéficier des avantages que donne un régime de vie bien entendu. C'est à ces privilégiés que les prescriptions diététiques
s'adressent presque exclusivement, la science ne pouvant que signaler la voie à
suivre, le but à atteindre ; les progrès de l'hygiène publique sont la seule ressource
des autres.

La multiplicité des conditions auxquelles doit satisfaire le régime indique assez
qu'on ne peut en tracer les règles d'une façon abstraite, répondant avec précision
à tous les cas, car ce n'est pas la meilleure manière de vivre pour l'homme en général que l'on recherche, mais celle qui convient le mieux à chaque individu. Dire
qu'il ne faut commettre aucun excès, sans autre explication, est un précepte banal, qui, ne spécifiant rien, n'a aucune valeur pratique ; la difficulté n'est d'ailleurs
que reculée : Qu'est-ce qui constitue le défaut ou l'excès ? La nécessité d'une mesure a été sentie dès les temps les plus reculés, et Hippocrate, avec son grand sens
pratique, la faisait surtout consister dans la sensation de bien-être qui accompagne
l'exercice modéré et opportun d'une fonction, ce qui laisse cependant une certaine marge à l'arbitraire ; aussi, l'auteur du *Régime* en trois livres pense-t-il
avoir fait une grande découverte, en faisant dépendre l'entretien de la santé d'un
juste rapport entre les aliments et l'exercice musculaire, et en énonçant avec exactitude les signes auxquels on reconnaît dans quelle relation sont ces deux termes,
en excès ou en défaut l'un par rapport à l'autre. Nous ne nous attarderons pas à
la poursuite d'une formule plus compréhensive et plus rigoureuse : la considération des effets observés, lorsqu'on peut les dégager avec certitude des phénomènes accidentels, est encore aujourd'hui, avec la bonne disposition intérieure

d'Hippocrate, la meilleure mesure de l'application convenable des règles de l'hygiène.

La conservation de la santé, la préservation de la maladie, en dehors de toute prédisposition particulière, par l'emploi judicieux des agents qui mettent en jeu les fonctions naturelles, comportent deux solutions qui sont l'objet de deux méthodes opposées en principe : l'une qui s'efforce d'éloigner les causes de maladie, c'est la méthode des précautions ; l'autre qui, renonçant à éviter l'agression d'agents dont nous ne pouvons pas toujours disposer, se préoccupe surtout de nous rendre insensibles à ses atteintes, c'est celle de l'endurcissement. La première assujettit à une vie de précautions minutieuses de tous les instants, qui, laissant l'organisme désarmé lorsqu'elles viennent à faire défaut· un moment, ne donnent que des immunités précaires et passagères ; la deuxième amène l'accroissement de la résistance organique, l'émoussement de la sensibilité aux causes nocives, et fournit seule des immunités réelles et durables.

Ces deux méthodes, que M. Fonssagrives a spirituellement caractérisées par leurs principaux agents, la flanelle et l'eau froide, sont incompatibles entre elles, et, pour procurer les résultats qu'on se propose d'en obtenir, doivent être suivies avec persévérance, esprit de suite et de bonne heure. Les détails d'application seraient ici déplacés, et nous renvoyons pour l'endurcissement à l'article qui lui est consacré ainsi qu'au mot Éducation ; car l'endurcissement s'adresse aussi bien à la douleur qu'à la fatigue et au froid. Nous insisterons seulement sur la nécessité d'apporter de l'unité dans le régime ; il est, en effet, contradictoire de mêler les· pratiques de l'endurcissement avec les habitudes d'une sensualité raffinée, les lotions d'eau froide et les lits moelleux ; une nourriture un peu grossière et le repos dans la chambre. Il est néanmoins permis de ne pas pousser à l'extrème les deux méthodes, d'atténuer ce que la deuxième a quelquefois de trop rigoureux, et de diminuer l'impressionnabilité que produit la première, en s'efforçant de ne la mettre en usage que pour de grands écarts.

Le système de l'endurcissement, d'ailleurs, ne convient pas à tous les individus indifféremment ; et, s'il prépare des générations robustes, il risquerait de devenir mortel employé sans ménagement, chez des sujets débiles. Il est des situations qui comportent absolument le régime des précautions : les écarts sont, en effet, d'autant mieux supportés que l'individu est plus vigoureux, et d'autant plus nuisibles qu'il est plus délicat. Il faut donc des ménagements pour les faibles, aux extrèmes de la vie, dans la convalescence ; mais on ne saurait trop se préoccuper de remplacer le plus promptement possible ce régime tyrannique par le premier ; on ne saurait assez le proclamer, la servitude de la flanelle n'est pas absolue, on peut s'en débarrasser sans danger, en procédant avec prudence et par graduation, dans une saison favorable. C'est affaire de discernement médical, souvent de tâtonnements, d'essais successifs.

D'autres considérations que l'état de santé actuel doivent aussi entrer en ligne de compte pour le choix d'un genre de vie, et parmi elles il faut noter les sujétions qui résultent du milieu, de la saison, des professions, etc., des conditions individuelles en un mot ; mais ceci sera examiné à part ; il était cependant nécessaire de le rappeler en parlant des deux grandes méthodes auxquelles on peut rattacher tous les systèmes d'hygiène personnelle. Nous allons examiner rapidement les modifications que les différentes circonstances mentionnées apportent dans le régime.

*Du régime suivant les âges.* Puisque le régime a une si grande importance dans l'utilisation du fonds humain, l'atténuation des tendances morbides, on ne saurait évidemment s'en préoccuper de trop bonne heure ; c'est donc dès l'enfance que le nouvel individu doit être environné de soins intelligents, car c'est dans les premières années de la vie que se forme la constitution, que se manifestent souvent les dispositions héréditaires.

Le régime chez l'enfant se propose pour but non-seulement la conservation de l'état actuel, mais aussi le développement, le perfectionnement corporel et intellectuel du nouveau-né, sa préparation à la lutte pour l'existence ; il doit donc être basé sur la considération des caractères spéciaux que présentent le développement et le fonctionnement organiques dans la période examinée, sur celle des changements que cet état, ce fonctionnement ont à subir, en même temps que sur l'appréciation des effets observés, des résultats obtenus. C'est ainsi que la nécessité de subvenir aux frais de l'accroissement, qui n'est jamais plus rapide que dans la première année, en même temps que de la réparation du corps, comportant une activité très-grande du mouvement nutritif, implique l'intolérance de l'enfant pour l'abstinence et commande de ménager la dépense organique ; l'impressionnabilité du système nerveux, la délicatesse des organes les plus importants encore en travail de formation, indiquent le besoin d'un sommeil prolongé, l'éloignement de toutes les causes d'ébranlement violent des organes des sens, l'emploi d'une alimentation en rapport avec l'absence de dents, le degré d'énergie et de tolérance de l'appareil digestif ; l'activité des fonctions de la peau, de l'absorption et surtout de l'exhalation, la délicatesse de cette surface, exigent une surveillance attentive de sa propreté, l'usage des bains et lotions d'abord tièdes, puis froids ; tout comme l'imperfection de la respiration et de la circulation, l'absence de mouvements musculaires, entraînent le besoin d'un air toujours pur, et font présager la sensibilité du très-jeune enfant aux causes de refroidissement ; de même, si la nécessité de fortifier par l'exercice un système locomoteur encore débile oblige de laisser une certaine liberté aux mouvements de l'enfant, la faiblesse même des leviers osseux, le peu de développement des muscles, doivent empêcher d'une part de soumettre les jambes de l'enfant à un travail au-dessus de ses forces, tel que la station debout, la marche prématurée, et d'autre part engager à surveiller les attitudes au point de vue des déformations possibles du squelette, par la répétition trop fréquente des mêmes positions.

Par la flexibilité de son organisation, l'absence même d'habitudes antérieures, l'enfant est très-apte à contracter des habitudes. Il faut donc veiller avec un soin minutieux à ce qu'il n'en contracte pas de mauvaises, et ne pas craindre d'interrompre celles qui lui seraient nuisibles, car il les perd avec la même facilité qu'il les acquiert. De ce nombre sont celles qui ont trait aux conditions dans lesquelles il s'endort ou prend sa nourriture ; elles sont parfois la source d'une tyrannie onéreuse non-seulement pour ceux qui environnent le jeune enfant, mais pour lui-même, dans le cas où la maladie, par exemple, empêche d'y satisfaire. On peut même dire à ce propos, avec Rousseau, que la seule habitude qu'on doive laisser prendre à un enfant, c'est de n'en contracter aucune.

L'enfant a subi heureusement la transition du milieu amniotique à celui du monde extérieur ; c'est en quelque sorte le prélude du passage du régime des précautions à une vie plus militante, et, pour la faciliter, il a fallu user de grands ménagements. Déjà se pose pour lui la question des deux méthodes d'éducation. Faut-il persévérer dans le système des précautions, ou doit-on s'efforcer de le débarrasser des sujétions que ce système lui crée, pour l'habituer aux pratiques

Plus viriles de l'endurcissement. Philosophes et hygiénistes sont pour le dernier parti; nous y adhérons pleinement, avec cette restriction de l'essayer avec une prudence inquiète chez les enfants délicats, et par gradation chez les enfants vigoureux et encore à partir d'un certain âge, deux ans en moyenne, pour son application complète. C'est le terme que propose M. Fonssagrives, en faisant remarquer avec juste raison que l'endurcissement au froid n'est possible que pour les enfants qui, par le développement de l'appareil respiratoire et par l'exercice musculaire, peuvent réagir utilement (*De l'Éducat. phys. des jeunes garçons*, etc., p. 55). Dans les premières années, les soins de propreté que réclame la peau si délicate et si fréquemment souillée des jeunes enfants sont une occasion toute naturelle d'inaugurer les pratiques hydrothérapiques, qui constituent une grande partie des moyens de l'endurcissement; et c'est merveille de voir comment des enfants même chétifs supportent les lotions froides, pourvu qu'elles soient faites dans une pièce médiocrement chauffée, et surtout qu'elles le soient d'une façon continue; car l'enfant n'est pas frileux originellement. L'exposition au grand air, la sortie même par des temps rigoureux, concourront au résultat cherché.

L'endurcissement se propose encore d'autres buts que d'aguerrir les enfants contre le froid ou la chaleur, contre les petits dérangements ou les fatigues insignifiantes; mais il s'agit alors de systèmes d'éducation, et nous sortirions des limites qui nous sont imposées en traitant ce sujet (Voir les mots ENDURCISSEMENT, ÉDUCATION).

Le régime des enfants est facile à tracer théoriquement, pour ceux qui n'apportent aucune tare héréditaire, aucune prédisposition spéciale; l'application, qui a à tenir compte des conditions individuelles et de milieu, si multiples, l'est beaucoup moins. Sans entrer dans des détails superflus, il convient de résumer les principaux moyens de satisfaire au programme formulé.

Les préceptes relatifs à l'alimentation sont tout d'abord remplis par l'allaitement (*voy.* ce mot), dont il s'agit de régler le mode, les intervalles, etc. Nous n'appuierons que sur le principe de l'adaptation de la nourriture aux facultés digestives de l'enfant, et aussi à la sensibilité des organes, si disposés à franchir la limite qui sépare l'excitation physiologique de l'irritation pathologique. De ce principe résulte le précepte de ne donner à l'enfant, pendant les six premiers mois, ni viande, ni bouillon de viande, à plus forte raison ni vin, ni bière, ni café, mais uniquement du lait, celui de la mère quand c'est possible; plus tard, alors que les besoins de l'accroissement exigent une nourriture plus substantielle, il en découle les conseils de n'avoir recours qu'à des mets semi-liquides, qu'à l'usage de soupes, gruaux, laits de poule, etc., en conservant le lait comme base de l'alimentation jusqu'à deux et même trois ans, quand il y a présomption de rachitisme; de retarder l'emploi de la viande au moins jusqu'au moment où les canines ont percé, c'est-à-dire vers la fin de la deuxième année en moyenne.

Aucun précepte ne saurait être absolu en pareille matière; la constitution de l'enfant, son embonpoint ou sa maigreur, les effets produits par les aliments mis en usage, indiqueront au médecin prudent (quand on pensera à le consulter sur un point si important) quand il conviendra de varier le régime, et dans quelle mesure la viande devra entrer dans l'alimentation.

Une nourriture trop animalisée prise prématurément, quand elle ne dispose pas au rachitisme, ainsi que les travaux modernes, entre autres ceux de M. Guérin l'ont nettement établi, a au moins pour inconvénient d'occasionner facilement des surcharges gastriques, d'activer inopportunément le mouvement nutritif;

d'un autre côté, la prolongation de l'allaitement entretient le lymphatisme, prédispose aux gourmes, etc. Entre ces deux écueils, le médecin seul est compétent pour apprécier le régime alimentaire à suivre. En toutes circonstances, il importe de procéder par graduation, de ne pas offrir de mets trop variés et trop épicés à un estomac habitué à ne digérer qu'un aliment aussi simplifié que le lait. Nous en dirons autant pour le vin ; si des enfants vigoureux peuvent s'en passer facilement et arriver jusqu'à la puberté sans en faire usage, nous ne saurions proscrire absolument cette boisson jusqu'à cette dernière époque, ainsi que l'a fait Hufeland ; nous estimons que dès l'instant que l'enfant commence à faire usage d'une alimentation solide, surtout s'il est quelque peu chétif, de l'eau légèrement rougie ne peut que lui être utile.

Après l'alimentation, un des objets les plus essentiels à régler pour l'enfant, est l'usage de l'air, ce pain de la respiration, selon l'expression ingénieuse de M. Max Simon, et de la lumière solaire. La pureté de l'atmosphère dans laquelle vit l'enfant importe au plus haut degré à sa santé et ne saurait exister en dehors de la propreté des vêtements et du corps, aussi bien que de celle de la chambre qu'il habitera et qui sera spacieuse, bien éclairée, disposée de telle sorte que la lumière arrive par derrière le berceau de l'enfant, afin de ne pas blesser sa vue par une action directe. Si les grandes réunions, l'air confiné lui sont préjudiciables autant par l'influence sur le poumon que par surexcitation cérébrale, et doivent être soigneusement évités, la promenade à l'air libre, surtout dans un jardin, ou à la campagne devra, au contraire, être la règle.

Le bain d'air, comme l'appelle Hufeland, est une des pratiques les plus salutaires pour les enfants ; on leur fera bénéficier de cette pratique à partir des quinze premiers jours de la naissance en été, un peu plus tard en hiver, si l'enfant est par ailleurs bien portant. Une fois commencées, les sorties doivent se continuer quelque rigoureuse que soit la température : même en hiver, on trouve toujours dans la journée une heure qui permette la promenade ; elles dureront seulement moins, d'une demi-heure à une heure, par les temps très-froids ou brumeux, que dans la belle saison, où elles peuvent être prolongées jusqu'à trois et quatre heures (en dehors du milieu de la journée où le soleil est trop ardent) sans inconvénient, lors même que l'enfant s'endort.

Indépendamment des avantages que procure cette promenade au point de vue de la nutrition, elle a encore pour effet d'aguerrir l'enfant aux variations de température et d'exercer la vue.

La propreté est encore plus indispensable à l'enfant qu'à l'homme fait ; les soins qu'elle réclame doivent porter sur le corps, les vêtements et l'habitation, non-seulement pour maintenir la pureté de l'air, mais aussi pour prévenir le développement des irritations cutanées, la pullulation des parasites, etc. Les lotions tièdes d'abord, pendant les premières semaines ; de plus en plus froides dans la bonne saison ; les bains tièdes de cinq minutes à un quart d'heure de durée, suivant l'âge, pris deux à trois fois la semaine, satisferont à ce grand intérêt, pour le corps ; inutile d'indiquer ce qui convient pour la propreté des vêtements et de l'habitation, sauf qu'il faut enlever le plus tôt possible les linges salis de la chambre de l'enfant.

La façon dont il doit être habillé, couché, se trouve exposée aux mots Lit, Nouveau-Né.

Les prescriptions relatives au fonctionnement du système nerveux et de l'appareil locomoteur étant presque toutes négatives, nous ne reviendrons pas avec

détails sur l'obligation d'éviter toutes les impressions vives, les mauvaises attitudes, les mouvements prématurés de la marche, etc.

Nous nous bornerons à faire remarquer, pour le système cérébro-spinal, que
l'enfant a besoin d'un sommeil prolongé, et que, à moins qu'on ne soit autorisé
à supposer que ce sommeil résulte d'une trop grande débilité, ainsi qu'on le
constate parfois dans les premières semaines de la naissance, on doit toujours
respecter ce repos et éviter de le réveiller en sursaut; ce qui ne veut pas dire
qu'il faille s'abstenir de faire aucun bruit autour de lui, etc. L'enfant n'a le
*sommeil léger*, le plus souvent, que parce qu'on l'a habitué à s'endormir dans
l'obscurité et le silence. Dans les premières semaines de son existence, il partage son temps entre l'allaitement et le sommeil ; ce besoin de fréquents repos va
en s'atténuant, mais jusqu'à deux ou trois ans un sommeil de quelques heures
dans la journée lui est nécessaire.

Une certaine liberté laissée aux membres de l'enfant, quelques mouvements
qu'on lui imprime en le portant en différents sens, constituent d'abord tout
l'exercice du nouveau-né ; vers cinq à six mois, on peut tenter des essais de
station debout, mais il est inutile d'exciter de trop bonne heure les enfants à
la marche. L'épreuve du tapis ou de la couverture, sur laquelle ils peuvent
se rouler à leur aise, marcher à quatre pattes, se dresser contre les meubles
sans crainte de chutes fâcheuses, permet plus tard, vers dix mois, un an, un
d'essayer leurs forces et de les livrer à leur spontanéité sans inconvénient ; sauf
de rares exceptions, en effet, les enfants ont assez de tendances à user de leurs
muscles pour qu'on ne soit pas obligé de les inviter au mouvement. Cette considération ne sera pas perdue de vue pour les enfants qui, ayant déjà marché,
refusent de le faire à nouveau après une maladie ou une indisposition, et parfois
sans motif appréciable; en dehors des appréhensions qui résultent pour le baby
d'une chute malheureuse, cette répulsion pour la marche doit être d'abord
respectée ; parfois elle est l'indice d'un rachitisme commençant.

Chaque âge a ses prédispositions spéciales. Nous n'avons pas à les étudier en
détails, pas plus que les caractères propres à chaque âge (*voy.* ce mot); nous
devons nous borner à mentionner les particularités qui influent le plus sur le
régime à prescrire. La susceptibilité catarrhale (bronchique ou intestinale), la
susceptibilité cérébrale; les maladies cutanées, qu'elles soient diathésiques
(scrofuleuses, herpétiques) ou parasitaires, ou la conséquence de fièvres éruptives,
d'irritations de la peau, sont les plus communes, dans la première enfance ; elles
se manifestent de préférence à l'époque de la dentition et lors du sevrage (*voy.*
ces mots), qui sont l'occasion d'indispositions nombreuses et même de maladies
graves, sur lesquelles nous n'avons pas à insister; mais il n'est pas douteux qu'un
régime bien ordonné antérieurement n'ait une grande influence pour prévenir
l'éclosion des unes et atténuer la manifestation des autres.

A partir de l'époque du sevrage jusqu'à celle de la puberté, le genre de vie
des enfants doit se modifier dans la mesure de l'activité de leur développement.
C'est alors, quand on n'a pu le tenter auparavant, qu'il convient d'essayer les
pratiques de l'endurcissement dans toute leur rigueur, si l'enfant est bien portant,
s'entend ; c'est toujours par gradation d'ailleurs que les changements à apporter
dans le régime seront réalisés. Cette recommandation s'applique aux exercices
comme à l'alimentation, au sommeil comme au travail intellectuel.

La prescription d'un régime, dans cette période, s'appuiera surtout sur ces
considérations, que l'accroissement organique est loin d'être terminé; que, malgré

le perfectionnement de tous les appareils, le système nerveux reste très-impressionnable, et que la fatigue se produit vite dans le cerveau comme dans les muscles; c'est donc encore la vie végétative qui doit prédominer, en laissant cependant à la vie de relation une part d'autant plus grande, à mesure que l'âge s'élève.

On se préoccupera de donner à l'enfant des habitudes de frugalité, de sobriété, qui, indispensables pour lui à l'heure présente, lui prépareront une robuste santé, s'il est dans des conditions biologiques avantageuses, et atténueront beaucoup les prédispositions morbides, dans le cas contraire.

« L'idéal du régime qui convient aux enfants, dit M. Fonssagrives (*Éducat. phys. des garçons*, p. 75), serait de l'amener à une telle simplicité que, trouvant à leurs mets un attrait suffisant, ils pussent aller jusqu'à la limite de leur appétit. »

Il faut se rappeler, en outre, que l'enfant n'a pas les appétences développées de l'adulte, et qu'il est des raffinements gastronomiques qui, bons pour des palais blasés, sont parfaitement inappréciés par lui, avant qu'une mauvaise éducation les lui ait fait goûter.

L'enfant, de trois à cinq et même sept ans, doit donc consommer une nourriture peu excitante, d'où seront exclus les viandes faisandées, les aliments de haut goût, fortement épicés; les sucreries, les pâtisseries difficiles à digérer, qu'il serait désirable de voir proscrire, ne seront du moins qu'un accident, et il n'y a qu'à gagner à les remplacer par des fruits mûrs ou confits. Les heures et le nombre de repas sont variables avec les pays, mais l'enfant supporte difficilement d'en faire moins de quatre, séparés par des intervalles de trois ou quatre heures; plus tard, il est admis à la vie commune, avec les réserves que nous indiquerons, en parlant de la préparation à la puberté.

La vie au grand air doit continuer à être l'un des éléments les plus importants du régime; la promenade, jusqu'alors passive, devient un véritable exercice; et les jeux qui se font en plein air ont une efficacité bien autre que ceux qui ont lieu dans l'intérieur. Il suffit de voir l'état d'impatience, d'énervement, dans lequel se trouvent les enfants, et qui va même jusqu'à nuire à leur sommeil, lorsque quelque circonstance les empêche de prendre leur bain d'air habituel, pour attacher à cette condition toute l'importance qu'elle mérite; au dehors seulement peut se dépenser ce besoin de mouvement qui caractérise l'enfance.

Les jeux (*voy.* JEUX), qui constituent l'emploi le plus sérieux de la journée, dans la première partie surtout de la période que nous examinions, seront cependant surveillés, car tous ne sont pas inoffensifs, et dirigés de façon à remplir le but auquel ils sont physiologiquement destinés, le développement de l'appareil locomoteur et de l'appareil respiratoire, et aussi l'exercice des différents organes des sens. Sauf chez quelques enfants souffrants, ou au moins très-lymphatiques, il y a plutôt besoin de modérer l'ardeur pour les jeux que de l'exciter; il faut éviter surtout les inconvénients d'une trop grande suractivité de l'appareil circulatoire.

Les jeux et la promenade sont d'abord la forme principale de l'exercice musculaire; c'est vers sept ou huit ans seulement que viendra la gymnastique réglée, gymnastique de chambre en commençant, qui n'a presque rien de commun avec ce qu'on pourrait appeler la gymnastique acrobatique, dont les pratiques ne seront de mise que plus tard, vers la dixième ou la douzième année, et encore chez les sujets vigoureux.

Nous examinerons un peu plus loin les soins que réclame le fonctionnement

des facultés intellectuelles; jusqu'au moment où commence l'éducation proprement dite, elles sont justiciables des préceptes indiqués pour les premières années
de la vie; le même éloignement des impressions trop vives, terrifiantes surtout,
est indispensable.

Quant au sommeil, il doit être restreint à la nuit, à partir de trois ans, à moins
que la température trop élevée ou des signes de fatigue cérébrale n'indiquent
d'accorder quelques instants de repos dans la journée; il sera encore assez prolongé, de huit à dix heures de durée, suivant les âges; la fatigue modérée est le
meilleur moyen, avec l'éloignement d'excitations sensorielles ou cérébrales trop
intenses, dans la soirée, de l'obtenir complet, et elle l'amène assez souvent dès après
le souper. On profitera de cette tendance, assez commune, pour habituer l'enfant
à se coucher de bonne heure, vers huit ou neuf heures au plus tard; le lit médiocrement dur, à un seul matelas, sans rideaux et sans trop de couvertures, ne
sera jamais chauffé, sauf maladie.

La seule recommandation à faire pour les vêtements, c'est de les laisser assez
amples pour ne gêner ni les mouvements, ni la respiration, et de ne pas les multiplier abusivement, à la moindre variation thermique; jambes, bras, cou, tête,
peuvent demeurer nus, mais nous n'osons conseiller, avec Locke, l'usage de
souliers troués, pour habituer les enfants aux bains de pied d'eau froide; et il ne
nous paraît pas que toutes les petites filles endurent également bien d'avoir le
bas du ventre incomplétement protégé par des jupons trop courts, si elles ne
portent pas de caleçons.

Nous ne reviendrons pas sur l'importance de l'endurcissement aux variations de
température : c'est principalement par les habitudes que les défauts, comme les
qualités acquises, persistent ou disparaissent; on ne saurait donc trop s'attacher à
en donner de bonnes à l'enfant au point de vue de la température et de la
résistance à la fatigue et à la douleur. Il ne faut pas cependant que la règle dégénère en servitude, chez les enfants surtout, dont la mobilité organique et
psychique est si grande; et l'on doit se méfier de la tyrannie des habitudes, pour
ne pas remplacer, comme le dit si justement Jean-Jacques Rousseau, les désirs
qui viennent du besoin par ceux que donnent l'habitude.

Dans cette période, vers cinq à six ans, commence l'éducation; cette époque
doit être retardée pour les enfants à prédisposition cérébrale; ne pas oublier
surtout que l'attention se fatigue vite chez l'enfant, et qu'on n'en obtient quelque
chose qu'à la condition d'entremêler le travail de récréations prolongées, et de
varier les objets d'étude. Ici il faut se méfier des dispositions naturelles, et ne
pas se laisser entraîner à la tentative d'obtenir de petits prodiges, dont le développement intellectuel est aussi souvent la conséquence d'un état maladif antérieur
qu'il est la cause d'altérations somatiques, par trouble de l'équilibre qui doit
exister entre les différentes parties de notre organisation. Les philosophes et les
pédagogues ont insisté au moins autant que les médecins sur ce sujet délicat.

Les jardins d'enfants de Froebel tendent à réaliser le problème du développement
de toutes les fonctions, de toutes les facultés, dans des conditions que l'hygiène
ne désavoue pas (*voy.* ÉDUCATION). Plus tard, vient l'instruction dans la famille
ou en commun; les préceptes hygiéniques ne changent pas pour cela; les moyens
de les remplir varient seulement un peu; mais ils sont souvent contrariés par les
exigences scolaires : ce n'est pas seulement au point de vue psychologique qu'il
serait urgent d'examiner le mode de développement intellectuel de l'enfant, mais
sous le rapport de la fatigue que tel ou tel exercice impose aux facultés de celui-ci.

La nécessité de l'aération, des promenades, de l'exercice, se fait peut-être plus sentir au lycée que dans la maison, où l'enseignement est, presque forcément, moins régulier. Ici encore persiste l'obligation de ménager l'attention des enfants, tout en la développant ; de varier les études, d'introduire des intervalles de repos intellectuel, mais d'exercice physique. Aucun médecin, aujourd'hui, ne conteste les sévices de l'instruction telle qu'elle est donnée à notre époque, communément du moins : long serait le martyrologe des enfants qui ont succombé à l'entraînement abusif et prématuré du cerveau ; on connaît assez l'augmentation de fréquence et d'intensité de la myopie, les déformations du squelette, suite d'attitudes vicieuses qu'entraîne la scolarité, mais nous ne saurions nous y arrêter (*voy.* Éducation).

La période de la deuxième enfance, qui s'inaugure vers la septième année, avec le début de la seconde dentition, est une époque favorable à l'éclosion de la chorée, de la méningite tuberculeuse, des engorgements ganglionnaires ; nous avons assez dit quelle est la valeur d'un genre de vie bien compris pour atténuer la susceptibilité nerveuse ou lymphatique, qu'on trouve au fond de ces diverses maladies, pour ne pas y revenir. Mais le régime, en dehors des applications qu'il est susceptible de recevoir pour développer la résistance aux influences nocives extérieures et pour prévenir l'éclosion des maladies héréditaires, doit encore se proposer pour but, ici, un objectif de la dernière importance : le retard de la puberté, au point de vue physiologique et psychologique, et spécialement de l'apparition de l'instinct sexuel.

En dehors des conditions morales du milieu, de l'éloignement des mauvais exemples, de la suppression de toutes les circonstances qui peuvent exalter l'instinct sexuel, et dont le soin intéresse l'éducation proprement dite, rien de plus efficace qu'un régime convenable pour prévenir les aberrations génésiques, rendre nulles les excitations psychiques extérieures, et faire disparaître les mauvaises habitudes, quand malheureusement elles se sont établies.

C'est à ce point de vue qu'il est bon parfois de supprimer les aliments trop épicés, les excitants tels que le café, les liqueurs, donnés surtout le soir, et aussi les aliments flatulents.

Les pratiques de l'endurcissement sont encore le meilleur moyen de retarder la puberté et de combattre les fâcheuses conséquences de la sédentarité scolaire ; un exercice poussé jusqu'à la fatigue, l'habitude de se laver à l'eau froide tous les jours, de se vêtir à la légère et de coucher sur des lits assez durs, et surtout de se lever dès le réveil, sont, avec la préservation morale et l'éloignement de tout ce qui peut surexciter l'imagination et la sensibilité, les meilleurs préservatifs de l'impureté.

La période de la puberté (voy. ce mot) est particulièrement critique sous ce rapport : avec le début de l'activité génésique se produisent des besoins nouveaux ; il se manifeste une tendance à l'expansion qui arrive facilement à l'excès et est la source de trop nombreux écarts. Il y a d'ailleurs à bien distinguer, à cet égard, entre les natures vigoureuses, à vie exubérante, arrivant sans trop de secousses à leur épanouissement, et les natures plus délicates, pauvres, comme on dit, qui sont épuisées, en quelque sorte, par le développement organique que présente cette période dans les deux sexes. Chez les filles, spécialement, l'apparition de la fonction nouvelle exige de grands ménagements ; les modifications qu'elle impose dans le régime du sexe découlent de la connaissance des perturbations que l'établissement de la menstruation apporte dans l'économie et qui se traduisent principalement par la susceptibilité nerveuse, l'impressionnabilité morale et la mobilité des fluxions. C'est l'époque de la manifestation de plusieurs maladies graves, telles que la chlorose, l'hystérie et, dans les deux sexes, de l'épilepsie, de la chorée, du développement de la phthisie, à la suite de croissance rapide. C'est aussi celle de la disparition de plusieurs états pathologiques, qui peuvent céder à ce moment, mais persistent indéfiniment si cette transition ne leur est pas favorable ; il suffit de signaler l'épilepsie, la susceptibilité nerveuse, la scrofule.

Sans admettre des années climatériques, il est conforme à l'observation de reconnaître que de la façon dont l'organisme subit cette transformation, qui de la vie individuelle l'appelle à la vie de l'espèce, dépendra en grande partie l'état de santé ultérieur. L'époque de l'évolution pubère est également, en effet, une époque de grande croissance : le développement des différents appareils peut ne pas se faire d'une manière égale, et la prépondérance d'action de l'un d'eux, tout en amenant un excès de nutrition locale nuisible pour celui qui la présente, l'est encore en empêchant indirectement l'accroissement des autres ; la suractivité vasculaire d'une nutrition générale énergique, qui implique une augmentation de l'action du cœur, aboutit facilement à l'hypertrophie de ce viscère, aux congestions dans différents organes ; l'accroissement des os est une occasion favorable à leur déformation. L'on sait de quelle importance, chez les jeunes filles surtout, est une bonne conformation osseuse : or, il ne faut pas oublier que, par suite de la synergie d'action de plusieurs muscles qu'exigent les moindres mouvements, des déformations osseuses dans un sens, dans la colonne vertébrale, par exemple, en entraînent d'autres dans un sens opposé, et ainsi, de proche en proche, altèrent des os que l'on aurait cru hors d'atteinte.

S'il y a lieu de continuer dans l'adolescence la vie rigoureuse, pour les forts, d'accroître l'exercice de tous les organes, tout en évitant l'emploi des excitants, c'est le moment de profiter de l'élan organique qui se manifeste alors chez presque tous, de ne pas le laisser s'éteindre chez les faibles, et, par une sorte d'entraînement, de refaire, dans la limite du possible, les constitutions défectueuses. C'est alors que la gymnastique, l'hydrothérapie, variées suivant les dispositions individuelles, sont avantageuses. Les exigences scolaires sont là, nous le savons, il faut se présenter aux écoles du gouvernement ou au moins décrocher le baccalauréat, nous ne l'ignorons pas ; mais quel bénéfice résulte-t-il pour l'enfant médiocrement partagé sous le rapport intellectuel et moral, d'être ainsi forcé de surmener son cerveau, alors que son corps a tant besoin de se développer ? La méningite, la fièvre typhoïde sont là, elles aussi, prêtes à enlever les plus mal partagés ; tandis que les autres, épuisés par cette distraction de forces au moment où ils auraient besoin d'une répartition bien pondérée du fonctionnement, en sont quittes pour rester valétudinaires ou d'une capacité intellectuelle médiocre.

C'est surtout pour les jeunes gens délicats qu'il convient de surveiller le travail intellectuel, et de tenir compte de l'influence du surmènement cérébral dans la production de l'aliénation mentale et des lésions encéphaliques ; pour ceux-là, à un autre point de vue encore, l'exercice, en rapport avec leurs forces, bien entendu, l'alimentation réparatrice sous un petit volume, sont indiqués.

Il n'y a à formuler rien de spécial, dans cette période, pour l'alimentation, le sommeil, les vêtements ; c'est le système nerveux, l'appareil circulatoire et l'appareil respiratoire qui exigent principalement la sollicitude du médecin.

Les mêmes règles s'adressent à la jeune fille, avec cette remarque, que l'impressionnabilité morale doit être soigneusement ménagée, surtout aux époques menstruelles, qui, moment de troubles nerveux ou vasculaires très-accentués chez beaucoup, l'est d'un état d'irritabilité plus prononcé chez presque toutes : les émotions vives, de n'importe quelle nature, seront donc évitées autant que faire se pourra.

Le problème à résoudre est de faciliter le développement harmonique de tous les appareils, de venir en aide aux faibles, de réprimer par le repos les exubérants, de cultiver enfin les facultés dans la mesure la plus profitable au sujet, tout en ne donnant pas au système cérébro-spinal, et particulièrement à l'encéphale, une prépondérance d'action qui détruise l'équilibre fonctionnel et détourne de ce côté, au grand détriment de la santé actuelle et future, des éléments de réparation que l'achèvement de l'édifice organique exige impérieusement.

Dans l'âge adulte, chez les personnes bien douées physiologiquement, le corps, complétement développé, a acquis son maximum de résistance, la plus grande pondération dans l'activité des divers systèmes organiques. Cet âge de force est aussi celui des plus grands excès, car l'on est facilement amené à abuser de l'énergie que l'on possède, de la liberté dont on jouit, en même temps que les nécessités de la lutte pour l'existence s'imposent, si elles ne s'étaient pas déjà présentées dans la période antérieure. Chez les hommes, il offre à considérer les sujétions qui résultent de l'exercice des différentes professions, cette obligation s'étant déjà rencontrée, pour un grand nombre d'individus, dans l'âge précédent (*voir* les articles afférents à chaque profession) ; chez la femme, la dominante de la vie hygide se trouve dans la grossesse et ses conséquences (*voir* ALLAITEMENT, GROSSESSE).

Le régime n'a-t-il plus alors à se préoccuper de l'accroissement, mais seulement du retard à apporter à la déchéance organique ? Nous ne le pensons pas ; nous ne trouvons pas justifiée l'opinion qui veut que l'individu marche vers le déclin dès l'instant où il a fini de s'accroître : ce serait rapporter à la plénitude de la vie le début de la décadence. Plus juste nous paraît la manière de voir de Hallé, qui divise l'âge adulte en virilité croissante, confirmée et décroissante. En effet, la première opinion, qui séduit au premier abord, parce qu'il semble logique, en considérant la question d'une façon abstraite, que, dans un organisme animé d'un mouvement d'évolution continue, le déclin commence dès que l'apogée est atteint, cette opinion ne pourrait s'appliquer qu'à un être simple, mais devient inexacte quand il s'agit d'un être aussi complexe que l'homme, chez qui des organes sont encore en évolution, en même temps que d'autres ont atteint leur entier achèvement, tandis que d'autres commencent déjà à décliner. Ainsi, pour prendre un exemple, l'instant où l'accroissement en hauteur est complet, où l'ossification est terminée, et qui passe pour la fin de l'adolescence, des périodes d'augment, le début de l'âge adulte, ou période d'état, sinon de déclin, n'est pas le terme de l'accroissement de l'individu, qui jusqu'à quarante ans environ s'étend en largeur, dont les sutures crâniennes ne se réunissent qu'à plus de trente ans ; cependant, bien avant cette époque, les organes des sens sont arrivés à leur plein développement. Il y a donc lieu, tout en reconnaissant que le corps est formé à partir de l'âge adulte, d'admettre qu'il est encore, après ce moment, le siége de modifications se rapportant à son perfectionnement, et que l'époque de déclin ou de virilité décroissante doit être reculée vers quarante-cinq ou cinquante ans. Cette limite est d'ailleurs singulièrement variable chez les divers individus (*voy.* AGES).

Le régime, dans la virilité, doit donc continuer à se proposer de faciliter le développement convenable des organes, mais il doit surtout, à partir de cette époque, s'efforcer de maintenir l'état d'équilibre organique aussi longtemps que possible, c'est-à-dire de retarder le moment de la décadence, par le plein exercice de toutes les facultés physiques et intellectuelles.

Éviter de faire prédominer le fonctionnement d'un appareil au détriment des autres, refréner les appétits, incliner plutôt à la restriction qu'à l'excès dans la satisfaction des besoins, serait le programme du genre de vie dans cette période ; il s'inspire d'un principe qui doit guider également le praticien pour sa réalisation, celui de la conservation de la force, dont on trouve à chaque instant l'application en hygiène, sous la forme spéciale que lui imposent les lois de la nutrition.

On voit sans peine un exemple de ce que nous avançons dans la condition qui doit dominer le genre de vie au point de vue somatique : le rapport entre les aliments, l'exercice musculaire et le repos. Ces trois facteurs sont liés par une relation étroite : les aliments doivent augmenter quand l'exercice augmente, et inversement, avec une alimentation abondante, l'exercice doit être accru, afin que l'utilisation de la nourriture soit complète ; de même, le repos convient dans l'abstinence, et celle-ci commande le repos. La vue pratique en avait été très-bien saisie par Hippocrate et par l'auteur du *Régime* en trois livres. Les nécessités de la vie obligent très-souvent, à notre époque, à ne pas tenir compte de ce rapport, mais cette négligence trouve tôt ou tard sa punition, dans les dyspepsies, la surcharge graisseuse des viscères, etc.

L'emploi raisonné de l'activité organique est réglé par le même principe : la santé, dans l'âge adulte, est assez affermie pour supporter des écarts qui eussent été nuisibles à l'époque où l'édifice organique était encore imparfait, et nous avons vu que le sentiment même de la force que possède alors l'individu était une cause d'excès fâcheux ; c'est qu'en effet, le principe de la conservation de la force ne permet pas qu'une dépense soit faite sans détriment pour celui qui la supporte, si elle n'amène pas une réparation équivalente, et celle-ci se fait d'autant mieux, d'autant plus aisément, que la dépense est plus modérée ; elle est presque impossible quand elle doit pourvoir à des dépenses exagérées, effectuées simultanément et surtout provenant d'appareils à fonctions antagonistes, en quelque sorte : les travaux intellectuels et les excès génésiques, par exemple. Il est donc nécessaire à l'homme de se bien connaître, de savoir sur quel capital de forces il peut compter, pour en user convenablement.

Nous avons déjà signalé quelques-uns des obstacles que rencontre la mise en pratique d'un genre de vie convenable, dans la virilité ; parmi les plus considérables se rencontrent les entraînements passionnels, et le besoin de sensations nouvelles, qui pervertit les appétits de besoin en appétits de désir, ne trouvant plus leurs limites comme les premiers dans la plénitude des organes ou leur épuisement, et tendant toujours à s'accroître ; les différentes sortes d'ivrognerie se rattachent à ce besoin de sensations nouvelles. La surexcitation cérébrale, si commune dans notre monde affairé, les nécessités quotidiennes de la lutte pour l'existence ou la suprématie, imposent encore des sujétions, engendrent des prédispositions contre lesquelles le régime a bien peu de prise. Il doit au moins, toujours en vertu du principe mentionné, ne pas ajouter les dangers d'une vie plastique trop désordonnée à ceux que crée la surexcitation cérébrale et passionnelle. On sait les conséquences de ce que vulgairement on appelle brûler la chandelle par les deux bouts.

Nous nous bornerons à signaler, à ce point de vue, l'antagonisme qui existe entre les travaux intellectuels et les excès génésiques, entre les premiers et une alimentation trop abondante, que comporteraient plutôt les seconds ; en un mot, l'incompatibilité de l'exercice exagéré et *simultané* de plusieurs fonctions.

L'âge adulte, qu'on a pu considérer comme une période d'état, étant pris comme type physiologique dans les articles qui traitent des diverses fonctions et de leur hygiène, il serait superflu d'entrer ici dans les détails du régime pour cette période : il suffit d'en indiquer les bases.

Dans l'âge de retour , marqué par la MÉNOPAUSE (voy. ce mot) chez la femme, les fonctions digestives et les appétits qui s'y rattachent prennent une prépondérance manifeste, l'énergie fonctionnelle diminue, et avec elle la vivacité des passions, tandis que certaines facultés intellectuelles, comme le jugement, atteignent à leur plus haut degré de force; mais la tendance à la sédentarité s'accentue avec l'affaiblissement de l'activité nutritive, les habitudes prises changent plus difficilement. Le régime doit tenir très-grand compte de ces dispositions, afin de les combattre, de les atténuer du moins, dans ce qu'elles ont de fâcheux pour l'individu, qu'elles menacent d'une décrépitude rapide. C'est alors qu'il convient de maintenir un juste rapport entre l'alimentation et l'exercice, en se rappelant que l'alimentation, le repos, ne sont que des moyens de continuer l'action, et qu'à une dépense moindre doit correspondre une réparation moindre, sous peine de pléthore, de goutte, de surcharge graisseuse, d'apoplexie, etc. Les fonctions génératrices ne disparaissent pas chez l'homme comme chez la femme, mais elles ont perdu de leur fougue, et il est sage de songer à leur repos. Le régime de la femme, dans cette période, qu'on a pu appeler critique, exige des ménagements : la cessation de la fonction périodique crée une tendance à la pléthore; il y a, en outre, de la mobilité vaporeuse, fluxionnaire ; la suppression d'une fonction qui mettait en jeu la plasticité d'une façon si remarquable, est une opportunité pour le développement de néoplasmes. D'un autre côté, le sentiment de la déchéance fonctionnelle, au point de vue de l'espèce, des regrets de suprématie disparue, font naître, chez les femmes qui ne savent pas ou ne peuvent pas trouver dans les satisfactions de la famille tout au moins une force de résignation suffisante, un état d'affaissement moral qui conduit à la lypémanie ou à des manifestations névropathiques très-accentuées.

Nous ne pouvons que mentionner les prédispositions morbides de la période de déclin; les lésions organiques ou les maladies chroniques du cœur, des poumons, du foie, de l'appareil digestif, des organes génito-urinaires, de l'encéphale, etc. Si un assez grand nombre résultent de l'action de causes impossibles parfois à éviter, un plus grand nombre peut-être proviennent d'écarts de régime commis dans l'âge précédent et continués dans celui-ci. Un genre de vie convenable dans une période de la vie est la meilleure préparation pour la santé de la période suivante; et l'importance de cette préparation s'accroît à mesure que l'individu avance en âge. « Il ne faut pas que les jeunes années, comme des prodigues, gaspillent le bien de leurs aînées. »

Quel que soit le moment où l'on en fixe le début, la période de déclin est inévitable; un affaiblissement général, tenant aux modifications organiques et fonctionnelles de l'évolution du corps, s'accroîtra fatalement ; quelques-uns sembleront échapper pour de courtes années à la loi commune, notamment par la conservation de leurs facultés intellectuelles, mais la déchéance nutritive n'en est pas moins irrémédiable : la vieillesse est commencée. La notion des conditions organiques et fonctionnelles guidera encore ici, comme toujours, dans le choix du régime ; la réparation est difficile, la force plastique créatrice est épuisée; il ne s'agit plus de s'accroître, mais de ne pas perdre ; une nutrition moins active entraîne un besoin de réparation moins grand, en même temps qu'avec l'amoindrissement du champ respiratoire, produit par la diminution d'élasticité des parois thoraciques, la raréfaction du tissu pulmonaire, etc., avec l'imperfection croissante de la circulation dans des artères athéromateuses et des veines plus ou moins variqueuses, la vascularité décroissante de tous les tissus, se manifeste l'abaissement de la calorification et une plus grande sensibilité aux variations de la température extérieure. L'appétit peut être conservé, mais c'est un danger que de s'y laisser aller ; il ne peut plus être question de se perpétuer pour celui qui a tout d'abord à se conserver lui-même ; et les excitations factices du libertinage précipitent le moment de la décrépitude. En outre, la déchéance organique marche rarement d'une façon simultanée dans toutes les parties de l'économie : des organes plus faibles, parfois par excès d'action, ont fléchi les premiers; des infirmités se sont établies, des habitudes ont été contractées, et l'on ne saurait en changer; il faut savoir vivre avec elles comme avec les infirmités. Le problème hygiénique à résoudre a été ainsi posé par Réveillé-Parise : évaluer les forces qui restent, les exciter, les soutenir avec art, afin de jouir de la vie le plus possible, le mieux possible et le plus longtemps possible (*Traité de la vieillesse*. Paris, 1853, p. 276).

Pour arriver à une bonne solution, quatre choses sont nécessaires : 1° savoir être vieux; 2° se bien connaître soi-même; 3° disposer, arranger convenablement sa vie habituelle (il ne s'agit pas ici d'une vie molle, nonchalante; il faut, au contraire, un certain degré d'activité de corps et d'esprit) ; combattre toute maladie dès son début et surveiller attentivement les organes faibles dès l'origine, qui n'ont jamais fonctionné qu'imparfaitement; cette disposition s'accroîtra avec l'âge. L'avenir, c'est le présent bien vu (Réveillé-Parise, *loc. cit.*).

Le vieillard restreindra donc ses dépenses, ne fera d'exercice que dans la mesure de ses forces, même pour l'exercice de la voix; il se rappellera que s'il peut être causeur, il lui est défendu d'être professeur, avocat ; les émotions vives, les fortes occupations intellectuelles lui sont interdites, tout comme les travaux physiques exigeant un grand déploiement musculaire. Si quelques individus ont, jusque dans un âge avancé, montré une activité intellectuelle fort grande, ce ne sont que d'heureuses exceptions : ce n'est plus le moment de l'acquisition d'idées nouvelles, le siége est fait. L'imperfection de la mastication, par chute des dents, indique d'éviter tout ce qui peut occasionner des digestions laborieuses; la fréquence de l'apoplexie chez les vieillards, ainsi que celle des pneumonies ou des catarrhes suffocants, etc., doit faire renoncer à tout ce qui peut donner lieu à ces maladies, notamment à tout ce qui peut congestionner le cerveau, activer les dégénérescences artérielles et cardiaques : une nourriture trop substantielle, imparfaitement digérée, ou le séjour dans des atmosphères confinées, trop chaudes, entraînent les deux inconvénients. L'abaissement de la calorification, la diminution des fonctions de la peau, en amenant une plus grande sensibilité aux variations de la température, exigent pour le vieillard des vêtements plus chauds, afin de le préserver des fluxions vers les organes internes, etc. C'est donc au système de précautions qu'il faut avoir recours dans la vieillesse, tout comme dans la première enfance : ce que l'imperfection du développement corporel exigeait pendant celle-ci, la dégradation organique l'impose dans l'autre ; mais si la similitude d'action de conditions opposées commande dans les deux cas l'éloignement de toutes les variations brusques et étendues du genre de vie, la

respiration d'un air pur, etc., la dissemblance des autres conditions, de l'évolution principalement, entraîne celle de l'ensemble du régime : c'est ainsi que l'enfant, qui doit s'accroître, qui dépense rapidement son activité, a besoin d'une
nourriture abondante, d'un sommeil prolongé, tandis que la nécessité même
de ménager les dépenses organiques crée pour le vieillard l'obligation d'une
nourriture peu copieuse, d'un sommeil peu prolongé; le premier doit tendre à
s'affranchir des précautions ; elles sont de plus en plus nécessaires pour le
second.

*Selon les sexes.*    Pour les sexes, comme pour les âges, c'est toujours la notion
des conditions du bon fonctionnement physiologique, la prévision des résultats à
obtenir, qui doivent diriger dans l'adoption d'un genre de vie. Les préceptes précédemment énoncés s'appliquaient principalement à l'homme. Les différences d'organisation dans les deux sexes ne portant pas seulement sur l'appareil génital,
mais embrassant l'ensemble de l'économie, il est naturel que les applications des
mêmes principes varient avec la différence du développement organique et
psychique.

Les paragraphes qui précèdent avaient particulièrement en vue le régime de
l'homme, celui-ci s'occupera donc spécialement de celui de la jeune fille, de la
femme. Des articles spéciaux étant consacrés aux conditions particulières que
créent à la femme son rôle dans la reproduction de l'espèce (*voy.* ALLAITEMENT,
GROSSESSE, MÉNOPAUSE, PUBERTÉ), il ne sera question ici que des modifications que
la caractérisation organique de la femme doit amener dans son régime. Ces particularités organiques, que l'on peut observer dès la plus tendre enfance, mais
qui s'accentuent de plus en plus à partir de l'âge de trois et quatre ans jusqu'au
moment de la puberté, où elles acquièrent leur maximum, pour diminuer à l'époque
critique, se rapportent à deux chefs principaux : le moindre développement de
l'appareil locomoteur; l'impressionnabilité plus exquise du système nerveux et,
par suite, la vivacité plus grande des réactions, dont la mobilité implique le peu
de durée. Ces deux conditions pourraient même se réduire à une seule : la résistance moindre de tous les appareils, car c'est à plus d'un titre que l'on a parfois
rapproché la femme de l'enfant, sans cependant qu'on soit autorisé à considérer
le sexe féminin comme un arrêt de développement.

Si le défaut d'énergie de l'action musculaire, les tendances morales qui se révèlent dès l'enfance par le mode d'expression des passions, le choix des jeux, si la
destination même de la femme à la vie d'intérieur, sembleraient réclamer pour la
petite fille un régime bien différent de celui des garçons, l'impressionnabilité du système nerveux, qui est la source de si grandes perturbations plus tard, la faiblesse
même de l'organisation, en général plus molle, indiquent qu'il faut développer chez
elle la vie nutritive, de façon à contrebalancer avantageusement la trop grande mobilité des nerfs.

Le vieil adage de Sydenham, *sanguis moderator nervorum*, n'a rien perdu de
sa valeur aujourd'hui ; et c'est parce que l'on cède trop facilement à la disposition qui nous porte à ménager des êtres plus délicats, que le rachitisme, le lymphatisme, les maladies du système nerveux, chorée, convulsions, etc., font plus
de ravages chez les petites filles, avant même que l'instauration de l'ovulation
mette en jeu les prédispositions à la phthisie, à l'hystérie, etc.

Dans la première enfance, le régime doit être identique dans les deux sexes;
plus tard, il ne différera que par la quantité, plutôt que par la qualité : il s'agit
d'ailleurs de préparer l'évolution pubère, de prévoir les déviations osseuses,

d'une importance encore plus grande chez la femme que chez l'homme, tant au point de vue esthétique que pour l'accomplissement des fonctions maternelles, et qui pourtant, par suite même de la moindre résistance des leviers osseux chez la jeune fille, de la gracilité des muscles, sont plus communes chez elle que chez le jeune garçon.

La vie au grand air, au soleil, sera continuée chez les jeunes filles jusqu'à l'adolescence, comme chez les garçons; les pratiques gymnastiques le seront également : les jeux auront suffi jusqu'à huit ou neuf ans, mais à partir de cet âge la gymnastique peut et doit être employée. Sans doute, dit judicieusement M. le professeur Fonssagrives, à propos de l'entraînement que les anciens imposaient aux jeunes filles, dans leur système d'éducation publique, « sans doute, l'éducation moderne de la femme répugne à ces pratiques viriles, et nos mœurs ne veulent plus de la promiscuité qu'elles établissaient entre les deux sexes : mais une gymnastique réglée d'une certaine façon est, quoi qu'on en pense, tout aussi indispensable aux filles qu'aux garçons, car il n'y a sans elle, que les mères le sachent bien, ni santé, ni vigueur, ni beauté » (*Éducat. des filles*, p. 108). La seule différence à établir porte sur le genre des exercices, qui doivent purement servir à entretenir l'appétit, à activer la nutrition, à développer la musculation et à calmer le système nerveux. mais ne doivent avoir rien de commun avec les exercices acrobatiques : le trapèze, le portique, sont inutiles pour elles, de même que l'escrime, le saut de perche, etc., à moins que des particularités ou des défectuosités d'organisation n'en commandent l'usage. La gymnastique de chambre, en un mot, suffit, ce qui ne veut pas dire, malgré son nom, qu'elle ne sera pas plus utile faite au grand air que dans un espace renfermé.

En outre des avantages qui viennent d'être indiqués, les pratiques gymnastiques en ont un autre bien important, comme le fait justement remarquer l'auteur que nous venons de citer, celui de créer des habitudes de mouvement salutaires pour l'avenir, car la *sédentarité* est le grand danger qui menacera leur santé plus tard.

La mobilité des impressions, l'épuisement plus rapide de l'excitabilité pour une même fonction, feront seulement moins prolonger les exercices, et nécessiteront d'entrecouper les heures de travail de plus d'intervalles de repos; car ce n'est pas le demi-travail qu'il faut pour les filles, mais le quart, comme le dit fort bien M. Fonssagrives. Les attitudes seront plus soigneusement surveillées, nous avons dit pourquoi; et l'on sait quelle propension les enfants que les travaux scolaires ou d'aiguille, de crochet, forcent à rester assises, ont à courber la taille, à se laisser aller de côté et d'autre, ce qui, en outre des déviations osseuses, procure une gêne de la respiration, des troubles digestifs, la myopie, etc.

Les pratiques de l'endurcissement sont souvent mieux supportées par les petites filles, tout au moins en ce qui concerne les lotions froides, l'exposition au grand air; et on peut remarquer, avec l'auteur de l'*Éducation physique des filles*, qu'elles contractent très-facilement l'ivrognerie du *froid*. La vivacité des réactions compense chez elles les effets qu'on attendrait de la finesse de la peau. Il est donc parfaitement inutile, et même nuisible, d'en faire des esclaves du manchon et des fourrures, des sybarites de la chaleur, selon l'expression de M. Lévy. On peut du reste croire, avec M. Fonssagrives, qu'il y a plus de rhumes produits par les précautions que par le froid.

Les mêmes considérations qui exigent de retarder, autant que possible, l'évolution pubère chez les garçons, prescrivent de diriger le régime de la jeune fille de façon à ce que la menstruation s'établisse chez elle sans apporter aucun trouble psychique, sans provoquer de trop vives réactions passionnelles, à ce qu'elle reste en un mot dans le domaine organique. C'est au moment de la croissance, pendant la période de transition, que se produisent fréquemment les déviations de la colonne vertébrale, facilitées par l'élongation rapide des os; la suractivité circulatoire est une imminence pour le développement des lésions cardiaques; tandis que les dépenses qu'entraîne l'accomplissement de la nouvelle fonction sont une occasion propice à l'éclosion de la tuberculisation, et que la perturbation apportée dans tout le système, par l'évolution pubère, provoque l'apparition de l'hystérie, de la chorée, etc., favorisées souvent par la coexistence de la chlorose.

Une fois la fonction bien établie, le but du régime, et il se confond ici plus intimement avec l'éducation, est de maintenir la jeune fille enfant, de prévenir autant que possible l'éclosion des passions en rapport avec la nouvelle fonction; celle-ci d'ailleurs est fragile, cède aux moindres obstacles. La mobilité, l'impressionnabilité, allant jusqu'à l'exaltation, sont conditions communes à cette époque de la vie; il faut donc éviter avec soin tout ce qui peut développer ou entretenir un état si fâcheux.

C'est toujours par l'emploi judicieux de l'exercice, qui à défaut de courses, de jeux, maintenant s'adjoint les leçons de maintien, la danse, la natation, etc., par la continuation des pratiques hydrothérapiques, que l'on pare le mieux aux dangers du nervosisme; en même temps que par l'éloignement de tout ce qui peut mettre puissamment en jeu une sensibilité trop facile à émouvoir. A ce point de vue, la musique n'est pas exempte de tout danger pour certaines organisations; la nature des occupations intellectuelles, le bon emploi du temps que les travaux d'intérieur laissent disponibles, sont de la plus haute importance. Il est toujours temps de produire les jeunes filles, de les mener dans les lieux de grande réunion, où l'air est confiné, échauffé; qui nuisent au sommeil autant qu'à l'hématose, sont l'occasion d'excitation au moins inutiles, et où les exigences de la mode obligent souvent les jeunes invitées à paraître insuffisamment vêtues, même au point de vue physiologique, ce qui les expose à des refroidissements dont les conséquences peuvent être très-graves.

Les périodes menstruelles, avec l'état d'agacement dans lequel elles mettent un grand nombre de femmes, sont plus particulièrement à surveiller à ce point de vue aussi bien que sous celui de la mobilité des actes organiques, des mouvements fluxionnaires et congestifs, qui sont vite déplacés de leur siége naturel, pour se porter sur des organes importants. La fonction cataméniale, étant l'objet d'un article spécial, ne nous arrêtera pas; il nous sera cependant permis de dire que sa manifestation n'exclut pas les soins de propreté, tels que changement de linge, lotions, etc., ainsi que certains préjugés encore fort répandus contribuent à le faire croire.

Les vêtements sont sous l'empire de la mode; l'hygiène ne peut qu'anathématiser ceux qui gênent le développement des organes, spécialement du thorax, et signaler le danger des tailles trop fines, les sévices d'une protection insuffisante du bas-ventre par des jupes trop bouffantes, quand des caleçons n'atténuent pas l'excès d'ampleur de la crinoline, etc.

Plus tard, la préparation à la maternité, l'état de nourrice, réclament une hygiène spéciale, de même que l'époque critique. Pour les périodes intermédiaires, les règles du régime ne diffèrent pas sensiblement de celles qui ont été formulées pour l'homme. Si les femmes, par la nature même de leur destination sociale, sont moins influencées en mal que les hommes par une vie sédentaire, les plus grands inconvénients de ce genre de vie se rencontrent chez elles, même chez les mieux constituées ; on peut citer, entre autres, les dyspepsies, la constipation habituelle , et tout le cortége des migraines et autres maux de nerfs qui découlent d'un état dyspeptique.

Signaler ces inconvénients, c'est dire que la vie des femmes doit être active quand même, et que, pour être moins forcées de vivre à l'extérieur, elles ne doivent pas cependant se calfeutrer dans leur appartement. Dépensant moins corporellement, elles n'ont pas autant besoin que les hommes d'une nourriture substantielle, fortement animalisée, ont moins de tendance à s'adonner aux plaisirs de la table et autres excès qui abrégent l'existence des hommes ; mais, si elles ne cèdent pas aux mêmes entraînements, elles ont cependant à éviter des écueils qui découlent des conditions inhérentes au sexe que nous avons indiquées.

Les mêmes préceptes qui s'adressaient aux jeunes filles, relativement à l'éloignement de tout ce qui peut émouvoir trop vivement la sensibilité, sont applicables aux femmes ; quoique les dangers soient ici atténués par une plus grande résistance organique, ils n'en persistent pas moins ; d'autant que les péripéties de la vie sexuelle offrent de nombreuses occasions d'opportunité morbide, qui aboutissent soit à l'épuisement des forces, soit à la perversion nutritive ou sensitive. Les femmes doivent aussi se méfier de la force apparente que leur donne la vivacité des réactions, et qui leur permet de résister à des causes de fatigue suffisantes pour abîmer un homme : tout écart, toute déviation prolongée de la vie normale se payent.

L'époque de la cessation des règles est une occasion trop fréquente de troubles de la santé, pour ne pas exiger un régime spécial ; nous en avons dit quelques mots à propos des âges ; mais l'importance du sujet commande des développements qui seront mieux placés au mot MÉNOPAUSE.

Après la ménopause, de même qu'avant l'apparition de l'ovulation, les distinctions sexuelles tendent à s'effacer, sans disparaître toutefois, et le régime de la femme se rapproche de celui de l'homme, avec cette restriction qu'il doit continuer à tenir compte du moindre besoin de réparation qu'entraîne une vie plus sédentaire, une activité musculaire plus limitée, et de la persistance d'une émotivité plus facile à mettre en jeu.

Nous avons parlé des inconvénients de la sédentarité ; ils ne s'atténuent pas dans la vieillesse, période dans laquelle un exercice modéré est indispensable pour entretenir la régularité de la circulation, stimuler l'appétit et soutenir l'action du système nerveux.

*Suivant les conditions individuelles, force, faiblesse, tempérament, idiosyncrasie.* Les préceptes qui ont été émis jusqu'à présent s'adressaient à l'individu valide, dépourvu de tare héréditaire, sans prédispositions bien accentuées, et pouvant se soustraire aux influences nocives qu'entraînent l'exercice de telle ou telle profession, les exigences de la vie d'affaires, d'ambition ou de plaisir. C'est malheureusement le sort du plus petit nombre.

Pour ceux, bien portants par ailleurs, que les nécessités de la vie ou d'autres circonstances obligent à subir les influences que nous venons d'indiquer, il n'y a que deux choses possibles : ou changer de conditions d'existence, s'affranchir des sujétions trop onéreuses pour la santé ; ou bien atténuer les influences mauvaises par la régularité (non par la ponctualité) de la plus grande partie possible des fonctions ; nous avons signalé surtout, à ce point de vue, la régularité des repas, le sommeil suffisamment prolongé, pris la nuit; l'abstention des écarts génésiques, etc. Mais il est une catégorie d'individus fort' nombreux, hélas! qui forment légion, c'est celle des valétudinaires, par héritage, par disposition originelle ou acquise, qu'ils aient un organe spécialement infirme ou que, sans altération ou susceptibilité particulière d'aucun d'eux, ils présentent une faiblesse générale, un manque d'énergie vitale et d'étoffe organique.

Pour eux, comme pour les forts, le règlement de la vie doit s'appuyer sur le principe de la conservation de la force, ce qu'on peut exprimer en d'autres termes, en disant que c'est toujours une question de budget à établir, de rapport étroit à maintenir entre les recettes et les dépenses; ici seulement, il s'agit de forces, d'activité organique, au lieu de billets de banque ou de lingots métalliques.

Si l'on peut comparer les sujets robustes à des maisons de commerce solidement établies, à mouvement d'affaires considérable, munies d'un fonds de roulement important, les autres peuvent être assimilés à de petites maisons dont les affaires sont peu étendues, n'ayant que peu d'avances, et quelquefois endettées, ce qui est le cas des valétudinaires à organes faibles. Chez les premiers, les pertes se réparent facilement, pourvu qu'elles ne soient pas trop intenses subitement, et qu'elles ne soient pas trop prolongées surtout, par le seul fait de la continuation de la nutrition, nous voulons dire, du mouvement d'affaires habituel; elles peuvent se permettre quelques dépenses inutiles, et il faut de mauvaises spéculations persistantes, un défaut d'ordre bien grand, pour qu'elles en arrivent à ne pas équilibrer leur budget, à faire défaut à leurs engagements, c'est-à-dire à tomber malades; et, suivant qu'elles sont victimes d'une seule imprudence ou qu'elles cèdent à une série de mauvaises conditions, après avoir abusé de toutes les ressources du crédit, elles se relèvent vite, ou sont définitivement perdues, ou bien reprennent les affaires, la santé, mais ne regagnent presque jamais leur prospérité primitive, et se trouvent alors dans la catégorie des valétudinaires ou des maisons véreuses. Ceux-ci, pour maintenir leur situation commerciale, conserver la santé, doivent vivre avec la plus stricte économie, se borner aux dépenses nécessaires pour l'entretien et le développement de leurs affaires, c'est-à-dire de leurs organes, de leurs forces, et se bien garder de faire étalage d'une prospérité factice, d'un luxe de mauvais aloi; les moindres oscillations de la place leur sont nuisibles; à la plus légère perturbation, leurs affaires deviennent embarrassées, ils sont indisposés. Ils ont la plus grande peine à faire face à leurs obligations, la réserve est vite épuisée, le crédit est borné, il faut entamer le capital; à tout instant, ils sont menacés par la faillite ou la banqueroute, la maladie ou la mort, et souvent ils ne se tirent d'embarras qu'en aliénant une partie de leur avoir ou en vendant à perte, c'est-à-dire ne reprennent leur négoce que dans des conditions encore plus défavorables qu'auparavant, avec des organes avariés, un fonds de roulement insuffisant, une vitalité amoindrie. Pour les valétudinaires qui ont une tare héréditaire, des organes importants infirmes, on pourrait les comparer à ces malheureux commerçants qui, soit pour débuter, soit pour continuer les affaires de leurs parents, ont accepté des charges au-dessus de leurs forces, ont contracté des engagements qu'ils sont incapables de tenir, dont ils éloignent les échéances à force de démarches ou de soins, en augmentant les intérêts de leur dette; mais qui finissent par lasser la patience de leurs créanciers souvent inexorables, et trouvent ainsi leur perte bien moins par le mauvais emploi ou la dissipation de leurs ressources que par les exigences croissantes de leurs créanciers, maladies diathésiques ou autres, dont ils n'ont jamais pu se débarrasser, c'est-à-dire se guérir.

Cette comparaison pourrait être poussée plus loin; on aurait toutefois à remarquer que les coups de bourse, qui souvent détruisent ou élèvent subitement les fortunes commerciales, n'ont guère leurs équivalents dans la vie hygide que pour la destruction de la santé par un accident; à moins que l'on ne veuille voir l'analogue des hasards heureux de la spéculation dans les rares exemples de santés fortifiées par l'apparition de la puberté, par la ménopause, ou à la suite de maladies graves. Quoi qu'il en soit de la justesse de l'assimilation que nous avons essayé de présenter, elle nous paraît tout au moins fournir une base pour la détermination du genre de vie que doivent suivre les valétudinaires et, en général, la plupart des gens affairés des villes, les névropathes et les gens de labeur intellectuel, qui ont tant de rapports avec les valétudinaires.

Pour les personnes que nous venons de citer, l'endurcissement est périlleux, le régime des précautions est indispensable; ce qui ne veut pas dire qu'elles exagèrent ce régime, et que, de crainte de fatigue, d'épuisement, elles s'abstiennent d'exercer leurs facultés, leurs organes. Nous en avons connu qui, pour ménager leurs forces, prolongeaient le séjour au lit, dix et douze heures, et s'étonnaient d'avoir de moins en moins de vigueur, de perdre l'appétit, etc. Mais ils doivent éviter les excès de tout genre, ceux à qui tout est aquilon, car ils en ressentent les effets plus vivement que les autres; ils doivent renoncer à faire étalage de forces qu'ils n'ont pas, à compter sur leur santé débile, malgré des apparences parfois trompeuses, et c'est pour eux surtout qu'il est important de se connaître, c'est-à-dire de savoir de quoi ils sont réellement capables et ce qu'ils ont à craindre. De la sorte, ils pourront vivre avec toute l'intensité afférente à leur constitution, et atténueront le risque d'en dépasser les limites.

D'après ces considérations, on peut régler d'une façon abstraite le régime des valétudinaires de la manière suivante : il faut exercer les différentes fonctions, dans la mesure que comporte l'activité de celles-ci, de même que chez les gens valides, le degré seul varie; limiter les dépenses, surtout celles du cerveau, par l'éloignement de toutes les conditions qui le mette trop vivement en jeu : travaux intellectuels excessifs, veilles prolongées, surexcitations passionnelles de tout genre; restreindre la satisfaction des besoins génésiques, et par-dessus tout éviter les déperditions de forces qui résultent du fonctionnement simultané d'organes en opposition d'action; accroître la réparation par un exercice modéré, une alimentation en rapport avec les aptitudes digestives, prise en vue de la restauration des forces et non exagérée par la gourmandise.

Ces préceptes sont ce qu'on peut dire de plus général; les dispositions individuelles, les susceptibilités morbides en modifieront l'application dans une mesure qui variera avec le degré d'énergie ou l'imperfection de chaque appareil, etc.; le genre des précautions sera déterminé, en outre, par le groupe pathologique dont se rapprochera le plus le genre de valétudinarisme à traiter, et les résultats obtenus par une expérimentation prudente indiqueront, en dernier ressort, ce qui convient pour chaque cas particulier; car ici nous touchons à la pathologie. L'exemple de Cornaro, de Lessius, de Cheyne, est là, d'ailleurs, pour démontrer ce que peut la sobriété en toutes choses, un genre de vie régulier, pour la prolongation des existences les plus compromises.

Entre la santé type et le valétudinarisme poussé à la limite de la maladie, il existe de nombreuses gradations; on peut même dire que c'est de ces degrés intermédiaires que se compose une grande partie de la population, notamment dans les villes. Chez les individus de ces catégories, en même temps que la sévérité des précautions variera avec l'âge, il sera toujours permis, de préférence dans la seconde enfance et l'âge adulte, d'essayer avec prudence, progressivement, le passage de la méthode des précautions à celle de l'endurcissement ; c'est ainsi que l'hydrothérapie, inaugurée en été, pourra aider à fortifier la constitution et à supprimer la susceptibilité catarrhale. Les pratiques de l'entraînement, telles que les ont réédifiées les Anglais, nous montrent aujourd'hui comment des constitutions originairement faibles se transforment ; et comment d'êtres débiles, assujettis à tous les asservissements d'une complexion délicate, dominée par les nerfs ou embarrassée par l'atonie nutritive, ou défectueuse par l'inégalité du développement organique, on fait des hommes vigoureux, actifs, à fonctions bien pondérées, à organes bien équilibrés : c'est un art qui ne peut d'ailleurs que progresser, en même temps que seront mieux connues les lois physiologiques de l'évolution, de la corrélation et de l'antagonisme organiques.

Cette division de la santé, en forte, faible, moyenne, est complétement arbitraire, et suppose une simplicité idéale dans les degrés de la santé, fait éminemment complexe, résultante de conditions multiples : cette division employée seule est donc insuffisante pour décider du genre de vie le plus convenable, dans un cas déterminé.

Ainsi, chez les gens vigoureux comme chez les valétudinaires, il y a plusieurs formules de la santé ; en outre, on constate assez fréquemment, dans la manière de sentir et de réagir, des particularités en dehors de ce que l'on est habitué à observer dans la généralité des hommes, et ces différences, constantes pour chaque individu, quelquefois variables cependant avec les âges, sont compatibles avec la conservation de l'existence et de la santé : nous avons nommé les tempéraments et les idiosyncrasies. Pour traiter utilement des modifications que ces divers états ne sauraient manquer d'amener dans le régime, il faudrait que les questions qui s'y rattachent fussent nettement délimitées ; or, si les expressions de tempérament et d'idiosyncrasie expriment des faits réels, il n'en est pas moins vrai qu'il est à peu près impossible, jusqu'à présent, d'en donner une définition suffisamment claire, basée sur des caractères certains, acceptée par tout le monde, et qu'il soit facile d'appliquer dans un cas donné.

Il serait déplacé de discuter ici les questions que nous venons de rencontrer ; elles seront traitées selon leur importance aux articles spéciaux qui les concernent ; mais les diverses formes de la santé, poussées à l'extrême, confinent à l'état pathologique et constituent des opportunités morbides spéciales, qui exigent des modifications appropriées du régime : on tombe le plus souvent du côté où l'on penche, dit un vieux proverbe — à moins que, par suite d'une réaction trop forte en sens inverse, on ne tombe du côté opposé. Il sera donc dit quelques mots de ce sujet, à défaut de détails que le plan de ce travail ne comporte pas. Ce qu'on peut avancer de plus général, c'est que le régime doit principalement avoir en vue de combattre les dispositions morbides qui dérivent plus spécialement de telle ou telle condition organique ou fonctionnelle, de façon à obtenir un exercice harmonique et régulier de tous les organes, de toutes les forces ; il peut atteindre ce but, soit directement, en atténuant les prépondérances d'action nuisibles, ou en fortifiant les organes débiles, soit indirectement, en développant des éléments sains, antagonistes, dont l'activité peut être un utile contre-poids à l'activité d'éléments anormalement développés.

On n'oubliera pas, néanmoins, qu'il est plus facile de produire dans le corps vivant une aggravation des conditions d'existence normales qu'une mutation en sens inverse ; celle-ci est possible cependant, dans une certaine mesure, en s'appuyant sur ce fait que l'évolution de certains appareils est en corrélation intime, directe ou inverse, en vertu de la loi de balancement organique, comme si l'économie ne pouvait disposer que d'une quantité limitée de force et de matière, qui, utilisée d'un côté, fait défaut nécessairement de l'autre.

Les éléments principaux du régime sont encore ici la juste disposition de l'alimentation, de l'exercice et du repos, intellectuel ou physique, en se rappelant qu'il y a antagonisme entre ces deux derniers modes d'activité. En admettant provisoirement les quatre tempéraments fondamentaux des anciens et de la plupart des contemporains, on voit, par exemple, que l'exercice intellectuel et musculaire, suivant qu'il est joint à une alimentation ténue et peu réparatrice, ou abondante et relativement excitante, contribue dans le premier cas à modérer l'excès d'activité plastique des tempéraments sanguins, ou à développer dans le deuxième cas l'activité engourdie du lymphatique atonique; tandis que l'alimentation substantielle jointe à l'exercice physique modéré, qui la fait mieux supporter et aussi mieux utiliser, atténue l'excitabilité cérébrale, sert d'écoulement à une vivacité surabondante, qu'elle contribue par suite à maintenir dans de justes limites, autant que l'éloignement des excitants trop intenses du système, ou l'emploi des sédatifs tels que les bains tièdes.

On pourrait ainsi continuer pour le tempérament bilieux, si disposé (?) aux maladies hépatiques et de l'appareil digestif, et pour les tempéraments composés, qui découleraient de l'association des tempéraments simples; mais ces exemples suffisent pour faire comprendre notre pensée, et nous insisterons d'autant moins sur ce sujet que les autres conditions biologiques, la nature des occupations habituelles, le lieu où elles s'exercent, modifient profondément les indications du régime.

Les mêmes considérations et les mêmes préceptes s'appliquent au valétudinarisme par l'excès d'action d'un organe qui en fait parfois un *pars attrahens* des mouvements organiques, ou par l'atonie, la faiblesse d'un appareil, d'un tissu, qui en fait un *pars recipiens*, comme on eût dit autrefois dans l'école.

Les idiosyncrasies sont si nombreuses, si variées, qu'elles échappent à une catégorisation régulière, et ne fournissant d'autre indication que celle-ci : c'est qu'elles doivent toujours être prises en considération, et que ce n'est que progressivement, en procédant avec mesure, souvent par des moyens détournés, en faisant naître de nouvelles habitudes, qu'on peut supprimer ou atténuer celles qui sont les plus désagréables ou les plus incommodes.

*Selon les habitudes.* Ce n'est pas seulement au point de vue des habitudes que le genre de vie peut créer, que celles ci doivent être prises en considération dans la prescription du régime; il est impossible, en effet, quoi qu'en ait pensé Rousseau, de n'en avoir aucune; seulement elles sont plus ou moins invétérées et, par suite, plus ou moins impérieuses; en outre, il est des habitudes inhérentes à la constitution de l'individu, d'autres qui, bien qu'acquises, font en quelque sorte partie de son fonctionnement normal, dont on ne peut pas ne pas tenir compte dans la détermination du meilleur gouvernement de la vie. L'importance des habitudes est d'ailleurs extrêmement variable sous ce rapport; il y a peu de rapprochements à faire à cet égard, par exemple, entre les habitudes engendrées par la satisfaction légitime des besoins de l'économie (*habitudes physiologiques*), et celles que constituent les différentes sortes d'ivrognerie (*habitudes morbifi-ques*), entre les habitudes qui sont liées au déploiement de l'activité musculaire ou au mouvement de nutrition, et les habitudes *morbides* qui ont leur origine dans la constitution même de l'individu, comme beaucoup de maladies cutanées héréditaires, etc.

Nous ne pouvons entrer dans de longues considérations sur ce sujet, capital en hygiène; renvoyant pour de plus amples détails au mot HABITUDES, nous nous contenterons, pour les applications que le régime doit faire des notions acquises sur celles-ci, de reproduire les conclusions auxquelles nous étions arrivé dans un autre travail sur la matière :

« En résumant les caractères des habitudes importants au point de vue hygié-nique, on voit qu'elles se fortifient toutes par leur répétition, deviennent des besoins qui entrent dans la manière de vivre, c'est-à-dire de sentir et d'agir, de l'individu, et dont la suppression entraîne des dangers d'autant plus grands que les habitudes sont plus invétérées.

» Les enseignements à en tirer, toujours au point de vue de l'hygiène, sont faciles à déduire.

» Hippocrate, Galién, Celse, Stahl, et tous les auteurs enfin qui ont touché directement ou indirectement à cette question, les ont formulés à peu près de la sorte :

» A l'égard des habitudes physiologiques : développer également, autant que possible, les différentes parties du corps; ne laisser prendre un empire absolu à aucune habitude, pas même à la régularité des fonctions, qui deviendrait une nécessité; faire contracter, le plus tôt possible, les habitudes que l'on croit bon-nes; procéder avec ménagement dans leur établissement comme dans leur sup-pression, qui, lorsqu'elle est possible, doit s'opérer avec lenteur; agir de même pour faire disparaître les habitudes morbifiques; respecter même les mauvaises, surtout chez les personnes âgées, qui ne pourraient se plier à de nouvelles, quoique meilleures, sans danger, et n'auraient pas, comme le fait remarquer Galien, le temps de jouir du bénéfice du changement.

» Quant aux habitudes morbides qui tiennent à la constitution même, il faut les supporter, les attaquer dans leur source plutôt que dans leurs manifestations, dont il convient de pallier la violence, par exemple, mais qu'on ne supprimerait pas sans danger. Pour les habitudes morbides non invétérées, les traiter comme les habi-tudes morbifiques, et; à l'égard des maladies habituelles, éviter, autant que pos-sible, de se mettre dans les conditions qui en ont provoqué l'apparition, en même temps que s'efforcer de détruire, tout au moins d'atténuer, par des moyens appropriés (par l'endurcissement s'il est possible), les prédispositions qui décou-lent de leur répétition même ou de certaines susceptibilités organiques primitives ou acquises » (*De l'Influence des habitudes au point de vue de l'hygiène et de la thérapeutique*, p. 72. Th. d'agrégat., Montpellier, 1869).

*Suivant les climats, les saisons.* Les climats, en déterminant une manière particulière de sentir et d'agir, chez les individus qui y sont soumis, en influant sur le développement organique et l'activité fonctionnelle par l'action combinée des agents atmosphériques et de l'alimentation, qui change avec la nature de la faune et de la flore, créent des conditions particulières de santé, en même temps que des prédispositions spéciales, que celles-ci dérivent de la direction impri-mée aux fonctions ou de circonstances inhérentes au climat : ainsi les maladies maremmatiques dans la plupart des climats chauds et humides; ils sont enfin l'occasion d'habitudes morbifiques déterminées. Ils ont donc une influence prépondérante dans la réglementation du genre de vie.

Il ne saurait être question ici de toutes ces modifications : le nombre des climats est encore indéterminé, les circonstances locales font différer ceux-là même qui s emblent avoir le plus d'analogies ; de sorte qu'on a pu dire qu'il n'y avait pas de climats généraux, mais seulement des climats de localités ; et il n'y a pas lieu d'en être surpris, quand on songe à la complexité des éléments qui déterminent un climat. De plus, chaque individu ressent à sa façon, et suivant qu'elles engendrent des tendances en accord ou en désaccord avec les siennes, les influences du milieu dans lequel il vit. L'étude des changements que les climats apportent dans la manière d'être des hommes, et conséquemment dans leur genre de vie sera donc mieux à sa place dans l'article qui leur a été réservé et dans ceux qui traitent de la géographie et du régime sanitaire des divers pays.

Nous nous bornerons à signaler les préceptes qui doivent diriger le médecin dans la prescription du genre de vie chez l'homme sain, suivant les climats ; ces préceptes, nous le verrons, sont en grande partie applicables aux saisons.

Le principe fondamental est qu'il faut approprier le régime aux conditions créées par le climat, en évitant toutefois de céder à la tendance d'exagérer les inclinations qui résultent de son action, en s'attachant même à les combattre, suivant les cas, lorsqu'elles sont évidemment nuisibles à l'individu ; en agissant ainsi, on combat en même temps les prédispositions morbides que le climat procure, second but du régime. On sait, en effet, que les habitudes physiologiques elles-mêmes peuvent être cause de maladie, en exagérant les qualités particulières, les dispositions individuelles.

C'est toujours l'examen des conditions biologiques, dans un lieu ou dans un temps déterminé, chez l'individu considéré, qui commande le genre de vie à suivre ; de façon à ce qu'il soit d'autant mieux ordonné et adapté à cet individu que ces conditions sont mieux connues.

Les climats extrêmes, torrides ou polaires, ne nous occuperont pas en particulier ; nous renvoyons à l'article CLIMAT pour la caractérisation organique qu'ils entraînent et, par suite, la spécialité du régime dans son ensemble qu'ils exigent.

Tout ce qui a été écrit précédemment sur ce sujet s'appliquant aux climats intermédiaires, il ne reste plus qu'à examiner quels changements leurs aspects successifs, les saisons, apportent dans le régime.

Dans les climats tempérés, que nous habitons, et qui sont surtout remarquables par la variabilité, le défaut de permanence de leurs éléments constitutifs, chaleur, électricité, hygrométricité, etc., les saisons tranchées, telles que l'hiver et l'été, exercent momentanément une influence analogue à celle des climats extrêmes, tandis que les saisons intermédiaires, le printemps et l'automne, tout en participant plus ou moins des saisons qui les encadrent, suivant que le cours de l'année les en rapproche où les en éloigne, reproduisent mieux le caractère fondamental des climats moyens. Cette influence, qui a pu faire donner aux saisons le nom de climats temporaires, n'est cependant que le reflet affaibli de celle qu'exercent les climats, par suite du peu de durée des premières, de l'intensité moindre des facteurs thermiques ou autres, des mutations successives qu'elles subissent, soit qu'elles se succèdent d'une façon régulière, soit que leur évolution se trouve altérée par des intempéries ou des conditions géologiques. Les modifications que le genre de vie reçoit des saisons sont donc moindres que celles qu'exigent les

différences des climats, tout en étant de même nature. Les saisons ont d'ailleurs
des caractères plus ou moins tranchés, suivant qu'on les observe dans des zones
dont les caractères climatériques confirment ou atténuent ceux qui sont propres
à la saison considérée : ainsi le voisinage de la zone torride pour la saison chaude,
le rapprochement des zones polaires pour l'hiver.

De même que, pour les climats, le régime doit être institué de façon à répondre
aux exigences de la saison, tout en s'efforçant de lutter contre les effets nuisibles
qui résultent d'une trop grande condescendance à leur influence. En été, par
exemple, la chaleur (qui entraîne l'alanguissement des fonctions nutritives, l'exagération de la perspiration cutanée et pulmonaire, l'exaltation du système cérébro-
spinal et la fougue des passions, notamment des appétits génésiques) indique une
diminution de l'alimentation en même temps que des exercices musculaires, et
parfois une courte sieste au milieu du jour à ceux que la chaleur accable ; cependant la tendance même à l'anémie et à la faiblesse irritable, qui résulte d'une
nutrition imparfaite, implique de ne pas se laisser aller à n'ingérer que des aliments aqueux, peu réparateurs, commande même d'entretenir ou de réveiller
l'appétit, malgré l'indolence musculaire, par de l'exercice pris dans de bonnes
conditions, le matin et le soir, surtout dans l'eau, plutôt que par des condi-
ments ou des excitants ; l'exercice ainsi pratiqué est d'ailleurs, avec les lotions
froides, le plus sûr moyen d'éviter les déperditions sudorales, de régulariser
l'action du système nerveux et de garder la réserve dans les rapports sexuels,
auxquels pousse l'excitation cérébrale bien plus qu'un véritable besoin. Dans des
conditions opposées, si les saisons froides, qui exigent une nutrition plus active, des
mouvements musculaires plus énergiques et plus fréquents, réclament une
alimentation plus abondante, plus réparatrice, plus chargée de graisse, comportent un certain usage des boissons fermentées et même des liqueurs alcooliques,
l'activité même de la réparation peut conduire aux excès gastronomiques, et
l'usage de l'alcool à l'ivrognerie, tandis que les fonctions génésiques, moins exci-
tées à cette époque, s'accomplissent cependant avec moins d'inconvénients.

Il serait facile de développer ces exemples en les appliquant aux différents éléments du régime, aux vêtements, aux fonctions intellectuelles, etc., dans chaque
saison ; mais nous croyons en avoir assez dit pour indiquer dans quelle mesure
la saison doit influer sur le genre de vie.

Le climat, les saisons, quelles que soient leur valeur, combinent toujours leur
action avec les autres éléments qui résultent des circonstances individuelles, et
qui peuvent agir dans un sens analogue comme dans un sens inverse, soit pour
l'ensemble, soit pour une partie du genre de vie, de façon à former un tout complexe d'influences synergiques ou antagonistes en proportions diverses, et avec des
intensités variables suivant chaque cas particulier. Ce n'est donc que d'une manière abstraite que l'on est autorisé à formuler des règles générales pour le régime
dans l'état de santé, en supposant des conditions plus simples que celles que présente la nature ; c'est cependant seulement au moyen de ces règles générales que
l'on peut se guider au milieu de la diversité des cas particuliers. Le point le plus
délicat de la pratique est l'appréciation du degré d'importance des indications à
remplir, suivant les conditions individuelles et le but à atteindre.

Les indications qui semblent d'ailleurs les mieux justifiées *à priori* trouvent
trop souvent un démenti dans les résultats obtenus ; sans donc renoncer à tracer
un régime d'après des préceptes rationnels, il faut avoir toujours présente à l'esprit la possibilité de mécomptes, et savoir abandonner à temps, quoique sans

précipitation, des pratiques que l'insuccès condamne. Nous disons sans précipitation, parce que, trop souvent, c'est le défaut de persévérance dans l'emploi de certains moyens qui explique leur insuccès, attribuable parfois à d'autres causes que celles auxquelles on le rapporte.

II. Du Régime dans l'état de maladie. — Bien que la matière et le sujet de l'hygiène soient les mêmes dans les maladies aiguës comme dans les maladies chroniques, le mode d'application peut être tellement différent, que l'on doit étudier dans deux paragraphes distincts les indications à remplir par le régime dans ces deux grandes catégories d'états morbides.

Un régime bien ordonné est encore plus nécessaire dans l'état de maladie qu'en santé, les gens bien portants résistant à des écarts qui seraient préjudiciables à des malades; car, selon la remarque hippocratique, les constitutions qui se ressentent promptement et fortement de leurs écarts sont plus faibles que les autres ; le faible est celui qui se rapproche le plus du malade, et le malade est encore plus faible; aussi doit-il souffrir plus que tout autre des fautes du régime (*De l'Ancienne méd.*, p. 597, § 12, éd. Littré, t. I).

Le but que le régime doit remplir est de préparer le retour à la santé, et il y parvient, d'une part en éloignant les influences nocives, et de l'autre en utilisant, développant ce qu'il y a encore de sain dans le fonctionnement de l'unité vivante, par l'emploi judicieux des modificateurs qui mettent en jeu les forces, les organes, et par l'exercice même de ces organes.

Il joue donc en toute circonstance un rôle important dans la guérison, soit qu'il ne fasse que contribuer avec d'autres moyens à action plus violente, plus anormale, à l'évolution heureuse, soit qu'il suffise à lui seul à l'obtenir. En effet, l'expectation qui donne de si beaux résultats dans le traitement de beaucoup de fièvres éruptives, de la pneumonie, etc., ne les doit qu'à l'application des moyens de l'hygiène ; et c'est pour cela que cette méthode thérapeutique ne doit pas être confondue avec l'inaction, car la suppression des drogues n'est pas l'abstention. Il suffit d'ailleurs, pour être convaincu de cette vérité, de comparer les résultats qu'on obtient dans la pneumonie, par exemple, traitée dès le début de cette façon, avec ce que l'on observe chez les sujets qui ont été livrés à eux-mêmes pendant plusieurs jours : il n'est pas de médecin d'hôpital qui n'ait constaté la mortalité extrême de la pneumonie dans cette dernière condition, malgré un traitement souvent énergique et bien institué, mais trop tard. La raison de cette différence se trouve dans cette circonstance, que le premier malade avait été placé dans les conditions les plus favorables à l'évolution de la localisation, qu'on avait éloigné de lui toutes les influences perturbatrices, tandis que les autres avaient été soumis à des causes nocives nombreuses, par infraction aux lois de l'hygiène : alimentation excessive ou insuffisante, boissons inopportunes ou soif, variations réitérées de la température, excitations agressives du système nerveux et des sens, enfin préoccupations morales produites par l'abandon.

De même que pour l'état de santé, la prescription du régime dans l'état de maladie doit s'appuyer autant que possible sur une vue nette des conditions biologiques actuelles du sujet, des mutations qu'elles doivent subir, des résultats qu'on recherche, en même temps et principalement sur la considération des effets obtenus. Le problème à résoudre est encore plus compliqué que dans l'état de santé, car, à la notion de toutes les conditions auxquelles il faut satisfaire dans l'état hygide, doit se joindre la connaissance de la physiologie pathologique de la maladie considérée, des changements qu'elle apporte dans la manière de vivre, d'agir et de sentir de l'individu. Aussi constate-t-on, sans étonnement, que ce soit surtout dans les prescriptions diététiques que se fasse le plus sentir l'influence des systèmes médicaux, soit par suite de l'ignorance plus grande où l'on était et où l'on est souvent encore de la véritable nature des maladies, et de la facilité plus grande que l'inconnu et le complexe offrent aux interprétations théoriques, soit aussi parce que les malades seuls sont soumis à un régime soigneusement réglé, les gens bien portants échappant aux conséquences de ces systèmes. Dans l'impossibilité où nous sommes trop fréquemment d'apprécier avec quelque précision la façon dont réagira l'individu sous l'impression des agents modificateurs, les dissentiments sur les effets nuisibles ou avantageux de leur emploi dans un cas donné obligent souvent à procéder par tâtonnements, *à juvantibus et lœdentibus*, et nous sommes complétement de l'avis de M. Fonssagrives quand il affirme qu'il est parfois plus facile de prescrire un médicament énergique que de déterminer le régime qui convient à un malade.

Cela dit, nous allons examiner brièvement les indications auxquelles doit satisfaire le régime dans l'état pathologique, en insistant d'autant moins sur les moyens de les remplir que ceux-ci ont été étudiés plus longuement dans des articles spéciaux (*voy.* ALIMENTATION, ALITEMENT, SOMMEIL, etc.).

A. *Du Régime dans les maladies aiguës.* Il varie suivant que celle-ci est fébrile ou apyrétique, sthénique ou asthénique, suivant la période, la durée probable de l'état pathologique, les organes plus spécialement lésés, les conditions individuelles et de milieu, etc.

Les maladies fébriles, que nous prendrons comme type, quelles que soient les localisations qui les accompagnent, les précèdent ou les suivent, ont pour résultat commun une perturbation plus ou moins considérable de tous les appareils ; c'est ainsi qu'avec l'exagération de la chaleur, la plus grande fréquence de la circulation et de la respiration (en dehors de localisations spéciales), avec l'accroissement d'intensité du mouvement de dénutrition, on observe le trouble des fonctions digestives et des diverses sécrétions, qui sont diminuées ou augmentées, l'atonie ou la surexcitation du système cérébro-spinal, de l'appareil locomoteur, etc.

Nous n'avons pas à faire la physiologie pathologique de la fièvre, à rechercher les rapports qui unissent l'élévation de la chaleur organique avec les autres phénomènes ; nous devons nous borner à constater les résultats cliniques les plus importants, qui sont les suivants. Les troubles que nous venons de mentionner s'associent dans des proportions variables, suivant la nature et les périodes des maladies, et il n'est pas rare de voir l'excitation et la dépression des diverses fonctions coïncider ou se succéder, ou se remplacer alternativement. Rarement, les divers appareils sont atteints simultanément, au même degré, et plus rarement encore cet équilibre persiste, de sorte que, soit primitivement, soit secondairement, quelque organe finit par être lésé plus profondément que les autres, et accapare même, en quelque sorte, tous les mouvements vitaux.

Dans de pareilles conditions, le fonctionnement organique est difficile, souvent est nuisible ; il y a inaptitude au travail intellectuel, à l'exercice, à la digestion ; seules, la circulation et la respiration paraissent exagérées, quelquefois avec les fonctions de la peau ou des reins.

Le premier précepte à remplir est donc de déférer à l'indication symptomatique, et de mettre les organes dans le repos le plus complet possible ; à plus forte raison, ceux qui sont plus spécialement atteints ; car il faut éviter d'exalter, par un exercice intempestif, la susceptibilité morbide qu'ils présentent, d'accroître les lésions dont ils sont le siége, quand on ne les produit pas. Tout mouvement est en outre, une cause d'affaiblissement, et il faut se préoccuper de l'altération des forces et de la dénutrition qu'implique la fièvre, pour les réduire à leur minimum.

Cependant le repos ne peut être que relatif, au moins pour les fonctions de nutrition ; c'est par le mouvement que s'affirme la vie ; on ne saurait donc le supprimer : il faut même l'entretenir ; l'on sait, d'ailleurs,[que le repos exagéré est, à son tour, cause d'altérations plus ou moins grandes dans les organes qui y sont condamnés. Si l'abstinence d'abord modère la fièvre, évite à l'appareil digestif un travail qui pourrait être au-dessus de ses forces et provoquer un état pathologique nouveau, elle accroît aussi les conséquences de la dénutrition, et, quand elle est poussée jusqu'à l'inanition, détermine parfois, à son tour, de la fièvre, des vomissements, l'inflammation et l'ulcération de certaines parties du tube digestif, etc. Le repos au lit, qui ralentit la circulation et la respiration, favorise les congestions hypostatiques, les lésions du décubitus, les œdèmes, les érysipèles, les engorgements articulaires, etc., et, par cela même qu'il diminue les échanges, diminue le besoin de réparation et accroît la faiblesse. L'absence d'excitation du système nerveux par les excitants des sens, notamment par la lumière, entraîne l'anémie, conduit à l'adynamie.

En regard de cette proposition, que le repos de toutes les fonctions est nécessaire dans les maladies aiguës, on doit donc placer celle-ci, qu'il est indispensable d'entretenir, de provoquer le fonctionnement de tous les appareils dans la mesure où ceux-ci peuvent le supporter, car les organes n'agissent convenablement qu'autant qu'ils sont dans de bonnes conditions. Il faut du repos, la suppression de toutes les influences agressives, pour prévenir les aggravations ; il faut du mouvement pour conserver, utiliser ce qui reste de sain dans l'organisme, et préparer ainsi le retour à la santé. L'appréciation du degré d'activité que l'on peut imprimer aux diverses fonctions est le point le plus délicat de la diététique, parce que ce degré varie avec les conditions individuelles que nous avons étudiées à propos du régime dans l'état de santé, avec la nature de la maladie, sa durée probable, la période à laquelle elle est arrivée, les modes de solution qu'elle paraît devoir présenter. Au début, quand la fièvre est le plus intense, il semblerait que l'indication du repos est prédominante, tandis que vers le déclin, c'est celle du mouvement ; mais aucune ne doit être satisfaite absolument.

L'état des organes sera quelquefois prépondérant dans la décision à intervenir. On cherchera à procurer le repos le plus complet aux organes dont l'activité, quoi qu'on fasse, est toujours trop grande, ou est cause d'aggravation de la maladie, ou bien est douloureuse, ainsi qu'il arrive dans les affections à surexcitation cérébrale, comme la fièvre typhoïde, la méningite dans sa première période, pour l'encéphale ; dans celles qui, comme le choléra, la péritonite généralisée, ne permettent à l'estomac de rien garder ; dans celles qui, comme le rhumatisme, rendent le mouvement insupportable, etc. Lorsque ces perturbations, au lieu de dépendre de l'altération des organes mêmes qui les présentent, ne seront que le retentissement sympathique des lésions d'organes éloignés, comme la céphalalgie dans l'embarras gastrique, et, inversement, le vomissement dans les lésions cérébrales, le repos des appareils ainsi compromis, tout en étant encore commandé, pourra être moins absolu. L'exercice des organes est, au contraire, assez fréquemment indiqué pour ceux qui ne souffrent qu'indirectement de l'état pathologique, et ils en souffrent habituellement, d'autant plus que la fièvre est plus vive et qu'ils sont en sympathie plus étroite avec les parties lésées.

Il est impossible de formuler des règles qui s'adressent également à l'infinie variété des cas individuels ; mais le principe qui doit servir de guide dans l'application des deux propositions ci-dessus se trouve dans la notion de ce qui convient et de ce qui ne convient pas, dans un cas déterminé, eu égard à la marche probable et à la solution présumée de l'état pathologique. La considération des habitudes (car elles résument en grande partie les dispositions particulières à l'âge, au sexe, au tempérament) et des conditions extérieures, qui contribuent à caractériser le rhythme et la prépondérance relative des fonctions, servira de point de départ pour apprécier, ainsi que nous l'avons déjà dit, dans quelle mesure il convient de déférer aux indications que l'on constate, et les résultats obtenus confirmeront ou infirmeront la valeur des prémisses, en se gardant pourtant avec soin du *post hoc, ergo propter hoc*, dans une matière où les coïncidences peuvent être si nombreuses.

De plus, suivant la remarque d'Hildenbrand, « Les moyens diététiques ne doivent jamais être en opposition avec les moyens thérapeutiques ; il faut, au contraire, qu'ils agissent de concert et tendent au même but. C'est pourquoi chaque caractère particulier d'une maladie exige son régime propre, de même que sa thérapeutique particulière » (*du Typhus contagieux*, etc., p. 265, trad. Gasc., Paris, 1811).

On peut d'ailleurs appliquer à l'ensemble du régime ce qu'Hippocrate dit de la diète (alimentaire) : « Dans une diète tenue, les malades commettent des écarts, et ils en souffrent davantage, car tout écart est proportionnellement plus grand » (Aphorisme 5, I^re sect.). Le moindre exercice fatigue après un repos prolongé, une simple modification de la position peut amener une syncope, etc. ; enfin, les changements sont d'autant plus sensibles que le malade est plus faible.

Ces préliminaires posés, nous allons passer en revue les différents points sur lesquels l'attention du médecin doit se porter, pour diriger convenablement le genre de vie de ses malades.

La question si difficile de l'alimentation dans les maladies aiguës a été étudiée à l'article ALIMENTATION, nous n'y reviendrons pas ; nous nous permettrons seulement de rappeler que l'auteur du *Régime dans les maladies aiguës*, tout en se préoccupant, dans ses préceptes si judicieux, de diminuer la fièvre par la nature de l'alimentation, avait surtout en vue de soutenir les forces, en proportionnant la nourriture aux aptitudes digestives du sujet et à la durée probable de la maladie, « Il faut examiner le malade pour estimer s'il supportera le régime jusqu'au plus haut période de la maladie, et laquelle des deux alternatives arrivera, ou que le malade s'affaiblisse le premier et ne supporte pas le régime, ou que la maladie cède la première et s'amortisse » (Aph. 9, I^re sect.).

Cette question de l'état des forces est en effet prépondérante ; et, s'il ne faut pas craindre de les diminuer momentanément, lorsque les circonstances l'exigent, c'est toujours avec la réserve que l'activité organique sera suffisante pour mener à bonne fin le travail de restauration qui aboutira à la santé.

Parmi les moyens qui peuvent favoriser le bon entretien de la nutrition, source la plus sûre des forces, se trouve l'exercice ; mais son emploi ne soulève guère moins de difficultés que celui de l'alimentation, et a été de même diversement apprécié suivant les systèmes. On ne sait jusqu'à quel point Sydenham, réagissant contre la méthode échauffante de Van Helmont, a préconisé la méthode dite rafraîchissante ;

il faisait lever non-seulement ses varioleux, malgré les inconvénients qu'il reconnaissait à cette pratique (*Petites véroles confluentes*, *Fièvre rouge*, etc.), mais aussi les pleurétiques (*de la Pleurésie*) ; Hoffmann partageait cette manière de voir, et Hildenbrand s'en trouvait très-bien dans le traitement du typhus. De nos jours, peu de médecins font ainsi lever leurs malades au début des affections aiguës ; on défère donc plutôt au sentiment de lassitude du patient, à la peine qu'il a à se tenir debout, à plus forte raison à marcher ; tandis que les praticiens que nous venons de citer pensaient plutôt à prévenir l'engourdissement du sujet, l'adynamie. On peut se demander, avec Chomel, si nous ne sommes pas trop timides sur ce point ; mais si le lever, la marche, semblent contre-indiqués dans certains cas, on peut toujours faire asseoir le malade dans son lit, le changer tout au moins de lit pour refaire celui qu'il vient de quitter. L'âge du sujet et la nature de la maladie influent d'ailleurs beaucoup sur le degré de l'exercice qu'il convient de prescrire. Les enfants supportent impatiemment le repos au lit ; il faut souvent les promener ; les vieillards sont plus exposés aux engouements hypostatiques, de même que les personnes atteintes d'affections adynamiques. Le repos absolu sera donc mieux supporté dans les maladies courtes et par des individus vigoureux, que dans des circonstances contraires. De plus, si des organes même n'appartenant qu'indirectement à l'appareil locomoteur sont intéressés, ceux-là tout au moins devront être tenus en repos ; ainsi, dans les maladies de l'appareil respiratoire, la parole, à plus forte raison le chant, les cris, seront interdits. On ne fera pas faire d'exercices actifs à un rhumatisant, mais on pourra lui en imposer de passifs. Le changement de décubitus, la gestation, des frictions, pourront suppléer, quoique imparfaitement, dans toutes les maladies un peu longues, au défaut de mouvements actifs ; l'exercice de la voix doit être compris au nombre de ces derniers.

Nous n'insisterons pas davantage sur ce point, la question de l'alitement ayant été traitée à ce mot, et les ressources que l'exercice peut fournir à la thérapeutique se rencontrant de préférence dans les maladies chroniques.

Le soin de toutes les fonctions qui se rattachent au système cérébro-spinal, et plus particulièrement à l'exercice de l'intelligence et aux sensations, est également de la plus haute importance.

L'encéphale est un des organes dont les fonctions sont le plus troublées par l'état fébrile, pendant lequel la céphalalgie, l'excitation des sens poussée parfois jusqu'à l'hyperesthésie, font rarement défaut. Il semble donc ordonné de ménager constamment un organe si disposé à réagir fâcheusement contre toute cause d'excitation intempestive. En effet, une des premières prescriptions du régime consiste à procurer au fébricitant un repos dont il a un besoin urgent. Il ne suffit pas de ne pas occuper son esprit, incapable d'ailleurs d'une attention un peu suivie ; il faut encore qu'aucune excitation sensorielle ou des impressions morales trop vives ne viennent provoquer un travail intérieur toujours nuisible, qui peut facilement arriver au délire, ou, tout au moins, accroître l'irritabilité du sujet et troubler le sommeil. On recommandera donc le séjour dans une chambre à l'abri des bruits de la rue, ne ressentant pas la trépidation des voitures, et, quand faire se peut, éloignée des métiers bruyants ; ces conditions, que l'on ne peut pas toujours obtenir, se trouvent en partie réalisées par la fermeture exacte de la chambre, par le placement de paille ou de substances analogues devant la maison du malade, etc. ; enfin, comme dernière ressource, du coton dans les oreilles du patient atténuerait en partie, au moins pour les sensations auditives, les inconvénients du coucher dans une chambre mal située.

La vue n'exige pas moins de ménagements que l'ouïe ; en dehors même de la photophobie des lésions cérébrales ou des maladies de l'œil lui-même, une lumière vive fatigue presque toujours les yeux d'un fébricitant, entretient une excitation fâcheuse, nuit à son sommeil, etc.

Le simple mouvement de va-et-vient des assistants, le bruit des conversations suffisent souvent à agacer les malades, à aggraver leur état ; tous les médecins qui ont pratiqué dans un hôpital ont été à même de remarquer très-souvent, le lendemain des jours de visite du public, chez certains malades, une augmentation de la céphalalgie et des autres symptômes nerveux, qui ne s'expliquait que par le dérangement qu'entraîne toujours, dans les salles, la venue d'un plus grand nombre de personnes ; dans la clientèle privée, le même fait se constate quand des amis trop zélés encombrent la chambre d'un fébricitant.

Les autres organes des sens doivent être l'objet de soins non moins attentifs : pour le tact, notamment, le changement de lit et de linge, la propreté des surfaces cutanées et muqueuses, sont des conditions de bien-être marqué pour le malade, qui souvent ne se plaint pas des conditions inverses par engourdissement intellectuel, mais n'en subit pas moins la fâcheuse influence : parmi ces soins de propreté, nous signalerons surtout ceux de la peau des parties en contact avec les déjections, ou du pus, du sang, etc., et celle des mains, en même temps que le nettoyage des dents et de la langue, chez les sujets qui les ont fuligineuses, encroûtées, comme chez les typhoïsants.

On peut en dire autant de l'éloignement des odeurs nuisibles ou seulement désagréables, telles que celles des déjections de tout genre, des objets de pansement, etc.

Les impressions obscures venant des viscères ne doivent pas être non plus négligées ; chez les malades engourdis, par exemple, le besoin de la miction ne se fait pour ainsi dire pas sentir, et la distension de la vessie par de l'urine accumulée est une cause d'agitation, de délire même, qu'il faut toujours avoir présente à l'esprit.

Si le repos des organes des sens est formellement indiqué dans le cas de maladies fébriles, à plus forte raison doit-on éviter, sauf indication formelle, les émotions vives, quelles qu'elles soient d'ailleurs, dont la puissance d'action immédiate est si grande, qu'elle peut déterminer une syncope mortelle, et dont le retentissement se continue longtemps après que l'impression qui en a été la cause a disparu.

En soumettant au repos le système nerveux, qui est un de ceux qui fonctionnent toujours trop, habituellement du moins, on remplit donc une des indications fondamentales de la thérapeutique des maladies aiguës ; mais les meilleures choses, poussées à l'extrême, deviennent nuisibles.

Si une lumière trop vive, par exemple, a les inconvénients signalés plus haut, le défaut de jour entretient un état de somnolence, favorise les rêvasseries, les hallucinations, pousse à l'adynamie. Le degré d'intensité lumineuse sera d'ailleurs subordonné à l'irritabilité de l'encéphale : il est évident qu'il devra être moins grand dans la première période d'une méningite, ou dans tout autre maladie avec violente excitation cérébrale, ou même générale, comme dans les maladies franchement inflammatoires, que dans une variole ou une pneumonie adynamiques, sans détermination cérébrale.

Les soins que nous avons indiqués non-seulement suppriment des excitations nuisibles, mais en procurent d'agréables et par suite de salutaires.

Trop de mouvement dans la chambre d'un malade est un très-grand inconvénient; mais, lorsque la tête n'est pas trop fatiguée, la vue d'une personne occupée à un travail silencieux, n'exigeant pas de déplacement, tels que la lecture mentale, le dessin, la couture, etc., en même temps qu'elle rassure le malade, sur la prompte satisfaction de ses besoins, l'intéresse quelquefois et le distrait : cela est vrai surtout dans la période de déclin des maladies. Les dispositions individuelles font d'ailleurs beaucoup en cette matière; les uns ne veulent même pas souffrir la présence d'une garde dans la pièce qu'ils occupent, demandent à ce qu'elle se tienne dans une pièce voisine; d'autres ne sont tranquilles qu'autant qu'ils ont constamment auprès d'eux une personne prête à répondre à leurs exigences.

Si l'on doit éviter les impressions trop vives aux malades, il ne faut pas négliger pourtant de leur en procurer d'agréables, de soutenir le moral, d'éloigner au moins les préoccupations tristes, dépressives; on sait quelle importance les praticiens de toutes les époques ont attachée à la bonne disposition du moral, à la confiance du sujet en la guérison. S'il est généralement fâcheux, sous le rapport du pronostic, qu'un malade arrivé à la période ultime d'une maladie se croie voisin de la santé, il est trop commun de voir succomber les sujets pusillanimes qui sont *frappés* dès le début de leur maladie, sans qu'il y ait des raisons suffisantes pour légitimer leurs appréhensions. On pourrait supposer, il est vrai, que ce défaut de vigueur morale est en rapport avec un défaut de résistance vitale; mais nous ne sommes pas éloigné de penser qu'une volonté énergique de guérir (qu'il ne faut pas confondre avec l'exaltation du moribond, qui ne veut pas laisser la vie), peut beaucoup sur la fin avantageuse d'une maladie. Si tout individu n'a pas le caractère viril, peu accessible à la crainte, il n'en est pas moins reconnu que l'état mental de la moyenne des sujets est singulièrement modifié en bien ou en mal par les conditions du milieu, et personne ne saurait nier la grande influence que l'état d'excitation modérée ou de dépression du système nerveux a sur la nutrition, directement ou indirectement, peu importe.

Ceci amène à dire quelques mots sur la part que prend l'entourage du malade à la réalisation d'un régime convenable. Il est naturel d'indiquer, après les conditions qui tiennent au malade lui-même, celles qui dépendent du milieu moral et physique.

Le médecin vient en première ligne, hiérarchiquement si l'on peut s'exprimer ainsi, pour la direction convenable à imprimer aux passions, à l'état moral du sujet; nous n'insisterons pas sur ce point, sur les moyens propres à obtenir et à conserver la confiance du malade, sur la réserve que le praticien doit toujours garder dans l'expression de son opinion sur la nature ou le danger de la maladie, vis-à-vis du patient, et souvent même de l'entourage, quand il n'est pas bien sûr de l'impassibilité ou de la discrétion de celui-ci; ces choses sont suffisamment connues de tous les médecins, et sont traitées amplement à l'article DÉONTOLOGIE.

C'est de cet entourage qu'il convient surtout de se préoccuper; Graves attachait tant d'importance à ce soin, beaucoup trop négligé généralement, qu'il conseillait de ne jamais entreprendre, quand c'était possible, le traitement d'une fièvre, si les amis du malade se mettaient au lieu et place d'une garde régulière.

L'inexpérience des gens qui n'ont pas l'habitude de voir des malades est cause de nombreux dérangements pour le patient : ils ne savent pas déguiser leurs craintes, ont des mouvements trop brusques, ou manquent de décision pour l'obliger à se soumettre au traitement prescrit; rien n'est préjudiciable surtout comme l'excès de zèle, qui ne laisse pas un instant de repos au malade, le trouble dans son sommeil sous prétexte de s'assurer qu'il n'a besoin de rien, etc. Un autre catégorie de gens, peut-être encore plus pernicieuse que celle des zélés maladroits, est celle des gens soi-disant expérimentés, et qui se croient autorisés à interpréter les prescriptions médicales et souvent même à substituer leur avis à celui du médecin traitant.

Il serait superflu d'insister sur ce sujet. Nous en finirons, en faisant remarquer que les visites d'amis mêmes, pendant la période d'état et quelquefois pendant le déclin, doivent être supprimées, pour peu que la tête soit encore faible, le système nerveux impressionnable : malgré toutes les promesses de sagesse de la part du malade et de ses visiteurs, il est extrêmement rare que la conversation ne soit pas plus animée et que la visite ne se prolonge pas plus qu'il ne conviendrait : de la céphalalgie, du malaise, de l'insomnie, sont les suites habituelles de ces écarts de régime.

Les conditions matérielles du milieu ne le cèdent en rien, comme importance, à celles que nous venons de signaler. Il a déjà été question de la chambre du malade, au point de vue de la luminosité et de la transmission des bruits : l'air qu'elle contient, sa température, sont loin d'être choses indifférentes.

La pureté de l'air, de cet aliment respiratoire, ne peut être obtenue que par l'éloignement de toutes les causes d'altération de ce fluide, notamment des émanations provenant des sécrétions ou excrétions, du linge sale, etc., en même temps que par le renouvellement des portions viciées de l'atmosphère ; une ventilation modérée, la propreté minutieuse de tous les objets servant au malade, suffisent dans la pratique particulière à assurer ce grand intérêt, sans qu'il soit besoin de maintenir constamment les fenêtres ouvertes, de placer le malade et les assistants dans des courants d'air permanents, ou de laisser dégager du chlore, du vinaigre ou des parfums qui masquent les odeurs sans avoir d'efficacité réelle contre les véritables agents contaminateurs.

A choisir cependant entre deux maux, mieux vaut le risque d'une bronchite ou de tout autre accident, auquel on peut en partie remédier par des précautions, que les dangers de l'air confiné.

Dans la pratique hospitalière, l'encombrement, la viciation de l'air sont classés au premier rang parmi les causes de certaines épidémies, pourriture d'hôpital, infection purulente, typhus, etc.

La température de cet air ne doit pas être trop chaude, 16 à 18 degrés suffisent ; et il est inutile de suppléer au défaut d'élévation de la température par des couvertures trop épaisses, des vêtements fatiguant par leur poids : on n'a qu'à voir l'empressement, malheureux parfois, avec lequel les fébricitants se découvrent, malgré toutes les recommandations, lorsqu'ils sont agités par la fièvre, pour être convaincu qu'ils ont en eux une source de chaleur qui leur permet de supporter facilement une température même un peu basse.

En été, la fraîcheur est plutôt à rechercher; on préférera à cette époque les pièces exposées au nord, munies de persiennes ou de jalousies dans le cas contraire. Les indications varient d'ailleurs avec les maladies, le plus ou moins de force de résistance du malade, etc. Nous nous bornerons à rappeler avec quel succès Sydenham faisait lever ses varioleux; mais les différences dans les indications à remplir, à ce point de vue, éclatent même entre les diverses fièvres éruptives : aucune comparaison n'est à établir, sous ce rapport, pour ainsi dire, entre la variole et la rougeole ou la scarlatine, ces dernières exigeant généralement une température un peu plus chaude, un séjour au lit plus prolongé que la première. Sydenham faisait lever ses scarlatineux comme ses varioleux, mais on connaît la bénignité des épidémies de fièvre rouge qu'il observa, et qui lui firent considérer comme un *nom de maladie* une affection que son contemporain et compatriote, Morton, déclarait plus terrible que la peste.

La convalescence, qui inaugure le retour à la santé, se ressent encore trop du trouble qui l'a précédée pour ne pas être l'objet de soins diététiques minutieux; elle les réclame peut-être encore plus que les périodes antérieures, précisément parce que l'amélioration de l'état pathologique, la progression vers l'état physiologique, sont l'occasion pour le malade de nombreuses illusions sur ses forces réelles, sur l'intégrité de ses organes et leurs aptitudes fonctionnelles.

Hippocrate disait, avec cette haute raison qu'on ne lasse pas d'admirer, qu'il fallait « restaurer avec lenteur les corps amaigris lentement, et rapidement les corps amaigris en peu de temps » (Aph. 7, sect. II); et il faisait observer que les écarts sont plus faciles et préjudiciables au malade dans les diètes tenues (Aph. 5, sect. Ire) et que les réparations à l'extrême limite sont pénibles (Aph. 4, sect. Ire).

On peut étendre à l'ensemble du régime, au mouvement, au travail intellectuel, ce qu'il disait de l'alimentation; c'est graduellement, en inclinant plutôt vers la restriction que vers l'excès, qu'il faut revenir aux habitudes de la santé, et la progression sera d'autant plus lente que la perturbation pathologique aura été plus profonde, plus prolongée, et que les organes dont on veut mettre en jeu l'activité auront été plus gravement lésés : ainsi l'estomac et l'intestin, pour l'alimentation; l'encéphale, pour les émotions, le travail intellectuel, les veilles; la peau ou les poumons, pour les premières sorties et pour les bains, quand ceux-ci n'ont pas été prescrits pendant la maladie, etc.

Dans cette période, toute de réparation, il convient, en outre, d'éviter avec soin les dépenses organiques inutiles : pendant les périodes antérieures, l'intensité de la fièvre, l'accablement qu'elle produit, permettaient un gouvernement plus facile; l'intérêt individuel primait tous les autres; dans la convalescence, celui de l'espèce peut se faire sentir trop tôt. L'histoire du malade de Fabrice de Hilden est trop connue pour qu'il soit nécessaire de la rappeler; sans aller jusqu'à causer la mort, les rapports sexuels prématurés sont fréquemment suivis de rechutes ou d'aggravations dangereuses (*Voy.* Coït).

Il faut que le régime, quand il ne constitue pas à lui seul la méthode thérapeutique, agisse dans le même sens que les moyens médicamenteux, concoure au même but; cela va de soi et nous l'avons déjà dit; mais il doit se proposer plus, c'est de préparer l'action de ces moyens pharmaceutiques. « Quand on veut évacuer, il faut disposer le corps à être bien coulant (Aph. 9, sect. II). » Cette vérité, laissée un peu dans l'ombre, a été remise en lumière par M. Fonssagrives, qui, dans son livre sur la *Thérapeutique de la phthisie pulmonaire*, a insisté avec beaucoup de force, à propos du traitement par le tartre stibié à haute dose, sur la nécessité de modifier le régime des malades la veille du jour où ce traitement devait être institué. On peut étendre cette prescription, et il y aurait, dans l'étude des moyens diététiques les plus propres à assurer le succès de l'action de tel ou tel médicament, matière à d'intéressantes recherches. Nous ne pouvons que l'indiquer ici.

Il n'a été question jusqu'à présent que des affections aiguës fébriles, qui impriment des caractères spéciaux à la vie de l'organisme entier; les maladies aiguës non fébriles, parmi lesquelles se placent un grand nombre de traumatismes ou autres maladies chirurgicales, exigent évidemment un régime qui participe de celui de l'état hygiénique et de celui de l'état pathologique, dans la mesure où elles-mêmes ont laissé à l'économie son fonctionnement normal ou ont troublé celui-ci. C'est dire que, pour des lésions purement locales, sans retentissement général, les préceptes formulés pour les malades fébriles sont de mise à l'égard des organes intéressés, tandis que les fonctions indemnes pourront continuer à s'accomplir dans les mêmes conditions qu'auparavant.

Les avantages et les inconvénients de l'exercice ou du repos pour les organes malades et pour les organes sains sont ici les mêmes que dans les affections fébriles : nous n'y reviendrons pas. Seulement, dans les maladies apyrétiques, un moins grand nombre d'organes étant communément compromis, il est plus facile de maintenir le bon fonctionnement de l'ensemble, ou du moins des parties restées saines. Aussi il est inutile, il serait nuisible, d'imposer le régime des fébricitants à un homme atteint d'une fracture simple du bras ; s'il n'y a pas d'indications particulières, le repos du membre lésé est seul ordonné, comme l'était celui des articulations malades dans le rhumatisme. Mais ce repos entraînera le séjour au lit pour une fracture de jambe, et alors cet alitement forcé, en ne permettant qu'un exercice médiocre, pourra obliger à diminuer l'alimentation, etc. Il n'y a ici qu'à faire une application spéciale des préceptes formulés pour le régime en santé.

On se rappellera, toutefois, qu'il n'est aucune lésion dont la marche, la terminaison, ne soient influencées, parfois déterminées par l'état de la nutrition, dont le bon entretien exige le concours de nombreux appareils et un genre de vie convenable. Il est rare, en outre, qu'une lésion, même limitée, reste absolument locale, n'ait aucune action sur d'autres organes, d'autres fonctions que celles qui sont atteintes, et, réciproquement, ne soit pas modifiée plus ou moins par le fonctionnement de tel ou tel appareil. Ainsi les maladies de la peau, en dehors de celles qui sont l'expression d'une affection chronique ou diathésique, même quand elles reconnaissent des causes locales irritantes, parasitaires ou autres, comme origine, sont souvent influencées par l'alimentation ; celle-ci, en tant que déterminant un certain mouvement fébrile, ou comme cause fréquente de congestions vers la tête, doit être soigneusement réglée dans le cas de lésions oculaires inflammatoires ; tandis que ces lésions, réciproquement, produisent communément des vomissements, etc. On pourrait prolonger cette énumération sans grand profit, faute d'entrer dans des détails assez précis, qui seraient déplacés ici. Il suffit d'avoir indiqué l'importance de la réglementation du genre de vie des parties saines, dans le cas de lésions qui paraissent purement locales, car la valeur de la pureté de l'air, de sa température, pour éviter la réalisation des accidents qui menacent tout sujet porteur d'une plaie, est assez connue pour nous dispenser d'appuyer sur la nécessité d'une large aération et d'une propreté extrême, dans les cas surtout où il y a encombrement de blessés. Nous ne pourrions que répéter, pour ces circonstances, ce que nous avons dit pour les maladies fébriles, du choix de bonnes conditions de milieu, moral et physiques.

B. *Du Régime dans les maladies chroniques.*  Qu'elles soient la conséquence de causes nocives, de transgressions hygiéniques volontaires ou non, qui ont influencé longuement l'économie, qui en ont vicié le fonctionnement, perverti les forces ; qu'elles aient leur origine dans une altération héréditaire du type physiologique, ou qu'elles ne soient que la prolongation de maladies primitivement aiguës, les maladies chroniques, locales ou générales, témoignent toutes d'une déchéance plus ou moins profonde, plus ou moins étendue, de la nutrition. On peut d'ailleurs se demander si le passage à l'état chronique d'une maladie ordinairement aiguë n'est pas déterminé par l'un des deux ordres de causes que nous avons tout d'abord énumérés : écarts de régime, transmission héréditaire ; en faisant abstraction des erreurs de traitement, la réponse est le plus souvent positive.

Dans ce qui va suivre, nous éliminerons les maladies chroniques fébriles, telles que les fièvres hectiques de suppuration, et la phthisie pulmonaire, dont le régime se rapproche, pendant les périodes pyrétiques, de celui des maladies aiguës, en tenant compte, toutefois, pour la sévérité des prescriptions, du degré généralement moindre de la fièvre et de la longueur de la maladie.

Par le fait seul de leur persistance, les maladies chroniques introduisent un nouvel équilibre dans la vie organique, équilibre temporaire, instable, qui porte en lui des causes de destruction, par les progrès mêmes des troubles de nutrition qui lui ont donné naissance. Mais l'individu, même porteur de lésions avancées, possède des raisons suffisantes de vivre, puisqu'il vit ; il y a donc chez lui encore une certaine dose d'activité saine, des organes altérés sans doute, mais encore capables de fonctionner d'une certaine manière. Le but que se propose le régime est de contribuer au moins à maintenir cet état d'équilibre précaire, plus ou moins différent de celui de la santé normale, d'enrayer la marche de la maladie, quand on ne peut parvenir à la détruire et à ramener l'organisme au type hygide.

Dès l'instant que, dans toute maladie chronique, il y a trouble de la nutrition et que ce trouble souvent est prépondérant, l'observation d'un régime adapté à la nouvelle situation de l'individu est peut-être d'une obligation encore plus stricte que dans les maladies aiguës.

En effet, dans celles-ci, le peu de durée de leur évolution, leurs tendances souvent favorables au rétablissement spontané du fonctionnement normal, permettent à certaines constitutions bien douées de résister à des conditions hygiéniques défavorables et de revenir quand même à la santé.

Dans les maladies chroniques, rien de semblable : la lenteur de leur marche, leur défaut de tendance à la guérison, leur inclination presque constante à l'aggravation, ne permettent pas de négliger les moyens d'action tirés du régime, qui agissent d'une manière continue, sans secousses, dans le sens de la vie hygide, en développant ou conservant ce qu'il y a d'activité saine dans l'économie.

C'est dire que, dans les maladies chroniques, l'un des préceptes fondamentaux du régime dans les maladies aiguës, le repos des organes malades, ne saurait recevoir qu'une application relative, et doit être le plus souvent remplacé, même pour des organes lésés, par le fonctionnement de ceux-ci. Dans les maladies de longue durée, les inconvénients du repos absolu seraient trop sensibles pour qu'on puisse l'ordonner : l'inertie prolongée de la plupart des organes risquerait fort d'aboutir à leur atrophie, ou à des troubles nutritifs multiples, et à la perte de leur activité fonctionnelle. On soumet à une abstinence complète un malade atteint de gastro-entérite ou de péritonite suraiguë ; il serait impossible et même peu désirable de pouvoir le faire pour les mêmes maladies à l'état chronique, quoique le traitement *cura famis* soit parfois employé avec succès, mais précisément pour des maladies autres que celles du tube digestif. De même, le repos complet des articulations atteintes, dans le rhumatisme aigu, n'est plus de mise pour les hydarthroses et les raideurs articulaires qui en sont la conséquence; bien qu'il n'y ait rien d'absolu à cet égard, on peut en dire autant de toutes les fonctions.

Des exceptions, telles que celles que présentent un grand nombre de maladies utérines, ne font que confirmer la règle ; car, même dans ces cas, on ne cherche pas à supprimer les menstrues, quelques entraves qu'elles apportent communément au traitement ; parfois même, le développement d'une grossesse est un fait avantageux. Le repos que l'on conseille est relatif à la position de l'organe, bien plus qu'à sa fonction, et, si l'on pouvait l'obtenir sans condamner la malade à l'immobilité, on serait à l'abri des inconvénients multiples dont le défaut d'exercice est l'origine, et dont l'anémie avec l'irritabilité ou l'atonie nerveuse n'est qu'une partie. Il doit être bien entendu que nous ne parlons ici que des lésions utérines décidément chroniques, et non de celles qui présentent des phénomènes d'acuité, paroxystiques ou continus. Dans celles-ci, comme dans toutes les maladies chroniques à poussées aiguës, si l'on peut s'exprimer ainsi, les indications se rapprochent de celles que présentent les maladies aiguës, précisément dans la mesure où ces maladies chroniques revêtent elles-mêmes le caractère aigu.

L'indication prépondérante, celle tout au moins qui se rencontre le plus souvent, est donc la mise en jeu des fonctions, même des fonctions troublées, pour entretenir ce qu'il y a encore de sain en elle. Des retours à l'état aigu, ainsi que nous venons de le dire, ou une irritabilité persistante, peuvent parfois obliger à prescrire l'inaction, le repos plus ou moins complet; mais, dès que les signes de l'éréthisme ont fait place à la torpeur habituelle des manifestations chroniques, l'indication du mouvement reparaît et se maintient jusqu'à ce que la cachexie, tout en la laissant persister, mette obstacle à sa réalisation.

Nous ne pourrions que répéter ici ce que nous avons écrit en traitant du régime dans les maladies aiguës, sur les variations qu'entraînent dans les prescriptions diététiques la nature, la période de la maladie, les conditions individuelles, etc. Nous n'y ajouterons qu'une remarque, c'est que si, dans les états aigus, il faut concéder quelque chose à l'habitude, même morbifique, telle que l'alcoolisme, suivant la prescription hippocratique, afin de ne pas joindre au trouble introduit dans l'organisme par la maladie celui qui résulte de la suppression brusque d'habitudes entrant dans la manière d'être du corps ; dans les maladies chroniques, pareille réserve n'est plus de mise, parce qu'on a le temps de préparer ce changement d'habitudes nocives : l'existence est alors assez compromise pour qu'on n'aille pas aggraver la situation par la continuation d'écarts qui souvent l'ont menacée, quand ils ne l'ont pas créée. Une réserve doit être faite pour les habitudes morbides, telles que certaines éruptions, certains flux, dont la manifestation fait en quelque sorte partie de l'équilibre de santé, qu'il faut savoir respecter quand on n'en peut supprimer la cause, et qui rentrent alors dans la catégorie des maladies, ou mieux des phénomènes morbides qu'il est dangereux de guérir.

Des considérations spéciales ont été consacrées, dans l'article ALIMENTATION, aux différentes *diètes* ou *régimes* exclusifs; il n'y a donc pas à les reproduire ici. Nous signalerons seulement le profit qu'on peut obtenir d'une alimentation réglée, combinée avec un exercice convenable, dans la thérapeutique des maladie chroniques.

L'exercice, qui anime la circulation, développe la respiration, active les sécrétions, et, en augmentant le mouvement de dénutrition, sollicite le mouvement de réparation, est un des agents les plus précieux de la thérapeutique des maladies chroniques; on peut même dire qu'il constitue la moitié de la médecine dans ces états pathologiques. Suivant les cas, il sera actif, passif ou mixte; et quand le transport, la gestation, l'usage même des mains et de la voix est impossible, les frictions suppléent, imparfaitement il est vrai, à des mouvements plus efficaces.

C'est par lui qu'Hérodicus déjà avait récupéré la santé et la faisait reconquérir à d'autres valétudinaires, et s'attirait ainsi les reproches de Platon. De nos jours, on sait le parti qu'en ont retiré les entraîneurs anglais et les résultats merveilleux que, à la suite de Backewell, ils lui font produire. Combiné avec l'alimentation, il est la base de l'entraînement (*voy.* ce mot), qui transforme les constitutions valétudinaires en santés robustes, maigrit les obèses, donne des muscles et un sang riche aux névropathes anémiques.

Ces deux moyens, associés judicieusement, priment tous les agents médicamenteux dans le traitement des maladies constituées principalement par la perversion des actes nutritifs d'échange, tels que la goutte, le diabète sucré, ces maladies en apparence opposées, bien qu'on ait constaté l'alternance des deux états pathologiques; dans celui des maladies dites de *misère*, comme la scrofule, l'albuminurie; dans celui des maladies de l'appareil locomoteur, déviations osseuses, lésions musculaires et articulaires chroniques; dans le traitement des névroses, surtout du mouvement, comme la chorée, de certaines formes d'hystérie et d'épilepsie, et enfin des maladies du système nerveux dans lesquelles la déchéance nutritive est cause ou compagne des perturbations névrosiques, comme l'atrophie musculaire progressive, certains *tabes dorsalis*, etc.

Le traitement hygiénique de la syphilis, si fort en vogue actuellement auprès de quelques médecins, repose en partie sur ces deux moyens. C'est à eux que l'homœopathie doit ses plus beaux succès dans la curation des dyspepsies et des gastralgies ou des gastro-entéralgies, des coliques hépatiques, de la gravelle, etc. Tel patient, qui ne se soumettrait que difficilement et imparfaitement à un traitement purement hygiénique, l'accepte très-volontiers quand il est accompagné de l'eau claire ou du sucre de lait consacrés, qui ont l'apparence de médicaments sérieux.

Dans les maladies consécutives, telles que les épanchements pleurétiques, les fièvres intermittentes invétérées, les flux comme les diarrhées et les dysenteries chroniques, quand la cachexie n'est pas trop avancée, la spermatorrhée, les lésions articulaires, rhumatismes chroniques, entorses, etc., on ne constate pas des résultats moins avantageux par ce mode de traitement, qui est même applicable aux maladies consomptives, comme la phthisie pulmonaire, surtout au début et dans les périodes apyrétiques.

Les maladies de l'appareil respiratoire ou circulatoire, bien que semblant, de prime abord, contre-indiquer l'emploi de l'exercice qui active la circulation et la respiration, doivent cependant y être soumises; seulement les exercices actifs seront modérés, la marche aura lieu sur un terrain plat, etc., et, lorsque les mouvements actifs ne seront pas possibles, les mouvements mixtes ou passifs, tels que les frictions, la vectation, les remplaceront en partie. Les voyages, d'une application si commune, et, il faut le dire, parfois si intempestive, dans les névroses, la tuberculisation, etc., se rattachent à cette médication.

Pour combattre les maladies avec perversion de la nutrition, de l'histogénèse, telles que le cancer, on ne se trouverait pas moins bien d'une gymnastique énergique, dans les périodes d'imminence morbide, ou comme moyen de prévenir les récidives, d'après certains médecins, M. Bouchardat en particulier.

On ne saurait énumérer toutes les maladies chroniques dans lesquelles un exercice approprié rend des services ; dans toutes, en effet, la nutrition est plus ou moins compromise, et c'est seulement par l'exercice, pris autant que possible en plein air, à la campagne ou dans un jardin, qu'elle peut être maintenue ou restaurée.

Le séjour au lit ne doit pas, autant que possible, être trop prolongé, bien que certains sujets pèchent plutôt par défaut que par excès, à cause des insomnies si communes dans beaucoup de maladies chroniques. Il est à remarquer que les individus qui s'alitent de bonne heure supportent cette situation pendant une assez longue durée sans inconvénient, tandis que ceux qui, luttant contre la souffrance, continuent une vie active, prolongent parfois plus longtemps leur existence que les premiers, mais succombent rapidement dès qu'ils prennent le lit. Est-ce parce qu'ils ne s'alitent qu'à bout de forces, ou faut-il invoquer la rupture des habitudes d'activité ? L'une et l'autre conditions interviennent sans doute.

La bonne utilisation des facultés intellectuelles et morales, importante dans les maladies de tout genre, doit être l'objet d'un entraînement particulier dans les maladies du système cérébro-spinal. Un des principes fondamentaux du traitement de ces affections est de donner une sérieuse occupation mentale, c'est-à-dire d'imprimer un but sérieux aux occupations journalières de la personne traitée. Ce principe, dont le docteur Cerise a fait ressortir toute la valeur, et qui a été accepté par un grand nombre de médecins, est évidemment d'une application souvent difficile ; mais il n'en doit pas moins être toujours présent à l'esprit du praticien.

La nature des occupations varie avec les cas particuliers, depuis les actions les plus simples, exigeant le moins d'attention, telles que certains travaux manuels, jusqu'aux plus hautes spéculations ; mais il n'en est pas moins indispensable de fournir un but à l'activité intellectuelle : pour les infirmes d'esprit, ce peut être un moyen de les fortifier ou de les empêcher de s'affaisser de plus en plus ; pour les névropathes, surtout pour les épileptiques, les hystériques et les hypochondriaques, ce pourra être une condition *sine quâ non* de guérison ou tout au moins d'amélioration.

C'est surtout dans ces maladies interminables que l'état moral joue un grand rôle et a besoin d'être réconforté, soutenu ; l'espoir seul de la guérison est l'un des adjuvants les plus puissants du régime et la condition de la persévérance dans son emploi méthodique. Le médecin, dans ces circonstances, à défaut de l'amélioration qu'il ne peut pas toujours procurer, a un rôle élevé à remplir, celui de consolateur. Chacun se rappelle ce propos significatif rapporté par Chomel (*Pathologie générale*) et tenu par une dame à qui le médecin traitant ne donnait que des soins médicamenteux : « Il ne me guérit pas, il ne me console pas ! »

S'il y a avantage à entretenir de bonnes dispositions morales chez ceux qui souffrent de maladies chroniques, il va de soi que, les passions étant l'une des causes les plus puissantes de l'usure organique et de la dépression des forces, le calme de l'esprit, l'éloignement de tout ce qui peut impressionner trop vivement l'individu, devra être recherché d'une façon toute spéciale. La poursuite d'un but sérieux, que nous signalions tout à l'heure, répondra en partie à cette indication, en réglant l'usage des facultés intellectuelles et morales ; mais l'indication posée ne peut être remplie complétement que par le concours assidu du malade, et encore, à la condition que des circonstances particulières ne viendront pas traverser les plus beaux projets. Or, en présence de l'incertitude des événements humains, le plus sûr moyen de préservation est l'énergie morale, que le médecin peut relever, quand elle est seulement affaiblie, mais ne peut créer quand elle fait défaut.

Aux passions se rattachent les appétits sexuels. L'exercice des fonctions de reproduction doit être complétement supprimé dans les maladies aiguës, nous l'avons vu; dans les maladies chroniques, cette prescription ne saurait être aussi absolue, sauf dans les cas où la cachexie se serait déjà produite, ou serait menaçante. Dans ces cas, d'ailleurs, la puissance, sinon le désir, fait défaut; vouloir la ressusciter par des moyens factices serait plus qu'une mauvaise action, qui trouverait promptement sa punition dans une dégradation organique plus rapide. Il faut se souvenir qu'il est peu de maladies chroniques qui ne conduisent à la cachexie, pour conseiller d'user des rapprochements sexuels le moins possible dans la plupart des affections chroniques. Pour celles qui altèrent moins profondément la nutrition, comme la goutte, les névroses, une considération à ne pas négliger est celle de leur transmission presque fatale, par hérédité; mais il s'agit ici de questions qui touchent à la personnalité morale de l'individu, et le médecin, après avoir prescrit ce que l'état organique exigerait, ne peut que faire appel à la conscience de son client (*Voy.* l'article Coït, pour l'avantage qu'on peut en retirer dans certains cas d'hypochondrie, d'épilepsie, etc.).

L'emploi convenable des organes des sens joue un assez grand rôle dans le genre de vie des malades dont nous nous occupons en ce moment. Il suffit de signaler l'influence de la lumière sur la nutrition, celle de la musique sur l'état émotif; celle des émanations comme moyens stimulants; lors même qu'ils sont lésés, les organes des sens exigent une gymnastique, qu'il faut se contenter de mentionner, en indiquant qu'en l'absence de phénomènes aigus, le fonctionnement de l'organe modéré, progressif, avec toutes les précautions voulues, doit être excité dès qu'il est possible, sans quoi la fonction s'abolit à la longue.

A l'intégrité de ces organes, surtout à celle du tact, se rapporte autant qu'à la pureté de l'atmosphère les soins de propreté, principalement chez le vieillard. Il est superflu de recommander la respiration d'un air pur, qui implique la propreté de l'individu, et l'exposition fréquente au soleil, tellement est évidente la nécessité de ces conditions, puisque sans elles aucun régime ne peut produire une bonne nutrition. Les indications particulières de la température, de l'humidité ou de la sécheresse de l'atmosphère, etc., sont exposées aux mots ATMOSPHÈRE et CLIMAT; nous rappellerons seulement que les changements de lieux, de climats, sont un des moyens les plus puissants de la thérapeutique des maladies chroniques.

On peut en dire autant de l'usage des bains de tout genre, des pratiques hydrothérapiques, qui sont si souvent associées aux voyages, aux changements de pays. Il est impossible ici, on le comprend, d'énoncer aucune vue commune, tant la matière et le sujet sont complexes; c'est à l'occasion de chaque état pathologique qu'il en sera question.

Dans la donnée de ces considérations sur l'ensemble du régime, des préceptes généraux, dénués de la précision qu'exigeraient des cas particuliers, pouvaient seuls être exposés; c'est ce qui a été tenté; et nous finirons, en redisant que, s'il est indispensable d'être dirigé par des principes, basés sur la physiologie hygide et pathologique, pour instituer un régime quelconque, c'est encore par les résultats obtenus qu'il faut juger le plus souvent de la bonté des applications.

EL. HAMELIN.

BIBLIOGRAPHIE. — HIPPOCRATE. *De l'Ancienne médecine*, t. I; *du Régime dans les maladies*

aiguës ; appendice au Régime dans les maladies aiguës, t. II ; Aphorismes, t. IV.— POLYBE (?)
Du Régime salutaire (ou des gens en santé), t. VI ; auteur inconnû. Du Régime en trois
livres, des Songes, t. VI. In Œuvres complètes, édit. LITTRÉ, 10 vol. in-8° ; Paris, 1839-61.
— CELSI. De Medicina, libri octo, édit. L. TARGÆ. Neapoli, 1851, 2 vol. in-8° ; plus. édit.,
trad. fr. dans l'Encyclopédie de BAYLE. Paris, 1837. — GALIEN. De Sanitate tuenda, libri V,
t. VI ; Commentaires sur la Nature de l'homme, t. XV ; sur le troisième livre des Épidémies,
t. XVII ; Sur les aphor., t. XVII ; De parvæ Exercitio pilæ, t. V ; Utrum medicinæ sit an
gymnasticæ hygiene ? (ad Thrasybul.), t. V, etc. ; édit. KÜHN, 22 vol. in-8°. Leipzig, 1827-
1833. — PLUTARQUE. Préceptes de santé ; de l'Éducation des enfants (considéré comme apocryphe). In Œuvres morales, trad. AMYOT, 3 vol. in-fol. ; Paris, 1565, plus. édit. — ORIBASE.
Collection médicale, t. I et III ; trad. BUSSEMAKER et DAREMBERG, 5 vol. in-8°. Paris, 1850-73.
— CÆLII AURELIANI. De Morbis acutis et chronicis, libri VIII, J. Conradus AMMAN, MD, re-
censuit, etc. ; accedunt seorsim Theod.-Jeanss. ab. ALMELOVEEN, etc., in-4°. Amstelodami, 1795.
— AETII. Tetrabiblion, 4me livre, trad. latine de CORNARUS, in-fol. ; Bâle, 1542 ; plus. édit. —
BERNARD DE GORDON (vers 1300). De Conservatione vitæ humanæ a die nativitatis usque ad
ultimam horam mortis. Lipsiæ, 1570, in-12. — ARNAULD DE VILLENEUVE. Regimen sanitatis
Salernitatum commentatum, in-4°, 1480 ; ad calcem, Libellus de Regimine senum et senio-
rum. Ces commentaires, considérés à tort, à cause des deux premiers mots du titre, comme
un traité du régime dans plusieurs bibliographies, ont été publiés avec d'autres adjonctions
sous ce titre: Schola salernitana, de Valetudine tuenda, infinitis versibus auctum commen-
tariis Villanovani, Curionis, Crellii et Costansoni, illustratum. Lutetiæ Parisior., 1672,
in-12. Nombreuses éditions françaises des aphorismes de l'école de Salerne. — Du MÊME,
sous le pseudonyme de MAGNINUS, Mediolanensis. Regimen sanitatis. Argentorati, 1503,
in-18°. — VALVERDI (Joannis), Hamuscensis. De Animi et corporis sanitate tuenda libellus.
Lutetiæ, 1552, in-12. — SAINTE-MARTHE (Gaucher II, dit Scevola Ier de). Pædotrophiæ, sive
de puerorum educatione, lib. III, poëme latin ; Paris, 1554 ; 1580, in-12 et in Opera omnia ;
nombr. édit. Traduit en français par SAINTE-MARTHE (Abel), sous le titre: De la Manière de
nourrir les enfants à la mamelle. Paris, 1698, in-8°. — CORNARO. Discorsi nella vita sobria.
Padova, 1558, in-8° ; nombre trad. françaises.— LIEBAULTH (Joannis), Divionensis. Thesaurus
sanitatis paratu facilis. Paris, 1577, in-12. — QUERCETANUS (nom latinisé de DUCHESNE, Joseph).
Diæteticon polyhistoricon, etc. Parisiis, 1606 ; Lipsiæ, 1607, etc. Traduit en français sous ce
titre : Le portrait de la santé. Saint-Omer, 1618, in-8°. — CAMAFFI (Antonio). Regimento per
viver sano nei tempi calidi. Pérouse, 1610. — JOUBERT (Laurent). Erreurs populaires (1re et
2e partie). Lyon, 1611, in-16, plus. édit. — BACHOT (Gaspard de), Bourbonnois. Erreurs populaires touchant la médecine et le régime de santé, ensuite de celles de M. JOUBERT (contenant la reproduct. presque intégrale de la 2e partie du livre précédent). Lyon, 1626, in-8°.
— BACON. Historia vitæ et mortis. London, 1626, in-8° ; Leyde, 1636, in-12. — SANCTORII
SANCTORII. De Statica medicina, aphorismorum, etc., accessit Staticomastix, sive Staticæ
medicinæ demolitio, auctore OBICIO (Hippolyto). Lipsiæ, 1614, in-8°. — Du MÊME. De Statica
medicina et de responsione ad Staticomasticem, ars Sanctorii Sanctorii ; aphorismorum
sectionibus octo contenta. Lugduni, 1690, in-4°. — STAINER. Gerocomicon, sive Diæteticum
regimen de conservanda senum sanitate, etc. Viceburgi, 1631, in-4°. — PLEMPII (Vopisci-
Fortunati). De Togatorum valetudine tuenda. Bruxelles, 1670, in-4°. — DE LACOUR. Régime
de santé, etc., à lædentibus et juvantibus. Paris, 1686, in-18.— LOCKE. De l'Éducation des
enfants. Londres, 1693. Trad. français par COSTE, Amsterdam, 1695, in-12 ; puis, avec additions sur la 5e édit. anglaise, Amsterdam, 1731, 2 vol. in-12 ; plus. édit. — FULLER (Franc.).
Medicina gymnastica, or a Treatise concerning the Power of Exercice, with Respect to
the Animal Œconomy, etc. London, 1704, in-8° ; sixth edit., London, 1728. — RAMAZZINI. De
principum Valetudine tuenda. Padoue, 1711, in-4° ; Leipsig, 1711 (édit. ETTMÜLLER) et in
Opera omnia. London, 1716 ; Naples, 1751. — HOFFMANN (Frédéric). De Diætetica Sacræ
Scripturæ, etc. Dissert., in-4° ; Halæ, 1718. — FLOYER. Medic. Geronomica, or the Galenic
Art of preserving Oldmen's Health. London, 1724, in-8°. — CHEYNE. Essay on Health and
Long Life. London, 1725, in-8° ; plus. éditions françaises et latines. — BURCHARD (Christophe-
Martin). De medendi ratione, per præsidia diæteticæ, Dissert. in-4° ; Rostochii, 1726. —
HEBENSTREIT (Jean-Ernest). De diæta prophylactica in genere, specimen 4 (Palæologiæ).
Lipsiæ, 1748, in-4°. — Du MÊME. De Fonte auxiliorum diæteticæ, specimen 26. Lipsiæ, 1751,
in-4°. — GERICKE (Pierre). De remediorum diæteticorum in curando morbis necessitate et
præstantia. Dissert., in-4° ; Helmstadii, 1750. — DESESSARTS. Traité de l'éducat. corporelle
des enfants en bas âge. Paris, 1760, in-8°. — TISSOT (Simon-André). Avis au peuple sur sa
santé. Lausanne, 1761, in-12 ; nombr. édit. — BALEXSERD. Éducation physique des enfants.
Dissert. couronnée par la Soc. de médecine de Harlem, 1762. — ROUSSEAU (J.-J.). Émile, ou
de l'Éducation. Amsterdam, 1762, 4 vol. in-12 ; nomb. éditions.— RAULIN. De la Conservation
des enfants. Paris, 1768, 3 vol. in-8°. — FOURCROY (de). Les Enfants élevés dans l'ordre de
la nature. Paris, 1774, in-8°. — SAUCEROTTE (Louis-Sébastien) et DIDELOT (Nicolas). Quelle

est dans le traitement des maladies chirurgicales l'influence des choses nommées non-natu-relles ? Prix partagé avec LAFLIZE (Dominique), t. V des *Mémoires couronnés par l'Académie de chirurgie en 1775.* Paris, an VI, in-4°. — SAUCEROTTE (L.-S.). *De la Conservation des enfants pendant la grossesse et de leur éducation physique jusqu'à l'âge de six à huit ans.* Paris, 1797, in-8°. — TISSOT (M.), *Gymnastique médicinale et chirurgicale, ou Essai sur l'utilité du mouvement,* etc., *et du repos dans la cure des maladies.* Paris, 1780, in-12. — REVHER (Jean-Georges). *Allgemeine pathologische Diät, oder Lebensordnung für Kranke* Schwerin et Weimar, 1790, in-8°. — FALCONER. *Some Observations upon the Diet,* etc. Lond. 1790. — FRANK (J.-P.). *Abhandlung über eine gesunde Kindererziehung, nach medicinischen und physischen Grundsätzen, für,* etc. Leipzig, 1794, in-8° ; trad. française par Mich. BŒHM. Paris, an VII, in-8°. — SOUILHAC (Jean-Pierre). *La Clef de la médecine, ou le Charlatanisme dévoilé.* Aurillac, an V, in-18. — HUFELAND (Christophle-Wilh.). *Makrobiotik, oder die Kunst das menschliche Leben zu verlängern.* Iéna, 1796, in-8°; traductions françaises nombreuses entre autres, l'*Art de prolonger la vie humaine.* Lausanne et Lyon, 1809, in-8° ; *Macrobio-tique,* etc.; trad. par A.-J.-L. JOURDAN; Paris, 1824, in-8°. HUFELAND a publié, en outre, sur la santé, sur l'éducation des enfants dans les premières années, sur le sommeil et les cham-bres à coucher, dans leurs rapports avec la santé, etc., plusieurs dissertations populaires, qui ne sont que des développements ou des compléments de sa *Macrobiotique.* — VOGEL (Ludwig). *Diätetisches Lexicon,* etc. Erfurt, 1800-1805, in-8°. — KILIAN (Conrad-Joseph). *Lebensordnung zur Erhaltung und Verbesserung der Gesundheit.* Leipsig, 1800, in-8°. — NISBETT (William). *A Practical Treatise on Diet,* etc. Lond., 1801. — BUCHAN (Will.). *Advice to Mothers on the Subject of their own Health, and on the Means of promoting the Health and Beauty of their Offspring.* London, 1803, in-8° ; trad. française par DUVERNE de PRESLE. Paris, 1804, in-8°. — BURDACH (Karl-Friedreich). *Die Diätetik für Gesunde, wissenschaftlich bearbeitet.* Leipzig, 1805, in-8°. — TENON. *Offrande aux vieillards de quelques moyens pour prolonger la vie.* Paris, 1803, in-8°. — BARBIER (J.-B.). *Traité d'hygiène appliquée à la thé-rapeutique.* Paris, 1811, 2 vol. in-8°. — FRIEDLANDER. *De l'Education physique de l'homme.* Paris, 1815, in-8°. — CARLISLE (A.). *An Essay on the Disorders of Age, and on the Means for prolonging Human Life.* London,'1817, in-4°. — SALGUES. *Hygiène des vieillards.* Paris, 1817, in-12. — SIMON (de Metz). *Traité d'hygiène appliquée à l'éducation de la jeunesse.* Paris, 1827, in-8°. — RÉVEILLÉ-PARISE. *Principe général et inductions pratiques relatives à la convalescence dans les maladies aiguës.* In *Gaz. méd. de Paris,* 2ᵉ série, t. I ; 1825. — DU MÊME. *Traité de la vieillesse,* etc. Paris, 1855, in-8°. — BENOIT (J.). *De l'Influence de l'air et des aliments sur la production et le traitement des maladies chirurgicales.* Montp. 1842, in-4° (thèse de conc. d'agrégat.). — ROYER-COLLARD (H.). *Organoplastie hygiénique,* in *Mémoires de l'Académie de médec.,* t. X, 1843, in-4°. — DONNÉ (Al.). *Conseil aux mères,* etc. Paris, 1846, in-12 ; nouv. édit., 1863, in-18. — LALLEMAND (F.). *Éducation publique ; — éduca-tion physique.* Paris, 1842, in-12. — IDELER (K.-Wilh.). *Die allgemeine Diätetik für Gebil-dete.* Halle, 1846. — DU MÊME. *Handbuch der Diätetik für Freunde der Gesundheit und des langen Lebens.* Berlin, 1855. — JŒRG (Gottfr.). *Zehn Gebote der Diätetik.* Leipzig, 1847. — BEALE (Lionel). *The Laws of Health, in Relations to Mind and Body. A Series of Letters,* etc. London, 1851. — DUPRÉ (Germ.). *Déterminer le rôle que joue le régime alimentaire dans le traitement des maladies.* Montpellier, 1852, in-4° (thèse de conc. pour le professorat). — SAUCEROTTE (C.). *Du Phénomène de l'entraînement au point de vue des facultés morales,* etc. In *Annal. méd.-psych.,* 3ᵉ série, t. I, 1855. — LORAIN. *Du régime dans les maladies aiguës.* Paris, 1857, in-8° (thèse de conc. pour l'agrég.). — RIBES. *Traité d'hygiène thérapeutique.* Paris, 1860, in-8°. — BOUCHARDAT (A.). *De l'Entraînement des pugilistes,* etc., *pour perfec-tionner, rétablir et consolider la santé,* in *Suppl. à l'Ann. de thérap.,* pour 1861. Paris, in-32. — HARTMANN (Carl). *Glückseligkeitslehre für das physische Leben des Menschen, ein diätetischer Führer durch das Leben* ; édit. considérablement augmentée par Mor. SCHREBER. Leipsig, 1863. — FLINT (Aug.). *Conservative Medicine as Applied to Hygiene,* in *Hay's Amer. Journ.,* p. 561, 1864. — KLENCKE (H.). *Die physische Lebenskunst,* etc. Leipzig, 1864. — SRONGE (Will.). *The Restauration of Health,* etc. London, 1865. — FONSSAGRIVES (J.-B.). *Entre-tiens familiers sur l'hygiène.* Montpellier, 1867, in-8° ; 5ᵉ édition, Paris, 1870. — DU MÊME. *L'Éducation physique de jeunes filles,* etc. Paris, 1869, in-8°. — DU MÊME. *L'Éducation phys. des garçons,* etc. Paris, 1870, in-8°. — Il a été publié sur le régime un grand nombre de dissertations et de thèses soutenues dans les trois anciennes Facultés de médecine de la France ; de plus, un grand nombre de médecins, parmi lesquels il faut citer surtout SYDENHAM, HUXHAM, HOFFMANN, BOERHAAVE, VAN SWIETEN, HILDENBRAND, GRAVES, ont insisté sur le régime qu'il convient de faire suivre aux malades ; dans l'impossibilité d'en faire une énumération même très-incomplète, il n'a été mentionné ici que les ouvr. s'occupant spécialement de la matière. On pourra consulter pour plus ample informé, outre les Traités généraux d'hygiène, la bibliographie des différents articles auxquels il a été renvoyé pour les détails du régime, dans le cours de ce travail. E. H.

**RÉGIME SANITAIRE.**   *Voy.* Quarantaine, Médecin et Sanitaires Mesures.

**REGIS** (Pierre).   Né à Montpellier en 1656, fut reçu docteur en médecine à la faculté de cette ville, en 1678. Il vint bientôt à Paris, où il suivit les cours de Duverney et de Lemery, et retourna ensuite s'établir à Montpellier. La révocation de l'édit de Nantes obligea Regis à s'expatrier ; calviniste, il avait refusé d'abjurer et n'hésita pas à quitter la France. Il alla s'établir à Amsterdam, avec beaucoup d'autres de ses coreligionnaires, se livra exclusivement à la pratique de la médecine, en occupant ses loisirs à des études de botanique. Il mourut dans cette ville en 1726. Les biographes assurent que Regis travaillait à un grand diction-naire de médecine, dont il détruisit le manuscrit ; peut-être s'agit-il simplement, des minutes des notes qu'il a données au Dictionnaire de Furetière. On connaît de lui :

. *Lettre à M. Chauvin sur la proportion dans laquelle l'air se condense.* In *Bibliothèque universelle* de Leclerc, t. XVII. — II. *Observations touchant deux, petits chiens d'une même ventrée qui sont nés ayant le cœur situé hors de la cavité de la poitrine.* In *Journal des savants,* 1681. — III. *Malpighii opera posthuma.* Amsterdam, 1698, in-4°. — IV. *Obscr-vations sur la peste de Provence,* sans lieu, 1721. Il a revu et augmenté la partie médicale et botanique du *Dictionnaire de Furetière,* édition de Basnage.                    A. D.

**RÈGLES.**   *Voy.* Menstruation.

**RÉGLISSE.**  *Glycyrrhiza.* § I. **Botanique.**   Genre de plantes dicotylé-dones, appartenant à la famille des Légumineuses-Papilionacées. Établi par Tour-nefort, adopté par Linné et les botanistes qui l'ont suivi, ce groupe contient un certain nombre d'espèces caractérisées par un calice tubuleux, bossu à la base, bilabié, avec corolle papilionacée, dont la carène est aiguë et souvent formée de pé-tales distincts ; dix étamines diadelphes, dont neuf soudées ensemble et une dixième libre ; un ovaire uniloculaire surmonté d'un stigmate obtus et oblique. Le fruit est une gousse uniloculaire, sessile, sortant en dehors du calice, bivalve, contenant de deux à quatre graines.

Deux espèces seulement sont intéressantes pour la médecine : la *Réglisse ordi-naire* (*Glycyrrhiza glabra* L.) et la *Réglisse de Russie* (*Glycyrrhiza echinata* L.).

La *Réglisse ordinaire* ou *Réglisse officinale* croît spontanément dans le midi de l'Europe ; on l'exploite surtout en Espagne et dans la Calabre. C'est une plante ligneuse de trois à dix décimètres de haut, dont les feuilles sont pinnées avec impaires et composées de quatre à neuf paires de folioles oblongues, obtuses, d'un vert gai, glabres, glutineuses en dessous. Les fleurs sont en grappes axillai-res, pédonculées, de moitié plus courtes que la feuille florale : elles ont un calice pubescent glanduleux, avec une corolle de couleur bleuâtre. Le légume est com-primé et bosselé et contient des graines brunes lenticulaires.

La partie qu'on utilise dans la réglisse est la souche souterraine, avec les stolons et les racines qui s'en détachent. Ces parties d'un beau jaune à l'intérieur ont une saveur douce tout à fait caractéristique, mêlée d'une certaine âcreté.

La *Réglisse de Russie, Glycyrrhiza echinata* L. est une plante plus haute que le *Glycyrrhiza glabra ;* elle atteint quelquefois deux mètres. Les feuilles ont des folioles ovales, lancéolées, mucronées, glabres, munies de stipules oblongues lancéolées. Les fleurs sont en épis très-ramassés, ressemblant à des capitules brièvement pédonculés ; les gousses sont ovales, toutes hérissées de poils épineux ; elles ne contiennent que deux semences.

La réglisse de Russie a une souche extrêmement développée, qui donne à nos droguiers des morceaux d'un grand diamètre, de saveur moins sucrée que la réglisse ordinaire. On peut l'employer aux mêmes usages, mais elle est bien moins riche en principe actif.

Un certain nombre de plantes, appartenant à des genres différents des *Glycyrrhiza*, portent le nom de réglisse. Nous citerons entre autres :

Le *Trifolium alpinum* L. qui est la *réglisse des Alpes* (voy. TRÈFLE) ou bien encore la *réglisse de montagne*.

L'*Astragalus glycyphyllos*, qu'on appelle *fausse réglisse* ou *réglisse sauvage*.

L'*Abrus precatorius* qui est la réglisse des îles.

Toutes ces plantes appartiennent à la famille des Légumineuses.

TOURNEFORT. *Institutiones Rei herbariæ*, 210. — LINNÉE. *Genera Plantarum*, 1046. — DE CANDOLLE. *Prodromus*, II. — ENDLICHER. *Genera Plantarum*. — GRENIER et GODRON. *Flore de France*, I, 455. — GUIBOURT. *Drogues simples*, 6ᵉ édition, III, 326. — G. PLANCHON. *Détermination des drogues simples*, I, 461.
PL.

§ II. **Emploi médical.** Du glycyrrhiza glabra on n'emploie en médecine que le rhizome.

*Composition.* Le rhizome de cette plante contient une huile résineuse qui lui donne une légère âcreté (Soubeiran) de l'amidon, du ligneux, des phosphates et des mulates de chaux et de manganèse ; une substance cristallisable, azotée, soluble dans l'eau, identique à l'asparagine et qu'on a nommée *azedoïte* (Plisson) ; enfin la *glycyrrhizine* ou sucre de réglisse, substance non cristallisable, soluble dans l'eau et l'alcool, et non susceptible de subir la fermentation alcoolique (Robiquet).

*Action physiologique.* D'une odeur très-faible, la réglisse présente une saveur sucrée et un goût agréable mêlé d'une certaine amertume.

Le saveur sucrée est plus marquée dans les bois de Sicile et d'Espagne (Moquin-Tandon). La présence de la réglisse dans la bouche détermine une certaine augmentation dans l'afflux salivaire, augmentation qui, en vertu de la synergie organique et fonctionnelle, est également marquée dans le pharynx et les bronches, et légitime son emploi populaire dans l'affection catarrhale connue sous le nom de *rhume*. Les propriétés négatives dont jouit la glycyrrhizine, par rapport à la fermentation, doivent faire donner au sucre de réglisse la préférence sur le sucre de canne chez les fébricitants. Tandis que, dit le professeur Gubler, les spores de l'*oïdium albicans* presque toujours présentes dans le cours des maladies tant soit peu graves et prolongées transforment les boissons sucrées en matières acides ou âcres et désagréables, elles respectent au contraire la glycyrrhizine, ce qui épargne aux patientes une souffrance fort pénible.

*Synergiques.* Les mêmes propriétés se retrouvent, quoique à un degré moins marqué que dans la *glycyrrhiza glabra*, dans la réglisse hérissonne (réglisse de Russie), qui est moins sucrée ; dans la liane à réglisse (abrus des chapelets) de l'Hindoustan et des Antilles ; dans l'astragale à feuilles de réglisse (réglisse sauvage) et dans le *trifolium alpinum* (réglisse de montagne).

*Usages.* Ses propriétés physiologiques lui donnent une place, petite il est vrai, dans le traitement des affections catarrhales légères des bronches ou de l'isthme du gosier. La façon dont elle se comporte en présence de l'oïdium albicans en fait l'édulcorant à choisir de préférence chez un grand nombre de malades. Mais en définitive c'est plutôt un aliment respiratoire et un condiment sucré qu'un véritable médicament (Gubler).

*Mode d'emploi.* On en fait une tisane (racine de réglisse 50 gr., pour eau bouillante 1,000 gr.) qui est la *tisane commune* des hôpitaux. Elle sert aussi à édulcorer certaines autres tisanes. Elle sert à la confection de la boisson populaire qu'on vend dans les rues sous le nom de *coco*. Enfin on prépare un *extrait* ou *suc* de réglisse dont on fait des tablettes, des bâtons ou dès pastilles qu'on parfume quelquefois avec de l'iris ou de l'essence d'anis. Il entre dans la préparation des petites pastilles dites de *cachou de Bologne*.

A. BORDIER.

**RÉGNAULT** (JEAN-BAPTISTE-ÉTIENNE-BENOIT-OLIVE), né à Niort, le 1er octobre 1759, vint commencer ses études médicales à Paris, et prit le bonnet de docteur à Reims en 1786. De retour à Paris où il s'était lié d'amitié avec le célèbre Vicq-d'Azyr qui voulait l'associer à ses travaux ; il fut d'abord nommé médecin de l'hôpital de la Charité à Charenton, et en 1791, médecin de l'hôpital militaire du Gros-Caillou. A l'époque de la Révolution, Regnault, dont le nom avait déjà conquis une certaine réputation, présida la section de Saint-Eustache, et l'élection le porta bientôt après à la municipalité, et enfin, lorsque la guerre fut déclarée, on l'appela comme médecin à l'armée de la Moselle. Ses opinions modérées et conciliatrices lui attirèrent des dénonciations, et il fut forcé de se réfugier à Hambourg, pour échapper à un mandat d'arrestation lancé contre lui. Après avoir exercé dans cette ville, pendant une dizaine d'années, surtout parmi les émigrés, des affaires d'intérêt l'ayant appelé en Angleterre, il demeura à Londres où le retint la confiance de ses nationaux. Regnault rentra en France à la Restauration, et obtint le titre de médecin consultant du roi, puis celui de médecin en chef adjoint de l'hôpital de la garde royale. Depuis l'époque de son retour en France, Regnault se livra avec ardeur à des travaux de littérature médicale ; il fonda le *Journal universel des sciences médicales*, recueil qui eut beaucoup de succès et dans lequel il publia un bon nombre d'articles. On lui doit l'introduction en France de l'emploi aujourd'hui si vulgaire, du lichen d'Islande dans le traitement des affections de poitrine. Ce médecin mourut le 28 janvier 1836 ; il était chevalier de l'ordre de Saint-Michel et de celui de la Légion d'honneur.

On lui doit les publications suivantes :

I. *Observ. on Pulmonary Consumption ; or an Essay on Lichen Islandicus, considered both as on Aliment and a Medecine in that Disease*. Lond., 1802, in-8°, et en français. Paris, 1802, in-8°, 2e édit. Ibid., 1805, in-8°. — II. *Obs. d'un cas singulier de volvulus*. In *Journ. univ. des sc. méd.*, t. IV, p. 105; 1816. — III. *Obs. d'une affection spermatique simulant une lésion organique du cœur*. Ibid., t. VI, p. 591 ; 1817. — IV. *Considérations sur l'hydrocéphale et l'usage du Moxa tempéré dans cette maladie*. Ibid., t. IX, p. 133; 1818, et Paris, 1818, in-8°. — V. *Considérations sur l'état de la médecine en France depuis la Révolution jusqu'à nos jours*. Paris, 1819, in-8°. — VI. *Mém. sur les altérations du foie dans plusieurs maladies*. Paris, 1820, in-8°, etc. — VII. A créé le *Journal universel des sciences médicales*, 1816-30  58 vol. in-8°, table pour les 28 prem. vol.

E. BGD.

**RÈGNES DE LA NATURE.** On connaît la division des corps de la nature en trois règnes, autrefois adoptée par les naturalistes : le règne minéral, le règne végétal et le règne animal ; et la définition, en apparence aussi exacte qu'elle est élégante et précise qui en a été donnée par Linné : les minéraux s'accroissent, les végétaux s'accroissent et vivent, les animaux s'accroissent, vivent et sentent. Cependant on a dû adopter une classification différente des corps qui concourent à former le globe terrestre ou vivent à sa surface. Les minéraux ne sont constitués que de matière chimique à l'état brut ; ils n'ont pas de structure proprement dite, manquent d'organes et n'exercent aucune fonction comparable à celle desquelles résulte la vie, tandis que c'est le contraire pour les végétaux et les animaux et que, en outre, ceux-ci jouissent, les uns et les autres, d'une activité spéciale capable de soustraire momentanément les matériaux qui les composent à l'action du monde extérieur. Aussi les corps organisés accomplissent-ils une série de phénomènes qui leur sont propres, et ils remplissent le cercle de leurs fonctions vitales conformément à des lois déterminées, ont une structure particulière, sont constitués non plus par des substances restant à l'état minéral mais qui, par suite du caractère chimique qu'elles revêtent, deviennent des principes immédiats et contribuent à former la substance organisée de chacun d'eux ; d'où il résulte que les animaux et les végétaux possèdent une véritable structure anatomique. Aussi la durée de leur existence est-elle limitée par l'exercice même des phénomènes que leurs organes sont capables d'accomplir, ce qui leur impose l'obligation d'assurer par la génération de nouveaux individus, qui naissent, vivent et meurent comme eux, la continuation de leurs espèces respectives. De grandes différences se remarquent donc entre les minéraux et les roches d'une part, et d'autre part les végétaux et les animaux. C'est pourquoi l'on dit maintenant qu'il n'y a que deux catégories de corps naturels, les corps bruts ou les minéraux et les roches, et les corps organisés ou vivants, c'est-à-dire les végétaux et les animaux, et l'on ajoute que les corps inorganiques et les corps organisés constituent deux empires distincts. Il est vrai que beaucoup d'auteurs continuent à partager l'empire organique en deux règnes sous le nom de règne animal et de règne végétal.

Mais si les caractères à l'aide desquels on sépare les deux grandes séries de corps vivants, végétaux et animaux, sont faciles à reconnaître lorsque l'on examine les espèces de l'un ou de l'autre règne qui possèdent déjà dans leur structure une certaine complication et surtout celles chez lesquelles cette complication acquiert un degré réel de supériorité, la démarcation s'efface, au contraire, à mesure que l'on descend dans l'échelle, vers les espèces qui ont une conformation plus simple, et cela pour chacun des deux règnes ; de telle sorte qu'on arrive à des êtres qu'il est impossible d'attribuer avec certitude au règne animal plutôt qu'au règne végétal.

Non-seulement ces organismes inférieurs établissent un point de contact entre les deux règnes d'êtres organisés, et même une transition de l'un à l'autre, mais certains d'entre eux semblent tenir successivement de tous les deux et l'on est tenté de se demander si, après avoir vécu à la manière des végétaux les plus simples, ils ne passent pas aux animaux ou inversement. Aussi est-ce par habitude et plutôt pour faciliter les démonstrations dans l'enseignement ordinaire que l'on continue à séparer les deux règnes dont nous parlons. Il existe entre eux des affinités d'autant plus évidentes qu'on les examine dans leurs représentants les plus inférieurs et l'on arrive ainsi à cette démonstration, d'une grande importance en histoire naturelle, que tous les êtres vivants sont régis par des lois communes dont l'ensemble constitue la base d'une science plus générale que la botanique ou la zoologie prises séparément ; c'est à cette science que l'on a donné, depuis assez longtemps déjà, le nom de biologie.

Ainsi donc au lieu des trois règnes admis précédemment, on doit reconnaître deux empires : l'un, pour les êtres organisés ; l'autre, pour les corps inorganiques, et, si l'on voulait revenir aux expressions en vogue du temps de Linné, on pourrait dire qu'il n'y a réellement que deux grands règnes dans la nature, les corps bruts qui sont privés d'organes et manquent de propriétés vitales, et les corps vivants chez lesquels existent, au contraire, des organes et les propriétés qui en sont la conséquence. A ce titre les astres, parmi lesquels le globe terrestre occupe une place que nous jugerions bien peu importante s'il n'avait été donné pour séjour à notre espèce, font partie du règne ou de l'empire inorganique, ce qui est démontré aussi bien par l'examen des aérolithes qui ne sont que des fragments de corps célestes tombés sur la terre et dont nos collections minéralogiques recueillent les nombreux échantillons, que par les études spectroscopiques à l'aide desquelles nous arrivons à connaître jusqu'à la composition chimique du soleil, des étoiles fixes, des nébuleuses et des comètes. L'homme, de son côté, appartient à l'empire organique et sa place est marquée en tête des animaux.

Cependant on a admis qu'il y a parmi les corps doués de la vie d'autres catégories que celles des végétaux et des animaux ; mais c'est par une interprétation erronée des faits que l'on est arrivé à cette conception. Frappé des rapports qui rattachent à la fois certains organismes inférieurs de la série des végétaux à ceux qui appartiennent aux animaux, Bory de Saint-Vincent avait été conduit à admettre parmi les êtres vivants, c'est-à-dire dans l'empire organique, un troisième règne auquel il donnait le nom de *psychodiaire;* mais il lui fut impossible d'en tracer exactement les limites. En étudiant mieux les genres qu'il y avait réunis, on a réussi à les ramener aux types déjà connus en zoologie ou en botanique, et si quelques-uns sont restés réellement intermédiaires aux deux règnes des êtres organisés, ils ont fourni une preuve nouvelle en faveur de la nécessité de rapprocher ces règnes l'un de l'autre et de les associer, pour ainsi dire, au lieu de les séparer.

Un raisonnement analogue tend à faire repousser le règne des *protistes* dans lequel M. Haeckel associe aux amibes, aux diatomées et aux myxomycètes, les monères, substances plutôt organiques qu'organisées, existant au fond de la mer et dont il a fait une étude particulière; il les considère, ainsi que M. Huxley avait déjà proposé de le faire, comme le point de départ des deux règnes entre lesquels il partage le reste des corps organisés; mais s'il trouve que les monères, c'est-à-dire les batybies de M. Huxley, les vampyrelles de M. Cienkowski et les protogènes, ainsi que les protomyxes décrits par lui-même sont absolument anhystes et restent à l'état protoplasmatique à tel point qu'il les appelle des êtres organisés privés d'organisation, pourquoi leur associe-t-il des rhizopodes et d'autres espèces inférieures dont on démontre la constitution cellulaire comme il a lui-même cherché à le faire pour les infusoires proprement dits?

Ce n'est pas seulement pour y placer ces êtres infimes dont plusieurs sont susceptibles d'être regardés comme de la matière organique en voie d'organisation plutôt que comme des corps réellement organisés que l'on a proposé la distinction d'un règne spécial. L'homme, cette créature supérieure à toutes les autres par son organisation, a aussi paru à quelques auteurs devoir être par cela même classé dans un règne différent de celui que comprend les animaux, et on a été ainsi conduit à admettre qu'il existe aussi un règne humain. C'est là une manière d'envisager notre espèce que je ne crois pas nécessaire de discuter dans un ouvrage consacré aux sciences médicales. Les rapports de structure, l'analogie des fonctions et tant d'autres considérations rattachent si intimement l'homme aux animaux, malgré l'incontestable supériorité de ce dernier, qu'on ne saurait l'en séparer, et, d'autre part, l'étude de ses organes ainsi que celle des actes qu'il accomplit, envisagés comparativement avec ceux dont les animaux nous donnent l'exemple, éclairent la notion des uns et des autres d'une lumière si vive et si utile aux progrès de la science qu'il suffit de poser une semblable question pour qu'elle soit immédiatement résolue. Il n'y a pas de règne humain dans le sens imaginé par les auteurs dont nous venons de rappeler la manière de voir; l'homme appartient bien par sa structure et par ses fonctions au même règne que les animaux et s'il est sous ce double rapport plus parfait qu'aucun d'eux, c'est conformément aux mêmes lois physiologiques qu'il naît, vit et meurt, et la suprématie qu'il exerce sur tous les autres êtres organisés est la conséquence même de la supériorité relative de ses organes ainsi que de la perfection qu'elle donne à ses fonctions.    P. Gerv.

**REGNIER** (Jacques), né le 6 janvier 1589 à Beaune (Côte-d'Or), y mourut le 16 juin 1653. Il est plus connu comme poëte que comme médecin. On ne le confondra pas avec un autre de ses compatriotes.

**RÉGNIER** (Jean-Baptiste), né dans le même département, à Semur-en-Auxois, fut d'abord médecin militaire, et servit à l'armée du Rhin, puis il vint terminer ses études à Paris, où il se fit recevoir docteur en 1807. Régnier alla exercer la médecine à Coulommiers, et devint, dans cette ville, médecin des hôpitaux et des épidémies. Il est l'auteur de :

I. *Considérations sur la force musculaire, suivies de la description et de l'exposition chaléographique d'un nouvel instrument pour mesurer cette force.* Paris, 1807, in-4°. C'est la thèse de l'auteur; son but est de faire connaître le manomètre, inventé par son père, sur la demande de Buffon. — II. *De la pustule maligne.* Paris, 1829, in-8°.
A. D.

**REGNOLI** (Georgio), naquit le 7 octobre 1797 à Forli, où son père exerçait la modeste profession d'arpenteur et de marchand de bois. Après ses humanités faites à Faenza, il put, avec l'aide de la municipalité de sa ville natale, qui voulait encourager ses heureuses dispositions, se livrer à l'étude de la chirurgie à l'école de Pise, et entreprendre un voyage à Paris où il suivit la célèbre clinique de Dupuytren. De retour en Italie, il fut, malgré sa jeunesse, nommé chirurgien de l'hôpital de Pesaro et professeur d'Anatomie. En 1826, à la mort de Vacca Berlinghieri, le fils, il fut appelé à Pise pour succéder à ce grand chirurgien. Après dix-huit ans d'enseignement soutenus avec beaucoup d'éclat dans cette ville, le grand-duc de Toscane le fit passer à Florence, afin d'utiliser sa haute expérience dans une chaire à l'école de perfectionnement. Regnoli n'était pas seulement un excellent professeur, c'était, en outre, un chirurgien habile et hardi ; il s'est surtout fait remarquer par de graves amputations de la mâchoire entreprises à l'imitation de son ancien maître Dupuytren. Il imagina un procédé très-ingénieux d'extirpation de la langue par la région sus-hyoïdienne. Regnoli, malgré sa vigoureuse constitution, fut emporté assez rapidement par une pneumonie qu'il avait contractée, pendant l'hiver de 1858, dans un voyage qu'il faisait à Genève pour voir un malade. (Fumagalli, in *Ann. univ.*, t. CCIV, p. 377, 1868.)

Regnoli a fait paraître les mémoires suivants :

I. *Memorie sulla transpirazione polmonale.* In *Ann. univ. di med.*, t. XXXII, p. 79; 1824. — II. *Sul metodo vagino-vesicale per l'estratione della pietra.* Pesaro, 1824, in-8°. — III. *Sulle estirpatione delle intere arcate alveolari della superiore ed inferiore Mascella, per osteosarcoma.* In *Ann. univ. di med.*, t. XXXV, p. 341 ; 1825. — IV. *Sopra un' abondante emorragia cui sopra gyiunsero singolari sconcerti.* Ibid., t. XXXIII, p. 212; 1825.— V. *Estrazione di un feto mostruoso.* Ibid., t. XXXVIII, p. 218 ; 1826. — VI. *Estirpazione d'un osteosarcoma delle ossa masullari superiori.* Ibid., t. LX, p. 284; 1831. — VII. *Operazione del l'ernia.* Ibid., t. LXIII, p. 562 ; 1832. — VIII. *Intorno l'idrocele delle donne.* Pisa, 1852, in-8°, fig.— IX. *Osservazioni chirurgice raccolta nella clinica e pratica del D^r G. Regnoli dai D^r A. Ranzi.* Pisa, 1837, in-8°. — X. *Nuovo metodo per l'estirpazione della lingua esposta dai D^r A. Ranzi.* Ibid., 1858, in-8°.

**RÉGRESSION** En physiologie, le mot *régression* désigne le retour d'un être ou de quelqu'une de ses parties à l'un (ou à plusieurs successivement) des états par lesquels il a déjà passé durant les phases antérieures de son évolution.

Le mot *réversion* s'emploie de préférence lorsqu'il s'agit de la naissance, à l'époque actuelle, soit d'hommes, soit d'animaux domestiques ou sauvages, offrant un ou plusieurs des caractères d'espèces ou de races éteintes, ou encore d'espèces ou de races vivantes, dont on suppose qu'ils dérivent par modifications et transformations successives.

Les exemples de *régression* proprement dite, avec retour à l'un des états organiques antécédents, sont nombreux à chaque période de la reproduction, dans les testicules, les ovaires et divers autres organes moins importants des vertébrés et des invertébrés. Sur plusieurs de ces animaux on peut saisir, à l'aide du microscope, en quoi consistent les phénomènes intimes qui amènent la diminution de volume avec changement de couleur et de résistance caractérisant la *régression*. Ils consistent d'une manière générale d'abord en un resserrement des capillaires dilatés sans qu'il y ait, à proprement parler, diminution de vascularité : en même temps survient une résorption plus ou moins complète de la substance hyaline amorphe, interposée aux éléments figurés qui s'était produite plus ou moins abondamment dans certaines expansions cutanées, telles que la crète des tritons, les membranes interdigitales, etc.

Il y a de plus diminution du volume des éléments anatomiques du tissu cellulaire pris individuellement, sans qu'il y eût diminution de leur nombre. Comme pour les fibres musculaires utérines lors du retour de l'utérus à son état habituel après l'accouchement, il y a résorption d'une partie de la substance même des fibres qui amène leur atrophie, leur diminution de masse mais non leur disparition totale. Le même phénomène s'observe aussi sur les cellules des épithéliums qui continuent à tapisser les organes cutanés précédents, l'utérus, les tubes des ovaires et des testicules ; mais en outre dans ces parties, le nombre des cellules devient moindre que pendant leur période de fonctionnement progressif, beaucoup d'entre elles n'étant pas remplacées lorsque leur chute ou mue survient.

Cette diminution de la masse de chaque élément anatomique, sans résorption complète de leur substance, s'arrête ainsi à un certain degré dans chaque élément, jusqu'à ce que survienne une nouvelle période d'évolution progressive et fonctionnelle. Elle est des plus nettement caractérisée dans les couches musculaires utérines de la femme. Elle distingue nettement aussi la *régression* de l'atrophie naturelle ou accidentelle de certains organes, tels que les capillaires et autres ; c'est donc inexactement que, depuis la réintroduction du mot *régression* en anatomie pathologique, on voit à chaque instant l'atrophie désignée par ce dernier mot, qui a un sens différent. On peut suivre nombre d'exemples de l'atrophie des vaisseaux capillaires dans la vésicule ombilicale, le placenta, le corps vitré, etc., durant la vie fœtale. Une fois opéré, leur retrait sur eux-mêmes jusqu'à oblitération, la substance de leur paroi devient le plus souvent plus grenue qu'elle n'était, mais sans se charger de granules graisseux, sauf parfois quelques-uns de loin en loin. Le mince filament qui constitue alors le capillaire peut bien être aussi fin que ceux qui se voient pendant leur développement des vaisseaux avant la production de leur paroi ; mais jamais ils ne repassent par l'état de bourgeons sur les côtés des capillaires déjà canaliculés ; leurs cellules ne reproduisent pas les phases de segmentation analogues à celles qui amènent la production d'une cavité dans le bourgeon ou le filament plein originel.

L'atrophie de la queue des têtards de grenouilles, des branchies extérieures de presque tous les batraciens, des poissons plagiostomes et de tant d'autres organes embryonnaires des vertébrés et des invertébrés, n'est pas non plus une régression. Ici on suit sans difficultés, dans bien des cas, la diminution de masse des cellules et autres éléments figurés, ayant lieu par résorption de leur substance jusqu'à disparition graduelle complète de ces éléments, ce qui naturellement amène la diminution de volume, puis la disparition même de l'organe qu'ils formaient.

Il n'est pas rare de voir des embryons de poissons, de mollusques, de vers, de rayonnés qui, se trouvant accidentellement dans de mauvaises conditions de milieu, diminuer graduellement de volume, par diminution de masse de leurs cellules ; non-seulement ces dernières cessent de se multiplier, mais leur substance se résorbe, jusqu'à disparition complète même, pour certaines d'entre elles. Il est probable que dans les cas de môles hydatiformes par hydropisie des villosités choriales avec absence de l'embryon chez la femme, celui-ci a subi une atrophie de ce genre, avec liquéfactiou cadavérique peut-être des dernières parties restant encore. Il y a ici atrophie mais non régression ; car l'embryon ne repasse par aucun des états antécédents. L'animal ne retourne jamais, par exemple, jusqu'aux phases durant lesquelles les trois feuillets blastodermiques étaient encore reconnaissables dans l'embryon proprement dit. En général, il meurt après avoir diminué de masse jusqu'à certaines limites, par atrophie partielle de tous ses organes, ou le plus souvent après atrophie, soit partielle, soit complète de tels ou tels d'entre ceux qui étaient déjà apparus.

Il ne faut pas confondre non plus avec la *régression*, ni avec l'atrophie, les arrêts relatifs ou absolus du développement de certains organes qui, après avoir été volumineux, toutes proportions gardées, cessent de croître autant qu'ils l'avaient fait jusque-là. Tel est l'organe de Rosenmüller qui, sans cesser de grandir jusqu'à l'âge de puberté, croît beaucoup moins qu'avant, beaucoup moins que tous les autres appareils dès la fin de la période embryonnaire de la vie intra-utérine ; de telle sorte qu'il reste beaucoup plus petit que ces derniers, bien qu'en étant plus volumineux sur l'adulte qu'il ne l'était durant les phases antérieures de son existence.

La physiologie comparative a étudié en détail depuis longtemps les nombreux exemples de régression normale ou proprement dite, que nous venons de signaler. L'indication sommaire des phénomènes intimes qui l'amènent était nécessaire à l'intelligence des états morbides que les anatomo-pathologistes ont aussi décrits sous le nom de régression des tissus.

Burdach (*Physiologie*, trad. franç., 1837, t. VIII, p. 256) est le premier qui ait appelé *transformation* ou *transsubstantiation* (Wetter) *régressive*, le ramollissement et la conversion d'un tissu spécial en un qui est plus généralement répandu dans l'économie.

Il donne comme exemples :

1° Les cas morbides dans lesquels le tissu des muscles, des glandes, des extrémités tendineuses, artérielles et nerveuses coupées, perdent leurs caractères spécifiques pour être ramenés à l'état de tissu cellulaire général ou commun. Suivant lui, cette métamorphose peut avoir lieu soit par conversion des éléments spécifiques de ces tissus en ceux du tissu cellulaire, soit par simple atrophie de ces éléments spéciaux, de manière à ne plus laisser que le tissu cellulaire de la trame. On sait aujourd'hui que ce dernier cas seul est réel.

2° Il donne en outre comme exemple les observations nombreuses dans les-

quelles les muscles soumis à la volonté, ceux du cœur, le pancréas, la mamelle,
les reins, le foie surtout, etc., se transforment en graisse par résorption de leur
substance normale que remplace une matière grasse qui refoule ce qui reste de
leur matière propre et qui diffère de celle du tissu adipeux.

3° Il considère enfin comme cas de régression ceux dans lesquels la peau,
privée de son contact habituel avec l'air, devient molle et humide comme une
muqueuse avec sécrétion de mucosités.

Les anatomo-pathologistes modernes ont montré que beaucoup d'autres tissus
encore que ceux cités par Burdach pouvaient subir ce qu'ils ont appelé la *métamorphose, dégénérescence ou régression granuleuse ou granulo-graisseuse.*
Telles sont les parois de l'ovisac lors de la formation des *corps jaunes*, les parois
artérielles, le placenta, les épithéliums pulmonaires dans diverses formes de la
phthisie et de la pneumonie, les leucocytes dans diverses conditions (*voy.* LEUCO-
CYTE), etc., etc. Ils ont mieux fait connaître les circonstances accidentelles nombreuses, tant fonctionnelles que relatives à la composition du sang (empoisonnements métalliques, etc...), qui amènent cette substitution de la graisse aux éléments de certains des tissus précédents. Ils ont bien montré que la graisse produite à l'état de granules de plus en plus nombreux dans les cellules, dans les
faisceaux musculaires, etc., change la couleur et la consistance de ces éléments et
différemment dans chaque tissu selon sa texture particulière; ils ont vu comment
elle distend, la substance propre des éléments qu'elle envahit jusqu'à ce que cette
substance se soit résorbée complétement et finisse par laisser libres, simplement contigus, les granules graisseux pathologiquement formés. L'organe ou les
portions d'organes dont les éléments sont ainsi remplis de granules graisseux
changent de couleur; le tissu devient plus ou moins blanc, jaune, rougeâtre ou
blanchâtre, la graisse réfléchissant la lumière avec cette teinte; celle-ci, du reste, est
plus ou moins modifiée par la lumière que réfléchissent les éléments non envahis.

L'organe augmente de volume proportionnellement à la quantité des éléments
qui se remplissent de granules graisseux et à la distension subie par les cellules
ou les fibres atteintes. La graisse qui remplace, distend et amincit la substance
propre des cellules étant liquide ou demi-liquide, à l'état de gouttes simplement
contiguës, n'offre pas une ténacité comparable à celle des éléments dont la structure est restée normale. D'où le ramollissement ou un certain degré de résistance
avec friabilité des organes atteints, comme toutes les fois qu'un tissu est infiltré
de liquides. Le foie, partiellement ou dans son entier, l'épidydyme, le rein, les
muscles par place, etc., en offrent de fréquents exemples.

On trouvera décrits tous les cas particuliers dont il est ici question dans les
articles traitant des lésions de chaque tissu (*voy.* ARTÈRE, ADIPEUX, LEUCOCYTE,
LYMPHATIQUE, etc.). Mais comme nous l'avons indiqué, le fond de la question a été
abordé depuis longtemps déjà. En outre, fait important, l'examen direct des modifications ainsi subies par les éléments anatomiques et les tissus montre qu'en
aucun de ces cas ces derniers ne repassent alors, tant anatomiquement que physiologiquement, par l'un quelconque des états par lesquels ils ont passé durant les
phases antérieures de leur évolution, soit normale, soit pathologique. Il y a là
une progression pathologique continue et nullement une régression, ainsi que nous
l'avons déjà montré à l'article CELLULE, p. 624-625.

Les cas pathologiques dits de *régression graisseuse* sont d'une manière générale de deux ordres. Les uns sont les analogues du phénomène qui a pour conséquence la réplétion des cellules épithéliales des glandes sébacées par le sébum et

la mise en liberté de celui-ci par rupture des cellules qu'il distend (*voy.* CELLULE,
. 624). C'est ce qui a lieu, par exemple, dans le cas des athéromes artériels
dans lesquels les cellules détruites laissent libres sous forme de masse diffluente
les granules dont la formation intérieure a amené la résorption de la substance
même des cellules. Rien de plus manifeste qu'ici rien n'est régressif, mais bien
pathologiquement progressif, avec des modifications accidentelles des propriétés
des tissus affectés qui ne sont en rien analogues à ce que ces propriétés étaient
dans les phases antécédentes de l'évolution normale.

Les autres cas pathologiques dits de régression graisseuse sont analogues à ce
qui se passe normalement lors du développement des *corps jaunes* dans la paroi
de l'ovisac. Ici après une distension des éléments par des granules graisseux, ces
derniers se résorbent entièrement, puis les cellules se plissent, deviennent petites
et irrégulières et finissent par s'atrophier jusqu'à résorption complète. Mais même
dans les phases de cette évolution décroissante ou atrophique, il n'y a rien de
régressif, aucune ne reproduisant l'un des états de l'évolution normale antécédente. Dans les muscles, le rein, le poumon, le testicule, les séreuses, etc., on
voit aussi des productions accidentelles de granules graisseux, de volume limité
en général, se résorber de la sorte. L'atrophie jusqu'à disparition des éléments
dans lesquels ou entre lesquels avait eu lieu la formation de graisse fait qu'après
la résorption de celle-ci il y a en ce point disparition ou diminution de masse du
tissu affecté (poumon, foie, rate, reins, etc.). Il y a retrait des tissus ambiants
autour de la partie où a eu lieu l'atrophie, comme s'il y avait là une rétraction
cicatricielle. Le tissu qui remplace la portion qui était devenue graisseuse est du
tissu cellulaire plus ou moins dur, avec ou sans granules, soit calcaires, soit graisseux. Ici encore on n'a sous les yeux qu'une forme particulière d'évolution décroissante pathologique, pour la désignation de laquelle le mot *régression* est
impropre, car il n'y a là aucun retour à l'un des états antécédents de l'évolution.

Le mot *nécrobiose*, employé par C.-H. Schultz, pour désigner *la maladie* en
général, a été appliqué par Virchow (*pathol. cellulaire*, 14ᵉ leçon) à la désignation des cas dans lesquels un élément anatomique est ainsi conduit par le dépôt
de granules graisseux (et par d'autres lésions encore) à la perte de sa forme, au
ramollissement, jusqu'à la destruction et à l'anéantissement complets. Il préfère
même se servir du mot nécrobiose que de celui de ramollissement lorsqu'il s'agit
des lésions des éléments anatomiques eux-mêmes. La valeur de ce mot est fort discu-
table. Nous n'avons pas à l'examiner à ce point de vue; mais il faut noter que la sé-
nilité et la mort étant, bien que très à tort, considérées comme un retour en arrière,
à quelque état antécédent, c'est cette idée sans doute qui a conduit nombre d'auteurs modernes à nommer *régressifs* les cas dits de métamorphose ou de dégénérescence graisseuse que Virchow nomme *nécrobiotiques*, sans se servir alors du
mot *régression*. Mais dans les tumeurs (*Pathologie des tumeurs*, trad. franç.,
1867, t. I, p. 96) il nomme *produits rétrogrades passifs, métamorphose régressive* les *modes de terminaison des tumeurs* ayant lieu par métamorphose graisseuse, ramollissement, épaississement, crétification donnant aux masses morbides
de nombreuses variétés d'aspect suivant leurs degrés d'avancement et l'étendue
des portions ainsi modifiées.

Il n'est pas inutile, d'autre part, de faire encore les observations suivantes.
Nous avons vu que la production de graisse dans les cellules des glandes sébacées
conduit à la rupture et à la chute des cellules qui alors mortes, inertes physiologiquement, se détruisent au dehors. Une destruction analogue s'observe patholo-

giquement sur un certain nombre de cellules épithéliales, de leucocytes qui se
sont remplis de granules graisseux dans le foie, le poumon, les abcès anciens,
diverses tumeurs, etc. (*voy.* CELLULE, p. 578). D'autres fois, avons-nous dit,
comme dans les cellules du corps jaune, la substance de la cellule se résorbe
jusqu'à disparition complète après résorption de la graisse qui les avait remplies.
Dans les tissus en voie de nécrose et de gangrène, beaucoup d'éléments anatomiques contiennent des granules graisseux qu'ils ne renferment pas à l'état
normal et en quantité d'autant plus grande que la mortification est plus avancée.
C'est ce que l'on voit depuis les cotylédons placentaires à villosités oblitérées
jusqu'aux cas de gangrène des membres, dans l'intimité des éléments de leurs
tissus.

La manière dont la graisse se produit dans les cellules fibro-plastiques (*voy.*
ADIPEUX, p. 14) et la manière dont elle se résorbe durant les amaigrissements
séniles et morbides, sans destruction de la cellule qui la contient et avec réapparition parfois de cette graisse, prouvent que cette production n'est pas partout un
signe de mortification des cellules. Mais pour les cas pathologiques, cités plus
haut, il est probable que la production de graisse résulte des faits qui suivent.
Les substances organiques azotées composant, avec des sels, etc., la matière organisée des cellules, résultent de la combinaison en proportions diverses d'acides gras
avec des amides. Ces corps en se dédoublant dans l'intimité même des éléments
qu'ils forment et abandonnant les amides généralement solubles et dialysables
laissent sur place les corps gras qui représentent l'autre produit de ce dédoublement. L'insolubilité de ceux-ci dans les liquides aqueux ou albuminoïdes fait qu'ils
restent à l'état de granules ou de gouttes microscopiques alors que les composés
cristallisables azotés (tyrosine, leucine, etc.) s'échappent. Ce phénomène de décomposition peut se produire soit en tant que cadavérique, gangréneux ou autres
modes de mortification des parties d'un être encore vivant. Il peut se produire
d'autre part en tant qu'acte de décomposition désassimilatrice normale ou accidentelle pouvant conduire progressivement à la destruction partielle ou totale de
la substance d'un élément anatomique. Il peut se produire sur les substances
azotées qui pénétrant un élément anatomique auraient été assimilées par lui dans
d'autres conditions et qui alors au lieu d'augmenter la masse albuminoïde forment
les corps gras qui s'y accumulent et le conduisent progressivement soit à une
simple hypertrophie, comme dans le cas des vésicules adipeuses, etc., soit à une
destruction par rupture ou disparition de toute substance azotée, comme dans les
cas déjà cités des glandes sébacées, des leucocytes granuleux, etc.

En chimie les décompositions de cet ordre ne s'appellent pas une régression,
mais une décomposition, un dédoublement, réduisant un composé complexe en
ses composants.

Le mot régression a un sens des plus nettement définis et dont l'emploi est des
plus utiles; mais comme tous les termes désignant des phénomènes généraux
qui sont empruntés par une science à une autre, il a, ainsi qu'on le voit, été appliqué à la désignation de phénomènes tout autres que ceux qu'il représente réellement. Aussi les remarques précédentes étaient-elles indispensables ici, et se
trouvent justifiées davantage encore, lorsqu'on voit son sens détourné au point
d'entendre appeler *élaboration régressive* la dissociation des substances alimentaires qui conduit à leur liquéfaction dans le tube digestif (Cl. Bernard, *Nutrition
et génération*, in *Revue scientifique*. Paris, sept. 1874, n° 13, p. 291).

En fait les seuls cas dans lesquels on puisse dire qu'il y a *régression*, ce sont

ceux dans lesquels on voit les fibres-cellules des couches internes de la musculeuse
utérine, qui se sont plus ou moins remplies de granules graisseux, revenir à leur
état naturel primitif, par résorption de ces granules, naturellement mais tempo-
rairement produits. Ce sont encore ceux dans lesquels les cellules des appendices
prétesticulaires et préovariens des batraciens reviennent à l'état de cellules polyédriques finement grenues par résorption des gouttes huileuses dont elles se remplissent lors de l'époque de la reproduction.

Dans l'ordre pathologique les analogues de ces cas sont ceux dans lesquels les
cellules du foie, etc., les faisceaux musculaires après s'être accidentellement plus
ou moins chargés de graisse, on voit celle-ci se résorber de manière que l'élément anatomique revient à son état normal antécédent, au lieu d'aller progressivement jusqu'à une replétion et une distension amenant sa destruction complète.

Quant aux cellules adipeuses (*Voy.* Adipeux, p. 12 et suiv.) leur replétion progressive par de la graisse, qui peut aller jusqu'à leur faire atteindre un diamètre
de $0^{mm},2$, dans la polysarcie adipeuse, ne les conduit jamais jusqu'à l'anéantissement par rupture ou résorption de leur paroi. Nous avons vu en outre que, lorsque
cette graisse se résorbe durant l'amaigrissement sénile ou morbide, un liquide
hyalin la remplace partiellement et que la paroi cellulaire comme chiffonnée revient
plus ou moins sur elle-même, sans que la cellule reprenne la forme, le volume et
la structure qu'elle avait eu tant avant que durant la production de graisse qui
l'avait amenée à l'état de *vésicule adipeuse.*                   Ch. Robin.

**RÉGURGITATION.**   La régurgitation consiste en ce que des matières solides
où liquides remontent de l'estomac ou de l'œsophage dans la bouche, sans effort,
sans secousse de vomissements. C'est un acte fort semblable à celui de la rumination (*Voy.* Rumination), avec cette différence que les aliments revenus dans la
bouche ne sont pas mâchés de nouveau. La régurgitation est très-commune chez
les enfants à la mamelle ; on l'observe fréquemment aussi dans le rétrécissement
œsophagien, dans le cancer stomacal, dans les coliques violentes, dans la hernie
étranglée, dans la dyspepsie, surtout dans la forme dite catarrhale, et plus particulièrement chez ceux qui ont la fâcheuse habitude de boire du vin et des
liqueurs en dehors des repas. Enfin, il suffit quelquefois de la replétion accidentelle de l'estomac, chez une personne bien portante d'ailleurs, par des aliments
pris en trop grande quantité, pour amener des régurgitations, à peu près comme
chez le chien auquel on a lié le pylore.

La régurgitation n'est qu'un symptôme et n'appelle pas de traitement particulier.                                                          D.

**REH.**   Mélange de sulfate de soude et de chlorure de sodium dont on trouve
des gisements dans le nord-ouest de l'Inde et dont on fait usage en médecine.

                                                               D.

**REHFELD** (Charles-Frédéric).   Né à Stralsund, le 2 novembre 1735, mort
en Suède le 23 janvier 1794. Il avait été élève d'Hamberger, de Kaltschmid, de
Fuchs, et de Wedel, fut reçu docteur en 1756, devint professeur à l'Université de
Gripswald, et a laissé un grand nombre d'opuscules académiques, dont voici les
principaux d'après la *Biographie médicale de Panckoucke* :

I. *Dissertatio de febribus intermittentibus...* Iena, 1756, in-4°. — II. *Num fœtus in utero
humano urinam excernat, necne ?* Gripswald, 1760, in-8°. — III. *Conspectus disciplinarum
quas complectitur scientia medica ex fine artis salutaris deductus.* Gripswald, 1762, in-4°.—
IV. *Dissertatio de modo agendi medicamentorum diaphoreticorum et sudorificorum.* Grips-

wald, 1764, in-4°.!— V. *Oratio de erroribus in præcipuis deformandis sibi regulis diæteticis*. Gripswald, 1764, in-4°. — VI. *Programma de partibus constituentibus humorum nostrorum*, Gripswald, 1766, in-4°. — VII. *Dissertatio de curatione febrium continuarum putridarum*. Gripswald, 1766, in-4°, etc.                                                       A. C.

**REHMANN** (Joseph). Originaire du grand-duché de Bade et fils d'un médecin distingué, alla s'établir en Russie où son mérite et ses travaux lui assurèrent une très-brillante position. Chef de la médecine civile de l'empire, attaché à plusieurs sociétés savantes, telle que celle des naturalistes de Moscou, et autres, chevalier des ordres de Sainte-Anne, de Saint-Wladimir, etc., etc., premier médecin et conseiller de l'empereur, il succomba tout à coup à une attaque de choléra dans la nuit du 7 au 8 octobre 1831.

Rehmann mit à profit ses voyages dans la Russie d'Asie, à la suite des Armées, pour étudier l'état des connaissances médicales, et des médicaments qui sont usités dans l'extrême Orient; les résultats de ses recherches sont consignés dans les publications suivantes :

I. *Notice sur un remède propre à remplacer le quinquina dans beaucoup de cas et surtout dans son application contre les fièvres intermittentes, suivie d'une analyse de cette substance* (l'écorce de grenade), par F.-F. Reuss. Moscou, 1809, in-8°, et en allemand : *Anzeige eines Mittels*, etc. Ibid., 1809, in-8°. — II. *Beschreibung einer kleinen Thibetanischen Handapotheke*. St. Petersb., 1810, in-8°, et dans le *Journal d'Hufeland*, t. XXXII, mars, 1811. — III. *Zwei chinesische Abhandlungen über die Geburtshülfe*, aus dem Mandschurischen ins Russische und aus dem Russischen ins Deutsche übersetzt. St. Petersb., 1810, in-8°. — IV. Un très-grand nombre d'articles sur divers sujets et particulièrement sur la matière médicale, dans différents recueils allemands ou russes (voir *Callisen*, t. XXXI, p. 588 et suiv.).

**Rehmann** (Wilh.-Aug.). Contemporain du précédent, né en 1779, conseiller aulique à Siegmaringen, mort le 1ᵉʳ juin 1832. Ce médecin a laissé sur les eaux de Rippoldsau un ouvrage assez estimé, et intitulé :

*Rippoldsau und seine Heilquellen in historisch-topographischer natur und heilkundiger Beziehung beschrieben*. Donaueschingen, 1830, in-8°, 2 cartes; trad. en français : *Description hist. topogr. et méd. des eaux minérales de Rippoldsau*, etc. Strasb., 1840, in-8°.
                                                                          E. Bgd.

**REICHARD.** Ce nom est celui de plusieurs médecins allemands. Ils ont peu écrit. Nous citerons seulement :

**Reichard** (Jean-Jacques). Né le 7 août 1743 à Francfort-sur-le-Mein. Il se rendit à Gœttingue, où il étudia la médecine. Puis il revint dans sa ville natale et fut nommé directeur du jardin botanique. Il est mort à ce poste le 21 janvier 1782. Il a fondé l'un des premiers journaux de médecine de l'Allemagne, feuille hebdomadaire qui parut deux ans seulement, croyons-nous. Outre ses ouvrages de botanique pure, on ne connaît de lui que sa dissertation inaugurale et son journal.

I. *Dissertatio de peruviani corticis in plurium generum febribus exhibendi opportunitate*. Gœttingue, 1768, in-4°. — II. *Medizinisches Wochenblatt für Aerzte, Wundärzte und Apotheker*, Francfort, 1780-1781, in-8°.                                            A. D.

**REICHEL.** Plusieurs médecins allemands ont porté ce nom, parmi lesquels :

**Reichel** (Abraham-Théophile). Né à Bernstadt le 20 octobre 1712, mort à Altbernsdorf le 25 novembre 1762. On lui attribue :

I. *Dissertatio de veris herbæ Thee proprietatibus et viribus medicis*. Erfurt, 1734, in-4°. — II. *Sichere und bewährte Mittel wider das Gliederweh, insonderheit das Podagra*. Erfurt, 1744, in-8°. — III. *Sichere und bewährte Mittel wider den Stein*. Erfurt, 1745, in-4°.                                                                      A. D.

**Reichel** (Christophe-Charles). Né à Dresde le 28 mars 1724. Étudia successivement la minéralogie, le droit et la médecine. Cette dernière le retint, et il se fit recevoir docteur à Wittemberg en 1750. Il retourna ensuite dans sa ville natale, avec l'intention de se livrer à la pratique de son art; mais la ville de Meissen, où il avait fait ses premières études de minéralogie, lui offrit la position de médecin pensionné. Il accepta et mourut bientôt après. Il a publié, outre plusieurs mémoires scientifiques étrangers à la médecine :

I. *Dissertatio de tabaco, ejusque usu medico.* Wittemberg, 1750, in-4°. — II. *Diatribe de vegetabilibus putrefactis.* Wittemberg, 1750, in-4°.     A. D.

## REICHENBACH (Les deux).

**Reichenbach** (Henri-Théophile-Louis), célèbre naturaliste, né à Leipzig, le 8 janvier 1793. Il était fils de Jean-François Reichenbach, mort en 1839, auteur du premier Dictionnaire allemand-grec. Notre médecin fut reçu docteur en 1820, devint professeur des sciences naturelles à Dresde, créa le Jardin botanique de cette ville, et écrivit sur les végétaux et sur les insectes un grand nombre d'ouvrages, dont voici les principaux :

I. *Monographia Pselaphorum.* Leipz., 1816, in-8°. — II. *Flora Lipsiensis pharmaceutica.* Leipzig, 1818, in-8°. — III. *Monographia generis aconiti.* Leipzig, 1820-1821, in-fol. — IV. *Observationes in myosotides genus.* Dresde, 1820, in-8°. — V. *Magazin der ästhetischen Botanik (Botanique esthétique).* Leipz., 1821-1824, in-8°. — VI. *Lichenes exsiccati.* Dresde, 1822-1826, in-8°. — VII. *Illustratio specierum aconiti.* Leipz., 1823-1827, in-8°. — VIII. *Icones floræ germanicæ, helveticæ, et mediæ Europæ.* Leipz., 1823-1858, in-8°, 18 vol., avec plus de 1000 planches exécutées d'après les dessins de l'auteur. — IX. *Taschenbuch für Gartenfreunde (Manuel des amateurs de jardins).* Dresde, 1827, in-8°. — X. *Iconographia botanica exotica.* Leipzig, 1827-1847, in-4°, 10 volumes. — XI. *Botanik für Freunde der Pflanzenwelt (Botanique de l'ami des plantes).* Leipz., 1828, in-8°. — XII. *Conspectus regni vegetabilis.* Leipz., 1828, in-8°. — XIII. *Flora germanica exsiccata, centuriæ XXVII.* Leipz., 1830-1846. — XIV. *Flora exotica.* Leipzig, 1830-1836, in-8°, 5 vol., 360 pl.

**Reichenbach** (Antoine-Benoit), frère du précédent, né à Leipzig, en 1807, également naturaliste fort en crédit, a publié :

I. *Bildergallerie de Thierwelt (Galerie des tableaux du monde des animaux).* Leipzig, 1833-1835, in-4°. — II. *Naturgeschichte des Pflanzenreichs (Histoire naturelle de l'empire des plantes)* Leipz., 1837-1839, in-4°. — III. *Naturgeschichte für Gymnasien (Histoire naturelle pour les colléges.* Leipz., 1840. in-8°. — IV. *Naturgeschichte der dem Menschen schädlichen oder ihn belästigenden Thiere (Histoire des animaux nuisibles ou désagréables à l'homme).* Leipzig, 1846, in-8°. — V. *Universum des Thierreichs (L'empire des animaux).* Leipz., 1843-1846, in-8°. — VI. *Neuester Wegweiser durch Leipzig (Le plus nouveau guide à travers Leipzig).* Leipzig, 1854, in-16. — VII. *Anthropologie.* Leipzig, 1856, in-8°. — VIII. *Lehrbuch der Naturwissenschaften (Manuel des sciences naturelles).* Leipz., 1856-1858, in-8°. — IX. *Der Käferfauna (Faune des Coleoptères).* Leipzig, 1857, in-8°.     A. C.

**REID** (John), physiologiste anglais très-distingué, naquit vers 1808 (?..) et prit ses degrés à la Faculté d'Édimbourg. Il fut bientôt après nommé médecin de l'Infirmerie royale de cette ville, et c'est pour se montrer digne des importantes fonctions qui lui avaient été confiées qu'il se livra aux recherches physiologiques qui ont fondé sa réputation. Reid était en même temps démonstrateur à l'École d'anatomie de Knox, et plus tard (1841) professeur chandos de l'Université de Saint-André. Ses recherches expérimentales relatives aux effets de la section des nerfs de la langue sur la fonction gustative, aux conséquences de la saignée, pour faire renaître ou accélérer les battements du cœur, etc., sont bien connues et appréciées des physiologistes. On lui doit de curieuses études sur le poids du corps de l'homme comparé au poids des différents organes et particulièrement du cerveau et du cœur. Quand il passa à l'Université de Saint-André où il se trouva dépourvu des moyens d'étude et des relations scientifiques qui ne lui avaient pas fait défaut jusqu'alors, il profita de l'abondance des productions maritimes que fournit la baie de Saint-André pour se faire naturaliste et étudier les zoophytes au point de vue histologique. Reid était tourmenté depuis longtemps par un cancer de la langue, qui avait été opéré par Fergusson ; mais la maladie ne tarda pas à reparaître et s'accompagnait de douleurs très-violentes que calmaient à peine de fortes doses de narcotique. A la fin, épuisé par les souffrances et les progrès de la maladie, il succomba le 30 juillet 1849.

Ses divers travaux étaient épars dans des recueils scientifiques et surtout dans le *Journal de médecine et de chirurgie d'Édimbourg*. Mais avant de mourir, il eut l'idée de les réunir en corps d'ouvrage qui a paru sous le titre : *Physiological, Anatomical, and Pathological Researches*. Édimb. 1848, in-8°.					E. Bgd.

**REIL** (Johann-Christian) figure, sans contredit, au premier rang des illustrations scientifiques de l'Allemagne ; anatomiste et physiologiste plein de sagacité à la fois et de profondeur, il acquit également une grande réputation et comme médecin et comme chirurgien. Cet homme, véritablement supérieur, naquit le 26 février 1759 à Rhaude, village de la Frise orientale, où son père exerçait les fonctions de ministre protestant. Destiné d'abord à l'église, sa vocation en décida autrement, et ses humanités terminées à Norden, il alla d'abord étudier la médecine à Gœttingue, puis à Halle où les célèbres professeurs Meckel et Goldhagen eurent bientôt reconnu et apprécié les brillantes dispositions de leur élève. C'est là qu'il se fit recevoir docteur en médecine et en chirurgie (1782). Après avoir pratiqué pendant quelques années dans son pays natal, il fut appelé à Halle, 1787, en qualité de professeur extraordinaire, et l'année suivante, à la mort de son ancien maître Goldhagen, il devint professeur ordinaire et directeur de l'Institut clinique, puis enfin médecin pensionné de la ville. Dès les premiers temps sa réputation, grandie à la hauteur de son talent, attira à l'Université dont il était membre une foule d'élèves jaloux de l'entendre. L'école de Halle ayant été dispersée à la suite des événements qu'entraîna la bataille d'Iéna (1806), fut peu de temps après réorganisée, mais elle avait perdu son ancien éclat, et, en 1810, Reil fut appelé à Berlin comme président du Conseil des mines et comme professeur de médecine. Lors de la dernière coalition contre la France, Reil fut nommé directeur général des hôpitaux établis à Halle et à Leipzig ; mais après la grande bataille livrée sous les murs de cette ville en 1813, les hôpitaux ayant été encombrés par plus de 30,000 blessés, le typhus ne tarda pas à se déclarer, et Reil, dont rien n'avait pu ralentir le zèle, déjà épuisé par ses travaux incessants, succomba le 12 novembre 1813 à une attaque de l'épidémie.

Malgré les écarts auxquels son imagination ardente l'entraîna quelquefois, Reil n'en a pas moins joué un grand rôle dans la physiologie à la fin du siècle dernier. Adversaire de la théorie des forces vitales en tant qu'indépendantes des organes, il admet que les propriétés spéciales aux corps organisés sont le résultat de la forme et du mélange des éléments constitutifs de la matière ; la forme elle-même dépend entièrement de l'arrangement chimique des atomes. Ainsi les manifestations de la force vitale sont la conséquence d'un état matériel produit des lois de la chimie organique et des impondérables. Il s'en suit que chaque partie, mais surtout chaque tissu, chaque organe, présente des propriétés particulières, ses forces vitales spéciales, sa susceptibilité, son aptitude morbide à part. Reil a rendu de grands services à l'anatomie et à la physiologie, surtout à propos du système nerveux dont il étudia la structure et la distribution avec plus de soin qu'on ne l'avait fait avant lui. Ayant eu l'idée heureuse de dissoudre le névrilème à l'aide de l'acide nitrique dilué, il mit complétement à nu les filets nerveux, et put les étudier dans cet état ; d'habiles injections lui permirent de suivre et de reconnaître la distribution des veines et des artères dans ces parties. Admettant que c'est là structure de l'organe qui fait la fonction, il reconnut avec Gall, et d'après un examen très-rigoureux suivi chez un grand nombre d'aliénés, que les facultés, les penchants dépendent de la forme et des autres conditions anatomiques des différentes parties de l'encéphale. Ayant trouvé de la sensibilité et du mouvement dans des parties où il ne voyait pas de nerfs, il est porté à croire que les extrémités terminales de ceux-ci sont entourés d'une atmosphère nerveuse capable de recevoir et de transmettre les impressions.

D'après tout ce que nous venons de dire, il est facile de voir quelles devaient être les idées de Reil en pathologie ; pour lui, tout désordre fonctionnel, tout état morbide est l'effet d'une altération dans la disposition matérielle des organes. C'est surtout dans son grand ouvrage sur les fièvres qu'il a généralisé ces principes ; privé de connaissances précises en anatomie-pathologique, il s'efforce de rattacher les différentes formes de mouvements fébriles, à l'état d'excitation des différents tissus, des différentes parties jusqu'au point de faire entrer presque toute la pathologie dans son cadre des fièvres. Enfin, circonstance assez rare et qui prouve la puissance de cette remarquable intelligence, Reil était aussi habile chirurgien que médecin éminent. Il s'était surtout beaucoup occupé d'oculistique.

Reil a laissé les ouvrages suivants :

I. *Tractatus de polycholia.* Halæ, 1782, in-8°. — II. *Fragmenta metaschematismi polycholiæ.* Ibid., 1783, in-8°. — III. *Krankheitsgeschichte des seel. Prof. und Oberrath J.-F.-G. Goldenhagen.* Ibid., 1788, in-8°. — IV. *Memorabilia clinica medico-practica.* Ibid., Fasc. I-III ; Ibid., 1790-93, in-8°. — V. *Diætetischer Hausarzt.* Bremen, 1791, in-8°, 2 vol. — VI. *Diss. de irritabilitatis notione, natura et morbis.* Halæ, 1793, in-8°. — VII. *Cœnesthesis.* Ibid., 1794, in-8°. — VIII. *Sensus externus.* Ibid., 1794, in-8°. — IX. *Functiones animæ peculiares.* Ibid., 1794, in-8°. — X. *Dissert. de Semeiologia placentæ.* Ibid., 1794, in-8°. — XI. *Exercitationum anatomicarum fasciculus I de structura nervorum.* Ibid. 1796, in-fol. — XII. *Ueber die Erkenntniss und Kur der Fieber.* Ibid., 1797-1815, 5 vol. in-8°, 3e édit. Frankf. a. M , 1820-28, 5 vol. in-8°. — XIII. *Programma de prurilu senili.* Ibid., 1801, in-4°. — XIV. *Rhapsodien über die Anwendung der psychischen Kurmethode auf Geisteszerrüttungen.* Ibid., 1803, in-8°. — XV. *Pepinieren zum Unterricht ärztlicher Routiniers,* etc. Ibid., 1804, in-8°. — XVI. *Beiträge zur Beförderung einer Kurmethode auf psychischem Wege* (avec Hoffbauer). Ibid., 1808, in-8°, 2 vol. — XVII. *Entwurf einer allgemeinen Pathologie.* Ibid., 1815-1816, 2 vol. in-8°. — XVIII. *Kleine Schriften wissenschaftlichen,* etc., édités par Nasse, Ibid., 1817, in-8°. — XIX. A fondé avec Autenrieth, un journal intitulé: *Archiv für die Physiologie.* Halle. 1795-1815, in-8°, 12 vol., (a été continué par Meckel, puis par Muller et paraît encore aujourd'hui sous la direction de Reichert et Dubois-Raymond). Reil a publié plusieurs articles dans ce recueil, ainsi que dans le *Journal der Erfindungen,* et dans le *Magazin der Heilkunde* de Rœschlaub.                    E. Bgd.

**REIMARIUS** (Jean-Albert-Henri). Né à Hambourg le 11 novembre 1729, d'une famille qui a fourni à l'Allemagne plusieurs de ses illustrations, fit ses études médicales à Leyde, où il fut reçu docteur. Il vint ensuite se fixer dans sa ville natale, où il exerça longtemps la médecine, et fut nommé professeur de physique et d'histoire naturelle au gymnase de Hambourg. Il mourut à Rantzau en 1814. Reimarus, qui fut l'un des propagateurs de l'inoculation, est l'auteur d'un grand nombre de mémoires sur divers sujets de philosophie, de physique, d'histoire naturelle et de médecine, et s'est beaucoup occupé des effets de la foudre, ce que paraissent ignorer les auteurs récents qui ont écrit sur la matière. De tous ses écrits, nous citerons seulement :

I. *Dissertatio de tumore ligamentorum circa articulos, fungo articulorum dicto.* Leyde, 1757, in-4°. — II. *Die Ursache des Einschlagens vom Blitz nebst dessen natürlichen Abwendung von unsern Gebäuden aus zuverlässigen Erfahrungen von Wetterschlägen.* Hambourg, 1768, in-8°; Langensalza, 1770, in-8°. — III. *Vom Blitze, dessen Bahn und Wirkungen beschützender Leitung durch Metalle.* Hambourg, 1778, in-8°. — IV. *Untersuchung der vermeinten Nothwendigkeit eines autorisirten Collegii medici und einer medizinischen Zwangsordnung.* Hamburg, 1781, in-8°.                    A. D.

**REIN ET CAPSULE SURRÉNALE.** § 1. **Anatomie, développement et physiologie.** I. Capsules surrénales. I. Anatomie. Les capsules surrénales (capsules atrabiliaires de Bartholin, *Renes succenturiati* de Casserius) sont deux corps glandulaires situés immédiatement au-dessus des reins dont ils coiffent pour ainsi dire l'extrémité supérieure.

Leurs rapports ne sont pas tout à fait les mêmes des deux côtés. La capsule droite en dedans se trouve en rapport avec la veine cave ; elle touche au foie par sa face antérieure et lui adhère par un tissu connectif ordinairement si dense que presque toujours on enlève la capsule surrénale en même temps que le foie.

La capsule gauche répond en dedans au pancréas, à la rate, à la grosse tubérosité de l'estomac, mais tout à fait médiatement. Des deux côtés l'organe est couché sur les piliers du diaphragme à peu près au niveau de la dixième dorsale. Immédiatement en arrière et en dedans se trouvent les nerfs splanchniques et les ganglions semi-lunaires.

La forme des capsules est assez difficile à bien définir. On les compare, depuis Eustachi, à un casque ou à un *bonnet phrygien*. La comparaison est assez juste. Ce sont, en effet, des corps aplatis dont la base est excavée pour se mouler sur l'extrémité supérieure du rein. Celle du côté gauche est losangique, celle du côté droit serait plutôt triangulaire. On a l'habitude de leur décrire deux faces, deux bords, une base et un sommet.

La base présente une scissure profonde pour la veine capsulaire. C'est une surface concave qui adhère au rein par l'intermédiaire d'une couche de tissu cellulaire très-lâche. Les rapports avec la face antérieure de cet organe sont plus étendus qu'avec sa face postérieure. Les sommets regardent en haut et en avant.

Le bord supérieur est convexe, sinueux, mince. Le bord inférieur est un peu plus épais.

Quant aux faces, outre les rapports indiqués ci-dessus, elles présentent une multitude de petits sillons dans lesquels rampent les vaisseaux superficiels.

Le diamètre vertical des capsules surrénales chez l'adulte est de 0$^m$,030. Leur épaisseur à la base est de 0$^m$,005. Cruveilhier professait que la glande gauche est la plus volumineuse, mais nombre d'anatomistes se rattachent encore à l'opinion d'Eustachi, qui était diamétralement opposée.

La couleur et la consistance de ces glandes ont donné lieu à nombre de discussions. C'est que, situées au voisinage de l'intestin et constituées par une substance rapidement putréfiée, elles présentent, à ce double point de vue, les aspects les plus variés. Tantôt leur parenchyme est dur, résistant, tout à fait analogue à celui du pancréas, tantôt, au contraire, il est mou, friable. Quant à la couleur, on peut dire, d'une manière générale, qu'elle est jaunâtre à la surface, plus foncée vers le centre. C'est ce qui a fait tout d'abord distinguer deux substances, l'une corticale, l'autre médullaire. Bergmann, en 1839, crut devoir en ajouter une troisième plus pâle, et ressemblant, par sa couleur, à de la corne de bœuf. Mais il est probable qu'il a pris pour l'état normal le résultat de la décomposition ou d'un travail pathologique. Mattei (de Sienne), qui a cherché à résoudre cette question, n'a rencontré la substance signalée par Bergmann que sur les cadavres dont la putréfaction est en général rapide, par exemple ceux des sujets dont la masse sanguine est très-abondante ou qui ont succombé à des fièvres putrides.

La substance corticale, comme son nom l'indique, entoure de toutes parts la substance médullaire, si bien que, lorsque la putréfaction liquéfie cette dernière, l'organe semble creusé d'une cavité centrale.

Une capsule fibreuse, analogue à la capsule de Glisson du foie, enveloppe de tous côtés la glande et envoie dans son parenchyme des prolongements. Elle semble un peu plus épaisse au niveau des sillons, de sorte que, si on l'arrache après macération, comme l'a fait Grandry, on voit sa surface interne couverte d'aspérités plus ou moins nombreuses, tandis que la substance de la glande mise à nu paraît comme mamelonnée. Nous avons donc tout d'abord trois éléments anatomiques à étudier : 1° la substance corticale; 2° la substance médullaire; 3° le stroma.

*Substance corticale.* Les premières études histologiques entreprises dans le but d'élucider la structure intime des capsules surrénales nous représentaient la substance corticale comme formée par des sortes d'utricules allongés rayonnant du centre vers la périphérie, entourés de toutes parts par du tissu conjonctif dense et vasculaire, et se perdant au niveau de la substance médullaire. Dans ces tubes allongés, on décrivait un plasma albumineux, des cellules, des noyaux, des granulations et gouttelettes graisseuses. Ecker avait donné à ces éléments le nom d'utricules glandulaires. La description que donna Harley en 1858 se rapproche beaucoup plus de ce qui est admis actuellement.

Sur des coupes très-minces pratiquées perpendiculairement à la surface de l'organe, cet habile observateur a, comme ses devanciers, vu des sortes de stries ou colonnes allongées, de couleur jaunâtre; mais en se servant d'un grossissement plus considérable, il s'est assuré qu'elles étaient constituées par des amas oblongs de cellules, amas de longueur très-irrégulière, mais de diamètre assez uniforme. Les cellules qui les constituent sont de 1/10 à 1/40 de millimètre de diamètre. Elles sont tassées, contiennent un noyau, des globules graisseux, une matière colorante. Contrairement à l'opinion de Kœlliker, l'histologiste anglais admet une membrane propre enveloppant toutes ces cellules. Ces cavités apparaissent sous forme d'orifices arrondis sur les coupes pratiquées parallèlement à la surface de la glande. Elles sont séparées par du tissu conjonctif.

D'importants travaux ont paru depuis le mémoire de Harley; nous devons citer le mémoire de Mattei (de Sienne), mais surtout les remarquables recherches que Grandry a publiées à ce sujet dans le *Journal d'anatomie* de Ch. Robin, recherches que n'ont fait que confirmer les travaux tout récents de Brunn. Grandry a fait voir, l'un des premiers, que les lacunes que nous venons de décrire n'ont pas la même disposition dans toute l'épaisseur de la substance corticale. Ainsi, l'on trouve : 1° Tout à fait à la périphérie une première couche constituée par des lacunes très-petites de 0$^{mm}$,03 à 0$^{mm}$,04 de diamètre. Cette couche est désignée sous le nom de couches des *vésicules closes*, à cause de la forme arrondie et sphérique de ces lacunes. Quelle que soit, en effet, la direction de la coupe examinée, on leur voit toujours le même volume et la même forme. Grandry les croit munies d'une mem-

brane propre. Elles contiennent une substance finement granuleuse, grisâtre, des
noyaux, mais pas de granulations graisseuses. Il y en a, en général, deux ou trois
rangées. Des travées conjonctives les séparent. La deuxième couche est constituée
par ce que l'on appelle les tubes. Là aussi Grandry admet une paroi propre; mais
nombre d'auteurs sont d'une opinion tout opposée. Ecker a comme Grandry, décrit cette membrane, il lui a même donné le nom de *membrane glandulaire*.
Mais Mœrs et Kœlliker n'en ont jamais pu constater l'existence; Jœsten se borne
à dire que la substance corticale est divisée en compartiments allongés par des
travées conjonctives, mais il ne parle pas de membrane. Henle professe la même
opinion, et, pour lui, la membrane décrite par Ecker ne serait qu'un produit de la
suraddition graisseuse des cellules. Actuellement, on tend de plus en plus à nier
l'existence de cette membrane, et, si la comparaison qu'on cherche à établir entre
les glandes surrénales et les organes lymphoïdes est exacte, il est bien probable
que cette membrane n'existe pas.

Il nous reste maintenant à décrire le contenu de ces tubes. 1° On peut y trouver
une masse opaque et réfringente constituée par un amas de cristaux en aiguilles,
cristaux graisseux (?). On n'aperçoit alors que difficilement les traces de cellules;
2° en d'autres points, ces tubes sont remplis par des cellules à noyaux dont le
contenu est finement granuleux. La couleur est alors jaunâtre; 3° enfin, l'on rencontre des tubes de couleur grisâtre qui sont remplis de cellules qui contiennent
des granulations graisseuses. Grandry a pu se convaincre qu'un seul tube peut
présenter les trois espèces de contenu qui viennent d'être indiqués. La substance
réfringente est à la périphérie, la substance jaune est la plus centrale. La substance grise est probablement un état intermédiaire entre les deux autres variétés.

La distribution de ces diverses substances n'a pourtant rien de bien régulier.
Telle paraît prédominer en certaines régions de la glande que l'on retrouve à peine
en d'autres. Mais les notions acquises sur ce point sont tellement vagues que je
n'ai pas cru devoir les exposer ici en détail.

Le diamètre moyen des tubes est à peu près constant, savoir $0^{mm},05$. On ne sait
pas encore bien comment ils se terminent du côté de la substance médullaire. Vers
la périphérie, c'est une terminaison en cul-de-sac. Il en est probablement de même
du côté de la région centrale. C'est ce que semble indiquer l'observation de
Grandry, qui a constaté ce mode de terminaison dans les points où la substance
médullaire fait défaut, c'est-à-dire vers les bords amincis de l'organe.

La troisième couche décrite par Grandry dans la substance corticale n'existe
que dans certains points. Elle est constituée, dit-il, par des cellules à noyaux, dont
le contenu est finement granuleux, mais sans granulations graisseuses. C'est à
peine si, dans quelques points, l'on voit des éléments avec graisse. Il n'y a pas de
membrane propre. Près de la substance corticale tubuleuse, ces cellules semblent
disposées en séries linéaires qui paraissent se continuer avec les tubes. Du côté
de la substance médullaire, ces éléments sont au contraire réunis en groupes
arrondis délimités par du tissu lamineux qui sert de support à de gros vaisseaux.

Au niveau des bords de la glande, on ne trouve pas de substance médullaire: on
n'y rencontre que les amas de cellules dont nous venons de parler.

*Substance médullaire.* Cette substance, dont la décomposition cadavérique
rend l'étude extrêmement difficile, est constituée par des vésicules arrondies, limitées, nous dit Grandry, par une membrane propre. L'existence de cette membrane est loin d'être prouvée. Ces vésicules closes contiennent des amas de cellules qui mesurent de $0^{mm},002$ à $0^{mm},015$ de diamètre. On ne les distingue tout

d'abord qu'avec peine, car elles se présentent en amas irréguliers d'une substance excessivement riche en granulations.

Elles sont très-molles, se tassent les unes contre les autres, s'aplatissent si bien que, lorsqu'on les regarde de profil, on croirait avoir sous les yeux des séries d'épithéliums cylindriques. Elles ont la propriété de se laisser colorer par le bichromate de potasse, tandis que les cellules de la substance corticale ne sont pas influencées par ce réactif.

Je ne veux pas insister sur la forme de ces vésicules. Elles sont, en général, oblongues ; un tissu conjonctif extrêmement vasculaire les sépare.

Au milieu de la substance médullaire on aperçoit, même à l'œil nu, de petites taches jaunes ; ce sont des îlots constitués par des éléments identiques à ceux de la substance corticale.

La substance médullaire n'est donc, en somme, qu'un système lacunaire rempli par des cellules sans enveloppe et pourvues d'un gros noyau vésiculeux.

*Stroma.* Sa description a la plus grande importance, car s'il est permis, en physiologie, de raisonner par induction, son rôle physiologique prime celui de toutes les autres parties. En effet, la charpente de l'organe est constituée par du tissu réticulé. La membrane d'enveloppe envoie par sa face profonde des prolongements qui, dans la substance corticale, circonscrivent des lacunes allongées, tandis que dans la substance médullaire on constate sur des coupes un véritable réseau, d'autant plus apparent que l'on a mieux réussi à chasser, à l'aide du pinceau, le contenu cellulaire de l'organe. Ce tissu conjonctif réticulé a les plus grands rapports avec celui qu'on observe dans les ganglions lymphatiques et autres organes appartenant au système hématopoïétique. En effet, arrivées vers les limites de la substance médullaire, les travées conjonctives volumineuses se divisent en trabécules rayonnantes qui, s'anastomosant, forment un système de mailles assez serrées. Au niveau des points d'entre-croisement ou nœuds de ces trabécules apparaissent des noyaux (comme au niveau des nœuds du tissu conjonctif des autres organes lymphatiques), et Jœstein prétend même qu'entre les cellules médullaires on pourrait isoler un réseau de troisième ordre constitué par des fibres excessivement fines. Si ce fait anatomique se vérifiait, la charpente des capsules surrénales serait en tout assimilable à celle des ganglions lymphatiques. Ajoutons que l'on a signalé dans ce stroma la présence de fibres élastiques.

Mais il nous reste deux éléments importants à étudier : les nerfs et les vaisseaux. Les rapports des capsules surrénales avec le système nerveux sont en effet, ce qu'il y a de plus obscur, de plus inexplicable dans leur constitution. On est également surpris de leur extrême richesse vasculaire et de la multiplicité des sources d'où leur arrive le sang.

A. *Vaisseaux. Artères.* Les capsules surrénales reçoivent : 1° les artères capsulaires supérieures qui naissent de la diaphragmatique inférieure, et dont le volume est assez considérable. Tantôt uniques, tantôt multiples, elles pénètrent en général dans la glande vers son sommet ; 2° les capsulaires moyennes. Ce sont les plus volumineuses. Leur nombre est variable. Elles se détachent directement de l'aorte, mais la hauteur à laquelle elles naissent est sujette à de nombreuses variations. Ainsi c'est quelquefois au-dessous de l'artère rénale que l'on observe leur origine, tandis que d'ordinaire c'est au niveau même de la capsule ; 3° les capsulaires inférieures. Elles sont fournies par l'artère rénale. Tantôt c'est du tronc de l'artère que naît cette branche, tantôt de l'une de ses divisions. Dans l'*Atlas* de Bonamy, Broca et Beau, on a figuré une artère capsulaire inférieure émergeant de la substance même du rein. Ces diverses branches pénètrent dans l'épaisseur de l'organe après s'être plus ou moins ramifiées entre les circonvolutions que nous avons décrites à sa surface.

*Veines.* La grande veine surrénale, qui reçoit presque tout le sang de la glande, émerge en un point qui est plus rapproché de la face antérieure que de la postérieure. On la voit ramper en avant au fond d'un petit sillon qui a environ un centimètre de largeur. Dans son trajet extra-capsulaire, elle reçoit des vésicules qui résument la circulation veineuse du tissu cellulaire ambiant et de quelques ganglions prévertébraux lombaires. La veine capsulaire droite se jette directement dans la veine-cave. La veine capsulaire gauche se réunit à la veine rénale du même côté.

*Lymphatiques.* On ne sait rien encore sur les lymphatiques de ces organes. Jœsten a pourtant vu dans le voisinage des petits troncs artériels des canaux creux qui pourraient peut-être bien se rapporter au système lymphatique. Mœrx a décrit quelque chose d'analogue, et Ecker a cru voir, à la surface de la capsule surrénale d'un animal tué en pleine digestion, un réseau analogue à un réseau lymphatique.

La distribution du sang dans l'intérieur de la glande se fait par l'intermédiaire d'un système de capillaires, qu'il est, de l'aveu même de tous les auteurs, extrêmement difficile d'injecter.

Dans la première couche de la substance corticale, ces capillaires forment un réseau à mailles allongées et dirigées parallèlement aux tubes ou rayons. Leur diamètre varie entre 0,004 et 0,006. Ils sont, en général, accolés aux travées conjonctives. Le réseau est beaucoup plus riche et beaucoup plus serré dans la couche la plus interne au niveau de la substance médullaire, mais il ne dépasse pas cette limite. C'est que, tandis qu'il n'y a pas une seule veine dans la substance corticale, il n'y a pas de capillaire dans la substance médullaire. On y observe un réseau veineux très-développé. Les canaux qui le constituent ont de $0^{mm},018$ à $0^{mm},026$ de diamètre. Ils se réunissent pour former des troncs encore plus considérables qui vont déverser le sang dans une grosse veine centrale ordinairement unique.

B. *Nerfs.* Ils sont remarquablement abondants. Kœlliker a vu pénétrer jusqu'à 33 petites branches nerveuses dans une seule capsule surrénale. Ils proviennent du ganglion semi-lunaire et du plexus rénal. Suivant Bergmann, le pneumo-gastrique et le phénique donneraient aussi quelques filets. Mais on n'a que des notions extrêmement incomplètes sur leur distribution. C'est qu'ils sont destinés à la substance médullaire dont l'altération cadavérique est trop rapide pour que l'on y puisse poursuivre une étude aussi minutieuse que celle des terminaisons nerveuses.

La nature même des filets qui parcourent l'organe n'est pas parfaitement déterminée. D'après Pappenheim et Remak, il n'y aurait là que des fibres embryonnaires, tandis que, d'après Kœlliker, on ne verrait que des tubes à bords foncés et de tous les calibres. Ces nerfs formeraient un réseau extrêmement riche, enfermé dans les trabécules du réseau conjonctif. Mais ce qui paraît avoir une importance beaucoup plus considérable, c'est la présence, dans l'épaisseur même de la glande, du tissu nerveux ganglionnaire. On trouve, en effet, au centre de la substance médullaire, adhérant aux parois de la grande veine, un ou plusieurs ganglions nerveux qui contiennent un grand nombre de cellules anguleuses, irrégulières, de $0^{mm},05$ à $0^{mm},06$ de diamètre, munies d'un noyau de 0,02, nucléolées en un mot, parfaitement analogues à celles des autres centres nerveux ganglionnaires.

D'après Grandry, on trouverait aussi, en dehors de ces ganglions, des cellules ganglionnaires isolées et disséminées dans l'épaisseur de la substance médullaire. Ces organes nerveux sont en rapports intimes avec les vaisseaux, mais on n'a pas encore pu définir leurs connexions avec le système nerveux.

II. Développement. Les capsules surrénales se développent en même temps que les reins; toutefois, d'une manière indépendante. Elles naissent d'un amas cellulaire qui appartient au feuillet moyen du blastoderme et jusqu'à la douzième semaine leur volume est de beaucoup supérieur à celui des reins. Mais à partir de cette époque ces derniers prennent un accroissement beaucoup plus considérable. Quant à l'histogenèse on peut dire qu'elle nous est à peu près inconnue, car nous n'aurions à citer que quelques observations très-incomplètes de Ecker et de Kœlliker sur des embryons de mammifères.

III. Physiologie. Lorsque, vers la fin du seizième siècle, Eustachi découvrit les capsules surrénales, il se borna à en décrire la forme, le volume et la situation, sans rien préjuger sur leurs fonctions, croyant même n'ajouter qu'une simple unité au long catalogue des glandes déjà connues. Mais bientôt sa découverte attira l'attention des savants. Casserius, l'un des premiers, aborda le problème physiologique, décorant ces glandes nouvelles du nom de reins succenturiés, *renes succenturiati*. Bauhin compléta la description anatomique, tandis que Spigel, servile copiste des anciens, déclara que les glandes d'Eustachi n'avaient d'autres fonctions que de combler le vide qui sépare les reins du diaphragme.

Riolan soutint plus tard une opinion analogue, mais qui se rapproche beaucoup plus de la vérité : les capsules surrénales seraient, suivant lui, destinées à soutenir le plexus nerveux formé par le sympathique et le nerf vague. Cette assertion sans doute ne mériterait guère d'être rappelée, si elle ne prouvait une fois de plus que Riolan avait mieux observé que ses contemporains. Seul, en effet, pendant toute la période dont nous allons retracer l'histoire, il soutint, contre tous les anatomistes d'alors, que ces capsules n'ont pas de cavité centrale (*Falsum est istam glandulam cavam esse*).

C'est qu'à cette malheureuse cavité se rapportent presque toutes les théories que nous allons examiner. La plus ancienne en date est celle de Casp. Bartholin. Le sang, d'après lui, n'ayant pu s'épurer suffisamment dans le foie et la rate, vient déposer dans les glandes surrénales une matière épaisse, bilieuse, excrémentitielle, qui doit y être retenue et transformée de façon à pouvoir traverser le rein. De là la coloration noire que présentent les urines à de certains moments. Je ferai grâce au lecteur des déductions auxquelles l'auteur se livre au point de vue pathologique. Ses affirmations au sujet de la mélancolie sont tout à fait inintelligibles. Mais on doit les lui pardonner, puisqu'il ignorait encore les lois de la circulation.

Son fils T. Bartholin s'efforça de démontrer la théorie de son père, en recherchant par quelle voie cette humeur noire que l'on trouve dans les capsules atrabiliaires peut arriver jusqu'au rein. Il supposa dans les veines émulgentes un courant en sens inverse de la circulation générale, courant comparable au remous d'une rivière, qui naîtrait précisément au moment où la veine capsulaire vient, chargée du produit de sa glande, se déverser dans le sang de la veine-cave.

Nous verrons plus loin, dans notre article *Rein*, que M. Cl. Bernard a admis une circulation hépatico-rénale veineuse, qui n'est pas sans analogie avec ce que décrit Thomas Bartholin.

Abandonnée par ses contemporains, cette théorie fut remise en honneur beaucoup plus tard par Petrucci, anatomiste romain, qui crut trouver dans les veines capsulaires des valvules favorisant l'arrivée du sang dans la glande par les veines et en empêchant le retour. Cette prétendue découverte l'amena à imaginer une petite circulation toute particulière dans les glandes surrénales. Le sang, dit-il, est apporté par les veines, et, après avoir été modifié il est conduit dans le rein par l'intermédiaire des artères. Si la théorie de Th. Bartholin a son analogue de nos jours dans celle de Bernard, Petrucci a aussi ses imitateurs. Ainsi, Naumann prétend qu'il y a entre le rein et les capsules surrénales le même rapport qu'entre le système de la veine-porte et la rate. Le sang qui afflue dans les capsules régénérerait en quelque sorte le sang veineux à sa sortie des reins.

Mais la théorie des Bartholin ne fut pas admise sans conteste, et bon nombre d'anatomistes l'attaquèrent, parmi lesquels on peut citer Highmor, qui fit remarquer avec beaucoup de justesse que l'atrabile, étant une humeur peccante, un produit pathologique, il ne doit pas normalement y avoir un organe chargé de la sécréter. C'est une objection analogue que formula de Marchetti.

Warthon, à la même époque, émettait sur la physiologie de ces glandes des idées assez intéressantes à étudier aujourd'hui. Cet habile anatomiste a, en effet, le mérite d'avoir entrevu le double rapport des capsules surrénales avec le système circulatoire et le système nerveux. Aussi les nomme-t-il *glandulæ ad plexum nerveum*. L'abondance extrême de ces filets, qui *variis nodis tumescere cernuntur*, le surprend non moins que leur volume, dix fois plus fort, dit-il, que semble l'indiquer celui de l'organe. Et ces nerfs sont en connexion avec ceux des autres viscères, ceux de la rate en particulier; aussi, ces organes s'influencent-ils peut-être réciproquement par leur intermédiaire.

Signalons le parallèle établi par lui entre les capsules surrénales et les ganglions lymphatiques. Mais là se borne l'intérêt des recherches de Warthon; car il en vient à décrire au centre de la glande une cavité communiquant avec les veines par des orifices munis de valvules, et dans laquelle il se forme un liquide non excrémentitiel, mais dont il ignore la nature.

En résumé, Warthon attribue aux capsules surrénales deux fonctions : 1° la dispersion dans les viscères du fluide nerveux ; 2° la sécrétion d'un produit inconnu encore, qu'elles versent dans le torrent circulatoire. Ce produit, pour Kerckringius, n'est autre qu'un ferment que la veine-cave doit conduire jusqu'au cœur sur lequel il donne naissance, par effervescence, à une excitation spéciale ; et Sylvius croit que son action est de rendre au sang la fluidité qu'il a perdue en se dépouillant de son sérum dans le rein.

A partir de cette époque, nous ne voyons naître aucune théorie nouvelle, les auteurs se rattachant à l'une ou à l'autre de celles qui viennent d'être exposées.

Peut-être pourrions-nous citer les remarques de Cassan en 1789, remarques confirmées par Meckel. Ces auteurs, trouvant les glandes surrénales relativement plus volumineuses chez les nègres, dont les organes génitaux sont très-développés, se demandèrent si elles ne faisaient pas partie du même système. Mais rien ne vint appuyer cette hypothèse, dont il ne doit plus être aujourd'hui question.

Citerai-je encore la théorie de Bergmann fils, qui, en 1859, vint soutenir que les capsules surrénales sont des ganglions nerveux? Mais les faits tératologiques sur lesquels il s'appuie ne prouvent pas grand'chose (atrophie chez les acéphales), et ses descriptions histologiques ont été démontrées fausses.

Ce ne fut guère qu'en 1855 que la question revint à l'ordre du jour, quand Addison fit pour la première fois connaître sa *maladie bronzée*.

Je n'ai pas à insister ici sur les observations qui amenèrent cet illustre clinicien à formuler sa théorie. On les trouvera exposées et discutées à l'article *Bronzée* (*maladie*). Disons seulement que des faits recueillis par Addison il semblait ressortir : 1° que la destruction des capsules surrénales est suivie d'une accumulation de pigment dans le système tégumentaire ; 2° que cette destruction a pour conséquence la mort de l'individu.

Brown-Séquard s'empara de la nouvelle découverte qu'il chercha à vérifier expérimentalement. Son premier mémoire fut publié dans les *Archives générales* en 1856. On en peut lire un deuxième dans le premier volume de son *Journal de physiologie*, 1858. Dans la longue série d'expérience qu'il entreprit, cet illustre physiologiste chercha à savoir :

1° Si chez les animaux on peut déterminer des troubles pigmentaires analogues à ceux de la cachexie d'Addison ;

2° Si les animaux auxquels on extirpe leurs capsules surrénales peuvent survivre à cette opération.

La découverte de la *maladie pigmentaire* des lapins facilita singulièrement la solution de la première partie de ce problème. Ces animaux en effet succombent quelquefois à une affection spontanée caractérisée par une destruction des capsules surrénales avec accumulation de pigment dans le sang. Le sang des animaux, qui ont subi l'extirpation de ces organes présenterait des caractères analogues. On y trouverait une matière pigmentaire spéciale et des cristaux, avec disparition rapide des globules. Il semblerait donc probable, d'après ces observations, que les capsules surrénales sont chargées de modifier une matière qui sans elles se transformerait en pigment. Les résultats chimiques obtenus par M. Vulpian semblent venir à l'appui de ces conclusions. Il y aurait, d'après lui, dans les capsules surrénales une matière qui se colore en rose carmin par l'iode et à laquelle les sels de fer communiquent une teinte glauque. En agissant sur le pigment choroïdien avec ces mêmes réactifs, Bruch avait obtenu des colorations analogues.

Sur ce point les expériences animales et les observations cliniques semblaient donc assez bien concorder, mais vinrent des faits contradictoires. Le plus important, selon nous, est celui de Martin-Magron. Il conserva pendant près de deux mois un chat privé de ses capsules surrénales, et ce fut en vain que, pendant ces deux mois, il chercha tous les jours le pigment dans le sang. Chatelin a aussi consigné dans sa thèse inaugurale cinq expériences, dans lesquelles, après l'ablation des deux capsules surrénales, il n'a pas retrouvé le pigment dans le sang, quoique MM. Morel, Michel et Villemin l'aient aidé dans cette recherche. Citons encore Maurice Schiff, qui, dans un mémoire publié dans l'*Imparziale* en 1863, a rapporté des faits expérimentaux analogues. Enfin l'on sait qu'en clinique on a observé des maladies bronzées sans altérations des capsules et des altérations des capsules sans maladie bronzée. C'est pour cette raison que l'on a voulu rattacher à des lésions du système nerveux ganglionnaire les troubles qui caractérisent la cachexie d'Addison, et le problème restera toujours d'une solution bien difficile puisque, dans l'épaisseur même des capsules, il y a des ganglions nerveux.

Quant à la deuxième partie du problème, elle est encore plus complexe. Dans son mémoire de 1856, Brown-Séquard déclara que l'absence des capsules surrénales était incompatible avec la vie. Il avait pratiqué l'ablation de ces organes sur soixante-six lapins. Cinquante-un avaient survécu neuf heures, les quinze autres de douze à quatorze heures. Chez les chiens et les chats survie de douze à quatorze heures. Chez les cochons d'Inde, résultats analogues. Chez les animaux très-jeunes la survie est un peu plus considérable. La mort survient encore quand on n'enlève qu'une seule capsule, mais elle se fait attendre un peu plus.

Des résultats contradictoires furent obtenus par Martin-Magron, Gratiolet et Philipeaux. Ce dernier présente ses expériences à l'Institut et conclut que : 1° l'extirpation des capsules surrénales n'entraîne pas nécessairement la mort des animaux ; 2° que, dans les cas où elle survient, elle est causée soit par une péritonite, soit par une hépatite, conséquence de l'opération ; 5° que les capsules surrénales ne paraissent pas être des organes plus essentiels à la vie que la rate et le corps thyroïde.

Quant à la mort, elle fut attribuée par Harley à la lésion des nerfs ganglionnaires si voisins de ces glandes, lésion dont les conséquences mortelles ont été constatées expérimentalement par Ludwig et Hoffer. Gratiolet déclare que la seule opération suffisait pour expliquer la mort des animaux ; car il est d'une extrême difficulté d'enlever la capsule surrénale droite sans intéresser le foie.

Ces attaques rendirent M. Brown-Séquard beaucoup plus réservé dans les conclusions de son deuxième mémoire. Il répondit cependant par de nouvelles expériences aux objections qui lui étaient opposées. Ainsi il extirpa la capsule droite et il attendit la cicatrisation avant de procéder à l'extirpation de la glande gauche, et l'animal succomba. Il fit quelques réserves au sujet des animaux albinos, faisant observer avec beaucoup de justesse que le traumatisme nécessité par l'ablation des reins est bien plus considérable que celui qu'il a infligé aux animaux qu'il a opérés ; et cependant la survie est moins longue chez ces derniers.

Les symptômes que les expérimentateurs ont observés sur les animaux après l'ablation des capsules surrénales sont tellement variés, tellement disparates, que je ne sais vraiment pas s'ils peuvent éclairer l'étude physiologique de ces glandes. Ainsi Brown-Séquard a noté des phénomènes de *roulement*, tantôt dans une direction, tantôt dans une autre, la contraction de la pupille du côté correspondant à l'opération. On a encore signalé des phénomènes d'anesthésie, d'hyperesthésie, de paralysie, les convulsions, l'arrêt brusque de la digestion, enfin le refroidissement qui est tel que la température a pu descendre jusqu'à 4 et 5 degrés au-dessous de la normale.

Peipers et Muller ont insisté sur la très-vive sensibilité des capsules. Ce seraient les viscères de beaucoup les plus sensibles. Et pourtant Gratiolet a contesté ce fait.

Bischoff a soutenu plus tard que les observations anatomiques de Meckel, Ecker et Frey prouvent que la fonction des glandes surrénales se rapporte à la vie intra-utérine. Une pareille opinion en présence des faits qui viennent d'être exposés est-elle soutenable ?

Ce qui semble donc actuellement le plus vraisemblable, c'est que les capsules surrénales sont des glandes appartenant au système hématopoiétique. Leur structure paraît le démontrer et Brown-Séquard a observé qu'après leur ablation il y a de la congestion dans les organes analogues (rate, thyroïde, thymus). Mais en somme on ne peut pas conclure, et aujourd'hui encore il faut redire comme Diemerbrœck, il y a près de deux siècles : *Harum glandularum usus hactenus incognitus est.*            Daniel Mollière.

BIBLIOGRAPHIE. — BERGMANN. *Dissertatio de glandulis suprarenalibus.* Gœttingæ, 1839. — BERRUTTI et PEROSINO. *De l'ablation des capsules surrénales.* In *Gazette hebdomadaire de médecine,* 1856. — FREY. *Traité d'histologie,* traduit par Spillmann, 1871. — KŒLLIKER. *Mikrosk. Anat.,* vol. II, 2<sup>e</sup> partie. — BROWN-SÉQUARD. *Recherches expérimentales sur la physiologie et la pathologie des capsules surrénales.* In *Gazette hebdomadaire de médecine.* — DU MÊME. *Nouvelles recherches sur l'importance des capsules surrénales.* In *Journal de Physiologie,* t. I, 1858. — WERNER. *De capsulis suprarenalibus.* Dorpati, 1857. — JÜSTEN (G.). In *Archiv der Heilkunde,* 5<sup>e</sup> année. — DARBY. *Anatomy, Physiologie, and Pathology of Suprarenal Capsules.* In *Charleston Medical Journal and Review,* 1859. — HENLE. *Traité de Splanchnologie.* — HARLEY. *Histology on the Supra renal Capsules,* In *The Lancet of June,* 1858. — MECKEL. *Manuel d'anatomie génér. descript. et pathol.* Trad. de Jourdan et Breschet, 1825. — HEIM. *Dissertatio de renib. succentur.* Berlin, 1824. — CASSAN. *Observat. météorologiques faites sous la zone torride,* 1789. — GRATIOLET. *Note sur les effets qui suivent l'ablation des capsules surrénales.* In *Comptes rendus de l'Institut,* 1856. — ADDISON (Th.). *On the Constitutional and the Local Effects of Disease of the Supra Renal Capsules.* London, 1855. — BISCHOFF. *Traité du développement de l'homme et des mammifères.* Trad. de Jourdan. Paris, 1843. — PLANER. *Wiener Zeitschrift,* 1854. — PHILIPPEAUX. *De l'extirpation des capsules surrénales sur les albinos.* In *Comptes rendus de l'Acad. des sciences,* 185 -57. — VULPIAN. *Comptes rendus de l'Acad. des sciences,* t. XLIII. — ZELLWEGER. *Recherches sur les capsules surrénales.* Berne, 1858. — MŒRS. In *Archiv de Virchow,* t. XXIX. — ARNOL. In *Archives de Virchow,* t. XXXV. — VIRCHOW. *Traité des tumeurs.* — BRUCH. *Untersuchungen zur Kenntniss des körnigen Pigments der Wirbelthiere.* Zurich, 1844. — SCHIFF. *Sur l'extirpation des capsules surrénales.* In *Union médicale,* 1863. — WAGNER. *Sur la maladie des capsules surrénales, ou maladie d'Addison.* Giessen, 1858. — Art. *Maladie d'Addison.* In *Dictionnaire de Jaccoud.* — BÉCLARD. *Éléments de physiologie.* — LONGET. *Traité de physiologie.* — MÜLLER et PEIPERS. *Manuel de physiologie,* trad. franç. de Littré. — MARTIN-MAGRON. *Anatomie et physiologie des glandes vasculaires sanguines.* Thèse d'agrégation. Paris, 1860. — ECKER. *De la structure intime des glandes surrénales.* Braunschweig, 1846. — STANNIUS et SIEBOLD. *Nouveau manuel d'anatomie comparée,* 1842. — GOODSIR. *On the Suprarenal, Thymus and Thyroïde Bodies.* In *Philos. Transact.,* 1846. — GRAY (H.). *On the Developpement of the Ductles Glandes in the Chich.* In *Phil. Transact.,* 1852. — CRUVEILHIER. *Anatomie descriptive,* 1855. — ROBIN (Ch.) et MERCIER. *Mémoires de la Société de Biologie.* 1855. — CUVIER. *Leçons d'anatomie comparée,* 1819. — JACOBSON. *Anatomisk Aphandlinger.* In *Mém. de l'Acad. de Copenhague,* 1828. — NAGEL. *Ueber die Structure der Lebernieren.* In *Müller's Archiv für Anat. und Physiol.,* 1856. — GRUBY. *Recherches anatom. sur le systèm: veineux de la grenouille.* In *Annales des sciences natur.,* 1842. — HUSHKE. *Encyclop. anatom.,* 1855. — BENVENISTI. *Sulle capsule soprarenali, sul diabeto, e sulla saccarificazzione animale morbosa* In *Acad. de Padoue,* 1857. — TEICHMANN. *Zeitschr. für ration. Med. n. F.,* Band III, Heft 3, 1863. — MATTEI (de Sienne). *Ricerche sull' anatomia normale e pathologica delle capsule soprarenali,* 1863. — MILNE-EDWARDS. *Leçons sur la physiologie comparée des animaux et de l'homme,* 1862. — MARTINEAU. *De la maladie d'Addison.* Thèse inaugurale. Paris, 1863. — CHATELAIN. Thèse de Strasbourg, 1859.

II. REIN. I. ANATOMIE. On donne le nom de rein à deux organes glandulaires situés dans la cavité abdominale sur les côtés du rachis, réunis à l'arbre circulatoire par un appareil vasculaire spécial et dont les canaux excréteurs vont déverser le produit dans la cavité vésicale (*voy.* URINAIRES, voies).

Chez certaines classes d'animaux, la sécrétion urinaire est à peine distincte, ses organes se confondent avec d'autres appareils d'épuration ; c'est ainsi que chez les insectes on a décrit comme appareil rénal des tubes particuliers qui, s'ouvrant d'une part au niveau de la région gastrique du tube digestif, d'autre part au voisinage de l'anus, représenteraient en même temps et le rein et le foie biliaire : ce sont les tubes de Malpighi. Et si l'on en croit même les analyses des zoologistes on retrouverait les éléments de la bile dans la région gastrique, tandis que des concrétions caractéristiques d'acide urique ont été découvertes par Léon Dufour, dans la région anale.

On voit donc qu'il est difficile de jeter un coup d'œil d'ensemble sur le développement du rein dans la série animale. Il faudrait étudier non plus un organe, mais une fonction, c'est-à-dire la genèse de l'urée, ses combinaisons dans l'organisme, son élimination, etc. C'est donc surtout le rein des mammifères, celui de l'homme en particulier, que nous étudierons dans cet article.

Sa forme est tout à fait caractéristique, et nous renonçons à la définir. Depuis Eustachi, on la compare à celle d'un haricot, et tous les traités de botanique s'accordent à dire que le haricot est réniforme.

Bref, nous décrirons au rein un bord externe, convexe, arrondi, courbe ; un bord interne concave, profondément échancré, au niveau duquel pénètrent les vaisseaux, puis deux faces limitées par ces bords. L'une, antérieure, répond à la cavité péritonéale, aux viscères qu'elle renferme ; l'autre, postérieure, est en rapport avec les parois abdominales.

Au reste, cette forme est loin d'être constante ; on note au contraire un grand nombre de variétés. Tantôt en effet les surfaces antérieures et postérieures sont lisses, unies, d'une régularité parfaite, tantôt on trouve une lobulation plus ou moins accentuée, les surfaces du rein étant sillonnées par des scissures dans lesquelles la capsule fibreuse s'enfonce plus ou moins profondément. Ce sont, du reste, des détails de peu d'importance. Ils nous rappellent seulement la disposition primitive du rein chez le fœtus, disposition lobulée qu'il conserve pendant toute la vie chez certains animaux. C'est l'exagération de cette variété que l'on décrit sous la dénomination de *reins multiples*. Je crois pouvoir avancer ici que la capsule fibreuse a une très-grande influence sur cette lobulation. En effet, j'ai pu constater, sur des reins de fœtus, qu'elle disparaissait dès que l'on avait enlevé cette capsule, qui, du reste, est beaucoup plus épaisse au niveau des sillons.

Le volume du rein varie avec l'âge, le sexe, la force plus ou moins grande du sujet, avec ses habitudes, son régime, etc. Il en est de même de son poids, qui oscille entre 60 et 120 grammes. Chez l'enfant le rein représente $\frac{1}{80}$ du poids du corps ; chez l'adolescescent et chez l'adulte, $\frac{1}{240}$. On voit donc ainsi décroître graduellement le volume relatif de cette glande ; et peut-être cette atrophie que l'on observe si souvent sur les cadavres de vieillards est-elle le degré ultime de cette décroissance organique.

La consistance du rein n'est pas plus constante que son volume. Sans vouloir parler ici de toutes les conditions pathologiques encore mal connues qui peuvent la faire varier, je rappellerai qu'il n'est pas indifférent d'examiner le rein à n'importe quelle période physiologique. L'état de la masse sanguine, le plus ou moins de fluidité du sérum, peuvent, en permettant une imbibition plus ou moins facile, faire varier singulièrement le résultat de l'examen cadavérique. On devra donc toujours tenir compte de ces divers facteurs. Aussi nous bornerons-nous à dire que la consistance du rein est à peu près identique à celle du foie. Au reste, son poids spécifique est 1,050, il contient environ 83 pour 100 d'eau ; au point de vue chimique, il ne possède que 0,1 pour 100 de substance grasse, tandis que l'albumine prédomine dans les substances dont il est formé.

*Structure du rein.* Lorsqu'on pratique une coupe du rein parallèle à ses faces et suivant son axe vertical, on trouve à l'œil nu deux substances, que font distinguer tout d'abord leur couleur, leur aspect, leur consistance même ; ce sont les substances corticale et médullaire. La substance corticale, dense, irrégulière, présente une coloration gris-rosée, parsemée de petits points rouges : ce sont les glomérules de Malpighi. C'est à cause de ces granulations que l'on appelle aussi cette substance : substance granuleuse.

Elle forme à la surface du rein une couche continue d'un centimètre d'épaisseur environ. C'est de sa partie centrale, de celle qui regarde vers le hile de l'organe, que naissent des corps de forme pyramidale, dont le sommet correspond à la région du hile, dont la coloration est en général plus foncée, et qui présentent des stries longitudinales parallèles à leur axe. Il y a de 7 à 30 pyramides (Cruveilhier). Elles constituent ce que l'on désigne sous le nom de substance médullaire. Ces pyramides sont séparées les unes des autres par la substance corticale, dans laquelle elles sont noyées, comme dans une gangue homogène. On n'observe pas de granulations sur la coupe des pyramides.

Les différentes stries que représentent sur une coupe ces deux substances, ont donné lieu à une multitude de dénominations plus ou moins impropres, mais que l'usage a consacrées. Ainsi la substance corticale constitue entre les cônes de la substance médullaire les colonnes de Bertin, tandis que l'on a donné à ces derniers le nom de pyramides de Malpighi, dont les stries ont reçu le nom de tubes de Bellini. Ces stries se perdent dans la substance granuleuse et s'y prolongent sous forme de colonnes extrêmement ténues, qui sont les pyramides de Ferrein ou rayons médullaires.

Les petites taches rouges constituent, avons-nous dit, les corpuscules de Malpighi. Ils ont été longtemps décrits sous le nom de glandes ou acini du rein. C'est aussi aux anciens qu'il faut faire remonter la dénomination de sinus du rein donnée à cette cavité circonscrite par la substance rénale et dans laquelle sont pour ainsi dire renfermés tous les organes qui constituent le hile du rein : bassinet, veine, artère, nerfs, etc. Il est à regretter que pendant si longtemps on ait négligé cette dénomination éminemment vraie, et qui donne une idée si juste des rapports des bassinets avec la substance glandulaire; mais il faut avouer, il est vrai, qu'elle avait pour origine une erreur.

Les pyramides que nous venons de décrire, larges de deux à trois centimètres vers leur base, viennent toutes converger dans le bassinet, et se terminer par une extrémité conique, appelée papille, autour de laquelle le bassinet envoie des prolongements fibreux, qui se continuent avec la charpente conjonctive de la glande.

Toute cette substance glandulaire est enveloppée par une membrane fibreuse, dense, assez résistante, c'est *la capsule fibreuse du rein*. Elle envoie, par sa face profonde, des prolongements qui constituent la charpente fibreuse, le squelette conjonctif du rein. On a beaucoup insisté sur la disposition de cette capsule, sur sa nature, sur ses rapports avec la substance glandulaire rénale. On a même voulu trouver dans son plus ou moins d'adhérence au tissu glandulaire un signe anatomo-pathologique de phlegmasie ou de congestion. Mais ce que j'ai pu voir par moi-même m'a laissé dans le doute. Je crois que ce sont là des effets plus ou moins sensibles de l'altération cadavérique. La capsule fibreuse n'est donc qu'une membrane conjonctive, analogue à celle que l'on peut isoler à la surface de tous les organes. Rien dans sa structure, rien dans sa disposition ne la différencie du tissu conjonctif qui forme la trame des autres viscères. Nous devons cependant rappeler, qu'arrivée au niveau des bassinets, elle plonge pour ainsi dire dans le sinus du rein, et va s'unir à la tunique adventice des vaisseaux, au moment où ils pénètrent dans le parenchyme rénal ; c'est ainsi que l'on voit la capsule de Glisson, du foie, accompagner dans cet organe les ramifications de la veine-porte.

Telle est, au point de vue de l'anatomie descriptive, de l'anatomie à l'œil nu, la disposition générale du rein. (On trouvera à l'article URINAIRES (voies) des détails sur les rapports des nerfs et des vaisseaux au moment de leur pénétration dans le hile de l'organe.)

Il nous reste maintenant à examiner la structure histologique.

L'artère rénale, après un trajet, que nous aurons à étudier en détail dans le parenchyme de la glande, finit par arriver dans la substance corticale, où elle forme un réseau. C'est aux artérioles de ce réseau que sont appendus les corpuscules de Malpighi, corpuscules formés eux-mêmes par un entrelacement de capillaires artériels. De ce peloton vasculaire s'échappe une artériole efférente qui aboutit à un réseau de capillaires vrais, origine de la veine rénale.

Au niveau du corpuscule de Malpighi naît le tube urinifère ; c'est une sorte de canal dont le trajet est dans sa première partie extrêmement tortueux (*tubuli contorti*, tubes de Ferrein). De ce tube tortueux, situé dans la substance corticale, naît un premier tube droit qui descend dans la substance médullaire (tubes de Henle), mais s'y réfléchit sous forme d'anse pour remonter dans la substance corticale. Alors, après un court trajet horizontal, il redescend dans la substance des pyramides qu'il constitue (tube de Bellini), et, s'unissant à d'autres tubes analogues, vient s'ouvrir dans le bassinet, en un point plus ou moins rapproché du centre de la papille. Le tube urinifère présente donc trois aspects différents depuis son origine jusqu'à sa terminaison, tube contourné, anse et tube droit. Ces diverses dénominations se rapportent donc toutes aux différentes parties du trajet d'un seul et même tube, qui, né au niveau du corpuscule de Malpighi, vient s'ouvrir dans le bassinet. Telle est en deux mots la structure du rein, telle qu'elle est admise aujourd'hui.

Mais avant d'arriver à ces données qui permettent de discuter dans quelles régions s'élaborent les éléments de la sécrétion urinaire, on a dû passer par de longues périodes d'incertitude et d'erreurs, dont il ne sera peut-être pas sans intérêt d'esquisser ici l'histoire, étudiant successivement en détail les divers éléments qui entrent dans la constitution du rein : vaisseaux, canalicules, stroma.

*Système vasculaire.* L'étude des vaisseaux qui se distribuent au parenchyme rénal est de beaucoup la plus importante. C'est là, pour ainsi dire, qu'est le nœud de la question. C'est, du reste, ce qu'ont compris de tout temps les anatomistes. Et non-seulement leurs recherches, mais encore les conceptions délirantes qui, pendant tant de siècles, en tinrent lieu, n'ont eu qu'un objectif : l'étude des rapports du système sanguin avec les glandes rénales. C'est à la suite de ces recherches qu'Aristote en était arrivé à considérer l'ensemble des viscères et le rein en particulier comme des diverticules de la circulation veineuse. On verra plus loin comment, au dix-septième siècle, Bellini mit à profit ces considérations, pour expliquer le mécanisme de l'excrétion de l'urine.

Au point de vue anatomique, nous ne trouvons presque rien dans les doctrines antiques. Galien ayant déclaré que le rein est un filtre, son école, pendant des siècles, imagina une structure rénale en rapport avec les doctrines du maître, et professa que le rein est creusé de deux cavités : l'une contient du sang. Les vaisseaux s'y ouvrent à plein canal. L'autre contient de l'urine. Une membrane spéciale les sépare, et possède la propriété de se laisser traverser par la sérosité sanguine.

Telle est la doctrine dont Vésale osa l'un des premiers contester l'exactitude, montrant ces professeurs « *Sectionem aversati et in altis cathedris sedentes sibi ipsis mirifice placentes Promethei... discipulis imaginatione hominem confingentes... !* » (*Andreæ Vesalii Bruxellensis de humani corporis Fabrica*, Bâle, 1555, p. 632, gr. in-folio.) Malheureusement, privé des moyens d'investigation que nous avons aujourd'hui, l'illustre médecin de l'empereur Charles-Quint ne substitua aux produits de l'imagination de nos devanciers qu'une description très-courte, très-incomplète, inventant, pour expliquer la sécrétion de l'urine, une vertu spéciale de la substance rénale ; opinion du reste aussi scientifique et aussi satisfaisante pour l'esprit que les *propriétés inhérentes à la matière*, de l'école matérialiste contemporaine.

Néanmoins, la période des hypothèses était close, l'observation directe était reprise activement. Fallope (*De humani corporis anatome compendium*, Patav., 1585, in-8°), corrodant les tissus parallèlement injectés, étudiait avec soin ces tubes, qui, disait-il, vont de la substance corticale jusque dans les bassinets, et Highmore (*Corporis humani disquisitio anatomica*, Hagæ, 1651, fol.), insistait sur les différences des deux substances dont le rein est formé. Bellini, à cette époque, assistait comme aide aux vivisections qui se pratiquaient à Pise, dans le laboratoire de Borelli, fondé par Ferdinand II d'Étrurie. Il s'aperçut un jour, en expérimentant sur une biche, que du sang s'écoulait de la surface du rein qu'il avait érodée. Il multiplia ses tentatives, pratiqua des injections colorées, et déclara formellement que le sang, contrairement aux opinions professées à cette époque, arrivait dans l'intérieur du rein jusqu'à la substance corticale, et que c'était dans cette substance que devaient se passer les phénomènes de la filtration. On voit donc, d'après sa description, que, pour lui, le liquide injecté pénètre jusqu'à la surface de l'organe, et remplit ce que l'on appelle aujourd'hui les étoiles de Verehyen. A l'étude des troncs vasculaires si clairement exposés par Vésale, Bellini (*De structurâ renum*, Florent., 1662, in-4°) ajoutait donc celle des vaisseaux capillaires, ou plutôt celle du second réseau.

Ainsi que le fait remarquer Manget dans sa Bibliothèque anatomique, Malpighi a pris la question là où Bellini l'avait laissée, ajoutant la notion de granulations à la description des vaisseaux du rein. Peut-on en effet formuler contre lui l'accusation que répètent presque tous les auteurs, qui redisent à l'envi qu'il assimilait ses glandes aux glandes salivaires, etc... ? Faut-il redire avec M. Sucquet que personne ne songe plus « *à la pensée malheureuse de Malpighi sur la nature glandulaire des corpuscules* » ?

Est-ce vraiment une pensée malheureuse ? Certes, si, par le mot glande, Malpighi a voulu dire organe sécréteur de l'urine, il n'était pas, ce me semble, bien loin de la vérité. Et rien dans sa description ne permet de conclure à une assimilation avec les autres glandes. Au reste, si quelque phrase prêtait à l'équivoque, l'exposé de ses expériences et les détails de son *modus faciendi* sont là pour montrer l'exactitude des résultats auxquels il est arrivé. Ses glandes, en effet, se colorent presque complétement en noir quand on pousse une injection noire dans le système artériel ; elles deviennent turgescentes. « *Eodem inficiuntur colore glandulæ ac continuatæ arteriæ, ita ut oculus facillime cohærentiam ipsorum evidenter attingat.* » Il n'est pas moins précis quand il vient à parler des vaisseaux efférents (voy. *Marcelli Malpighi de Viscerum structurâ exercitatio anatomica*, Londini, 1669, in-32).

A Ruysch (*Opera omnia anatomico-chirurgica*. Amstelod. 1736, in-4) était réservé l'honneur d'affirmer la nature vasculaire des glandes de Malpighi, que plus personne n'a contestée depuis.

Tels sont les résultats des recherches anciennes, dont nous retrouverons les traces dans les descriptions modernes. Nous allons en effet étudier successivement les vaisseaux de Vésale, de Bellini, enfin les glomérules de Malpighi.

A. *Vaisseaux sanguins de la substance corticale.* Arrivée au niveau du hile du rein, l'artère rénale, à laquelle son volume, la brièveté de son trajet, et souvent aussi ses flexuosités donnent un aspect tout à fait spécial, se divise en un certain nombre de branches. Il y en a d'ordinaire 3 ou 4. C'est la bifurcation prématurée, de ces artères qui a été décrite comme artère rénale double, triple, etc... Ce n'est du reste là qu'une question de mots. Bref, les branches de bifurcation de l'artère principale pénètrent dans le rein entre les branches veineuses, situées en avant, et le bassinet situé en arrière. Dans ce trajet, c'est-à-dire dans la cavité même du sinus rénal, elles se divisent encore de nouveau et fournissent des branches colla-térales pour les calices et les bassinets; enfin elles entrent dans la substance glandulaire. Elles cheminent d'emblée dans la substance corticale, dans les *co-lonnes de Bertin*, entre les cônes médullaires.

Arrivées vers la base des pyramides, ces diverses branches artérielles marchent à l'encontre les unes des autres, mais sans s'anastomoser; de sorte que ce premier plan vasculaire que l'on a appelé *voûte artérielle du rein*, n'est constitué que par des arcades incomplètes, les *demi-arcades* de Bertin. Ce sont là les vaisseaux qui jusqu'à Bellini avaient seuls été décrits. C'est au deuxième plan, constitué par ce que l'on appelle aujourd'hui les artères radiées, que se rapportent très-vrai-semblablement ses descriptions.

Les *artères radiées* naissent donc de la voûte artérielle du rein. Elle se dirigent en droite ligne à travers la substance corticale jusqu'à la périphérie de l'organe, pour s'y diviser en un certain nombre de ramifications. Elles mesurent de 0.1 à 0.2 dixièmes de millimètre de diamètre (Kölliker). Ce sont ces artères radiées qui donnent naissance aux branches glomérulaires, c'est-à-dire à des ramuscules d'une excessive ténuité, ayant $0^{mm},04$ de diamètre, et qui se séparent à angle droit de leur tronc d'origine pour aller, après un trajet très-court, constituer le *glo-mérule de Malpighi*.

La question en litige est actuellement l'existence de ramuscules non *gloméru-laires* dans la substance corticale.

Ludwig, Toynbee et d'autres avaient déjà décrit un réseau capillaire simple situé sous la capsule fibreuse. Il est admis par Sappey, contesté par Frey, Virchow, Kölliker. On ne peut cependant nier l'existence des vaisseaux capsulaires, et les recherches d'Isaac de New-York ont fait connaître un réseau capillaire, périphé-rique, direct, émanant des artères radiées. Au reste, ce n'est qu'une question de détail que je n'ai pas la prétention de résoudre.

B. *Glomérules.* Tous les auteurs sont aujourd'hui d'accord pour considérer le corpuscule de Malpighi comme un PELOTON VASCULAIRE, comme Ruysch l'a af-firmé le premier, comme Malpighi l'a démontré expérimentalement, ainsi qu'on peut en juger par les passages de cet auteur auxquels il a été fait allusion. Les recherches de Huschke (*Encyclop. anat.*) et de Müller, au commencement de ce siècle, n'ont fait que confirmer les opinions anciennes.

Le glomérule est donc un petit peloton vasculaire, renfermé dans une mem-brane particulière, dite membrane de Bowmann. Arrivé au niveau de cette mem-brane, le *vas afferens* la perfore, pénètre dans son intérieur, s'y bifurque, puis s'y subdivise, pour former un véritable réseau, enroulé sur lui-même, comme un paquet de lombrics. Les diverses branches qui constituent ce réseau se réunis-sent de nouveau les unes aux autres, et sont en définitive résumées par une arté-riole (*vas efferens*) qui sort de la capsule et la perfore, presque au même niveau que le *vas afferens*. Ce point est en général situé sur le pôle opposé à l'origine du tube urinifère.

On a, dans ces dernières années, contesté l'exactitude de ces données, déclarant que dans le glomérule le vaisseau afférent ne se divise pas, mais s'enroule sur lui-même. Le glomérule ne serait alors qu'un diverticulum artériel. Mais, comme c'est surtout sur des études d'anatomie comparée (vipère, Frey ; requin, Hyrtl) que sont basées les recherches des auteurs allemands qui combattent la doctrine classique, nous continuerons à la considérer comme vraie.

Le glomérule vasculaire est-il directement en rapport avec la membrane glomérulaire, comme l'avait cru Bowmann? C'est l'opinion que professait Henle. Mais, dès 1863, Frerichs avait décrit un épithélium sur la face interne de la capsule. A Isaac était réservé l'honneur de découvrir l'épithélium glomérulaire. Ces deux couches épithéliales juxtaposées différeraient par le volume de leurs éléments et la manière dont elles se comportent en présence des réactifs chimiques.

Moleschott a confirmé les résultats de l'histologiste américain. L'épithélium glomérulaire a en moyenne $0^m,01$, l'épithélium capsulaire $0,006$. Schweigger-Seidel prétend qu'il tombe ou se transforme en une membrane amorphe. Nous ne saurions l'admettre sans nouvelle preuve.

Le nombre, le volume des glomérules de Malpighi est encore l'objet de nombreuses contestations. Sont-ils plus nombreux au centre qu'à la périphérie, moins volumineux à la périphérie qu'au centre? c'est ce qu'il est impossible de dire; mieux vaut se rattacher à l'opinion de M. Gross, qui semble disposé à mettre toutes ces variations sur le compte des procédés d'injection, ou du plus ou moins de facilité avec laquelle les liquides pénètrent dans les diverses parties du rein.

Le vaisseau efférent est en général plus petit que le vaisseau afférent. Le fait est-il bien certain ? Je l'ignore, Virchow le conteste ; mais, en définitive, le vaisseau efférent est une artériole, Kölliker l'a péremptoirement démontré, et c'est là le fait important. Ces vaisseaux efférents artériels donnent naissance à un réseau de capillaires vrais, à mailles polygonales dans la substance corticale, allongées entre les tubes droits de la substance médullaire.

Pour toute une école, les deux réseaux n'auraient pas la même origine. Beer et Chrzonsczewsky professent que la substance médullaire possède des artères particulières qui alimentent son réseau capillaire, sans affecter aucun rapport avec les glomérules. Stein, au contraire, prétend que la portion veineuse du sang passe plutôt dans le réseau cortical, tandis que le réseau médullaire serait presque exclusivement artériel ; mais les deux réseaux auraient pour origine les vaisseaux efférents des glomérules.

En réalité, la circulation veineuse suit à peu près le même trajet que le sang artériel : aux troncs artériels correspondent les troncs veineux satellites. Presque tous cependant naissent par deux ou trois ramuscules à la surface de l'organe, constituant ce que l'on appelle les *étoiles de Verheyen*.

En pénétrant plus profondément vers le hile, on trouve des veines radiées, des demi-arcades veineuses, etc., comme pour les artères ; mais dans tout ce système on rencontre d'abondantes et riches anastomoses.

C. *Vaisseaux sanguins de la substance médullaire.* Le sang est apporté dans la substance médullaire par un certain nombre de troncs vasculaires très-petits que l'on retrouve à la base des pyramides, c'est-à-dire au point d'union, sur les limites des substances corticale et médullaire. On leur a donné le nom de vaisseaux droits.

Stein, après une étude approfondie de 127 reins injectés, a cru pouvoir affirmer que *tous* ces vaisseaux provenaient des *vasa efferentia* glomérulaires. Mais Beale et Luschka, d'un autre côté, déclarent que la voûte artérielle du rein donne directement des vaisseaux aux pyramides. Huschke et Henle ne voient dans ces vaisseaux que la résultante des capillaires de la substance corticale. Aux yeux de Hyrtl, ce ne seraient même que des veines.

La vérité est dans l'éclectisme. C'est, du reste, l'opinion de Virchow, de Schweigger-Seidel, c'est l'opinion formulée par M. Gross dans sa thèse inaugurale, et chacun sait avec quelle exactitude rigoureuse ses observations ont été conduites.

Quoi qu'il en soit, le réseau médullaire présente des mailles allongées polygonales et se résume en un certain nombre de troncs veineux qui vont concourir à la formation des arcades veineuses du rein, dont nous avons parlé plus haut. Ils communiquent aussi avec les veines des bassinets.

On voit donc qu'au point de vue anatomique, rien dans le système vasculaire du rein ne permet de croire, avec Stein, qu'il y a dans cet organe deux circulations, l'une artérielle nutritive, l'autre veineuse sécrétoire. Nous devons également faire bon marché des prétendues voies collatérales de Chrzonsczewsky, et du système porte décrit par M. Sucquet. Il est probable que ce dernier a été trompé par des injections imparfaites, ou trop parfaites. En tout cas, sa théorie étant repoussée par tous les anatomistes modernes, nous renverrons à son mémoire ceux qui désireraient connaître en détail ses singulières conclusions.

II. Structure des tubes urinifères. Rien dans les descriptions anciennes n'est digne d'arrêter longtemps l'attention. On s'étonne seulement de voir pendant tant de siècles les auteurs discuter pour savoir si le parenchyme rénal est formé par de la chair musculaire, analogue à celle du cœur, ou du sang coagulé à la suite de la filtration de son sérum.

Mais que pouvait-on sans le secours des instruments grossissants? C'est pourquoi l'on voit Vésale et Fallope disserter sur la nature fibreuse du rein, et Riolan rire de Bauhin parce que cet anatomiste admettait l'existence de canalicules « *capillo subtiliores* » (*Theatrum anatomicum*. Francof. 1605).

Bref, il faut arriver à Bellini pour voir nettement affirmer que tout le parenchyme du rein est formé par une même substance, c'est-à-dire par des canalicules contenant de l'urine. En l'exprimant, Bellini avait vu sourdre, au niveau des papilles, un liquide qu'il reconnut pour de l'urine, à sa saveur âcre et salée. A partir de cette époque les canalicules rénaux ne sont plus mis en doute, et les anatomistes s'efforcent d'en étudier les détails de structure, à l'aide d'injections poussées tantôt par les vaisseaux, tantôt par les uretères.

Nous ferons grâce aux lecteurs de ces longues et fastidieuses recherches, nous bornant à dire que la substance corticale fut pendant tout ce laps de temps considérée comme la portion sécrétante, la substance médullaire au contraire comme la portion excrétante.

Glandes de Malpighi, vacuoles, filtres organiques, fibres, membranes spéciales, telles sont les dénominations données à la substance corticale, pour ne parler que des plus importantes. Il faut arriver jusqu'aux recherches modernes et contemporaines pour avoir une idée précise de la structure si complexe des tubes contournés. Et aujourd'hui encore, nous nous trouvons en présence d'une double théorie : 1° celle selon laquelle il y aurait deux systèmes de tubes rénaux ; un réseau de tubes fins entourant un certain nombre de tubes plus larges, prenant leur origine au niveau des corpuscules de Malpighi. C'est la théorie de Henle ; 2° celle, d'après laquelle la substance corticale serait constituée par les tubes contournés, des glomérules, et par un autre réseau de tubes en communication avec ceux de la substance médullaire : c'est la théorie la plus universellement acceptée aujourd'hui. C'est celle que l'on trouve reproduite dans l'ouvrage de Schweigger-Seidel, c'est celle que M. Gross adopte aussi, dans sa thèse inaugurale.

Les *tubuli contorti* naissent donc directement des corpuscules de Malpighi, et non pas d'anses terminales, comme le croyait Huschke, ou de culs-de-sac terminaux, comme le professait Müller.

A. *Tubes contournés.* Le canalicule naît du corpuscule de Malpighi, ou plutôt de ce que l'on appelle la capsule de Bowmann, membrane conjonctive, découverte par A. Littre, qui enveloppe les vaisseaux glomérulaires.

Chaque glomérule donne ainsi naissance à *un* tube contourné, mais *à un seul*. Chez l'homme adulte, il est assez difficile de bien voir la ligne qui sépare la capsule de Bowmann de la membrane propre du tube, et ce que l'on a décrit sous le nom de *col de la capsule* n'existe que chez certains animaux et chez les très-jeunes enfants. Le diamètre de la capsule, qui est un peu plus considérable que celui du tube, est, d'après Schweigger-Seidel, de 0$^{mm}$,2. Mais, en définitive, la membrane propre du canalicule et la capsule de Bowmann peuvent être considérées comme la continuation l'une de l'autre.

Quant aux tubes contournés, ils ont une forme assez régulièrement cylindrique, $\frac{1}{18}$ de millimètre de diamètre en moyenne, d'après la mensuration de Morel. Ce diamètre peut du reste varier pendant telle ou telle période physiologique. Leur membrane propre est assez épaisse, et leur épithélium, constitué par des cellules polyédriques de 0$^{mm}$,04, se fait remarquer par l'aspect granuleux de son protoplasma, par sa coloration jaunâtre et son noyau volumineux et très-apparent.

On regarde, en général, leur trajet comme inextricable : cependant une étude attentive a démontré qu'il y avait une certaine régularité dans leur disposition. Ils forment des sortes de lobules de forme conique, qui nés du glomérule de Malpighi, que l'on voit à leur base, se viendraient terminer en pointe près des tubes droits, que nous décrivons dans les pyramides de Ferrein. M. Gross donne le nom de *tête* à la portion élargie, à la base de ces cônes, et le nom de *queue* à leur terminaison effilée. Dans la région de la queue, le diamètre du tube est excessivement ténu.

Ces sortes de lobules, de circonvolutions viennent donc aboutir aux pyramides de Ferrein. Ainsi à chaque pyramide de Ferrein se rattache tout un système de tubes contournés, de glomérules par conséquent. Chaque pyramide de Ferrein peut donc être considérée comme le centre d'un lobule rénal. On a admis, mais le fait n'est pas prouvé, qu'il peut exister des communications entre deux tubes contournés.

Il y a loin, comme on le voit, de cette description à celle des faits affirmés par Henle, au réseau spécial par lui décrit, comme enlaçant des tubes plus volumineux et d'une nature différente ; à celle de Chrzonsczwky, qui, en 1863, admettait encore la terminaison des tubes à des réseaux, ou des culs-de-sac ; à l'opinion mixte de Colberg qui, à la même époque, décrivait aussi des réseaux, que tous les anatomistes nient aujourd'hui.

B. *Tubes de Henle. Anses.* Les tubes contournés semblent donc converger vers les pyramides de Ferrein, autrement appelées rayons médullaires. Ces rayons sont formés par des faisceaux de tubes médullaires qui plongent, pour ainsi dire, dans la substance corticale, et que l'on peut poursuivre presque jusqu'à la surface du rein. On y trouve des tubes de Bellini et des tubes de Henle. Ces derniers sont les plus nombreux. Mais quels sont leurs rapports avec les tubes contournés? voilà la question la plus difficile à résoudre. Et l'on peut dire que jusqu'ici on ne lui a pas donné une solution à l'abri de toute objection. Un seul auteur, en effet, Schweigger-Seidel, est arrivé, grâce aux préparations par isolement, à montrer la continuité directe entre la queue de tubes contournés et l'*anse de Henle*. Nous avons vu plus haut que les tubes contournés, disposés en forme de cônes, se terminent par une extrémité extrêmement effilée ; c'est cette portion effilée qui vient se mettre en rapport avec l'anse de Henle. La ténuité excessive du canalicule à ce niveau, sa fragilité, la présence d'autres tubes, que nous décrirons bientôt, rendent la constatation de ce fait des plus difficiles. Mais, nous devons le dire, longtemps avant la préparation complète de Schweigger-Seidel, les préparations partielles avaient amené nombre d'histologistes à considérer le fait comme certain. Nous pouvons citer à ce sujet les travaux de Stein, qui admit complétement cette théorie, qu'adopta du reste Kölliker, dès 1867. Nous ne reviendrons pas sur la description évidemment erronée de Henle. Personne ne croit plus aujourd'hui à son exactitude. Il n'en est pas moins vrai que cet auteur a été le premier à décrire, dans la substance médullaire, des tubes dont le calibre, la direction, l'épithélium ne sont pas identiques à ceux des autres tubes.

Longtemps leur existence fut contestée, niée même. Les théories les plus variées furent imaginées pour interpréter ces descriptions. C'est ainsi que Chrzonszewsky a longtemps soutenu que ces tubes n'étaient que des anses vasculaires. M. Sucquet a déclaré qu'ils constituaient des canaux d'une nature particulière contenant de l'*hématosine*?? C'est peut-être aussi ces mêmes anses que Ferrein a décrites sous le nom de *tuyaux serpentins*.

Toujours est-il que, si l'on pratique une coupe dans la substance médullaire, perpendiculairement à l'axe des pyramides, on observe de petits trous, de grandeur inégale, mesurant en moyenne chez l'adulte $0^{mm},02$ de diamètre. Ce diamètre est, du reste, variable, mais presque toujours inférieur à celui des tubes de Bellini. La membrane propre apparaît tantôt sous la forme d'une ligne, tantôt avec un double contour. En tout cas, elle est presque toujours beaucoup plus épaisse que celle des tubes de Bellini.

Mêmes variations dans l'épithélium qui les tapisse. Il est constitué, dans les uns, par des cellules pavimenteuses aplaties, dans les autres, par des éléments beaucoup plus volumineux, dont la forme est plus ou moins cuboïde.

Plus les coupes se rapprochent de la base des pyramides, plus les tubes de Henle deviennent nombreux, tandis qu'ils font complétement défaut au voisinage de la papille. Sur les coupes longitudinales, on retrouve ces mêmes tubes cheminant au milieu des tubes de Bellini proprement dits qui les entourent, mais qui n'ont dans la substance médullaire aucune connexion avec eux. C'est sur ces coupes que l'on peut voir ces tubes réunis deux à deux, pour former des anses ou plutôt des tubes en U, dont les deux branches vont se perdre dans la substance médullaire, où Henle les croyait en connexion directe avec les glomérules. En général, l'une des deux branches présente un volume beaucoup plus considérable que l'autre. Henle et Roth avaient déjà constaté que, parfois, l'épithélium des anses subit des modifications pathologiques très-appréciables, alors que les autres tubes restent sains tout autour d'eux.

On a noté, en anatomie comparée, dans la forme et la disposition de cet épithélium, de très-nombreuses variétés. Nous croyons la question encore à élucider, car on ne retrouve rien de semblable dans l'homme adulte, et, d'autre part, l'aspect de cet épithélium est si variable, suivant les périodes physiologiques, qu'il y aurait, ce me semble, témérité à conclure aujourd'hui. Mais, ce que l'on ne saurait contester, c'est la grande variabilité du diamètre de ces tubes, souvent terminés par une extrémité effilée. C'est cette extrémité effilée que nous avons vue être en rapport avec la *queue* des *tubuli contorti*.

Dès 1862 Henle avait constaté qu'une grande partie des tubes de la substance médullaire, arrivés à la base des pyramides, se bifurquent, ou même se divisent en un certain nombre de rameaux, qu'il prit pour les origines d'un réseau indépendant. Ces mêmes bifurcations sont décrites dans le mémoire de Ludwig et Zawarykin (1863). Elles sont indiquées par Chrzonsczewsky et presque tous les auteurs qui ont écrit sur le rein, jusqu'à l'époque à laquelle Roth et Schweigger-Seidel firent connaître ce qu'ils ont appelé *canaux* ou *pièces intermédiaires*. Ces canaux servent de trait d'union entre les anses de Henle et le tube de Bellini. Les diverses branches de bifurcation des tubes de Bellini viennent donc se mettre en rapport, se continuer avec les anses, par l'intermédiaire d'un système de tubes qui, du reste, n'en diffèrent que par la direction.

Lorsque l'on cherche à étudier la structure intime de ces pièces de communication, on se heurte presque immédiatement à des difficultés pour ainsi dire insurmontables. Les coupes, en effet, ne permettent pas de les distinguer des autres canaux, et les préparations par dissociations ne donnent que des résultats incertains. Les macérations préalables altèrent toujours plus ou moins ces tissus. On est cependant d'accord aujourd'hui pour dire que leur membrane propre se fait remarquer par sa minceur extrême, et que leur épithélium est constitué par des cellules pavimenteuses plus grandes que celles des tubes de Bellini.

Leur trajet est très-tortueux, très-difficile à suivre, car ils s'insinuent entre les circonvolutions des tubes contournés et contribuent à donner aux coupes de la substance corticale cet aspect qui échappe à toute description, et qui a pu faire croire à l'existence d'un réseau. Ce réseau n'existe pas, mais cependant tous ces tubes de communication se réunissent en nombre variable, deux par deux, trois par trois, etc... (la science n'est pas bien fixée sur ce point), pour se porter dans un seul canalicule de Bellini.

Telles sont donc les connexions des diverses espèces de tubes dont l'ensemble constitue la substance médullaire. Réseaux corticaux de Henle, Krause et Chrzonsczewsky, culs-de-sac de Muller et Huschke, terminaison directe aux glomérules admise par Colberg, aux tubes contournés par Kollman, etc. Tout ceci n'est qu'erreur, toutes ces théories ont été abandonnées aujourd'hui. Depuis le glomérule, jusqu'à la papille, il n'y a qu'un seul conduit. Il naît de la capsule de Bowmann, forme d'abord le canal contourné, canal large à épithélium *polyédrique ;* il aboutit à un tube plus étroit qui descend dans la moelle et forme l'anse de Henle. La branche ascendante de cette anse devient le canal intermédiaire qui s'unit à d'autres tubes semblables pour se jeter dans les canaux de Bellini, qui vont s'ouvrir à la surface de la papille.

C'est cette dernière portion du trajet des tubes urinifères qui nous reste à étudier.

C. *Tubes de Bellini.* Sur le sommet des papilles, on peut voir à l'œil nu, ou tout au moins à l'aide d'une simple loupe, de petits orifices qui sont au nombre de quinze à vingt et qui ont reçu le nom de *pores papillaires.* Leur forme est arrondie ou ovale, leur diamètre mesure environ un cinquième de millimètre. Après un trajet de longueur variable, mais très-court, ces tubes se bifurquent. On a donné le nom de *canalicules droits* à ce premier ordre de division. Les canalicules droits se bifurquent, comme je l'ai dit, à leur tour; ils augmentent rapidement en nombre par divisions dichotomiques, et arrivent enfin dans la substance dite intermédiaire, où chacun d'eux se met en rapport avec un certain nombre de canaux de communication. La dichotomie est très-rapide. Les tubes se séparent à angle très-aigu. A une faible distance des pores papillaires, toutes les divisions sont terminées, et on ne retrouve plus de bifurcations jusqu'à la région des tubes intermédiaires. La direction générale de tous ces conduits est rectiligne; cependant, comme tous prennent leur origine dans un espace restreint, le sommet de la papille, on peut dire qu'ils rayonnent en quelque sorte de ce point vers la surface du rein.

Pris à son origine, le diamètre du tube de Bellini varie de $\frac{1}{5}$ à $\frac{1}{4}$ de millimètre. Les tubes droits n'ont déjà plus que $\frac{1}{15}$ de millimètre, d'après Morel, puis la diminution est un peu moins rapide. On peut, du reste, s'en rendre compte, en se reportant à ce qui a été dit des tubes de Henle.

Dans la première partie de leur trajet, les tubes urinifères sont dépourvus de membranes propres. Ils sont creusés dans le stroma même de la papille, à la manière du *rete vasculosum testis* dans le corps d'Highmore du testicule. Ce n'est qu'au niveau des tubes droits que l'on voit apparaître la membrane propre, fine et transparente. L'épithélium est formé par des cellules cylindriques de $0^{mm},02$ à $0^{mm},03$, au voisinage de la papille (Henle), de $0^{mm},04$ seulement dans la région moyenne de la pyramide. Leur noyau, qui est nucléolé, est très-apparent, leur protoplasma légèrement granulé.

III. STROMA. Nous avons dit plus haut que les divers éléments dont il vient d'être parlé, vaisseaux, glandes, glomérules, sont soutenus par un stroma fibreux, par un squelette de tissu conjonctif qui a été pour la première fois décrit par Goodsir en 1842. Contrairement à ce que l'on observe dans les autres viscères, on ne trouve dans le rein qu'une très-petite quantité de tissu conjonctif; encore n'est-elle bien facile à démontrer à l'état normal que dans le tissu médullaire. C'est sans doute ce qui a fait commettre jadis à Rokitansky l'erreur très-grave de représenter le stroma normal du rein comme un produit morbide. Dans les cas de néphrite, au contraire, la prolifération de ses éléments le rend très-apparent. Dans les pyramides, il se présente sous la forme d'une substance homogène qui remplit les espaces laissés libres entre les tubes et les vaisseaux. (Voyez les planches du *Mémoire d'Isaacs* dans le journal de Brown-Séquard, t. I, p. 606, 1858). Il apparaît aussi, dans certains points, sous forme de stries disposées autour du calibre des vaisseaux[1]. Cette disposition est facile à constater, surtout sur les pièces qui ont préalablement macéré dans l'acide chromique.

On y trouve aussi quelques cellules plasmatiques, qui occupent plus spécialement les intervalles triangulaires limités par le contact des tubes (anses ou tubes droits), et, comme dans la substance médullaire, ces espaces, à raison même du calibre des tubes, sont assez considérables, on peut voir sur une coupe plusieurs cellules dans un seul espace. Cette disposition est très-facile à constater au niveau de la papille. Le tissu conjonctif forme même dans cette région une lamelle dense à trame très-serrée, percée comme un crible d'une multitude d'orifices qui donnent passage aux tubes, réduits à ce niveau à leur épithélium, ainsi que nous l'avons vu plus haut.

[1] Henle a décrit des muscles lisses à direction longitudinale, qui tapissent les vaisseaux d'un petit diamètre.

A mesure que l'on s'éloigne des papilles, la substance conjonctive devient de moins en moins abondante, et l'on ne sait plus si c'est au stroma de la glande ou à l'adventice des vaisseaux qu'appartiennent les corpuscules. Enfin, quand on arrive à la substance corticale, l'observation est tellement difficile que certains auteurs ont révoqué en doute l'existence du tissu conjonctif dans cette région. On ne peut cependant la nier, et, grâce à de nouvelles recherches, grâce surtout à l'observation attentive des phénomènes inflammatoires, on est arrivé à la démontrer.

C'est surtout au niveau des capsules de Bowman, au pourtour des glomérules, que, sur des reins normaux, on l'a mise en évidence. On en trouve aussi une couche assez épaisse au pourtour des vaisseaux droits et dans les rayons de substance médullaire.

La macération dans l'acide chromique, mais surtout l'action combinée du carmin et de l'acide acétique, sont les modes de préparation les plus usités pour cette étude. Mais je crois qu'il est préférable d'employer un réactif décrit sous le nom de picro-carmin d'indigo par Jullien (*Lyon médical*, 1872). L'acidé picrique qui entre dans la composition de cette substance agit sur les tubes, dont il colore l'épithélium, et le bleu de carmin fait ressortir plus particulièrement le stroma conjonctif. On peut ainsi, sans trop de difficultés, démontrer sa présence dans toutes les régions du rein. Pour l'étude des cellules étoilées du tissu conjonctif, Schweigger-Seidel recommande la macération dans l'acide chlorhydrique.

Lorsque l'on arrive à la superficie de l'organe, on se trouve, avons-nous dit, en présence d'une capsule fibreuse, que M. Cruveilhier appelle dartoïque, et que l'on peut assimiler à la capsule de Glisson du foie. Cependant elle n'adhère pas aussi complétement à la substance glanduleuse que cette dernière. Presque toujours on peut l'enlever, la séparer sans beaucoup de difficulté ; chez quelques sujets, on trouve même un peu de tissu adipeux entre elle et la substance corticale. Toutefois, le tissu conjonctif de l'organe est en continuité directe avec sa face profonde, sous laquelle il se transforme, il dégénère en une couche de tissu conjonctif lâche, occupé par de nombreuses lacunes.

C'est dans cette couche que M. Eberth a décrit, l'année dernière, une série de faisceaux musculaires lisses, tellement volumineux, dit-il, qu'on peut les confondre avec des veinules superficielles.

Cette musculature périphérique n'enverrait presque pas de prolongements dans la substance corticale, elle serait tout à fait superficielle, tout à fait indépendante des vaisseaux.

Comme M. Eberth a pratiqué ses examens sur des coupes faites après arrachement préalable de la capsule, qu'il a noté beaucoup de variabilité dans l'abondance et la disposition de ces réseaux musculaires, comme enfin il déclare lui-même ne les avoir pas rencontrés chez tous les animaux, nous attendrons, pour les admettre, de nouvelles recherches.

Qu'elle soit ou non doublée de faisceaux musculaires, la capsule du rein se réfléchit au niveau du hile sur le bassinet, elle entre en quelque sorte dans le sinus du rein, et se continue directement avec l'adventice des vaisseaux.

*Lymphatiques.* Lorsque l'on jette un coup d'œil sur les planches que nous ont laissées les anciens anatomistes, Nuck entre autres, on est frappé de la richesse du réseau qu'ils figurent à la surface du rein, et du volume des troncs qu'ils font sortir de son hile avec les veines et les artères. Aussi Cruikshank, qui a patiemment repris leurs recherches, révoque-t-il en doute l'exactitude de leur description.

Pour lui, il s'estime heureux d'avoir réussi à injecter 9 troncs de vaisseaux blancs à la surface d'un seul rein. Ces 9 troncs convergent vers le hile, pour s'aller jeter dans les troncs communs qui suivent la veine émulgente. Il a aussi noté la communication des lymphatiques superficiels et profonds. Ces derniers, nous dit-il, accompagnent les ramifications des vaisseaux sanguins et vont se rendre dans les ganglions lombaires, tantôt avec ceux du réseau superficiel, tantôt par un tronc isolé. Il décrit aussi avec Haller un groupe de vaisseaux qui, d'après l'illustre physiologiste, semblent plus spécialement appartenir aux bassinets et à l'origine des uretères. Ces vaisseaux se terminent dans le canal thoracique.

C'est à l'aide des injections au mercure, des ligatures veineuses, de la rupture du parenchyme par malaxation, de la putréfaction enfin que Cruikshank a étudié cette importante question. Grâce à des procédés plus parfaits, on est arrivé de nos jours à ajouter quelques notions à ce qui vient d'être exposé.

Comme Cruikshank, Ludwig et Zavarykin admettent deux réseaux, l'un superficiel, l'autre profond.

Le premier forme, sous la capsule dartoïque un réseau à mailles polygonales assez larges, qui se trouve en rapport direct avec le réseau profond. Ils occupent les fentes et lacunes du tissu conjonctif sous-capsulaire ; dans le parenchyme de l'organe, ils sont surtout visibles dans la substance corticale. Là, ils entourent les tubes contournés, mais sont réduits à des espaces lacunaires creusés dans le stroma.

L'injection, en général, remplit surtout la partie glomérulaire de la substance corticale, tandis que la circulation lymphatique est nulle ou à peu près dans les pyramides de Malpighi ou de Ferrein. En tout cas, ce n'est que vers le hile que l'on peut isoler des troncs assez volumineux pour y constater la présence de valvules.

Nerfs. Les nerfs du rein sont anatomiquement assez mal connus. On sait que tous proviennent du système nerveux ganglionnaire, qu'ils émanent du plexus solaire et par son intermédiaire des grand et petit splanchniques. Ce dernier paraît même se jeter tout entier dans le plexus rénal. Valentin décrit un ganglion rénal situé à l'origine de l'artère. Ces divers rameaux se réunissent en plexus très-serrés qui entourent les veines et les artères, mais qu'il est néanmoins facile d'isoler. C'est de ce plexus que naissent les nerfs spermatiques. Peut-être doit-on chercher dans cette disposition une explication des douleurs sympathiques que les malades ressentent dans les organes génitaux, quand ils sont atteints d'affection rénale.

Après avoir fourni ces plexus secondaires, les nerfs du rein suivent le trajet de la veine, de l'artère, pénètrent dans le parenchyme de l'organe. On ne sait jusqu'ici rien absolument sur la terminaison des nerfs dans l'épaisseur de la glande, sur les rapports qu'ils affectent avec ses différents éléments. On a cependant décrit sur leur trajet des cellules ganglionnaires analogues à celles que l'on rencontre en général sur le trajet de tous les nerfs viscéraux.

Développement. Contrairement à l'opinion professée par Arnold et par Kupffer, les reins ne se développent pas aux dépens du corps de Wolf. Ils paraissent plutôt procéder de la paroi postérieure de la vessie, près de la région vésicale de l'ouraque.

Au début, ils sont constitués par deux culs-de-sac creux, analogues quant à leur structure, aux rudiments des glandes provenant de l'intestin. C'est de ces culs-de-sac que naissent les uretères, les bassinets. Ils forment aussi en partie les canalicules urinaires, mais seulement leur première partie, celle qui est immédiatement en rapport avec les bassinets.

Le reste du parenchyme de la glande se développe dans la paroi même des culs-de-sac primitifs. Il est à l'origine constitué par des bourgeons cellulaires complétement pleins, sans cavité intérieure. C'est seulement vers le troisième mois qu'apparaissent les glomérules de Malpighi. Et l'on peut déjà les voir distinctement, alors que nombre de canalicules n'ont pas encore leur cavité.

Ajoutons que, d'après Sweigger-Seidel, vers le quatrième mois de la vie intra-utérine, le rein possède déjà des canaux urinifères droits et contournés. Les capsules et les glomérules profonds sont d'abord très-grands, mais plus on se rapproche de la surface, plus les éléments sont petits. Cette disproportion entre les éléments des différentes couches de la substance corticale serait encore très-sensible au moment de la naissance.

D'après Kölliker, entre les sixième et septième semaines l'organe a déjà sa forme caractéristique. Il a deux millimètres de longueur environ. Il est alors caché derrière le corps de Wolf. Sur les côtés de la colonne vertébrale, à partir du troisième mois, sa forme lobulée devient de plus en plus manifeste. On l'observe jusqu'à la fin de la vie intra-utérine. A partir de la naissance, cette lobulation tend à disparaître, la surface de l'organe devenant de plus en plus lisse. Je dois dire cependant que la disparition des lobules est loin de s'accomplir d'une manière régulière et constante. Au contraire, tandis que certains sujets naissent avec le rein complétement lisse, on trouve parfois des reins encore lobulés sur des cadavres de vieillards.

RAPPORTS. Le rein est profondément caché dans la région lombaire, recouvert par une grande épaisseur de parties molles. En effet, pour arriver jusqu'à lui, il faut traverser la peau, le tissu cellulaire, l'aponévrose dorsale et les enveloppes des muscles obliques et transverse de l'abdomen, le carré lombaire, enfin ce que les anciens anatomistes ont appelé la capsule adipeuse. C'est une gangue épaisse de tissu cellulo-graisseux, au milieu de laquelle est plongé le rein, qui ne lui adhère, du reste, que par des brides filamenteuses extrêmement lâches et que l'on déchire avec la plus grande facilité.

Il y aurait encore beaucoup à faire, je crois, pour arriver à connaître parfaitement la structure de cette couche. Les lobules graisseux s'y présentent avec une forme aplatie, tassée, avec un volume de beaucoup supérieur à celui que l'on observe dans le tissu cellulaire des autres régions. On trouve quelque chose d'analogue à la boule graisseuse de Bichat, au panicule adipeux du fond de l'orbite. Et, lorsque l'on dissocie les éléments de cette région, on est, malgré soi, tenté d'y rechercher quelque bourse séreuse non encore décrite.

Ce tissu, assez vasculaire du reste, se continue sans ligne de démarcation avec le tissu cellulaire sous-péritonéal des régions postérieures et latérales. Il devient quelquefois le siége d'inflammation diffuse, de suppurations plus ou moins abondantes. Il était remplacé par une quantité considérable de pus chez un jeune diabétique, dont j'ai pratiqué l'autopsie, il y a quelques années.

Toujours est-il que cet amas de tissus mous, élastiques et légers, forme pour l'organe rénal un moyen de protection et de suspension des plus parfaits, auquel s'applique tout naturellement le nom de ligament adipeux, puisqu'il permet des mouvements assez étendus pour que Bordeu ait pu dire que de toutes les glandes les reins sont celles qui jouissent de la plus grande liberté.

Les rapports viscéraux de l'organe varient d'un côté à l'autre. Le rein gauche est, comme on le sait, plus élevé que celui du côté droit, ce qui ne tient pas tant à la brièveté de l'artère qu'à la présence du foie.

Le volume, le degré de tension intra-abdominale pourrait donc avoir sur la situation du rein une certaine influence. Mais on l'a quelque peu exagérée, je crois. En revanche, celle que la forme du squelette peut exercer est incontestable. L'étude des viscères sur les sujets rachitiques, ou sur ceux qui présentent des déviations de la colonne, sont là pour le démontrer.

A gauche, la face antérieure du rein, qui est plus convexe, regarde un peu en dehors et en avant, si bien que dans quelques circonstances exceptionnelles, quand les artères rénales sont extrêmement courtes, quand le muscle psoas ne présente qu'un volume peu considérable, le hile du rein peut être dirigé directement en avant. L'exagération dans le degré de saillie de la courbure lombaire des vertèbres peut produire le même résultat. Bref, cette face antérieure se trouve en rapport immédiat avec le côlon lombaire, d'où la possibilité de l'ouverture des abcès du rein dans le tube intestinal. Elle répond en outre, mais médiatement, à la rate, à la grosse tubérosité de l'estomac, au pancréas. La rate, flottant librement dans le péritoine, suspendue aux différents replis qu'il fournit à ses vaisseaux, on comprend difficilement quelle influence l'augmentation de son volume peut avoir sur le rein. Il en a cependant été question. Aussi ne saurait-on trop insister sur la situation absolument extra-péritonéale de l'appareil rénal tout entier. Il appartient plutôt aux parois de l'abdomen qu'à la cavité abdominale elle-même.

A droite, c'est avec le duodénum, la vésicule biliaire, la face inférieure du foie, que le rein se trouve en rapport. La dernière de ces connexions est sujette à de nombreuses variations. Souvent, c'est en quelque sorte un emboîtement des deux organes, le foie présentant une dépression plus ou moins profonde, dans laquelle se loge la partie supérieure du rein. Mais souvent aussi il n'y a pas même de contact entre les deux viscères.

On a fait, à propos des rapports du rein droit avec le duodénum, les mêmes remarques qu'au sujet des connexions du rein gauche avec le côlon. Les abcès du rein ont donc, des deux côtés, leur soupape de sûreté dans le tube digestif. Hâtons-nous de le dire, on n'a que rarement vu se réaliser ces prévisions théoriques.

En arrière, les rapports sont les mêmes des deux côtés, ou à peu près. La face postérieure du rein, moins convexe que l'antérieure, répond au carré des lombes, recouvert en ce point par le feuillet antérieur de l'aponévrose du muscle transverse, au diaphragme, qui la sépare des deux dernières côtes, au muscle psoas iliaque. Or, comme la gaîne de ce dernier passe au-dessus du diaphragme, et se continue avec le tissu cellulaire de la région prévertébrale, avec celui de la région médiastine postérieure, on comprend comment, dans quelques circonstances, des abcès nés dans ces parties peuvent faire saillie du côté de la région rénale, comment, en un mot, un abcès par congestion de la région thoracique de la colonne peut simuler un abcès périnéphrétique. J'ai, pour mon compte, observé un cas de ce genre dans lequel le diagnostic fut à peu près impossible. Ce qui rend encore obscure en pareil cas l'appréciation des phénomènes morbides, c'est la variabilité des rapports que le rein peut affecter avec les côtes. Tantôt il les dépasse dans une certaine longueur, tantôt au contraire il est complétement recouvert par elles et ne descend pas au-dessous du bord inférieur de la dernière.

On comprend toute l'importance que peut avoir, à un moment donné, la connaissance exacte de ces variations, lorsqu'il s'agit de pratiquer l'opération de la néphrotomie.

Malheureusement les faits sont en trop petit nombre pour juger cette question. Nous n'avons pas du reste à l'aborder ici, et nous renverrons le lecteur à un excellent article de M. le docteur Marduel dans « le *Lyon médical*, année 1872 » (*Étude sur la Néphrotomie*). Voyez aussi les articles URINAIRES (VOIES), NÉPHROTOMIE, etc... Je rappellerai en terminant que des deux côtés l'extrémité supérieure du rein, qui est en général la plus volumineuse, est coiffée plus ou moins médiatement par les capsules surrénales. L'extrémité inférieure regarde en général un peu en dehors.

Tels sont les rapports normaux des reins avec les organes voisins. On comprend que ces rapports doivent varier dans certaines anomalies rénales. Comme la question des anomalies sera traitée plus loin, en vue de ses corrélations avec la pathologie, nous nous bornerons ici à des indications sommaires.

Dans quelques circonstances rares, on voit, avons-nous dit, les artères rénales se bifurquer à une faible distance de leur naissance sur le tronc aortique. Parfois, à cette bifurcation correspond une division de la substance rénale elle-même.

On a donc ainsi deux reins plus petits, tantôt ne tenant l'un à l'autre que par quelques filaments de tissu conjonctif, tantôt complétement séparés. Ce sont là les cas de reins triples, quadruples, etc., dont on retrouve quelques descriptions dans les auteurs, mais comme, en réalité, l'anomalie, en pareille circonstance, est plus apparente que réelle, son étude n'offre qu'un intérêt médiocre. Cette disposition est du reste très-rare, et les faits de véritables reins multiples sont tous plus ou moins douteux. Je ferai cependant une exception pour celui de Gavard, qui observa une chaîne de trois reins placés sur le devant de la colonne lombaire. Le rein central avait un uretère particulier, qui allait s'ouvrir dans celui du rein droit vers son tiers inférieur.

La disposition inverse est beaucoup plus fréquente, et d'un véritable intérêt pratique. Il peut y avoir *rein unique* dans plusieurs circonstances. Tantôt cette disposition s'observe comme conséquence ultime d'un état morbide antérieur, tantôt il y a réellement absence congénitale de l'un des deux reins, tantôt enfin les deux organes se réunissent, se fusionnent en quelque sorte en une masse commune. Le premier cas se rencontre rarement chez les jeunes sujets, c'est plutôt chez les vieillards que l'on peut observer la destruction graduelle, insensible pour ainsi dire, de l'un des deux reins. On retrouve toujours alors quelques débris de l'organe qui a disparu. On peut toujours reconnaître les traces de l'uretère. Quand un kyste, en s'accroissant, a réduit le rein au bassinet, ce kyste, s'ouvrant spontanément dans ce dernier, peut ainsi s'épancher au dehors, quelquefois même à l'insu des malades. Telle est la disposition que j'ai pu constater sur le cadavre d'une vieille femme qui avait succombé à une autre maladie.

Les cas de reins uniques sont loin d'être rares. On en trouve un certain nombre dans les *Éphémérides des curieux de la nature*, et dans les mémoires de l'ancienne Académie des sciences de Paris. C'est une question pour moi de savoir si l'on a observé la véritable absence congénitale de l'un des deux reins.

Il n'en est pas de même de la fusion des deux reins, qui se rencontre beaucoup plus fréquemment. La disposition la plus commune peut-être est celle dans laquelle les deux reins adhèrent l'un à l'autre par leur extrémité supérieure, formant ainsi un organe en fer à cheval, dont la concavité donne naissance aux deux uretères. Cette sorte de rein en fer à cheval est ordinairement situé sur la l gne médiane, au-devant de la colonne vertébrale. Il y a alors une artère rénale unique, qui se bifurque presque aussitôt pour se distribuer symétriquement aux deux moitiés de l'organe.

Le rein peut avoir alors des connexions beaucoup plus étendues avec la séreuse péritonéale ; mais, ce qu'il faut surtout noter, c'est qu'il peut se trouver immédiatement en arrière du pylore. On le sent alors très-facilement par la palpation à travers les parois abdominales, et, dans plusieurs circonstances, cette disposition a pu faire croire à la présence d'une tumeur stomacale. M. Cruveilhier fait remarquer qu'en pareil cas les deux capsules surrénales se retrouvent toujours dans leur situation normale.

Enfin les reins peuvent être *flottants*. Alors l'organe se coiffant, pour ainsi dire d'une portion de péritoine, tombe dans la cavité abdominale, soutenu par un repli de séreuse qui entoure les vaisseaux du hile, affectant la même disposition qu'au niveau de la rate. L'organe ainsi suspendu descend quelquefois très-loin de sa situation normale, et glisse alors au milieu des anses intestinales. Sous l'influence de la pesanteur qui agit sur lui, les artères peuvent s'allonger. C'est ainsi que s'explique le cas de Paccoud, qui trouva le rein gauche situé dans le petit bassin, derrière la vessie, à côté du rectum. Parfois aussi le rein flottant peut donner lieu à des méprises, et faire croire à des tumeurs de mauvaise nature.

III. Physiologie. Nous n'avons pas la prétention de donner ici une description complète de toutes les modifications chimiques que peut subir la sécrétion urinaire, de tous les phénomènes chimiques qui aboutissent en définitive à la formation de l'urée dans l'organisme. Nous renverrons le lecteur aux articles Urines, Urée, etc.

Nous nous bornerons à définir avec le plus de précision possible la fonction de la glande rénale et à examiner les phénomènes physiologiques qui s'accomplissent dans son tissu.

Même renfermée dans ces limites, la question est encore très-vaste, très-difficile à résoudre, et le nombre des théories que nous aurions à passer en revue est véritablement effrayant. Cependant ce n'est pas de nos jours seulement que l'on a examiné la question à son véritable point de vue. Il y a des siècles en effet que l'on se demande si l'urine est une sécrétion véritable ou une simple excrétion, si le rein est un filtre ou une glande, servant, pour employer le langage des anciens, à épurer le sang.

On sait que dans l'antiquité le nombre des organes épurateurs des veines était singulièrement exagéré. C'est ainsi qu'Aristote n'hésitait pas à professer que tous les viscères abdominaux sont destinés à servir de diverticula à la circulation veineuse abdominale. Les reins en particulier devaient donc tout naturellement remplir un rôle analogue. Le volume énorme des veines émulgentes, leurs rapports intimes avec la veine cave inférieure, étaient là pour le prouver.

D'autres, comme Érasistrate, Asclépiade, etc., simplifiaient la question, en déclarant simplement que les reins n'ont pas de fonction. D'autres enfin y voyaient les organes de la génération.

Au milieu de ce dédale naquit la théorie de Galien, qui, malgré les absurdités qu'en a déduites son école, malgré les épreuves sans nombre auxquelles elle a été soumise, règne encore aujourd'hui dans la science, mieux établie, plus irréfutable que jamais.

Nous ne croyons pas devoir énumérer ici, et analyser en détail toutes les hypothèses qui ont été opposées à la doctrine galénique, depuis son auteur jusqu'à nous ; mais il est cependant une période intéressante à étudier, je veux parler de celle qui suivit immédiatement les découvertes d'Harvey et d'Aselli. Les fluides de l'organisme étaient étudiés, dans leur composition, dans leur degré de tension, leur origine, chacun cherchant à découvrir l'influence que peut avoir sur leur marche et leur direction le grand courant de la circulation sanguine. Je pourrais citer comme exemple quelques-unes des expériences rapportées par *Drelincurtius* (in *Bibliot. anat.*, de Manget), sous le titre de Canicidia (*vide Canicidium*, 2, th. 14, 15 et 16, et *Canicidium quartum*). Malheureusement on voulait absolument doter l'urine d'un système analogue à celui du sang et de la lymphe ; c'est ce qui amena certains auteurs à rechercher des canalicules destinés à contenir ce liquide et le conduire dans la vessie sans passer par les reins. Ce sont des conduits invisibles et les veines qui pour Willis sont chargés de cette fonction (*per poros cæcos ac venas*). Swalwe (Amstel., 1669) est du même avis. Th. Bartholin (*Opuscula nova anatomica*, Haf., 1670, in-8°) fait provenir l'urine « *ex glandulis et receptaculo lumbari*, » et Gayant, chirurgien de Paris, admet une circulation entre le canal thoracique et les veines émulgentes. Nous devons citer aussi les (*ductus moscheferes*) canaux imaginaires décrits par Bils, anatomiste hollandais (*Opera omnia*, Amstelod., 1692, in-4°).

On peut lire in *Philosoph. Transact.*, num. 65 et 67, une description anonyme d'un ensemble de conduits, qui partent de l'estomac pour se rendre directement dans la vessie, conduits assez volumineux pour donner passage à' des particules solides (*ut ociculos, semina*, etc.). C'est une page de la généalogie « de ces voies obscures de la circulation, » si célèbres depuis Civiale.

On regrette que Diemerbroeck ait attaché son nom à la défense de cette erreur.

Il fallut même une démonstration directe pour déraciner cette singulière hérésie. Elle fut donnée par Malpighi et plus tard par J. Bohn (*Circulus anatomicophysiologicus*, Lipsiæ, 1710). Ces physiologistes, après avoir vidé la vessie sur des animaux vivants, pratiquèrent la ligature des uretères. On sacrifia quelque temps après ces animaux, et l'on ne trouva pas d'urine dans la vessie (*vide* J. Bohn, p. 192, *loc. cit.*).

De toute cette période il n'est resté que la dénomination d'urines de la digestion, que l'on appliquait aux urines rendues peu après les repas, tandis que l'on donnait le nom d'urines du sang à celles de la nuit par exemple, ou du jeûne. Les premières arrivaient directement jusqu'à la vessie, disait-on, tandis que les secondes étaient excrétées par le rein.

Donc, à partir de la découverte de la circulation, le rein est considéré par presque tous les auteurs comme l'organe excréteur de l'urine, et l'on cherche à connaître le mécanisme intime de la sécrétion. Bellini voit dans l'urine un produit de la substance corticale (*loc. cit.*). Il le démontre en goûtant le liquide qu'il voit sourdre à l'extrémité des papilles, quand il presse sur le rein, et les tubes, qu'il décrit, sont constitués de telle sorte qu'ils ne peuvent contenir le sang, tandis qu'ils sont aptes à aspirer le sérum comme de petits siphons (*uti siphonculi*). Le sang, au contraire, rencontrant les orifices veineux ouverts, s'y précipite. C'est donc une force particulière, une sorte d'aspiration par capillarité qui, d'après cet auteur, constituerait l'acte principal de la sécrétion de l'urine. Les viscères abdominaux, refoulés par les mouvements respiratoires dans la cavité

abdominale, seraient les agents compresseurs, chargés d'exprimer le rein comme
une éponge dans la cavité des bassinets.

Bellini cherche à reproduire schématiquement cette séparation, en plongeant
des tubes de verre excessivement fins dans divers liquides, en pressant sur le
parenchyme rénal, en injectant les vaisseaux, etc.

On voit donc que ce n'est pas seulement au système circulatoire qu'il rattache
le phénomène de l'excrétion. Il cherche à l'expliquer par un mécanisme particulier, par la présence d'un appareil spécial. Bartholin, au contraire, qui, comme
Highmore, croit à la transsudation du sérum, décrit une dissémination des vaisseaux émulgents au milieu du parenchyme rénal ; il les fait terminer en culs-de-
sac au niveau des papilles. Veslingius a des vues plus originales. Pour lui la sécrétion rénale serait un phénomène en tout assimilable à la séparation du caillot dans
une saignée. Ce sont les glandes rénales qui ont pour fonctions de retenir le
caillot, et de laisser *échapper au dehors la sérosité,* tandis que les capsules surrénales déversent dans le rein l'atrabile, qui a pour propriété de produire cette
coagulation. On sait que, d'après Van Helmont, elles y devaient aussi verser un
suc à propriétés lithontriptiques destiné par l'Archée, prévoyante, à prévenir la
formation des calculs dans le rein. Les travaux de Borellus, dont les écrits ne sont
antérieurs que de peu d'années à ceux de Bellini, tendent à faire admettre des
espaces libres dans la substance du rein, espaces dans lesquels aurait lieu la
coagulation, et d'où naîtraient, par des orifices largement ouverts, les veines et
les canalicules urinaires. Borellus fut trompé par les résultats de ses injections,
qu'il eut le tort de pratiquer après avoir préalablement enlevé la capsule fibreuse.
Voyant alors le liquide injecté se répandre sur la surface ainsi dénudée, il crut
pouvoir en conclure que dans le rein les capillaires ne se continuent pas directement avec les veines.

La liste de ces travaux fut close en quelque sorte par les études de Malpighi.
La découverte des glomérules et la dénomination de glandes qui leur fut donnée,
opérèrent une véritable révolution physiologique, et presque tous les auteurs
jusqu'à la période moderne s'accordèrent à déclarer que les glomérules sont les
organes de la sécrétion urinaire.

Rappelons ici que Malpighi affirme, de la façon la plus catégorique, qu'il n'y a
pas dans le rein de *ferment spécial,* que sa structure seule suffit amplement à
expliquer le mécanisme de sa sécrétion.

Mais, à la même époque, Duhamel (*De corporum affectionibus...* l. II, cap. 5,
in-12, Paris, 1670) soutenait l'existence d'un ferment rénal susceptible de
déterminer la précipitation des matériaux de l'urine, tandis que Willis (*Pharma-
copœa rationalis,* part. 1, sect. 4, cap. 1, Oxon., 1675, in-4), attribuait à ce
même ferment le pouvoir de dissoudre le sang. Déjà, comme on le voit, la science
était divisée en deux camps : Malpighi, Borelli, Highmore, etc... affirmaient que
le rein est un filtre. Lower, dans son admirable monographie *de motu cordis,*
démontrait que toute la masse sanguine peut en quelques minutes passer à travers les viscères et le rein en particulier (in *Bibliot. anat.,* Manget, t. I). Tandis
que l'école opposée, Duhamel, Willis, etc., déclaraient que l'élimination de
l'urine est un véritable travail de sécrétion qui se produit sous l'influence d'un
*ferment.*

On retrouve l'analyse de ces diverses opinions dans les écrits de J. Bohn, qui
défend la doctrine galénique. C'est elle également que l'on retrouve dans le
manuel de Ludwig, p. 180 (*Institutiones physiologiæ colon. all.,* in-8, 1785).

Cet auteur a du reste le mérite d'avoir cherché à donner une explication physiologique au tissu cellulaire périnéphrétique. Il aurait, d'après lui, pour rôle
de neutraliser les effets de la compression viscérale, et de permettre ainsi aux
vaisseaux du rein de se dilater sans obstacle, condition éminemment favorable à
la transsudation.

Il me resterait à envisager ici la question à un point de vue plus général, à
montrer comment presque de tout temps les physiologistes ont vu quels rapports
intimes existent entre les reins et la peau, ou plutôt entre la sécrétion de l'urine
et celle de la sueur, mais cette étude m'entraînerait trop loin, hors du cadre que
je me suis tracé.

Nous arrivons donc à la période contemporaine, à laquelle revient la gloire
d'avoir établi d'une manière définitive quel est le rôle, quelle est la fonction de
l'appareil rénal.

Jusqu'à la brillante école chimique de la fin du siècle dernier, on ne connaissait
de l'urine que ses caractères physiques, ses caractères organoleptiques, d'odeur,
de saveur, de poids, de couleur, de densité, de température, etc. Il suffit de parcourir les traités de thérapeutique pour voir toutes les indications qu'en avaient
su tirer les cliniciens. Mais il faut arriver aux travaux de Rouelle, de Scheele, Vauquelin, Fourcroy, etc., pour trouver des analyses à peu près exactes. Le premier,
en effet, vers 1773, découvrit l'urée, qu'il fit connaître sous le nom d'*extrait
savonneux* d'urine. C'est une substance qui se présente sous la forme de longs
prismes aiguillés, parfaitement blancs, d'une saveur fraîche et piquante, et qui
est soluble dans son poids d'eau froide.

On l'a considérée, et à juste titre, comme le principe constituant de l'urine ; le
produit en quelque sorte spécifique de la sécrétion du rein. L'urée, en effet, se
retrouve dans les urines de presque tous les animaux qui se nourrissent d'aliments azotés.

Le poids moyen de l'urée excrétée en vingt quatre heures est de 20 à 30 grammes environ.

Ce produit, dont le dédoublement donne naissance à du carbonate d'ammoniaque, peut et doit être considéré comme la substance excrémentitielle type. Aussi
considérait-on le rein comme un organe d'élimination, d'élaboration, car toutes
les autres substances qui se retrouvent normalement dans l'urine, à l'état libre,
avaient été retrouvées aussi dans la masse sanguine. Il n'est donc pas étonnant,
après de semblables travaux, que l'antique opinion du ferment rénal réapparût et
régnât dans la science jusqu'à Prévost et Dumas. Oubliant les travaux anciens, on
déclarait, on professait que les reins sont des organes chargés de *sécréter* l'urée.
Singulière sécrétion, dont tout le produit est destiné à être rejeté au dehors !

Prévost et Dumas les premiers, en 1825, émirent des doutes et déclarèrent qu'à
l'état normal, il y a de l'urée dans le sang. Et, pour répondre à ceux qui leur
auraient objecté que cette urée est le produit résorbé des reins, ils pratiquèrent
l'extirpation de ces organes à des animaux. Leur sang aussitôt se satura d'urée.
On en conclut que le rein n'est qu'un filtre, à travers lequel passent les éléments
de l'urine, qui tous préexistent dans le sang. Ségalas et Vauquelin (*Journal de
Magendie*, t. II, p. 355) arrivèrent au même résultat. Quant à l'origine de l'urée,
nous n'avons pas à nous en inquiéter ici ; qu'il nous suffise de rappeler les expériences de Claude Bernard (*Leçons sur les liquides de l'organisme*).

Les analyses de Wurtz, Millon, etc., ont depuis longtemps démontré qu'elle se
forme *partout*, que c'est le dernier terme des oxydations successives qu'éprouvent

les matériaux azotés devenus impropres à la vie. Je le répète, rien n'était mieux démontré, plus universellement admis que cette vérité.

Et ce n'était certes pas les expériences de contrôle qui avaient manqué. J'ai cité plus haut Ségalas et Vauquelin, je dois aussi rappeler les patientes recherches de Hepp et Picard, consignées dans la Thèse inaugurale de ce dernier (Strasbourg, 1856), qui, poursuivant ses analyses jusque dans les artères viscérales, arriva à prouver que la veine rénale contient 0,018 pour cent d'urée, tandis que l'artère en contient le double v. g. 0,036 pour cent.

Tout semblait donner à ces résultats la certitude d'un axiome, quand il y a quelques années, de l'autre côté du Rhin, deux professeurs germaniques vinrent, au grand étonnement du monde scientifique, nier catégoriquement la théorie de Prévost et Dumas.

Quelques expériences spécieuses, pratiquées pour la plupart sur des animaux *très-éloignés* de nous dans l'échelle des êtres (couleuvres), suffirent, à ce qu'il paraît, pour convaincre le monde scientifique allemand. Et, dans la plupart des traités classiques de physiologie, on peut lire encore (*Manuel d'Hermann*), que le rein est une glande véritable ayant pour fonction de sécréter l'urée.

Du même coup, se trouvaient donc niés, déclarés inexacts, ces travaux physiologiques sans nombre sur le siége et la nature des échanges moléculaires, sur les combustions internes des tissus, étudiées dans leurs produits à l'état normal et pathologique; ainsi se trouvaient réduites à néant toutes les théories modernes sur la respiration des tissus, sur les phénomènes premiers de l'acte fébrile, etc... Sans doute si, par quelques expériences, Hoppe Seiler et Zalesky avaient eu la puissance de renverser des dogmes physiologiques si bien établis, si parfaitement reliés entre eux, ils auraient droit à l'admiration universelle! Malheureusement pour eux, les expériences de contrôle, ne leur ont pas été favorables, même dans leur pays, en Allemagne (expériences de Naissner); et, en relisant l'admirable travail de Gréhant, qui démontre d'une façon si claire et si lucide la grande théorie de Prévost et Dumas, malgré soi on songe à un certain apologue.

C'est en 1870 que parut le mémoire de M. Gréhant, dont on retrouve l'analyse dans tous les journaux scientifiques français. Cet important travail qui lui servit de thèse pour le *doctorat ès sciences* a pour titre : *Recherches sur l'excrétion de l'urée*. Cette thèse vaut à elle seule un ouvrage tout entier, car l'auteur a cherché à établir ses conclusions sur des données d'une exactitude, d'une rigueur mathématiques. Il a dans ce but perfectionné tout d'abord les procédés pour le dosage de l'urée, puis il a mesuré à l'aide de ces procédés la quantité de ce produit que renferment en un temps donné l'artère rénale, la veine rénale, comparant les chiffres obtenus à ceux qui expriment le bilan de l'excrétion totale de l'urée en vingt-quatre heures par les voies urinaires. Son procédé pour le dosage de l'urée est tout à fait analogue à celui de Millon (*voy.* Urée), qui, comme on le sait, agit par précipitation. Le précipité qui doit renfermer la totalité de l'urée est ensuite introduit dans le vide d'une pompe à mercure d'Alvergnat, où il se décompose en acide carbonique et en azote, qu'il est ensuite facile de doser par la méthode des mesures. Pour doser l'urée du sang, on recueille ce liquide et on le mélange à de l'alcool : il se forme un véritable tourteau que l'on exprime, et la solution est soumise aux opérations que nous venons d'indiquer.

Armé de ces moyens nouveaux d'analyse, qui sont d'une précision tout à fait mathématique, M. Gréhant répète et complète les anciennes expériences de néphrotomie de Prévost et Dumas. Chez les animaux privés de rein, l'auteur n'a pas vu cette substance s'éliminer sous forme de carbonate d'ammoniaque par le tube intestinal, mais, par contre, il a reconnu qu'en mesurant l'urée contenue dans le sang artériel, on arrivait à un chiffre égal à celui qui, d'après Bischoff et Voigt, exprime la quantité rendue par les reins en vingt-quatre heures. On avait préalablement reconnu la quantité totale du sang, par le procédé de Valentin (expériences des saignées et injections d'eau). La quantité d'urée qui s'accumule pendant un temps donné dans le sang, après la néphrotomie, est donc égale à celle que les reins auraient sécrétée pendant le même temps. La ligature des uretères donne les mêmes résultats que la néphrotomie. Beaucoup moins difficile à pratiquer que cette dernière, cette expérience a l'avantage d'infliger à l'animal un traumatisme moindre, ce qui permet un examen plus sûr et plus complet.

En pareil cas, la fonction rénale est supprimée, ce qui contredit absolument l'assertion de Zalesky qui prétend que le rein, consécutivement à cette ligature, continue à former de l'urée, comme à l'état normal et déverse son produit dans le sang[1]. La quantité d'urée, contenue dans le sang, en pareil cas est donc la même qu'après la néphrotomie.

L'auteur passe ensuite à l'examen du sang de l'artère et de la veine rénales. Pour cela, il faut, en un temps donné, recueillir une certaine quantité (que l'on mesure avec soin) de ces deux sangs, plus la quantité correspondante d'urée excrétée. On aspire le sang dans le vaisseau à l'aide d'une seringue, et l'on pratique en outre une fistule de l'uretère. Dans ces conditions, les analyses ont donné les résultats suivants : 1° le sang de la veine rénale contient moins d'urée que celui de l'artère correspondante : un quart au moins environ ; 2° le poids de l'urée rendue dans les urines est égal à celui que le sang artériel contient en plus que le sang veineux. Enfin, dans une dernière expérience, de double ligature des uretères, le sang artériel et le sang veineux contenaient tous deux la même quantité d'urée, savoir 0,157 pour cent du sang extrait ; ce qui achève la démonstration et prouve, d'une façon définitive, que toute l'urée excrétée préexiste dans le sang et que les reins n'en sécrètent pas.

Ces résultats ont été présentés à la Société de biologie (C. R. février 1869). M. Gubler a cru devoir faire quelques observations au sujet du procédé de M. Gréhant pour le dosage ; car, à ce qu'il paraît, M. Wurtz aurait constaté dans le sang la présence d'une substance ayant avec l'urée nombre de caractères communs, tout en en différant par diverses propriétés, entre autres par celle de ne pouvoir se cristalliser. Cette substance existerait en très-grande quantité dans le sang. Vis-à-vis du réactif de Liebig (et celui de M. Gréhant en est une modification), cette substance se comporterait comme l'urée. Le dosage du nitrate d'urée donnerait donc seul des résultats à l'abri de toute contestation.

Malgré ces objections, comme aucun travail nouveau n'est venu éclairer la question, on peut dire que la rigueur des chiffres obtenus, leur concordance parfaite avec ceux d'autres physiologistes, recherchés et obtenus à un tout autre point de vue, la rigueur des méthodes employées, tout, en un mot, permet de considérer le Mémoire de M. Gréhant comme le dernier mot de la science. La fonction rénale est donc aujourd'hui nettement déterminée : le rein n'est qu'un filtre.

Après avoir déterminé la fonction du rein, son rôle physiologique dans l'organisme, il nous reste à établir par quel mécanisme s'accomplit cette fonction, quels sont les véritables agents de la filtration de l'urée. Pour les uns, c'est une question de tension vasculaire ; pour eux, les phénomènes généraux de la circulation priment tous les autres. Une autre école attribue à la nature même du filtre, à sa structure chimique, ses propriétés électives. Enfin, viennent les théories de Wittich et Küss, que ce dernier résume d'une manière assez originale par le mot d'ŒDÈME PHYSIOLOGIQUE.

Mais, en réalité, si, sans idée préconçue, on examine les actes organiques qui s'accomplissent dans le rein, soit au moment de la digestion, soit surtout sous l'influence des impressions de chaleur, de froid, ou à la suite d'excitation plus ou moins intense des centres nerveux, on est tenté de répéter avec Monfalcon : « C'est un phénomène qui n'est point chimique, qui n'est point physique, qui est presque entièrement nerveux ; nos connaissances positives sur ce sujet ne s'étendent pas plus loin... » (*Dictionnaire des sciences médicales en soixante volumes*, t. XLVII, p. 424 ; Paris, 1820).

Certaines théories, avons-nous dit, tendent à rechercher dans les conditions spéciales de la circulation du rein, et ses rapports avec l'état de tension de la masse sanguine, l'explication de l'excrétion de l'urine. C'est à elles que se rattachent les expériences de Poiseuille et celles de Ludwig. Le premier pense qu'en dehors des conditions qu'il suppose connues, le sang peut acquérir dans le rein des propriétés particulières qui rendent sa circulation moins rapide dans cet organe que dans le reste de l'organisme. C'est en partant de cette donnée qu'il a examiné comment se produit l'écoulement des diverses solutions salines, dans des tubes inertes d'abord, puis dans les vaisseaux des organes. De ses expériences, il conclut que l'azotate de potasse et l'acétate d'ammoniaque en solution dans le sang activent la rapidité de son écoulement dans les vaisseaux, tandis que l'alcool la ralentit. Et comme ces deux premières substances ont une action diurétique incontestable, on en conclut que plus grande est la quantité de sang qui traverse le rein en un temps donné, plus abondante aussi est la masse d'urine excrétée.

Ces expériences répétées comparativement sur les vaisseaux de plusieurs organes, lui ont permis aussi de s'assurer que c'est à travers les poumons que l'écoulement est le plus rapide ; viennent ensuite les capillaires du foie et du rein. Sur l'animal vivant, les expériences n'ont pas donné des résultats moins précis.

Voilà donc un premier élément physique qui nous est connu.

Ludwig étudia l'influence de la pression, et d'après les conclusions du travail auquel nous faisons allusion, il tend à lui donner le rôle principal. Ses expériences sont du reste on ne peut plus démonstratives : chez un chien, Ludwig découvre les uretères, il mesure la tension artérielle et la quantité d'urine excrétée en un temps donné. Puis, soit par une injection de sang dans le système circulatoire, soit par la ligature des grosses artères des membres et du cou, il élève subitement la pression artérielle ; la quantité d'urine augmente immédiatement.

Comme contre-épreuve, il a montré qu'une saignée, en abaissant la pression dans l'arbre circulatoire, fait diminuer la quantité des urines. M. Claude Bernard a obtenu le même résultat en faisant tomber la tension artérielle par l'irritation du bout périphérique des deux pneumogastriques sectionnés.

Les faits démontrés par Ludwig ont été depuis vérifiés par nombre d'observateurs, surtout par ceux qui ont poursuivi l'étude de la pathogénie du diabète, de l'albuminurie, etc. La tension artérielle est donc pour cette école l'agent principal de l'excrétion de l'urine.

On comprend que l'augmentation plus ou moins grande de cette tension peut permettre l'issue d'un certain nombre de substances, qui ne sauraient traverser le filtre sous la pression ordinaire. Et pour prouver ce fait, il suffit de pratiquer la ligature de la veine rénale, ou celle de l'aorte, ce qui amoindrit énormément le champ de la circulation, pour voir apparaître de l'albumine dans les urines. On a de même attribué à la compression exercée par l'utérus gravide sur les veines abdominales, l'albuminurie passagère des femmes grosses. Enfin, dernière preuve, en poussant une injection d'eau dans les veines, on détermine de l'albuminurie! Malheureusement, cette expérience est venue prouver que l'on s'était trop hâté de conclure, et que la pression n'agit pas seule en pareille circonstance: Si l'on soustrait à un animal une quantité de sang équivalente à la quantité qu'on lui veut injecter, on voit néanmoins apparaître l'albumine dans les urines (Stokvis)!

La seule pression ne peut donc pas tout expliquer. Il est donc nécessaire, comme le dit Cl. Bernard, « de faire intervenir des conditions physiologiques, car les conditions mécaniques que nous venons de passer en revue étant remplies, on peut néanmoins empêcher la sécrétion de s'effectuer. Il suffit pour cela de couper les nerfs du rein. »

Vers 1834, Muller et Peipers avaient observé que la destruction des nerfs rénaux interrompt la sécrétion rénale. Ils avaient aussi remarqué qu'après cette destruction, le tissu du rein s'altère, s'enflamme, tend à se détruire. Depuis longtemps aussi on savait en clinique quelle influence néfaste ont les paraplégies sur la fonction urinaire. Il suffit de citer les noms de Krimer, de Brodie, Hunkel, de tous nos classiques, les recherches de Ségalas sur les lésions traumatiques de la moelle de l'épine, etc. Mais il faut arriver jusqu'aux travaux de Cl. Bernard pour trouver des expériences positives.

Le premier, il fit remarquer que le sang dans la veine rénale est rouge, contrairement à ce qu'on observe dans les autres organes, que le sang qui pénètre dans le rein chargé de fibrine en ressort tenant en solution une quantité équivalente d'albumine, que ce sang ne se charge pas d'acide carbonique et ne perd pas d'oxygène en traversant le rein, alors même que l'on pratique la galvanisation des nerfs rénaux. Mais pendant cette galvanisation la sécrétion urinaire est abolie ; au contraire la section simple des filets rénaux rend l'organe turgescent, rutilant ; on le voit animé de battements synchrones au pouls. La galvanisation dès nerfs pneumogastriques n'a pas d'action *directe* sur le rein. Nous avons vu plus haut comment elle peut agir indirectement.

Les expériences de Bernard nous ont appris comment on peut à volonté produire la glycosurie, l'albuminurie et surtout la polyurie, en pratiquant des piqûres sur le plancher du quatrième ventricule. Schiff en 1859 décrivit un diabète par lésions des cordons postérieurs. Mais, d'autre part, Pary détermina la polyurie par la ligature des nerfs qui entourent l'artère vertébrale dans son canal osseux (1869). Rappelons enfin l'expérience de Thiernesse (1864), qui détermina la polyurie par la piqûre du lobe occipital postérieur. Rapprochons aussi de ces faits expérimentaux les observations de polyurie ayant pour origine des lésions traumatiques ou autres de l'encéphale, comme par exemple celles qui sont analysées (au nombre de 15) dans la thèse d'agrégation de M. Lancereaux, sur le diabète insipide.

A ces deux ordres de faits, nous devons en joindre un troisième, je veux parler de l'influence que peuvent avoir les impressions vives sur l'excrétion rénale. La terreur, le rire, dans l'ordre moral, les impressions subites de froid, les douleurs excessives en acuité et en durée.

Tels sont les trois groupes de faits physiologiques, à l'aide desquels on peut établir l'histoire de l'influence du système nerveux sur la sécrétion du rein. Cette influence peut donc être envisagée à un triple point de vue.

1° Influence des nerfs du rein sur la sécrétion ; 2° influence des centres nerveux sur cette sécrétion; 3° enfin, influence des nerfs périphériques, c'est-à-dire influence par acte réflexe.

La première influence est des plus complexes, des plus difficiles à définir nettement. Comment en effet pouvons-nous interpréter cette suppression de la sécrétion urinaire pendant la galvanisation des nerfs rénaux? Cl. Bernard tend à supposer que l'on a dans le rein une double circulation, l'une simple, l'autre sécrétoire; la première permettant au sang de traverser l'organe sans passer à travers l'appareil vasculaire d'épuration. Mais, quoique cette opinion soit partagée par Virchow, rien dans la structure anatomique du rein ne nous permet de l'adopter. Devons-nous nous rallier à la théorie des nerfs d'arrêt? Mais leur existence est des plus contestables. Au reste, comment expliquer la turgescence, l'état rutilant de l'organe, après la section de ces nerfs? Il faut donc de toute nécessité admettre que c'est par l'intermédiaire du système vasculaire que les nerfs d'arrêt dans le rein suspendent l'excrétion de l'urine.

On sait, en effet, depuis les dernières recherches sur les nerfs vaso-moteurs, qu'ils ont la propriété, suivant qu'on les galvanise de telle ou telle manière, avec tel ou tel courant, d'amener tantôt le resserrement tétanique des vaisseaux, tantôt leur dilatation tétanique, ces deux phénomènes étant des phénomènes actifs, et non des phénomènes paralytiques, comme on l'a cru longtemps.

Cette étude des nerfs du rein a été reprise dans ces dernières années, en même temps que celle de tout le système vaso-moteur, et l'on a recherché sur le trajet des filets sympathiques jusqu'à quel niveau il fallait remonter pour trouver leur origine.

On sait que chez plusieurs espèces animales le petit splanchnique paraît destiné tout entier à la circulation rénale, tandis que le grand vient se perdre dans la région du plexus solaire; que chez l'homme la même disposition se retrouve, mais qu'il existe aussi un ganglion particulier situé au niveau de l'origine de l'artère rénale sur l'aorte, que c'est de ce ganglion que semblent naître tous les filets qui constituent le plexus rénal. Il est donc probable que les observations physiologiques faites sur les animaux ne sont pas de tout point applicables à l'homme. L'étude des faits cliniques tend cependant à démontrer que c'est à une distance assez grande que les nerfs du rein prennent leur insertion sur l'axe cérébro-spinal.

Mais dans ces observations, il y a deux ordres de phénomènes qu'il faut différencier avec soin : 1° l'augmentation de la sécrétion urinaire ; 2° la production du diabète. Ces deux phénomènes sont loin de reconnaître les mêmes causes, quoiqu'on les observe ordinairement toujours ensemble, et ce serait une erreur que de considérer le second comme un effet plus sensible de la cause qui a produit le premier.

La glycosurie par lésion nerveuse est le résultat d'une perturbation dans le système vasculaire du foie. En effet, en galvanisant sur un animal l'anneau de Vieussens, on produit une augmentation notable dans la tension de l'artère hépatique. En sectionnant ce même ganglion, on voit diminuer cette pression. Ces faits étudiés antérieurement par Eckard ont été vérifiés, il y a un an environ, par Cyon et Aladoff, à Saint-Pétersbourg. Il résulte de leurs expériences que les nerfs vasomoteurs des viscères abdominaux naissent à différentes hauteurs le long de la moelle, et que, en sectionnant tel ou tel filet, on peut produire une hypérémie de tel ou tel organe, que lorsque cette hypérémie a lieu au niveau du foie, il y a exagération de la fonction glycogénique, et par conséquent diabète. C'est ce diabète expérimental que l'on peut observer en dehors de la polyurie.

Au contraire, dans l'expérience classique, lorsque l'on amène le diabète en piquant le quatrième ventricule, on a toujours de la polyurie, parce que toujours aussi l'on blesse en même temps les origines des vaso-moteurs du rein. La polyurie expérimentale par lésion soit de la moelle, soit des branches du grand sympathique se produit par le même mécanisme. Mais on ne peut en dire autant de ces nombreuses observations dans lesquelles on voit une lésion cérébrale quelconque amener le phénomène de la polyurie. C'est alors, en influant par voie réflexe sur les centres vaso-moteurs que nous venons d'indiquer, que ces lésions agissent. Elles agissent comme les phénomènes psychiques, comme les impressions vives de douleur, etc..., comme l'excitation des nerfs périphériques.

Nous ne croyons pas devoir nous étendre plus longuement ici sur toutes ces questions qui se rapportent plutôt à la pathologie qu'à la physiologie proprement dite, et au sujet desquelles on trouvera les détails voulus aux articles ALBUMINURIE, DIABÈTE, MOELLE ÉPINIÈRE, POLYURIE, etc... Ce que nous avons dit suffit, croyons-nous, pour démontrer la théorie avancée par Cl. Bernard, pour prouver que les phénomènes mécaniques seuls ne peuvent expliquer les phénomènes de la vie.

Mais pourquoi le rein retient-il certaines substances tandis qu'il laisse passer les autres, que l'on retrouve parfois dans les urines, alors que, d'après les lois que nous venons d'exposer, on ne devrait pas les y rencontrer? C'est à la solution de ces questions que se rattachent la théorie de Graham, celle de Küss, de Wittich, enfin la circulation hépatico-rénale de Cl. Bernard.

« D'après ce physiologiste, il y a des vaisseaux anastomotiques entre la veine porte et la veine cave ascendante. Ces vaisseaux entrent dans la veine cave derrière le foie et à la partie de la veine cave qui est au contact du foie. Pendant la digestion, la plus grande partie du sang de la veine porte, venant de l'intestin, chargé de matériaux nutritifs et quelquefois aussi de principes délétères, entre dans le foie pour y subir son influence modificatrice, avant de se mêler au courant de la circulation générale. Une partie du sang de la veine porte passe par les canaux anastomotiques, directement dans la veine cave ascendante ; et cette partie doit aussi être purifiée par une influence glandulaire avant de passer dans l'économie. Bernard en conséquence, affirme qu'il y a dans la portion inférieure de la veine cave, derrière et au-dessous des origines des veines hépatiques, une tunique musculaire d'une épaisseur considérable, et dont les contractions déterminent des pulsations dans la veine cave et dans les veines rénales, pendant la digestion, pulsations qui ne sont pas synchrones avec celles du cœur... Il ressort de ces dispositions que, pendant la digestion, le foie se congestionne, le sang regorge dans la veine porte et y resterait stagnant s'il n'y avait des vaisseaux qui lui permettent de passer dans la veine cave inférieure, au-dessous de l'orifice des veines hépatiques. Le sang ainsi détourné ne peut pas se mêler à celui de la circulation générale avant d'être soumis à l'action d'une glande. La tunique musculaire de la veine cave inférieure se contracte et diminue notablement son calibre. Le sang chassé par cette contraction est repoussé par celui qui arrive des membres inférieurs ; mais les valvules de la veine cave au-dessous des embouchures de la veine rénale empêchent la descente du sang qui est ainsi obligé de s'écouler à gauche et à droite, par les veines rénales, vers les reins, qui en éliminent les matériaux trop abondants ou pernicieux. C'est ainsi que se forme l'urine des aliments. Le sang dévié des membres inférieurs est porté par la veine azygos dans la veine cave supérieure. »

Telle est l'ingénieuse théorie exposée par M. Cl. Bernard dans le t. XXIII des

Archives de médecine. Elle a été contestée par M. Mac-Donnell, professeur de physiologie à Dublin, auquel nous avons emprunté l'analyse que l'on vient de lire. Il a cherché à démontrer que les valvules des veines rénales ont une tout autre action, qu'elles sont destinées à prévenir les congestions passives du rein quand on augmente la tension veineuse intra-abdominale. Néanmoins, comme la réfutation du professeur anglais ne nous semble pas parfaitement décisive, et que d'autre part cette manière d'expliquer les phénomènes rend parfaitement compte de la production de ce que l'on appelle les *urines des aliments*, nous avons cru devoir l'exposer à nos lecteurs, auxquels nous laissons le soin de la juger.

Les reins, avons nous dit plus haut, présentent des voies éliminatoires, non-seulement pour certains éléments des substances alimentaires ou des tissus même de l'organisme, mais encore pour des substances qui, lui étant étrangères, ont pu être introduites accidentellement. Parmi ces dernières les unes sont rejetées par les urines sans modification, les autres subissent au contraire des transformations plus ou moins profondes, pendant leur passage soit à travers l'organisme, soit à travers le rein (*voy*. les articles Balsamiques, Baume, Copahu, etc., Iode et d'une manière générale tous les articles de *matière médicale* et *thérapeutique*).

C'est surtout à Wohler que revient l'honneur d'avoir étudié toutes ces transformations. Son très-remarquable travail a été traduit en 1827. Depuis, les expériences se sont multipliées, et l'on a pu en quelque sorte établir une classification des substances au point de vue de leur élimination par les urines. Nous n'en prendrons que ce qui peut nous intéresser pour l'histoire physiologique du rein. Les substances peuvent se diviser en albuminoïdes et cristalloïdes, nous dit Graham. Seules, ces dernières peuvent, sans changer de nature, traverser les membranes organiques. Le rein représente une membrane organique des plus parfaites. Il doit donc obéir aux lois de l'osmose, aux lois de la diffusion. C'est donc par la nature même des éléments à éliminer et du filtre qu'il faut expliquer les phénomènes de la sécrétion du rein.

La théorie de Küss vient tout à fait à l'encontre de cette manière de voir ; elle est basée sur l'étude de la structure microscopique du rein. On s'est demandé depuis quelque temps si la séparation des différents éléments de l'urine se fait dans les mêmes régions, si l'eau d'une part, et les parties réellement constituantes de l'urine, d'autre part, transsudent à travers les mêmes points du parenchyme rénal. Bowman, qui, comme nous l'avons vu, admet des plexus veineux constituant un système porte, prétend que les glomérules n'éliminent que l'eau, tandis que l'urée et les sels passent à travers les canalicules et les cellules épithéliales. Isaacs a battu en brèche cette opinion, qui est aussi celle de Ludwig, montrant que chez les serpents, dont l'urine n'est pas aqueuse, il y a des corpuscules de Malpighi. Ses expériences, à l'aide de matières colorantes, l'ont conduit aux mêmes conclusions. Küss admet aussi que les glomérules et les *tubuli* n'ont pas la même fonction, mais, loin de partager les vues de Bowman, il professe que, contrairement aux lois de Graham, l'albumine est *toujours* éliminée par le rein qui n'est qu'un simple *filtre-presse*. L'urine, que l'on retrouve au fond de canalicules est, dit-il avec Wittich, toujours albumineuse. Seulement, pendant le long trajet qu'elle a à parcourir pour arriver dans les bassinets, elle cède cette albumine aux cellules épithéliales qui ont la propriété de l'absorber avec une très-grande facilité. Le rôle de l'épithélium rénal est donc d'absorber l'albumine de l'urine. Aussi ne doit-on pas s'étonner de voir apparaître l'albumine dans les urines, quand cet épithélium est détruit.

Sans vouloir porter de jugement sur cette théorie très-hypothétique, nous dirons seulement en passant que les faits sur lesquels elle s'appuie ne sont pas parfaitement démontrés. Peut-on admettre que le rein soit dans un état d'œdème continu? En quoi consiste cet œdème? Et d'un autre côté pourquoi dans les autres cas d'œdème ne trouve-t-on pas dans la sérosité épanchée dans le tissu cellulaire tous les éléments que l'on retrouve dans l'urine? Enfin Küss voit une confirmation de sa théorie dans la présence du sérum dans certains petits kystes du rein, qui ne sont à ses yeux que des kystes par oblitération ou par rétention. Il faudrait, avant de formuler de pareilles conclusions, démontrer tout d'abord l'origine de ces petits kystes. C'est en combattant cette théorie, tout en l'exagérant, que Hermann en est arrivé à dire que quelquefois, par suite d'une augmentation de pression dans le rein, il peut s'y produire une sécrétion urinaire en *sens inverse*.

On tend aussi à attribuer aux lymphatiques profonds du rein une part active dans la résorption de l'albumine.

En tout cas, il restera de ces travaux de l'école de Strasbourg une étude consciencieuse et complète de la pression moyenne du sang dans les divers réseaux vasculaires du rein. On trouvera de plus amples détails à ce sujet dans le *Manuel de physiologie* de M. Mathias Duval.

Il me resterait, pour être complet, à rappeler que la sécrétion rénale est continue, comme la circulation sanguine dont elle procède ; qu'avec l'exagération de la fonction, l'on voit se produire aussi l'augmentation du volume de l'organe. Toujours lorsque par une cause quelconque l'un des deux reins a disparu, celui qui reste, devant accomplir à lui seul toute la fonction urinaire, s'hypertrophie. C'est un phénomène que l'on observe d'une manière constante chez les animaux néphrotomisés.

DANIEL MOLLIÈRE.

BIBLIOGRAPHIE. — Anatomie. — DROYSEN (Julius-Fridericus). *Dissertatio de renibus et capsulis renalibus*, in-4°. Gœttingæ, 1752. — SCHUMLANSKY (Alexander). *Dissertatio de structura renum*, in-4°, Argentorati, 1782 ; éditio altera, in-8°, Argentorati, 1788. — HENLE. *Zur Anatomie der Nieren*. Göttingen, 1862. — ERSTACHI. *De renibus libellus*. Venise, 1563, in-4°. Et *Opuscul. anatom.* — MALPIGHI. *De renibus. In Exercitationes de viscerum structura*. Louvain, 1659, in-4°. — BELLINI (Laur.). *Exercitatio anatomica de structura et usu renum*. Florence, 1662, in-4°. — DU MÈME. *De structura renum observ. anat.*, et J.-A. Borelli de illorum usu judicium. Strasbourg, 1664, in-12. — DU MÈME. *De structurâ renum, cui renum monstrorum exempla ex medicorum celebr. scriptis addidit G. de Blasius*. Amsterdam, 1665, in-12 ; Leyde, 1665, in-12; Padoue, 1665 et 1666, in-8° ; et *Opera omnia*. — BERTIN (Exup.-Jos.). *Mémoire pour servir à l'histoire des reins. In Mém. de l'Académie des sciences de Paris*, 1745, p. 408. — BONAZZOLI. *Observ. anat. in intestinis et renibus habitæ. In Comm. Bonon.*, t. II, p. 4, p. 158. — FERREIN (Ant.). *Observations sur la structure des viscères nommés glanduleux, et particulièrement sur celle du rein et du foie. In Mémoires de l'Ac. des sc. de Paris*, année, 1794, p. 709. — GMELIN (Ch.-G.), Præs. GMELIN (Fred.-G.). *Dissert. sistens analysim chemicam renum hominis, vaccæ et felis*. Tubinge, 1814, in-8°. — EYSENHARDT (K.-W.). *Dissert. de structura renum observationes microscopicæ*. Berlin, 1818, in-4°. — MAPPES (J.-M.), *Quelques considér. sur la structure du rein et du foie. In Journal complément. du Dict. des scien. méd.*, t. XII, p. 224. L'auteur expose principalement les recherches d'EYSENHARDT. — HUSCHKE. *Ueber den Bau der Nieren, In Oken's Isis*, 1828, t. XXI. Extrait des *Bull. des sciences méd. de Férussac*, t. XV, p. 227. — MUELLER (J.). *De glandularum secernentium structura penitiori*. Lipzig, 1830, in-fol. — ELLIOTT-LINDSAY (Rob.). *Remarks on the Identity of Structure betwen the Kidneys and Epidermoïds Glands. In Dublin Journal of Med. Sc.*, 1838, t. XIII, p. 395. — CAYLA (Ch.). *Observation d'anatomie microscopique sur le rein des mammifères*, etc. Thèse de Paris, 1839, in-4°. — BOWMANN (W.). *On the Structure and Use of the Malpighian Bodies of the Kidney. In Philos. Transact. of London* 1842, p. I, p. 57. Trad. dans *Annal. des sciences natur.*, 1843, zool., 2e série, t. XIX, p. 108 et 129. — OLLIVIER Art. REIN. In *Dictionnaire de médecine ou répertoire général des sciences médicales*, 1843. — MONFALCON. Art. REIN. In *Dictionnaire des sciences médicales en 60 vol.*, 1820. — LUDWIG Art. REN, REIN. In *Handwerk der Physiologie*, t. II, p. 628. — JOHNSTON. Art REN. In *Cyclop.*, t. IV, p. 251. — KÖLLIKER. *Mikrosk. Anatomie*, t. II, p. II, p. 346. — ECKER. *Icon. phys.*, tab. 8, voy. encore GERLACH. In *Muller's Archives*, 1845, p. 378 et 1848, p. 102. — FRERICHS, *La maladie de Bright*. Braunschweig, 1851. — BIDDER. *Recherches sur les appareils génitaux et urinaires des amphibies*. Dorpat., 1848. — REMAK. In *Neue Notizen de Froriep*, 1849, p. 380. — HYRTL. In *Zeitschrift des Wiener Arztes*, 1846, t. II, p. 381. — VIRCHOW. *Archives*, t. XII. p. 510. — BEALE. In ses *Archives of Med.*, t. III, p. 225 et t. IV, p. 300. — MOLESCHOTT. In ses *Untersuchungen zur Naturlehre*, t. VIII, p. 213. — BEER (A.). *De la substance conjonctive du rein de l'homme*. Berlin, 1860. — ROTH (M). *Recherches sur la substance glandulaire du rein*. Berne, 1864. — SCHWEIGGER-SEIDEL. *Structure intime des reins chez l'homme et les mammifères*. Halle, 1865. — STILLING (J.). *Contributions à l'étude histologique du rein*. Marburg, 1865. — FREY. *Traité d'histologie et d'histochimie*. Paris, 1871. Traduit de l'allemand par Spillmann. — MOREL (G.). *Traité élémentaire d'histologie humaine*. Paris, 1864. — POUCHET, *Précis d'histologie humaine, d'après les travaux de l'école française*. Paris, 1864. — FREY. *Das Mikroskop und die Mikroskopische Technik*, 2ᵉ édit. Leipzig, 1865, p. 289. — SÉE (Marc). *Structure des reins*. In *Archives générales de médecine*, 6ᵉ série, t. V, p. 176; 1865. — CURZONSCZEWSKY. *Centralblatt für medizinische Wissenschaften*, n° 48, p. 756; 1863. — DU MÊME. *Anatomie der Nieren*. In *Virchow's Archiv*, n° 55, t. XXXI, p. 152, et *Compte rendu* par M. BEAUNIS. In *Gazette médicale de Paris*, 1866. — CRUVEILHIER. *Anatomie descriptive*, 4ᵉ édit. Paris, 1866. — SUCQUET. *D'une circulation spéciale au rein des animaux vertébrés*. Paris, 1867. — BEAUNIS et BOUCHARD. *Nouveaux éléments d'anatomie descriptive*. Paris, 1867. — GROSS (G.-F.). *Essai sur la structure microscopique du rein*. Thèse de Strasbourg, 1868. — SCHULTZE (M.). *Berliner klinische Wochenschrift*, 1864, n° 10. — LUSCHKA. *Anatomie des Menschen*. Tübingen, t. II, 1ʳᵉ part., p. 299. — FORT (J.-A.). *Traité élémentaire d'histologie*. — MECZNIKOW. *Zur vergleichenden Histologie der Nieren*. In *Nachrichten von der königl. Gesellschaft der Wissenschaften und der G. A. Universität zu Göttingen*, n° 5, février 1856. — HÜFNER. *Zur vergleichenden Anatomie und Physiol. des Harncanalchen*. Leipzig, 1866. — CARUS. *Anatom. comparée*. Trad. franç. de Jourdan, t. II, p. 287. Paris, 1835. — JOURDAIN. *Recherches sur la veine porte rénale des oiseaux*. Thèse de Paris, 1860. — JACOBSON. *De systemate renoso peculiari in permultis animalibus observato*. Hafniæ, 1821. — BONSDORFF. *Acta soci. scient.* Fennicæ, 1852, t. III, p. 571. — ISAACS. *Journal de physiologie de l'homme et des animaux*, juillet, 1858, p. 577.

BOHN (Johannes). *Circulus anatomico-physiologicus seu œconomia corporis animalis*. Lipsiæ op. Thom. FRITSCH, 1710, in-4°, p. 185. — MANGET. *Theatrum anatomicum*, t. I, p. 390, in-fol. Genev., 1717. — DU MÊME. *Bibliotheca anatomica*. Genève, 1685. — LOWERUS. *De corde*, cap. III. In *Biblioth. Manget*. — DU HAMEL. *De affect. corpor.*, l. II, c. III. Paris, 1670. — WILLISIUS. *Pharmac. rat.*, part. I, sect. 4, cap. I, Oxon. 1678. — DE BILS. *Inventa anatomica antiquo nova*, etc. Amstelod., 1692, in-4°. — BORDEU. *OEuvres complètes*. Paris, 1818. — DIEMERBROECK. *Anatome corporis humani*. Lugduni, 1683, p. 99, in-4°. — WINSLOW. *Exposition anatomique du corps humain*. Paris, 1732, in-4°. — VESLINGIUS. *Syntagma anatomicum*. Patav., 1641.

Anomalies. — HARDER (Johannes-Jacobus). *De puella, rene dextro cum succinturiato carente*. In *Miscellan. Academ. Natur. curios.*, de c. II, ann. I, 1682, p. 93. — FRANK DE FRANKENAU (Georgius-Fridericus), *De rene unico et insigni in homine*. In *Miscellan Acad. Natur. curios. dec. III*, an V et VI, 1697 et 1698, p. 405. — POUPART (François). *Dissection d'une fille de sept ans, qui n'avait, du côté gauche, ni veine émulgente, ni rein, ni uretère, ni veine spermatique*. In *Mém. de l'Acad. des sciences de Paris*, 1705; Hist., p. 35. — LITTRE (Alexis). *Description d'un enfant de 4 ans, qui n'avait ni rein gauche, ni uretère du même côté*. In *Mém. de l'Acad. des sciences de Paris*, an 1707, Hist., p. 25. — DUVIVIER. *Observat. anatomique sur un homme qui n'avait qu'un seul rein*. In *Mém. de l'Acad. des sciences de Paris*, ann. 1730, Hist., p. 39. — HILSCHER (Simon-Paulus). *Programma de unico in homine reno, prægrandem continente calculum*. Ienæ, 1735, in-4°. — KALTSCHMIDT (Carolus Fridericus). *Programma de uno rene in cadavere invento*. Ienæ, 1755, in-4°. — HUNTER (John). *An Account of a Case of a Double Kidney, on one Side of the Body, with none of the Other*. In *Medic. Transact.*, t. III, p. 250. — TITIUS. *Programma; Renis unius in juvene experti exemplum*. Vitebergæ, 1798, in-4°. — PACOUD. *Observation sur un vice de position du rein gauche*. In *Recueil périodique de la Société de médecine de Paris*, t. XIV, p. 65 (voy. plus loin à l'article PATHOLOGIE, p. 157, 171 et suiv.).

Physiologie. — BERZELIUS. *Traité de chimie*, trad. franç. de Esslinger. Paris, 1833, t. VII, p. 302. — BECQUEREL et RODIER. *Traité de chimie pathologique*, Paris, 1854, p. 275. — LE CANU. *Annales des sciences nat.*, t. XII, p. 92. — MILLON. *Études de chimie organique*. Lille, 1840. — GALLOIS. *Comptes rendus de la Société de Biologie*. — BERNARD (Cl.). *Leçons sur les liquides de l'organisme*. Paris, 1859, t. II. — DUMAS. *Chimie physiol.*, p. 385. — MARCET. *Ann. de chimie et de physiolog.*, t. XIII, p. 33. — WOLLASTON. *Philos. Transact.*, 1810. —

Proust. *Annales de chimie*, t. XXXVI, p. 258. — Verdeil et Dolfuss. *Comptes rendus de la Société de Biologie*, t. II, 1852. — Lehmann. *Précis de chimie physiol.*, p. 230, trad. franç. — Chossat (Ch.). *Journal de physiologie expérimentale*. Paris, 1825, t. V. — Tiedeman et Treviranus. *Zeitschrift für Physiologie*, t. I, 1824. — Stehberger. *Journal complémentaire du Dictionnaire des sciences médicales*, t. XXV, p. 321 ; 1820. — Tiedeman et Gmelin. *Expériences sur les voies par lesquelles diverses substances passent de l'estomac et du canal intestinal, dans l'urine*, trad. franç. de Heller. — Bradner-Stuart. *New-York Medical. Repertory*, chap. III, Ac. — Sewel. *New-England Journal of Medicine*, t. II. Boston, 1813. — Morin. *Histoire de l'Acad. des sciences de Paris*, p. 208, ann. 1702. — Menghini. *Comment. Bonon.*, t. II, part. 3, p. 478. — Kramer. *Sur le passage des sels dans le sang et sur les matières sécrétées*. In *Archiv. gén. de méd.*, 4ª série, t. VIII, p. 214 ; 1843 et *Giornale dell' Instituto Lombardo*, 1842. — Hering. *Journal complément. du Diction. des sciences médic.*, t. XXXI, p. 315 et t. XXXII, p. 13 et suiv., 1828. — Müller et Peipers. *De nervorum in secretione actione*. Berlin, 1834. — Brodie. *Lectures on the Diseases of Urinary Organs*. London, 1832, p. 161. — Hunkel. *Journal des connaissances médico-chirurg.*, août 1834, p. 376. — Naveau. *Experimenta quædam circa urinæ secretionem*. — Sécalas. *Des lésions traumatiques de la moelle de l'épine, considérées sous le rapport de leur influence sur les fonctions des organes génito-urinaires* (Paris, 1844). In *Mém. lu à l'Acad. de méd.*, le 27 août et le 23 sept. — Stanley. *Du rapport qui existe entre l'inflammation des veines et les désordres fonctionnels de la moelle épinière et de ses nerfs*. In *Arch. gén. médecine*, 2ª sér., t. V, p. 101, 102 ; trad. de Richelot, 1834. — Smith. *Medical Gazette*. London. févr. 1832. — Bellingeri. *Annali universali di medic.*, fascicol, 92, 93, août et sept., 1824. — Dupuytren. *Leçons orales*, 1832. — Küss. *Cours de physiologie*. Strasbourg, 1872. — Picard (J.). *De la présence de l'urée dans le sang, et de sa diffusion dans l'organisme*. Strasbourg, 1856. — Gréhant. *Cours de l'école pratique de la Faculté de méd. de Paris*. In *Revue des cours scientifiques*, novembre 1871. — Beale (L.). *De l'urine*, traduct. par Ollivier et Bergeron. Paris, 1865, p. 109. — Longet. *Traité de physiologie*. Paris, 1869. — Beclard (J.). *Traité élémentaire de physiol.* Paris, 1870. — Bird (Golding). *De l'urine et des dépôts urinaires, considérés sous les rapports chimique, physiologique, pathologique et thérapeutique*, 1ʳᵉ édit. Londres, 1844. Trad. franç. sur la 5ᵉ édit., par O'Rorke. Paris, 1861. — Boussingault. *Recherches sur la constitution de l'urine des animaux herbivores.* In *Annales de chimie et de physique*, t. XV, 1845. — Bussy. *Des diverses altérations de l'urine dans les maladies*. Thèse de concours, Paris, 1858. — Chalubinsky. *L'urine sous le rapport physiologique et pathologique*. Wurtzburg, 1844. — Dechambre (A.). *Note sur la présence habituelle du sucre dans l'urine des vieillards*. In *Gazette médicale*, n° 14, 1852. — Duvernay (G.). *Recherches médico-chimiques sur l'urine humaine*. Stuttgard, 1835. *Extrait* in *Archives médicales de Strasbourg*, t. II. — Eckard (C.). *Note sur un nouveau corps dans l'urine du chien*. In *Annal. der Chimie und Pharmacie*, t. XCVII, 1858. — Goll (F.). *De l'influence de la tension du sang sur la secrétion de l'urine*. Zurich, 1855. — Harley (G.). *Lectures on the Urine*, etc. In *Medical Times and Gazette*, 1864. — Haughton (S.). *On the Natural Constituents of the Healthy Urine of a Man*. In *The Dublin Quaterly Journal*, 1859. — Kaupp (W.). *Contributions à la physiologie de l'urine*. In *Arch. für physiologische Heilkunde*, 1855. — Gregor (Mac.). *An Experimental Inquiry into the Comparative State of Urea in Healthy and Diseased Urine*. In *London Med. Gazette*, t. XX, 1857. Trad. annotée dans la *Presse médicale*, 1837, par MM. Guibourt et Rayer. — Morichini. *Sopra alcune sostanze che passano indecomposte nelle urine*. In *Mem. di Soc. italiana*, t. XVII, 1815. — Orfila. *Nouvelles recherches sur l'urine des ictériques*. Thèse de Paris, 1811. — Viale. *Du fer dans les urines normales et dans la sueur*. In *Union médic.*, n° 46, 1855. — Vigla. *Étude microscopique, éclairée par l'analyse chimique*, deux mémoires in *Journal l'Experience*, t. 1ᵉʳ, 1857. — Westphal (C.). *Contribution à l'étude de la sortie de l'eau par les reins*. In *Archiv für pathologische Anatomie und Physiologie*, 1860. — Wœhler (F.). *Recherches sur le passage des substances dans l'urine*. In *Zeitschrift für Physiologie*, t. I, 1824. Traduction in *Journal des sciences et institut. médicales*, t. I. — Du même. *Changements que fait subir à l'urine l'administration de certains médicaments*. In *Hufeland's Journal der praktischen Heilkunde*, t. LXIV. 1827, en extrait in *Archives générales de médecine*, 1ʳᵉ série, t. XVI ; 1828. — Wurtz. *Présence de l'urée dans le chyle et dans la lymphe*. In *Comptes rendus de l'Acad. des sciences*, juillet 1859. — Clemens. *Effets des bains sur la sécrétion urinaire*. In *Froriep's Notizen an die Gebiete der Natur- und Heilkunde*, t. II, 1860. — Day (Georg. Ev.). *Physiology and Pathology of the Urine*. In *The Lancet*, 1844. — Dornblüth. *Quelques remarques sur le mécanisme de la sécrétion urinaire*.

D. M.

§ II. **Pathologie.** I. Capsules surrénales. En raison de leur situation, les capsules surrénales prêtent peu à l'exploration physique. D'un autre côté, le manque de connaissances précises sur l'anatomie et la physiologie de ces organes généralement rangés dans la classe des glandes vasculaires sanguines rendent des plus difficiles l'appréciation de leurs désordres fonctionnels, et font de la patho· logie des capsules surrénales un sujet des plus obscurs. Cependant des organes si richement pourvus de nerfs et de vaisseaux, et dont l'absence est une des plus rares anomalies, doivent remplir dans l'organisme un rôle qui n'est pas sans importance. Du reste, les quelques faits pathologiques recueillis depuis les recherches du savant Addison portent à croire que les altérations de ces glandes peuvent avoir, comme celles de la plupart des glandes hémopoiétiques, un retentissement sur la crase sanguine, et ainsi une étude minutieuse des connaissances acquises sur ces altérations peut déjà présenter quelque intérêt. Dans le but de donner à cette étude toute la clarté et la précision désirables, nous classerons sous les trois chefs suivants les déterminations morbides des capsules surrénales :

I. *Anomalies de formation.*

II. *Altérations de nutrition.*

III. *Altérations de circulation.*

I. ANOMALIES DE FORMATION. Ces anomalies, peu étudiées et relativement peu fréquentes, se présentent sous des formes multiples ; tantôt les capsules surrénales sont augmentées de nombre ou déplacées, tantôt elles sont atrophiées ou font complétement défaut. Jamais ces anomalies ne coexistent avec des malformations des reins, ce qui tend à prouver l'indépendance absolue de ces différents organes.

Thomas Bartholin a observé quatre capsules surrénales chez un individu dont les deux reins, réunis en fer de cheval sur la colonne vertébrale, étaient pourvus d'uretères trifurqués. Morgagni a également rencontré deux capsules surrénales gauches chez une femme ayant une double rate (*De sedibus et causis morborum,* epistola LXIV, 2, p. 419. Venetiis, 1761). Je ferai remarquer que les auteurs de la traduction française de ce livre ont laissé échapper ce fait. Toutefois, Duvernay (*De glandul. renal. Eustachii,* dans *Comment. Petropolit.,* 1751, XIII, p. 565) et plus tard Sébastian (*De ren. accessor.,* 1857) et Huschke (*Eingeweidelehre,* Leipzig, 1844, p. 564) ont observé des capsules surrénales accessoires. W. Krause en a rapporté deux cas (voy. *Schmidt's Jahrb.,* t. CXLII, p. 104). H. Wallmann (*Wiener Zeitschrift,* 1859, p. 264) fait mention, ainsi que Rokitansky, de l'existence de ces organes accessoires dans l'épaisseur de la capsule fibreuse des reins ; d'un autre côté, Otto a trouvé les capsules surrénales réunies et confondues entre elles.

Le genre d'anomalie qui consiste dans l'état rudimentaire ou l'absence complète de ces organes a été plusieurs fois observé. Newson, Vetter, Sömmerring, Cooper, Klein et Voigtel ont constaté leur faible développement chez les acéphales. Meckel, ayant fait la même remarque sur six fœtus atteints d'acéphalie, pense que le développement incomplet des capsules surrénales coïncide, non-seulement avec des altérations du cerveau, mais encore avec la suspension du développement de ce viscère et particulièrement avec l'hydrocéphalie congénitale (*Man. d'anat. descr. pathol. et génér.,* t. III, p. 595, Paris, 1825).

L'absence complète des capsules surrénales a été signalée dans plusieurs faits, dont un certain nombre, déjà anciens, peuvent paraître douteux (*voy.* Voigtel, *Handb. der path. Anat.,* t. I, p. 555) ; quelques autres, plus récents, ne sont peut-être pas toujours à l'abri de reproches. Ainsi, Martini a communiqué à l'Académie des sciences (séance du 1er décembre 1856) le fait d'un homme de quarante ans, mort d'une maladie de poitrine et exempt de mélanodermie, chez qui les deux reins étaient fusionnés en un corps unique et les capsules surrénales faisaient entièrement défaut. Kent Spender aurait constaté l'absence complète des capsules surrénales chez une femme de cinquante-trois ans offrant les principaux symptômes de la maladie d'Addison, entre autres un certain degré de pigmentation de la peau et de plusieurs viscères. Un cas assez semblable, mais douteux quant à l'origine congénitale de l'absence des capsules, a été observé dans le service du professeur van der Corput, de Bruxelles (*Presse méd. belge*, t. XXII, mai 1870). Chez un homme de trente-neuf ans, anciennement atteint de fièvres intermittentes et qui présentait les signes d'une maladie d'Addison, les capsules surrénales furent trouvées remplacées par une abondante couche de graisse. Ces faits, fort incomplets et trop peu nombreux, ne permettent aucune déduction scientifique ; néanmoins, on comprend qu'une observation suivie et approfondie des anomalies des capsules surrénales parviendrait sans doute à éclairer, dans une certaine mesure, le rôle fonctionnel de ces organes.

BIBLIOGRAPHIE. — BARTHOLIN (Thomas). *Cent. II, histor.* 77, p. 505. — MORGAGNI. *De sedibus et causis morborum*, epist. LXIV, 2. — KLEIN. *Specimen anatomicum sistens monstror. quorumdam descriptionem.* Stuttgart, 1793. — VETTER. *Aphorismen aus der path. Anat.* Vienne, 1803. — VOIGTEL. *Handb. der path. Anat.*, t. I, p. 556. Halle, 1804. — NEWSON. *Philosoph. Transact.*, t. XLV, part. 2, p. 315. — COOPER. *Ibid.* — MECKEL. *Handb. der path. Anat.*, t. I, p. 556-642. — OTTO. *Neue sell. Beobacht.*, p. 121, pl. II, fig. 1, et *Handb.*, p. 313. — JONES (H.) and SIEVEKING. *Manual of Path. Anat.*, p. 589, 1854. — WALLMANN. *Zeitschr. der Wiener Aerzte*, p. 17, 1859. — ROKITANSKY (C.). *Lehrb. der path. Anat.*, t. III, p. 381 ; Wien, 1861. — MARTINI (A.). *Arch. génér. de médec.*, t. I, p. 5; 1857. — *Séance Acad. des sciences du 1er déc. 1856.* — KENT SPENDER. *British Méd. Journ.*, 11 sept. 1858, et *Gaz. hebd.*, p. 774, 1858. — SCUET (Eug.). *Presse méd. belge*, t. XXII, p. 53, mai 1870.

II. ALTÉRATIONS DE NUTRITION. Ces anomalies sont de deux ordres; les unes, semblables aux processus de formation, comprennent l'hypertrophie, les phlegmasies et les néoplasies: les autres, se rapprochant plutôt des processus de sénescence, embrassent les dégénérescences diverses des capsules surrénales.

1° L'*hypertrophie*, dénomination sous laquelle on entend ordinairement la multiplication des éléments sans changement de structure, est générale ou partielle. L'hypertrophie générale des capsules surrénales, en tout comparable aux hypertrophies de la plupart des glandes vasculaires sanguines, du corps thyroïde notamment, paraît avoir été observée par Meckel (*Man. d'anat. descript. gén. et pathol.*, t. III, p. 595) chez deux individus adonnés aux plaisirs de l'amour, et par Otto (*Pathol., anat. Beobacht.*, 1816, p. 159) dans un cas où les organes génitaux étaient très-développés. Lobstein aurait trouvé la capsule surrénale gauche également volumineuse et sans modification de texture ; Cruveilhier (*Traité d'anat. path. gén.*, t. III, p. 87) a vu ces organes acquérir un volume double de l'état naturel. Les capsules surrénales, ainsi modifiées, conservent leur consistance, offrent une teinte jaune citron, ou sont plus foncées.

L'hypertrophie partielle se révèle sous la forme de tumeurs arrondies, du volume d'une noix, composées par une masse jaune, assez dense, au milieu de laquelle le microscope permet de constater partout des follicules allongés, ramifiés et sinueux, à contenu cellulaire, en voie de dégénérescence graisseuse. Çà et là, dans ces tumeurs, le tissu interstitiel a augmenté de volume, et on voit même à l'œil nu sur quelques points des parties cartilaginiformes (Virchow, *Pathologie des tumeurs*, t. III, p. 283).

Deux fois j'ai eu l'occasion d'observer cette altération, que caractérisaient des tumeurs solides, jaunâtres, arrondies, distinctes des tubercules, mais fort semblables, à l'œil nu, à des tumeurs graisseuses, ce qui explique comment, dans certains cas, ces tumeurs hyperplastiques ont pu être décrites comme des lipomes.

Générales ou partielles, les lésions hypertrophiques des capsules surrénales peuvent subir, dans certains cas, des modifications qui les rapprochent des altérations spéciales aux goîtres du corps thyroïde. Ainsi, chez un jeune cordonnier âgé de vingt-quatre ans, affecté de diabète insipide, Virchow a trouvé les capsules surrénales augmentées de volume, la substance médullaire dense et épaisse, et la substance corticale infiltrée de graisse; la capsule droite présentait deux petits kystes arrondis à parois très-épaisses et munis d'un court pédicule. D'un autre côté, Christie (*Med. Times and Gaz.*, octobre 1856, p. 547) a observé chez un phthisique, peau bronzée, les capsules surrénales augmentées de volume et remplies d'une série de kystes qui renfermaient un liquide séreux avec de petits flocons brillants. Des lésions analogues se rencontreraient aussi, d'après Gurlt (*Pathol. Anat. der Haussaügethiere*, part. I, p. 205), chez les chevaux.

2° *Phlegmasies.* Les modifications nutritives, généralement groupées sous cette dénomination, sont relativement peu communes dans les capsules surrénales; néanmoins elles comportent les mêmes divisions que celles des autres organes, c'est-à-dire qu'elles sont suppuratives, scléreuses ou tuberculeuses.

L'*inflammation suppurative* des capsules surrénales, si on s'en rapporte aux faits publiés jusqu'ici, se rencontre à tous les âges, même chez le fœtus, et se présente tantôt sous la forme d'infiltration purulente diffuse, tantôt sous la forme de collections purulentes pouvant acquérir un volume considérable et se faire jour dans le duodénum ou dans le côlon, si elles ne s'enkystent et ne se transforment en une masse caséeuse crétacée. Andral a trouvé, à l'autopsie d'une femme morte phthisique au sixième mois de la grossesse, une des capsules surrénales du fœtus enflammée et déjà en suppuration. Rayer a rencontré un dépôt de pus dans une des capsules surrénales d'un nouveau-né, adhérente au rein correspondant; mais dans ce fait, comme dans celui du professeur Andral, il n'est pas question de syphilis héréditaire. Quelques auteurs ont observé des abcès des capsules surrénales produits par lésions de voisinage. Dans un cas rapporté par Farre (*Med. Times and Gaz.*, March 1856), les deux capsules surrénales étaient presque entièrement transformées en pus; un abcès du volume d'une orange existait dans la portion du foie correspondant à la capsule surrénale. Le malade, buveur forcené, avait été amené à l'hôpital dans un accès de délire alcoolique. La marche de l'altération avait été très-rapide dans ce cas, comme c'est la règle chez les alcooliques; mais, en général, elle est plutôt lente. Le mode de terminaison de ces abcès est variable. Förster prétend que les abcès des capsules surrénales peuvent se vider dans le duodénum ou dans le côlon; sinon, leur contenu se transforme en une masse caséeuse.

Tels sont les faits peu nombreux qui permettent d'établir l'existence de la suppuration des capsules surrénales. Cette suppuration, qui a lieu quelquefois par contiguïté du tissu de ces organes avec des organes voisins enflammés, se produit dans d'autres circonstances sans cause connue ou déterminée; toutefois, il est regrettable qu'il ne soit pas question de la syphilis dans les cas de Rayer et d'Andral, car on se demande jusqu'à quel point l'altération des capsules surrénales signalée par ces auteurs diffère de l'altération du thymus décrite par Dubois chez les nouveau-nés et rattachée par cet auteur à la syphilis héréditaire.

*L'inflammation scléreuse* des capsules surrénales a été peu étudiée, pour ce fait sans doute que, ne déterminant aucun désordre appréciable, elle passe inaperçue. A peu près totalement inconnue à son début, cette altération, dans une phase plus avancée, se traduit par l'augmentation du volume des capsules surrénales qui sont traversées par des traînées de tissu conjonctif entre lesquelles le tissu glandulaire forme de petites nodosités saillantes et rugueuses. Certaines lésions décrites comme étant de nature scrofuleuse paraissent devoir être rapportées à cette altération dont les causes sont jusqu'ici trop obscures pour que nous puissions en parler sciemment. A cette variété d'inflammation plus qu'à toute autre appartient l'altération syphilitique des capsules surrénales, dont il est facile de se rendre compte si on veut prendre la peine de consulter les observations de syphilis viscérale acquise et héréditaire (*voy.* notre *Traité historique et pratique de la syphilis,* 2ᵉ édit. Paris, 1874).

Cette altération consiste dans une simple multiplication des éléments glandulaire et conjonctif des capsules surrénales. Ces glandes, augmentées de volume, un peu jaunâtres, d'une fermeté assez grande et uniforme, diffèrent peu des lésions hypertrophiques, si ce n'est par une consistance beaucoup plus considérable.

*L'inflammation tuberculeuse* est l'altération, la plus fréquente peut-être de toutes celles qui peuvent atteindre les capsules surrénales, a reçu des noms divers (dégénérescence scrofuleuse, caséeuse, fibro-caséeuse). Les anciens anatomo-pathologistes connaissaient déjà cette altération (*voy.* Voigtel, Otto) dont Baillie a rapporté un cas intéressant et qui, depuis le travail d'Addison sur la maladie bronzée, a été l'objet d'une attention spéciale. Cette inflammation débute, en général, par la substance médullaire; sur une coupe pratiquée à travers les capsules surrénales, on remarque quelquefois au milieu de cette substance les premiers stades de son développement sous forme de petites granulations grises. Celles-ci deviennent peu à peu plus grandes, se fondent entre elles et donnent lieu à des masses caséeuses. Le processus peut rester partiel, et, à côté des points altérés, on voit, à la périphérie de la glande surtout, des parties restées saines. Mais, d'autres fois, de nouvelles granulations s'ajoutent au noyau primitif, si elles ne forment une masse isolée, et la substance corticale est ainsi peu à peu envahie. Toute trace du tissu normal disparaît peu à peu, et, finalement, l'organe entier se trouve transformé en une ou plusieurs masses compactes, caséeuses, histologiquement formées par de jeunes éléments arrondis, en voie d'altération granulo-graisseuse et plus ou moins déformés. Lorsqu'elles sont multiples, ces masses sont séparées par un tissu conjonctif ou fibroïde, grisâtre, ferme et lardacé, ou renfermées dans la capsule épaissie et cloisonnée par de nombreux tractus fibreux.

Dans ces conditions, les capsules surrénales, tuméfiées et d'un volume qui peut atteindre la grosseur d'une prune ou d'un œuf de poule, revêtent une forme irrégulière, se rapprochant parfois de celle d'un casque; un aspect lobulé, tubéreux, une teinte jaunâtre, grisâtre par places, une consistance ferme, mais peu homogène. Lorsque l'altération est ancienne, les parties altérées présentent des points de ramollissement qu'on a pu prendre pour des abcès. Quelquefois, enfin, la masse caséeuse se dessèche, s'incruste de sels calcaires, et l'organe revient sur lui-même.

Une seule capsule peut être atteinte, l'autre restant saine; le plus souvent l'affection existe des deux côtés. Une capsule surrénale accessoire offrait, dans un cas, la même altération que la capsule principale. La plupart du temps cette altération n'est que l'une des localisations d'une tuberculose plus générale. Quelquefois elle est, pendant longtemps, la seule altération morbide existante, car il en est des capsules surrénales comme de la plupart des organes; elles sont, dans certains cas, le siége primitif de l'altération tuberculeuse, qui peut y rester fixée, mais qui, souvent aussi, finit par atteindre d'autres organes. Ce point, sur lequel j'ai insisté en plusieurs endroits de mon *Atlas d'anatomie pathologique*, me paraît toujours exact. Il n'y a donc pas lieu d'être surpris si, à l'exemple des méninges, des membranes muqueuses, des voies biliaires et urinaires, des épididymes et des glandes lymphatiques, les capsules surrénales peuvent être frappées de tuberculose indépendamment de tout autre organe, ou du moins avant les organes sur lesquels cette maladie localise habituellement son action. La phthisie qui débute par l'altération des capsules surrénales a une évolution généralement lente, et lorsque d'autres organes que ces capsules sont affectés, ce qui est la règle, ce ne sont pas toujours les poumons. Sur quatre cas qui me sont personnels, je trouve, comme altération tuberculeuse concomitante de l'altération des capsules surrénales, les méninges cérébrales une fois, le péricarde et les poumons une fois, les épididymes, la prostate et les poumons deux fois. A s'en rapporter à ces faits, il semblerait que la tendance des capsules surrénales est de devenir tuberculeuses en même temps que l'appareil génital; mais il n'en est rien, car, sur un relevé de 112 cas empruntés à différents auteurs, je trouve coïncidant avec l'inflammation tuberculeuse de ces organes :

| | | |
|---|---|---|
| La tuberculose des poumons | 64 | fois. |
| — des intestins | 10 | — |
| — des glandes lymphatiques | 26 | — |
| — du foie | 9 | — |
| — de la rate | 8 | — |
| — des reins | 8 | — |
| — des testicules | 5 | — |
| — du pancréas | 1 | — |
| — du thymus | 1 | — |
| — du péritoine | 9 | — |
| — des plèvres | 6 | — |
| — des méninges | 5 | — |
| — du péricarde | 3 | — |
| — des articulations | 3 | — |
| — de la colonne vertébrale | 6 | — |

Douze fois, sur ce total, il n'y avait d'autre lésion tuberculeuse que celle des capsules surrénales. Notons que, dans la majorité des cas, l'altération tuberculeuse des poumons, peu étendue, localisée aux sommets, est décrite sous le nom d'induration (pneumonie interstitielle), tubercules crétacés et pigmentés, caractères qui indiquent une évolution peu aiguë. Chez deux individus morts, dans mon service, après avoir présenté les symptômes de la maladie bronzée, les capsules surrénales étaient augmentées de volume et parsemées de masses jaunes, sèches, assez fermes, séparées par un tissu vasculaire et grisâtre. Les poumons, adhérents à leurs sommets, étaient, en ces mêmes points, constitués par un tissu scléreux pigmenté, et, dans le voisinage, infiltrés de granulations grises ou noires peu abondantes. Dans ces deux cas la rate était volumineuse, et la muqueuse gastrique pigmentée; l'un d'eux présentait, en outre, une altération de l'épididyme droit et de la prostate. Ainsi, la plupart des cas de tuberculose des capsules surrénales s'observent chez des individus où les lésions tuberculeuses n'ont qu'une faible tendance à se développer et à s'accroître, et qui, à une certaine période, peuvent s'arrêter dans leur évolution et s'incruster de sels de chaux. La plupart du temps, cette affection n'est qu'un phénomène partiel d'une tuberculose plus générale. Quelquefois pourtant elle est presque la seule manifestation morbide, et c'est sur les cas de ce genre que s'appuie la théorie d'après laquelle l'affection des capsules surrénales donnerait lieu à l'ensemble des symptômes décrits sous le nom de maladie bronzée ou maladie d'Addison.

Les symptômes observés dans ces conditions ont, en effet, une physionomie assez particulière. Ils constituent pour ainsi dire une forme de phthisie dans laquelle les troubles généraux l'emportent de beaucoup sur les manifestations locales, comme pour nous montrer que celles-ci ne sont jamais qu'un effet plus ou moins marqué de la maladie. Ces symptômes consistent dans une perturbation des fonctions digestives, une faiblesse générale avec anémie, et une coloration spéciale de la peau.

Les troubles digestifs se manifestent par de l'inappétence, du dégoût pour les aliments, et quelquefois par des vomissements ou encore par une diarrhée plus ou moins abondante. L'anémie, qui a une marche progressive, est, en général, accompagnée de douleurs à l'épigastre, aux lombes et sur le trajet des membres. La pigmentation cutanée ou mélanodermie, souvent généralisée, n'offre pas la même intensité sur tous les points du corps. Les parties exposées au contact de l'air, le visage, le cou, etc., sont toujours plus foncées que les autres ; de même, les régions où le pigment s'accumule volontiers, l'aréole du mamelon, les parties génitales, etc., sont habituellement le siége d'une teinte plus sombre. La mélanodermie consiste en une coloration d'un brun sale, enfumé, peu uniforme, parsemée çà et là de taches ou de plaques presque noirâtres, donnant à des individus de race caucasique un aspect voisin de celui des races colorées ; elle est due à l'existence d'un pigment jaunâtre ou jaune brunâtre, le plus souvent diffus, quelquefois un peu granulé, déposé dans les cellules du réseau de Malpighi. Ces symptômes et quelques autres, sur lesquels nous ne croyons pas devoir insister parce qu'ils ont été minutieusement analysés à l'article *Maladie bronzée*, sont rattachés par plusieurs auteurs à l'altération tuberculeuse des capsules surrénales. Toutefois, cette importante question n'est pas encore résolue, malgré l'observation clinique et les recherches expérimentales faites en vue de l'éclaircir. Nous aurons l'occasion d'y revenir dans l'étude générale qui fait suite à la description des altérations des capsules surrénales.

BIBLIOGRAPHIE. — ADDISON. *Loc. cit.* — HUTCHINSON (J.). *Med. Times and Gaz.*, Dec. 1855, March 1856. — WILKS. *Loc. cit.* et *British Med. Journ.*. 26 oct. 1872. — MARTINEAU, GREENHOW. *Loc. cit.* — GULL. *Med. Times and Gaz.*. t. II. p. 441 ; 1865. — MEISSNER. *Loc. cit.*, t. CXLII, p. 129. — SIREDEY. *Union méd.*, févr. 1869, p. 99, 210. — VECCHIETTI. *Bull. delle scienz. med. di Bologna*, sér. 3, t. II, et *Arch. méd.*, t. I, p. 230 ; 1867. — SCHUPPEL. *Sectionsbefund der Addison's Krankheit.* In *Arch. der Heilkunde*, t. XI, p. 87 ; 1870. — WOLFF. *Berliner klinischer Wochenschrift*, nº 17, 1869, et *Archives gén. de méd.*, mai 1870, p. 604. — TUCKWELL (H.-M.). *Saint-Bartholomew's Hospital Reports*, t. VII, p. 73. London, 1871. — LAVERAN (A.). *Deux observations de maladie d'Addison sans coloration bronzée.* In *Gaz. hebd. de médec. et de chirurgie*, p. 606, 1873. — AERTS. *Dégénér. tuberculeuse des capsules surrénales.* In *Presse méd. belge.* Bruxelles, 4 janvier 1874.

NÉOPLASIES. Ces altérations, relativement rares dans les capsules surrénales, revêtent la plupart des formes qu'elles présentent dans les autres organes. Toutefois, comme dans le plus grand nombre des cas publiés sous le nom de cancer des capsules surrénales l'examen histologique fait généralement défaut, il est difficile de se faire une idée exacte de la fréquence relative des divers néoplasmes qui se développent au sein de ces organes, et cela d'autant plus que certaines lésions prétendues cancéreuses peuvent bien avoir une tout autre origine. Nées du feuillet moyen du blastoderme et dépourvues d'épithéliums, les capsules surrénales paraissent exemptes de tout cancer primitif, ce qui n'empêche pas cette affection de s'y rencontrer à l'état secondaire. En effet, dans les cas de masses carcinomateuses des capsules surrénales et des organes voisins, la capsule surrénale n'est pas la partie primitivement affectée. D'un autre côté, l'absence d'examen histologique laisse souvent indécise la question de savoir si on a affaire à un carcinome ou à toute autre altération. Ainsi, il n'est pas prouvé que le cancer trouve dans les capsules surrénales les éléments de son développement.

Le carcinome secondaire des capsules surrénales est l'effet d'une métastase ou le résultat de la propagation par contiguïté d'un carcinome des organes voisins, principalement du foie et des reins. Effectivement, sur un relevé de 22 cas de cancer des capsules surrénales, les reins sont le siége de la même altération 13 fois, le foie 11, les poumons 9, l'estomac et le pancréas chacun 5 fois.

Les capsules surrénales sont isolément ou simultanément affectées, l'altération occupe une partie ou la totalité de leur substance ; elles sont augmentées de volume, bosselées, et plus ou moins fermes ; indurées sur certains points, elles sont molles, et vasculaires en d'autres endroits où elles revêtent une apparence médullaire, et peuvent être le siége d'extravasations sanguines. A la coupe, ces organes présentent une masse quelquefois uniforme, circonscrite par le tissu resté sain ; d'autres fois, ils sont parsemés de noyaux carcinomateux multiples.

Les symptômes observés en pareille circonstance appartiennent moins à l'altération des capsules surrénales qu'à la maladie générale. Il n'est guère possible, en effet, d'arriver à sentir ces organes à travers la paroi abdominale, malgré l'augmentation de volume produite par la néoplasie. Quant aux phénomènes qui accompagnent cette altération, ils ne diffèrent pas de ceux de la cachexie cancéreuse ordinaire auxquels s'ajoutent les troubles résultant des modifications concomitantes d'autres organes. En général, le malade est amaigri, pâle, manifestement décoloré ; il perd ses forces et tombe dans une cachexie de plus en plus profonde à laquelle il finit par succomber. La mélanodermie est un phénomène rare ou exceptionnel, contrairement à ce qui a lieu avec l'affection tuberculeuse ; et ce fait, sur lequel nous reviendrons, est des plus importants. Les vomissements observés dans quelques cas se lient à une altération concomitante des organes digestifs. Le pronostic de ce genre d'altération est évidemment des plus graves.

Le *fibrome embryonnaire* ou sarcome des capsules surrénales, sans être fréquent, est moins rare qu'on ne serait tenté de le supposer, car il y a des raisons sérieuses de croire qu'un certain nombre d'altérations désignées sous le nom de *cancer primitif des capsules surrénales* ne sont autres que des lésions sarcomateuses. Il se présente sous la forme de mélanosarcome dont un cas a été rapporté par Kussmaull. La capsule surrénale droite était le siége d'une tumeur du volume d'une tête d'homme, sans foyers métastatiques ; une thrombose, développée dans la veine cave inférieure, amena la mort par embolie. Un autre cas se trouve consigné dans la thèse inaugurale de Dœderlin (Erlangen, 1860).—La substance médullaire des capsules surrénales, de la droite notamment, était infiltrée de masses mélaniques, tandis que la substance corticale était restée saine ; des noyaux de la même altération occupaient le ventre, le foie, le rein gauche, la pie-mère. Par conséquent, les capsules surrénales sont quelquefois le point de départ du mélanosarcome et peut-être l'un des principaux siéges de développement de cette affection.

Il se développe, en outre, au sein de ces mêmes organes des tumeurs médullaires blanchâtres qui ne sont sans doute que des sarcomes. Le docteur Ogle (*Archiv. of med.*, I, 4) a décrit une altération de ce genre où les deux capsules surrénales étaient dégénérées. Dans cette même catégorie de lésions rentre un cas décrit par Virchow sous le nom de gliome des capsules surrénales, où les

glandes tuméfiées étaient le siége de nodosités saillantes du volume d'un pois ou
d'une cerise, procédant de la substance médullaire dont elles avaient la composition. Ces mêmes organes peuvent donner naissance à des angiomes ; Klebs (*Handb.
der pathol. Anatom.*, Berlin, 1870, p. 585) y a observé un lymphangiome caverneux au sein duquel était développé un kyste ; Saviotti a rapporté une observation
de fibrome développé dans ces glandes, et plusieurs observateurs (Vogel, Seitz) y
ont rencontré des néoplasmes lymphatiques.

*Dégénérescence graisseuse.* Les capsules surrénales, relativement volumineuses chez l'enfant et de teinte brunâtre, changent de coloration chez l'adulte
et commencent à subir une infiltration graisseuse qui s'accentue de plus en plus
avec l'âge. Cette modification consiste dans le dépôt, au sein des amas celluleux
de la substance corticale et même dans les plus grosses cloisons conjonctives, de
fines granulations graisseuses dont la présence se trahit par une teinte jaunâtre.
Dans ces conditions, on comprend toute la difficulté qu'il y a à distinguer l'état
physiologique de l'état pathologique. Celui-ci existe cependant, il commence à la
périphérie de l'organe et s'étend peu à peu dans sa profondeur. La substance
médullaire est rarement affectée, et seulement dans des cas de dégénérescence
très-prononcée. Les corpuscules surrénaux, mous et aplatis, sont augmentés de
volume, envahis par une abondante infiltration graisseuse qui donne aux parties
affectées une apparence jaune foncé. Cette altération peut se produire à tous les
âges, mais il est plus facile de la reconnaître chez le jeune enfant ; elle coexiste
ordinairement avec une modification semblable du foie et des reins, et se rencontre principalement dans les maladies générales, surtout dans la scarlatine et
dans les fièvres graves. On l'observe encore chez quelques enfants cachectiques
par insuffisance d'aliments ou par une alimentation en disproportion avec les nécessités et les besoins propres à leur âge.

La dégénérescence graisseuse qui est le fait de l'âge, comme celle qui se lie à
un état cachectique, est quelquefois suivie d'une résorption des particules graisseuses qui, des confins de la substance médullaire, gagne la surface de l'organe.
Les parties qui sont le siége plus spécial de cette résorption deviennent brunâtres
et laissent entre elles des stries jaunâtres ou même des taches arrondies qu'il
n'est pas impossible de prendre pour des néoplasmes divers, notamment des tubercules. La disparition de la graisse est suivie d'une induration assez semblable à
celle qui, dans les capsules surrénales comme dans le foie, la rate et les reins, se
développe à la suite des stases sanguines. Ces organes sont alors un peu volumineux, fermes, gorgés de sucs, brunâtres, parsemés de stries jaunâtres à leur circonférence et de taches jaunes dans leur profondeur.

*Dégénérescence amyloïde.* Cette dégénérescence coexiste généralement avec
une altération semblable des reins et d'autres organes. Tout d'abord les capsules surrénales sont peu modifiées ; mais plus tard ces organes sont indurés, la
substance corticale est pigmentée, la substance médullaire, lardacée, grise et
semi-transparente, rougit sous l'action d'une solution aqueuse d'iode. Les cloisons
de la substance corticale se colorent ordinairement, du moins celles qui sont parcourues par des vaisseaux ; au contraire, les parties glandulaires (*amas cellulaires*) renfermées dans leurs intervalles se font remarquer par une coloration
jaunâtre, effet d'une infiltration graisseuse, et tranchent ainsi sur les cellules de la
substance médullaire qui prennent part au processus. La modification anatomique
reste quelquefois limitée à cette dernière substance et aux vaisseaux, qui peuvent
être plus ou moins affectés. Les cellules glandulaires sont modifiées seulement

dans les zones réticulaires et fasciculées, c'est-à-dire là où les échanges entre le sang et le parenchyme sont le plus actifs; cette disposition rappelle ce qui se passe en pareil cas dans les canaux droits urinifères.

*Dégénérescence pigmentaire.* La formation du pigment dans les capsules surrénales est admise depuis la découverte de ces glandes par Eustachi. L'opinion de Bartholin, qui en faisait l'organe de l'atrabile des anciens, et les assertions de Cassan, qui signale leur augmentation de volume chez le nègre, ont été l'objet de discussions scientifiques qui jusqu'ici n'ont abouti à rien de définitif. A la vérité, il existe, à la limite des substances corticale et médullaire, une couche de cellules qui renferment des granules de pigment et forment une zone d'une plus grande étendue chez les individus âgés, quelquefois aussi dans certains états pathologiques. On a voulu trouver une relation entre cet état des capsules surrénales et la pigmentation de la peau; mais il est clair que cette relation n'existe pas, car, d'une part, la pigmentation cutanée se rencontre avec des capsules surrénales altérées et non pigmentées, et, d'autre part, on n'observe pas nécessairement la pigmentation des capsules surrénales avec celle de la peau.

Bibliographie. — Addison. *On Disease of the Suprarenal Capsules.* London, 1855. — Mettenheimer. *Deutsche Klinik*, 1856, p. 483. — Féréol. *Bull. de la Soc. anat.*, 1857. — Besnier. *Ibid.*, p. 85. — Ball. *Ibid.*, 1858, p. 423. — Letenneur. *Journ. de la Soc. acad. de la Loire-Inférieure*, t. XXXIII, p. 341, et *Gaz. hebd.*, 1858, p. 618. — Peacock et Bristowe. *Transact. of the Pathol. Society of London*, t. VIII, 1856. — Duclos. *Bull. de thérapeutique*, t. LXIV, p. 97, 15 févr. 1863. — Haberson (S.-O.). *A Case of Abdominal Tumour.* In *Guy's Hospital Reports*, t. XII, p. 423; 1866. — Saviotti (G.). *Zur Casuistik der Nebennieren-Krankheiten.* In *Arch. für pathol. Anat. und Physiolog.*, t. XXXIX, p. 424. — Heatz (H.). *Ibid.*, t. XLIX, p. 4; 1870. Consultez encore : Les *Bulletins de la Société anatomique et de la Soc. de Biologie de Paris*, les *Transactions pathologiques de Londres*, le *Traité des tumeurs du professeur Virchow*.

Altérations de circulation. *Hémorrhagies.* Les capsules surrénales, comme le cerveau, sont particulièrement exposées aux hémorrhagies vers les âges extrêmes de la vie. D'une grande richesse vasculaire dans les premiers moments de l'existence, ces organes sont le plus souvent congestionnés, ce que Maffei (*Sperimentale de Florence, Gaz. hebd.*, 1864, p. 588 et *Journ. de Bruxelles*, 1865) attribue à la compression subie par le corps du fœtus pendant l'acte de l'accouchement. Cependant, comme cet état s'observe encore chez le fœtus et chez les enfants après la naissance, il faut admettre qu'il dépend surtout de la dilatation relative des vaisseaux, qui, plus tard, diminuent par le fait du développement du parenchyme glandulaire. C'est à cette vascularisation sans doute qu'est due la fréquence des hémorrhagies des capsules surrénales à cet âge, tandis que, plus tard, la modification granulo-graisseuse qui survient dans ces organes et leurs vaisseaux en est une autre cause. Ainsi s'explique comment ces hémorrhagies, à l'instar de celles du cerveau, se produisent aux deux extrêmes de la vie, chez le jeune enfant et chez le vieillard. Effectivement il est commun de rencontrer, comme j'ai pu m'en assurer, dans les capsules surrénales de l'enfant nouveau-né, des ecchymoses et quelquefois même des foyers hémorrhagiques. Ainsi, chez un enfant de deux jours pesant 8 livres, né d'une mère bien portante, et mort cyanosé, je constatai que la capsule surrénale droite, quadruplée de volume, était le siége d'une infiltration sanguine et d'un volumineux caillot hémorrhagique; à gauche, il y avait une simple infiltration sanguine. Rayer (*loc. cit.*) a trouvé, chez un nouveau-né atteint de hernie ombilicale, la capsule surrénale droite du volume d'une orange et renfermant au moins trois onces de sérosité sanguinolente. La capsule gauche, du volume du rein, était également affectée. Fiedler (*Archiv der Heilkunde*, 1870, XI, p. 301) a observé, chez un enfant de quatre jours, une hémorrhagie de la capsule surrénale droite consécutive à l'altération graisseuse de cette glande. Le foyer sanguin rompu avait fait irruption dans la cavité du péritoine. Ces foyers hémorrhagiques prennent quelquefois aussi chez les personnes déjà âgées un volume considérable. Rayer trouva, chez une femme âgée de soixante-quinze ans, une tumeur volumineuse réniforme du poids de quatre livres située au-dessous du foie qu'elle refoulait en haut, saillante du côté des parois abdominales qu'elle touchait. Cette tumeur, bornée en dehors par les fausses côtes, les muscles obliques et transverses, en dedans par la colonne vertébrale, était d'un brun foncé, fluctuante, adhérente au foie en haut et au muscle carré lombaire en arrière. A l'incision, il s'en écoula environ une livre et demie de sang noir liquide ; c'était un vaste amas de caillots plus ou moins anciens. Dans un autre cas, chez une femme âgée de soixante-huit ans, les deux capsules surrénales étaient le siége de foyers hémorrhagiques étendus, mais beaucoup moins considérables. H. Wallmann a observé un homme de cinquante ans qui était affecté d'un hématome récent de la capsule surrénale droite et de néphrite interstitielle ; chez un autre, il existait en même temps une insuffisance mitrale. Un malade de cinquante-neuf ans, que j'ai observé, offrait également un foyer hémorrhagique de l'une des capsules surrénales ; il présentait en même temps une cirrhose du foie, une néphrite interstitielle et une hypertrophie avec dilatation du cœur gauche. Ogle (*Med. Times and Gaz.*, 5 mai 1860) a vu cette même altération chez un épileptique mort d'hépatisation grise du poumon.

Relativement à l'étiologie de cette affection chez l'adulte, il est digne de remarque que, sur cinq cas, trois fois il existait des désordres de la circulation cardiaque ou des poumons, une fois un traumatisme, et une fois des lésions inflammatoires des organes voisins de la capsule surrénale. Une autre cause sur laquelle insiste le docteur Parrot (*Archiv. gén. de méd.*, 1872, t. II, p. 167) est la thrombose de la veine rénale ; cette thrombose existait trois fois sur quatre cas observés par cet auteur.

Les symptômes locaux propres à l'hémorrhagie des capsules surrénales sont généralement peu ou pas accusés, du moins chez l'enfant, où leur diagnostic offre la plus grande difficulté. Chez l'adulte, il arrive parfois que l'épanchement de sang prend des proportions telles qu'il est possible de sentir dans le flanc (cas de Rayer, une tumeur indolente molle et plus ou moins fluctuante. Mais il faut savoir qu'il est de la plus grande difficulté de distinguer cette altération d'une tumeur du foie, des reins ou des glandes lymphatiques.

L'influence de cette hémorrhagie sur l'état général des individus qui en sont atteints est généralement peu accusée. Dans l'un des faits rapportés par Rayer, il est question d'une teinte jaune verdâtre de la peau, qui n'est pas sans analogie avec la coloration bronzée propre à la maladie d'Addison ; dans les autres il n'existait rien de semblable. Pourtant, quelques hémorrhagies des capsules surrénales ont été accompagnées de phénomènes typhoïdes. Virchow aurait rencontré deux fois des inflammations hémorrhagiques des capsules surrénales comme lésion principale sur le cadavre de personnes mortes rapidement dans un état typhoïde. Mattei (*Sperimentale*, 1863, p. 15) décrit un cas analogue, et Kœhler vit un cas semblable où l'affection n'occupait que l'une des capsules surrénales et les parties environnantes ; il n'existait dans ces cas aucun changement de coloration de la peau.

De même que la plupart des organes, les capsules surrénales peuvent être le siége d'hypérémie ou d'anémie. Ce dernier désordre y a été peu étudié, mais l'hypérémie de ces glandes est généralement constatée dans la plupart des affections du cœur et des poumons susceptibles d'engendrer des phénomènes de stase dans le système vasculaire de l'abdomen. Les capsules surrénales, comme le foie et les reins, sont d'abord remplies de sang, tuméfiées, et plus tard indurées.

*Thrombose.*    L'obstruction des vaisseaux artériels des capsules surrénales est relativement rare, comme d'ailleurs celle des nombreux vaisseaux collatéraux de l'aorte. Klebs, toutefois, rapporte un cas de thrombose capillaire observé chez une femme âgée de vingt-six ans, dont les capsules surrénales étaient en même temps en état de dégénérescence graisseuse. Sur une coupe, les taches jaunâtres résultant de cette dégénérescence étaient séparées par des extravasats sanguins. La veine de la capsule gauche peut être atteinte de thrombose en même temps que la veine rénale.

Les affections parasitaires des capsules surrénales sont pour le moins fort rares, nous connaissons un seul cas d'échinocoques multiloculaires rapporté par Huber (*Archiv für klin. Med.*, V, p. 159, 1868).

*Rapport des lésions des capsules surrénales et de la maladie bronzée.*    Après avoir passé en revue les altérations des capsules surrénales, il n'est pas sans intérêt de rechercher si quelques-unes d'entre elles ne peuvent produire, ainsi que l'ont admis plusieurs observateurs depuis Addison, la coloration bronzée ou pigmentation de la peau. Or, nous voyons que cette pigmentation, très-commune avec l'inflammation tuberculeuse, est, au contraire, très-rare, exceptionnelle, dans toutes les autres altérations, si on considère que plusieurs fois on a confondu avec le cancer des lésions simplement tuberculeuses.

Un premier point nous est donc acquis : la fréquence de la maladie bronzée avec les lésions tuberculeuses des capsules surrénales, sa rareté avec toute autre altération de ces mêmes glandes. La conséquence à tirer de ce fait, c'est que s'il existe une relation entre la maladie bronzée et les affections des capsules surrénales, la maladie bronzée se lie uniquement, ainsi que Wilks l'a prétendu, avec l'inflammation tuberculeuse de ces organes. Mais cette liaison est-elle évidente, nécessaire, et n'a-t-on pas été trompé par une simple coïncidence ? Tel est le second point à examiner. Or, il est reconnu, d'une part, que dans quelques cas de phthisie, les symptômes d'une maladie bronzée peuvent exister, sans qu'il y ait altération des capsules surrénales, et d'autre part, on sait que, ces capsules venant à s'altérer, il n'y a aucun rapport entre l'étendue ou la durée de leur altération et l'intensité de la maladie bronzée. Ainsi, on est conduit à douter de la relation établie par Addison, tout en reconnaissant l'exactitude de son observation relativement aux phénomènes qu'il a décrits sous le nom de *maladie bronzée*. Pourtant il est un point que l'on ne peut nier, c'est que la maladie bronzée est commune toutes les fois que la tuberculose vient à se localiser sur les capsules surrénales, et qu'elle est relativement rare quand cette localisation n'a pas lieu ; et comme on ne peut rattacher la maladie bronzée ni à l'altération des capsules surrénales, ni au processus particulier dont ces organes peuvent être affectés, il reste à se demander si elle ne doit pas être attribuée aux rapports de l'organe avec d'autres parties, le système nerveux, par exemple, d'autant plus que parfois, une pigmentation de la peau a coïncidé avec des lésions du pancréas et des glandes mésentériques. Certains faits cliniques, dans lesquels des lésions nerveuses auraient été accompagnées d'une pigmentation exagérée ou de la décoloration de la peau, et des expériences récentes du professeur Vulpian montrant que la section des nerfs d'un membre de grenouille est suivie de la coloration sombre de la peau, tandis que l'excitation du nerf coupé fait pâlir la pigmentation, sont de nature à appuyer cette dernière hypothèse.                    E. LANCEREAUX.

BIBLIOGRAPHIE GÉNÉRALE. —RAYER. *Recherches anatom. path. sur les capsules surrénales*, In *Exp.* t. I, p. 17;1837. — ADDISON. *On the Constitutional and Local Effects of Disease of the Suprarenal Capsules*. London, 1855.—LASÈGUE. *Archives gén. de méd.*, 1856.—CHARCOT et VULPIAN. *Gaz. méd.*, p 113, 1858. — WILKS (Samuel). *On Disease of the Suprarenal Capsules*, extrait des *Guy's Hospital Reports*. London, 1862. — MATTÉI (Raph.). *Recherch. sur l'anat. norm. et path. des capsules surrénales.* etc. In *Gaz. hebd.*, p. 588; 1864. — CHAVANNE, *Gaz. méd. de Lyon*, 16 janv. et 1er févr. 1860, et *Gaz. hebd.*, p. 99, 1860. — DUCLOS. *Observ. de malad. d'Addison avec lésions des capsules surrénales.* In *Gaz. hebd.*, p. 199; 1863, et *Etude sur la maladie bronzée d'Addison.* Tours, 1864. — MARTINEAU (L.). *De la maladie d'Addison.* Th. de Paris, 1865. — GUBLER. *Société méd. des hôpitaux de Paris*, 1864. — HEDHAM GRENHOW. *On Addison's Disease and a Report on Diseases of the Suprarenal capsules.* Lond., 1866. In *Gaz. hebd.*, p. 191, 1867 — MEISSNER (M.). *Schmidt's Jahrber.*, t. CXXVI, p. 853; t. CXLII, p. 97; t. CLIX, p. 29 et 155. — AVERBECK. *Die Addison'sche Krankheit.* Erlangen, 1869. Voir les articles MALADIE BRONZÉE de ce *Dictionnaire* et du *Dict. de médecine pratique.*

II. REINS. Les reins, chargés de l'élimination des principes excrémentitiels des tissus et du sang, comptent parmi les organes les plus nécessaires pour l'existence, et partant leurs maladies sont de celles qui doivent le plus intéresser le médecin et qu'il lui importe de mieux connaître.

Ces organes, on l'a vu plus haut (*voy.* le *Développement*), sont formés dès le principe par deux saillies creuses qui apparaissent à la partie inférieure du canal intestinal, et qui sont constituées par le feuillet glandulaire de l'intestin et par une couche fibreuse extérieure ; or, ces saillies peuvent manquer ou ne pas se développer, de là des anomalies plus ou moins graves.

Exposés par leur origine même aux altérations de nutrition qui affectent spécialement le feuillet interne du blastoderme, c'est-à-dire les tissus épithéliaux, les reins, qui reçoivent du feuillet moyen leur trame conjonctive et leurs vaisseaux, sont de plus sujets aux désordres nutritifs particuliers aux tissus conjonctifs. Le feuillet externe du blastoderme leur envoie enfin des nerfs dont le rôle, ainsi que l'a prouvé l'expérimentation, n'est pas sans importance sur leur nutrition. D'un autre côté, la circulation des reins étant sous la dépendance de la circulation générale, il y a dans cette subordination une autre source de désordres et de lésions pathologiques pour ces organes ; mais pour juger sainement de ces altérations, il faut être nécessairement fixé sur l'évolution anatomique normale des reins.

Ces organes présentent en effet, suivant les âges, des différences de forme importantes à connaître. Petits et lobulés, de teinte lie de vin chez l'enfant, ils ont, chez l'adulte, une surface lisse et une coloration moins prononcée. Dans la vieillesse, ils subissent des changements de structure qu'on peut considérer comme l'image en quelque sorte d'un grand nombre de leurs altérations pathologiques. Ces changements portent sur les différents tissus qui composent les reins. Les parois artérielles deviennent plus épaisses ou athéromateuses, et par suite leur calibre se trouve rétréci, la trame conjonctive est plus ferme, relativement plus abondante, les tubes urinifères diminuent de volume, et leurs cellules épithéliales, souvent granuleuses, s'infiltrent de substances grasses et de substances albuminoïdes. C'est ainsi que les reins des vieillards sont fréquemment petits, granuleux, indurés, si la trame prédomine, ou encore simplement mous et jaunâtres, si les désordres des épithéliums sont prépondérants.

Cet aperçu rapide sur l'origine et l'évolution anatomique des reins indique suffisamment que ces organes sont passibles de nombreuses anomalies qui se rattachent, les unes à leur formation et à leur développement, les autres à leur nutrition ou à leur circulation ; ajoutons que les reins sont de plus sujets à des lésions
accidentelles, les unes parasitaires, les autres traumatiques, et nous arrivons à la
division suivante de leurs altérations pathologiques :

1° Anomalies de formation et de développement ;

2° Altérations de nutrition ;

3° Altérations de circulation ;

4° Altérations accidentelles et mécaniques, parasitisme et traumatisme.

C'est à tort qu'on voudrait voir, dans les nombreux désordres anatomiques se
rattachant à chacun de ces groupes, des maladies particulières aux reins. Il en est
tout autrement, et je ne puis trop réagir contre l'opinion générale qui tend à spé-
cialiser les altérations propres à chaque organe, de façon à en faire des maladies
distinctes. Le rein, comme tous les autres organes, si on excepte les cas de
traumatisme et de lésions secondaires aux affections des voies urinaires, n'a pas
de maladies propres, il n'est qu'un siége de localisation anatomique, et ses altérations, identifiées à tort avec la maladie, ne font jamais que traduire l'existence
d'un état morbide plus général, auquel seul convient le nom de *maladie*. Or, cet
état morbide localise toujours ses effets d'une façon particulière sur l'un des éléments
constituants du rein. Ainsi parmi les néphrites, dont il sera question plus loin, les
unes (néphrites épithéliales) sont l'expression habituelle d'une maladie de l'organisme entier, comme la scarlatine, la rougeole, la fièvre typhoïde, le choléra, etc.,
tandis que les autres (néphrites conjonctives) se lient intimement de la même façon à
une maladie non moins générale, telle que la goutte, l'intoxication plombique, la
syphilis, etc. De même la stéatose des épithéliums des reins n'est que la détermination locale d'un état général de l'organisme, produit d'une maladie générale, telle
que la fièvre jaune, les empoisonnements par l'alcool, par le phosphore, ou par
toute autre substance. Semblables réflexions s'appliquent à toutes les dégénérescences des reins; aussi, la plupart du temps, ces dégénérescences sont-elles
accompagnées de désordres du même genre dans d'autres organes.

Ces localisations diverses des lésions rénales ont pour conséquence forcée des
troubles fonctionnels différents, et de là résulte la possibilité d'arriver à un diagnostic précis de l'élément primitivement altéré, et par cela même de la maladie qui
a donné naissance à la lésion. Effectivement, les altérations de l'épithélium des
tubuli ne se traduisent jamais par des désordres semblables à ceux des lésions qui
portent primitivement sur la trame conjonctivo-vasculaire. C'est ainsi que la quantité d'urine est généralement diminuée par le fait de l'altération des épithèles, tandis
qu'elle augmente toutes les fois que, ces épithèles restant sains, le tissu conjonctivo-
vasculaire est affecté. Chaque symptôme présente dans ces conditions des différences non moins grandes. Mais on peut encore pousser plus loin l'analyse clinique
et arriver à reconnaître le siége précis de la lésion anatomique. Dans les cas où les
épithéliums sont en cause, il existe des raisons sérieuses de soupçonner l'altération des tubes contournés, plutôt que celle des tubes en anse de Henle ou des
tubes droits ; de même, lorsqu'il s'agit d'une lésion de la trame, il n'est pas absolument impossible de reconnaître si le tissu conjonctivo-lymphatique, les glomérules, les artères ou les veines du rein sont plus spécialement affectés. Remarquons cependant que, les altérations de ces différentes parties appartenant souvent
au même processus, le diagnostic, dans ces cas, peut offrir des difficultés presque

insurmontables. Quoi qu'il en soit, il est certain qu'une étude attentive de la symptomatologie des lésions rénales conduit à des résultats déjà très-satisfaisants, et nous ne doutons pas que, la physiologie du rein étant mieux connue, on n'arrive un jour à un diagnostic véritablement surprenant de précision. Inutile de faire ressortir ici toute l'importance d'une connaissance approfondie de l'action des différents éléments qui composent le rein, dans la sécrétion urinaire. Cette connaissance, que l'on trouvera plus haut (*Voy.* article PHYSIOLOGIE DU REIN), permettra certainement de mieux comprendre les désordres fonctionnels qui se rattachent aux nombreuses altérations de l'appareil urinaire et que nous devrons exposer dans cet article.

Nous bornons là ces considérations anatomico-physiologiques, mais nous espérons que leur importance pratique n'échappera à personne. En résumé, le rein n'est pas un organe à part dans l'économie ; et dès lors, ses altérations, qui ne sont que des effets, ne peuvent être considérées comme autant de maladies distinctes. Ce n'est pas de la sorte toutefois qu'on en a jugé jusqu'à ce jour ; ainsi s'expliquent les nombreux traités spéciaux des maladies des reins, qui ne donnent en réalité que la description des altérations de ces organes.

Peu préoccupés de l'étiologie et de l'évolution de ces altérations, n'ayant pour les classer que les caractères visibles à l'œil nu, les auteurs ont nécessairement dû arriver à produire des divisions tout à fait artificielles des affections rénales. Aussi, depuis Bright, qui montra la relation existant entre l'hydropisie et certaines altérations des reins, a-t-on décrit sous le nom de *Maladie de Bright* la plupart des affections chroniques de ces organes, le cancer et les kystes exceptés. Il était réservé à l'histologie de dévoiler la diversité des altérations ainsi dénommées, et à la clinique de prouver que ces altérations, loin de former une espèce anatomique distincte, ne constituent même pas un genre, mais un assemblage de désordres matériels souvent fort différents quant à leur siége, à leur évolution et à leurs causes (*voy.* mon *Atlas d'anatomie pathologique*, Paris, 1870, et *Maladie de Bright* de ce Dictionnaire). Ces considérations sur les prétendues maladies des reins, et notamment sur la maladie de Bright, qui est depuis longtemps l'objet de nos méditations, serviront à nous guider dans cette étude.

Notre intention n'est pas de faire ici un historique en règle des travaux qui ont eu pour objet l'étude des prétendues maladies des reins ; ce serait un travail peu utile. Du reste, les considérations qui précèdent, et la bibliographie qui suit, peuvent nous en dispenser. Nous nous réservons d'indiquer à propos de chaque genre d'altérations rénales les principales idées des anciens sur ces désordres.

BIBLIOGRAPHIE. — COTUNNII *De ischiade nervosa commentarius.* Viennæ, 1770, p. 24, 25. — CRUISCKSHANK dans ROLLO. *Cases of Diabetes mellitus.* chap. VI ; London, 1798. — WELLS. *Obs. on the Dropsy, which succeeds Scarlat Fever.* In *Transact. of a Society for the Improvement of Med. and Chirurg. Knowledge,* t. III, p. 16 et 194. — BLACKALL (J.). *Observations on the Nature and Cure of Dropsies.* London, 1813. — BRIGHT (R.). *Report on Med. Cases.* London, 1827. In *Guy's Hospital Reports,* 1836 ; *ibid.,* 1840. — CHRISTISON (R). *Observ. on the Variety of Dropsy,* etc. In *Edinb. Med. and Surg. Journ.,* t. XXXII. — DU MÊME. *On Granular Degeneration of Kidneys.* Edinb , 18.9. — GREGORY. *Edinb. Med. and Surg. Journ.,* t. XXXVI, p. 315 ; t. XXXVII, p. 54. — TISSOT (E.). *De l'hydropisie causée par l'affection granuleuse des reins.* Paris, 1854. — SABATIER. *Arch. gén. de méd.,* 2e série, t. V. — DÉSIR (A.). *De la présence de l'albumine dans l'urine,* etc Paris, 1835. — OSBORNE. *On Dropsies connected with suppressed Perspiration and Coagulable Urine.* London, 1835. — WILLIS (Rob.). *Urinary Diseases and their Treatment.* London, 1838. — GENEST. *Gaz. méd. de Paris,* 1836, p. 449. — SOLON (Martin). *De l'albuminurie ou hydropisie causée par une maladie des reins.* Paris, 1838. — — RAYER (P.). *Traité des maladies des reins.* Paris, 1839-41. — PROUT (W.). *On the Nature and Treatment of Stomach and Urinary Diseases.* London, 1840. — MALMSTEIN. *Ueber die Bright'sche Nierenkrankheit*, trad. allem. par Busch. Bremen, 1846. — Owen Rees. *On the Nature and Treatment of the Kidney connected with Albuminous Urine*. London, 1850. — Bentley (R.) Todd. *Clinical Lectures*. In *Diseases of the Urinary Organs*, etc. London, 1857. — Frerichs (F.-Th.). *Die Bright'sche Nierenkrankheit*. Braunschweig, 1851. — Johnson. *On the Diseases of the Kidney*. London, 1852. — Golding Bird. *De l'urine et des dépôts urinaires*, trad. fr. Paris, 1861. — Dickinson. *On Diseases of the Kidney*, etc. London, 1860. — Goddfellow (S.-J.). *Lectures on Diseases of the Kidney*. London, 1861. — Gubler (A.), article *Albuminurie* de ce dictionnaire, — Cornil (V.). *Mém. sur les lésions anatomiques du rein dans l'albuminurie*. Diss. inaug. Paris, 1864. — Du même. *Des différentes espèces de néphrites*. Thèse d'agrég. Paris, 1869. — Vogel (J.). *Organ. Krankheiten der harnbereitenden Organe*. In *Handb. der Patholog. und Therapie*, von Rud. Virchow, t. VI, p. 579. Erlangen, 1865. — Soetley (Reginald). *Pathol. Anatomy of the Kidney*. In *St-Bartholomew's Hospital Reports*, t. II, p. 1. Lond., 1866. — Grainger Stewart (A.). *A Practical Treatise on Bright's Disease of the Kidneys*. Edinb., 1868. — Beale (L.). *Kidney Diseases, Urinary Deposits and Calculous Disorders*. London, 1869. — Rosenstein (S.). *Die Pathologie und Therapie der Nierenkrankheiten*. Berlin, 1868; trad franç. par E. Bottentuit et Labadie, Lagrave (F.). Paris, 1874. — Basham (W.-R.). *Renal Diseases*. Lond., 1870. — Lancereaux et Lackerbauer. *Atlas d'anatomie pathologique*, 1871, p. 316, et pl. 32, 33, 34, 35 et 36. — Roberts (W.). *A practical Treatise on Urinary and renal Diseases*. London, 1872. — Harley (G.). *The Urine and its Derangements*. London, 1872. — Léconché. *Traité des maladies des reins et des altérations pathologiques de l'urine*. Paris, 1875.

I. Anomalies de formation. Les anomalies de formation sont relativement moins fréquentes dans le rein que dans certains autres organes, le cœur notamment. Celles qui méritent de nous arrêter consistent dans le défaut d'un seul ou des deux reins, dans la fusion ou le déplacement de ces organes.

I. Agénésies rénales. *Absence d'un seul ou des deux reins.* L'agénésie rénale est unilatérale ou bilatérale. L'agénésie bilatérale ou le manque absolu des reins s'observe uniquement chez des êtres incapables de vivre, tels que les monstres acéphales, akormes, amorphes, etc., chez lesquels l'appareil urinaire tout entier fait complétement défaut. Mayer (de Bonn (*Zeitschr. für Physiol.* de Fr. Tiedmann) a observé un cas où les reins, les uretères et la vessie faisaient entièrement défaut chez un enfant mort-né qui paraissait à terme et qui présentait un cerveau bien conformé, mais dont la moelle épinière se terminait tout à coup en forme de massue à la hauteur de la deuxième vertèbre dorsale, et dont le nerf sympathique du bas-ventre était moins développé que de coutume à l'origine des artères intestinales. Les artères rénales faisaient d'ailleurs complétement défaut.

L'agénésie unilatérale, qui compte des exemples nombreux, se rencontre chez des nouveau-nés ou des adultes généralement bien conformés. Les vaisseaux et l'uretère correspondants manquent en même temps, tandis que les capsules surrénales sont dans leur état normal. Le rein du côté opposé est dans presque tous les cas hypertrophié; il a le vol me double d'un rein ordinaire et possède quelquefois deux uretères venant déboucher dans la vessie. Il exécute à lui seul les fonctions des deux reins, de sorte que, à part quelques cas rares où il se produit une hydropisie par diminution de sécrétion urinaire, il ne résulte aucun inconvénient de ce vice de conformation. Pourtant, si le rein unique vient à s'enflammer, les accidents les plus graves et la mort peuvent en résulter.

Au lieu de l'absence complète, on constate quelquefois une atrophie congénitale d'un seul ou des deux reins qui peuvent ne pas dépasser le volume d'un œuf de pigeon. Dans les cas de ce genre, le développement du rein atrophié est généralement en rapport avec le faible développement des artères rénales, de sorte que l'arrêt de développement de ces vaisseaux paraît être la cause de l'anomalie du rein. Semblable disposition s'appliquerait également à l'agénésie bilatérale; toutefois ce dernier désordre serait plutôt en rapport avec l'altération du cerveau ou de la moelle épinière, comme semble l'indiquer le fait rapporté plus haut.

L'hypertrophie congénitale, beaucoup plus rare, est, dans presque tous les cas, l'effet d'une dégénérescence cystoïde. Mentionnons la persistance de l'état lobulé des reins dans l'âge adulte, état qui fait ressembler ces organes aux reins du fœtus.

BIBLIOGRAPHIE. — RAYER. *Traité des maladies des reins*, t. III, p. 770. — SPENCE *Left Kidney and Urethra wanting*. In *Monthly Journ. of Med. Science*, p. 224, 1842. — BUSK. *Account of a Case of Congenial Deficiency of one Kidney*. In *Med. Chir. Transactions*, t. XXIX, p. 269; 1846. — MESCHEDE. *Mangel einer Niere*. In *Arch. für path. Anat. und Phys.*, t. XXXIII. p. 546. — GODART. *Rein unique, deux uretères, nouveau-né*. In *Gaz. méd.*, p. 701, 1855. — BASTIEN et LEGENDRE. *Arrêt de développement des deux reins*. In *Gaz. med.*. p. 216, 1860. — GAULEY (J.-S.). *The med. Record*, 15 oct. 1872, et *Gaz. hebd.*, p. 796, 1872 (*rein unique, hydronéphrose*). — MOSLER. *Archiv d. Heilkunde*, 1863, p. 290. — WILLARD. *Proceedings of the Pathol. Soc. of Philadelphia*, 1871, t. V, p. 170.

II. SYMPHYSIES RÉNALES. FUSION DES REINS. Cette anomalie consiste dans la réunion des deux reins en avant de la colonne vertébrale, rarement dans l'un des deux côtés. Ces organes se réunissent par leurs extrémités inférieures de manière à former un fer à cheval dont la concavité tournée en haut et en arrière embrasse la colonne lombaire, et très-rarement par leurs extrémités supérieures de façon à former une courbe à concavité inférieure ; un cas se rapportant à cette dernière variété a été rapporté par Foucher (*Bull. de la Soc. anat.*, 1854, p. 334).

La symphysie rénale présente toute une série de degrés depuis la simple réunion des reins par deux de leurs extrémités jusqu'à la fusion complète de ces organes. Dans certains cas, les reins fusionnés ont une longueur plus que normale, comme si la réunion avait lieu non par simple fusion, mais par l'intermédiaire d'une substance nouvelle, une sorte de pont. Rayer prétend avoir vu les deux reins unis par un troisième rein également distinct. Mais, le plus souvent, les organes urinaires sont simplement adhérents par leurs extrémités inférieures et comme réunis bout à bout ; ils ont des uretères et des vaisseaux propres. Les faits de ce genre sont déjà nombreux, j'en ai observé trois pour mon compte personnel. L'un d'eux est relatif à un homme de quarante-quatre ans, mort de tuberculose pulmonaire. Les deux reins, réunis au niveau de la colonne lombaire, étaient croisés par les deux uretères qui passaient devant leurs extrémités adhérentes. Chacun d'eux avait des artères et des veines ; celles-ci se divisaient en plusieurs branches dont quelques-unes anastomosées avec les veines lombaires. Dans ce cas, les reins étaient situés plus bas que normalement et rapprochés de la ligne médiane ; mais ils semblaient retournés et changés de côté, comme si le rein droit fût devenu le rein gauche et inversement, et comme si les faces antérieures fussent devenues postérieures. Les uretères, en effet, au lieu d'être placés en arrière, se trouvaient situés en avant de l'artère et de la veine et descendaient sur la face antérieure des deux reins réunis. Le point de jonction est en pareil cas plus ou moins manifeste, et quelquefois les reins ainsi unis offrent des divisions ou lobes à chacun desquels correspond un vaisseau particulier. Dans un degré de fusion plus avancé, la distinction des deux reins est moins nette ; les calices aboutissent à un bassinet commun, les uretères distincts se rendent à la vessie en passant en avant des reins. La fusion enfin peut être si intime que les deux reins paraissent ne former qu'un seul organe aplati, médian, situé en avant de la colonne lombaire ou dans l'excavation du sacrum, et n'ayant souvent qu'un seul bassinet en avant. Cet organe, dont le hile est dirigé en avant, possède généralement des uretères distincts et des vaisseaux doubles qui permettent de reconnaître la dualité.

La fusion des reins est une anomalie qui ne détermine aucun désordre fonctionnel et qui n'est généralement pas diagnostiquée ; elle est rarement prise pour
une tumeur.

Bibliographie. — Haller. *Elementa physiologiæ*, t. VII, p. 211 et suiv. — Meckel. *Handbuch
der pathol. Anatomie*, t. I, p. 616 et suiv. — Saint-Ange (Martin). *Mémoire sur les vices de
conformation du rein*, etc. In *Ann. des sciences nat.*, t. XIX, p. 506 ; 1830. — Neufville (F.
de). *Arch. für physiol. Heilkunde*, 1851, et *Gaz. méd.*, p. 614, 1852. — Luton (A.). *Gazette
méd.*, p. 312, 1857.

III. Ectopies rénales. Ces anomalies sont caractérisées par le déplacement
plus ou moins étendu d'un seul ou des deux reins ; elles sont congénitales ou
accidentelles. A la vérité, l'ectopie congénitale appartient seule aux anomalies de
formation ; mais, pour n'avoir pas à revenir sur le déplacement du rein, nous
ferons en même temps l'étude de l'ectopie accidentelle ou acquise.

1° L'*ectopie congénitale* des deux reins est rare, excepté dans le cas de fusion de
ces organes. L'ectopie unilatérale est plus commune, on en connaît plusieurs faits.
Le rein qui se déplace ne se rencontre jamais, chez le fœtus comme chez l'adulte,
dans les régions de l'épigastre ou des hypochondres ; il se trouve dans toutes
les autres régions de l'abdomen. A. Bérard, Thore et d'autres observateurs l'ont vu
dans la région ombilicale transversalement placé en avant de la colonne lombaire ;
de nombreux auteurs ont constaté sa présence dans la région iliaque, sur le détroit
supérieur du bassin, sur l'angle sacro-vertébral (Barth), en avant de cet angle. Il
faut durant la vie une maigreur assez considérable pour qu'il soit possible de
sentir les reins déplacés et soudés ; d'un autre côté il est bien rare que ces
glandes parviennent par leur pression à gêner le fonctionnement des organes voisins, à produire une thrombose veineuse (Neufville, *Archiv f. phys. Heilkunde*,
XII, 321). Il importe d'éviter de prendre l'ectopie des reins pour une tumeur morbide, ce qui peut arriver surtout quand ces organes sont envahis par un travail
phlegmasique (Broca et Caudmont) et situés entre le sacrum et le rectum ou en
avant du rectum immédiatement en arrière de la vessie, quand l'un d'eux enfin
est placé au-dessous du rein du côté opposé (Chassaignac). Dans tous les cas de
déplacement congénital du rein, l'artère rénale émane du tronc artériel le plus
voisin, c'est-à-dire de la fin de l'aorte, ou des iliaques primitives lorsque l'organe
se trouve situé sur l'angle sacro-vertébral ou dans l'excavation pelvienne. La veine
rénale va s'ouvrir dans les veines iliaques ou à la naissance de la veine cave inférieure. Le pédicule vasculaire ne subit alors aucun allongement, et en cela le
déplacement congénital se distingue de l'ectopie accidentelle, dans laquelle ce pédicule s'allonge en raison de l'étendue du déplacement. Enfin le rein est fixe dans
le déplacement congénital, tandis que nous allons constater sa mobilité dans le
déplacement accidentel.

Bibliographie. — Ectopie congénitale. — Meckel. *Handbuch der pathol. Anatomie*, t. I,
p. 652. — Andral. Art. *Monstruosités* du *Dictionnaire de médecine*. — Guigon. *Description
d'un rein trouvé dans le bassin d'un homme*. In *Hist. de la Soc. de méd.*, t. X, p. 66. —
Saint-Ange (M.). *Note sur le déplacement d'un rein dans un enfant nouveau-né*. In *Ann. des
sciences nat.*, t. VII, p. 82, 1826. — Seymour. *Malposition of the left Kidney*. In *Lond.
Med. Gaz.*, t. III, p. 824 ; 1829. — Lond. *Case of Malposition of the Kidney*. In *London Med.
Gazette*, t. XXX, p. 552. — Reed. *Case in which both Kidneys were on the same side of the
spinal Column*. In *Monthly Journ. of Med. Science*, t. V, p. 664 ; 1845. — Martineau. *Bull. de
la Soc. anatomique*, 1864, p. 205. Voyez la table de ces *Bulletins* et celle des *Transact.
Pathol.* de Londres.

2° L'*ectopie accidentelle* des reins, connue sous la dénomination de *reins mo-*

*biles, reins flottants*, anciennement appelée dislocation ou luxation des reins, consiste dans un déplacement avec mobilité du rein dans la cavité abdominale. De cette appellation sont exclus, par conséquent, les déplacements produits par des tumeurs de voisinage et les hernies des reins, affections rares dont il existe seulement quelques exemples.

La mobilité acquise des reins est plus commune qu'on ne le pense généralement, car tous les médecins qui ont une connaissance suffisante de ce vice de position en ont observé plusieurs exemples ; pour mon compte, j'ai positivement constaté son existence dans huit cas.

La conception étiologique de cet état exige la connaissance des moyens de fixité des reins. Une enveloppe cellulo-fibreuse à laquelle se mêle une quantité variable de tissu adipeux (capsule adipeuse de Haller) maintient ces organes dans la position qu'ils occupent. Cette capsule comprend deux éléments : un élément cellulo-fibreux et un élément adipeux. L'élément adipeux, constitué par des pelotons graisseux infiltrant les aréoles du tissu conjonctif, fait défaut dans les premières années de la vie, et comme alors on ne voit pas se produire le rein mobile, il en résulte qu'il ne sert pas à la fixation de cet organe. Chez l'adulte, cet élément est très-variable ; à peine développé parfois, il acquiert d'autres fois une prédominance excessive sur l'élément fibreux. Celui-ci se dédouble, et tandis que l'un de ses feuillets passe transversalement en avant de l'organe comme le péritoine qui l'accompagne et auquel il adhère par un tissu cellulaire fin, dépourvu de graisse, l'autre s'engage sous la face profonde du rein, puis sous les vaisseaux, pour se confondre avec le premier. Supérieurement, ces deux feuillets s'unissent au-dessus du rein qu'ils séparent de la capsule surrénale ; inférieurement, ils se prolongent jusqu'au détroit supérieur du bassin et s'amincissent de plus en plus. De cette disposition il suit que chaque rein occupe une loge cellulo-fibreuse d'une capacité supérieure à son volume, qu'il ne peut se déplacer ni en haut, ni en dehors, mais qu'il peut se porter directement en bas, en avant et en dedans. C'est du reste ce que démontre l'expérimentation cadavérique et ce que confirme l'observation clinique ; mais comme dans ces conditions le rein déplacé a le plus souvent la possibilité de reprendre sa place, on conçoit qu'il échappe souvent à l'autopsie et que la plupart des faits observés ont été reconnus pendant la vie.

Le rein droit est plus souvent que le gauche affecté de luxation : sur 43 observations, 31 sont relatives au rein droit, 5 au rein gauche ; dans les 7 autres, les deux reins étaient déplacés, mais le droit plus que le gauche. Pour expliquer cette fréquence relative du déplacement du rein droit, on a fait intervenir ses rapports avec le foie qui, à l'état pathologique, peut refouler le rein en bas ; malheureusement la mobilité des reins est exceptionnelle dans les cas d'altération du foie. On a encore invoqué une disposition anatomique extrêmement rare, rencontrée par Girard et Simpson, suivant laquelle le rein posséderait une sorte de mésentère analogue à celui du côlon ascendant ; mais cette disposition exceptionnelle ne peut nous rendre compte de la luxation du rein.

Les deux sexes ne sont pas également prédisposés à cette anomalie, car, sur 64 cas, 55 se rapportent à des femmes et 9 seulement à des hommes, et dans tous ces cas, à part une exception, c'est à l'âge de 18 à 45 ans que l'affection a été observée, c'est-à-dire, comme le fait remarquer Fritz, pendant la période d'activité des fonctions génitales et reproductrices. Ce fait n'a pas manqué de frapper les observateurs, mais les raisons qu'ils en ont données en ce qui concerne la femme, à savoir l'usage abusif du corset et les grossesses multipliées, sont loin

de convenir à tous les cas connus. Effectivement, on constate souvent que ces
deux conditions étiologiques font défaut. Sur huit femmes observées par moi, aucune ne faisait d'usage immodéré du corset et trois d'entre elles n'avaient point
eu d'enfants ; conséquemment d'autres causes agissent dans la prédisposition
bien manifeste de la femme pour le déplacement du rein droit. L'examen attentif
d'un certain nombre d'observations publiées jusqu'à ce jour nous apprend qu'il
existe entre les fonctions menstruelles et les désordres accusés par les malades
un rapport incontestable en ce sens que le plus souvent celles-ci s'aperçoivent de
leurs souffrances ou du moins les voient redoubler aux époques menstruelles. Ce
fait, sur lequel Becquet a insisté, s'est rencontré dans les observations qui nous
sont personnelles, il est manifeste chez une malade actuellement sous nos yeux à
l'Hôtel-Dieu. Cette jeune personne, qui exerce la profession de repasseuse, est âgée
aujourd'hui de 20 ans ; elle habitait Metz, où elle est née, jusqu'au moment où sa
patrie fut livrée à l'invasion prussienne. Fixée à Paris depuis le siége, elle ressent
une ou deux fois par mois dans l'abdomen des douleurs vagues qui cessent au bout
de 24 heures. Dans l'hiver de 1872-73 ces douleurs, à la suite de fatigues profes-
sionnelles, s'accentuèrent davantage. Enfin, le 15 juin 1873, elle fut prise tout à
coup, pendant son époque menstruelle, d'une forte douleur dans le flanc droit et
dans la région correspondante de l'ovaire. Cette douleur, qui survint sans cause
appréciable, fut bientôt accompagnée de vomissements bilieux qui se répétèrent jusqu'à 7 à 8 fois par jour. Composés de matières jaunâtres abondantes (environ un
litre), ces vomissements se produisaient toujours en dehors des repas et au moment des accès douloureux ; ils cessèrent au bout de quatre jours seulement après
que la malade fut entrée dans nos salles, sans doute par l'effet du repos au lit.
Les urines ne présentèrent aucun phénomène anormal ; elles étaient simplement
plus fréquentes.

Lorsqu'elle vint nous demander son admission, cette jeune malade, quoique très-
forte, nous frappa par l'altération de ses traits, qui était telle qu'elle nous fit
soupçonner une péritonite. Le lendemain ce fut pour nous une surprise que de
lui trouver une physionomie naturelle et l'apparence de la plus belle santé. Aussi,
après avoir palpé l'abdomen, reconnu l'existence d'un point extrêmement douloureux à la pression de la région de l'ovaire droit, quelques autres sur le trajet de la
cinquième paire dorsale, je croyais avoir affaire à un simple cas d'hystérie, d'autant plus que la malade se plaignait d'éprouver parfois une sensation d'étouffement
et comme une boule qui montait de l'épigastre vers le cou, et qu'elle accusait
une céphalée frontale et sus-orbitaire assez habituelle. La sensibilité tactile,
obtuse en plusieurs endroits, était complétement nulle au niveau des conjonctives.
Le toucher vaginal ne révélait d'ailleurs aucun désordre du côté de l'utérus, il
existait seulement une assez vive douleur dans le cul-de-sac droit. Le 1ᵉʳ juillet,
c'est-à-dire après douze jours de séjour à l'hôpital, la malade se plaignant de nouveau d'une vive douleur à droite au niveau du rebord costal, je sentis, en palpant
le flanc droit, qu'il existait dans cette région une tumeur lisse allongée, mobile,
réniforme, douloureuse à la pression. Cette tumeur, que j'eus l'occasion d'examiner un grand nombre de fois, était tantôt facile à trouver, tantôt beaucoup plus
difficile, ce qui tenait à son siége plus ou moins profond dans la région du flanc.
Il suffisait en général de faire changer la malade de position pour la changer de
place. C'est ainsi que, la malade venant à se coucher sur le côté gauche, la tumeur,
entraînée par son poids, venait se loger derrière le grand muscle droit ou du moins
à sa partie externe. Elle dépassait peu le rebord costal en haut, en dedans elle arri-

vait quelquefois à la ligne blanche, en bas au détroit supérieur du bassin. Cette tumeur, peu sensible en dehors de l'époque menstruelle, devenait tellement douloureuse à cette époque que la plus légère pression était difficilement supportable ; parfois même elle était le siége de crises douloureuses extrèmement vives. La malade, depuis son séjour à Paris, a perdu de ses forces, elle est un peu pâlie, et sa menstruation, autrefois régulière, revient tous les quinze jours. J'ordonnai l'emploi d'une ceinture dans le but de maintenir le rein mobile, mais la malade ne parut pas en obtenir un bien grand effet ; les souffrances persistèrent au moment des époques menstruelles et sous l'influence de la fatigue.

Ainsi, début des accidents au moment d'une époque menstruelle, réapparition de ces accidents à chacune des époques subséquentes, voilà ce que nous offre cette malade, et c'est encore ce que nous retrouvons dans beaucoup d'autres faits. Mais à quoi attribuer ces phénomènes ? Si on tient compte de la douleur et de la tuméfaction de l'ovaire à cette époque, de la plus grande fréquence de la miction, on est conduit à les attribuer à un afflux sanguin, et il est tout naturel de rattacher à cette hypérémie répétée le déplacement du rein. Pourquoi alors le rein droit est-il presque toujours affecté en pareil cas, tandis que le rein gauche l'est si rarement? Il est difficile de le dire ; mais je suis tenté de croire qu'une étude attentive des plexus ovarique et rénal dans les cas où il est possible de faire des autopsies viendrait éclaircir cette question.

Le seul fait de mobilité du rein où j'ai pu pratiquer la nécropsie m'a permis de constater l'existence d'une inflammation ancienne qui occupait l'ovaire et la trompe du côté droit et qui se prolongeait sur les vaisseaux utéro ovariens et sur les uretères. Une autre femme, auprès de laquelle je fus appelé il y a six mois, présentait, en même temps qu'une mobilité du rein gauche, une tumeur de l'ovaire correspondant ; enfin la plupart des malades que j'ai trouvées atteintes de cette affection présentaient les signes d'une ovarite plus ou moins ancienne.

La chloro-anémie qui, suivant Fritz, joue le rôle de cause prédisposante dans la production du rein flottant, n'est sans doute qu'un effet de cette affection accompagnée quelquefois de troubles menstruels divers. Une malade dont j'ai déjà parlé vit ses règles en plus grande abondance à partir du moment où elle commença à éprouver des douleurs dans le flanc droit. Une femme alcoolique, âgée de 41 ans, et que cette année même j'ai soignée à l'Hôtel-Dieu, fut prise de coliques dans le flanc droit à une époque où sa menstruation commença à se troubler ; quelques jours plus tard elle remarquait la suppression de ses règles, éprouvait une exaspération de ses douleurs, des coliques intenses dans le flanc droit et la sensation d'une tumeur mobile pour laquelle elle vint réclamer les soins hospitaliers. Cette malade s'était amaigrie depuis quelques temps, et cette circonstance, comme on sait, a été invoquée par Oppolzer pour expliquer la luxation du rein.

L'homme, contrairement à la femme, n'est que rarement ou jamais atteint de luxation spontanée du rein (voy. *Bull. de la Soc. anatom.*, p. 123, 1854) ; c'est presque toujours à la suite d'une lésion locale (hydronéphrose) ou d'un traumatisme que survient cette affection. Un malade observé par Henoch s'aperçut de l'existence d'une tumeur flottante du rein après une chute de cheval, un autre après un coup violent reçu dans l'hypochondre droit. Un malade traité par Ferber fut pris de douleur dans le flanc gauche et de mobilité du rein correspondant, peu de temps après une chute sur le dos.

*Symptômes.* L'un des premiers symptômes propres à la mobilité du rein est une sensation anormale plus ou moins vive, siégeant dans l'un des flancs, quelquefois dans l'une des régions lombaires ou vers l'épigastre. Simple malaise, sensation de pesanteur, de tiraillement ou de déplacement dans quelques cas, c'est d'autres fois une véritable douleur sourde ou plus aiguë, que les malades, en Angleterre, désignent par l'expression de *Sinking sensation*, sensation de chute ou d'abaissement, mais que les femmes soumises à notre observation désignaient presque toujours par le terme *coliques nerveuses*, du moins au moment de sa plus grande exaspération. Un cas rapporté par Oppolzer fait mention d'un violent paroxysme douloureux, accompagné d'une sorte d'accès fébrile caractérisé par des frissons et une chaleur intense. Lorsque surviennent ces crises, soit au moment des règles, soit après une fatigue ou une secousse, la malade ressent instantanément dans la région lombaire une douleur aiguë, qui l'oblige à s'étendre; ses traits se creusent et s'altèrent, et assez souvent elle est prise de vomissements biliaires, à peu près comme dans un accès de coliques néphrétiques. Une de nos malades, jeune fille de 22 ans, avait des vomissements depuis quatre jours et un facies péritonitique au moment de son admission à l'hôpital. Le lendemain, les douleurs et les vomissements avaient en grande partie disparu sous l'influence du repos, et le facies était à peu près normal. A part ces accès de sensations anormales, les douleurs éprouvées en pareil cas ne sont pas très-intenses, mais elles s'exaspèrent presque invariablement par la marche, la course, la danse, le saut, l'équitation, la station debout, les efforts de toute espèce, la défécation, etc. Elles diminuent ou disparaissent même complétement par le repos au lit.

L'examen physique des malades est des plus importants. On constate dans la région du flanc, le plus souvent à droite, rarement à gauche, quelquefois des deux côtés, une tumeur de situation variable, mais dont l'extrémité inférieure dépasse toujours le rebord costal. Pour bien apprécier les caractères de cette tumeur, il importe de faire coucher le malade sur le dos, d'élever un peu le côté douloureux et de mettre les parois abdominales dans le relâchement le plus complet. Placé du côté affecté, l'homme de l'art applique les doigts de la main gauche derrière la région lombaire, immédiatement au-dessous de la dernière côte, et exerce une légère pression d'arrière en avant sur cette région, tandis que, avec les doigts ou le bord interne de la main droite, il presse sur les régions de l'hypochondre et du flanc, immédiatement au-dessous du rebord des côtes. Entre les deux mains qui viennent à la rencontre l'une de l'autre, il sentira presque toujours le rein déplacé ou du moins son extrémité inférieure. Dans ce dernier cas, il suffit d'engager le malade à faire une inspiration profonde, suivie d'une expiration lente, pour pouvoir saisir une plus grande portion du rein. De cette façon on peut retenir le rein entre les mains qui l'ont saisi; quelquefois aussi on peut l'abaisser davantage, mais le plus souvent il s'échappe, pendant l'expiration, sous le foie ou dans l'hypochondre droit. Cet organe déplacé donne la sensation d'une tumeur lisse, du volume et de la forme du rein, ferme, allongée, mobile et fuyant sous les doigts. Le grand axe de cette tumeur est toujours dirigé de haut en bas et de dehors en dedans, de telle manière que le hile regarde un peu en haut et en dedans; ses extrémités sont convexes, ainsi que son bord externe, tandis que son bord interne présente une dépression correspondant au hile. Cette tumeur est douloureuse, la pression et le déplacement y produisent des sensations de tiraillements, et peuvent amener des lipothymies, surtout aux époques menstruelles; en outre, elle semble fixée à la colonne vertébrale, sinon par la sen-

sation du pédicule qui l'y maintient, du moins par la courbe dont elle ne peut
s'écarter. Lorsque les malades sont couchés, le matin surtout, le rein déplacé est
situé moins bas qu'à la suite d'une station prolongée, d'une marche de longue
durée ; souvent même la position horizontale suffit pour lui faire reprendre sa
place, de sorte qu'il n'est pas rare de ne pas retrouver cet organe dont on avait
une première fois constaté le déplacement. D'ailleurs, refoulé en haut, en arrière
et un peu en dehors, le rein reprend ordinairement sa situation pendant que le
malade fait un mouvement d'inspiration, et il devient possible de constater
l'existence de la matité dans le point normalement occupé par cet organe.
Dans ce point, la percussion, lorsque le rein est déplacé, donne lieu à un son
tympanique, et la palpation permet de reconnaître que cette région est moins
pleine, moins rénitente qu'à l'état normal, où le son est mat. La tumeur rénale
déplacée donne un son tympanique sourd, distinct du son tympanique aigu de
l'intestin.

Dans la plupart des cas de mobilité des reins, il n'existe aucun trouble des
fonctions urinaires. Quelques malades seulement accusent des besoins plus fréquents d'uriner, très-rarement du ténesme vésical au moment de leurs accès
douloureux, et prétendent rendre des urines en plus grande abondance. Le liquide
urinaire n'est jamais altéré, à moins de complications. Mais si le déplacement du
rein détermine peu de troubles locaux, il importe de savoir qu'il est l'occasion et
peut-être même la cause efficiente de désordres sérieux du côté du système
nerveux. Effectivement, la plupart des malades qui ont des reins flottants sont
excitables, emportés, nerveux, d'esprit bizarre ; fréquemment les hommes présentent l'ensemble symptomatique connu sous le nom d'*hypochondrie*, tandis que les
femmes offrent plutôt des manifestations qui rappellent celles de l'*hystérie*. Cette
dernière affection existe chez les femmes dont les reins sont mobiles dans une proportion telle qu'il est impossible de ne pas voir une relation entre ces deux états.
Mais quelle est cette relation? L'hystérie est-elle la cause ou l'effet de la mobilité
des reins? La solution de cette question n'est pas toujours facile. Souvent les
malades ne peuvent dire quel est celui des états pathologiques qui a précédé
l'autre. On le comprendra, si on se rappelle que la mobilité des reins s'observe
surtout chez des femmes chloro-anémiques. Pourtant, dans quatre cas où nous
avons spécialement interrogé les malades à ce sujet, il est resté certain
pour nous que la mobilité des reins avait précédé les manifestations hystériformes.
Dans cette circonstance, il semble rationnel d'attribuer, avec Chroback, les désordres nerveux à une irritation du plexus ovarique anastomosé, comme on sait, avec
le plexus rénal, dont le tiraillement résulte presque forcément du déplacement
du rein. La fréquence des battements artériels et épigastriques, signalée à tort
comme une complication du déplacement du rein, n'est certainement que l'effet
de troubles réflexes du genre de ceux que présente l'hystérie.

Les complications du rein mobile sont peu nombreuses : quelquefois on observe
une péritonite membraneuse circonscrite et susceptible d'immobiliser à un certain
moment l'organe déplacé ; l'oblitération par compression de la veine cave inférieure
a été notée dans un cas (cas de Girard). L'hydronéphrose et les tumeurs du
foie sont des causes et non des complications de la mobilité des reins. Une complication sérieuse n'est pas l'altération du rein déplacé (Oppolzer), mais bien l'altération du rein opposé, comme dans un cas rapporté par Steiger.

Le déplacement du rein survient rapidement, d'une façon brusque, dans quelques
cas seulement où il est l'effet d'un acte mécanique, comme à la suite d'un coup,

d'une chute de cheval, etc. Autrement, la mobilité des organes urinaires se produit d'une façon lente et progressive : c'est ainsi qu'elle a lieu chez la femme, où elle n'est d'ordinaire provoquée ni par une cause matérielle, ni par un traumatisme. Les auteurs s'accordent assez généralement à reconnaître plusieurs périodes au développement de cette anomalie. Pendant une première période, le rein est douloureux spontanément, et à la pression surtout, au moment des époques menstruelles ou peu de temps après, et cela principalement chez des femmes chloro-anémiques dont la menstruation est troublée. Une femme anémique me racontait que, depuis une perte utérine un peu abondante, elle éprouvait, dans la région du flanc droit, des douleurs sous forme d'élancements avec irradiations vers l'épigastre. A la palpation de la région du flanc, on sentait profondément sur les côtés de la colonne vertébrale un corps allongé, résistant, douloureux, ayant la forme du rein. Ce corps, qui semblait un peu porté en dedans et en avant, n'avait pas de mobilité bien appréciable. Dans une seconde période, le rein est tout à fait mobile et flottant, et enfin, dans une dernière, il peut être fixe par suite d'adhérences contractées avec d'autres parties, et cependant encore douloureux. A mon sens, il y a lieu de douter de ces prétendues adhérences si le rein déplacé ne traverse pas sa capsule fibro-séreuse.

*Diagnostic.* La mobilité des reins est une affection qui passe souvent inaperçue, surtout à son début. Les crises douloureuses éprouvées par les malades, principalement à droite dans la région des flancs, des hypochondres ou des reins, sont généralement considérées comme des coliques nerveuses, et rattachées d'autant plus volontiers à l'état menstruel qu'elles ont leur maximum d'intensité au moment des règles. C'est donc en cherchant à apprécier la tuméfaction du rein, la sensibilité que la pression détermine dans la région du flanc, et en tenant compte de la localisation douloureuse à droite, qu'il sera possible de reconnaître la véritable valeur de ces douleurs et de poser les bases d'un diagnostic qui n'est pas sans difficulté en l'absence d'une tumeur nettement délimitée ou mobile, surtout chez les femmes dont la paroi abdominale est un peu épaissie. Plus tard, lorsque ces crises sont aiguës, la violence des douleurs, leur début brusque, éveillent la pensée d'une colique néphrétique, d'autant mieux que ces douleurs sont fréquemment accompagnées de vomissements. Mais l'erreur n'est possible que par oubli d'un déplacement du rein. Une fois prévenu, l'observateur attentif ne peut méconnaître le mal qui lui est révélé par la sensation dans le ventre d'une tumeur réniforme et mobile. N'oublions pas que le rein déplacé peut dans quelques cas reprendre sa situation normale et que la constatation des signes physiques est parfois difficile chez les personnes obèses. Mais en procédant comme nous l'avons indiqué plus haut et en relâchant autant que possible les parois abdominales, on arrive presque toujours à reconnaître l'existence dans le flanc, ou l'hypochondre d'une tumeur mobile réniforme pouvant être refoulée dans la région rénale. On s'assurera d'ailleurs, par la percussion de la région lombaire, que le rein n'est pas à sa place si la tumeur est abaissée, et qu'il s'y trouve si elle est refoulée.

La mobilité des reins, affection trop peu connue, donne lieu à de fréquentes erreurs de diagnostic. Si, dans la première phase, cette affection est confondue avec des coliques néphrétiques ou des névralgies lombaires, plus tard elle conduit à diagnostiquer des tumeurs de nature diverse, des abcès ossifluents, des hypertrophies ou des tumeurs du foie et de la rate, des tumeurs des capsules surrénales, des glandes lymphatiques, des ovaires, etc., etc. On n'en finirait pas si on voulait raconter toutes les erreurs de diagnostic occasionnées par le petit nombre de faits connus. Une dame que je soigne en ce moment a été traitée pendant dix ans par un chirurgien distingué pour une congestion avec hypertrophie du foie. Dans quelques cas enfin, cette affection passant inaperçue, on ne voit que les troubles généraux qui en sont la conséquence, l'hystérie ou l'hypochondrie. Le meilleur moyen d'éviter l'erreur, est de se souvenir que les névralgies ont des points douloureux bien connus, que les coliques néphrétiques irradient vers les aînes et sont généralement accompagnées de l'excrétion de graviers. Les tumeurs du foie et de la vésicule biliaire sont fixes et ne se séparent pas du parenchyme hépatique ; leur forme est différente de celle du rein flottant, et leur consistance est très-variable. Le foie qui déborde par suite de la pression du corset ou pour une autre cause est la cause d'erreur la plus commune ; la mobilité de la peau sur cet organe peut faire croire à un déplacement et par conséquent à un rein mobile ; d'autre part, en présence d'un rein déplacé, on croit facilement à un foie allongé ou tuméfié. Les tumeurs de la vésicule biliaire sont piriformes, à grosse extrémité dirigée à gauche ; elles sont peu mobiles et ne peuvent être refoulées au-dessous du foie. Les tumeurs de la rate susceptibles d'être confondues avec le rein mobile donnent lieu à une matité qui occupe une grande partie de l'hypochondre gauche. Les tumeurs des intestins assez volumineuses pour ressembler à un rein mobile sont accompagnées de troubles caractéristiques des fonctions digestives. Les tumeurs des capsules surrénales ne se déplacent pas ; celles du mésentère sont généralement multiples, et la pression qu'on y détermine ne produit pas les sensations douloureuses du rein mobile. Les abcès par congestion sont des tumeurs fixes et profondément situées, fluctuantes, accompagnées d'irradiations douloureuses au niveau de la colonne vertébrale ou sur le trajet des branches nerveuses qui traversent les trous de conjugaison.

La mobilité des reins est une affection de longue durée qui persiste presque toujours jusqu'à la mort, mais qui diminue d'intensité après la ménopause. Les troubles supportables qu'elle détermine n'ont qu'un faible retentissement sur la santé générale et peuvent être palliés suffisamment pour que le pronostic n'ait aucune gravité. Effectivement, le déplacement spontané du rein, tel qu'il a lieu chez la femme, ne produit aucun accident dangereux, et si parfois des complications graves se produisent, c'est qu'il s'agit de reins altérés avant leur déplacement. Ainsi la gravité de la mobilité des reins est surtout dans les erreurs de diagnostic et dans les traitements intempestifs suivis par les malades.

Le traitement de la mobilité des reins est curatif et palliatif. Le traitement curatif, indiqué seulement dans la première période du mal, consiste à combattre les conditions pathogéniques ordinaires du rein mobile chez la femme, à savoir l'altération de l'ovaire droit, l'ovarite et la chloro-anémie qui l'accompagne. Par conséquent, les révulsifs, peut-être même les antiphlogistiques, pourront être appliqués sur la région de l'ovaire en même temps qu'on instituera un traitement reconstituant. Hare a rapporté un cas de guérison de mobilité des reins survenu à la suite de deux grossesses, mais il ne s'explique pas sur le mécanisme de cette guérison ; cependant on comprend que la présence dans le ventre d'un utérus gravide ait pu refouler les reins, les faire rentrer dans leur situation première et les y maintenir.

Le traitement palliatif consiste dans l'emploi d'un bandage approprié qui a pour but de refouler le rein mobile en haut et en dehors. Pour cela, on donnera la préférence à un bandage élastique maintenu en bas par des sous-cuisses ou par un caleçon et muni d'une pelote destinée à refouler et à contenir le rein.

Il semble de prime abord que rien ne soit plus simple que l'application d'un semblable bandage, et cependant rien de plus difficile dans la pratique. Les femmes atteintes de mobilité des reins supportent difficilement leurs jupons, et ne peuvent se résigner à conserver ce bandage dont la pression leur est gênante, désagréable, douloureuse. J'ai vu plusieurs d'entre elles se débarrasser de cet appareil et se contenter d'une simple ceinture de toile, d'une serviette appliquée autour du ventre. On comprend que ces malades doivent éviter tout ce qui peut aggraver leurs souffrances : la marche prolongée, les exercices violents, la course, la danse, le saut, l'équitation, la station prolongée, etc. Sans être aussi exclusif que certains auteurs pour lesquels la proscription du corset est la prophylaxie la plus efficace contre la mobilité des reins, nous croyons qu'il est prudent de s'abstenir de ce vêtement. Les douleurs seront combattues par le repos au lit, les calmants, etc.

BIBLIOGRAPHIE. — Ectopie accidentelle, reins flottants ou reins mobiles. — RAYER. *Traité des maladies des reins.* Paris. — DU MÊME. *Gaz. méd.*, n° 54, 1846. — WILLIS. *Urinary Diseases and their Treatment*, p. 469. — HENOCH. *Des reins mobiles. Allgem. med. Centralzeitung*, n° 16, 1856, et *Klin. der Unterleibskrankheiten*, t. III, p. 367. — BRAUN. *Squirrhe de la matrice et ectopie du rein droit. Deutsche Klinik*, 1853. — NÉLATON. *Gazette des hôpitaux*, 1854. — URAG. *Wiener med. Wochenschr.*, n° 3, 1856. Extr. dans *Archives gén. de méd.*, août 1858. — PETTERS. *Präger Vierteljahrsschr.*, t. LI. — CARNLEY. *Med. Times and Gaz.*, t. XVI, p. 531. — WADE. *Midland Quarterly Journ.*, janvier 1858. — OPPOLZER. *Wiener med. Wochenschrift*, 1856. — FRITZ (E.). *Des reins flottants.* In *Archives générales de médec.*, p. 158, août 1859. — EDWIN DAY. *Movable Kidneys giving Rise to Symptoms of Pregnancy.* In *Edinb. med. Journ.*, p. 553, dec. 1864. — BECQUET. *Essai sur la pathogénie des reins flottants.* In *Archives gén. de méd.*, janvier 1865. — ROLLETT. *Pathologie und Therapie der bewegl. Niere.* Erlangen, 1866. — GRUBER (W.). *Ueber die tiefe Lage der linken Niere.* In *Medizin. Jahrb.*, 1866. — STEIGER (Alf.). *Fall von beweglicher Niere.* In *Würzb. med. Ztschr.*, t. VII, p. 169, 1867. Extrait dans *Schmidt's Jahrbuch*, t. CXXXIX, p. 187. — GUÉNEAU DE MUSSY (N.). *Leçons cliniques sur les reins flottants.* In *Union médicale*, 3e série, 20 et 25 juin 1867. — CHRODAK. *Ueber den Zusammenhang zwischen Hysterie und Beweglichkeit der Nieren.* In *Med. chir. Rundschau*, Sept. 1870. — FERBER. *Zur Pathologie der beweglichen Niere.* In *Arch. f. path. Anat. und Physiologie*, t. LII, p. 95 ; 1871. — PRIESTLEY. *Med. Times and Gaz.*, t. XIV, p. 262, 1857. — HARE. *Ibid.*, t. XVI, p. 7, 85, 112. — JAGO. *Ibid.*, 10 July 1858. — DU MÊME. Voy. *Anomal. de formation.* Ibid., p. 328, 21 sept. 1872.

II. ALTÉRATIONS DE NUTRITION. — Les reins, comme tous les organes, trouvent dans le sang les matériaux de leur nutrition et de leur conservation. L'oxygène leur est absolument nécessaire, car si les combustions viennent à diminuer dans l'organisme, comme il arrive dans l'alcoolisme chronique et dans beaucoup d'autres états morbides, les épithéliums des reins subissent généralement une dégénérescence graisseuse ; il en est sans doute de même de beaucoup d'autres matériaux sur la valeur desquels nous sommes loin d'être fixés. Au contraire un grand nombre de substances sont susceptibles par leur contact de modifier la nutrition et la composition histologiques de ces mêmes organes, car, sorte de blutoir de l'économie animale, les reins ne sont pas seulement chargés de l'excrétion des matières liquides ou solubles dans l'eau, et de celles qui proviennent des phénomènes de nutrition accomplis dans l'intimité des tissus, ils servent encore à l'élimination de la plupart des substances étrangères ou toxiques introduites dans l'organisme, comme les cantharides, la térébenthine, le phosphore, etc. Or, un grand nombre de ces substances, par leur passage à travers les reins, exercent une influence irritative sur les éléments anatomiques, les altèrent et modifient plus ou moins leur fonctionnement. Les matières salines en excès, telles que les urates, les phosphates, les oxalates, etc., sont quelquefois aussi une cause d'irritation capable d'altérer les organites du rein, et souvent les cristaux de ces substances se retrouvent dans les tubes urinifères à l'état d'infiltration ou même sous forme de petits calculs. Ajoutons qu'une modification brusque de la fonction des reins, comme celle qui résulte de la cessation subite des fonctions de la peau, peut apporter un trouble matériel dans la nutrition et le fonctionnement régulier de ces organes, et amener le passage de l'albumine dans les urines. D'un autre côté, tout obstacle à l'excrétion de l'urine pouvant donner lieu au reflux de ce liquide ne tarde pas à produire des lésions graves des reins, auxquelles contribue encore la décomposition ammoniacale de l'urine.

En résumé, les reins sont, par leur structure et leurs fonctions, exposés à de nombreuses altérations de nutrition. Tantôt ces altérations portent plus spécialement sur l'élément sécréteur, c'est lorsqu'elles ont leur point de départ dans l'introduction de substances miasmatiques ou toxiques ; tantôt elles se localisent de préférence sur la trame conjonctive ou les vaisseaux, c'est lorsqu'elles ont pour origine une maladie générale (intoxication saturnine, goutte, lèpre, syphilis, etc.) ou un obstacle mécanique à l'excrétion urinaire (augmentation de la pression sanguine). Ces notions, que la nature de ce travail ne me permet pas d'étendre davantage, seront suffisantes, je l'espère, pour montrer l'intime relation existan entre l'état physiologique et l'état pathologique du rein, et prouver que ces états sont absolument inséparables, puisque le dernier n'est en réalité que la déviation ou l'exagération du premier.

Ces altérations, qui font naturellement suite aux anomalies de formation, et qui seraient justement appelées du nom de dystrophies, sont caractérisées par un désordre nutritif qui conduit tantôt à une simple augmentation de volume des éléments, tantôt à la formation d'éléments nouveaux, ou encore à des modifications diverses des éléments préexistants. De là plusieurs ordres d'altérations : 1° les hypertrophies et les atrophies; 2° les hyperplasies, qui comprennent les phlegmasies et les néoplasies ; 3° les hypoplasies ou dégénérescences.

I. Hypertrophies et Atrophies. 1° *Hypertrophies.* L'hypertrophie du rein est caractérisée par un accroissement de volume qui affecte plus spécialement les éléments épithéliaux et par une exagération de la fonction urinaire. Cette hypertrophie a été longtemps mise en doute ; mais, à mon avis, aucun organe n'est mieux disposé que le rein pour nous faire connaître ce genre de modification nutritive.

L'hypertrophie du rein, comme celle du cœur et de la plupart des organes, est un avantage pour le malade ; car, loin de troubler la santé générale, elle a plutôt une action compensatrice : elle aide au rétablissement de la fonction. Rayer a montré, en effet, que dans les cas d'absence congénitale de l'un des reins, le rein restant, augmenté ou même doublé de volume, remplissait seul la fonction dévolue aux deux reins. Un certain nombre de faits semblables ont été rapportés depuis lors par divers observateurs (Storck, Steiner, Neureutter, Hertz, Lancereaux, etc.). D'un autre côté, l'opération de la néphrotomie, pratiquée avec succès sur l'homme par Simon, etc. (*voy.* Nepveu, *Archiv. de méd.*, février 1875), les expériences faites sur les animaux par Valentin, Rosenstein et quelques autres, montrent que même l'extraction violente de l'un des reins est bien supportée par l'organisme, que le rein opposé ne tarde pas à augmenter de volume, et suffit pour la double fonction.

Le rein restant conserve dans ces conditions sa forme, sa consistance, sa coloration, toutes les apparences de l'état normal ; c'est en somme un rein volumineux parfois doublé de volume et qui contient une plus grande quantité de sang.

Anatomistes et cliniciens sont d'accord sur ce point, mais ils ne s'entendent plus lorsqu'il s'agit de savoir si l'accroissement de volume est l'effet d'une hypertrophie simple, ou d'une multiplication des éléments du rein. C'est ainsi que Valentin, Rokitansky, Beckmann, sont partisans d'une simple hypertrophie, tandis que Rosenstein, J. Vogel, inclinent pour une hyperplasie. En pareil cas, l'expérimentation peut éclairer l'observation clinique, mais à la condition que les animaux auxquels on a extirpé l'un des reins puissent vivre un temps suffisamment long. Or, le plus souvent, ils succombent trop peu de temps après l'opération pour qu'il soit possible de se faire une idée juste de la modification subie par les éléments d'un rein appelé à fonctionner doublement. Un seul animal, dans les expériences de Rosenstein, a vécu 64 jours après l'opération; tous les autres sont morts entre 7 et 49 jours. Cette circonstance peut, à la rigueur, expliquer la conclusion de cet observateur, suivant laquelle l'hypertrophie comporterait simplement une augmentation de poids et une quantité plus considérable de sang, de lymphe, et des éléments de l'urine. On comprend que ces conclusions soient différentes de celles qui avaient été formulées antérieurement par un autre expérimentateur, Valentin, et de celles auxquelles sont arrivés d'autres observateurs, notamment Perl, qui a étudié plusieurs cas d'hypertrophie du rein rencontrés chez l'homme.

Ce dernier auteur a constaté, dans les cas d'hydronéphrose avec disparition de la substance de l'un des reins, une hypertrophie plus ou moins considérable des canaux tortueux et de leurs epithéliums dans le rein opposé. Les canaux droits et leurs cellules épithéliales cylindriques, les tubes de Henle étaient par contre à

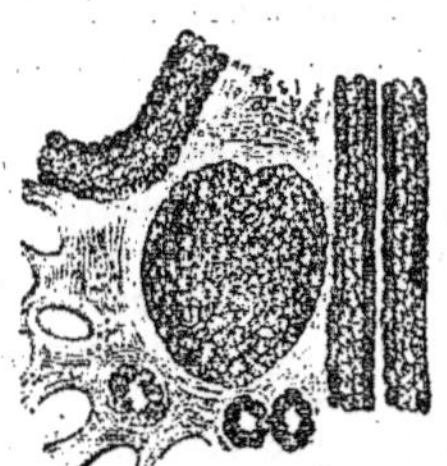 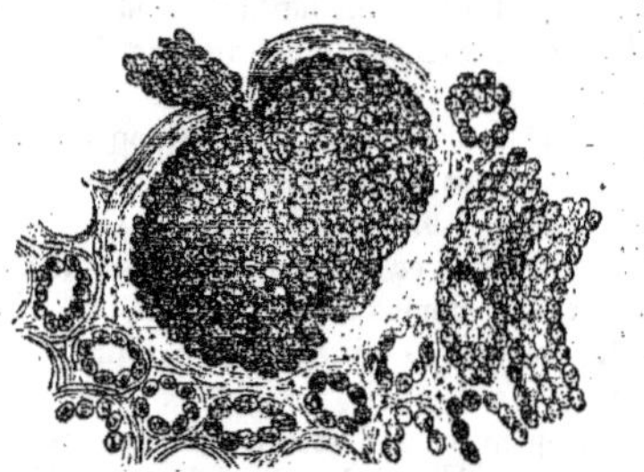

<table>
<tr><td>Fig. 1. — Coupe microscopique d'un rein normal (adulte).</td><td>Fig. 2. — Coupe microscopique d'un rein hypertrophié (adulte). Même grossissement pour les deux figures.</td></tr>
</table>

peine augmentés de volume, et les glomérules de Malpighi n'avaient éprouvé aucun changement apparent. Ces conclusions, peu différentes de celles qui résultent des recherches expérimentales de Valentin et des observations cliniques de Beckmann, sont conformes à ce que nous avons vu nous-même, avec cette différence toutefois, que les glomérules de Malpighi nous ont paru augmentés de volume comme le montrent les figures 1 et 2, qui représentent à un même grossissement les coupes de deux reins, dont l'un (fig. 1) est normal, et l'autre (fig. 2) est hypertrophié. Nous avons rencontré trois fois une atrophie à peu près complète de l'un des reins, consécutive à l'oblitération de l'artère correspondante, et deux fois le rein congénère était doublé de volume; une seule fois il était à peine plus gros, ce qui tenait sans doute à l'âge avancé de la malade et surtout à l'altération de son système artériel tout entier (voy. notre *Atlas d'anat. path.*, p. 52 et 348, fig. 30

et 31). Sur ces trois cas, une fois le cœur gauche était manifestement hypertrophié, l'aorte et ses artères collatérales se trouvaient dilatées. Ainsi, il n'est pas douteux que lorsqu'un rein est isolé ou vient à disparaître, son congénère n'augmente de volume. Cette augmentation n'est pas seulement le résultat d'une plus grande affluence de sang et de suc nutritif, elle résulte, après un certain temps, d'une hypertrophie vraie des éléments du rein qui jouent le rôle le plus actif dans la sécrétion de cet organe, et peut-être aussi d'une modification du tissu conjonctif et des vaisseaux sanguins ; de telle sorte que ce qui se produit en pareille circonstance ne différerait pas sensiblement de l'accroissement physiologique du rein.

La fonction urinaire s'accomplit avec régularité dans ces cas, tant que le rein restant est simplement hypertrophié. Mais, si ce seul représentant de la fonction urinaire vient à s'altérer, les choses changent : l'élimination des principes de l'urine est incomplète, et il en résulte des troubles divers, comme dans la plupart des cas d'insuffisance urinaire. On comprend tous les dangers d'une lésion rénale, dans cette circonstance, et la gravité du pronostic.

L'hypertrophie du cœur, dans un cas rapporté par Meschede, existait en même temps qu'une lésion de la mitrale, et, dans un autre cas qui m'est personnel, cette lésion fonctionnelle était liée à une altération concomitante de l'aorte plutôt qu'à l'absence d'un des reins, en sorte qu'il n'est pas possible de la rattacher sûrement à l'atrophie ou à l'absence d'un seul rein. L'hypertrophie du rein est pour ainsi dire toujours unilatérale, elle permet au malade de suppléer à la fonction du rein détruit, et par conséquent elle est un phénomène utile et sans gravité ; ce qui est grave est la destruction plus ou moins complète de l'un des reins et les dangers qui peuvent résulter de l'altération de l'organe hypertrophié. L'hypertrophie des deux reins signalée dans quelques cas de diabète et de pleurésie ancienne avec lésion des nerfs splanchniques, est un fait très-rare et encore douteux.

BIBLIOGRAPHIE. — RAYER. *Traité des maladies des reins*, t. III, p. 457. Paris, 1839. — VALENTIN. *De functionibus nervor. cerebral. et nervi sympathici.* Bern, 1839. — BEKMANN. *Arch. f. pathol. Anat.*, t. XI, p. 50, 66. — GRIESINGER *Arch. f. physiol. Heilkunde*, 1859. — STORCH (O.). *Hospitals Tidende*, n° 17, 1863. — MESCHEDE (F.). *Arch. f. path. Anat. und Phys.*, t. XXXIII, p. 546; 1865. — STEINER et NEUREUTTER. *Prag. Vierteljahrsschr.*, t. CV, p. 79. — LANCEREAUX. *Atlas d'anat. path.*, p. 548, fig. 30 et 31. Paris, 1870. — ROSENSTEIN (S.). *Ueber complementare Hypertrophie der Niere.* In *Arch. für pathol. Anat. und Phys.*, t. LIII, p. 141 ; 1871. — PERL (L.). *Anatom. Studien über Compensator. Nierenhypertrophie.* Ibid., t. LVI, p. 305.

2° *Atrophies.* Par le mot *atrophie*, nous entendons désigner non pas une diminution quelconque du volume du rein, mais une modification résultant d'un apport insuffisant des matériaux de nutrition, et caractérisée par la petitesse des éléments histologiques.

Cette altération n'est pas extrêmement rare, j'en ai vu plusieurs exemples, et déjà l'on a pu remarquer qu'il est commun de rencontrer, à côté d'un rein hypertrophié, un rein rudimentaire ou atrophié, sans autre lésion appréciable. Le rein ainsi modifié a généralement la grosseur d'un haricot ou d'une amande ; il a un poids qui, dans quelques cas, ne dépasse pas 30 à 40 grammes. Cet organe est ferme, pâle, aplati ; il est lamellaire, peu régulier et lobulé si l'altération s'est produite dans le jeune âge. Le plus souvent, il conserve la forme du rein normal ; mais si on vient à l'inciser, on distingue difficilement les deux substances qui le composent ; le bassinet rétréci est environné de graisse. La substance rénale présente, à l'examen microscopique, une quantité quelquefois considérable de glomérules de Malpighi à divers degrés d'atrophie, avec des vaisseaux souvent effacés et des épithéliums persistants. Les tubes urinifères, diminués de volume, sont disposés dans une trame conjonctive épaisse et relativement abondante; quelques-uns d'entre eux présentent, sur des coupes, un aspect qui donne l'idée de plusieurs tuniques cylindriques emboîtées les unes dans les autres. Les épithéliums atrophiés de ces canaux sont quelquefois en voie de dégénérescence graisseuse ou colloïde, tandis que la substance conjonctive est parsemée de jeunes éléments ronds, dits embryonnaires, ou infiltrée de sels de chaux. Cet état offre une certaine ressemblance avec celui de quelques organes, comme les capsules surrénales, qui s'atrophient, lorsque, à un moment donné de l'existence, ils cessent toute fonction.

L'atrophie du rein n'occupe d'ordinaire qu'un seul côté; le plus souvent elle existe avec une diminution du calibre de l'artère correspondante, qui peut être d'un tiers moins considérable que celle du côté opposé. Le tronc artériel, tantôt sain en apparence, est plus petit dans toutes ses dimensions; tantôt altéré, il présente au niveau de ses parois des épaississements et des saillies qui mettent obstacle au cours du sang et s'opposent à la nutrition des éléments du rein. Dans d'autres circonstances, l'artère rénale et ses branches conservent des proportions assez normales, mais l'uretère est rétréci, sinon plus ou moins complétement obstrué par une compression venant du dehors ou par un corps étranger (calcul) primitivement formé dans les bassinets, plus rarement par une tumeur développée à sa face interne ou par une adhérence consécutive à l'altération de ses parois. Dans ces derniers cas, la dilatation des calices et des bassinets contraste avec l'atrophie du parenchyme des reins, qui peut être accompagnée d'une hyperplasie conjonctive, ou même d'une pyélite. Semblable atrophie se rencontre, comme on sait, toutes les fois que le conduit excréteur d'une glande cesse de déverser son produit au dehors.

L'atrophie d'un seul rein est généralement suivie du développement supplémentaire du rein opposé; aussi aucun désordre de la sécrétion urinaire ne révèle ordinairement cette altération. Mais si les deux reins sont atrophiés dans une étendue considérable, ou si, l'un des deux étant atrophié, son congénère vient à s'altérer, il en résulte une diminution de la sécrétion urinaire, des accidents convulsifs, comateux ou dyspnéiques, et une mort à courte échéance, presque toujours imprévue. Il importe de savoir que les erreurs de diagnostic sont communes dans les circonstances de ce genre, où j'ai le plus souvent vu diagnostiquer des méningites tuberculeuses, des lésions graves de la poitrine, l'épilepsie et plusieurs autres affections, suivant que l'insuffisance de la sécrétion urinaire déterminait une excitation cérébrale, de la dyspnée ou des convulsions.

L'atrophie des reins a été rencontrée chez le nouveau-né (agénésie), et si dans quelques cas la petitesse de l'artère rénale est venue expliquer cette anomalie congénitale, il faut reconnaître que dans d'autres circonstances il n'existait aucune cause particulière à laquelle on pût la rattacher, à moins d'invoquer un arrêt général du développement du rein. Le plus souvent l'atrophie rénale s'observe chez l'adulte, elle est accompagnée de la diminution ou de l'oblitération du calibre de l'artère rénale correspondante, ou encore de l'obstruction des canaux excréteurs de l'urine. L'aspect du rein varie alors, suivant l'âge où l'altération a débuté. Lorsqu'elle a lieu dans les premiers temps de la vie, le rein est bosselé comme chez le fœtus, tandis que plus tard il a les apparences d'un rein normal diminué de volume. Il est enfin des circonstances où on ne trouve, ni dans les vaisseaux, ni dans les bassinets et les calices, ni dans les parties environnantes, de modifications

capables d'expliquer le mode de formation de l'atrophie rénale. Il y a lieu d'attribuer en pareil cas un certain rôle au système nerveux sympathique ; mais jusqu'ici
aucune preuve n'a été donnée à l'appui de cette hypothèse. Six faits, qui me sont
personnels, se répartissent comme il suit, au point de vue de l'étiologie. L'atrophie
coïncide avec le rétrécissement de l'artère une fois, avec l'oblitération de ce vaisseau une fois ; elle existe en même temps qu'une obstruction de l'uretère deux
fois ; elle ne peut être rattachée à aucune cause appréciable deux fois, le système
nerveux sympathique n'ayant pas été examiné.

Bibliographie. — Rayer. *Traité des maladies des reins*, t. III, p. 462; Paris, 1841. —
Jacksch. *Prager Vierteljahrsschrift*, t. II, p. 172; 1860. — Debout. *Bullet. de thérap.*,
t. LX, p. 433; mai 1861. — Vulpian. *Bull. de la Soc. anat.*, p. 602, 1867. — Conway Evans.
*Extreme Atrophy of one Kidney*, etc. In *Transact. of the Patholog. Society of London*,
t. XVII, p. 173. — Hertz (H.). *Hochgradige Atrophie der linken Niere in Folge von angebor-
ner Verengerung der linken Arteria renalis.* In *Archiv für path. Anat. und Phys.*, t. LXVI,
p. 233; 1869. — Marchison, *Atrophied Kidneys, causing Fatal Urœmia*, Pathol. Soc. Transact., t. XXII, p. 177. — Consultez les *Bulletins de la Société anatomique et de la Soc. de
Biologie.*

II. Hyperplasies. Ces altérations ont pour principal caractère la formation
d'éléments histologiques nouveaux ; mais, suivant la vitalité plus ou moins grande
de ces éléments et l'intensité des phénomènes généraux qui les accompagnent,
les hyperplasies offrent des différences suffisantes pour qu'il y ait lieu de les
grouper sous deux chefs : les phlegmasies et les néoplasies.

1° Phlegmasies. Quel que soit leur point de départ, les phlegmasies des reins
se localisent primitivement dans le tissu conjonctivo-vasculaire ou dans les épithéliums des tubuli, parties fort différentes quant à leur provenance et à leurs fonctions respectives. De ces localisations spéciales résultent, comme nous avons cherché à l'établir dans notre *Atlas d'anatomie pathologique*, deux grandes classes de
phlegmasies rénales, les phlegmasies conjonctives et les phlegmasies épithéliales.

A. *Phlegmasies conjonctives.* Décrites assez généralement sous le nom de
néphrites interstitielles, ces phlegmasies sont les plus fréquentes des altérations
irritatives du rein. Elles se traduisent tantôt par un processus de suppuration, tantôt par la formation d'un tissu embryonnaire avec tendance à l'organisation. A ces caractères anatomiques répondent des données étiologiques et cliniques très-différentes ; c'est pourquoi ces altérations composent deux groupes
distincts : les *néphrites suppuratives* et les *néphrites adhésives ou prolifératives.*

a. *Néphrites suppuratives.* Ces néphrites n'étaient pas entièrement ignorées
des anciens médecins, car Hippocrate, Rufus, Galien, Aétius, et d'autres encore,
signalent l'existence de la suppuration du rein ou des voies urinaires. Arétée en
distingue même une forme aiguë et une forme chronique, et fait mention des
troubles cérébraux causés par la suppression de la sécrétion urinaire. Les auteurs
qui suivirent s'occupèrent presque uniquement de séparer la néphrite des affections qui peuvent la simuler. A notre époque, car il faut arriver jusque-là pour
trouver une étude sérieuse de la suppuration du rein, Rayer distingue l'inflammation de la substance rénale de celle du bassinet, et montre que la plupart
des collections de pus attribuées au rein par les anciens ne sont que des
pyélites.

La néphrite suppurative n'est pas, comme on le pense généralement, un mode
de terminaison d'une inflammation simple, mais une affection *sui generis*, due à
une irritation locale, causée par des agents particuliers, le plus souvent peut-
être par des vibrions. Profondément situé, le rein est par cela même peu exposé

au traumatisme et aux influences des vibrions venant du dehors ; mais, par son rapprochement de certains organes, l'intestin et le foie, et surtout par ses rapports avec les voies urinaires, il peut être atteint d'inflammations suppuratives propagées ; de plus, le sang qui l'alimente peut y déposer les germes d'une suppuration. De ces sources diverses résultent pour la néphrite suppurative des différences qui constituent autant de variétés de cette affection, savoir : la néphrite suppurative traumatique, la néphrite suppurative par contiguïté, la néphrite suppurative par continuité, et la néphrite suppurative métastatique.

1° La néphrite suppurative traumatique est rare, d'abord parce que les reins sont peu exposés à l'action des agents extérieurs, ensuite parce que ces organes n'ont qu'une faible tendance à suppurer lorsqu'ils sont simplement contusionnés, car, sur quarante cas de contusion des reins étudiés par Bloch, elle est notée quatre fois seulement. Si la néphrite suppurative succède plus souvent aux plaies du rein, c'est vraisemblablement parce que l'instrument qui produit ces plaies n'est pas toujours propre. En tout cas la suppuration traumatique du rein est généralement accompagnée de la suppuration du tissu cellulaire périnéphrétique, d'où la formation de foyers étendus, d'abcès volumineux appréciables à la palpation, et qui peuvent se faire jour au dehors.

2° La néphrite suppurative *par contiguïté* est la conséquence ordinaire, pour le rein droit, de la suppuration du foie ; pour le rein gauche, de la suppuration de la rate ; pour ces deux organes, d'une inflammation suppurative qui a son origine dans l'intestin, dans les vertèbres, les côtes, ou simplement dans le tissu lâche qui enveloppe le rein. L'altération rénale, dans ces conditions, présente des foyers de suppuration isolés ou réunis, faisant communiquer entre eux les deux organes affectés, et intéressant une plus ou moins grande étendue du parenchyme rénal, quelquefois l'organe tout entier. De la substance parenchymateuse du rein, ces abcès, s'ils sont volumineux, finissent par se répandre dans l'atmosphère conjonctive environnante ; puis, par des trajets fistuleux, ils se frayent un passage dans diverses directions, et quelquefois ils arrivent à se vider au dehors, soit en arrière dans la région lombaire, soit en avant à travers la paroi abdominale. La terminaison la plus favorable de ces abcès est leur ouverture dans le bassinet, la plus fâcheuse est l'épanchement de leur contenu dans la cavité péritonéale. Le pus se fait rarement jour dans le côlon, plus rarement encore dans le duodénum et l'intestin grêle. Pourtant certains abcès des reins, après avoir déterminé l'adhérence des organes thoraciques et abdominaux avec le diaphragme, se sont heureusement vidés à travers les poumons et les bronches (Rayer, t. III, p. 275, et J. Lenepveu, *Sur les fistules réno-pulmonaires*, thèse de Paris, 1840).

Les symptômes de la néphrite suppurative et des abcès des reins consécutifs à un traumatisme ou à une lésion de voisinage et indépendants d'une altération des voies urinaires sont généralement obscurs. Lorsqu'elle succède à un traumatisme et se développe d'une façon aiguë, cette affection peut débuter par un frisson et tout le cortége des phénomènes fébriles. A ces phénomènes s'ajoute une douleur plus ou moins vive dans la région rénale, se manifestant d'une façon spontanée ou seulement par la pression et à la suite d'un effort. Rarement circonscrite à la région du rein, cette douleur irradie en divers sens, et suit surtout le trajet des uretères pour gagner la vessie ou les testicules, qu'elle rétracte plus ou moins fortement. Il est rare que cette irradiation se produise du côté du diaphragme et des intestins ; dans ce cas, des troubles respiratoires et des coliques peuvent masquer les désordres déterminés par l'altération des reins.

En même temps, il existe assez ordinairement une augmentation du volume du rein, parfois appréciable à la palpation. Puis le malade éprouve un besoin fréquent d'uriner, mais il n'émet que des quantités insignifiantes d'urine, s'il n'est atteint d'une ischurie complète. Les caractères fournis par l'urine sont variables: A la suite d'un traumatisme, ce liquide, d'une réaction faiblement acide, contient le plus souvent du sang, et quelquefois des coagulums fibrineux ayant l'empreinte des canalicules urinaires ; plus tard il renferme du pus si surtout l'évacuation de l'abcès a lieu par les voies urinaires. Enfin, lorsque l'abcès se trouve en communication avec le tissu conjonctif périnéphrétique, il se produit un œdème du tissú sous-cutané, ou même une rougeur érythémateuse de la peau, qui peut s'ulcérer et permettre l'issue du pus.

Ces différents symptômes, l'hématurie exceptée, appartiennent tout à la fois à la néphrite suppurative traumatique et à la néphrite suppurative par lésion de voisinage; mais il importe de savoir que, dans cette dernière affection, les désordres des organes primitivement affectés viennent souvent masquer les symptômes qui se rattachent à la néphrite.

Qu'elle soit la conséquence d'un traumatisme ou d'une lésion de voisinage, la néphrite suppurative a une marche qui varie avec l'étendue et l'intensité du processus inflammatoire. Sa durée peut être longue, ce qu'il est facile de comprendre en raison des difficultés éprouvées par le pus pour se faire jour à l'extérieur ; le malade offre alors tous les phénomènes de la fièvre hectique. La terminaison de cette affection par résorption du pus est rare, si tant est qu'elle ait lieu; du moins aucun fait ne la démontre d'une façon certaine. Le plus souvent l'abcès tend à se vider à travers la paroi abdominale, ou dans un organe circonvoisin, s'il ne parvient pas à se déverser dans les voies urinaires, et dans ces conditions on comprend que la guérison soit longue à se produire. Pendant ce temps, le malade s'épuise, et la mort n'est que trop souvent la conséquence de cet épuisement; mais pour peu que le rein opposé vienne à s'altérer, elle peut être le résultat d'une intoxication urinaire. En somme, le pronostic est en pareil cas des plus sérieux, tant à cause de l'importance fonctionnelle de l'organe ou des organes altérés, que du siége profond de la suppuration difficile à atteindre. L'extirpation du rein malade, pratiquée dans quelques cas seulement, n'est pas jusqu'ici de nature à encourager grandement de nouvelles tentatives, puisqu'on ne compte que cinq succès sur douze opérations connues (*voy.* Nepveu, *Arch. génér. de médec.,* février 1875).

3° La néphrite suppurative par *continuité* a sa source dans la suppuration des voies urinaires ; mais elle offre des différences cliniques notables, selon que le bassinet, l'uretère ou la vessie sont primitivement altérés. Effectivement, tandis que dans le dernier cas les deux reins sont à peu près forcément malades, dans les deux premiers il n'y en a généralement qu'un seul, en sorte que la fonction urinaire est infiniment moins compromise.

Consécutive à une altération de l'uretère ou du bassinet, cette suppuration rénale est presque toujours causée par la présence d'un ou de plusieurs calculs. On pourrait à la rigueur l'appeler, avec certains auteurs, du nom de *néphrite calculeuse,* si, dans quelques cas, toute trace de calcul ne faisait défaut. Deux fois j'ai vu la suppuration d'un rein succéder à une pyélite consécutive à une blennorrhagie, une fois même il existait en outre une phlébite suppurée de la veine rénale.

Localisée dans un seul rein, cette néphrite laisse intact le rein du côté opposé, qui supplée à la fonction et souvent même s'hypertrophié. L'uretère et le bassinet altérés sont entourés d'un tissu induré; leurs parois sont épaissies; les calices, dilatés sur quelques points, rétrécis sur d'autres, ont leur surface interne couverte d'un pus épais. La muqueuse apparaît, après un lavage, inégale, dépolie, injectée ou noirâtre et ardoisée. Ces parties, dans quelques cas, renferment les concrétions qui sont le point de départ de la suppuration. Ordinairement irrégulières et ramifiées, ces concrétions s'étendent du bassinet dans un ou plusieurs calices et quelquefois jusque dans la substance des reins; elles représentent assez bien le moule du bassinet et des calices.

Rarement l'altération reste ainsi limitée, le plus souvent elle atteint la substance rénale; au moment de la mort, du moins, cette substance est presque toujours le siége d'un processus de suppuration. Celui-ci commence par le sommet des pyramides pour de là s'étendre peu à peu vers leur base, de telle sorte que ces parties finissent par être complétement infiltrées de pus. Mais comme en même temps leur substance se ramollit et se désagrége, il arrive un moment où quelques-unes des pyramides, sinon le plus grand nombre, se trouvent détruites et forment autant d'excavations ou de loges séparées par les colonnes de Berlin. Enveloppé d'une atmosphère graisseuse, indurée et rougeâtre, le rein enflammé augmente de volume; sa surface d'abord colorée en rouge, présente plus tard, par places, des dépressions plus ou moins irrégulières et tachetées de noir, des abcès plus ou moins volumineux. Le parenchyme, malgré une grande friabilité, se détache assez bien de la capsule.

La substance corticale du rein, examinée sur une coupe, est tantôt rougeâtre, injectée, friable, simplement congestionnée, tantôt ramollie et infiltrée de pus, ou parsemée de foyers purulents. Ceux-ci ne sont, dans certains cas, que la continuation de la suppuration des pyramides, et leur volume est alors assez considérable; mais d'autres fois, isolés et disséminés dans le parenchyme rénal, ils ont la grosseur d'un pois, d'une noisette ou d'une noix. Par leur volume, ces abcès distendent peu la capsule du rein, et parviennent rarement à la rompre et à se faire jour dans le tissu cellulaire périnéphrétique; la suppuration de ce tissu est plutôt l'effet de la perforation du bassinet ou de l'uretère. Dans quelques cas pourtant, l'abcès du rein peut contracter des adhérences avec les parties voisines, se déverser dans un autre organe ou se faire jour au dehors. Il existe quelques faits de ce genre. Ainsi H. Gintrac a observé un cas d'abcès du rein gauche ouvert dans le côlon, et Sposer (*Gaz. méd.* 507, 1840) aurait vu un abcès du rein droit se frayer un chemin au dehors, à travers le foie et le poumon.

Les désordres symptomatiques qui se rapportent à la néphrite suppurative d'un seul rein sont rarement précédés d'accès de coliques néphrétiques ou d'hématurie, quoique le plus souvent cette altération du rein soit sous la dépendance d'un calcul. Ce corps étranger, qui, chez certains individus, éveille peu l'excitabilité réflexe de la muqueuse du bassinet, grossit peu à peu et détermine par sa présence une inflammation de la muqueuse, sans doute aussi un léger degré de rétention de l'urine qui, venant à se décomposer, engendre vraisemblablement la suppuration du bassinet et consécutivement celle du rein.

Dans quelques cas cependant, les malades ressentent, pendant des mois ou même des années, des douleurs intermittentes plus ou moins intenses dans l'une des régions lombaires ou dans un des flancs, douleurs sujettes à des paroxysmes et à des irradiations du côté des organes génitaux, et quelquefois même dans la jambe correspondante. Ces douleurs sont rarement accompagnées de vomissement.

Les urines, après un certain temps, deviennent purulentes, et l'affection entre dans une phase nouvelle ; survient une fièvre paroxystique avec tous les caractères de la fièvre hectique. Le malade s'amaigrit et dépérit rapidement, il est pris de vomissements et surtout d'une diarrhée tenace, persistante, rebelle aux moyens ordinaires. L'appétit diminue ou se perd complétement, il y a du dégoût pour les aliments ; la langue est rouge, chargée d'un léger enduit ou sèche et brillante.

L'inspection de la région ne permet pas, en général, de découvrir de tumeur ou de voussure appréciable ; mais si on vient à pratiquer la palpation, il est souvent possible de sentir une résistance due à la présence d'une tumeur dont on peut apprécier assez exactement les limites à travers la paroi abdominale antérieure. Cette tumeur occupe l'un des flancs et une partie de la région ombilicale, descend plus ou moins bas du côté du bassin ; elle offre cette particularité de pouvoir présenter dans certains cas des altérations de gonflement et d'affaiblissement successifs, suivant que le liquide qui s'y trouve renfermé éprouve plus ou moins de difficulté à s'écouler. L'intestin, qui parfois recouvre cette tumeur, lui donne une apparence de sonorité pouvant tromper même un médecin exercé. Ajoutons que des gaz peuvent se produire dans sa cavité ; il est des cas, en effet, où il a été constaté que des gaz avaient été rendus par l'urèthre. Les urines, d'ailleurs, ont une odeur fétide, elles contiennent des leucocytes en grand nombre, des bactéries, quelquefois des hématies et de l'albumine; leur proportion est à peu près normale, pourvu que l'un des reins soit intact. La phase la plus avancée de cette altération est caractérisée par un affaiblissement progressif, une maigreur excessive avec teinte grisâtre ou bronzée de la peau, des frissons, une fièvre intense, 100 à 120 pulsations ; une diarrhée persistante, abondante et rebelle, précédée ou non de coliques et que j'ai vu prendre une fois pour un choléra. On constate, en outre, de l'inappétence, des vomissements aqueux, l'apparition de sueurs nocturnes, de thromboses veineuses avec œdème des membres inférieurs et embolie pulmonaire (cas personnel) ; survient enfin le muguet, et la mort a lieu dans le marasme. Cet ensemble symptomatique, comme il est facile d'en juger, ne manque pas de ressemblance avec celui qui appartient à la dernière période de la phthisie pulmonaire; on comprend donc qu'il ait pu être désigné sous le nom de *phthisie rénale*. L'évolution de ces désordres se fait d'ailleurs lentement, avec des alternatives d'amélioration et d'aggravation. La guérison est une exception. Cette variété de la néphrite suppurative se rencontre presque toujours chez des individus jeunes, de 15 à 40 ans, assez souvent chez des jeunes filles.

4° La néphrite suppurative qui a son point de départ dans la vessie, ou néphrite par *suppuration des voies urinaires*, se distingue par ce fait important qu'elle affecte ordinairement les deux reins. Cette altération reconnaît des causes multiples, mais la condition de son existence est la suppuration ou la gangrène de la muqueuse vésicale et la décomposition ammoniacale de l'urine. Toutes les causes capables d'amener cette suppuration, comme les calculs vésicaux, les opérations diverses pratiquées sur la vessie, surtout avec des instruments malpropres; les altérations de la prostate, le rétrécissement de l'urèthre, la paraplégie avec paralysie vésicale, etc., sont autant de causes de suppuration des reins. Malgré ces influences diverses, cette suppuration n'en présente pas moins des caractères anatomiques et cliniques assez semblables. Plongés au sein d'une atmosphère graisseuse, les reins sont tuméfiés, volumineux, mous et friables. La capsule est injectée, et, si on la décolle, elle entraîne avec elle, sur quelques points, une partie de la substance corticale ; en d'autres endroits, cette substance offre une surface lisse, quelquefois déprimée et inégale, parsemée de taches brunes ou noires, de nombreuses plaques d'injection polygonales et étoilées, circonscrivant de petits abcès lenticulaires assez semblables à une pustule variolique.

Sur une coupe, les deux substances corticale et médullaire sont en partie confondues ; la couche corticale est gonflée, vivement injectée, sillonnée de stries brunâtres ou de taches hémorrhagiques au centre desquelles on aperçoit souvent de petits points jaunâtres que l'on reconnaît pour être des foyers purulents en voie d'évolution. Des foyers semblables, ayant depuis le volume d'une tête d'épingle jusqu'à la grosseur d'un petit pois, sont en général disséminés en amas dans la profondeur comme à la surface de cette substance, où ils rappellent assez bien une éruption varioleuse (*voy.* mon *Atlas d'Anatomie pathologique*, pl. 33, fig. 4, et p. 330 du texte). Le parenchyme intermédiaire est friable, rouge, brunâtre ou jaunâtre. La substance tubuleuse des pyramides, d'un rouge foncé, injectée, laisse souvent voir par places des stries blanchâtres résultant d'une suppuration diffuse qui occupe surtout le trajet des veines ; les tubes droits sont plus ou moins dilatés, et les vaisseaux renferment quelquefois des coagulations à leur intérieur.

La muqueuse du bassinet et des calices est teintée de rouge ou même en partie couverte d'un liquide purulent. La vessie, généralement dilatée, quelquefois contractée, renferme une urine purulente, fétide, ammoniacale ; sa muqueuse est épaissie, rouge, friable, semée de taches ecchymotiques ou noires, tapissée de leucocytes ; les uretères et les bassinets, plus ou moins vivement injectés et ecchymosés, sécrètent également du pus. Il est toutefois des cas où la muqueuse de ces organes est si peu modifiée qu'on a de la peine à comprendre comment a pu se produire la propagation de la suppuration de la vessie jusque dans les reins. Ajoutons que dans d'autres cas on trouve la vessie profondément altérée, tandis que les reins sont à peine modifiés.

Indépendamment des altérations rénales, on peut observer, surtout quand la néphrite a duré pendant un certain temps, comme dans les cas d'hypertrophie de la prostate, des lésions inflammatoires superficielles ou catarrhales des voies digestives, principalement de l'estomac et du gros intestin. La muqueuse stomacale est épaissie, injectée, brunâtre, couverte d'un mucus visqueux épais ; celle du gros intestin présente les mêmes caractères ; les glandes isolées sont saillantes et quelquefois ulcérées. Le sang est alors plus ou moins modifié, mais malheureusement on n'a pas fait de recherches exactes sur les altérations qu'il a subies. Quoi qu'il en soit, on ne peut douter que les désordres de la muqueuse digestive ne soient la conséquence de l'insuffisance de la sécrétion urinaire.

Les symptômes qui se rapportent à cette variété de la néphrite suppurée sont locaux et généraux. Les symptômes locaux, les premiers en date, sont aussi les plus variables, grâce à la multiplicité des désordres anatomiques dont cette néphrite est la conséquence. On conçoit que ces accidents puissent varier avec la cause qui produit le processus suppuratif, rétrécissement de l'urèthre, opération vésicale, hypertrophie de la prostate, paraplégie, etc. Néanmoins, à part quelques différences dans l'intensité des douleurs vésicales et lombaires, dans la fréquence des besoins d'uriner et l'état des urines, la néphrite suppurative survenant dans ces diverses conditions présente un ensemble de caractères communs. Cette affection débute généralement par un frisson d'une intensité variable, qui parfois se reproduit avec régularité, mais qui le plus souvent est suivi d'une fièvre continue paroxystique. En même temps la sécrétion urinaire diminue de quantité, les urines, peu abondantes, sont troubles, fétides, colorées, elles renferment du pus en plus ou moins grande quantité, des bactéries, des vibrions, quelquefois du sang et de l'albumine ; les besoins d'uriner sont fréquents. Les malades accusent des douleurs lombaires sourdes, profondes, circonscrites à la région des reins, ou diffuses, irradiées vers les régions hépatique et splénique, sur le trajet des uretères. Ces douleurs, quelquefois spontanées, sont facilement éveillées par la palpation du rein, et généralement plus vives à la partie postérieure qu'à la partie antérieure du flanc. L'appétit se perd, survient une anorexie complète et un dégoût invincible pour la viande et pour tout aliment azoté. La soif est vive ; la langue est d'abord couverte d'un enduit jaunâtre, rouge à la pointe ; plus tard elle devient, ainsi que l'arrière-gorge, brillante, lisse, vernissée et très-sèche. Cet état, qui persiste d'une manière opiniâtre, se propage quelquefois à la muqueuse des fosses nasales, à la conjonctive, et même à la muqueuse laryngée, où il contribue à produire l'enrouement et l'aphonie qui peuvent survenir parfois à une période avancée du mal.

Les cas un peu aigus donnent lieu à des vomissements aqueux, accompagnés ou suivis de diarrhée ; puis à ces symptômes s'ajoutent un malaise général, l'anxiété, l'hébétude, l'insomnie, un délire calme, une prostration considérable des forces, ou même une faiblesse musculaire voisine de la paralysie. Cette faiblesse est parfois si considérable que les malades se tiennent difficilement debout et peuvent à peine se mouvoir dans leur lit, tellement qu'on peut hésiter entre une affection des reins et une altération de la moelle épinière, d'autant plus que fréquemment on observe en même temps de l'incohérence dans les idées et un délire plus ou moins accusé. Les malades ont d'ailleurs la physionomie altérée ; ils exhalent une odeur fétide, ammoniacale ; leur peau est sèche, jaunâtre et terreuse, et, pour peu que la maladie se prolonge, ils présentent un amaigrissement progressif qui porte principalement sur le tissu adipeux et les muscles.

Ces phénomènes, résultat de la suppuration et de l'intoxication par l'urine, constituent une sorte d'état typhoïde avec fièvre continue rémittente plus ou moins intense ; ils diffèrent notablement des accidents urémiques que nous rencontrerons dans les autres formes d'inflammation et de dégénérescence des reins. Ainsi ils ne sont guère accompagnés d'attaques convulsives, épileptiformes, à moins d'hydronéphrose ou d'atrophie concomitante des organes urinaires ; mais le plus souvent ils aboutissent à un état de prostration et de coma.

La néphrite consécutive à la suppuration des voies urinaires se termine ordinairement d'une manière fatale dans l'espace d'une à trois semaines, au milieu de la prostration ou dans le coma. Sa durée peut être plus longue lorsque la suppuration de la vessie se produit lentement à la suite d'une hypertrophie de la prostate, par exemple. Au contraire, cette affection se termine quelquefois rapidement, en quelques jours, et présente des accidents d'une grande acuité à la suite d'une opération pratiquée sur les voies urinaires. Dans cette condition le malade éprouve des frissons violents, il présente une série de symptômes qui rappellent ceux de l'infection purulente.

5° La néphrite suppurative pyémique ou métastatique ne diffère pas sensiblement de la précédente, au point de vue des lésions anatomiques du rein. Les foyers purulents qui la caractérisent sont, en effet, superficiels, de petit volume, circonscrits par une vive injection ou un cercle ecchymotique. Par contre, les voies

urinaires sont intactes. En définitive, cette affection n'étant qu'une des manifestations de la pyémie, nous n'insisterons pas sur son étude.

Diagnostic. Le diagnostic de la néphrite suppurative repose sur la constatation
des signes locaux et des manifestations générales de cette affection. L'existence
d'une tuméfaction douloureuse du rein, d'urines purulentes et fétides, jointe à un
état fébrile paroxystique, à la rougeur et à la sécheresse de la membrane muqueuse
de la langue ou même de la bouche, à une prostration considérable des forces, conduit presque sûrement à ce diagnostic. A la vérité quelques autres affections des
reins peuvent se traduire par un ensemble de phénomènes peu différents : ainsi
la tuberculose des voies urinaires, arrivée à une certaine période, est accompagnée
d'urines purulentes et détermine des phénomènes généraux d'une grande ressemblance avec ceux de la néphrite suppurative. Mais, outre sa marche lente,
chronique, cette affection n'est pas précédée d'obstacles mécaniques à l'émission
des urines ou de paralysie de la vessie. Il est moins facile de différencier la néphrite suppurée de la simple pyélite ; toutefois certains symptômes, comme
la douleur locale de la région rénale avec irradiations dans le périnée, les cuisses
et les testicules, la fièvre qui présente la forme hectique, et surtout les troubles
gastro-intestinaux et nerveux, sont de grandes présomptions en faveur de l'existence de l'affection rénale. La suppuration du rein une fois reconnue, il reste à
déterminer la cause qui l'a produite, à rechercher si les deux organes sont simultanément atteints. Au diagnostic du genre doit succéder celui de l'espèce ; pour
cela on s'appuiera sur les descriptions que nous avons données des diverses néphrites suppuratives.

Que les malades viennent à cacher au médecin les affections qui peuvent occasionner la rétention et la décomposition de l'urine, ou que, pour toute autre
raison, ces affections ne soient pas reconnues, les accidents fébriles peuvent
simuler une fièvre typhoïde s'ils sont continus, une fièvre intermittente s'ils se
produisent sous forme d'accès, ou enfin une affection gastro-intestinale à cause
des vomissements et de la diarrhée. Dans tous ces cas, il est généralement facile
d'éviter l'erreur, en procédant à un examen méthodique des organes urinaires.
D'ailleurs, la courbe de température diffère dans la suppuration des reins et
dans la fièvre typhoïde ; les accès de frissons ne sont jamais suivis d'une rémission complète comme dans la fièvre intermittente, et la diarrhée qui se lie à la
suppuration des reins est toujours opiniâtre ou rebelle. Il importe d'être fixé
sur ce point, car il m'est arrivé plusieurs fois de voir diagnostiquer, chez les
vieillards, soit un cancer de l'estomac, soit une lésion de l'intestin ou une
simple diarrhée, quand il s'agissait d'une hypertrophie de la prostate ayant entraîné la suppuration des reins. J'ajouterai qu'il n'est pas non plus très-rare de
croire, en pareil cas, à une affection cérébrale et surtout à une méningite, d'autant plus que les affections de ce genre peuvent être accompagnées de rétention
d'urine. Je viens d'observer deux faits où cette erreur était possible. L'altération
des urines qui précède les troubles cérébraux et la prostration des forces, la fièvre,
la sécheresse des muqueuses sont, en pareil cas, des caractères qui ne permettent
guère de méconnaître une affection primitive des reins.

La néphrite suppurative, quelle que soit son origine, est une affection toujours
grave, et pour ainsi dire fatale toutes les fois que les deux reins sont infiltrés de
pus ou de foyers purulents disséminés. Elle est moins sérieuse quand un seul
de ces organes est atteint. Dans ce dernier cas, le rein opposé pouvant suppléer au
déficit de la fonction urinaire, l'affection rénale n'est plus en quelque sorte qu'un

simple phlegmon dont la gravité est tout entière dans la durée et le mode de terminaison. Nous savons que la mort ne se produit plus forcément alors en quelques semaines, que l'affection dure jusqu'à une année et plus, et qu'elle peut guérir si le pus vient à se faire jour à l'extérieur ; il arrive même que, sans se vider au dehors, l'abcès dont le sérum a été résorbé s'infiltre de sels de chaux qui forment avec les globules un magma nullement dangereux pour l'organisme.

La cause qui a amené la suppuration du rein doit entrer en ligne de compte dans le pronostic de cette affection. Les conditions individuelles, telles que l'hygiène, les forces, l'âge du malade, sont, à ce même point de vue, d'une grande importance. Hippocrate avait déjà signalé la gravité des douleurs des reins et de la vessie chez les vieillards ; les désordres de cet organe, si communs à cet âge de la vie, viennent-ils à se compliquer de rétention, le plus souvent il en résulte une suppuration des reins qui a une terminaison fatale, au milieu de phénomènes typhoïdes, de désordres intellectuels et gastro-intestinaux.

ÉTIOLOGIE ET PATHOGÉNIE. La division que nous avons adoptée dans la description de la néphrite suppurative nous a permis de faire connaître les circonstances diverses dans lesquelles se produit cette suppuration. Nous savons que, à part les cas relativement peu nombreux où elle succède à un traumatisme et ceux où elle dépend de la présence de calculs dans les bassinets, cette affection reconnaît pour cause la décomposition ammoniacale des urines ou une infection septique par le sang.

Les opérations pratiquées sur les organes urinaires, surtout avec des instruments malpropres, les rétrécissements de l'urètre les hypertrophies de la prostate, l'inertie de la vessie, et en un mot tout ce qni tend à favoriser la rétention du liquide vésical, telles sont les causes habituelles de la décomposition ammoniacale de l'urine et de la suppuration des reins. La présence d'un calcul dans la vessie peut également déterminer une inflammation de la muqueuse de ce réservoir, dont les produits, en se mélangeant à l'urine, facilitent sa décomposition et amènent la suppuration des organes urinaires. Les calculs retenus dans les uretères conduisent encore aux mêmes résultats. Or, si on remarque que l'urine. dans ces conditions renferme toujours beaucoup de *vibrions* et de *bactéries*, on est conduit à penser que c'est à l'action de ces ferments que se rattachent la décomposition de ce liquide et la suppuration des voies urinaires. La néphrite qui survient en pareil cas, se développerait par conséquent, suivant le mécanisme qui préside à la formation de la néphrite métastatique, avec cette différence que l'urine, et non le sang, serait le vecteur du principe morbifique.

Diverses théories ont été proposées dans le but d'expliquer la genèse de la néphrite suppurative secondaire ; mais une seule, il est vrai, nous paraît digne de fixer l'attention, c'est celle qui attribue cette affection à la propagation du processus suppuratif de la vessie au parenchyme rénal. Dans tous les cas, même dans ceux où la néphrite survient dans le cours d'une paraplégie, la lésion initiale est toujours dans les voies urinaires, les uretères ou le bassinet, et comme l'altération rénale est identique, on doit admettre que le mécanisme de sa production ne diffère pas. Or, les foyers purulents des reins ont la plus grande ressemblance avec les abcès métastatiques ; mais en outre, si on examine leur contenu au microscope, on constate qu'ils renferment de petits bâtonnets analogues aux vibrions de l'urine qui a subi la décomposition ammoniacale. Ainsi, on peut croire, que ce sont les vibrioniens de l'urine qui, de proche en proche, envahissent les uretères, les bassinets, les calices et la substance rénale, et produisent les abcès des reins.

C'est d'après un mode assez semblable et par l'intermédiaire du liquide céphalo-rachidien que survient sans aucun doute la gangrène de la base du cerveau, chez les aliénés atteints d'eschares au sacrum. Ce mécanisme ne diffère pas, du reste, de celui des abcès métastatiques des reins, si ce n'est par le mode de transport, qui est l'urine au lieu d'être le sang. Ajoutons toutefois que, dans les cas de paraplégie, le processus suppuratif peut être aidé par la paralysie des nerfs vaso-moteurs (*voy.* notre *Traité d'anatomie pathologique*, Paris, 1875, p. 253).

*Traitement.* Le traitement de la néphrite suppurative varie avec les conditions étiologiques qui donnent naissance à cette affection et qui lui impriment son cachet spécial. La néphrite traumatique, qui prend un développement aigu, peut nécessiter l'emploi des émissions sanguines générales et locales, des cataplasmes et des bains tièdes, surtout quand l'individu affecté offre une constitution robuste. Les autres espèces de néphrite suppurative ne comportent généralement pas ce mode de traitement. Il faut, alors, renoncer à la saignée générale, et ne recourir aux émissions sanguines locales, ventouses ou sangsues, qu'autant qu'il existe une inflammation aiguë accompagnée d'une fièvre intense; mais dans le cas où on croirait avoir affaire à une néphrite calculeuse, il y aurait indication à pratiquer des injections hypodermiques de morphine dans le but de calmer la douleur et de favoriser, s'il y a lieu, l'élimination du calcul en modérant le spasme.

Dans la néphrite double consécutive à une affection de l'urèthre, de la prostate, de la vessie ou de son voisinage, la principale indication thérapeutique dérive de la cause. Celle-ci doit être combattue avant tout, et par conséquent on devra s'appliquer à traiter le rétrécissement de l'urèthre, l'hypertrophie de la prostate, l'inertie de la vessie, et s'opposer, en un mot, à tout ce qui pourrait amener une rétention de l'urine et la décomposition ammoniacale de ce liquide. D'un autre côté, les lavages de la vessie avec de l'eau renfermant des substances alcoolisées ou des substances antiseptiques (iode, silicate de soude, etc.) pourront être d'une grande utilité s'ils parviennent à combattre l'inflammation des voies urinaires, source de l'altération des reins et de la modification de l'urine. On doit chercher à rendre à l'urine son acidité naturelle, par l'usage de boissons acidules, l'acide chlorhydrique notamment, administré dans un liquide mucilagineux. M. Gosselin s'est bien trouvé de l'emploi de l'acide benzoïque, à la dose de 1 gramme et plus à l'intérieur, dans le cas de cystite suppurée; l'acide salicylique aurait aussi produit de bons résultats dans cette affection.

Les douleurs locales seront poursuivies par des applications de ventouses sèches et de sinapismes, par l'usage de bains tièdes. En même temps, le malade, dont le sang est manifestement altéré, sera soumis à un régime fortifiant; il recevra, pour entretenir son appétit, des boissons amères de gentiane, d'écorce d'orange, etc. On lui recommandera l'usage du quinquina ou même de fer à petites doses, s'il peut être supporté. Dans la néphrite très-aiguë qui est accompagnée de frissons intenses, précurseurs de la formation du pus, le sulfate de quinine semble trouver son indication; mais il faut reconnaître que son utilité est contestable quand les reins sont manifestement altérés.

Bibliographie. — Walter. *Einige Krankheiten der Nieren*, etc. Berlin, 1800. — König. *Praktische Abhandl. über die Krankh. der Nieren*, p. 114. — Stanley (Edw.). *Med. chirur., Transact.*, t. XVIII, p. 260; 1833. — Bright. *On Abdom. Tum.* In *Guy's Hosp. Reports*, n° 8, p. 208, 1830. — Rayer. *Traité des maladies des reins*, t. I et II. Paris; 1830. — Civiale. *Des abcès des voies urinaires.* In *Gazette médic. de Paris*, 1840, p. 602. — B. Brodie. *On Diseases of the Urinary Organs*, 1849, p. 145. — Johnson. *Diseases of the Kidney.* London, 1852. — Charcot et Vulpian. *Obs. de pyélonéphrite.* In *Gaz. méd.*, 1854, p. 115. — Gull (W.). *Cases of Paraplegia*, etc. In *Med. chir. Transact.*, t. XXXIX, p. 195; 1856.

— LEROY (d'Étiolles). *Des paralysies des membres inférieurs ou paraplégies*, etc. Paris, 1856. — JAKSCH. *Vierteljahrsschrift für die prakt. Heilkunde*, 1860, t. II, p. 143, et *Gaz. hebdom.*, 1860, p. 846. — BROWN-SEQUARD. *Lancet*, 1860, p. 589, 437. — FISCHER. *Einladungsschrift z. Habitationsrede*, p. 22. Breslau, 1868, et *Gaz. hebd.*, p. 652; 1869. — BOURDILLAT. *Néphrite double*. In *Gazette des hôpitaux*, p. 149; 1866. — FEREOL. *Néphro-cystite chronique*. In *Bull. et Mém. de la Soc. méd. des hôpitaux de Paris*, 2ᵉ sér., t. IV, p. 283; 1867. — GINTRAC (H.). *Abcès du rein gauche ouvert dans le côlon*. In *Journ. de méd. de Bordeaux*, avril 1867. — LANCEREAUX. *Pyélite, phlébite de la veine rénale et abcès du rein droit*. In *Compt. rend. Soc. biol.*, et *Gaz. méd.*, p. 429; 1860. — *Atlas d'anatomie pathologique*, p. 330 et 359. Paris, 1870. — DICKINSON (W.-H.). *Royal Med. and Chir. Society*, 25 févr. 1873, et *Med. Chir. Transact.* t. LVI, p. 225; 1873. — MALHERBE. *De la fièvre dans les maladies des voies urinaires*. Thèse de Paris, 1872. — MACKENBERG. *Schmidt's Jaresb.*, t. CLVI, p. 287; 1872. — ANDREW (J.) et CALLENDER (G.-W.). *Saint-Bartholomew's Hospital Reports*, t. IX, p. 212; 1873. — BLOCH. *De la Contusion du rein, d'après l'examen comparé de 40 observations*. Thèse de Paris, 1873. — LAPEYRONIE. *Essai sur les néphrites consécutives au cathétérisme*. Thèse de Paris, 1873. — GIRARD. *Résorption urineuse et urémie dans les maladies des voies urinaires*. Thèse de Paris, 1873. — GOSSELIN et ROBIN (Alb.). *De l'urine ammoniacale et de la fièvre urineuse*. In *Archiv. gén. de méd.*, t. I et t. II, p. 566; 1874. — FELTZ (V.) et RITTER (E.). *Étude expérimentale sur l'ammoniémie*. In *Compt. rend. de l'Acad. des scienc.*, 25 mars 1874.

*b. Néphrites prolifératives ou interstitielles.* Les néphrites prolifératives sont des affections caractérisées anatomiquement par la formation, dans le stroma conjonctif des reins, d'un tissu embryonnaire qui aboutit à une organisation définitive et détermine l'induration de ces organes, s'il ne subit tout d'abord une destruction plus ou moins complète.

Ces néphrites sont diffuses ou circonscrites, c'est-à-dire que primitivement elles affectent les reins tout entiers ou se limitent à une seule de leurs parties. La néphrite proliférative diffuse est en même temps scléreuse; la néphrite circonscrite, au contraire, revêt quelquefois la forme caséeuse. Nous étudierons successivement chacune de ces formes, qui répondent, du reste, à des conditions étiologiques différentes.

*α. Néphrites prolifératives diffuses.* Cette altération, la plus commune des néphrites conjonctives, se rencontre à tous les âges, mais principalement dans la vieillesse. Presque tous les vieillards ont les reins indurés, diminués de volume, granuleux et semés de kystes, souvent sans traces d'albumine dans les urines. Mais, à côté de cette modification pour ainsi dire physiologique, généralement liée à un désordre du système artériel, il est une altération de la substance conjonctive des reins qui a lieu dans des circonstances diverses, tantôt par le fait d'un trouble général de l'organisme, tantôt à la suite de lésions locales des voies urinaires. Des différences anatomiques et symptomatiques se rattachent à cette diversité d'origine, d'où la division des néphrites diffuses en deux groupes, les unes primitives et indépendantes de toute altération des voies urinaires, les autres consécutives et subordonnées à un obstacle apporté à l'écoulement de l'urine.

1° *Néphrite diffuse primitive.* La néphrite proliférative diffuse indépendante de toute lésion locale des voies urinaires est une affection chronique symptomatiquement caractérisée par le passage d'une faible quantité d'albumine dans l'urine, de la polyurie, et un œdème peu marqué.

*Anatomie pathologique.* Cette affection envahit les deux reins d'une façon à peu près égale, excepté dans certains cas où le système artériel prend une large part au processus morbide. Un premier stade ne se révèle au clinicien que dans les cas de mort accidentelle, il est caractérisé par un léger degré d'augmentation du volume des reins, qui sont plus ou moins hypérémiés. La capsule, riche en liquides, se détache facilement de l'organe; le parenchyme rénal, de consistance

un peu molle, pâteuse et élastique, présente une surface rougeâtre, quelquefois
pâle ou grisâtre par points, semée de dilatations vaso-capillaires, d'étoiles veineuses. Sur une coupe, la substance corticale et la substance médullaire offrent
un contraste frappant. La première, principal siége de l'altération, est brunâtre,
avec tâches grises ou blanches, parsemée de vaisseaux dilatés et de points rouges
formés par les glomérules de Malpighi; la seconde est de teinte violacée, et parfois
très-hypérémiée.

L'histologie montre que le tissu conjonctivo-vasculaire de la région des canalicules contournés et des corpuscules de Malpighi est spécialement affecté. Ce tissu
est infiltré de cellules arrondies ou éléments embryonnaires, analogues aux corpuscules lymphatiques, et que colore admirablement le carmin (fig. 3). Répandues d'une façon inégale dans la substance corticale, ces cellules, accumulées sur
quelques points, sont beaucoup plus rares en d'autres endroits, de sorte qu'il
existe, à côté de cloisons conjonctives à peu près normales, des cloisons épaissies
du double ou du triple, ce qui produit l'irrégularité de coloration du parenchyme
rénal. Effectivement, là où les jeunes cellules sont en grand nombre, quoique

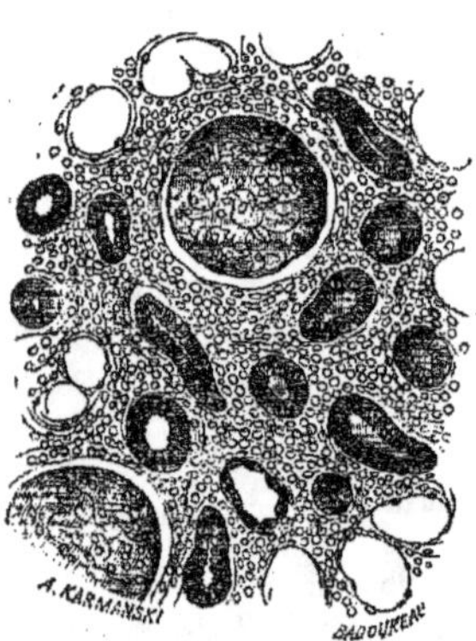
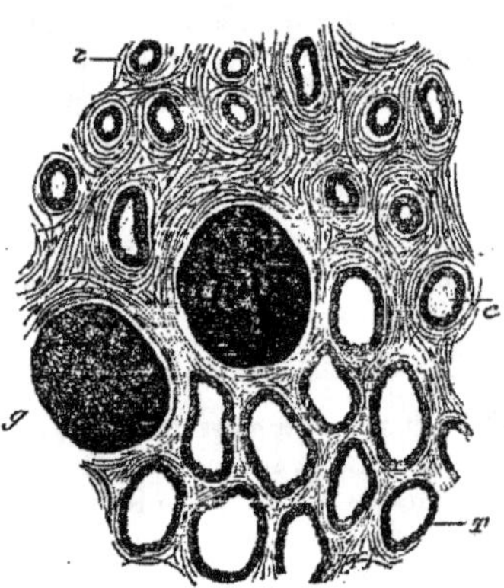

Fig. 3. — Dessin microscopique du rein d'une
jeune femme atteinte d'un rétrécissement congénital de l'aorte. Il existe au pourtour des
glomérules de Malpighi; et entre les tubes
urinifères de jeunes éléments cellulaires qui
constituent le premier degré de la néphrite
interstitielle.

Fig. 4. — Coupe microscopique de la substance
corticale d'un rein affecté de sclérose saturnine
g. Deux glomérules de Malpighi atrophiés et rapprochés l'un de l'autre; t, tube urinifère atrophié.
c, même tube avec dégénérescence colloïde; T, tubes
urinifères dilatés et hypertrophiés.

les vaisseaux ne paraissent pas comprimés, le parenchyme offre une teinte grisâtre ou blanchâtre, tandis que dans le voisinage il est rougeâtre et semé de
varicosités capillaires. Au bout d'un espace de temps souvent assez long, la substance médullaire prend part au processus, en sorte que la marche de celui-ci a
lieu de la périphérie vers les parties centrales de l'organe.

Les vaisseaux sanguins et les tubes urinifères restent perméables, mais les
glomérules de Malpighi, hypérémiés et distendus, sont quelquefois le siége d'une
hémorrhagie qui se fait jour jusque dans les voies urinaires. Tel est le premier
stade de cette altération. Les jeunes cellules, à ce moment, d'après quelques
auteurs, seraient susceptibles de subir une transformation graisseuse qui en
amènerait la résorption ; mais cette opinion ne me paraît pas prouvée dans l'espèce;

le plus souvent, sinon toujours, ces éléments continuent leur développement, et survient le second stade de l'altération.

Le rein, primitivement volumineux et comme lardacé, diminue peu à peu de volume, tandis que les calices et les bassinets sont quelquefois agrandis; son tissu se rétracte, et par suite sa surface devient chagrinée ou granulée dans toute son étendue. Les parties saillantes ou granulations ont un volume assez régulier et un diamètre qui varie de un à cinq millimètres ; elles sont d'un gris jaunâtre, tandis que les parties déprimées ont un aspect gris pur ou rougeâtre violacé. L'organe tout entier a une consistance ferme, élastique, coriace ; la capsule, opaline, résistante, parcourue par des vaisseaux qui s'anastomosent avec ceux de l'enveloppe adipeuse, s'enlève difficilement par places, et emporte avec elle une portion de la substance rénale. Des kystes plus ou moins nombreux, ayant quelquefois le volume d'une noisette, un contenu jaune clair ou gris gélatineux, apparaissent çà et là tant à la surface que dans la profondeur du tissu rénal. Celui-ci présente un retrait qui porte principalement sur la substance corticale, dont l'épaisseur peut être de un ou deux millimètres au plus. La substance médullaire, ferme et légèrement décolorée, participe beaucoup moins que la substance corticale à la diminution du volume général de l'organe.

Les cellules lymphoïdes, qui infiltraient dès l'abord les cloisons intercanaliculaires, sont parvenues, en s'allongeant, à former des corps fusiformes qui, à leur tour, se sont transformés en tissu fibrillaire. Ce tissu n'existe pas seulement entre les canalicules contournés, il forme encore une enveloppe aux glomérules de Malpighi qu'il rétracte et atrophie; quelquefois même des éléments conjonctifs nouveaux se rencontrent au sein du peloton capillaire qui les constitue, de sorte que ces petits vaisseaux peuvent être plus ou moins complétement effacés. Les canalicules tortueux, comprimés, rétrécis et atrophiés par le néoplasme inflammatoire, perdent leurs épithéliums que remplacent de jeunes cellules d'origine conjonctive ; ils sont filiformes et en fin de compte réduits à leur membrane d'enveloppe. Le retrait du tissu de nouvelle formation avec atrophie des tubes contournés a pour effet de faire saillir la partie centrale du lobule, qui est généralement moins altérée, et de là pour quelques auteurs la cause des granulations. Nous pensons qu'il faut ajouter à cette cause l'hypertrophie des tubes non altérés; il se passe en pareil cas quelque chose de comparable à ce qui a lieu lorsqu'un rein s'hypertrophie par atrophie de son congénère. Les parties restées saines, ayant une fonction plus active, augmentent de volume, ainsi que le montre la figure 4.

Les épithéliums des *tubuli*, toujours secondairement altérés, subissent par le fait de la compression une dégénérescence granulo-graisseuse qui tend à les faire disparaître. Ces éléments sont de plus exposés à une dégénérescence muqueuse ou colloïde qui aboutit assez généralement à une formation kystique. Il est commun de trouver, dans la néphrite interstitielle, les cellules épithéliales infiltrées d'une substance transparente colloïde qui émet des expansions plus ou moins considérables, et de voir par suite le canalicule se dilater et se remplir de cylindres cireux, d'un liquide jaunâtre, d'extravasats sanguins, d'épithéliums dégénérés. Semblables phénomènes se passent d'ailleurs dans les glomérules de Malpighi dont les vaisseaux eux-mêmes peuvent prendre part à la dégénérescence. Les kystes qui ont cette origine renferment un contenu muqueux plus ou moins épais dans lequel se trouvent quelquefois des masses cristallines de leucine (*voy.* p, 193). Il existe en outre des kystes qu'on pourrait appeler par rétention, en ce sens qu'ils paraissent résulter de la pression exercée par le tissu scléreux sur un point limité d'un tube collecteur. Ces derniers occupent surtout les pyramides ou les centres des lobules; leur contenu est liquide et transparent.

Dans les cas d'altération extrême, les reins, du volume d'un gros marron, réduits à un poids très-faible, 150 grammes au plus, sont en grande partie transformés en tissu fibreux par la disparition plus ou moins complète d'un grand nombre de canalicules tortueux. Les glomérules, atrophiés, méconnaissables, sont en même temps rapprochés et comme tassés les uns contre les autres; souvent quelques-uns d'entre eux sont encore sains, et parfois hypertrophiés. Dans ces conditions, on peut considérer que la guérison ou même un certain degré d'amélioration sont chose absolument impossible; d'ailleurs la tendance régressive peu prononcée du tissu de nouvelle formation ne donne pas de chances bien positives de guérison, quel que soit le degré de l'altération.

L'artère rénale, partie intégrante du système vaso-nutritif du rein, est assez généralement altérée et souvent même elle paraît prendre une part active au processus phlegmasique. Le tronc artériel et ses principales branches sont ou élargis ou rétrécis; leurs parois sont épaisses et tortueuses, principalement celles des rameaux artériels de la substance corticale. La couche adventice de ces artérioles est infiltrée d'éléments cellulaires qui en s'organisant finissent par amener un retrait du calibre du vaisseau quelquefois tellement prononcé que la membrane interne est comme plissée. Dans certains cas la tunique musculeuse est elle-même hypertrophiée. Néanmoins la lumière de ces vaisseaux reste presque toujours perméable, et le plus souvent il est possible d'y pousser des injections. Il peut arriver, comme je m'en suis assuré, de rencontrer une ou plusieurs branches artérielles oblitérées par des caillots. On comprend qu'avec de semblables lésions le courant sanguin des veines puisse être ralenti au point qu'il se forme des thromboses de ces vaisseaux.

La fréquence de l'altération des artères rénales et de leurs branches dans la néphrite interstitielle a conduit quelques auteurs à considérer ces vaisseaux comme étant le point de départ de l'affection ; mais cette opinion est beaucoup trop absolue, et s'il est des cas où la néphrite conjonctive n'est que l'extension d'une modification première du système artériel en général, et de celui des reins en particulier, il en est d'autres, peut-être aussi nombreux, dans lesquels les artères ne jouent qu'un rôle secondaire. A ce point de vue donc on peut distinguer plusieurs formes de néphrites généralisées, suivant que ces affections sont plus ou moins intimement liées à l'altération du système artériel. Non-seulement les artères rénales, mais l'aorte et les artères qui en émanent, et quelquefois les valvules aortiques, sont simultanément modifiées. Dans quelques circonstances toutefois, on ne constate aucune lésion matérielle des parois de ces vaisseaux, il existe simplement une insuffisance congénitale de la capacité de l'aorte ou même du système artériel tout entier.

Les artères du cerveau et des méninges, lorsque l'aorte est altérée, présentent souvent un épaississement de leurs parois, et les caractères de l'artérite. Ce fait qu'il importe de connaître, joint à l'augmentation de la tension artérielle, donne l'explication de la fréquence des hémorrhagies cérébrales dans la néphrite scléreuse. Effectivement, sur trente cas qui nous sont personnels, dix fois l'hémorrhagie du cerveau et cinq fois l'hémorrhagie des poumons sont survenues comme complication. Cette coïncidence, sur laquelle nous avons appelé l'attention dans notre *Atlas d'anatomie pathologique*, a été signalée depuis lors par Gull, qui selon nous fait jouer à l'altération artérielle un rôle trop important dans la production des altérations des reins. Mais qu'un semblable état du système artériel amène l'hypertrophie vraie du ventricule gauche du cœur, rien de plus facile à comprendre.

Obligé de lutter contre le rétrécissement, la dilatation des artères et la disparition de l'élasticité, le cœur s'hypertrophie nécessairement; ses parois augmentent d'épaisseur, mais il conserve sa consistance et sa coloration, et revêt une forme conique allongée, différente de celle qui accompagne la dilatation ventriculaire, dont la cause est tout autre. Il existe, en effet, dans le cours des affections cardiaques deux sortes de lésions rénales avec albuminurie; l'une, consécutive à la stase sanguine, est due à la réplétion du système veineux; l'autre, concomitante d'une altération du système artériel, loin d'être une conséquence de l'affection cardiaque, en est quelquefois la cause. L'hypertrophie de la substance musculaire du ventricule gauche est un fait constant dans cette dernière affection : elle ne fait défaut qu'autant qu'une circonstance spéciale, comme le rétrécissement des artères coronaires ou une stéatose, la rend impossible.

Les altérations du sang ont été à peine étudiées dans la maladie de Bright en général; mais ce qu'il faudrait, ce sont des analyses exactes de l'état du sang dans les différents genres d'altération des reins, et ces analyses seraient d'autant plus importantes que les accidents dits urémiques y sont plus communs. Il paraît néanmoins résulter des recherches de Christison, Fr. Simon, Andral et Gavarret, etc., que, dans le rein granulé, la proportion des globules rouges du sang diminue notablement, et que la densité du sérum, au lieu d'atteindre 1,029 et 1,031, dépasse rarement 1,022. Cette diminution de densité est surtout l'effet de la déperdition de l'albumine, car la proportion des sels du sérum reste normale, si elle n'est augmentée (Schmidt). Les modifications que subit la fibrine ont été peu étudiées; en tout cas,

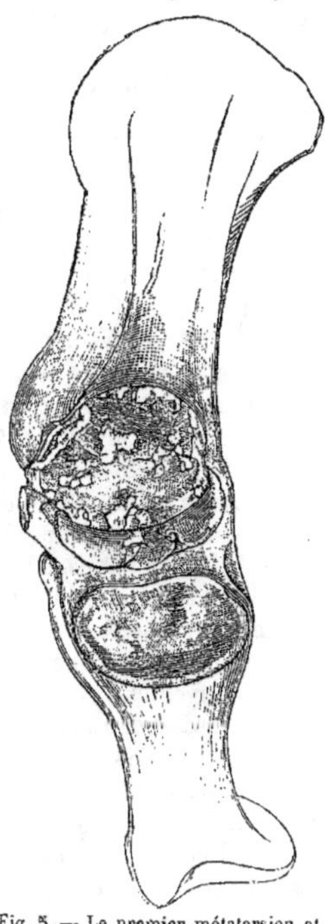

Fig. 5. — Le premier métatarsien et la phalange correspondante du gros orteil dont les cartilages articulaires sont infiltrés de cristaux d'urates de soude et de chaux. Même sujet que celui de la figure 4 (d'après l'*Atlas d'anat. pathol.* de Lancereaux e Lackerbauer).

elles sont relativement faibles. Les principes excrémentitiels, ou matières extractives, ont été constatés en excès dans le sang des albuminuriques par Schottin, Scherer, Hoppe et Chalvet, qui leur font jouer le principal rôle dans les productions des accidents dits urémiques, contrairement à d'autres auteurs qui rattachent ces accidents à un excès d'ammoniaque. Tandis que le contenu normal du sang en urée est, d'après Picard, de 0,016 pour 100, le même auteur l'a trouvé de 0,07 à 0,0846 pour 100 chez les individus atteints de néphrite diffuse. D'un autre côté, l'acide urique paraît bien aussi s'accumuler dans ce liquide, si on en juge par l'infiltration uratique qui a lieu dans les cartilages et certains

tissus fibreux chez la plupart des individus qui meurent d'une néphrite scléreuse
généralisée (*voy.* fig. 5). La créatine a peu appelé l'attention, et cependant elle
n'est pas sans jouer un rôle important, si l'on s'en rapporte à ce qui arrive après
l'extirpation des reins chez les animaux.

Des altérations s'observent en outre du côté des rétines et des nerfs optiques,
et, loin d'être consécutives à l'affection rénale, elles sont plutôt concomitantes d'un
même état pathologique général. Elles sont caractérisées par l'apparition sur les
parois vasculaires et dans la névroglie d'éléments embryonnaires qui, s'organisant
en tissu cicatriciel, produisent la compression et l'atrophie des éléments nerveux,
en même temps qu'ils donnent lieu à de petits extravasats sanguins (Ed. Meyer,
*Union méd.*, 1868, sér. 3, vol. V, p. 982 ; Jon. Hutchinson, *Ophthalmic
Hospital Reports*, vol. VII, part. I, p. 6, et vol. VI, part. 1, p. 55 ; *Annales
d'oculistique*, mai-juin 1873). Semblables altérations peuvent s'observer dans
d'autres organes ; mais il importe de faire remarquer que souvent, en pareil cas,
on prend les désordres concomitants pour des lésions consécutives.

Les lésions consécutives de la néphrite proliférative ne diffèrent pas sensiblement dans tous les cas d'albuminurie chronique. Elles sont la conséquence de
l'élimination des principes de l'urine par une autre voie. Telle est la gastro-entérite
urémique, qui a été étudiée par Treitz (*Prager Vierteljahrschrift*, 1859, p. 143,
et *Arch. générales de médecine*, 1860, II, 458) et par moi (*Atlas d'anatomie
path.*, p. 14 et 22). L'estomac subit, en général, un léger retrait ; ses replis sont saillants et nombreux ; sa face interne est tapissée d'un mucus épais, visqueux, qui souvent ne peut être détaché que par le raclage. La membrane muqueuse est grisâtre,
ardoisée, épaissie, surtout dans la région pylorique, et dans quelques cas même
ulcérée. Les glandes font saillie à sa surface sous forme de points blanchâtres ;
elles sont manifestement altérées ; leurs épithéliums sont granuleux. Les intestins sont le siége d'une altération du même genre. L'intestin grêle, le jejunum
lui-même renferment des mucosités blanchâtres ou jaunâtres, plus ou moins colorées par la bile, visqueuses et adhérentes à la membrane interne. Celle-ci est décolorée, ou mieux, plombée, ardoisée, pigmentée au niveau des villosités et au
pourtour des glandules. Quelquefois elle présente des eschares peu étendues,
comme furonculeuses, occupant surtout la région du côlon descendant et du rectum, ou des ulcères consécutifs à ces eschares, sinon des cicatrices blanches pigmentées à leur circonférence (Voy. mon *Atlas d'anatomie pathologique*, pl. 3,
fig. 5). Ces dernières altérations, qui se rapprochent des lésions dysentériques,
viennent rendre compte du ténesme éprouvé dans quelques cas par les malades
atteints de la maladie dite de Bright. La genèse de ces lésions du tube digestif est
des plus simples. Cl. Bernard et Barreswill (*Archives génér. de médecine*, t. I,
1847) ayant établi que l'urée, après l'extirpation des reins, se trouve éliminée
par la muqueuse des voies digestives et particulièrement par la muqueuse de
l'estomac, il est évident que c'est à cette élimination qu'il faut attribuer le désordre anatomique de la muqueuse gastro-intestinale, sinon, comme l'ont prétendu Treitz et quelques autres auteurs, à l'action irritante des sels ammoniacaux produits dans l'estomac par la décomposition de l'urée.

Indépendamment des altérations secondaires du sang et de la muqueuse digestive, on rencontre dans la néphrite scléreuse des inflammations diverses qui se
localisent de préférence sur les membranes séreuses, les bronches et les poumons.
Ces inflammations, dont la fréquence indique plus qu'une simple coïncidence, ont
été observées par tous les auteurs qui se sont occupés des altérations des reins

(*voy.* Taylor, *On the Causes of the Pericarditis, Med. Chir. Transact*, t. XXVIII,
p. 536). Bright les mentionne dans les tableaux annexés aux intéressants mémoires qu'il nous a laissés sur la maladie qui porte son nom, et si Christison à
Édimbourg, Martin Solon et Rayer, à Paris, les ont peu rencontrées, Frerichs
et Rosenstein les ont trouvées assez fréquemment en Allemagne. Elles ont un début insidieux et une évolution pour ainsi dire latente, de sorte qu'il faut parfois
une grande attention pour arriver à les diagnostiquer. Les bronches, les poumons, les plèvres, le péritoine et le péricarde sont par ordre de fréquence les
parties les plus exposées à ce genre d'altération ; les méninges et l'endocarde en
sont rarement affectés. Les membranes séreuses s'épaississent, s'infiltrent de pigment, se couvrent de fausses membranes, et donnent lieu à une exsudation de
sérosité plus ou moins abondante; les poumons, au contraire, entrent quelquefois en suppuration. Chacune de ces altérations peut entraîner la mort, après un
temps plus ou moins long ; la pneumonie et la péricardite offrent toutefois les
plus grands dangers. Nous connaissons peu leur mode pathogénique, mais il est
vraisemblable qu'elles se rattachent aux modifications subies par le sang et peut-
être à la présence du carbonate d'ammoniaque que renfermerait ce liquide, suivant certains auteurs. De la sorte, on s'expliquerait la plus grande fréquence
de ces altérations dans les voies pulmonaires et dans les cavités séreuses.

Une dernière altération à signaler dans les cas de néphrite atrophique ancienne
est l'incrustation des cartilages articulaires par des urates de soude et de chaux.
Il est commun, ainsi que je m'en suis assuré, de rencontrer, chez les individus
qui succombent aux progrès de cette affection, les cartilages des articulations
métatarso-phalangiennes des gros orteils, plus rarement ceux des articulations des
pouces et des genoux, semés de taches ou saillies jaunâtres produites par l'infiltration de cristaux uratiques dans les cellules cartilagineuses, et cela même chez
des individus qui prétendaient n'avoir jamais eu le moindre accès de goutte
(fig. 5, p. 199). Dans un cas qui m'est personnel (*Atlas d'anat. pathologique*,
p. 214), cette infiltration se rencontrait non-seulement dans la plupart des articulations, mais encore dans les valvules du cœur; aussi me parut-il fort admissible
qu'elle devait être le résultat de l'insuffisance d'élimination de l'acide urique par
les reins. Cependant, je ferai remarquer que je n'ai pas trouvé, chez les jeunes
personnes chlorotiques dont la sclérose du rein me parut se rattacher à un rétrécissement du calibre de l'aorte, ce même dépôt que plusieurs fois j'avais rencontré
chez des goutteux, des saturnins, ou même chez des individus âgés qui avaient
simplement des reins granuleux.

En résumé, dans la néphrite scléreuse généralisée, nous constatons deux
ordres d'altérations. Les unes, caractérisées par l'organisation d'un tissu cicatriciel, occupent surtout le rein, mais elles se rencontrent aussi dans d'autres
organes, et en particulier dans les vaisseaux artériels, le nerf optique, etc. L'extension de ces lésions est la meilleure preuve à l'appui de la proposition que nous
avons émise au début de ce travail, à savoir qu'il n'existe pas, à vrai dire, de
maladies des reins, et que l'altération de ces organes est l'expression anatomique
d'une maladie plus générale. Les autres sont des altérations secondaires résultant
de l'insuffisance de la sécrétion urinaire ; elles ont leur siége dans les organes
appelés à suppléer à cette sécrétion, et portent plus spécialement sur les glandes
de l'estomac ou de l'intestin et sur les membranes séreuses.

*Symptômes.* Les symptômes de la néphrite diffuse primitive passent, au
début de cette affection, le plus souvent inaperçus, non-seulement pour le mé-

decin, mais encore pour le malade. Peu étudiés avant l'apparition de l'albumine dans les urines, ils sont à peu près inconnus; cependant Mohamed prétend qu'il est déjà possible de constater, à l'aide du sphygmographe, une augmentation de la tension artérielle, et, par l'intermédiaire du papier de gayac, une réaction bleue de l'urine. Je crois pouvoir ajouter que fréquemment aussi les malades éprouvent des' palpitations, un léger degré d'essoufflement et des envies fréquentes d'uriner. Mais, en général, le médecin est peu appelé à observer ces premiers désordres. Bien plus, il est rarement prévenu de l'existence de l'albuminurie à son début, et, s'il n'a pas une très-grande perspicacité de diagnostic, ce symptôme peut lui échapper pendant longtemps, comme j'ai pu m'en rendre compte dans maintes circonstances. Le plus souvent, en effet, les malades n'ont aucune trace d'œdème, et comme ils paraissent jouir d'une santé relativement bonne, on songe peu à faire l'examen des urines. D'ailleurs, ils se plaignent de phénomènes très-variables. Les uns accusent une céphalée ou une simple migraine; les autres, de la dyspepsie, une diarrhée persistante, des vomissements; d'autres éprouvent un sentiment de faiblesse générale, et prétendent n'avoir obtenu aucun résultat de la médication qui leur a été prescrite. Il y a quelques jours, un homme de 37 ans, exerçant la profession de plombier dans une localité voisine de Paris, vint me demander un avis au sujet d'une prétendue migraine qui, depuis six mois environ, reparaissait tous les douze ou quinze jours, et ne durait pas moins de vingt-quatre à quarante-huit heures. Il s'agissait, en somme, d'une céphalée très-vive occupant la région frontale ou la tête tout entière, et qui se faisait sentir à tous les instants du jour, mais principalement le matin. Cette céphalée débutait par une douleur d'abord assez légère; elle augmentait peu à peu, arrivait à son maximum d'intensité après cinq ou six heures, devenait alors insupportable et le plus souvent elle était accompagnée de vomissements glaireux; elle décroissait au bout d'un certain temps, pour disparaître entièrement et revenir plus tard. Le bromure de potassium, employé par ce malade depuis un mois, parvenait à faire avorter les crises; mais celles-ci, au lieu de se manifester tous les douze ou quinze jours, revinrent tous les trois ou quatre jours, de sorte que le malade, n'étant pas plus satisfait de sa situation, vint me trouver. Malgré l'absence absolue d'œdème, ces crises me mirent sur la trace d'une affection des reins; le malade m'avoua, du reste, qu'il urinait près de deux litres chaque nuit; je constatai que ses urines étaient albumineuses.

Dans d'autres circonstances, des malades peu soigneux ne voient un médecin qu'à la suite d'une attaque d'épilepsie, d'un accès de dyspnée, ou parce qu'ils ont des vomissements qui leur font redouter un cancer de l'estomac. Quelquefois enfin, c'est une complication de la lésion rénale, une bronchite, une pneumonie, une altération de la vue, qui conduit à consulter. Interrogé avec soin, le malade raconte que, depuis plusieurs mois, il a des besoins fréquents d'uriner; que ses urines sont abondantes et pâles, rarement colorées par du sang. En même temps, il a pâli, il a maigri et il a perdu ses forces; sa vue quelquefois s'est obscurcie, et il se plaint de vertiges, d'anhélation, de dégoût pour certains aliments, etc. Il arrive enfin de rencontrer, à l'hôpital, des personnes jeunes, simplement anémiées, et qui ont de l'albumine dans l'urine depuis un temps plus ou moins long, sans qu'elles manifestent la moindre souffrance et présentent d'œdème même partiel. Ces indications nous paraissent suffisantes pour montrer que la néphrite interstitielle est, à son début, une des affections les plus obscures de la pathologie. Plus tard, l'amaigrissement progressif du sujet, une anémie profonde, le dépérissement de tout l'organisme sont les désordres qui conduisent à faire l'examen des urines et à reconnaître l'albuminurie.

Les troubles fonctionnels liés à la néphrite proliférative diffuse se rapportent, les uns à la modification anatomique des reins et des organes simultanément affectés; les autres, au désordre général résultant de l'insuffisance de la fonction urinaire et aux changements de pression vasculaire. Un phénomène purement local est une sensation douloureuse, considérée à tort, selon nous, comme existant dans tous les cas, parce qu'on oublie trop que les affections scléreuses peuvent évoluer sans désordre appréciable de la sensibilité. Cette sensation, que les malades comparent à une lourdeur, a son siége au niveau de la région lombaire, avec irradiation vers la partie supérieure des cuisses; elle n'est modifiée ni par les efforts, ni par les mouvements, ni par la pression. Ordinairement, elle est accompagnée d'un besoin pénible et fréquent d'uriner que Christison avait déjà signalé, et qui est l'effet d'une polyurie assez abondante parfois pour troubler ou interrompre le sommeil.

*a.* L'urine, qui, au début de l'altération, est tout au moins teintée par l'hémoglobine, si elle ne renferme des globules rouges et de petites concrétions sanguines, est plus tard jaunâtre et pâle au fur et à mesure qu'elle augmente de quantité. Sa densité, toujours faible, oscille entre 1002 et 1012; elle est ordinairement de 1005 à 1009. D'une réaction acide, ce liquide est clair et parfois un peu trouble; au repos, il laisse déposer un sédiment blanchâtre, principalement composé de leucocytes et de cylindres réfringents, homogènes, flexueux, que l'acide acétique fait pâlir sans les dissoudre et que recouvrent des détritus granuleux. Plus tard, des cellules épithéliales altérées ou les débris de ces éléments viennent s'ajouter aux leucocytes devenus granuleux et aux cylindres, sinon les remplacer.

La quantité d'urine rendue dans les vingt-quatre heures est généralement plus que normale: elle varie entre deux et trois litres; elle peut atteindre quatre, cinq litres ou même plus. Elle est sujette à des oscillations qui se présentent principalement lorsqu'un état fébrile ou tout autre désordre vient compliquer l'altération rénale. Ces oscillations mériteraient la plus grande attention, suivant quelques auteurs persuadés que la diminution de l'urine est l'indice le plus certain de l'approche des accidents urémiques. C'est là une manière de voir que l'on ne peut rejeter absolument, mais qu'il est bon de considérer comme exagérée, car, pour être renseigné sur ce point, il ne suffit pas de connaître la quantité de l'urine, il faut encore tenir compte de la densité de ce liquide. Cette polyurie, qui commence dès les premiers temps de l'affection, se continue jusqu'à une période avancée; mais elle cesse quelquefois à cause de l'atrophie des glomérules, et encore à cause de l'altération des épithéliums. Elle trouve son explication dans la pression élevée à laquelle se trouvent soumis les vaisseaux du rein et les glomérules de Malpighi. Anatomiquement révélé par l'hypertrophie du ventricule gauche, cette pression, favorable au filtrage des substances colloïdes, contribue sans aucun doute, au passage de l'albumine dans les urines. Cette substance, lorsqu'on échauffe l'urine ou qu'on y ajoute quelques gouttes d'acide nitrique, se révèle à l'observateur par un précipité peu abondant, lactescent, quelquefois rosé et rarement floconneux, si ce n'est dans la période avancée de l'affection. Ce faible précipité m'a conduit bien souvent, en l'absence d'œdème, à diagnostiquer une néphrite interstitielle; pourtant, il ne faudrait pas en inférer que la quantité d'albumine excrétée dans le cours d'un nycthémère soit peu considérable, car, dans plusieurs analyses faites, il est vrai, à une période avancée du mal, je l'ai vue varier entre 10 et 15 grammes, Quoi qu'il en soit, l'albuminurie peut faire défaut pendant un temps plus ou moins long, plusieurs semaines ou même plusieurs mois. Dans la goutte, par exemple, ce symptôme disparaît quelquefois dans l'intervalle des accès.

Les substances solides sont en moindre proportion dans l'urine, et si nous ne possédons pas assez d'analyses précises des urines de vingt-quatre heures pour pouvoir établir rigoureusement cette proportion, nous savons que la diminution de chacune de ces substances est sans rapport avec la quantité d'albumine contenue dans l'urine. Il faudrait, suivant quelques auteurs, faire exception pour le chlorure de sodium, dont le minimum correspondrait au minimum d'albumine. L'urée et l'acide urique sont, parmi les matières organiques de l'urine, celles dont la proportion relative est moindre. Dans quelques cas examinés à ma demande, la quantité d'urée rendue dans les vingt-quatre heures ne dépassait pas 15 à 20 grammes. Cependant, Bartels aurait trouvé 30 grammes dans plusieurs analyses. La proportion d'acide urique a été peu étudiée, mais Garrod a montré que chez les goutteux qui, au moment de leurs accès, sont parfois albuminuriques, les urines claires et transparentes rendues dans les vingt-quatre heures contiennent en moyenne $0^{gr},234$ de cette substance au lieu de $0^{gr},518$, qui est le chiffre physiologique. La matière colorante de l'urine, malgré la pâleur que ce liquide doit à sa grande proportion d'eau, se révèle soit par une teinte légèrement rosée, soit plus rarement par une coloration bleue, lorsqu'on vient à y verser de l'acide nitrique ou de l'acide chlorhydrique. On sait depuis longtemps que certaines substances odorantes ne passent pas dans les urines des sujets atteints de néphrite interstitielle; par exemple, les individus qui prennent des préparations de térébenthine ne rendent plus que des urines qui accusent l'odeur de violette (de Beauvais, *Gaz. méd.*, 1858, p. 703); de même plusieurs autres substances médicamenteuses ne sont plus secrétées par l'urine (*voy.* Dice Duchworth, *Saint-Bartholomew's Hospital Reports*, t. III, p. 217, 1867). Mais il est vrai de dire que ce défaut de sécrétion exige des conditions anatomiques déterminées, et qu'il est loin d'être constant.

*b.* L'infiltration œdémateuse du tissu cellulaire sous-cutané, pas plus que l'épanchement de sérosité dans les cavités séreuses du corps, n'est un phénomène constant ou nécessaire dans la néphrite interstitielle. Cette affection peut accomplir son évolution sans la moindre trace d'infiltration œdémateuse; aussi l'albuminurie sans œdème est-elle une présomption en faveur d'une sclérose des reins. D'ailleurs, lorsqu'il existe, l'œdème est peu accusé, à l'inverse de ce qui a lieu dans les affections qui intéressent spécialement les épithéliums des tubuli. Il se localise de préférence à la face, au pourtour des malléoles, au scrotum et quelquefois au pénis, c'est-à-dire dans les régions où le tissu cellulaire est le plus lâche. Tous ces œdèmes sont passagers, simultanés ou successifs, mous plutôt que durs, et sujets au déplacement. Ils s'accroissent sous l'influence d'un refroidissement, quand la fonction urinaire est suspendue, et diminuent, au contraire, avec une diurèse abondante. Le liquide épanché possède une faible densité; il est pauvre en principes solides, surtout en albumine, tandis que les sels n'y sont pas beaucoup moins abondants que dans le sérum sanguin. Les épanchements les plus riches en albumine seraient, d'après Schmidt, ceux de la plèvre; viendraient ensuite ceux du péritoine, puis ceux des méninges, et enfin l'infiltration œdémateuse du tissu cellulaire sous-cutané. L'urée se rencontre dans la sérosité épanchée ou infiltrée, dont la composition chimique a des rapports intimes avec la sérosité du sang.

Consécutivement à l'altération du sang et surtout à la destruction des globules rouges ou hématies, il se produit un état d'anémie progressive, de telle sorte qu'un certain temps après l'apparition de l'altération rénale, les téguments pâlissent et se décolorent. La peau, sèche et rugueuse, est pour ainsi dire sans activité; la transpiration est rare; la sueur renferme de l'urée, qui parfois se dépose, sous la forme d'une poussière blanche, à la surface du tégument externe. Celui-ci est, du reste, exposé à des anthrax, à des érysipèles et à des phlegmons, qui peuvent prendre le caractère gangréneux. Les globules blancs ou leucocytes sont généralement augmentés; mais indépendamment de cette modification, le sang subit, dans sa composition chimique, des changements importants que les analyses faites jusqu'à ce jour n'ont encore pu nous faire connaître d'une façon très-précise. Comme ces changements varient suivant qu'il s'agit d'une néphrite conjonctive ou d'une néprite épithéliale, on comprend qu'il y ait lieu, à l'avenir, de faire des recherches comparatives dans ces diverses altérations.

L'œdème et l'altération du sang sont déjà des phénomènes consécutifs au trouble de la sécrétion urinaire ; ce sont les premiers en date. Il en est d'autres non moins importants, et qui sont la conséquence de la rétention dans l'organisme de produits encore indéterminés de l'urine. Ces derniers affectent plus spécialement les voies digestives et les fonctions du système nerveux ; ils sont généralement connus sous le nom d'*accidents urémiques*.

*c*. Les désordres digestifs sont les plus communs : ils ont leur siége de prédilection dans l'estomac ou l'intestin; le plus souvent, dans ces deux organes à la fois. Les malades voient leur appétit diminuer, ils ont peu d'appétence pour les viandes et digèrent mal; puis ils éprouvent, soit à jeun soit avant ou après les repas, un sentiment de nausée, facilement suivi de régurgitation ou de vomissements aqueux, incolores ou verdâtres, et plus ou moins biliaires. Dans les stades plus avancés, ces vomissements augmentent de fréquence et peuvent devenir presque incoërcibles; la quantité de matières vomies est plus considérable, parfois il s'y ajoute des aliments, ce qui est l'indice d'accidents cérébraux prochains ou imminents. Le liquide vomi est composé de débris alimentaires, d'amas épithéliaux; il a une réaction acide ou neutre, rarement alcaline. Ces vomissements peuvent prêter à l'erreur et faire croire, comme je l'ai vu bien souvent, à un cancer de l'estomac; mais dès qu'on a reconnu l'existence de l'albuminurie, ils ont une grande importance en ce sens qu'ils constituent un signe de l'empoisonnement du sang, et sont l'avant-coureur d'accidents plus graves. La diarrhée, symptôme presque aussi commun que le vomissement auquel elle peut s'ajouter, donne parfois le change en éveillant dans l'esprit du médecin toute autre idée qu'une affection rénale, d'autant plus que l'anasarque fait alors défaut. Les évacuations, d'abord peu abondantes, deviennent plus tard profuses et aqueuses; souvent elles sont blanchâtres, plus rarement verdâtres, glaireuses ou sanguinolentes ; elles sont accompagnées de coliques ou de ténesme, pour peu que le rectum prenne part à l'altération. Cet état, qui rappelle celui de la dysen·terie, ne s'observe toutefois que dans la période avancée de l'altération rénale; du reste, les matières excrémentitielles rendues dans ces conditions contiennent une certaine quantité d'urée ou de carbonate d'ammoniaque, provenant de la décomposition de cette substance, qui se rencontre, comme on le sait depuis les intéressantes recherches de Cl. Bernard et de Barreswill, dans les déjections des animaux auxquels on a pratiqué l'ablation des reins. Par conséquent, il n'est pas douteux que l'urée, non excrétée par ces organes, ne s'accumule dans le sang et ne se trouve éliminée par les muqueuses de l'estomac et de l'intestin. Il resterait à savoir dans quelle proportion ces muqueuses parviennent à débarrasser l'organisme des autres matières extractives de l'urine, et principalement de l'acide urique. Si elles sont abondantes, les évacuations mettent les malades à l'abri de l'infiltration œdémateuse ; mais lorsque cette infiltration existe, elles la font rarement disparaître. Ajoutons que ces évacuations peuvent préserver des accidents encéphalopathiques, ou du moins retarder l'apparition de ces accidents ; aussi est-il inopportun et même dangereux de les faire cesser complétement, et surtout trop rapidement.

Les organes cérébro-spinaux sont, après les organes digestifs, les parties les plus exposées aux désordres de l'intoxication dite urémique. Les trois grandes fonctions de la sensibilité, du mouvement et de l'intelligence peuvent être affectées isolément ou simultanément. Les troubles de la sensibilité se traduisent par des sensations de prurit, une hypéresthésie légère, et surtout par des douleurs plus ou moins vives, comme névralgiques, qui occupent de préférence les nerfs périphériques, et principalement la branche sus-orbitaire. Situées au niveau des muscles ou des articulations, ces douleurs sont facilement prises pour des douleurs rhumatismales et peuvent induire le médecin en erreur. Au lieu de douleurs, les malades accusent parfois une pesanteur, une lourdeur de tête, une céphalée plus ou moins vive, qu'ils localisent à la région frontale ou encore à la région occipitale, et qui peut être assez intense pour leur arracher des cris. Dans quelques cas, plus violente la nuit que le jour, cette céphalée produit l'insomnie et éveille, chez le médecin, l'idée d'une céphalée syphilitique. J'ai vu plusieurs malades chez lesquels cette erreur avait été commise. Souvent aussi la céphalée urémique est intermittente et revêt assez bien les caractères d'un accès de migraine, où rien ne manque, pas même le vomissement. Ce symptôme, parfois l'un des premiers dont se plaignent les malades, peut également tromper le médecin ; à l'exemple que j'en ai donné plus haut, je dois ajouter celui d'un de mes maîtres qui, pendant des années, a souffert d'une céphalée n'ayant sans doute d'autre cause qu'une lésion scléreuse des reins.

Les désordres du mouvement sont de deux ordres : convulsifs ou paralytiques. Les accidents convulsifs sont de beaucoup les plus fréquents ; ils se montrent sous forme d'accès éclamptiques survenant à des intervalles de temps plus ou moins rapprochés, plusieurs semaines, des mois ou même une année, et présentent la plus grande ressemblance avec une attaque d'épilepsie ; ils se produisent à une période déjà avancée de l'affection rénale, et entraînent souvent la mort. Plus rarement les malades éprouvent des soubresauts dans les membres, ou des secousses analogues à des secousses électriques, un tremblement des membres ; dans quelques cas, ils sont paralysés du mouvement d'un bras ou d'une jambe, avec embarras de la parole, tendance aux pleurs et affaiblissement intellectuel. Mais ces derniers accidents nous ont paru se rattacher à des lésions des artères cérébrales au moins autant qu'à une intoxication urémique ; nous les avons observés uniquement chez des goutteux.

On voit enfin des individus jouissant d'une bonne santé apparente être pris tout à coup, à la suite d'un excès ou de fatigues corporelles, d'accidents *apoplectiformes* qui ont pu faire songer, soit à une hémorrhagie cérébrale, soit à un empoisonnement par l'opium. Ces malades succombent le plus souvent dans le coma

après un ou plusieurs jours. Il est d'autres malades chez lesquels l'intoxication
se traduit par un délire et un ensemble phénoménal qui n'est pas sans analogie
avec celui que détermine la méningite y compris la contraction de la pupille.
Cette forme de l'intoxication urémique est relativement très-rare. Il n'en est pas
de même de la forme dite dyspnéique, qu'il faut toujours attribuer à un désordre
de l'innervation. Caractérisée quelquefois par une dyspnée progressive, cette
forme se révèle, dans d'autres circonstances, par des phénomènes qui ont la plus
grande ressemblance avec une attaque d'*asthme* véritable, car, comme cette dernière, ils peuvent apparaître tout à coup, revêtir le type intermittent, et provoquer les mouvements respiratoires les plus intenses ; mais, contrairement à
l'asthme ordinaire, ils sont quelquefois accompagnés ou suivis de vomissements.
Notons que l'attaque d'urémie, qu'elle se révèle par des phénomènes apoplectiques, convulsifs ou dyspnéiques, est accompagnée d'un abaissement de un, deux
degrés centigrades au plus de la température générale du corps. Cette algidité,
dans laquelle succombent assez généralement les malades, est un excellent signe
qui souvent permet de différencier les accidents urémiques de ceux qui se lient
à des lésions matérielles des centres nerveux (Bourneville, *Études cliniques et
thermométriques sur les maladies du système nerveux.* Paris, 1873).

*d.* Les troubles fonctionnels directement liés à l'altération des reins ne sont
pas les seuls que l'on observe dans le cours de la néphrite scléreuse diffuse ; il
en est d'autres qui, pour avoir une relation plus éloignée avec cette altération,
ne méritent pas moins de nous intéresser ; il faut les étudier dans les vaisseaux
et dans le cœur. Affectées de sclérose avec dégénérescence athéromateuse, les
artères cérébrales sont, plutôt que l'intoxication urémique, le point de départ
d'éblouissements, d'étourdissements et de vertiges, qui surviennent surtout
quand le malade vient à se baisser. Jointe à la tension exagérée du sang, cette
altération du système artériel encéphalique est sans doute la cause des hémorrhagies cérébrales plus ou moins abondantes, et souvent mortelles, qui se produisent dans le cours de la néphrite coloreuse. Sur trente cas qui me sont personnels, cette hémorrhagie a été suivie sept fois d'une mort rapide. Des désordres
divers se rattachent aux altérations de l'aorte et de ses branches collatérales.
Les hémorrhagies du poumon, presque aussi communes que les hémorrhagies
cérébrales, sont le résultat vraisemblable des lésions des artères bronchiques ou
de l'artère pulmonaire, auxquelles s'ajoute l'augmentation de la tension du sang
dans le système artériel du poumon ; mais il est possible aussi qu'elles soient, dans
quelques cas, sous la simple dépendance de l'altération du sang. Les épistaxis,
relativement fréquentes en pareil cas, sont évidemment liées à cette altération.

L'artère splénique retrécie, conduit à la diminution du volume de la rate,
tandis que les altérations de l'aorte et de ses branches modifient les conditions de
la circulation, augmentent la tension du sang et déterminent par cela même des
changements importants dans l'état du cœur, qui s'hypertrophie. La fréquence de
l'hypertrophie du muscle cardiaque dans la maladie brightique est vivement discutée. Tandis que Bright l'a constatée 52 fois sur 100, Rayer avoue que les
exemples d'hypertrophie du cœur sans autre altération de cet organe ou des
poumons sont très-rares. Christison partage l'opinion de Bright, et, suivant
Frerichs, l'hypertrophie cardiaque précéderait le plus souvent la maladie des
reins, et en deviendrait la cause occasionnelle. Cette divergence d'opinions résulte
évidemment de la confusion établie entre les différents genres d'altération rénale
groupés à tort sous la dénomination de maladie de Bright. Effectivement, si je fais

appel à mon observation, je remarque que cette hypertrophie fait défaut dans
tous les cas où la lésion rénale est limitée aux épithéliums, et qu'elle est pour
ainsi dire constante, du moins au bout d'un certain temps, dans ceux où le tissu
conjonctivo-vasculaire est primitivement affecté, puisqu'elle existe 15 fois sur
18 cas. Ces quelques faits exceptionnels sont insuffisants pour infirmer la théorie
suivant laquelle l'hypertrophie cardiaque résulterait d'une augmentation de pression dans le système circulatoire. Car nous avons vu manquer cette hypertrophie
surtout lorsque la fibre musculaire du cœur était en voie de dégénérescence
graisseuse, ou que les artères coronaires étaient rétrécies. L'augmentation de volume du cœur, est, dans l'espèce, une source d'erreurs de diagnostic, comme je
l'ai vu à plusieurs reprises chez des goutteux que des médecins éminents trai-
taient pour une simple affection cardiaque. Elle se révèle par une matité étendue
dans le sens du diamètre longitudinal et par une impulsion anormale de la pointe.
Le choc se fait sentir dans plusieurs espaces intercostaux ; il a son maximum
d'intensité dans le cinquième ou le sixième en dehors du mamelon, à moins d'être
voilé par un poumon emphysémateux. Il existe, en même temps, un renforce-
ment du second bruit, et le malade accuse fréquemment des palpitations, de la
dyspnée, des éblouissements ou même des sensations de vertige. Le pouls est
plein et d'une dureté telle que la sensation de l'artère sous le doigt a été comparée par Owen-Rees à celle que donnerait un fil de fer. La disparition de cette
tension exagérée est, en général, un indice de mauvais augure ; c'est qu'alors
l'hypertrophie cardiaque cesse de faire compensation à l'obstacle circulatoire
causé par le rétrécissement plus ou moins étendu de l'aire du système artériel.
La coexistence de cette hypertrophie avec des urines abondantes et légèrement
albumineuses constitue l'un des meilleurs signes de la néphrite atrophique.

Un désordre qui mérite notre attention, surtout à cause de l'interprétation insuffisante dont il me paraît avoir été l'objet, c'est l'*amaurose*. Depuis la relation établie par H. Landouzy (mémoire lu à l'Acad. de méd. en 1849) entre ce symptôme
et la maladie de Bright, l'amaurose albuminurique a été étudiée avec soin tant par
les ophthalmologistes que par les pathologistes (voy. *Revue*, par Charcot, in *Gaz.
hebd.*, 1858, p. 150) ; mais aucun d'eux, jusqu'ici, ne paraît avoir soupçonné que
ce trouble visuel est le résultat de lésions anatomiques différentes suivant la nature
de l'altération rénale. Des recherches personnelles nous ont appris que les néphrites interstitielles, principalement celles qui surviennent dans le cours de
l'intoxication plombique, sont, dans un certain nombre de cas, accompagnées
d'une amaurose plus ou moins complète, toujours liée, non pas à une altération
primitive des éléments de la rétine, mais à une altération scléreuse du nerf optique
et de la rétine. Nous avons pu constater à plusieurs reprises, soit par l'examen
ophthalmoscopique, soit par l'examen anatomique, l'existence de cette altération
qui finit par amener l'atrophie de la papille optique. Elle était très-manifeste chez
un malade que le docteur Giraud-Teulon a bien voulu examiner avec nous à l'hôpital Saint-Antoine, et chez lequel il n'y avait aucune trace de taches graisseuses,
ce qui nous fit repousser l'idée d'une néphrite épithéliale. Hutchinson a observé
que dans le saturnisme la papille optique ne présente aucune coloration et que
l'artère et la veine centrale sont notablement diminuées de volume. Ajoutons que,
dans certains cas, la rétine est le siége d'ecchymoses ou de petites hémorrhagies
résultant d'un état de compression ou d'altération vasculaire.

Généralement, les malades accusent une faiblesse progressive de la vue, avec
des états stationnaires plus ou moins prolongés : au début, ils distinguent encore

les objets assez fins et des caractères d'une moyenne grosseur ; plus tard, la perception cesse d'avoir lieu à une certaine distance. Un de nos malades, atteint d'intoxication saturnine, suivi pendant plus d'une année, finit par ne plus pouvoir déchiffrer les caractères les plus fins du cahier de visite, mais il lisait les caractères moyens, en sorte que le désordre n'avait eu qu'une marche lente et tout à fait chronique, ce qui est la règle. Ainsi la vue peut être plus ou moins affaiblie, mais elle n'est jamais complétement éteinte.

L'audition est conservée, cependant, Schwartze a observé dans un cas de maladie de Bright avec hypertrophie du cœur, une hémorrhagie de la caisse du tympan coïncider avec une retinité apoplectique double. (*Archiv. f. Ohrenheilk*, t. IV, 1868).

La description qui précède se rapporte plus spécialement à la néphrite diffuse survenant dans le cours d'une intoxication plombique ou de la goutte. Dans les cas où la néphrite se lie à une modification congénitale ou acquise de l'aorte, sinon du système artériel tout entier, et paraît se développer uniquement sous l'influence de la tension exagérée du sang dans le système artériel, les reins, siége d'une induration considérable, sont notablement diminués de volume, souvent plus petits et moins granuleux que les reins des goutteux et des saturnins ; histologiquement, ils présentent les mêmes altérations. Les lésions secondaires ne diffèrent pas de ce qu'elles sont dans la forme précédente ; toutefois, les rétines n'étaient pas altérées dans les cas que nous avons pu observer, et les cartilages articulaires n'étaient pas incrustés de sels uratiques. L'aorte, dont le calibre était relativement très-étroit et dont les parois étaient amincies, sans autre altération de structure, parut être le point de départ de l'altération rénale ; ce vaisseau, dans un cas qui nous est personnel, présentait une circonférence de 4 centimètres et demi au niveau de la région dorsale. La néphrite scléreuse survenant dans ces conditions se rencontre spécialement chez des personnes jeunes, plus fréquemment peut-être chez des femmes qui pendant longtemps ont paru souffrir de phénomènes attribués à la chlorose, alors qu'il s'agissoit simplement de désordres consécutifs à une organisation spéciale du système artériel.

*Marche.* Envisagée au point de vue clinique, la néphrite proliférative diffuse présente trois phases ou périodes, qui sont la période préalbuminurique, la période simplement albuminurique et la période urémique. Tension artérielle exagérée et polyurie sont les principaux phénomènes de la première de ces phases, dans laquelle l'albuminurie fait défaut. L'existence de ce symptôme indépendamment de tout désordre urémique, et souvent aussi des troubles visuels, caractérisent la seconde de ces phases, dans laquelle se révèle l'hypertrophie cardiaque. Les divers accidents rattachés à l'intoxication par l'urée, tels que céphalée, dyspnée, convulsions épileptiformes, coma, appartiennent à la troisième. Ce n'est pas le lieu de revenir sur ces divers accidents, mais il importe de savoir que telle est la marche de la néphrite diffuse dans le plus grand nombre des cas, quand on parvient à la diagnostiquer assez tôt. Si certains auteurs ont pu croire que cette affection débutait quelquefois par des convulsions ou par quelque autre symptôme urémique, c'est uniquement parce que les phénomènes précurseurs leur avaient complétement échappé ; rien n'est facile, en effet, comme de méconnaître la néphrite diffuse, même dans sa période albuminurique.

*Durée.* La néphrite scléreuse a une durée toujours longue, et sous ce rapport, comme à beaucoup d'autres points de vue, elle mérite d'être séparée des autres altérations rénales avec albuminurie. Il est reconnu, en effet, par les observateurs habitués à diagnostiquer cette affection, que son évolution est des plus lentes et que sa durée se compte par années. Il m'est arrivé de suivre pendant longtemps des malades qui en étaient atteints, et je n'hésite pas à dire que cette néphrite peut durer depuis trois jusqu'à dix ans et plus. Dickinson prétend qu'elle se prolonge pendant quinze et vingt ans. Il est commun d'ailleurs de rencontrer, tant dans la pratique hospitalière que dans la pratique civile, des individus qui se croient en état de parfaite santé, bien qu'ils soient atteints de cette affection ; j'ai ainsi plusieurs malades que je suis avec le plus grand intérêt.

*Terminaison.* Lorsque la néphrite proliférative est peu prononcée, ce que révèlent le peu de développement de l'hypertrophie cardiaque, une polyurie peu considérable et une albuminurie intermittente, on peut espérer la terminaison favorable de cette affection. Pourtant, je dois noter qu'il n'est à ma connaissance aucun fait bien authentique de la guérison définitive d'une néphrite liée à la goutte ou au saturnisme ; aussi, dans la plupart des cas de ce genre, la terminaison est-elle pour ainsi dire fatale. Celle-ci, lorsqu'elle n'est pas provoquée par une maladie intercurrente, est généralement causée par l'intoxication à laquelle donne lieu l'insuffisance de la sécrétion urinaire ; plus rarement elle est due à une complication. Le malade, dont la santé générale s'était soutenue jusque-là, s'amaigrit et dépérit d'une façon continue ; mais il est rare qu'il finisse par le fait d'un épuisement général. Souvent, après avoir éprouvé pendant un temps plus ou moins long une céphalée quelquefois très-violente, il est pris d'une dyspnée intense, d'accès semblables aux accès d'asthme nerveux, de convulsions épileptiformes, ou bien, ce qui est le cas le plus fréquent, il tombe dans le coma et succombe. Dans certains cas, la mort peut être rapide ou subite ; un malade que je soignais à la Maison municipale de santé, venait de sortir dans la cour, au soleil, lorsqu'il s'affaissa tout à coup, il était mort. Il importe que le médecin soit bien pénétré de ces modes de terminaison, d'autant plus qu'il est en son pouvoir de les retarder dans maintes circonstances, soit en prévenant l'apparition des accidents, soit en les combattant par une médication énergique.

Une malade atteinte de néphrite goutteuse depuis plusieurs années était tombée, après trois attaques éclamptiques survenues en l'espace de deux ans, dans un état d'anémie et d'épuisement tellement considérable qu'elle pouvait à peine marcher. Il lui était impossible de digérer les aliments solides, car elle les vomissait immanquablement au bout d'un certain temps. Je la soumis à un régime exclusivement lacté, et sous cette influence les vomissements cessèrent et la malade parvint à se nourrir. Cependant, elle ne tarda pas à être prise d'un accès de dyspnée urémique qui se termina par des vomissements, mais qui faillit l'emporter. Averti, par l'apparition d'une céphalée plus ou moins intense, de l'imminence de nouveaux accidents, je parvins à éviter tout désordre en administrant à cette malade un lavement purgatif, toutes les fois qu'elle se plaignait de maux de tête. Ce régime, qui m'avait fort bien réussi pendant six mois, ayant été négligé, la malade, sans avoir rien présenté de nouveau, fut atteinte tout à coup de convulsions épileptiformes et succomba dans l'espace de deux heures. Ce fait n'est pas le seul à ma connaissance où la terminaison fatale de la néphrite diffuse ait été retardée par une médication appropriée. Je pourrais en citer plusieurs autres, car bien souvent j'ai appelé sur ce point l'attention de mes élèves et porté un pronostic grave qui n'a généralement pas tardé à se vérifier. Il est facile de comprendre que, la mort étant, dans ces conditions, non pas le fait direct de la lésion matérielle, mais le résultat d'une intoxication par rétention de produits excrémentitels, l'inter-

vention médicale puisse être de la plus grande efficacité. Il n'en est plus ainsi
dans les différentes circonstances où des lésions anatomiques diverses viennent
s'ajouter à la néphrite scléreuse et hâter sa terminaison.

Parmi les lésions matérielles qui peuvent mettre en danger la vie des malades
atteints de néphrite interstitielle, l'hémorrhagie cérébrale se place en première
ligne. Cette complication, dont nous avons indiqué la fréquence, est l'une de celles
que l'on doit le plus redouter, car elle est presque inévitablement suivie de la
mort au bout d'un temps quelquefois très-court. Les inflammations des poumons
et des membranes séreuses sont des complications plus rares, et en général
moins graves, excepté la pneumonie et la péricardite, qui sont presque toujours
mortelles. Quant aux épistaxis, elles menacent peu la vie des malades, puisqu'il
est généralement facile de les arrêter ; elles n'en constituent pas moins un signe
pronostique d'un mauvais augure.

*Diagnostic.* Le diagnostic de le néphrite scléreuse diffuse comprend plusieurs
points : 1° reconnaître l'affection des reins, la distinguer des autres altérations du
même organe, ce qui constitue le diagnostic du genre ; 2° rechercher la cause de
cette affection, ce qui constitue le diagnostic de l'espèce.

Aucune affection des reins ne prête plus à des erreurs de diagnostic que l'altération en question ; je suis à même de pouvoir le dire, car depuis quinze ans que
mon attention a été appelée sur cette forme de la maladie de Bright, j'ai eu l'occasion de constater un grand nombre de ces erreurs, tant à l'hôpital que dans la
pratique civile, et cela bien souvent de la part des médecins les plus distingués.
Je ne ferai pas l'énumération de tous les faits qui sont à ma connaissance ; il me
suffira de dire que le diagnostic porté en pareil cas a été le plus souvent : cancer
de l'estomac, entérite chronique, affection cardiaque ; dans quelques cas, méningite
ou ramollissement cérébral, épilepsie, asthme, migraines, céphalée syphilitique, et
même phthisie pulmonaire, à cause du dépérissement et de la bronchite, ou encore
cystite et calculs vésicaux lorsqu'il existait des besoins fréquents et douloureux
d'uriner. Chez une personne où, par suite d'une déviation de la colonne vertébrale,
le foie débordait les côtes, la dyspepsie, l'anémie et le dépérissement conduisirent
un médecin éminent de province à diagnostiquer une affection du foie sur la nature
de laquelle il ne s'était pas expliqué. Cependant, la malade avait eu antérieurement
deux attaques éclamptiques, et ses urines donnaient lieu à un précipité albumineux ;
mais elles n'avaient pas été examinées. Dans beaucoup de circonsatnces, enfin, il
n'est porté aucun diagnostic précis, l'absence d'œdème fait négliger l'examen des
urines, et le médecin, impuissant, assiste au dépérissement et à l'agonie de son
malade, sans pouvoir se rendre compte de son état.

Le diagnostic de la néphrite proliférative diffuse n'offre cependant de difficultés
réelles que dans la période préalbuminurique, car si cette période peut être soupçonnée ou prévue lorsque chez des individus goutteux ou saturnins il existe de
la polyurie, des palpitations et une forte tension du sang dans le système artériel,
il faut bien avouer qu'elle ne peut être sûrement diagnostiquée. Il n'en est plus
de même dans les périodes suivantes, où le médecin, se trouve mis sur la voie d'une
altération rénale par différents symptômes, tels que céphalée, migraine, palpitations, essoufflement, vomissements, diarrhée, anémie, dépérissement général.
L'albuminurie une fois constatée (*voy.* dans ce dictionnaire le remarquable article
ALBUMINURIE du professeur Gubler), il reste à chercher si elle se rattache bien à
une altération des reins, ou si elle n'est pas l'effet d'un simple désordre nerveux:
Souvent, en présence de malades albuminuriques accusant une céphalée plus ou

moins vive, des étourdissements ou encore des attaques convulsives, des palpitations désordonnées et une dyspnée intense sans altération appréciable des poumons, la question se pose de savoir si on a affaire à une altération de l'encéphale
(tumeur) ou à une affection primitive des reins. J'ai vu les médecins les plus
expérimentés hésiter en pareil cas, ou plutôt diagnostiquer des affections cérébrales et jusqu'à des thromboses et des embolies cardiaques. Un exemple de ce
genre qui m'a vivement frappé est celui d'un maître qui a eu toute mon affection.
Un jour où j'entrais chezlui, il me demanda de l'ausculter avec soin, car, me dit-il,
j'ai une irrégularité surprenante dans les battements du cœur et dans le pouls, et
on a paru croire hier que cette irrégularité était la conséquence d'un caillot occupant le cœur gauche. Mon premier mouvement fut de le rassurer et de lui prouver
que ce phénomène si singulier tenait à l'insuffisance rénale : il était légèrement
albuminurique depuis plusieurs années, et déjà il avait eu, à plusieurs reprises,
des convulsions épileptiformes ; d'ailleurs, à part l'irrégularité des battements,
l'auscultation ne révélait aucun désordre matériel du côté du cœur.

Pour arriver à un diagnostic certain en pareil cas, il importe d'être fixé sur la
nature et l'évolution de l'albuminurie nerveuse, c'est-à-dire l'albuminurie liée à
un simple trouble fonctionnel ou à un désordre matériel de l'encéphale, et notamment de la région bulbaire. Malheureusement, il existe sur ce point des données
fort incomplètes, car depuis que le professeur Cl. Bernard est parvenu à produire
l'albuminurie par la piqûre d'un point déterminé du quatrième ventricule, il n'a
été rapporté aucune observation clinique établissant d'une façon certaine l'existence
d'une albuminurie persistante par le fait d'un simple désordre nerveux, sans altération de structure des reins ; c'est du moins ce qui résulte de l'examen même des
travaux qui ont eu lieu sur la matière (*Voy.* Hanion (de la Sarthe), *Étude névrosique de l'albuminurie, Gaz. méd.*, 1861 ; Leroux, *De l'Albuminurie dans ses
relations avec les affections nerveuses*, thèse de Paris, 1867 ; Th. Laycock, *Are
Morbid Functionn. States of the cerebellum, medulla oblongata and spinal Cord
Causes of Albuminuria and Bright's Disease? Med. Times and Gaz.* July 12
1873, p. 50 ; Poincarré, *Leçons sur la physiologie normale et path. du système nerveux*, Paris, 1873). Par conséquent, à part les cas d'albuminurie passagère accompagnée ou non de glycosurie, de salivation exagérée, ou de paralysies
localisées de quelques-uns des nerfs encéphaliques, on doit rejeter l'hypothèse
d'une albuminurie purement nerveuse. Celle-ci d'ailleurs, dans la supposition où
elle pourrait constituer un état pathologique sérieux, se distinguerait de l'albuminurie organique par le passage dans l'urine des substances odorantes et par l'absence
d'hypertrophie cardiaque.

L'affection rénale une fois reconnue, il faut se demander quelle est la nature de
la lésion qui produit l'albuminurie. L'état latent du début, la lenteur de l'évolution, l'absence d'œdème ou l'existence d'un œdème peu considérable, passager, la
faible quantité de l'albumine rencontrée dans l'urine, la polyurie, l'hypertrophie du
cœur, telles sont les diverses circonstances qui mettront sur la voie du diagnostic
de la néphrite scléreuse, éclairé d'ailleurs, dans certains cas, par l'état atrophique des rétines et des nerfs optiques. Plus loin, nous verrons comment il est
possible de distinguer cette altération des autres affections brightiques. La
néphrite scléreuse diagnostiquée, il est utile, au point de vue des indications thérapeutiques, de connaître sa cause ; pour cela, il importe d'être renseigné sur les conditions hygiéniques, l'âge et les affections antérieures du
malade. En tenant compte de tous ces éléments, il sera le plus souvent possible

de remonter à la source de l'altération des reins et d'arriver au diagnostic de l'espèce.

*Pronostic.* Il serait téméraire de soutenir que la néphrite interstitielle es[t] toujours fatale; cependant, si on remarque que cette affection est la manifestation[t] habituelle d'un état morbide général et qu'elle a pour caractère un processus inflammatoire qui tend à peu près invariablement à l'organisation, on ne peut avoir qu'un faible espoir d'arrêter sa marche progressive. Le pronostic de cette sclérose, comme celui de la cirrhose hépatique, est donc des plus sérieux, car, si elle ne s'arrête dès sa première période, elle se termine constamment par la mort. Heureusement, cette terminaison n'a lieu qu'au bout d'un certain nombre d'années. Rare et toujours accidentelle dans les premières phases de la maladie, elle survient seulement lorsqu'une partie du rein est transformée en tissu de cicatrice et que, par suite, les épithéliums sécréteurs de cet organe sont altérés. Les recherches de Heidenhain (*voy.* physiologie du rein) ayant montré que les tubes contournés sont très-probablement destinés à l'élimination des principes excrémentitiels de l'urine, on comprend que ces principes ne soient plus excrétés à une certaine période de l'altération, puisque la région du rein où se rencontrent ces tubes est particulièrement affectée, et qu'il en résulte une rétention de ces produits dans le sang, et finalement une intoxication qui tue le malade. Une céphalée persistante est déjà un indice de l'existence de cette intoxication; mais la diminution de la sécrétion urinaire, et surtout la disparition des vomissements et d'une diarrhée ancienne, doivent faire redouter l'apparition de symptômes convulsifs et comateux pouvant mettre l'existence en danger ou entraîner une mort rapide. Il en est de même des hémorrhagies externes et principalement des épistaxis, indépendamment du danger que peut causer une perte de sang un peu considérable; pourtant il ne faut pas oublier que l'urémie peut apparaître sans avoir été précédée de symptômes spéciaux.

Les hémorrhagies cérébrales qui surviennent dans ces conditions sont de la plus grande gravité; quant aux affections phlegmasiques, telles que pneumonie, pleurésie, péricardite, etc., pour être moins redoutables que les accidents urémiques et les hémorrhagies, elles n'en sont pas moins des complications sérieuses et dangereuses. Un état de dépérissement avancé, une anémie profonde et la réapparition fréquente des phénomènes nerveux de l'urémie, sont des symptômes qui indiquent une mort à courte échéance.

*Étiologie et pathogénie.* La néphrite proliférative diffuse s'observe à tous les âges de la vie. Relativement rare chez les jeunes enfants, elle se rencontre quelquefois chez les adolescents et dans l'âge adulte; elle est le plus commune entre trente et cinquante ans. Chez les vieillards, elle est assez fréquente et coexiste presque toujours avec une altération généralisée du système artériel. Cette affection est quelquefois héréditaire, mais en général d'une façon indirecte, par exemple dans les cas où elle est accompagnée de lésions artérielles, et aussi dans ceux où elle est une manifestation de la goutte. Les influences hygiéniques qui peuvent favoriser son développement ont été peu étudiées; les maladies qui lui donnent naissance sont assez bien connues, ce sont : la goutte, le saturnisme, plus rarement le rhumatisme articulaire.

L'influence de la goutte sur la production de cette néphrite a été signalée par les médecins anglais, et principalement par Todd et Garrod. J'ai eu plusieurs fois l'occasion d'observer, dans le cours de cette maladie, l'existence de l'albuminurie, et dans quelques cas l'autopsie est venue me renseigner sur les ca-

| SEXE. | AGE. | PROFESSION. | ÉTAT DES REINS. | ÉTAT DU CŒUR ET DU SYSTÈME ARTÉRIEL. | ÉTAT DES AUTRES ORGANES. | SYMPTÔMES (HYDROPISIE ET URÉMIE). |
|---|---|---|---|---|---|---|
| H. | 49 | Peintre en bâtiments. | Les deux organes petits, granuleux; atrophie portant sur la substance corticale, qui est jaunâtre. L'examen microscopique révèle l'existence de tubes atrophiés et profondément altérés, à côté de tubes à peu près sains; la trame conjonctive est notablement épaissie. | Hypertrophie considérable du ventricule gauche et des colonnes charnues. Valvules intactes et suffisantes, à part les aortiques, qui sont un peu épaissies. Aorte dilatée, épaissie et parsemée de nodosités. Même altération des artères rénales et de la plupart des artères cérébrales. | Liquide céphalo-rachidien abondant. Petits foyers disséminés de ramollissement cérébral, sans oblitération artérielle. Adhérence des poumons œdématiés à leur base. Foie et rate peu modifiés, | Absence d'hydropisie. Dyspnée. Pendant les derniers jours, coma léger, avec diminution de la motilité et de la sensibilité. Albuminurie. |
| H. | 64 | Peintre en bâtiments. | Les deux organes diminués de près des deux tiers, granuleux à leur surface, où existent quelques kystes; substance corticale atrophiée, jaunâtre, indurée. Tubes urinifères diversement altérés; épaississement de la trame conjonctive. | Cœur hypertrophié, paroi ventriculaire gauche doublée de volume, cavité dilatée; deux valvules aortiques adhèrent entre elles et déterminent un léger degré d'insuffisance, les autres valvules saines. Aorte dilatée, épaissie en plusieurs points. Endartérite des vaisseaux qui en émanent, et notamment des artères rénales et de leurs branches. Artères cérébrales altérées. | Amincissement des os du crâne, surtout à la base. Anémie de la substance cérébrale. Atrophie avec sclérose des nerfs optiques. Adhérence des poumons au niveau de leurs sommets sclérosés, et infiltrés de quelques points caséeux. Foie petit. Rate normale. Gastro-entérite. Quelques muscles décolorés. | Œdème passager de la face et des membres inférieurs. Léger degré d'amaurose; faible quantité d'albumine dans les urines. Gonflement douloureux de l'orteil dix mois avant la mort. Diarrhée et vomissements. En dernier lieu, coma profond. |
| H. | 55 | Peintre en bâtiments. | Les deux reins altérés et diminués d'un tiers. Capsule adhérente. Surface inégale. Substance corticale jaunâtre, ferme, atrophiée, infiltrée de quelques kystes; épaississement de la substance conjonctive. | Cœur hypertrophié, jaunâtre; insuffisance légère des valvules aortiques; l'aorte large, offre sur plusieurs points les nodosités de l'artérite. Même altération des artères rénales et cérébrales. | Cerveau intact ou seulement pâle. Adhérences pulmonaires. Infiltration tuberculeuse du poumon droit, distribuée principalement sur le trajet des vaisseaux. Quelques granulations à gauche. Entérite avec un petit nombre d'ulcérations dans le gros intestin, dans le rectum notamment. Foie et rate peu modifiés. Décoloration notable des deux supinat. Articul. du gros orteil normale. | Œdème léger et ultime au niveau des malléoles. Vomissements, diarrhée, signes de tuberculose. Bouffissure de la face. Mort dans un état semi-comateux. Pas d'albumine. |
| H. | 36 | Imprimeur. Cérusier. | Rein droit atrophié, substance corticale indurée, surface granuleuse, capsule adhérente. Rein gauche légèrement augmenté de volume. Dans les deux organes, la substance corticale est jaunâtre; cellules épithéliales tantôt volumineuses, tantôt disparues, tantôt granuleuses. | Cœur d'un volume normal, chargé de graisse à droite. Caillot fibrineux dans le cœur droit, se prolongeant dans l'artère pulmonaire. Artères cérébrales saines. | Foie diminué; altération granulo-graisseuse d'une partie de ses cellules. Rate normale. Poumons pâles, œdématiés; le sommet du poumon droit contient un tubercule crétacé. Muscles extenseurs jaunâtres, altérés; état granuleux des extenseurs des doigts; les nerfs qui s'y rendent ont leur substance médullaire granuleuse. | Pas d'œdème. Ictère. Paralysie des muscles des avant-bras et du diaphragme. Constipation, étourdissements, délire, convulsions finales. Albuminurie. |

| | | | | | |
|---|---|---|---|---|---|
| H. | 83 | Peintre en bâtiments. | Reins atrophiés, diminués de moitié; leur surface est irrégulière, la capsule adhérente; épaississement du stroma conjonctif, diminution des glomérules. Épithéliums des tubuli granuleux, quelques-uns renferment une substance colloïde. | Cœur chargé de pelotons graisseux et de plaques laiteuses. Ventricule gauche hypertrophié (cœur de bœuf). Léger degré d'insuffisance aortique. Plaques saillantes jaunâtres sur l'aorte. Carotides modifiées, artères cérébrales athéromateuses, artères rénales dilatées. | Surfaces articulaires des pieds et du poignet infiltrées d'urates de soude. Extenseurs des bras pâles, jaunâtres, atrophiés; myéline des nerfs granuleuse. Adhérences pulmonaires, et petit foyer de pneumonie caséeuse devenue calcaire. Foie hyperémié. Hydrocèle et atrophie du testicule gauche. | Paralysie des extenseurs des avant-bras. Gonflement douloureux des orteils, des pieds, des doigts. Vomissements, céphalalgie, bouffissure de la face. Constipation. Accès convulsifs des muscles de la face et des membres. Embarras de la parole. Intelligence obtuse, mémoire affaiblie. Hyperesthésie de la peau de la face. Agitation, somnolence. Mort dans le coma. Albuminurie. |
| F. | 48 | Polisseuse de caractères d'imprimerie. | Reins petits, granuleux; légère adhérence de la capsule; substance corticale atrophiée. | Cœur chargé de graisse à la base. Valvules normales. Aorte large. | Adhérences pulmonaires aux deux sommets, qui sont détruits. Plaques tuberculeuses, noyaux caséeux, hépatisation. Foie gras. Ganglions mésentériques hypertrophiés, caséeux. Ulcérations à l'extrémité de l'iléon. | Paralysie incomplète des deux bras. Œdème léger des jambes, diarrhée, vomissements. Symptômes de phthisie pulmonaire. Albuminurie. |
| H. | 55 | Peintre. | Reins diminués de moitié de leur volume, irréguliers, granuleux. Substance corticale atrophiée. Épaississement de la substance conjonctive, corpuscules de Malpighi diminués. Épithéliums des tubuli altérés ou disparus. | Cœur gauche hypertrophié; aorte dilatée, athéromateuse. | Léger épanchement dans les ventricules cérébraux. Foie normal, rate volumineuse. Infiltration crétique des articulations des orteils. | Colique et arthralgie saturnines. Gonflement douloureux des orteils. Vomissements de sang, amenant une syncope et la mort. Albuminurie. |
| H. | 31 | Peintre. | Reins diminués, substance corticale atrophiée; surface parsemée de grains saillants, blanchâtres. Hyperplasie de la substance conjonctive; quelques corpuscules de Malpighi atrophiés. Cellules épithéliales des tubuli granuleuses. | Cœur hypertrophié; aorte dilatée, parois épaisses et athéromateuses. | Adhérences pulmonaires, foie normal, rate volumineuse. Quelques tubercules crétacés. | Coliques saturnines; délire, amaurose. Mort dans un accès d'éclampsie. Albuminurie. |
| H. | 31 | Estampeur. | Reins petits, atrophie de la substance corticale; petits grains blanchâtres, peu saillants, à leur surface. | Le cœur, presque normal, renferme du sang liquide. Les artères de la base du crâne intactes. | Petit foyer sanguin dans la protubérance. Poumons très-congestionnés, apoplexie infiltrée. Tubercules crétacés du foie, surtout à la périphérie. | Mouvements convulsifs. Résolution des quatre membres et mort. Albuminurie. |
| F. | 57 | Coloriste. | Reins petits, granuleux; substance corticale atrophiée, surtout à droite. Tissu conjonctif épaissi par formation de jeunes éléments. Épithéliums des tubuli en partie détruits. | Myocarde jaunâtre, et fibres musculaires granuleuse. Ventricule gauche hypertrophié. Valvules saines. | Rate hypertrophiée, granuleuse. Œdème des poumons. Léger ramollissement de la moelle. Muscles extenseurs de la main et du pied atrophiés, décolorés, réduits à de minces bandelettes. Les nerfs qui s'y rendent sont altérés, leur substance médullaire est granuleuse ou disparue. Granulations noires sur la pie-mère spinale (sulfure de plomb?). | Colique saturnine, arthralgie, accidents épileptiformes. Paralysie des extenseurs de la main et du pied. Bouffissure et atrophie de la face, œdème des malléoles. Amaurose. Analgésie des extrémités, céphalalgie, étourdissements, vertiges. Paralysie des muscles abdominaux et thoraciques. Albuminurie. |

ractères de l'affection rénale, qui étaient ceux de la néphrite scléreuse; j'ai vu, en outre, le descendant d'une mère goutteuse, présenter cette même affection avant toute autre manifestation arthritique. Sur 281 cas de néphrite interstitielle constatés par l'autopsie, Dickinson en a rencontré 27 chez des individus qui pendant la vie avaient présenté les caractères les moins équivoques de la goutte. Les lésions du parenchyme rénal ne diffèrent pas alors de celles qui viennent d'être rapportées, si ce n'est, dans quelques cas, par la coexistence d'infarctus d'urate de soude (Charcot et Cornil, *Comptes rendus de la Société de biologie*, 1863, Lancereaux, *Atlas d'anatomie pathologique*, p. 496, pl. 54 et 55).

C'est surtout aux médecins français que l'on doit de connaître le rapport existant entre l'intoxication plombique et la néphrite atrophique diffuse. Dès l'année 1861, je signalai l'existence d'une affection rénale dans deux cas de saturnisme chronique. En 1863, Ollivier (*voy.* Thèse de Paris, 1863, et *Archiv. génér. de méd.*, t. II, p. 530 et 709) chercha, par des expériences pratiquées sur des animaux, à montrer que le plomb est éliminé par les reins et agit directement sur ces organes au moment où il les traverse; il rapporta qu'il avait observé, dans ces conditions, des lésions des tubes rénaux. Ces expériences répétées par Rosenstein n'ayant pas donné les mêmes résultats, cet auteur crut devoir nier l'action du plomb sur les reins. N'ayant pas expérimenté sur la matière, je m'abstiendrai de porter un jugement définitif relativement à l'altération des reins dans l'intoxication aiguë par le plomb; mais je dois reconnaître que, malgré de nombreuses recherches, il ne m'est pas arrivé de trouver de l'albumine dans les urines des individus affectés de saturnisme aigu : telle est aussi l'opinion émise par mon collègue, M. Besnier dans un rapport sur la thèse de M. Ollivier (*Union médicale*, nouv. sér., t. XXII, p. 595, 1864). Il n'en a pas été de même dans le saturnisme. chronique, car, indépendamment des faits que j'ai publiés en 1863 (*Union médicale*, 15 décembre, p. 513), dans le but de montrer la relation causale existant entre cette intoxication et la néphrite interstitielle, je puis citer aujourd'hui plus de quinze observations avec preuve anatomique à l'appui de cette relation. Ce qui me paraît la mettre hors de toute contestation, c'est non-seulement la fréquence de la néphrite atrophique dans l'intoxication plombique, mais encore les caractères constants de cette altération, et cela même dans des cas où la mort a été accidentelle, comme je l'ai vu, par exemple, chez deux malades morts de phthisie pulmonaire. Le tableau ci-dessus (p. 214-215) est la preuve de ce que j'avance.

L'influence du rhumatisme est beaucoup plus restreinte, elle ne paraît se faire sentir qu'autant que le système artériel aortique et rénal se trouve altéré, et qu'il existe une augmentation de la tension du sang dans ce système. Effectivement, j'ai observé plusieurs fois, chez des individus qui avaient eu des attaques de rhumatisme articulaire aigu, un épaississement des parois avec rétrécissement du calibre des artères rénales et une affection granuleuse des reins, et cela presque toujours dans des cas où la valvule mitrale avait été respectée. Chez les vieillards d'ailleurs, la néphrite interstitielle, qui est pour ainsi dire l'état normal, coexiste en général avec une lésion du système artériel. Enfin on remarque chez quelques malades un rétrécissement congénital de l'aorte et du système artériel qui tout d'abord se traduit par des phénomènes de chlorose et plus tard par une albuminurie avec néphrite scléreuse atrophique (*voy.* le tableau ci-contre).

L'abus des boissons alcooliques est considéré en Angleterre (Christison, Johnson, Grainger-Stewart, Dickinson), en Allemagne (Rosenstein, etc.) et en France par quelques médecins qui se font l'écho des opinions des savants étrangers, comme une

| SEXE. | AGE. | PROFESSION. | ÉTAT DES REINS. | ÉTAT DU CŒUR ET DU SYSTÈME ARTÉRIEL. | ÉTAT DES AUTRES ORGANES. | SYMPTOMES (HYDROPISIE ET URÉMIE). |
|---|---|---|---|---|---|---|
| F. | 37 | Couturière. | Reins petits et granuleux; substance corticale atrophiée; tissu conjonctif épaissi, épithéliums granuleux. | Hypertrophie du cœur, système artériel simplement rétréci. | Œdème des poumons. | Anasarque ultime, dyspnée qui conduit à diagnostiquer une affection cardiaque. Albuminurie. |
| H. | 55 | Tailleur. | Reins petits, indurés et granulés; substance corticale atrophiée. Tissu conjonctif épaissi. | Hypertrophie du cœur, aorte relativement étroite dans toute son étendue. | Sclérose des sommets des poumons et dilatation bronchique; œdème pulmonaire. | Œdème généralisé. Mort rapide avec phénomènes asphyxiques. Albuminurie. |
| F. | 32 | Domestique. | Les deux reins sont diminués de volume et parsemés de granulations irrégulières. L'atrophie porte spécialement sur la substance corticale dont la capsule fibreuse se détache néanmoins sans difficulté. | Hypertrophie avec allongement du cœur gauche. Intégrité de l'aorte dont les dimensions sont relativement petites. Artères cérébrales saines en apparence. | Foyer hémorrhagique dans l'hémisphère gauche du cerveau. Adhérence des poumons, emphysème et œdème de ces mêmes organes. Induration et diminution de volume du pancréas. Pointillé hémorrhagique de la rétine. Teinte ardoisée de la muqueuse stomacale. | Léger œdème des membres inférieurs. Urines albumineuses. Palpitations énergiques. 4 jours avant la mort, hémiplégie droite et aphasie; 2 jours plus tard, épistaxis qui nécessite le tamponnement; en dernier lieu, ulcération de la cornée droite. |
| F. | 28 | Couturière. | Les reins sont petits, indurés, élastiques, parsemés à leur surface de fines granulations qui rappellent celles du maroquin. Ils pèsent 120 gr., l'un 59 gr., l'autre 61. La capsule adhère à la substance corticale d'aspect rosé et d'une épaisseur de 1 millimètre. | Hypertrophie du cœur gauche (1 cent. 1/2 d'épaisseur). Valvule normale et suffisante. Aorte partout petite, d'un diamètre de 14 millimètres, d'une circonférence de 4 cent. 1/2 à la région dorsale. Intégrité des artères rénales et des artères cérébrales. | Œdème pulmonaire sans épanchement pleural. Pancréas induré et gras. Rate et foie normaux. Vessie rétractée et épaissie. Muqueuse stomacale plissée, épaissie et ardoisée. Même altération de la dernière portion du gros intestin. Articulations des genoux et des orteils saines; muscles très-rouges. | Anasarque et bouffissure de la face peu prononcée, et de date récente. Dyspnée allant jusqu'à l'orthopnée; albuminurie. Mort dans ces conditions. |

cause fréquente de la néphrite interstitielle diffuse. Cette manière de voir, que j'avais acceptée autrefois (*voy.* art. ALCOOLISME de ce dictionnaire), me paraît complétement inexacte. Une plus longue expérience et l'examen nécroscopique de plusieurs centaines d'alcooliques m'ont appris que l'altération rénale qui survient chez ces individus est invariablement la dégénérescence graisseuse. Mais, dira-t-on, comment se fait-il que l'alcoolisme, cause incontestable de la cirrhose du foie, ne produise jamais la sclérose du rein, qui est une affection en quelque sorte analogue ? A cette question je réponds qu'une grande partie de l'alcool absorbé par l'estomac traverse le foie et l'irrite par sa présence, tandis qu'il n'y a jamais qu'une faible proportion de cette substance qui arrive aux reins, puisqu'elle a dû préalablement traverser les poumons qui en ont éliminé une plus ou moins grande partie. Ainsi l'altération des reins dans l'alcoolisme n'est pas l'effet d'une action irritante locale, mais bien la conséquence de la modification générale imprimée à l'organisme tout entier, modification qui se traduit surtout, comme on le sait, par la dégénérescence stéatosique des tissus. Je tenais à signaler ce fait, car il importe de bien connaître les conditions étiologiques de la néphrite atrophique, si on veut la prévenir et se rendre compte de sa fréquence relative dans les différens pays.

Les conditions pathogéniques qui président au développement de la néphrite interstitielle ont été à peine étudiées ; elles sont en tout cas peu connues, et cependant il y a lieu de croire à la possibilité d'arriver à produire artificiellement cette altération. Un fait toutefois me paraît résulter de l'étude comparative des différentes espèces de néphrite proliférative diffuse, y compris la néphrite consécutive dont il sera question plus loin, c'est la tension exagérée du sang dans le système artériel au début de ces affections. Cette tension est en effet bien connue chez tous les individus dont le calibre de l'aorte est rétréci, le cœur restant intact, et on ne peut douter qu'elle n'existe chez les personnes dont les reins s'altèrent à la suite d'un obstacle apporté à l'émission des urines. Cette tension a d'ailleurs été constatée à l'aide du sphygmographe, et on sait qu'il suffit de pratiquer sur un chien la ligature de l'aorte abdominale, au-dessous des artères rénales (G. Robinson, *Med. Chir. Transact.*, t. XXVI, p. 74) pour produire l'albuminurie. Ainsi, il y a lieu de croire jusqu'à preuve du contraire qu'une des conditions pathogéniques les plus importantes de la néphrite interstitielle est l'augmentation de la tension sanguine dans le système aortique. Indépendamment de cette condition, on peut invoquer une irritation produite sur les éléments du rein par la filtration d'une urine chargée d'urates de soude (goutte), de molécules de plomb (intoxication saturnine), par le contact trop prolongé de l'urine (néphrite consécutive) ; mais, en réalité, ce sont là autant d'hypothèses, et nous laissons à l'avenir le soin de les justifier ou de les réfuter.

*Traitement.* Le traitement de l'affection complexe qui vient d'être décrite peut être préventif, curatif ou palliatif. Le traitement préventif résulte de la connaissance que nous avons de l'étiologie de cette affection. Il est clair qu'en préservant les individus de l'intoxication saturnine on évitera par cela même la néphrite qui se lie à cette intoxication. D'un autre côté, si on s'attache à combattre la goutte dès son début, n'est-il pas logique de croire qu'on pourra également préserver les goutteux de la néphrite atrophique, affection qui, un jour ou l'autre, mettra leur existence en danger ? En somme, prévenir ou combattre le saturnisme et la goutte, c'est prévenir la néphrite interstitielle. Le traitement curatif que l'on a opposé jusqu'ici à cette affection est un traitement banal, qui consiste dans l'emploi des émissions sanguines locales, telles que ventouses sca-

rifiées, pointes de feu appliquées sur la région lombaire, purgatifs divers, etc.
Mais, à la difficulté de reconnaître la néphrite interstitielle assez tôt pour que ce
traitement puisse être utile, il faut ajouter que jusqu'ici rien ne prouve son efficacité au point de vue curatif, de l'aveu même des hommes compétents qui en
font usage. En effet, ce qu'il faut pour arrêter dans son développement le processus hyperplastique qui constitue la néphrite interstitielle, c'est un agent qui
ait la propriété d'agir sur les éléments conjonctifs jeunes et de favoriser leur nécrose, comme font le mercure et l'iodure de potassium dans les altérations de la
syphilis. Malheureusement cet agent, qui, du reste, n'aurait d'utilité que dans la
première phase du processus phlegmasique, avant l'organisation définitive du
nouveau tissu, nous fait encore défaut. Il est néanmoins une indication qui, bien
remplie, pourrait sans doute contribuer à arrêter les progrès de la néphrite proliférative diffuse ; elle consisterait à faire baisser la tension artérielle. Vraisemblablement, l'acide arsénieux trouverait, ici, son indication (*Lyon méd.* nov. 1874).
Cette tension jouant un rôle incontestable dans la production de cette affection,
il est évident que l'indication de la diminuer est des plus naturelles.

Quoi qu'il en soit du traitement médicamenteux, le traitement hygiénique a
toujours sa raison d'être. Il doit consister dans l'abstention de substances stimulantes, qui, éliminées par les reins, pourraient en irriter le tissu. Nous croyons
aussi qu'il est rationnel d'engager le malade à éviter de prendre les boissons excitantes, qui, comme le café, agissent sur le cœur et augmentent la tension artérielle, ou même de boire une trop grande quantité de liquides, ne fût-ce que de
l'eau. Les médecins anglais conseillent, en pareille occurrence, le changement
de climat et le séjour dans les pays chauds. Cette donnée repose sur un fait incontestable, la rareté relative des affections rénales dans ces pays. Mais il importerait
de s'entendre sur cette rareté, et jusqu'ici personne ne paraît s'être posé la question de savoir si elle est bien le fait de la température, ou si elle ne tient pas
uniquement à des conditions hygiéniques spéciales et à l'absence de certaines professions dans ces contrées. Il y a lieu de remarquer d'ailleurs que, suivant Panum
(*Darstell. d. Krankh. auf den Feroër Inseln Reg.*, Canstatt's Jahresb., 1849,
t. II, p. 156), la maladie de Bright ne se rencontrerait pas aux îles Feroë. Cependant, il n'est pas prouvé que les cas de maladie de Bright qui ont paru favorablement influencés par le changement de climat aient trait à la néphrite interstitielle ; je serais plutôt tenté de les rapporter à la néphrite épithéliale, de sorte
que, s'il est indiqué de conseiller ce changement aux individus affectés de sclérose
du rein, il ne faut pas trop s'illusionner sur les effets qu'il est possible d'en tirer.

Au bout d'un certain temps, surtout lorsqu'il y a lieu de croire à une organisation définitive du néoplasme, à cause de l'abondance de la polyurie et d'une hypertrophie notable du cœur, la néphrite diffuse est tout aussi rebelle au traitement
que peut l'être un tissu de cicatrice. Le médecin n'est pas pour cela réduit à l'im-
puissance ; mais plus que jamais il a besoin de perspicacité, car il peut prolonger
l'existence de son malade pendant des mois, souvent même pendant plusieurs années. L'indication essentielle est de suppléer à l'insuffisance de la fonction urinaire
et de favoriser, par tous les moyens possibles, l'élimination des principes excrémentitiels de l'urine qui ne sont plus excrétés par les reins. De cette façon,
si on ne s'oppose aux progrès du mal, du moins on évite au malade la souffrance
et les nombreuses complications capables de mettre ses jours en danger. Or, cette
élimination se faisant surtout par la peau et par la muqueuse des voies digestives,
c'est à ces parties que doit s'adresser la médication. On conseillera donc avec

avantage tout ce qui peut exciter les fonctions de la peau et entretenir sa propreté, en particulier l'emploi de la flanelle, les bains d'air chaud ou les bains
de vapeur, le séjour sous un climat tempéré ou chaud. L'action qu'il importe
d'exercer sur le tube digestif est de même ordre ; elle consiste à favoriser autant
que possible la fonction éliminatoire ; c'est pourquoi l'emploi des purgatifs est ici
d'une utilité incontestable. Les cas où ce moyen m'a réussi sont des plus nombreux. Bien des fois, à l'aide de lavements purgatifs, j'ai vu disparaître, en moins
de deux ou trois jours, des migraines, des céphalées intenses, des vomissements,
accidents depuis longtemps rebelles à toute autre médication. Un malade, entre
autres, qui avait épuisé la série des moyens ordinaires, opiacés, iodure de potassium, vésicatoires, etc., pour combattre une céphalée intense liée à une affection
rénale, fut débarrassé en moins de quarante-huit heures par l'administration de
quelques lavements au sulfate de soude ; un autre vit de même cesser ce qu'il appelait des migraines insupportables. Les purgatifs salins et l'huile de ricin peuvent
le plus souvent, combattre ces désordres ; mais quand il s'agit d'accidents sérieux,
comme des attaques convulsives ou apoplectiques, du coma, il est nécessaire de
recourir à des moyens plus énergiques. C'est alors que les purgatifs drastiques et
le tartre stibié en lavage trouvent leur application. Employés à temps, c'est-à-dire
toutes les fois qu'il survient de la constipation, et lorsqu'il existe de la céphalée,
des migraines, un changement dans le caractère du malade, des vomissements, etc.,
ces moyens, qui ont la propriété d'exiter la secrétion intestinale et de diminuer
la tension du sang artériel, permettent d'éviter les accidents urémiques graves
et menaçants, et de prolonger pendant des années l'existence des malades.

Il est rationnel de croire que tout ce qui tend à diminuer ou à ralentir la sécrétion intestinale doit agir en sens inverse et contribuer à favoriser le développement de ces mêmes accidents ; or c'est précisément ce que confirme l'observation
clinique. Les médecins anglais ont en effet remarqué que l'opium ne réussit pas
dans les néphrites, qu'il est dangereux, et ils attribuent ce fait à l'accumulation
qui résulterait de la difficulté de l'élimination de cette substance par les reins altérés. Sans rejeter absolument cette explication, je dois avouer que, dans quelques
circonstances où il m'a été donné de voir des malades auxquels on avait administré
de la morphine ou de l'opium, ces substances m'ont paru produire non pas des
phénomènes de narcotisme, mais bien des accidents urémiques ; par conséquent,
je tends à croire que l'impossibilité de les supporter tient uniquement à ce qu'elles
diminuent ou ralentissent les différentes sécrétions par lesquelles se fait l'élimination des principes excrémentitiels de l'urine.

Indépendamment de l'action à exercer sur les sécrétions cutanée et intestinale, il est quelquefois avantageux de favoriser la sécrétion rénale, et le meilleur moyen à employer est certainement le lait. Mais comme cette substance
trouve plutôt son indication dans la néphrite épithéliale, je me propose d'en
parler plus loin. J'ajoute que la teinture de cantharides m'a paru utile dans
quelques cas, mais sans qu'il me soit possible d'en donner des raisons sérieuses.
Quelques symptômes, et notamment l'anémie, donnent lieu à des indications spéciales. Toutes les fois que les fonctions de l'estomac le permettront, on combattra
utilement l'aglobulie par les moyens appropriés, surtout par les préparations ferrugineuses, et de préférence le pyrophosphate ou le citrate de fer. Les complications phlegmasiques réclament également une thérapeutique appropriée à chacune d'elles. Enfin, si on remarque que l'urée ne s'élimine qu'incomplètement
par le rein, il y a lieu de recommander une alimentation peu azotée.

BIBLIOGRAPHIE. — BRIGHT. *Tabular View of the Morbid Appearances, and Reports of Medical Cases.* London, 1827. — DU MÊME. *Cases of Renal Disease.* In *Guy's Hospital Reports,* n° 2, p. 338, 380; April 1836. — CHRISTISON. *On Granular Degeneration of Kidneys.* Edinburgh, 1829, et *Edinb. Med and Surg. Journ.,* n° 101. — OSBORNE. *On the Nature and Treatment of Dropsy Diseases.* London, 1837. — RAYER. *Traité des malad. des reins,* t. II. Paris, 1839. — JOHNSON (G.). *On the Diseases of the Kidney,* etc. London, 1852, p. 78, 109, etc. — DU MÊME. *Med. chir. Transact.,* t. XXXIII, p. 107; t. XLII, p. 55; t. LI, p. 57; t. LVI, p. 139 et *British Med. Journ.,* 16 April 1870, 21 Dec. 1872; ibid., janv., févr. et mars 1873. — TODD. *Clinical Lecture on Certain Diseases of Urinary Organs.* London, 1837, p. 309. — WILLIAMS (U.). *Dégénérescence granuleuse des reins sans hydropisie.* In *Gaz. hebd.,* 156, 1859. — DICKINSON (W.-H.). *On the Diseases of the Kidney,* etc. In *Med. Chir. Transact.,* t. XLIII, p. 225; t. XLIV, p. 169. — CORNIL. Th. de Paris, 1864. — ZALESKY. *Untersuchung über den urämischen Process,* etc. Tubingen, 1865. — BANKS. *Cirrhose des reins.* In *Dublin Journ.,* t. XL, p 429, nov. 1865. — OPPOLZER. *Interst. Nephritis.* In *Wien. medic. Press,* t. VII, p. 27, 35. — ROTH. *Würzb. med. Zeitschr.,* t. VI, p. 93; 1865. — GRAINGER-STEWART. *A Pract. Treat. on Bright's Diseases,* p. 107. Edinburgh. 1868. — FIXG MAGEE. *Dublin Journal,* t. XLIX, n° 98, p. 433; 1870. — BASHAM. *Renal Diseases.* London, 1870, p. 161. — LANCEREAUX et LACKERBAUER. *Atlas d'anat. pathol.,* texte, p. 522, Atlas, pl. 52 et 53. Paris, 1869. — BIRSCH-HIRSCHFELD (H.-V.). *Jahresber. der Gesellsch. f. Nat. und Heilk. in Dresden,* p. 100, 1870. — ISRAEL. *Fünf Fälle von diffuser Nephritis.* Berlin, 1870. — THOMPSON (H.). *Brit. Med. Journ.,* p. 484, 5 nov. 1870. — MURCHISON. *Transact. of the Path. Soc. of London,* t. XXII, p. 177. — BARTELS (C.). *Etude clinique sur les diff. formes d'inflammation chronique diffuse des reins.* In *Sammlung klin. Vorträge,* herausg. von R. VOLKMANN. Leipzig, 1871. — DU MÊME. *Die Albuminurie als Krankheitssymptom,* et *Schmidt's Jahresber.,* t. CLVI, p. 59. — GULL (W.) et SUTTON (H.). *Chronic Bright's Disease with contracted Kidney (arterio-capillary fibrosis).* In *Med. Chir. Transact.,* t. LV, p. 273; 1872. — MOHAMED (Fred.-A.). *The Etiology of Bright's Disease and the Prealbuminuric Stage.* In *Medico-Chir. Transact.,* t. LVII, p. 191; 1874. — KELSCH. *Revue critique et recherches sur la maladie de Bright.* In *Archives de physiol. normale et pathologique,* t. VI, p. 722; 1874. — CHARCOT. *Leçons sur les maladies des reins.* In *Le Progrès médical.* Paris, 1874. — ZIELONKO. *Arch. f. path. Anat. und Physiol.,* t. LXI, p. 267; 1874.

Urémie. — WILSON. *Lond. Med. Gaz.,* 1833. — ANDERSON. Ibid., 1835. — GOLDING BIRD. Ibid., 1840. — ADDISON. *Guy's Hospital Reports,* 1839. — BLOT. Thèse de Paris, 1850. — LASÈGUE (Ch.). *Arch. génér. de méd.,* 1852. — RILLIET. *Soc. de médecine de Genève,* 1853. — LEUDET. *Gaz. hebd.,* 1854. — PICARD. Th. de Strasbourg, 1856. — PIBERET. Th. de Paris, 1855. TESSIER. Th. de Paris, 1856. — GALLOIS. Thèse de Paris, 1857. — LUTON. Th. de Paris, 1860. — HAMMOND. *North Amer. Med. Ch. Review.* 1858. — SCHOTTIN. *Arch d. Heilkunde,* 1860. — STOCKVIS. *Nederl. tijds,* 1860, t. IV. — PETROFF. *Archiv. f. path. Anat. und Physiol,* t. XXV. 1862. — OPPLER (E.). t. XXI, libid. 1861. — MUSSET *Union méd.* 1864 — FÉRÉOL. Ibid., 1867. — FOURNIER (Alf.). Ibid., 1865 et Thèse d'agrégation. Paris, 1865. — CHALLAN (A.) Th. de Strasbourg, 1865. — JACCOUD. *Clinique méd.,* 1867. — ROMMELAERE. *De la pathogénie des symptômes urémiques.* Bruxelles, 1867. — LANCEREAUX. *Gaz. méd.,* p. 187; 1868. — PARROT. *Arch. gén. de méd.,* t. LXI, p. 267; 1872. — BÉMIER. *Progrès Méd.* 1875.

2° *Néphrite diffuse consécutive.* La néphrite diffuse consécutive, négligée par la plupart des auteurs, n'est ni moins fréquente, ni moins grave que les néphrites primitives. Distincte de ces dernières affections, tant par ses caractères cliniques que par son origine (un obstacle quelconque à l'émission de l'urine), elle nous paraît mériter une description spéciale.

*Anatomie pathologique.* Les reins, au début de cette altération, se font remarquer par une coloration plus foncée à laquelle succède bientôt un état de pâleur qui va en s'accentuant peu à peu; puis leur parenchyme prend une teinte jaunâtre plus marquée au niveau de la substance corticale et devient le siége d'une induration uniforme, progressive. Au bout d'un certain temps, le parenchyme du rein plus ou moins diminué de volume, sans la moindre adhérence avec la capsule fibreuse, présente une surface lisse, égale, blanchâtre ou jaunâtre, quelquefois semée d'étoiles vasculaires ou violacée par places. Sa consistance est ferme, résistante; sa surface de section, lisse et brillante, blanchâtre ou jaunâtre, présente rarement des kystes. La séparation des deux substances est en général peu accentuée, moins en tout cas que dans la néphrite diffuse primitive, ce qui tient à ce que les pyramides prennent part à l'altération. Celle-ci affecte inégalement les deux reins (fig. 6 et 7), quelquefois même elle se localise à un seul de ces organes qui est diminué de volume et réduit en une masse fibreuse, tandis que son congénère est le siége d'une hypertrophie compensatrice. Les calices, le bassinet et les uretères sont dilatés et

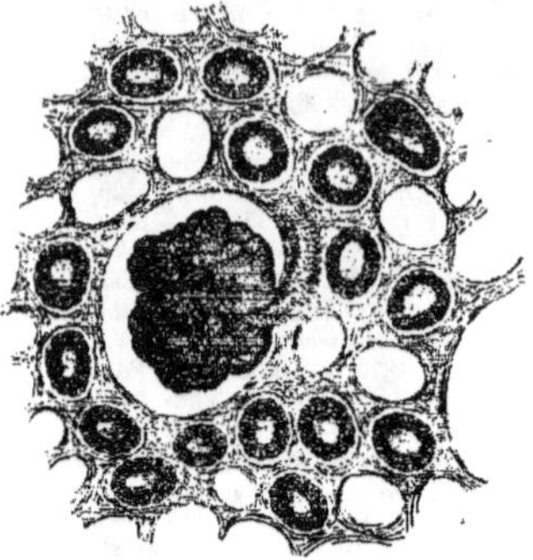

Fig. 6. — Coupe microscopique de la substance corticale d'un rein atteint de néphrite consécutive. La sclérose est peu prononcée, l'obstacle à l'émission de l'urine étant peu considérable.

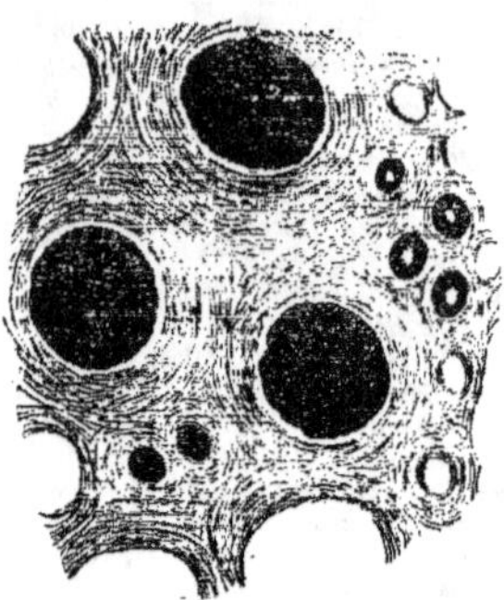

Fig. 7. — Coupe microscopique de la substance corticale du rein congénère ; l'altération est beaucoup plus prononcée, l'obstacle à l'émission de l'urine était plus considérable, tiré de l'Atlas d'Anat. path. de Lancereaux, L. Lackerbault.

agrandis, en sorte qu'il existe toujours un certain degré d'hydronéphrose concomitante. Les uretères, la vessie ou l'urèthre sont généralement le siége d'altérations diverses (tumeurs, cancer, kystes) qui toutes ont pour conséquence de mettre obstacle à l'écoulement de l'urine.

L'examen microscopique nous apprend que la néphrite développée dans ces conditions, débute par les pyramides (anses de Henle et tubes droits) et s'étend

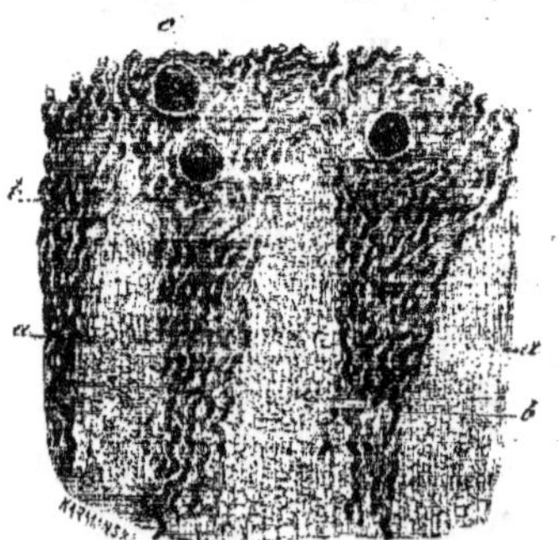

Fig. 8. — Coupe microscopique (50 diamètres) à la limite des substances corticale et médullaire. Le néoplasme est très-abondant au niveau de cette dernière, où il forme des traînées de tissu embryonnaire.

sous forme de languettes qui s'enfoncent en ligne droite vers la couche corticale (fig. 8). Elle consiste en une formation de petits éléments ronds, dits cellules embryonnaires, lesquels s'accumulent entre les canaux des pyramides puis entre les tubes contournés, et se transforment peu à peu, ainsi que la paroi du tube, en un tissu conjonctif définitif. A cette période, la substance du rein subit un retrait, et l'organe tout entier, partout altéré d'une façon semblable, s'indure et diminue de volume. Dans cette seconde phase, les épithéliums, jusque-là fort peu modifiés, subissent une altération granulo-graisseuse ou colloïde, en rapport avec la compression à laquelle ils sont soumis. Cette dégénérescence épithéliale peut aller jusqu'à la destruction complète ; il arrive fréquemment de rencontrer dans la substance médullaire des tronçons de tubes avec des épithéliums en voie de dégénérescence graisseuse, à côté de tubes rétrécis et atrophiés au sein d'un tissu conjonctif abondant, composé de noyaux, de corps fusiformes et de fibrilles. Les glomérules, en dernier lieu, présentent une diminution de volume, étouffés qu'ils sont par le tissu inflammatoire; les vaisseaux se rétrécissent en même temps que leurs parois s'épaississent.

En somme, l'altération qui constitue la néphrite diffuse consécutive est caractérisée, comme celle de la néphrite diffuse primitive, par la formation d'un tissu de jeunes cellules qui se développent de façon à constituer une sorte de tissu de cicatrice dont la présence et le retrait produisent l'altération des épithéliums (fig. 6 et 7). Ces altérations diffèrent néanmoins par leurs caractères anatomiques et par leur évolution. Effectivement, d'un côté, l'inégale répartition du processus inflammatoire dans la néphrite interstitielle primitive est la cause de granulations qui n'existent pas dans la néphrite consécutive, où ce processus, en raison des conditions particulières dans lesquelles il prend naissance, se trouve également réparti dans le même organe; d'un autre côté, tandis que cette dernière altération débute par les pyramides, s'étend ensuite à la couche corticale et gagne beaucoup plus tard seulement la substance corticale, la première, au contraire, évolue de la substance corticale vers la substance médullaire. Distinctes par leurs caractères anatomiques et par leur évolution, ces néphrites le sont encore par leurs symptômes et par leur origine.

*Symptômes.* Les symptômes de la néphrite proliférative secondaire varient suivant qu'un seul rein est affecté ou que les deux organes sont le siége d'une altération plus ou moins avancée. Quand un seul rein est en cause, son congénère resté sain s'hypertrophie peu à peu, supplée à la fonction urinaire, et il ne se produit généralement aucun désordre appréciable dans la santé. Il n'en est plus de même si les deux reins sont simultanément affectés; on constate alors des modifications dans la sécrétion urinaire et quelquefois une diminution réelle et plus ou moins considérable de la quantité d'urine rendue dans les vingt-quatre heures. Ce liquide, souvent trouble au moment de son émission, renferme des substances étrangères aux reins, telles que cellules épithéliales de la vessie, éléments cancéreux, si c'est un cancer de la vessie qui est la cause de l'obstacle; mais on y trouve aussi, comme dans la néphrite interstitielle primitive, des leucocytes en assez grande abondance et parfois des débris granuleux des épithéliums rénaux. Examiné à l'aide de la chaleur et de l'acide nitrique, il peut ne présenter aucune trace d'albumine; pourtant, si l'altération est un peu ancienne, il donne un précipité albumineux en général peu abondant et non floconneux.

Les choses restent en cet état pendant un certain temps, puis surviennent des accidents du genre de ceux que l'on décrit sous le nom d'accidents urémiques; ce sont des troubles divers des voies digestives, tels que dyspepsie avec dégoût des aliments, vomissements aqueux ou glaireux, diarrhée jaunâtre ou blanchâtre. Plus tard, à ces troubles s'ajoutent des désordres nerveux plus ou moins graves; c'est tout d'abord une céphalée vive et intense, paroxystique ou intermittente, des étourdissements, des vertiges, puis de la somnolence ou du coma, très-rarement des convulsions, contrairement à ce qui a lieu pour la néphrite interstitielle primitive. Ces divers symptômes, apparaissant au milieu des désordres provoqués par l'affection première des voies urinaires, cause de l'altération des reins, sont difficiles à reconnaître si on ne les soumet à une analyse rigoureuse; aussi arrive-t-il fréquemment de les confondre avec ceux de la maladie principale et de méconnaître leur origine, ce qui est toujours regrettable, puisqu'ils sont une source d'indications pronostiques et thérapeutiques spéciales.

La marche de la néphrite diffuse secondaire n'est pas sans analogie avec celle de la néphrite primitive. Elle comprend trois périodes : une période préalbuminurique qui ne peut être que soupçonnée, une période albuminurique et une période urémique. La durée de cette affection est subordonnée à l'intensité de l'obstacle apporté au cours de l'urine, plus longue si cet obstacle est léger, plus courte s'il est considérable. Sa terminaison est le plus souvent fatale, à moins que la cause qui a amené l'altération rénale ne vienne à disparaître. La mort survient, soit par suite d'intoxication urémique, soit par suite de complications liées à cette intoxication ; elle est en général précédée de coma. Dans quelques cas, comme dans le cancer de l'utérus, la terminaison est le résultat ordinaire de la maladie principale simplement aidée dans ses effets par l'altération des reins.

*Diagnostic.* La néphrite diffuse secondaire doit être soupçonnée, toutes les fois que le cours de l'urine se trouve gêné depuis un certain temps, et que le liquide urinaire est retenu dans ses voies naturelles. L'existence, au sein de ce liquide, d'un précipité albumineux peu abondant est de nature à confirmer ce diagnostic que les accidents urémiques viennent plus tard mettre hors de contestation. Le point essentiel est de savoir que les reins s'altèrent généralement lorsqu'il existe une gêne à l'émission de l'urine ; autrement la maladie principale est seule reconnue, l'affection secondaire passe inaperçue. Si primitivement on a négligé d'examiner les urines, les vomissements muqueux, la diarrhée et surtout la céphalée mettront plus tard sur la voie de l'altération rénale et la feront reconnaître.

La néphrite secondaire est par elle-même une affection sérieuse, on peut même dire incurable, lorsque le tissu embryonnaire qui la constitue est définitivement organisé. Sa gravité, subordonnée dans le principe, à l'altération primitive, est en raison directe de l'entrave apportée à l'émission de l'urine. L'apparition des accidents urémiques est l'indice d'un état à peu près incurable et souvent d'une mort prochaine, dans l'hypothèse même où la maladie principale ne compro·mettrait pas l'existence.

*Étiologie et pathogénie.* Les causes de la néphrite proliférative secondaire sont multiples et aussi nombreuses que les altérations qui peuvent apporter un obstacle sérieux au cours de l'urine. Citons chez l'homme le rétrécissement de l'urèthre, les tumeurs prostatiques ; chez la femme, les corps fibreux de l'utérus et surtout le cancer de la partie supérieure du vagin et du museau de tanche, dont la propagation au bas-fond de la vessie produit presque infailliblement le rétrécissement des orifices des uretères ou de ces canaux eux-mêmes. Enfin, les calculs arrêtés dans les uretères, les tumeurs qui compriment ces canaux peuvent conduire au même résultat. Dans ces diverses circonstances, il est une condition presque indispensable à la production de la néphrite proliférative, c'est l'absence de suppuration de la muqueuse des voies urinaires, car si cette muqueuse vient à suppurer, une néphrite suppurative a lieu de préférence.

Toutes ces causes, en résumé, présentent une condition commune, l'augmentation de tension dans le système d'écoulement des urines et dans les vaisseaux des reins. La pression exagérée dans les canaux excréteurs du rein, telle est sans aucun doute la principale circonstance pathogénique de l'affection qui nous occupe, et comme cette pression est partout égale, il en résulte que la néphrite interstitielle secondaire existe dans toute l'étendue du rein et ne détermine aucune granulation à la surface de cet organe.

*Traitement.* Le traitement de la néphrite interstitielle secondaire est double.
Il comprend : 1° le traitement des diverses altérations qui s'opposent à l'émission
de l'urine; 2° le traitement de l'affection rénale. Je n'ai pas à faire connaître tous
les moyens que l'on peut opposer aux altérations causales ; qu'il me suffise de dire
que ces moyens varient avec la nature même de ces altérations et que leur but
doit être de rétablir le cours des urines. Quant au traitement de la phlegmasie
rénale, il ne diffère pas sensiblement de celui de la néphrite interstitielle primitive, il consiste surtout à prévenir et à diminuer autant que possible les
accidents d'intoxication urémique par l'emploi des diurétiques et des purgatifs
appropriés et suffisamment répétés. Le lait, s'il est bien supporté, peut être d'une
grande utilité ; indépendamment de ses propriétés diurétiques, il est un aliment
capable de soutenir les forces des malades le plus souvent dyspeptiques, affaiblis
et cachectiques. Il serait toutefois contre-indiqué, comme d'ailleurs tous les
diurétiques, par l'existence de vives douleurs survenant au moment de l'émission
des urines. Le fer et le quinquina trouvent aussi leur indication en pareil cas, ainsi
que tous les moyens qui peuvent exciter la peau et aider à son fonctionnement
régulier.

BIBLIOGRAPHIE. — WANNEBROUCQ. *Bull. méd. du Nord de la France*, 1863. — LANCEREAUX et
LACKERBAUER. *Atlas d'Anatomie pathologique.* Paris, 1871, p. 327, pl. 33, fig. 3 et 3'. Voy.
en outre la bibliographie de l'hydronéphrose acquise.

β. *Néphrites prolifératives circonscrites.* Ces néphrites sont caractérisées
par la localisation du processus inflammatoire dans une partie plus ou moins étendue d'un seul ou des deux reins. Elles ont une symptomatologie peu accentuée
ou nulle, et comme telles, elles constituent un groupe à part, distinct des néphrites diffuses, d'autant plus que des conditions étiologiques spéciales président à leur développement. Comme les néphrites diffuses, elles sont primitives
ou consécutives, selon que le processus inflammatoire débute par le parenchyme
rénal ou par les voies urinaires; dans ce dernier cas, elles forment une espèce parfaitement déterminée, la néphrite tuberculeuse ou caséeuse.

1° *Néphrites circonscrites primitives.* Les néphrites circonscrites primitives
doivent être considérées comme des manifestations diverses d'un certain nombre
de maladies générales à longue échéance, et surtout de la syphilis, de la lèpre,
de l'intoxication palustre et de la tuberculose. Elles apparaissent, à une période
avancée de ces maladies, et comme elles sont rarement une cause de mort,
il en résulte que nous connaissons peu leurs caractères anatomiques, ceux
du moins de leurs premières phases d'évolution. Dans les quelques cas où un
examen anatomique a pu être fait assez tôt, les reins se sont montrés, dès le début
de l'altération, augmentés de volume, parsemés de taches rougeâtres ou jaunâtres
et plus ou moins indurés. Généralement saillantes lorsqu'elles occupent la surface des reins, ces taches sont constituées par l'accumulation, dans les espaces
lymphatiques et au pourtour des petits vaisseaux, de cellules arrondies, petites,
semblables aux cellules lymphatiques ; dans leur voisinage se rencontrent des
vaisseaux dilatés et variqueux.

Il existe fréquemment, au niveau de ces taches, des nodosités blanchâtres ou
jaunâtres, du volume d'un grain de mil, d'une lentille ou d'une noisette, fermes
ou ramollies à leur centre. Ces nodosités sont constituées, comme les plaques
d'induration, par la réunion de cellules petites et rondes dites embryonnaires,
altérées et granuleuses au centre de la masse, en voie d'organisation à la périphérie.

Un peu différentes suivant la nature de la maladie dans laquelle elles se rencontrent, ces nodosités ont reçu diverses appellations. Connues sous le nom de gommes dans la syphilis, où elles sont relativement rares, elles ont le volume d'un pois ou d'une cerise, une coloration jaunâtre, et sont circonscrites par une zone de tissu jeune grisâtre et semi-transparente. Décrites sous le nom de masses ou de nodus dans la lèpre, elles se présentent sous la forme d'un dépôt solide, jaune blanchâtre, parfois étendu (Danielssen et Bœck), qui remplace le tissu normal et adhère à la capsule du rein, toutes les fois qu'il est superficiellement situé. Dans la tuberculose la néphrite est caractérisée par une infiltration circonscrite de la trame conjonctivo-vasculaire avec ou sans granulations miliaires disséminées. Dans l'intoxication palustre, il n'existe aucune masse nodulaire; mais on constate une altération scléreuse diffuse et partielle et une infiltration pigmentaire plus ou moins étendue de la trame conjonctive ou même des épithéliums.

Qu'il s'agisse de simples plaques d'infiltration ou de nodosités, les éléments de nouvelle formation tendent à s'organiser en tissu fibrillaire à la périphérie de l'altération, tandis qu'à son centre ils deviennent granuleux, se désagrègent et sont résorbés. Il résulte de là que les points occupés par des plaques ou par des nodosités se transforment peu à peu et présentent en fin de compte des dépressions plus ou moins étendues et analogues à des cicatrices. Dans ces conditions, les reins conservent peu leur forme normale, ils diminuent de volume; parsemés de dépressions ou labourés de cicatrices à leur surface, ils sont irrégulièrement bosselés. Une coupe du parenchyme pratiquée au niveau de ces dépressions et examinée au microscope, montre, à la limite, l'existence d'un tissu fibroïde au pourtour des canalicules, dont les épithéliums sont en voie de dégénérescence colloïde ou simplement granuleux. Dans quelques cas, on rencontre, sur ces mêmes points, un ou plusieurs kystes colloïdes.

En dehors des points déprimés, le tissu du rein est le plus souvent normal, et pour peu que la destruction soit étendue, les épithéliums des canalicules contournés non atteints par la lésion sont affectés d'hypertrophie compensatrice. De ce fait il résulte que la sécrétion urinaire est en pareil cas peu troublée, que les symptômes sont peu nombreux, à moins qu'une dégénérescence amyloïde ne vienne s'ajouter à la néphrite. Cette dégénérescence, dont nous parlerons plus loin, n'est pas très-rare dans l'epèce. Le rein qui en est affecté, de teinte gris jaunâtre, peut encore présenter des inégalités ou des bosselures, mais il conserve un volume normal s'il n'est plus gros.

Par leur localisation sur le tissu conjonctivo-vasculaire et leur extension peu considérable, les néphrites primitives circonscrites ne déterminent souvent aucun symptôme clinique appréciable; l'autopsie seule permet de constater leur existence. Cependant, il est des circonstances où ces altérations sont accompagnées d'albuminurie et de désordres semblables à ceux de la néphrite scléreuse diffuse : c'est surtout lorsqu'elles se compliquent de dégénérescence amyloïde. Assez communs dans la période avancée de la syphilis, de la lèpre et de l'impaludisme, ces désordres s'observent encore dans le cours de la tuberculose; nous n'insisterons pas sur leurs caractères, car il nous faudra y revenir plus loin. Nous dirons seulement que la polyurie est moindre et l'albuminurie plus considérable dans ces conditions que dans la néphrite diffuse.

L'évolution de la néphrite scléreuse circonscrite est silencieuse et lente; sa durée est toujours longue. Cette altération dont la terminaison est la destruction d'une portion plus ou moins étendue du rein altéré, n'a, en dehors de toute complication, qu'une influence médiocre sur la santé générale du malade; elle contribue au plus à augmenter la cachexie par le trouble plus ou moins considérable qu'elle apporte à la sécrétion urinaire. Son pronostic n'est réellement sérieux qu'autant qu'elle envahit une assez grande étendue des reins, ou qu'elle est compliquée de la dégénérescence dite amyloïde.

Abstraction faite des phénomènes propres aux maladies dans le cours desquelles survient la néphrite scléreuse circonscrite, peu de symptômes sont de nature à nous rénseigner sur l'existence de cette affection. La douleur, qui fait généralement ·défaut, est sans valeur; la quantité d'urine rendue dans les vingt-quatre heures est peu ou pas modifiée, souvent même la qualité de ce liquide n'est pas sensiblement altérée. Rarement on trouve du sang dans l'urine, et l'albumine peut y faire entièrement défaut, non-seulement au début du processus, mais dans tout le cours de son évolution. Il résulte de ces considérations que le diagnostic de cette néphrite est le plus souvent difficile ou impossible, à moins d'une dégénérescence amyloïde concomitante qui rendrait les urines albumineuses. Cependant, il arrive quelquefois dans la syphilis, comme dans l'impaludisme et sans doute aussi dans la lèpre, de trouver pendant la vie des urines albumineuses et de constater après la mort, en même temps qu'une néphrite circonscrite, une simple altération granuleuse des épithéliums rénaux.

Le traitement de ce genre de néphrite proliférative varie nécessairement, suivant la nature de la maladie qui lui a donné naissance. Il est bien évident que, dans un cas de syphilis tertiaire où cette altération pourra être soupçonnée ou diagnostiquée, l'indication sera de recourir à un traitement spécifique, à l'emploi du mercure ou de l'iodure de potassium. Ce même raisonnement s'appliquerait au traitement de l'albuminurie survenant dans la lèpre, si les manifestations de cette maladie comportaient une médication spéciale. Mais comme il en est autrement, le médecin doit se résoudre à un traitement hygiénique et tonique : c'est encore ce qu'il a de mieux à faire dans la tuberculose et l'intoxication palustre.

Bibliographie. — Syphilis. — Lancereaux (E.). *Traité historique et pratique de la syphilis.* Paris, 1873, 2º édit. avec bibliographie. — Schwimmer (E.). *Casuistische Mittheilungen aus dem Gebiete der Syphilis.* Wien. med. Wochensch., t. XXI, p. 45, 46, 47 ; 1871. — Southey. Med. Times and Gazette, p. 478; 25 oct. 1873.

Lèpre. — Danielssen et Bœck. *Traité de la spedalskhed.* Paris, 1848, p. 226 et 289. — Carter (H.-V.). *On the Symptoms and Morbid Anatomy of Leprosy.* In Transact. of the Med. and Physical Society of Bombay, t. VIII, p. 1 ; 1862.

2º *Néphrite circonscrite consécutive ou néphrite tuberculeuse.* La tuberculose des reins se présente sous deux aspects : ou bien elle consiste en une éruption de granulations isolées et peu nombreuses, accompagnant des granulations semblables disséminées dans les poumons, les méninges ou le cerveau, et rentre dans la description précédente; ou bien elle est caractérisée par l'apparition de granulations tuberculeuses qui, de la muqueuse des uretères ou de la vessie, gagne bientôt celle du bassinet, puis le sommet des pyramides, leur base et enfin la substance corticale des reins. Cette dernière forme d'altération qui est la véritable tuberculose des voies urinaires et du parenchyme rénal, mérite toute notre attention, d'autant plus qu'elle est encore peu connue.

*Anatomie pathologique.* Le rein tuberculeux ne présente aucune physionomie bien spéciale, car, variant avec le degré, l'étendue et la durée de l'altération, il est tantôt normal en apparence, tantôt augmenté de volume et infiltré de masses blanchâtres plus ou moins étendues, tantôt enfin parsemé de foyers pleins d'une

substance puriforme, caséeuse, plus ou moins molle, ou réduit à une coque fibreuse
qui renferme un liquide blanchâtre et grumeleux. Pour saisir ces nombreuses différences, il importe de suivre la marche de cette altération qui affecte tout d'abord
la membrane muqueuse des voies urinaires. Effectivement, si on vient à pratiquer
une incision sur toute la longueur de cette muqueuse, on y trouve des granulations tuberculeuses disséminées par groupes plus ou moins étendus ou des ulcérations leur faisant suite. La membrane muqueuse vésicale est semée de granulations isolées ou de plaques de l'étendue d'une pièce de 50 centimètres environ
formées de granulations grisâtres ou jaunâtres en voie de ramollissement. Fréquemment situées dans la région du bas-fond ou du col de la vessie, ces granulations ne tardent pas à produire des ulcérations qui dans certains cas peuvent
s'étendre aux organes voisins et faire communiquer la vessie avec le rectum ou
le vagin (Mosler). Elles se rencontrent encore dans les régions prostatique et
membraneuse de l'urèthre, dans le voisinage du veru-montanum où j'ai pu les
observer à plusieurs reprises ; mais on les trouve surtout dans les uretères, dont
les parois sont épaissies et le calibre souvent dilaté, plus souvent dans le bassinet
et les calices, où elles forment des amas circonscrits par des vaisseaux injectés et
variqueux. Développées dans le tissu sous-muqueux, ces granulations, qui ont à
peu près le volume d'un grain de millet, présentent la plus grande ressemblance
avec les granulations tuberculeuses des poumons.

De la muqueuse des bassinets l'altération tuberculeuse s'étend à la substance
rénale, envahit du sommet à la base les pyramides de Malpighi, enfin la substance
corticale. Les pyramides, tuméfiées et rougeâtres à leur sommet, prennent bientôt
une teinte opaque blanchâtre due à l'agglomération de masses tuberculeuses, puis
ces masses se ramollissent et s'ulcèrent de telle sorte qu'il vient un moment où
le rein sectionné apparaît comme formé d'un plus ou moins grand nombre de loges.
Dans ces conditions le rein est augmenté de grosseur, et pour peu que la substance
corticale soit envahie par l'altération, il peut acquérir un volume double ; il est
inégal, violacé à sa surface où s'observent quelquefois des foyers caséeux, enfin
transformé en un nombre plus ou moins considérable de kystes tuberculeux. Qu'ils
occupent les pyramides ou la substance corticale, les foyers caséeux pourraient
être facilement pris pour des abcès, si on n'avait soin d'examiner leur contenu au
microscope et si on ne tenait compte de l'état de la muqueuse des voies urinaires
toujours infiltrée, en pareil cas, de granulations ou d'ulcérations tuberculeuses. Ces
foyers, par suite de la destruction progressive des pyramides, se vident quelquefois
dans les bassinets de la même façon qu'un foyer tuberculeux pulmonaire se fait
jour dans les bronches, le rein se trouve alors réduit à une coque fibreuse, ou,
comme je l'ai vu dans un cas, transformé en une bourse par l'oblitération des
parois ulcérées de l'uretère. (Voy. notre *Atlas d'Anatomie pathologique*, pl. 35,
fig. 2, 3, 3', 4 et 4, et pl. 36, fig. 1, 1' et 1".)

Les granulations miliaires de la muqueuse et les masses caséeuses qui infiltrent les pyramides et la substance corticale du rein ont la même composition
histologique que toutes les altérations tuberculeuses, c'est-à-dire qu'elles sont
constituées par de petites cellules arrondies ou aplaties que le carmin colore et
que l'acide acétique rend plus apparentes. Ces éléments, en général, séparés
en groupes par une substance brillante et réfringente, amorphe ou fibrillaire, sont
granuleux et en voie de destruction au centre de la masse, lorsqu'ils ne sont pas
encore modifiés à sa circonférence ; les vaisseaux qui les alimentent sont ordinairement peu nombreux et quelquefois oblitérés. La substance rénale située au

NÉPHRITE TUBERCULEUSE.

| SEXE. | AGE. | PROFESSION. | ÉTAT DES REINS. | ÉTAT DU CŒUR ET DU SYSTÈME ARTÉRIEL. | ÉTAT DES AUTRES ORGANES. | SYMPTÔMES HYDROPISIE ET URÉMIE. |
|---|---|---|---|---|---|---|
| H. | 26 | Employé de commerce. | Les reins présentent, dans la substance médullaire, des masses caséeuses, dans la substance corticale, des granulations tuberculeuses jaunâtres, dont quelques-unes commencent à se ramollir au centre. | Cœur recouvert de pelotons graisseux. Aorte normale. | La vessie et les uretères ulcérés. Corpuscules de Pacchioni hypertrophiés. Granulations dans les poumons. Foie gras. | Œdème des membres inférieurs. Agitation, délire, tremblement des membres. Alcoolisme. Symptômes de phthisie pulmonaire; état typhoïde, coma ultime. |
| F. | 46 | Femme de ménage. | A droite, foyers dans les pyramides de Malpighi, renfermant une matière molle, jaunâtre, composée de petites cellules rondes et de grosses cellules granuleuses. A gauche, pyramides ulcérées à leurs sommets, granulations tuberculeuses et foyers caséeux dans la substance corticale. | Cœur normal; l'aorte n'a rien. | Granulations tuberculeuses de la vessie, de l'urèthre, des uretères et des bassinets. Tubercules limités aux sommets des poumons. | Délire et coma ultimes, qui firent porter le diagnostic de méningo-encéphalite. Absence d'œdème. |
| F. | 47 | Couturière. | Pyramides infiltrées de matière tuberculeuse ramollie, à gauche. Dépôts tuberculeux dans la substance corticale. Rein droit détruit, réduit à une coque fibreuse renfermant un liquide blanchâtre. | Cœur chargé de graisse. Ventricule gauche, petit. Aorte normale. | Vessie et uretères ulcérés. Zone tuberculeuse ulcérée dans le cæcum. Granulations tuberculeuses et petites excavations aux sommets des poumons. | Vomissements bilieux, alimentaires. Constipation. Albumine et pus dans l'urine. Phénomènes typhoïdes; somnolence, coma ultime. Absence d'œdème. |
| H. | 60 | Ébéniste. | Le rein droit, légèrement augmenté de volume, présente une infiltration tuberculeuse des lobules moyens, prononcée surtout au niveau des pyramides; le rein gauche est petit, son parenchyme, parsemé de masses caséeuses, a presque totalement disparu. | Cœur chargé de graisse, aorte normale. | Calices, bassinets et uretères parsemés de granulations. Vessie ulcérée. Noyau tuberculeux de l'épididyme. Excavations et foyers caséeux au sommet du poumon droit. Ulcérations de l'intestin grêle. | Symptômes de tuberculose pulmonaire. Phénomènes typhoïdes, hoquet incessant, nausées, langue sèche, Hyperesthésie cutanée. Stupeur, faiblesse générale, coma et mort. Absence d'œdème. |

voisinage des masses caséeuses est le plus souvent sclérosée ; plus loin, elle se trouve simplement injectée.

En résumé, la néphrite tuberculeuse varie depuis la simple infiltration de la muqueuse du bassinet et des pyramides jusqu'à la destruction complète du parenchyme rénal. Cette altération envahit le plus souvent les deux reins, mais quelquefois aussi un seul de ces organes est altéré ; alors le second rein s'hypertrophie et supplée à la fonction. Il est assez rare, contrairement à ce qui a été avancé par certains auteurs, de voir coexister cette néphrite avec la tuberculose des organes générateurs, à savoir la prostate, les vésicules séminales, les épididymes et les testicules. Par contre, elle est ordinairement accompagnée d'une infiltration tuberculeuse des sommets des poumons ou de l'intestin ; une fois, je l'ai vue coïncider avec un mal de Pott ; mais si on compare ces diverses altérations, il est presque toujours manifeste que les voies urinaires ont été les premières lésées (*voy.* le tableau ci-joint, p. 229).

*Symptômes.* Le début de la néphrite tuberculeuse est insidieux ; la poussée de granulations se fait lentement et par étapes successives en quelque sorte. Le malade ressent, dans la région lombaire, des douleurs vagues uni ou bilatérales qui par moments, à la suite de fatigues, par exemple, peuvent se propager le long de l'uretère et simuler à s'y méprendre un accès de colique néphrétique. Assez communes lorsque les uretères altérés tendent à se rétrécir et à s'obstruer, ces douleurs violentes paraissent se produire d'après le mécanisme de la colique néphrétique et résulter d'un obstacle momentané au cours de l'urine.

En même temps, les malades éprouvent assez habituellement des besoins pressants d'uriner, ils se plaignent d'ischurie, et plus tard il leur est quelquefois difficile de retenir les urines. Celles-ci sont d'abord colorées, peu abondantes, acides, quelquefois troubles ou sanguinolentes, plutôt que sanglantes ; dans la suite elles sont fétides et purulentes. Vues au microscope, elles renferment des globules rouges, des amas de leucocytes, des cristaux de phosphate de chaux, et souvent aussi des débris de cellules ou de fibres, si surtout les foyers caséeux sont en voie de ramollissement. Traité par l'acide nitrique et la chaleur, le liquide urinaire troublé par des globules purulents, peut prendre une teinte louche et lactescente due à la précipitation du sérum du pus ; mais, cet état ne doit pas être confondu avec une albuminurie ordinaire. Ajoutons que dans certains cas où l'urine se trouve retenue dans les uretères, les bassinets et les calices se dilatent de telle sorte que le rein forme une tumeur considérable qui peut s'étendre jusqu'à la région inguinale. Dans d'autres circonstances, l'augmentation de volume des reins est telle qu'elle peut être perçue par la palpation, qui est en général douloureuse. Malheureusement ces tuméfactions n'ont aucun signe qui puisse les distinguer sûrement de la plupart des tumeurs abdominales. L'hydropisie fait alors généralement défaut ; mais il peut exister un œdème cachectique.

A côté des troubles locaux, on constate, au bout d'un certain temps, des désordres généraux que l'on peut grouper sous deux chefs, phénomènes fébriles et phénomènes urémiques, liés, les premiers à la suppuration de l'appareil urinifère, les seconds à l'insuffisance de la sécrétion urinaire. La fièvre se montre avec des paroxysmes vers le soir, elle a tous les caractères de la fièvre hectique. La physionomie, dans cet état, rappelle assez bien celle de la fièvre typhoïde, il y a de la stupeur, de l'hésitation dans la parole, de la mauvaise humeur ; la langue devient sèche et brillante comme dans la néphrite suppurative ; le malade a des vomissements muqueux ou alimentaires ; parfois il est pris d'une diarrhée persistante, puis surviennent des désordres cérébraux à forme méningitique ou comateuse, et il succombe (Voy. notre *Atlas d'anat. pathol.* obs. CCXIV et CCXV, p. 350).

La marche de cette affection, comme celle de la tuberculose en général, est ordinairement lente et présente deux phases d'évolution, l'une de crudité, l'autre de ramollissement. Dans la première de ces phases, les malades éprouvent des besoins plus fréquents d'uriner, mais c'est principalement au début de la seconde qu'ils ont de l'hématurie. Une troisième phase se lierait enfin à la destruction plus ou moins complète des organes urinaires et serait caractérisée par des accidents d'ammoniémie ou d'urémie. La durée de cette néphrite est longue; une de mes malades atteinte tout à la fois de néphrite et de cystite tuberculeuse a perdu ses urines pendant trois ans, ce qui semble indiquer que ces altérations ont dû persister pendant tout ce temps. La terminaison a lieu quelquefois dans le marasme, le plus souvent elle est due à la fièvre hectique ou à l'urémie.

La guérison n'est toutefois pas impossible si un seul organe est affecté : c'est lorsqu'il se dépose au sein de la masse caséeuse des substances minérales, qui amènent la formation de noyaux crétacés, entourés d'une sorte de kyste les isolant du parenchyme glandulaire resté sain. On a vu le rein tout entier être complétement détruit et converti en une masse calcaire, de sorte que la guérison spontanée de cette altération ne différerait pas de celle qui s'observe dans la tuberculose des poumons.

*Diagnostic.* Le diagnostic de la néphrite tuberculeuse offre des difficultés sérieuses, et souvent cette affection passe inaperçue. L'idée fausse que la tuberculose commence toujours par l'appareil pulmonaire éloigne, en effet, de ce diagnostic; les poumons, dans l'affection qui nous occupe, n'étant jamais atteints qu'en second lieu et quelquefois tardivement, on ne songe pas à l'altération tuberculeuse des voies urinaires, tant que les organes pulmonaires sont sains, et plus tard on diagnostique autre chose que cette altération.

L'hématurie, l'un des phénomènes les plus constants dans l'espèce, est d'un grand secours pour le diagnostic; cependant, même dans le cas où il est suivi d'urines rares et purulentes, ce symptôme n'a pas encore de valeur absolue, puisqu'il se présente avec des désordres à peu près semblables dans le cas de pyélite calculeuse. Ce n'est donc qu'en l'absence des signes propres aux graviers rénaux ou aux calculs vésicaux et en présence des symptômes d'une tuberculose des poumons, des épididymes, etc., que l'hématurie peut avoir une valeur réelle au point de vue du diagnostic de l'altération tuberculeuse des reins. Pourtant il faut reconnaître que ce symptôme, en quelque sorte accidentel dans la pyélite calculeuse est, au contraire, commun et presque continu dans la tuberculose des voies urinaires.

L'examen de l'urine a plus d'importance si ce liquide renferme des débris granuleux, des amas caséeux insolublés dans l'acide acétique, enfin des fibrilles conjonctives ou élastiques. Ainsi, en tenant compte des caractères du liquide urinaire, de l'évolution lente de l'affection, du dépérissement progressif qui l'accompagne et de ce fait que le plus souvent les deux reins sont altérés, il est quelquefois possible d'arriver à un diagnostic certain qui, en dernier lieu, se trouvera confirmé par l'apparition de lésions tuberculeuses dans les poumons.

La néphrite tuberculeuse est une affection pour ainsi dire fatale; car, c'est exceptionnellement et dans des cas d'altération localisée sur un seul rein, qu'on a pu croire à une guérison (Hugues Bennett, *Leçons sur la pratique de la médecine*, trad. franç. par Lebrun, t. II, p. 436, Paris, 1873). Le dépérissement, le marasme et l'apparition des phénomènes urémiques doivent faire craindre une mort prochaine.

*Étiologie.* La cause de la néphrite tuberculeuse est de même ordre que celles qui produisent la tuberculose en général. Ce n'est pas le lieu de nous en occuper ; mais il y aurait à indiquer les circonstances qui président à la localisation de cette altération aux voies urinaires. Par malheur, il n'existe à cet égard aucune donnée certaine ; on sait seulement que les hommes y sont plus prédisposés que les femmes et qu'aucun âge n'en est exempt. Rencontrée chez des enfants ayant au plus 4 ans, et chez des vieillards de 71 ans, cette affection s'observe le plus souvent chez les personnes d'âge moyen et surtout entre 30 et 40 ans. Les conditions hygiéniques qui tendent à la développer sont peu connues ; le froid est l'une des causes dont les malades font le plus souvent mention.

*Traitement.* Le traitement doit tendre à arrêter la tuberculose, si le diagnostic est porté assez tôt ; dans le cas contraire, il faut se contenter de combattre ou de modérer les principaux symptômes.

L'huile de foie de morue, si elle est bien supportée, la viande crue, les acides minéraux, le phosphate de chaux, les toniques combinés avec une alimentation appropriée, sont les meilleurs moyens à opposer aux progrès de la tuberculose rénale. Les indications symptomatiques sont très-variables ; la douleur, selon les médecins anglais, est avantageusement combattue par les préparations opiacées ; mais, pour mon compte personnel, j'hésite à faire usage de ces préparations dans le cours d'une affection qui peut conduire à l'urémie ; je crois même qu'il faut s'en abstenir absolument lorsque la maladie est déjà avancée, et qu'il est préférable de recourir à un autre calmant, le choral, par exemple. La purulence des urines pourra être traitée par les moyens que nous avons indiqués à propos de la néphrite suppurative, et, suivant les auteurs anglais, par les préparations ferrugineuses liquides. Ce qu'il faudrait, en pareil cas, serait un agent qui, excrété par les reins, agirait localement sur ces organes, de façon à modifier leur nutrition, mais cet agent nous est encore inconnu.

Les phénomènes urémiques seront, dès leur apparition, combattus par les moyens que nous avons indiqués ailleurs et principalement par l'emploi des purgatifs, à moins d'une diarrhée intense. L'hygiène, enfin, joue ici un certain rôle ; l'air que respire le malade doit être pur, et l'alimentation excellente ; les vêtements seront chauds et propres, l'abdomen sera couvert d'une ceinture de laine. De cette façon, si on ne parvient à sauver la vie du malheureux phthisique, on aura au moins la satisfaction d'avoir prolongé son existence et de lui avoir été utile.

BIBLIOGRAPHIE. — RAYER. *Traité des mal. des reins,* t. III, p. 618. — CARSWELL. *Illustrations,* etc., pl. 2, fig. 5. — RILLIET et BARTHEZ. *Tr. des maladies des enfants,* t. III, p. 852. — CLESS. *Arch. f. physiol. Heilkunde,* t. III, p. 4 ; 1845. — MERTENS. *Journ. f. Kinderkrankheiten,* nov. et déc. 1849. — CHAMBERS. *Med. Times and Gaz.,* 1852. Extr. *Archiv. gén. de méd.,* 1854, t. II, p. 718. — DUFOUR (Ch.). *Étude sur la tuberculose des organes génito-urinaires,* thèse de Paris, 1854. — ROKITANSKY. *Lehrb. der path. Anat.,* t. III, p. 341. Vienne, 1855. — ALBERS. *Atlas.,* t. IV, pl. 53. — LEBERT. *Traité d'anat. path.,* t. I, p. 687. — FUCHS. *De tuberculosi systematis uropoëtici.* Kœnigsberg, 1856. — BEER. *Die Bindesubstanz der menschl. Nieren,* etc. Berlin, 1859. — MULLER (W.). *Ueber Structur und Entwickelung des Tuberk. in den Nieren. In Arch. für path. Anat.,* t. XVI, p. 205 ; 1859. — GARNIER. *Bull. de la Soc. anatom.,* p. 212, 1859. — SCHMIDTLEIN (A.). *Ueber die Diagnose der Phthisis tuberculosa der Harnwege.* Erlangen, 1862. — VILLEMIN. *Du tubercule,* Paris, 1862. — COLIN. *Néphrite tubercul. aiguë. In Gaz. hebd.,* 1863, p. 39. — KUSSMAUL. *Tuberculose des voies urinaires. In Würzburger Zeitschrift,* t. IV, 1863, et *Arch. de méd.,* t. I, p. 342 ; 1863. — MOSLER. *Beiträge zur Pathologie und Therapie der Krankh. der Harnwege. In Archiv der Heilkunde,* p. 299, 1863. — ROSENSTEIN. *Zur Tuberculose der Harnorgane. In Berlin. klin. Wochenschr.,* n° 21, 1865. — HOFMANN. *Beiträge zur Lehre von der Tuberculose. In Deutsch. Archiv f. klin. Medizin,* t. IV, p. 609 ; 1867. — MAGNAN. *Gaz. méd.,* p. 595, 1867. — CHALLAN. *Tuberculose des reins. In Soc. anat.,* p. 161, 1869. On trouve dans les bulletins de cette société un assez grand nombre de faits isolés, voyez les tables. — SOUTHEY. *British Med. Journal*, p. 444, 1867. — ELLIS (Edw.). Ibid., p. 324, 28 sept. 1869. — MAC DOWELL. *Edinb. Med. Journ.*, t. XV, p. 1093. — KLOB. *Oesterr. Zeitschr. für prakt. Heilkunde*, t. XIV, p. 9 et 10. — LANCEREAUX et LACKERBAUER. *Atlas d'anatomie pathologique*, texte, p. 349 ; atlas, pl. 35 et 36. Paris, 1871. — SCHMIDT (Thomas). *Tubercular Disease of the Urinary Mucous Membrane*. In *Saint-Bartholomæw's Hospital Reports*, t. VIII, p. 95 ; London, 1872. — ROBERTS (W.). *On Urinary and Renal Diseases*, p. 545 ; London, 1872.

B. *Phlegmasies épithéliales. Néphrites épithéliales.* Sous cette dénomination, sont comprises les *néphrites catarrhales* des auteurs et un certain nombre de celles qui ont été décrites sous les noms de *néphrite parenchymateuse* et de *néphrite albumineuse*. Ces néphrites consistent essentiellement dans une modification primitive des épithéliums des tubuli des reins qui se tuméfient et s'infiltrent de granulations protéiques, en même temps que se produit un exsudat fibrino-albumineux à l'intérieur du canalicule. Elles constituent des lésions entièrement distinctes des néphrites interstitielles et tout aussi différentes que les pneumonies lobulaires dont elles se rapprochent, peuvent l'être des pneumonies scléreuses avec lesquelles la néphrite interstitielle a la plus grande ressemblance. Par conséquent il n'y a pas lieu d'être surpris si les néphrites épilhéliales ont une origine et une évolution particulières.

*Anatomie pathologique.* Les deux reins, simultanément affectés, sont généralement plus volumineux et plus lourds qu'à l'état normal, ils peuvent dans quelques cas doubler de volume. Dépouillés de leur membrane d'enveloppe, qui se détache avec facilité, ces organes, parfaitement lisses, ne présentent d'autres dépressions que celles qui séparent les lobes naturels. Çà et là, ils sont parsemés de petites taches vasculaires dont la teinte rougeâtre tranche sur la coloration de la substance corticale, qui est d'un blanc mat ou légèrement jaunâtre. La substance médullaire conserve sa couleur normale ou présente une teinte d'un rouge vineux ; elle ne manifeste pas de tuméfaction appréciable. Celle-ci porte à peu près exclusivement sur la substance corticale, de sorte que, même à l'œil nu, il semble que cette substance soit seule altérée.

L'examen microscopique montre que les canalicules contournés sont le siége plus spécial de la modification anatomique qui, dans beaucoup de circonstances, exige un œil exercé pour être reconnue. Vus à un faible grossissement, ces canalicules sont opaques, dilatés et variqueux ; un certain nombre d'entre eux renferment des cylindres hyalins. A un plus fort grossissement, les épithéliums restés en place apparaissent comme confondus, troubles et tuméfiés par la présence d'un nombre plus ou moins considérable de fines granulations grisâtres et solubles dans l'acide acétique, ou granulations protéiques (fig. 9). C'est là, il est vrai, une simple nuance, puisque les épithéliums des tubes contournés sont naturellement granuleux. Cependant il n'est pas possible de douter de l'altération, et il faut bien admettre qu'elle est la cause de l'augmentation de volume des reins, quand la trame conjonctivo-vasculaire ne présente pas la moindre modification. Les tubes droits n'offrent d'ailleurs aucune altération ; mais il n'en est pas de même des tubes de Henle, qui seraient affectés au niveau de leur grosse partie d'une altération analogue à celle des tubes contournés.

La tuméfaction des épithéliums et leur infiltration granuleuse persiste tout d'abord sans changement appréciable. Mais, au bout d'un certain temps, cette modification disparaît et la guérison peut avoir lieu, du moins, si on s'en rapporte à l'observation clinique.

Le plus souvent peut-être, les épithéliums tuméfiés s'infiltrent de granulations

jaunâtres et réfringentes plus ou moins volumineuses qui résistent à l'acide
acétique, et se dissolvent dans l'éther. Ce sont des granulations graisseuses
qui, par leur présence, modifient la teinte pâle et blanche du parenchyme rénal
et la changent en une teinte légèrement jaunâtre. Dans quelques cas, la
dégénérescence graisseuse est partielle, limitée à quelques groupes de tubes,
et de là des taches jaunes peu saillantes et différentes des granulations de
la néphrite interstitielle. Que les granulations graisseuses comprises dans les tubes qui forment ces taches puissent être résorbées, la chose paraît possible ; mais il est difficile de concevoir que cette résorption puisse se produire au point d'amener la diminution de volume du rein sans l'intervention d'aucun travail d'hyperplasie conjonctive.

Le tissu conjonctivo-vasculaire ne prend, en général, aucune part au processus de la néphrite épithéliale ; cependant, on trouve quelquefois, à la suite de la scarlatine et de la fièvre typhoïde, des reins volumineux qui, indépendamment de l'altération granuleuse des épithéliums, présentent entre les tubes rénaux des traînées de petites cellules rondes tassées les

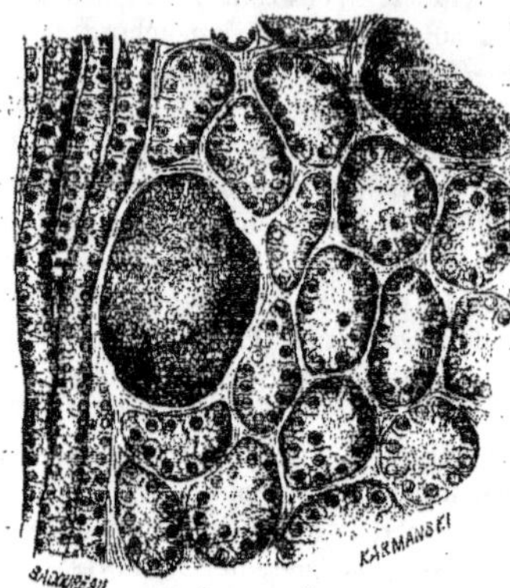


Fig. 9. — Coupe microscopique d'un rein atteint de
néphrite épithéliale. Les tubes tortueux, perpendiculairement sectionnés, ont leurs épithéliums tuméfiés
et granuleux. Grossissement 200.

unes contre les autres, circonstance qui a conduit quelques auteurs (Kelsch, etc.)
à ranger cette altération dans le groupe des néphrites interstitielles. Cette manière
de voir, nous l'avouons, paraît peu admissible tant qu'on n'aura pas fait connaître
la nature de ces éléments qui ont au moins autant les caractères des cellules
lymphatiques que ceux des éléments embryonnaires, et dont personne jusqu'ici
n'a vu l'organisation définitive, telle qu'elle se produit dans la néphrite interstitielle. Au reste, les reins modifiés par la scarlatine et la fièvre typhoïde présentent
une altération granulo-graisseuse très-marquée de leurs épithéliums, ils sont
volumineux au moment de la mort, et les symptômes qui manifestent leur souffrance ne sont pas ceux de la néphrite épithéliale, mais bien ceux de la néphrite
interstitielle. D'ailleurs, la pneumonie lobulaire dans laquelle une hyperplasie
conjonctive vient quelquefois s'ajouter à l'altération des épithéliums de l'alvéole,
n'est confondue par personne avec la pneumonie primitivement scléreuse ou
interstitielle.

Les rétines, dans cette forme de néphrite, sont quelquefois le siége d'une
altération qui a pour caractères, tout d'abord une hypérémie, ensuite l'apparition d'une sorte de nuage au voisinage de la papille d'où il s'étend vers la
périphérie, et qui est dû à une infiltration œdémateuse, enfin des taches
blanchâtres ou jaunâtres et de petites ecchymoses disséminées ou disposées
en forme de zones. Ces taches dont quelques-unes ont l'apparence striée
occupent principalement la couche cellulo-nerveuse, fréquemment aussi la
couche granuleuse, elles ont l'étendue d'une tête d'épingle et sont composées de corpuscules granuleux, brillants, en partie isolés, en partie réunis et

agglomérés sous forme de cellules rondes à contours très-nets, de globules de graisse et de tissu conjonctif altéré. Les corps granuleux ont la forme et presque le volume des éléments de la couche granuleuse, mais ils sont moins transparents et contiennent un nombre considérable de fines granulations et de globules de graisse. Les fibres nerveuses sont, en ces mêmes points, quelquefois augmentées de volume et comme hypertrophiées. Les capillaires et les artères, infiltrés de noyaux de nouvelle formation et d'une matière transparente, amorphe, sont flexueux, dilatés, variqueux, quelquefois rétrécis ou oblitérés, d'où la rupture de leurs parois et l'apparition des taches ecchymotiques. Ces ecchymoses, qui occupent la couche granuleuse, sont dues à un épanchement de globules sanguins dans des espaces formés par le refoulement des éléments de cette couche; elles se modifient peu à peu, et prennent une teinte jaunâtre. En résumé, l'élément nerveux et l'élément conjonctivo-vasculaire sont affectés : l'un est le siége d'une hyperplasie qui se termine par dégénérescence graisseuse, l'autre s'hypertrophie ou dégénère. La choroïde, enfin, participe dans quelques cas au processus d'altération de la rétine.

Le cœur conserve son volume normal et ne subit, en général, aucune modification dans la néphrite épithéliale. La muqueuse digestive, quelquefois secondairement altérée, se présente avec des caractères anatomiques assez semblables à ceux que nous avons indiqués à propos de la néphrite conjonctive diffuse; il ne nous a pas paru, comme à Fenwick et à Wilson Fox, que la lésion gastrique fût intertubulaire dans la néphrite interstitielle et folliculaire dans la néphrite parenchymateuse. Les membranes séreuses sont, dans quelques cas, le siége de processus plegmasiques, mais leur altération semble plus rare ici que dans la néphrite interstitielle, ce qui est sans doute le fait d'une intoxication urémique moins constante.

Ces deux affections, néphrite interstitielle et néphrite épithéliale, sont en résumé très-différentes au point de vue anatomique : la première a pour localisation spéciale la substance conjonctivo-vasculaire, la seconde a pour siége les épithéliums des canalicules urinifères ; l'une se traduit par un processus dégénératif, l'autre par un processus hyperplasique. Or, ces différences dans la localisation anatomique et dans le processus, entraînent forcément des différences dans les désordres fonctionnels. C'est, en effet, ce que démontre l'étude symptomatique suivante, si on la compare à la description symptomatique de la néphrite interstitielle.

*Symptômes.* La néphrite épithéliale a quelquefois un début obscur, insidieux et lent; mais le plus souvent quand elle succède à un refroidissement brusque, à la scarlatine, etc., elle commence d'une manière aiguë, et se manifeste par un état fébrile plus ou moins prononcé et plus ou moins durable. Le malade est pris d'un frisson unique ou répété avec des intermissions typiques; sa température est élevée; il a de la soif, de l'anorexie et présente tous les phénomènes qui caractérisent la fièvre. Cet état dure pendant un certain temps, puis il cède et il ne reste plus que les désordres liés à l'affection rénale. Or, quel que soit le début de la néphrite épithéliale, ces désordres ne diffèrent pas sensiblement.

La quantité d'urine rendue dans les vingt-quatre heures présente une diminution notable; elle varie assez généralement entre 500 et 600 grammes; elle peut être moins considérable, et cependant les besoins d'uriner sont fréquents, pénibles, accompagnés d'une sensation de douleur et de pression dans la région lombaire. La densité du liquide urinaire est normale ou augmentée, elle oscille entre 1018 et 1030; sa coloration est rouge foncé. Au bout d'un temps de repos relativement court, l'urine se trouble, dépose un sédiment composé de corpuscules sanguins, de cylindres hyalins, simples ou entourés d'une matière granuleuse, et de cellules épithéliales altérées. La chaleur et l'acide nitrique y développent un précipité albumineux qui, après un léger repos, présente de gros flocons nageant dans un liquide clair, coloré, et non rosé comme dans la néphrite interstitielle.

La quantité d'albumine excrétée est abondante, car certains malades perdent dans un nychthémère de 15 à 20 grammes de cette substance, ou environ 3 p. 100, c'est-à-dire une proportion plus forte que celle qui existe dans la sérosité des vésicatoires. L'urée contenue dans les urines de vingt-quatre heures est de 15 à 20 grammes, proportion au-dessous de la normale. Toutefois, il est juste de remarquer que la sérosité des hydropisies en renferme une certaine quantité, et que la nutrition est alors fortement ralentie. L'excrétion de l'acide urique ne subit aucun changement appréciable, mais il est vrai de dire que peu d'analyses exactes ont été faites à ce point de vue.

Après les renseignements fournis par l'examen des urines, un des phénomènes les plus saillants de la néphrite épithéliale est l'hydropisie. C'est un symptôme pour ainsi dire constant, et qui peut avoir des conséquences sérieuses ou même fatales par les complications qu'il détermine, telles que phlegmons ou érysipèles gangréneux. Il survient tout d'abord un léger œdème dans les parties où le tissu conjonctif sous-cutané est le plus lâche, comme aux paupières, aux bourses, aux grandes lèvres; au bout d'un certain temps, cet œdème, limité et souvent passager, devient permanent, puis il gagne les extrémités inférieures et le tronc. Les cavités séreuses sont enfin quelquefois envahies par cette hydropisie qui assez ordinairement s'étend avec rapidité et met peu de jours à se généraliser.

Dans ces conditions, les malades se décolorent vite, et tombent dans un état d'anémie de plus en plus considérable. Le désordre de la fonction urinaire et l'hydropisie existant, des troubles des voies digestives ne tardent pas à se manifester. L'appétit se perd, certains aliments et surtout les viandes déterminent de la répugnance; il se produit des nausées qui sont parfois suivies de vomissements opiniâtres; la constipation du début fait place à des diarrhées fréquentes et profuses, qui préservent les malades des désordres nerveux, mais qui ne les affaiblissent pas moins d'une façon considérable. Les sueurs se suppriment, la peau se sèche, puis les organes respiratoires se prennent : il survient des inflammations des muqueuses bronchique et laryngée qui causent de la toux et de la dyspnée. Dans quelques cas, même à cette période, l'affection rénale peut encore prendre une tournure favorable : la fièvre s'apaise, la diurèse devient plus abondante, la peau reprend ses fonctions et l'œdème disparaît. L'urine, plus claire et d'un jaune pur, renferme une moindre quantité d'albumine et un sédiment moins considérable; puis l'albuminurie cesse complétement et le malade revient à la santé.

Tel fut le cas d'un jeune médecin de 26 ans auquel j'ai été appelé à donner des soins. Ce confrère, qui venait de subir un traitement mercuriel prolongé, fut pris, à la suite d'un refroidissement, de fièvre, d'albuminurie et d'anasarque. Lorsque je le vis, deux mois après le début de ces accidents, il avait les jambes et l'abdomen considérablement enflés, un épanchement pleural abondant à gauche; il rendait dans les vingt-quatre heures un à deux verres d'une urine trouble et épaisse, contenant de nombreux cylindres hyalins, et qui précipitait en masse. Je le soumis au régime exclusif du lait ; les urines ne tardèrent pas à devenir plus abondantes, au bout d'un mois l'anasarque avait disparu et quatre mois plus tard, j'avais la satisfaction de ne plus trouver d'albumine dans l'urine. Deux ans se sont écoulés depuis lors et la santé de ce confrère s'est tellement bien maintenue qu'il a pu se marier dernièrement.

Il faut reconnaître néanmoins que les choses ne se passent pas toujours aussi simplement. D'ordinaire, l'urine reste rare, atteint un minimum, et le malade, dont l'anasarque persiste, demeure plus ou moins longtemps sous le coup d'une diarrhée abondante et de vomissements ; puis il survient des épistaxis, plus rarement des hémoptysies, et enfin des troubles nerveux divers, semblables à ceux que nous avons déjà désignés sous le nom d'accidents urémiques. Ces troubles, sont, moins souvent que dans la néphrite interstitielle, représentés par des attaques épileptiformes ; ils consistent en un coma plus ou moins profond, et quelquefois en des secousses convulsives analogues à des secousses électriques. Dans d'autres cas, les malades, pâles, affaiblis, atteints d'une anasarque considérable, voient se produire des complications telles que œdème du poumon et de la glotte, péricardite, pleurésie ou péritonite, qui mettent leur existence en danger.

*Marche.* Envisagée au point de vue de sa marche clinique, la néphrite épithéliale présente deux formes distinctes : l'une, aiguë, évolue en quelques mois ; l'autre, chronique, attend quelquefois plusieurs années avant d'arriver à son terme. La première est accompagnée de tout le cortége d'un état fébrile plus ou moins intense ; la seconde, dégagée de cet appareil, ne se révèle par aucun symptôme bien apparent, jusqu'au moment où surviennent l'œdème et l'anémie. Assez différentes à leur début, ou mieux dans leur premier stade, ces deux formes de la néphrite épithéliale sont, dans leur seconde phase, moins distantes l'une de l'autre, et se traduisent invariablement par de la pâleur des téguments, de l'anasarque, et une albuminurie abondante ; plus tard, c'est-à-dire dans leur période ultime, elles se rapprochent encore plus, car elles sont exposées aux mêmes désordres urémiques. La différence qu'elles présentent tient surtout à la durée de l'affection, qui est manifestement plus courte dans la forme fébrile.

La terminaison de chacune de ces formes est, dans tous les cas, assez semblable. Tantôt, directement produite par l'insuffisance urinaire, elle survient dans les convulsions ou le coma ; tantôt, amenée par une complication, elle fait suite à un érysipèle, à une bronchite, à une pneumonie, à une pleurésie, ou à une péricardite. Exceptionnellement, elle est due à une hémorrhagie cérébrale : deux fois seulement j'ai vu cette hémorrhagie mettre fin à la vie dans le cas d'une néphrite épithéliale. La guérison n'est pas douteuse, surtout dans la forme aiguë ; dans la forme chronique, on constate quelquefois des amendements plus ou moins longs, pendant lesquels il reste toujours une certaine quantité d'albumine dans l'urine ; mais ces rémissions, temporaires et suivies de rechutes, ne font, en général, que prolonger la durée de l'affection.

*Diagnostic.* Le diagnostic de la néphrite épithéliale est ordinairement facile, car si cette affection n'est pas toujours reconnue dès son début, elle ne reste pas longtemps inaperçue ; l'anasarque qui lui fait cortège ne manque pas de fixer l'attention du médecin, qu'elle met sur la trace de l'albuminurie. Ce symptôme constaté, il ne reste plus qu'à chercher la lésion rénale qui le détermine, car l'existence de l'anasarque ne permet pas de songer à une albuminurie purement nerveuse. Or la promptitude avec laquelle se produit cette anasarque, son accroissement rapide, sa persistance, du moins à une certaine période du mal, la diminution de la quantité de l'urine, l'augmentation de sa densité, le précipité floconneux et abondant de ce liquide, les cellules épithéliales altérées et les cylindres qu'il renferme, sont autant de circonstances symptomatiques propres à la néphrite épithéliale et qui ne permettent pas de confondre cette affection avec la néphrite conjonctive proliférative. Effectivement, dans cette dernière affection, l'œdème est partiel ou insignifiant; les urines, décolorées et très-abondantes, peu denses et faiblement albumineuses, donnent un dépôt blanchâtre formé en grande partie de leucocytes et de quelques cylindres hyalins. Le cœur, en outre, est hypertrophié dans la néphrite scléreuse, ce qui arrive rarement ou jamais dans la néphrite épithéliale. Par conséquent, les affections déjà distinctes anatomiquement, le sont encore cliniquement, et peuvent être diagnostiquées, ce que nous faisons depuis plusieurs années avec assurance et certitude, en présence de nos élèves. En réalité, il est plus facile de confondre la néphrite épithéliale avec les dégénérescences graisseuse et amyloïde du rein : nous dirons plus loin comment on peut la différencier de ces dernières affections.

Le pronostic de la néphrite épithéliale, généralement défavorable, varie selon la forme et la période de cette affection. Moins fâcheux lorsque celle-ci a une marche aiguë et survient à la suite d'un exanthème chez un individu auparavant bien portant, il est grave dans la forme chronique, où l'altération des épithéliums aboutit presque fatalement à une destruction plus ou moins complète. Cette destruction serait, pour ainsi dire, un arrêt de mort, si l'impossibilité de reproduction de ces éléments essentiels à la sécrétion urinaire était prouvée.

Quoi qu'il en soit, il ne faut pas trop se hâter de prononcer cet arrêt, à cause de la difficulté de reconnaître sûrement la dégénérescence complète des épithéliums. Un fait est venu, il y a quelques années, modifier ma manière de voir à ce sujet. Un malade chez lequel une altération profonde des tubes urinifères paraissait évidente, puisqu'il rendait chaque jour trois à quatre cents grammes d'une urine fortement albumineuse, et qu'il avait en même temps une pleurésie et une anasarque considérables, parvint sous mes yeux, grâce à une médication et à un régime appropriés, à une guérison qui ne s'est pas démentie. A plus forte raison, il ne faut pas désespérer d'obtenir un résultat favorable lorsqu'il n'y a ni accidents urémiques, ni épanchements hydropiques dans les cavités séreuses. L'étiologie est dans la circonstance une source d'indication qu'on aurait grand tort de négliger, car la néphrite épithéliale, comme toutes les altérations viscérales, est nécessairement subordonnée à l'influence des causes qui président à son développement. En thèse générale, on peut admettre que le pronostic de cette affection est peu défavorable si les causes sont de celles que l'expérience nous apprend ne produire que les premiers stades anatomiques de l'altération rénale; l'étude de ces causes mérite donc toute notre attention.

*Étiologie et pathogénie.* La description qui vient d'être faite de la néphrite épithéliale vise le genre et non l'espèce. Pour qu'elle soit plus complète, il importe de faire connaître les modifications générales de l'organisme dont cette affection n'est que l'expression, en quelque sorte, symptomatique, et de montrer les particularités propres à chacune d'elles.

A ce point de vue, nous grouperons sous deux chefs les causes de la néphrite épithéliale. Au premier chef se rapportent la plupart des maladies infectieuses et quelques intoxications ; au second se rattache surtout l'influence exercée par le froid sur les reins.

La scarlatine, la variole, la fièvre typhoïde, la diphthérie, le choléra, la septicémie sont, dans le cadre des maladies infectieuses, celles qui, en raison de circonstances jusqu'ici mal déterminées, prédisposent le plus à l'altération des cellules épithéliales des tubes urinifères. Cette altération, que l'on veut à tort distraire de l'inflammation, se comporte en effet comme un processus phlegmasique, car indépendamment de l'exsudat fibrino-albumineux qui infiltre les éléments épithéliaux ; ceux-ci peuvent revenir à leur état primitif, ou subir une transformation granulo-graisseuse. Or, les néphrites des maladies infectieuses sont pour la plupart susceptibles de résolution ; quelques-unes seulement engendrent ce que l'on a désigné sous le terme général de maladie de Bright ; dans ce cas, elles ont une évolution rapide et conduisent presque fatalement à la mort.

Ces affections surviennent, non pas au début, mais à une période plus ou moins avancée de la maladie générale. Dans la scarlatine, c'est au moment de la desquamation que l'albumine paraît dans l'urine et que survient l'anasarque. Effectivement, lorsque les malades semblent approcher de la guérison, la fièvre se rallume, on constate de la bouffissure de la face ; les urines sanguinolentes et albumineuses sont sécrétées en moindre quantité, plus tard elles renferment des épithéliums granulo-graisseux, indice d'une destruction avancée et à peu près irrémédiable. Les reins sont volumineux, blanchâtres ou jaunâtres et non atrophiés comme dans la néphrite interstitielle. Ces organes, dans la variole et surtout dans la variole hémorrhagique, augmentent quelquefois pareillement de poids et de volume ; présentent une surface plane et luisante, une teinte blanchâtre ou jaunâtre. A la coupe, la substance corticale, épaissie, semée de stries violacées dues à la stase veineuse, laisse voir les glomérules sous forme de points d'un rouge clair. La substance médullaire, grisâtre ou violacée, contient plus de sang que la substance corticale. Le bassinet et quelquefois aussi les uretères ont leur surface interne granuleuse, d'un rouge violacé, ce qu'ils doivent à une infiltration sanguine : c'est la pyélite variolique, la forme la plus commune des altérations de la muqueuse de ces réservoirs après la pyélite suppurée. Dans cette altération, comme dans la néphrite scarlatineuse, on a constaté à côté des modifications des épithéliums la présence de petites cellules arrondies, qui ont fait croire à une hyperplasie conjonctive ; mais, qu'elle soit la signification de ces éléments, on ne peut nier que les caractères cliniques du rein scarlatineux et du rein varioleux ne soient très-différentes de ceux du rein scléreux.

Le processus de l'altération rénale de la fièvre typhoïde est peu différent de celui de l'altération due à la scarlatine. Il consiste toujours en une tuméfaction granuleuse des épithéliums avec ou sans infiltration celluleuse du tissu conjonctivo-vasculaire (Voy. mon *Atlas d'anatomie pathologique*, pl. 32, fig. 2). Dans quelques cas, j'ai vu cette altération localisée à une partie seulement du parenchyme rénal.

Les reins, dans la diphthérie, présentent quelquefois aussi des lésions assez semblables. Les cellules des canalicules urinaires, troubles et tuméfiées, apparaissent comme infiltrées par une poussière granuleuse ou par un plasma hyalin avec un noyau volumineux. Le tissu interstitiel, dans les cas avancés, est parsemé de nombreux noyaux ; les corpuscules de Malpighi sont distendus par du sang qui

infiltre aussi les canalicules et le tissu interstitiel. Cette lésion se modifie en général à partir de la convalescence, car on voit le contenu albumineux de l'urine
diminuer rapidement et disparaître. Dans quelques cas de diphthérie étendue et
prolongée du pharynx, elle peut persister pendant deux ou trois semaines après
la disparition des fausses membranes et revêtir le caractère d'une maladie de
Bright aiguë.

Dans le choléra les reins se montrent ordinairement pâles et plus volumineux
qu'à l'état normal ; les pyramides, d'un rouge sombre, sont comme perdues au
milieu d'une couche corticale épaissie et grisâtre. Les épithéliums des tubes
rénaux sont le siége d'une tuméfaction trouble, avec infiltration granulo-graisseuse. Le tissu conjonctivo-vasculaire, au contraire, reste intact. L'érysipèle, la
pyémie et la septicémie sont, dans quelques cas, le siége d'altérations rénales
assez semblables. Les symptômes qui se lient à ces altérations consistent en
une albuminurie plus ou moins abondante, passagère, du moins, rarement
persistante.

Une opinion récente tendrait à attribuer l'altération rénale dans ces diverses maladies à la présence dans le sang de bactéries ou d'organismes infectieux ; mais
en réalité nous ignorons toujours la relation qui unit cette localisation à la maladie générale. H. Fischer (*Die septische Nephritis*, Breslau, 1868), prétend être
parvenu à produire une néphrite expérimentale en injectant dans la jugulaire de
la sérosité purulente septique et des acides gras volatils (acide butyrique) ; partant de là, il conclut que la néphrite de la pyémie est le résultat d'une action
septique des foyers purulents résorbés, et en voie de fermentation acide, notamment des acides gras ou de leurs sels, sur la substance rénale. Mais ces
recherches sont loin de nous donner le dernier, mot sur la matière.

Les poisons agissent de diverses façons sur les reins : en dehors des poisons
stéatogènes, il en est un petit nombre, comme la cantharide, l'acide sulfurique,
les sels de mercure, qui modifient ces organes de façon à produire l'albuminurie ; mais il faut reconnaître que la lésion vraisemblablement inflammatoire qu'ils y déterminent est ordinairement passagère et susceptible de guérison.

La grossesse est signalée par quelques auteurs comme une cause de l'affection
qui nous occupe ; néanmoins, tant qu'on n'aura pas donné des caractères plus
détaillés des lésions des reins dans l'état puerpéral, on pourra douter de l'influence de cet état sur le parenchyme de ces organes. Dans quelques cas, j'ai
trouvé ces organes volumineux, fermes, de teinte blanchâtre ou jaunâtre, caractères assez semblables à ceux de la néphrite épithéliale. Une fois l'altération
portait principalement sur les vaisseaux des glomérules de Malpighi, qui étaient en
voie de dégénérescence granulo-graisseuse ; les épithéliums des tubes contournés
paraissaient relativement peu altérés.

Le froid, ou plutôt un refroidissement subit, est pour beaucoup d'auteurs la cause
la plus commune de la néphrite épithéliale, c'est tout au moins celle qu'accusent
un grand nombre de malades qui prétendent s'être bien portés jusqu'au moment
où, le corps étant en sueur, ils se sont exposés pendant un temps plus ou moins
long à une température humide et froide. Les faits de ce genre ne manquent
pas ; quelques-uns même sont très-significatifs. Wilks raconte qu'un jeune
homme de 28 ans, en état d'ivresse, se jeta dans la Tamise alors qu'il avait
très-chaud ; le lendemain il présentait une anasarque considérable, une fièvre intense, il avait des urines rares et albumineuses. Il succomba au bout de trois mois

à la suite d'une inflammation gangréneuse de la peau des jambes et du scrotum, consécutive à des ponctions faites pour évacuer l'œdème ; ses reins offraient les caractères de la néphrite épithéliale. G. Johnson, dans une communication à la Société clinique de Londres, rapporte les cas de trois étudiants en médecine qui virent apparaître, à la suite d'un ou de plusieurs bains froids, de l'albumine dans leurs urines. Dans ces cas, il est vrai, l'albuminurie a été passagère ; mais il n'en faut pas moins reconnaître l'action du froid sur la sécrétion urinaire et sans doute aussi sur l'état anatomique des reins.

L'influence du froid humide sur ces organes est d'ailleurs hors de doute. Il est reconnu depuis longtemps que les individus qui habitent des logements humides, et qui font un séjour prolongé dans les souterrains, sont très-prédisposés à contracter la maladie de Bright. On sait encore que les personnes exposées par leur profession aux refroidissements sont aussi fréquemment atteintes de la même affection. Le docteur Layet (*Archives de médecine navale*, t. XX, p. 213) fait remarquer, dans un travail sur l'hygiène et la pathologie professionnelle des ouvriers employés à l'arsenal maritime de Toulon, que les cas de néphrite albumineuse relevés dans la collection des feuilles de clinique de l'hôpital sont en grande partie présentés par des ouvriers forgerons. Il y aurait lieu sans doute de tenir un plus grand compte de l'influence des professions dans la genèse de cette lésion des reins.

Les reins altérés par l'action du froid sont volumineux, blanchâtres, quelquefois indurés. Leurs épithéliums, tuméfiés et granuleux peuvent revenir dans certains cas à l'état normal ; mais ordinairement ces éléments subissent une altération granulo-graisseuse qui compromet leur fonction, et c'est alors que l'on constate une albuminurie abondante, une anasarque considérable, la diminution de l'excrétion urinaire et l'urémie. Les auteurs sont divisés sur la nature des rapports qui relient cet état pathologique du rein à l'action du froid. Les uns voient la raison de cet état dans la cessation de l'antagonisme entre l'activité de la peau et celle des reins ; ils admettent qu'avec la suppression de l'activité cutanée les reins tombent dans un état congestif et inflammatoire en quelque sorte compensateur. Les autres trouvent cette liaison dans l'intoxication du sang par des substances excrémentitielles, qui, retenues dans le sang, agiraient sur les reins pour y produire une irritation inflammatoire, à peu près comme font les produits excrémentitiels de l'urine, lorsqu'ils sont éliminés par l'estomac. Cette manière de voir peut s'appuyer sur les expériences qui consistent à faire naître l'albuminurie au moyen d'un enduit sur la peau, en supprimant la respiration cutanée ; mais il est facile de voir que ni l'une ni l'autre de ces hypothèses n'est suffisamment prouvée et ne peut être définitivement acceptée.

Le froid n'est pas le seul agent dont l'action sur la peau puisse contribuer à produire des lésions rénales ; le calorique détermine, dans quelques cas, des effets semblables. Il est commun de voir survenir de l'albuminurie et une affection des reins à la suite de brûlures étendues. Les faits de ce genre rapportés par différents auteurs ne peuvent laisser de doute ; la néphrite qui se produit en pareil cas est encore une néphrite épithéliale desquamative très-analogue à celle qui est occasionnée par le froid.

*Traitement.* Le traitement des néphrites épithéliales varie suivant les causes, les phases d'évolution et les complications de ces affections. Il est bien évident que les néphrites qui surviennent dans le cours d'une maladie exanthématique ou fébrile donnent lieu dès leur début à des indications différentes de celles que fournissent les altératious qui se développent dans l'état de santé à la suite d'un refroidissement, par exemple. Indépendamment des indications qui résultent de la maladie spécifique, il faut tenir compte de l'état de débilitation plus ou moins prononcée du malade et ne pas oublier que cet état est de nature à contre-indiquer certains moyens, notamment l'emploi des émissions sanguines. Il m'est difficile de recourir alors à la saignée, malgré l'existence de la fièvre, aussi je préfère agir sur la peau par l'usage des bains chauds, et sur les reins par un régime approprié, la diète lactée surtout; j'ai cru remarquer à plusieurs reprises que les principes du lait avaient une action favorable sur les épithéliums encore peu altérés, et qu'ils pouvaient contribuer à les faire revenir à leur état normal. Dans cette période où il est presque impossible de savoir ce que deviendra l'affection de reins, il est prudent d'éviter une médication perturbatrice qui pourrait, par une action intempestive sur ces organes, contribuer à les altérer davantage, jusqu'à ce que l'on soit mieux renseigné sur la valeur thérapeutique des nombreux agents médicamenteux employés ou recommandés en pareille occurrence.

Mais c'est principalement lorsqu'elle est produite par l'action rapide ou prolongée du froid que la néphrite épithéliale nous parait réclamer à son début les moyens capables de stimuler le plus énergiquement les fonctions de la peau. Aux bains chauds il faut ajouter les bains de vapeur, et surtout les bains d'air sec (Delalande, *Du traitement de la néphrite albumineuse*, Thèse de Strasbourg, 1862), les frictions à l'aide de substances stimulantes, telles que les baumes de Fioraventi, opodeldoch, etc. Enfin, en l'absence d'une médication spéciale, l'anémie et l'œdème sont des symptômes qui doivent éveiller l'attention du médecin, et qu'il ne peut négliger. Les toniques et principalement le quinquina, les amers, les préparations ferrugineuses, surtout celles qui sont liquides, serviront à combattre avantageusement le premier de ces phénomènes; quand au dernier, il diminue ou disparaît assez généralement sous l'influence de la diète lactée et de l'usage du petit lait (*Mém. de la Société royale de médecine*, p. 274, 278; 1775). Toutefois, si ces moyens ne suffisaient pas, et que l'anasarque fût considérable, on pourrait recourir à l'emploi des purgatifs et des diurétiques, mais sans compter sur un succès réel. Ajoutons que dans le cas où les urines seraient sanguinolentes, il y aurait lieu de faire un prudent usage du tannin et de l'acide gallique.

Plus tard, lorsque l'affection rénale devient le point de départ de désordres secondaires, dyspepsie, vomissements, troubles nerveux divers, le lait, s'il est bien supporté, est encore utile, car, dans l'hypothèse où il ne pourrait rien sur les épithéliums, il a au moins l'avantage de nourrir le malade et d'agir comme diurétique. Les amers et la pepsine interviennent utilement pour combattre la dyspepsie, la bière parfois remplace avantageusement le vin. Mais il ne faut pas oublier que ces différents désordres sont le résultat de l'insuffisance urinaire, et que l'indication est d'aider les sécrétions qui peuvent suppléer la fonction des reins. La médication ne diffère pas alors de ce qu'elle est dans la période avancée de la néphrite interstitielle, et c'est encore en stimulant l'action de la muqueuse digestive, à l'aide de purgatifs énergiques, qu'on remplira le mieux l'indication. Les complications toujours plus ou moins liées à cette insuffisance de la sécrétion urinaire seront combattues par les mêmes moyens, auxquels pourront s'ajouter des bains tièdes. Dans les cas de phlegmon ou de gangrène, il sera avantageux de recourir à l'usage externe de la solution d'hydrate de chloral.

Nous nous contentons de poser ici les bases d'une thérapeutique rationnelle des néphrites épithéliales sans entrer dans le détail des nombreuses médications proposées ou employées contre les affections albuminuriques des reins. Effective-ment, ces médications à l'aide desquelles on a cherché à combattre une espèce artificielle, la maladie de Bright, ne peuvent avoir qu'un succès restreint, puis-qu'elles s'adressent à des altérations souvent fort différentes. Il importe aujour-d'hui, si l'on veut arriver à une thérapeutique sérieuse, de grouper ces altérations, d'après leurs caractères anatomiques, leur évolution et leurs conditions étiolo-giques. C'est ce que nous avons essayé de faire, aussi nous estimerions-nous heureux si, par ce moyen, nous parvenions à faire substituer un traitement rationnel au traitement purement empirique mis en usage jusqu'à ce jour.

Bibliographie. — Consultez les *Traités des maladies des reins*, indiqués p. 169, et spé-cialement :

Froid. — Wilks. *Guy's Hospital Reports*, 2⁰ série, t. VIII, 1852-53. — Goodfellow (S.-J.). *Lectures on the Diseases of the Kidney*, p. 156; 1861. — Oreste, cité par Leblanc. *Revue vétérinaire*. In *Archiv. génér. de méd.*, t. I, p. 607; 1868. —Johnson (Georges). *On Cases of Temporary Albuminuria that result of Cold Bathing*. In *Clinical Society*, November 1873, et *Med. Times and Gaz.*, Déc. 1873. — Behier. *Plusieurs cas de néphrite catarrhale a frigore*. In *Gaz. des hôp.*, n° 31, p. 241; 1873.

Brûlure. — Wertheim (G.). *Etudes expérimentales sur les brûlures*. In *Medizin. Jahrb. der k. k. Gesellsch. der Aerzte in Wien*, 1868, et *Gaz. hebdom.*, p. 670; 1868. — Falk (Fr.). *Ueber einige Allgemeinerschein. nach umfangreichen Hautverbrennungen*. In *Archiv für pathol. Anat. und Phys.*, t. LIII, p. 61. — Socoloff (N.). *Sur les effets produits chez les animaux par l'application d'un enduit diminuant la perspiration cutanée*. In *Centralblatt*, p. 689, oct. 1872, et *Revue Hayem*, t. I, p. 123.

Etat puerpéral. — Rayer. *Traité des maladies des reins*, p. 405, t. II. — Lever. *Guy's Hospital Reports*, p. 465; 1843. — Cahen. *De la néphrite albumineuse chez les femmes en-ceintes*. Th. de doctorat, 1846. — Blot (H.). *De l'albuminurie chez les femmes enceintes*. Th. de doctorat. Paris, 1849. — Devillers fils et Regnault (J.). *Recherches sur les hydropisies des femmes enceintes*. In *Arch. gén. de méd.*, 1⁰ᵉ sér., t. XVIII, 1848. — Simpson. *Arch. gén. de médec.*, t. I, p. 468; 1855. — Wieger. *Schmidt's Jahrbücher*, Band LXXXVII, p. 54. — Leudet. *Mém. sur la néphrite albumineuse consécutive à l'albuminurie des femmes grosses*. In *Gaz. hebdom.*, t. 1⁰ʳ, p. 504 et suiv.; 1854. — Imbert-Gourbeyre. *De l'albuminurie puer-pérale*. In *Mém. de l'Acad. de méd.*, 1856. — Lebert (H.). *Handbuch der praktischen Med.* Tübingen, 1865, t. II, p. 684 — Abeille. *Traité des maladies à urines albumineuses et sucrées*. Paris, 1865. — Braxton-Hicks. *Trans. of Obt. Soc.*, t. VIII, 323. — Barnes. Ibid. — Roberts (W.). *Practical Treatise on Urinary and Renal Diseases*, p. 353; 1873.

Choléra. — Guterbock. *Deutsche Klinik*, n⁰ˢ 11-12; 1853. — Meyer (Ludwig). *Altération du sang dans le choléra*. In *Union médic.*, n° 31; 1853. — Reinhardt. *Archiv für pathologische Anatomie und Physiologie*, t. VI. — Lebert. *Die Cholera in der Schweiz*. Francf. Meidinger, 1856, t. VII. — Kelsch. *Pathologie et histologie du rein chez les cholériques*. In *Progrès médical*, n° 33, août 1874.

Scarlatine. — Bright. *De l'albuminurie dans la scarlatine*. In *Gaz. méd.*, p. 411; 1840 et *Guy's Hosp. Reports*, Av. 1840. — Begbie. *De l'albuminurie dans la scarlatine*. In *Monthly Journal of medical Science*, 1849; analyse dans *Gaz. méd.*, 1849, et *Arch. méd.*, t. I, p. 79; 1853. — Piberet (P.-A.). *Thèse de Paris*, 1855. — Barkan (W.-R.). *Remarq. prat. sur des formes particulières de la maladie de Bright*. In *Gaz. méd.*, p. 202; 1860. — Hamburger. *De l'albuminurie scarlatineuse*. In *Vierteljahrsschrift für die prakt. Heilkunde*, t. LXXIX, 1861, et *Archives génér. de méd.*, t. I, p. 49; 1861. — Biermer. *Archiv f. path. Anat. und Phys.*, t. XIX, p. 5 et 6. — Wagner. *Archiv der Heilkunde*, p. 264; 1867. — Weber (H.). *Scarlatine*. In *Archives génér. de méd.*, t. I, p. 383; 1867. — Thomas (L.). *Klinische Studien über die Nierenkrankung bei Scharlach*. In *Archiv der Heilkunde*, p. 130 et 449; 1870. — Davis. *Med. Examiner of Chicago*, 1⁰ʳ fév. 1873. — Kelsch (A.). *Archives de physiologie normale et pathologique*, p. 744; 1874.

Fièvre typhoïde. — Luton. *Néphrite albumineuse consécutive à une fièvre typhoïde*. In *Rec. des travaux de la Société médicale d'observation*, 5⁰ fascicule. — Schwartz. *Zur Lehre vom Morbus Brightii, Nierenaffection bei Typhus*. In *Beiträge zur Heilkunde v. d. Gesellsch.*

*prakt. Aerzte zu Riga*, IV, 2. — LANCEREAUX et LACKERBAUER. *Atlas d'anatomie pathologique.*
Paris, 1871, pl. 32.

Diphthérie. — BOUCHUT (E.) et EMPIS. *Mém. sur l'albuminurie dans le croup et dans les
maladies couenneuses.* In *Gaz. méd. de Paris*, p. 722, 1858, et *Comptes rendus de l'Acad.
des sciences*, 2 nov. 18.8. — WADE (W.-T.). *The Lancet*, 1862 et *Gaz. méd.*, p. 474; 1863.—
WHITTLE (E.). *Dublin Quarterly Journ. of Med. Science*, 1867, et *Gaz. méd.*, p. 438; 1867. —
LEIZERICH (Ludw ). *Ueber Nephritis diphtheritica.* In *Arch. für pathol. Anat. und Physiol.*,
t. LV, p. 324; 1872.

Dysenterie. — ZIMMERMANN. *De l'albuminurie dans la dysenterie.* In *Deutsche Klinik*,
n° 42; 1860.


IV. NÉOPLASIES.    Les néoplasies rénales sont des anomalies nutritives caractérisées par la formation d'un tissu pathologique qui tend à s'accroître indéfiniment.
Ce tissu procède de l'un des tissus constituants du rein dont il n'est que la végétation, et partant nous avons à étudier les néoplasies des tissus conjonctivo-vasculaires, ou système nutritif, et celles des tissus épithéliaux, ou système sécréteur
du rein.

1° *Néoplasies conjonctivo-vasculaires.*    Ces néoplasies forment un groupe
parfaitement distinct et qui se divise en autant d'espèces qu'il y a de variétés de
tissus faisant partie du système conjonctivo-vasculaire ou qui proviennent du
feuillet moyen du blastoderme.

La plupart de ces espèces ont été observées dans le rein, mais toutes ne
s'y rencontrent pas avec une fréquence égale; ainsi le myxome et le lipome y
sont très-rares, tandis que le lymphome et le fibrome y sont beaucoup plus
communs.

*Myxome.*    Cette altération est tellement rare dans le rein qu'il y a presque
lieu de douter de son existence. Un seul cas, à notre connaissance, y aurait été
observé et minutieusement décrit (Bezold, *Archiv. der Pathol. Anat. und
Physiol.*, t. XXXIV, p. 229). La substance corticale du rein présentait de petites
tumeurs d'un demi-centimètre de diamètre, surélevées à la coupe, de teinte blanc
bleuâtre ou opalescente, et d'une dureté presque cartilagineuse. Ces tumeurs étaient
composées de fibres conjonctives épaisses parallèles ou entre-croisées de façon à
former des aréoles contenant de la mucine et parsemées d'un petit nombre de
noyaux. Un cas assez semblable a été rapporté par Eberth dans le même journal,
sous le nom de *myxoma sarcomatodes renum;* mais dans ce cas, il pourrait bien
s'agir simplement d'un fibrome en voie de développement.

*Lipome.*    L'affection lipomateuse des reins, plus commune que le myxome, est
quelquefois la cause d'accidents sérieux (*Voy.* Rayer, *Traité des maladies des
reins*, t. III, p. 614. — Cruveilhier, *Atlas d'anatomie pathologique*, liv.
XXXVI, figures 2 et 2'. — Houel, *Manuel d'anatomie pathologique*, Paris,
1857, p. 588. — Godard, *Substitution graisseuse du rein*, *Gaz. médic.*, Paris,
1859, obs. de Robin. — Dickinson et Bristowe, *Pathol. Society Transact.*,
t. XIV, p. 187 et 189. — Beer, *Die Bindesubstanz der menschlichen Niere*,
Berlin, 1859, p. 83). Cette affection est anatomiquement caractérisée par la présence dans la substance du rein, la substance corticale notamment, de petits
nodules de la grosseur d'une cerise ou même plus volumineux. Nés aux dépens
du tissu conjonctif ou interstitiel, ces nodules forment des tumeurs lâches et
molles qui étouffent et remplacent une partie du parenchyme sécréteur ; ils sont
composés d'un tissu graisseux parfaitement développé, modérément vascularisé et
parfois lobulé. Circonscrit et limité à un seul organe, le lipome du rein est sans
gravité, et ne se révèle par aucun signe appréciable; il n'en est pas de même

lorsqu'il envahit les deux organes dans une certaine étendue, car la destruction du parenchyme rénal peut être alors suivie d'accidents urémiques.

*Fibrome.* Cette néoplasie, moins rare que les deux précédentes, s'observe dans les reins, comme dans la plupart des organes, sous la forme embryonnaire et sous la forme adulte. Le *fibrome embryonnaire* comprend, selon nous, la plupart des prétendus cas de cancer observés chez les enfants et chez les adolescents. Fort de ce fait, que le cancer ne survient pas dans les premières années de la vie, je n'hésite pas, malgré le peu de cas où un examen histologique a été fait, à rattacher au fibrome embryonnaire du rein les faits décrits, dans le jeune âge, sous le nom de cancer de cet organe; mais d'ailleurs il est facile de voir par la lecture de ces faits que l'altération rénale y est déjà macroscopiquement différente de celle qu'on rencontre à un âge plus avancé. Cette altération se montre sous la forme de masses d'apparence encéphaloïde, molles et vasculaires, qui s'accroissent rapidement, envahissent le rein tout entier, font saillie dans l'abdomen qu'elles peuvent remplir complétement. Ces masses renferment ordinairement des kystes plus ou moins nombreux et fréquemment elles sont le siége de foyers hémorrhagiques qui augmentent rapidement leur volume. Le rein acquiert ainsi un poids parfois énorme, qui dans un cas était de 31 livres (Van der Byl). C'est en tenant compte de ces caractères que nous nous croyons autorisé à distraire ces altérations des cancers pour les rapporter au fibrome embryonnaire ou sarcome. Elles ont, en effet, de grandes analogies avec les sarcomes ou cystosarcomes que l'on observe dans les mamelles, les ovaires et les testicules. Du reste, dans le cas récemment observé d'un enfant mort dans le service de Marc Sée à l'hôpital Sainte-Eugénie, une tumeur de ce genre a présenté la composition histologique du fibrome embryonnaire globo-cellulaire ; les poumons étaient entièrement transformés par ce même néoplasme (*Bull. de la Soc. anat.*, 1875). Une autre tumeur du volume de 5 kilogrammes provenant d'un enfant nègre, âgé de dix mois, observé par le docteur Audain, fut examinée par Cornil, qui lui trouva la structure du fibrome fuso-cellulaire (Feréol et Audain, *Union méd.*, p. 702, 13 mai 1875), *voy.* encore Martineau, *Soc. des hôpitaux*, 26 mars 1875.

Le fibrome embryonnaire a une marche rapide, il acquiert des dimensions considérables en quelques mois, en une année; mais il a peu de tendance à se généraliser. De la sorte il conduit à la mort, plutôt par sa végétation excessive et la gêne fonctionnelle qui en résulte pour certains organes, que par le dépérissement général et la cachexie de l'organisme.

Le diagnostic de cette affection n'est pas toujours sans difficultés ; cependant, à part un petit nombre de lésions des viscères abdominaux, les kystes congénitaux du rein sont à peu près la seule altération avec laquelle ces tumeurs pourraient être confondues ; nous dirons plus loin en quoi elles en diffèrent. L'apparition dans la région du rein, chez un jeune enfant, d'une tumeur molle à développement rapide, est une grande présomption en faveur d'un fibrome embryonnaire du rein. Le pronostic en est fort grave ; mais bien qu'il n'y ait pas d'exemple authentique de guérison, il ne faudrait pas toujours croire à une terminaison fatale.

Les causes du fibrome embryonnaire du rein sont jusqu'ici restées inconnues; comme l'œil, cet organe est particulièrement prédisposé à ce genre d'affection, qui se lie vraisemblablement, dans une certaine mesure, au développement des glandes rénales. Il est digne de remarque, en effet, que ce fibrome se produit très-tôt et quelquefois dès les premières années de l'existence, comme l'attestent les observations connues (*voy.* Gairdner, *Edinb. Med. and Surg. Journ.*, 1828. —

Bennett, *Lond. Med. Gaz.*, 1855. — Octobre, *ibid.*, 1847. — Rayer, t. III, p. 716.
— Nowlan, *Dublin Hospital Gaz.*, 24 ; 1847. — Balfour, *Edinb. Med. Journ.*,
Aug. 1855. — Hawkins, *The Lancet*, t. I, 25 ; 1856. —Van der Byl, *ibid.* Sept.
1856. — Sheppard, *Amer. Journ. of Med. Science*, jan. 1858. — Kussmaul,
*Wurzb. Med. Zeitschrift*, 1863.— Hansen, *Berlin. klin. Wochenschrift*, n° 33 ;
1873. — G. Little, *The Dublin Journal of Med. Science*, January 1873. —
*Bull. de la Soc. anat. et de la Soc. de Biologie*). Sur 25 cas analysés par Roberts
(*On Urinary and Renal Diseases*, p. 517; 1872), ce désordre anatomique se rencontrait deux fois dans le cours de la première année, douze fois entre un et trois
ans, huit fois entre trois et cinq ans, deux fois entre sept et huit ans, une fois
à l'âge de dix ans ; on l'a vu enfin à un âge plus avancé (Baker, *British Med.
Journ.*, 25 janvier, 1873), chez une femme de vingt ans.

A côté du fibrome embryonnaire simple, on trouve quelquefois dans le rein le
fibrome embryonnaire mélanique, du moins en tant que manifestation secondaire.
(*voy.* Rayer, t. III, p. 718 ; Lancereaux, *Atlas d'anatomie pathologique*, obs. XL,
p. 41). Cette altération est constituée par des tumeurs noires, formées de cellules fusiformes infiltrées de granulations pigmentaires.

Le *fibrome adulte* se rencontre dans des reins dont la structure est d'ailleurs
entièrement normale ; il se présente sous la forme de nodules isolés, blancs, très-
fermes et compacts, de la grosseur d'une lentille ou d'un pois. Ces tumeurs
presque constamment situées autour des vaisseaux occupent en général la base
des pyramides, principalement chez les vieillards (*Voyez* Rayer, *Atlas*, pl. 35,
fig. 5) ; où on les a considérées à tort comme une néphrite interstitielle circonscrite. Tant à cause de leur bénignité que de leur petit volume, elles ne donnent
le plus souvent lieu à aucun symptôme appréciable (Voyez notre *Atlas d'anat.
patholog.*, p. 353, et pl. 36, fig. 2). Pourtant, dans un cas observé par Wilks
(*Fibrous Tumour of the Kidney. Pathol. Society Transact.*, t. XX, p. 224), on
put constater dix ans avant la mort du malade l'existence, dans la région du
rein droit, d'une tumeur solide et liquide tout à la fois, qui fut considérée comme
cancéreuse. A l'autopsie, ce rein se trouvait converti en une tumeur du volume
d'une tête de fœtus, solide, d'aspect cartilagineux, entièrement fibreuse, et en
une poche liquide constituée surtout par la distension du bassinet.

*Angiomes.* L'angiome sanguin caverneux existe quelquefois dans le rein, sous
forme de tumeurs analogues aux tumeurs caverneuses du foie. Ces tumeurs, du
volume d'un noyau de cerise ou d'une noisette, siégent particulièrement à la surface du rein, immédiatement au-dessous de la capsule, elles ont la structure du
tissu érectile, et ne présentent aucune importance clinique (*Voy.* Rayer, t. III,
p. 612, et *Atlas*, pl. 41, fig. 7). Il est bon de dire que ces productions peuvent
être le point de départ de kystes séreux. Le lymphangiome a été également rencontré dans l'organe sécréteur de l'urine (*Voy.* Heschl, *Wien. med. Wochenschrift*, t. XVI, n° 31, 1866, *Archiv. gén. de méd.*, 1866, t. II, p. 617, et
*Schmidts Jahrb.*, t. CXXXII, p. 40. — Klebs, *Handb. der patholog. Anat.*,
fasc. III), où il forme des nodosités petites et molles, histologiquement constituées par des fibres fines de tissu conjonctif formant des cavités allongées, remplies de granulations graisseuses et d'amas pigmentaires.

*Lymphome.* Le lymphome ou végétation de tissu lymphatique a été observé
dans les reins, par Virchow, Friedreich, Bœttcher (*Arch. f. path. Anat. u. Phys.*,
XIV, 1855), Biermer (*ibid.*, XIX, 1857), etc., chez des individus atteints de
leucémie avancée. Indépendamment des altérations des autres organes, les reins

étaient le siége de tumeurs arrondies du volume d'un pois ou d'une petite cerise,
d'un blanc médullaire, composées de globules blancs renfermés dans un réseau
très-fin de fibres conjonctives. Quelquefois, au lieu de former des nodosités, l'altération du rein, localisée exclusivement dans les intervalles qui séparent les
lobules, produit des dépôts allongés comme ces derniers ou même cunéiformes.
Des amas de globules rouges, fréquemment rencontrés dans ces foyers, portent
à croire que les tumeurs en question ne sont, au moins dans certains cas, que
des extravasats sanguins ; telle est, du reste, l'opinion soutenue dans deux
mémoires successivement publiés par Ollivier et Ranvier (*Compl. rend. et mém.
de la Soc. de biologie*, 1866, 4ᵉ sér., t, III, p. 245, et *Arch. de physiol. norm.
et path.*, 1869, p. 407).

Ces auteurs pensent que les lésions rénales de la leucémie consistent essentiellement en dilatations de capillaires et en épanchements de globules blancs
disséminés dans tout l'organe ; pour eux, l'augmentation de volume des glomérules de Malpighi dans cette maladie est due à l'accumulation de leucocytes
dans les anses capillaires, et l'écartement des tubes contournés n'est que le
résultat d'extravasats de globules blancs dans le tissu interstitiel.

*Ostéomes et chondromes.* L'ostéome et le chondrome sont fort rares dans les
reins. En effet, l'altération jusqu'ici décrite sous le nom d'ostéome pourrait bien
n'être qu'une simple incrustation calcaire (*voy.* Rayer, *Traité des mal. des
reins*, t. III, p. 606). Un cas de chondrome se trouve mentionné par Gluge (*Atlas
der path. Anat.*, liv. XIX, tab. V, fig 8, 9, p. 1), qui aurait observé sa combinaison avec l'hydronéphrose. Le myome n'a pas été rencontré jusqu'ici dans
la glande rénale, aucun fait du moins n'y signale sa présence ; cependant, il y a
lieu de croire à la possibilité de cette altération, puisque la capsule du rein paraît
renfermer des fibres lisses.

Après avoir parlé des néoplasies conjonctives des reins et avant d'aborder
l'étude du cancer de cet organe, je dois dire quelques mots d'une lésion rénale
qui, sans être absolument rare, est néanmoins à peu près inconnue. Cette lésion,
qui a son point de départ dans le bassinet et les uretères, consiste en végétations
papilliformes de la membrane muqueuse de ces parties, végétations qui par leur
accroissement excessif compriment et atrophient le parenchyme glandulaire et
pour ce motif méritent notre attention. Le fait suivant que j'ai observé en donnera
une idée :

Une femme âgée de soixante-quatre ans éprouvait, depuis quinze mois, des douleurs dans le flanc gauche lorsqu'elle fut admise à l'Hôtel-Dieu, où elle mourut
quatre semaines plus tard. Cinq mois auparavant, elle s'était aperçue de l'existence
au niveau des points douloureux d'une tumeur qui s'accrut progressivement.
Lors de l'entrée de la malade à l'hôpital, cette tumeur, déjà très-volumineuse,
soulève en avant et en arrière la paroi abdominale et s'étend en bas jusqu'à la crête
iliaque. Inégale et bosselée, elle présente sur plusieurs points une sensation de
fausse fluctuation. La malade, pâle, cachectique et dont les fonctions digestives sont
troublées, succombe dans une sorte de marasme. Les principaux organes ne sont
pas sensiblement altérés ; le rein droit, hypertrophié, est d'ailleurs sain. Le rein
gauche, du volume d'une tête d'adulte, présente de nombreuses bosselures dont
quelques-unes sont fluctuantes. Sa capsule distendue et amincie enveloppe une
masse de substance molle, diffluente, analogue à une gelée blanche plus ou
moins épaisse. Cette substance est contenue dans des cavités ou loges qui com-

muniquent entre elles, et ne sont que les calices ayant acquis des dimensions colossales. A la périphérie de cette masse, on constate la présence des débris du parenchyme rénal, quelques glomérules et des tubuli.

L'uretère est dilaté et comblé par des végétations qui ont un centimètre environ de circonférence et plusieurs centimètres de longueur. Ces végétations, dont le point d'implantation est sur la muqueuse, sont couchées dans la cavité de l'uretère qu'elles obstruent complétement. De teinte rougeâtre ou violacée, elles sont formées de substance conjonctive fibrillaire, de vaisseaux, et d'une couche épithéliale qui les tapisse extérieurement. La présence de ces végétations est la preuve manifeste du point de départ de l'altération, elle montre que la destruction du rein a été la conséquence de la pression que leur développement exagéré et leur transformation colloïde a peu à peu exercé sur le parenchyme de cet organe. J'ai vu, du reste, dans plusieurs cas, des végétations papilliformes peu étendues de la muqueuse des uretères et des bassinets qui m'ont paru n'être qu'un premier degré de cette altération (*Atlas d'anatomie pathologique*, p. 560 et pl. XXXVI, fig. 3 et 5).

Les productions papilliformes de la membrane muqueuse des voies urinaires paraissent avoir été signalées par Rokitansky, Wedl et plusieurs autres auteurs. Rayer (*Traité des malad. des reins*, t. III, p. 723) a consigné dans son livre le cas d'un bœuf dont l'un des reins était le siége de tumeurs gélatiniformes tremblotantes, assez semblables à celles de notre malade. De Morgan et Murchison (*Transactions pathologiques de Londres*, t. XXI, p. 239 et 244), Cornil et Rousseau, (*Journal de l'anatomie*, 1868, p. 570) ont publié des faits qui ne manquent pas d'analogie avec le nôtre, et peut-être doit-on en rapprocher encore un cas de kyste du rein simulant un kyste ovarique, rapporté par Henri Cooper Rose (*Med. chir. Transact.*, t. LI, p. 167).

Cette altération des voies urinaires et du rein dont les effets sont quelquefois fort graves, exemple notre cas, paraît se rapprocher des végétations papillaires qui se produisent dans la vessie, elle est donc un acheminement à l'étude du cancer des reins. Sorte de néoplasie fibreuse papilliforme, elle est d'autant plus importante à connaître, qu'en raison de son volume, de ses transformations et et de son siége, elle peut donner lieu à des erreurs de diagnostic, et être prise, chez la femme, en particulier, pour un kyste ovarique. L'hématurie, assez habituelle alors, est du plus grand secours pour éviter l'erreur.

2° *Néoplasie épithéliale ou glandulaire* (cancer, carcinome). Caractérisée par la végétation des épithéliums du rein, cette altération, d'une évolution particulière, est entièrement distincte des néoplasies conjonctives, avec lesquelles on la trouve souvent confondue. Comme tous les cancers vrais, celui du rein est une affection primitivement locale; un seul rein est généralement lésé, aussi dans certains cas où il est fait mention d'une altération simultanée des deux reins, doit-on suspecter le diagnostic.

Le rein droit, d'après les faits connus, serait plus souvent que le rein gauche le siége de cette néoplasie, qui par son extension progressive déforme l'organe et engendre des tumeurs plus ou moins considérables. Ces tumeurs ont un volume qui varie depuis la grosseur d'un marron jusqu'à celle d'une tête de fœtus. Dans quelques cas, elles remplissent une partie de la cavité abdominale, s'étendent en avant jusqu'à la paroi antérieure de cette cavité, descendent jusqu'à la fosse iliaque, refoulent la rate ou le foie en déprimant le diaphragme, et s'avancent vers l'hypochondre opposé en passant en avant de la colonne vertébrale. Le rein, ainsi affecté, est augmenté de poids dans des proportions diverses, il pèse en moyenne de une à deux livres. Ce poids contribue sans doute au déplacement de l'organe, car celui-ci, décrivant une courbe dont ses vaisseaux sont le rayon, tend à venir se placer à cheval sur la colonne vertébrale. La forme de la glande est quelquefois conservée, et ce n'est qu'à l'autopsie qu'on peut se faire une idée juste de la lésion ; ce cas, relativement rare, s'explique par la résistance de la capsule fibreuse et l'extension diffuse des éléments du cancer.

Cette lésion débute par des points circonscrits qui déterminent à la surface du rein des bosselures du volume d'un pois, d'une noisette, d'un marron ou d'une pomme, et tout d'abord, ne modifient que peu la forme de cet organe. Isolés

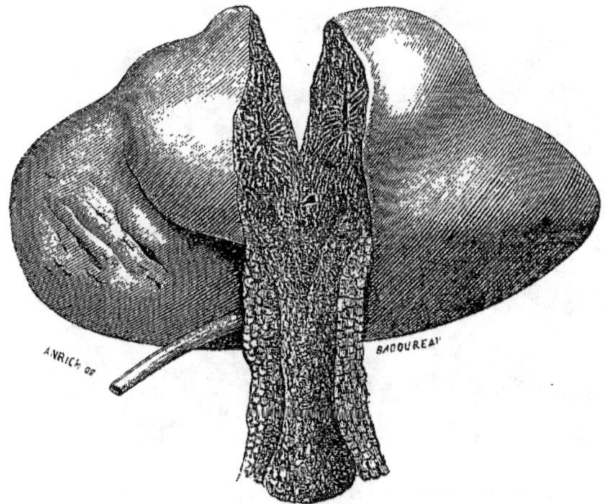


Fig. 10. — Cancer primitif du rein avec végétation dans la veine rénale.
(Figure tirée de mon *Traité d'anatomie pathologique*.)

ou confluents, séparés par des portions plus ou moins considérables de tissu sain décoloré, ces nodules sont jaunâtres, gris rose, blancs, piquetés de rouge, quelquefois semblables à du sang caillé et en voie d'altération. De nombreuses ramifications vasculaires dessinent des arborisations au voisinage des masses carcinomateuses.

Une coupe pratiquée de la partie convexe vers le hile du rein permet de voir les nodosités cancéreuses réunies en masses de volume et d'aspect différents, constituées par de vastes aréoles à mailles très-larges et très-ténues, contenant une pulpe molle gris rose, blanche piquetée de points rouges, analogue à l'encéphale des jeunes enfants, et qui donne au raclage avec le scalpel un liquide laiteux, auquel on attribuait autrefois une grande importance. De nombreux vaisseaux parcourent cette pulpe ; ils sont minces et friables, et, par leur rupture, ils peuvent donner lieu à des hémorrhagies qui augmentent subitement le volume de la tumeur, et plus tard à des amas de fibrine considérés à tort, dans quelques cas, comme une modification du néoplasme primitif. D'autres fois, le tissu carcinomateux, moins vasculaire, d'aspect blanchâtre ou jaunâtre, plus dense et plus dur, se rapproche davantage du tissu fibreux (forme squirrheuse).

La capsule fibreuse du rein, ordinairement altérée, épaissie de plusieurs
millimètres, adhérente au tissu sous-jacent, ne résiste pas toujours au cancer
qui l'amincit, la ramollit et la pénètre. Les cavités des calices et du bassinet
sont déformées et quelquefois difficiles à reconnaître. L'extension du cancer
à ces canaux excréteurs est rare ; toutefois l'uretère forme dans quelques cas
une masse piriforme descendant vers la vessie. Les parois de ce canal sont
épaissies et indurées, son calibre est rétréci ; mais l'altération s'arrête à cette
partie du système génito-urinaire et n'atteint que rarement la vessie. L'extension aux vaisseaux est fréquente, car si les artères se retrouvent quelquefois intactes au sein même de la tumeur, les veines sont le plus souvent altérées (fig. 10).
Les parois veineuses dégénèrent de dehors en dedans, la membrane interne se hérisse

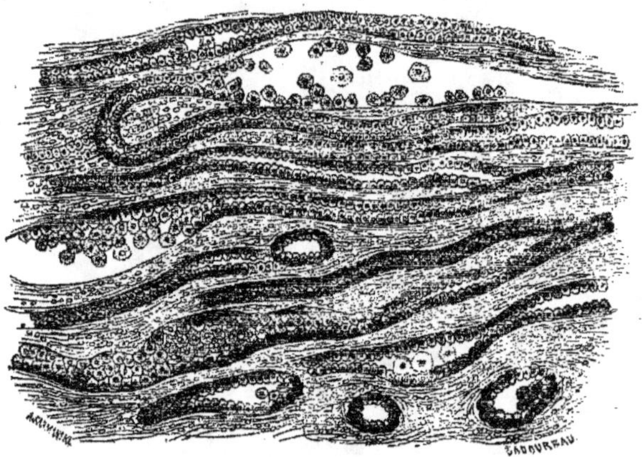

Fig 11.

Coupe microscopique du cancer dessiné figure 10. Les canalicules urinifères sont variqueux et remplis
de cellules épithéliales proliférées. (Figure tirée de mon *Traité d'anatomie pathologique*).

de bourgeons cancéreux qui font saillie dans la cavité du vaisseau, l'obstruent
et finissent enfin par remplir le tronc principal et même une partie plus ou moins
étendue de la veine cave. Dans ces conditions, le sang ne manque pas de se coaguler ; le contenu veineux, composé tout à la fois d'éléments cancéreux, de fibrine
et de globules sanguins altérés, peut être emporté par le courant sanguin de la
veine cave et transporté jusque dans l'artère pulmonaire (embolie cancéreuse). Les
vaisseaux lymphatiques du rein échappent encore moins que les veines à l'en-
vahissement par le cancer ; les ganglions du hile de l'organe, tuméfiés et cancéreux, forment en effet, dans le plus grand nombre des cas, des tumeurs lobulées,
quelquefois aussi volumineuses que la masse primitive. La lésion ne s'arrête pas à
ce voisinage, elle s'étend progressivement à tout le système lymphatique abdominal.

Les enveloppes qui limitent le rein n'arrêtant pas toujours la marche enva-
hissante de la néoplasie, les tissus voisins peuvent subir la transformation
cancéreuse, après un travail phlegmasique préalable, qui amène leur adhérence à l'organe affecté ; c'est de la sorte que le cancer du rein s'étend à la
capsule surrénale, au foie, à la rate, aux vertèbres lombaires et aux muscles
psoas. Il est à remarquer que, dans ces conditions, les anses intestinales et le

péritoine qui les recouvre restent généralement intacts; ces anses, à cause de
leur mobilité, ne peuvent être comprimées par le cancer, et de la sorte échappent
à ses atteintes. Le péritoine n'a été trouvé enflammé que lorsque le cancer agissait
comme corps étranger, à savoir quand une partie de sa substance était tombée
dans la cavité péritonéale. Par conséquent, les dépôts cancéreux que l'on rencontre quelquefois sur le péritoine pariétal et viscéral ne sont que des foyers métastatiques. D'ailleurs on trouve ces mêmes foyers dans les plèvres, les poumons,
le cœur, etc.; nous les avons observés jusque sur la dure-mère rachidienne.

L'examen microscopique pratiqué au début de cette néoplasie nous a appris
que le tissu conjonctivo-vasculaire restait intact au moment où les tubuli commençaient à s'altérer. L'enveloppe propre du canalicule qui supporte l'épithé-

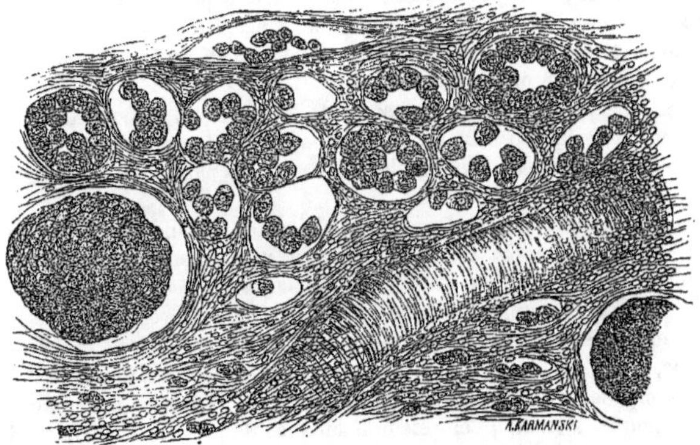

Fig. 12. — Coupe transversale du même rein ; les canalicules renferment des cellules épithéliales
augmentées de volume et irrégulièrement disposées. Au centre de la nodosité, les éléments épithéliaux
tendent à disparaître; ils sont remplacés par un tissu de cicatrice.

lium n'a encore subi aucune modification quand déjà les tubes uyinifères, vus
dans leur longueur, présentent des dilatations, des varicosités au niveau desquelles
les cellules épithéliales sont volumineuses, multinucléées, irrégulières, granuleuses et sans ordre dans le canal qu'elles distendent (fig. 11). Sur une coupe
perpendiculaire, ces mêmes canaux apparaissent élargis et remplis de cellules
épithéliales volumineuses et irrégulièrement disposées (fig. 12). Ainsi, nos observations personnelles, comme celles de Waldeyer et de Perewerseff, nous paraissent
mettre hors de doute l'origine épithéliale du cancer du rein.

Cette disposition, lorsqu'on étudie un noyau cancéreux un peu volumineux,
s'observe surtout dans les parties qui à l'œil nu paraissent encore saines. Vient
ensuite une zone où la lésion est un peu différente; le tissu conjonctif prolifère
et végète entre les éléments épithéliaux, comme s'il s'agissait d'une cirrhose;
plus loin, on trouve des alvéoles toutes formées, d'ordinaire très-petites, et ne
contenant qu'un nombre restreint d'épithéliums. Enfin, tout au centre de la
nodosité, le tissu embryonnaire se transforme en tissu de cicatrice, et, par ses
propriétés rétractiles, il comprime et étouffe le contenu des alvéoles qui devient
granulo-graisseux et finit par être résorbé. Les foyers métastatiques des organes
sont formés d'éléments semblables à ceux de la tumeur primitive, et ne se
comportent pas autrement.

Tel est l'état du rein affecté de cancer primitif; quant au rein sain, il est le plus souvent hypertrophié pour peu que l'altération de son congénère se soit prolongée; et de la sorte, l'insuffisance de la sécrétion urinaire peut être évitée. Si, au contraire, le rein non cancéreux vient à s'altérer, la rétention des éléments de l'urine s'ajoute à la cachexie cancéreuse et contribue à l'épuisement du malade. Les organes non affectés de cancer présentent les lésions de la cachexie cancéreuse, qui sont celles d'une vieillesse prématurée. Les os sont friables, les muscles et les glandes plus ou moins stéatosés; le tissu conjonctif est quelquefois rempli de graisse, à moins d'inanition.

Le cancer secondaire du rein, est une affection le plus souvent sans importance clinique, qui se présente sous la forme de nodules isolés et disséminés, plus ou moins nombreux, du volume d'un pois ou d'une noisette. Ces nodules ont toujours une composition identique à celle de la néoplasie, dont ils ne sont que la métastase, et par conséquent ils sont composés d'éléments différents de ceux du cancer primitif du même organe.

*Symptômes.* Le cancer du rein ne manifeste tout d'abord aucun désordre appréciable, souvent même ce n'est qu'à une période avancée de cette altération qu'on se trouve en présence d'un ensemble de phénomènes pouvant la faire soupçonner.

Les malades sont pris d'hématuries; ils se plaignent de douleurs à la région lombaire et présentent, après un certain temps, une augmentation plus ou moins prononcée du volume d'un des organes urinaires. Cette trilogie symptomatique, sans être constante, est commune dans le cancer du rein. Lorsqu'elle se rencontre, elle laisse peu de doute au diagnostic.

L'hématurie, comme la tuméfaction et la douleur, s'observe dans plusieurs affections des organes urinaires, mais elle n'en a pas moins ici une grande valeur séméiologique, attendu qu'elle est ordinairement le premier symptôme qui attire l'attention du malade et du médecin. L'écoulement du sang est variable sous le rapport de la quantité : tantôt très-faible, il ne peut être découvert que par le microscope; tantôt plus abondant, il colore l'urine et s'accompagne de cylindres parsemés de globules sanguins, et de caillots vermiformes. Fréquent au début de l'affection, ce symptôme peut cesser brusquement et ne plus se reproduire; en général, il se fait remarquer par sa persistance, surtout dans les premiers temps du mal. Dans l'intervalle des hémorrhagies, l'urine, émise en quantité normale, n'offre pas trace d'albumine; mais on y a signalé une plus ou moins grande abondance de détritus pultacés et la présence de cellules épithéliales, ce qui l'a fait comparer parfois à de la lavure de chair.

La douleur est commune, mais elle n'est ni constante, ni caractéristique. Son siége, sa persistance et sa coïncidence avec la tuméfaction du rein, peuvent seuls lui donner quelque valeur. Elle est généralement sourde, quelquefois aiguë et lancinante, sans rapport avec le volume de la tumeur qui peut être très-grosse et indolore. Ce symptôme est, dans certains cas, accompagné de névralgies intercostale, lombaire et crurale, vraisemblablement dues à la compression des nerfs rachidiens. Rarement, on constate l'existence de ces accès de coliques violentes liés à l'obstruction des uretères, ainsi qu'il arrive d'en rencontrer dans la néphrite tuberculeuse et surtout dans les cas de lithiase rénale (*voy.* plus loin).

L'augmentation du volume du rein, tant qu'elle est peu considérable, échappe à l'examen le plus attentif, d'autant plus que la lésion peut se trouver masquée par la persistance d'un tissu adipeux abondant. Néanmoins, avec de l'habitude, il est assez facile de trouver même une légère tuméfaction; en explorant le ventre selon les règles, c'est-à-dire le malade étendu sur le dos, les parois abdominales relâchées, et en appliquant une main sur la région lombaire, dans le but de refouler l'organe en avant. Dans quelques cas, le néoplasme est volumineux au point d'amener une déformation du ventre. La tumeur, saillante dans l'hypochondre et dans le flanc, acquiert des proportions telles, qu'elle remplit presque tout l'abdomen, et peut faire croire à des lésions diverses et même à une grossesse. En général, cette tumeur, trouvant plus de facilité à se développer en dedans et en bas, descend jusqu'à la fosse iliaque, et se place en avant de la colonne vertébrale sans la dépasser. En arrière, elle n'est guère appréciable que par la percussion; en haut, elle est difficile à limiter. A droite, son extrémité supérieure est masquée par le foie, auquel elle adhère très-souvent, qu'elle refoule même, et qui participe à son altération; à gauche, le rein cancéreux est coiffé par la rate, dont il est parfois difficile de le distinguer.

La forme du rein primitivement envahi par le cancer est irrégulière; sa surface est parsemée de bosselures ou de noyaux de consistance inégale. D'une dureté quelquefois fibreuse, la masse carcinomateuse, le plus souvent mollasse, empâtée, donne la sensation d'une fausse fluctuation, ce qui l'a fait confondre avec des kystes ovariens et des abcès de la fosse iliaque; elle peut être le siége de battements analogues à ceux d'un anévrysme, et même, on y a constaté l'existence d'un bruit de souffle qui complétait son analogie avec une tumeur vasculaire. Cette masse refoule l'intestin grêle dans l'hypochondre opposé, repousse en avant le côlon qui la croise et que révèle une sonorité variable peu étendue, distincte de la matité ambiante, ayant pour siége ordinaire l'angle compris entre la tumeur et le foie ou la rate.

A ces symptômes locaux et spéciaux se joignent des désordres résultant des métastases, principalement l'augmentation de volume du foie, qui refoule le diaphragme, diminue la capacité du thorax et gêne le jou des poumons, et la tuméfaction des glandes lymphatiques rénales et prévertébrales. Ces glandes, en effet, peuvent agir par compression sur les vaisseaux, de façon à produire un œdème des membres inférieurs et souvent aussi une ascite plus ou moins accusée. Cependant, ce n'est pas toujours par ce mécanisme que surviennent ces phénomènes de la période avancée du carcinome rénal; le plus souvent ils sont dus à l'obstruction de la veine cave par la végétation cancéreuse (*voy.* t. XIII, p. 510 de ce Dictionnaire, notre article VEINE CAVE).

L'existence de tumeurs dans d'autres points de l'économie constitue un signe non moins important; c'est ainsi que chez un homme de quarante-deux ans, qui avait eu dix-huit mois auparavant plusieurs hématuries, et qui présentait, en même temps qu'une tumeur volumineuse du rein droit, une tumeur du foie, de l'embarras de la parole et un léger degré de paraplégie, je n'hésitai pas à porter le diagnostic de cancer du rein, que la mort vint malheureusement trop tôt confirmer. Dans un autre cas observé par moi, il existait en même temps qu'un rein cancéreux et peu volumineux une paraplégie complète par métastase sur la dure-mère rachidienne qui donna lieu à une erreur de diagnostic.

Ajoutons, pour compléter le tableau, la diminution de l'appétit, la teinte jaunâtre, l'amincissement de la peau, en un mot les différents symptômes qui caractérisent la cachexie cancéreuse.

L'évolution du cancer du rein est essentiellement chronique. Insidieuse à son début, cette affection peut rester ignorée pendant un temps plus ou moins long, jusqu'à l'apparition d'une hématurie ou la constatation d'une tumeur rénale. Mais quels que soient les symptômes qui la révèlent, elle marche d'un pas égal vers la mort, malgré les efforts du médecin contre l'usure lente de l'organisme. La durée de cette affection n'a pas, dans les cas les mieux observés, dépassé deux ou trois ans. Il convient de rattacher au fibrome embryonnaire (sarcome), ou à d'autres altérations de nature conjonctive, les tumeurs du rein qui ont évolué beaucoup plus lentement.

Le mode de terminaison du cancer du rein varie suivant qu'un seul ou que les deux organes sécréteurs de l'urine sont affectés. L'altération des deux reins, quelle qu'en soit la nature, supprime la sécrétion urinaire, d'où une rétention plus ou moins complète des matériaux de l'urine qui hâte la terminaison, en développant des accidents urémiques. Il est commun de constater, dans ces conditions, l'existence d'une diarrhée et de vomissements supplémentaires ; plus rarement, on observe la forme asphyxique de l'urémie, c'est-à-dire une oppression considérable, sans lésions pulmonaires ou encore les formes convulsive, délirante et comateuse de cette intoxication. La mort est survenue subitement dans quelques cas ; cependant le marasme et la cachexie cancéreuse sont les modes ordinaires de terminaison lorsqu'un seul rein est intéressé, car la vie, comme nous le savons, est possible avec l'organe restant, s'il est sain. L'obstruction de la veine cave, malgré le désordre qu'elle apporte dans la fonction de plusieurs organes, est rarement la cause d'une embolie mortelle. On a vu une hématurie abondante hâter la terminaison ; le malade, enfin, a pu être emporté par une pneumonie secondaire ou par une affection aiguë du rein non cancéreux.

*Diagnostic.* Le diagnostic du cancer du rein est le plus souvent difficile ; dans certains cas il est même impossible ; mais quelques faits exceptionnels n'autorisent pas à dire que cette affection ne puisse être reconnue. En l'absence de signes pathognomoniques, la succession et le groupement des phénomènes propres à cette affecton, le dépérissement général et la cachexie constituent un ensemble symptomatique qui, le plus souvent, laissera peu de doute au praticien. La coïncidence d'une ou de plusieurs hématuries et d'une tumeur limitée à un seul rein est presque une certitude du cancer de cet organe, surtout quand il y a un dépérissement progressif. La tuberculose, les abcès du rein et l'altération papilliforme des bassinets et des uretères sont à peu près les seules affections qui puissent tromper. Or, nous savons que les deux reins sont généralement altérés dans l'affection tuberculeuse et que les abcès du rein, toujours accompagnés de phénomènes fébriles, donnent lieu à une sensation de fluctuation lorsqu'ils sont volumineux ; quant à l'altération villeuse des bassinets, elle est très-rare, et d'ailleurs elle ne diffère pas sensiblement du cancer par sa terminaison. L'hématurie, lorsqu'on ne constate l'existence d'aucune tumeur rénale, n'est pas un élément suffisant de diagnostic, elle doit cependant appeler l'attention du médecin, qui pourra s'éclairer peu à peu par la palpation attentive de l'organe malade. En l'absence d'hématurie, la douleur localisée à la région lombaire peut encore diriger les recherches vers le rein ; mais il faut bien se garder des nombreuses causes d'erreur inhérentes à ce symptôme, et ne procéder que par voie d'exclusion ; ajoutons qu'il n'a de valeur sérieuse que s'il est accompagné de dépérissement ou de cachexie.

La présence d'une tumeur cancéreuse du rein sans hématurie préalable est généralement difficile à reconnaître. A droite, elle peut être confondue avec une altération du foie ; à gauche, avec une lésion de la rate ; des deux côtés, avec un kyste de l'ovaire. Mais, les tumeurs du foie et de la rate suivent ordinairement les mouvements du diaphragme et sont absolument mates, à cause de leurs rapports immédiats avec la paroi abdominale, tandis que les tumeurs du rein sont fixes, immobiles, recouvertes par le côlon, qui est sonore à la percussion. Quant à la tumeur ovarienne, elle sera reconnue par son développement vers les parties supérieures et par les mouvements qu'on peut lui imprimer en agissant sur l'utérus. La tuméfaction des ganglions lymphatiques prélombaires, agglomérés de façon à former une tumeur plus ou moins volumineuse, se distingue par son siége sur la ligne médiane.

Le pronostic de l'épithéliome du rein est des plus sérieux, non-seulement à cause de sa faible tendance à la guérison, mais surtout à cause de sa marche progressive et rapide, et de l'infection qu'il détermine dans tout l'organisme. La décoloration des téguments, l'œdème des jambes et l'ascite, indices de la pénétration de la masse carcinomateuse dans la veine rénale et dans la veine cave, sont des symptômes du plus fâcheux augure.

*Étiologie.* Le cancer du rein, comme toutes les affections cancéreuses, est une altération de l'âge mûr et de la vieillesse, il a sa plus grande fréquence entre 50 et 60 ans. Il ressort de l'examen comparatif de plusieurs statistiques (Lebert, Rosenstein, Roberts) que cette néoplasie est manifestement plus commune dans le sexe masculin que dans le sexe féminin, par suite sans doute de la tendance qu'ont les affections cancéreuses chez la femme à se localiser sur l'utérus et les mamelles. L'hérédité est signalée dans quelques observations; Ballard (*Pathol. Soc. Transact.*, 1859) rapporte le fait d'un cancer rénal chez un homme de 70 ans dont la sœur et le fils étaient morts tous deux d'une affection cancéreuse. Le traumatisme ne joue certainement ici qu'un rôle accessoire.

*Traitement.* Le médecin est, en présence d'un cancer du rein, comme dans la plupart des affections cancéreuses internes, à peu près entièrement désarmé. Ne pouvant arrêter les progrès du mal par une médication appropriée, il doit se contenter de soutenir les forces de son malade et d'apporter à la douleur tout le soulagement désirable. Les toniques, le vin de quinquina, une alimentation réparatrice, tels sont, avec les différentes préparations opiacées, les moyens qui permettent d'arriver à ce double but. Cette médication sera aidée par un repos et par une hygiène appropriés; puis, on s'appliquera à combattre les complications. Ainsi, l'accumulation de caillots sanguins dans l'urèthre ou dans la vessie pouvant amener une rétention d'urine, sera une indication de pratiquer le cathétérisme et de faire des injections d'eau tiède. Une hémorrhagie abondante nécessitera l'emploi de la glace sur la tumeur, et l'administration à l'intérieur des astringents notamment le tannin.

D'une part il est établi que la vie est possible avec un seul rein, et que le cancer se limite, en général, à un seul côté ; d'autre part, nous savons que, sur 12 cas d'extirpation du rein, on compte 5 succès ; par conséquent, il y a lieu de poser ici la question de l'extirpation du rein dans certains cas de cancer de cet organe. Toutefois, la difficulté du diagnostic de cette affection, sa tendance à la généralisation et la gravité d'une opération de ce genre, sont des raisons qui nous paraissent suffisantes pour rejeter toute opération. Au reste, l'extirpation d'un rein cancéreux a été une fois pratiquée par suite d'une erreur de diagnostic, et le malade mourut au bout de quinze jours, en apparence épuisé par la grande quantité de suppuration qui suivit cette opération (Wolcott, *Med. and Surgical Reporter*, Philadelphie, 1861, p. 126, et *Gaz. hebd.*, 1862, p. 92).

BIBLIOGRAPHIE. — Carcinome. — WALTER. *Einige Krankh. d. Nieren.* Berlin, 1800. — WILSON. *Diseases of Urinary Organs.* London, 1821. — OTTO. *Neue Beobacht. zur Anat. und Pathol.* Berlin, 1824. — VELPEAU. *Revue méd.*, 1825, t. I, p. 223; t. III, p. 77; t. IV, p. 217; 1826. — KÖNIG. *Prakt. Abhandlung über d. Nierenkrankh.* Leipz., 1826. — GINTRAC. *Mém. et observ. de méd. clinique.* Bordeaux, 1830, et *Journ. méd. de Bordeaux*, 1856. — CRUVEILHIER. *Anat. path.*, liv. V, p. 3 et 4. — RAYER. *Traité des malad. des reins*, t. III, p. 675, et At as, pl. 47 et 49. — PELLETIER. *Bulletins de la Soc. anat.*, t. VIII, p. 10 et 155. — BRIGHT. *Observ. on Abdominal Tumours.* In *Guy's Hosp. Reports*, n° 8, p. 208; April 1839. — WALSH. *The Nat. and Treatment of Cancer.* London, 1846. — LEBERT. *Traité prat. des mal. cancér.* Paris, 1851, et *Traité d'anat. pathol.*, t. II, 1855. — KÖHLER. *Die Krebs- und Scheinkrebskrankh.* Stuttgart, 1853, p. 414. — ROBIN (Ch.). *Comptes rendus des séances et mém. de la Soc. de Biologie*, 2ª série, t. II, p 41; 1855. — LABOULBÈNE. Ibid., p. 51. — DUPUY *Du cancroïde.* Th. de Paris, 1855. — HULMANN. *Monograph. de carcin. renum.* Halis, 1857; dissert. inaug. — BALLARD. *Transact. of the Pathol. Soc. of London*, 1859. — DÖDERLEIN. *Zur Diagnose der Krebsgeschw. im rechten Hypochondrium*, etc. Erlangen, 1860. — RAYER. *Cancer épithélial du rein chez un mouton.* In *Gaz. méd.*, p. 656; 1863. — WALDEYER. *Die Entwickelung der Carcinome.* In *Archiv für path. Anat. und Physiol.*, t. XLI, p. 470; 1867. — SACHS (O.). *Die Entwickelung der Carcinoma.* Breslau, 1869. — DICKINSON. *Portions of a Cancerous Growth passed by the Urethra*, In *Transact. of the Pathol. Society of London*, t. XX, p. 233; 1869. — KLEBS. *Handbuch der path. Anat.*, livr. III; Berlin, 1873. — JERZYKOWSKI, *Beiträge zur Kenntnisse der Nierenkrebse.* 1871. — NEUMANN. *Essai sur le cancer du rein* Thèse de Paris, 1873. — PEREWERSEF. *Entwickelung des Nierenkrebses aus den Epithelien der Harnkanälchen.* In *Archiv für pathol. Anat. und Physiol.*, t. LIX, p. 227; 1874. — LANCEREAUX, *Traité d'anatomie pathologique*, t. I, p. 457, Paris, 1875. — Consultez les *Bull. de la Soc. Anatomique* et les *Transactions pathologiques de Londres*.

V. HYPOPLASIES. Sous cette dénomination, nous comprenons des altérations rénales résultant d'une insuffisance de la nutrition générale, et, par conséquent, très-différentes des phlegmasies et des néoplasies. Semblables aux modifications organiques produites par l'âge, ces altérations comprennent la dégénérescence graisseuse ou stéatose, et la dégénérescence amyloïde ou leucomatose des reins.

1° *Stéatose rénale.* Cette affection est anatomiquement caractérisée par l'infiltration graisseuse, et souvent par la destruction des épithéliums du rein, cliniquement par la diminution de la sécrétion urinaire et l'albuminurie.

La dégénérescence graisseuse des reins, assez commune dans l'état pathologique, se rencontre encore dans des conditions en apparence physiologiques chez certains animaux domestiques ayant peu ou pas d'exercice musculaire, et principalement chez le chien et le chat (Vulpian, *Comptes rendus de la Soc. de Biolog.*, 1861, p. 267. Parrot, *Archives de physiologie norm. et path.*, 1871-72, t. IV, p. 27), où elle peut exister, du moins dans les canaux droits et sinueux, sans trouble appréciable de la fonction de ces organes. Chez l'homme, où les épithéliums des tubes contournés sont simplement granuleux à l'état normal, l'infiltration graisseuse de ces éléments donne lieu à des désordres pathologiques plus ou moins sérieux et souvent fort graves, généralement peu étudiés ou confondus (*voy.* Rosenstein *Traité pratique des maladies des reins*, trad. franç. par Bottentuit et Labadie-Lagrave, Paris, 1874, p. 345) avec l'altération lipomateuse des reins ou avec la néphrite parenchymateuse. C'est pourquoi ces désordres méritent toute notre attention.

*Anatomie pathologique.* Les reins atteints de stéatose sont plus volumineux, qu'à l'état normal, et leur augmentation de volume porte sur la substance corticale, notamment les colonnes de Bertin. Plongés dans une atmosphère de graisse, ils ont une consistance un peu molle, douce, onctueuse, une surface lisse, parfois brillante et jaunâtre, à laquelle n'adhère aucunement la capsule. Sur une coupe, la substance corticale, de teinte gris jaunâtre plus ou moins foncée, présente assez souvent, au contact de l'air surtout, un certain nombre de points rouges qui ne sont que les glomérules de Malpighi hypérémiés (*voy.* notre *Atlas d'anat. path.*, pl. 54). La substance médullaire, plus ferme que la substance corticale, offre ordinairement une teinte brunâtre ou violacée. Ainsi distinct du rein simplement enflammé, dont la surface de section est blanchâtre avec stries jaunâtres, le rein stéatosé présente des caractères histologiques spéciaux.

Sur une tranche mince de ce rein prise à l'état frais et examinée à un faible grossissement microscopique, les tubes urinifères contournés, et quelquefois aussi un certain nombre de tubes droits, tant de la substance corticale que de la substance médullaire, paraissent opaques et noirâtres à la lumière directe, blancs et opaques à la lumière réfléchie, tandis que les glomérules sont au contraire clairs et normaux. Vus à un plus fort grossissement, ces tubes présentent, dans un premier degré, des épithéliums volumineux, sphériques ou fragmentés, infiltrés de granulations graisseuses libres, quelquefois reliées entre elles par une sorte de substance albumineuse. A une période plus avancée, les cellules épithéliales sont détruites, et les granulations graisseuses, pressées les unes contre les autres, remplissent les canalicules qui,

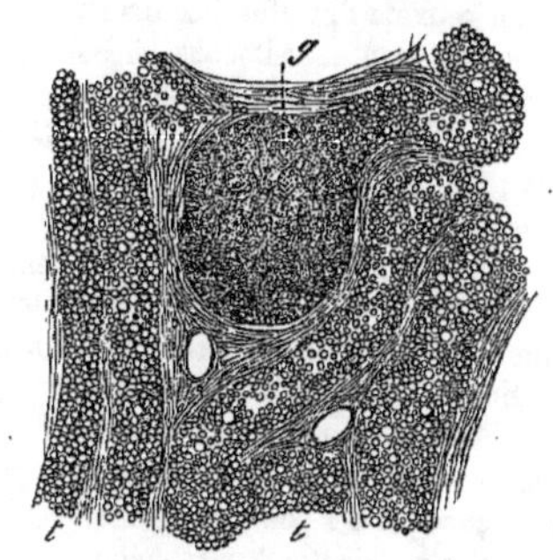

Fig. 15. — Dessin microscopique de la substance corticale d'un rein resté sain stéatosé chez un buveur ; *g*, glomérule de Malpighi, tubes urinifères remplis de granulations graisseuses.

dans certains cas, sont dilatés et comme variqueux (fig. 15), tandis que les tubes droits conservent leurs dimensions habituelles, et sont revêtus de cellules épithéliales normales, à peine chargées de granulations graisseuses, en tout cas rarement désagrégées. Après durcissement dans l'acide chromique, les mêmes caractères se montrent avec plus de netteté, et dans la lumière des tubes altérés, on peut constater l'existence de cylindres hyalins ou plutôt de cylindres albumino-graisseux.

Le stroma conjonctif et les vaisseaux sont en général intacts ; quelquefois cependant, chez des buveurs, nous avons trouvé ce stroma épaissi et les capillaires infiltrés de granulations graisseuses. L'urine contenue dans la vessie est trouble, peu abondante, chargée de granulations graisseuses ou de détritus épithéliaux. Souvent, d'autres organes que les reins sont affectés de stéatose, principalement le foie, le cœur et les muscles. Les rétines, dans les cas d'alcoolisme ancien, présentent quelquefois des taches jaunâtres constituées par une infiltration de granules graisseux.

*Symptômes.* La stéatose rénale est aiguë et ne détermine qu'un petit nombre de symptômes propres, si elle ne passe inaperçue, ou bien elle est chronique et donne lieu à des troubles fonctionnels qui mettent en évidence les désordres des organes urinaires. Dans le premier cas, la diminution des urines et l'anémie sont, avec l'adynamie, les principaux troubles observés ; dans le second, l'albuminurie et l'anasarque occupent le premier rang, l'anémie et la diminution de la quantité d'urine viennent ensuite. La dégénérescence graisseuse aiguë a pour conséquence la diminution de la quantité d'urine rendue dans les vingt-quatre heures et la sécrétion d'une urine colorée, rarement sanguinolente, peu chargée de détritus cellulaires et qui donne lieu à un précipité albumineux plus ou moins abondant. Les téguments pâlissent, tant par le fait de la maladie générale que de la modification anatomique des reins ; quelquefois ils prennent une teinte ictérique comme dans la

fièvre jaune et l'ictère grave, puis surviennent des hémorrhagies, des désordres
ataxo-adynamiques qui se terminent par le coma et la mort. La question de savoir
si, dans ces cas, les accidents ultimes sont sous la dépendance de la diminution
de la sécrétion de l'urine, n'est pas résolue, mais elle peut être raisonnablement
posée, puisque les maladies dans lesquelles se produit la stéatose rénale aiguë se
terminent le plus souvent dans le coma, ou, du moins, au milieu d'accidents qui
rappellent ceux de l'insuffisance urinaire.

La dégénérescence graisseuse chronique des reins se manifeste par des symptômes qui ont une grande analogie avec ceux de la néphrite épithéliale. Les malades accusent des douleurs lombaires, de la difficulté ou des besoins fréquents
d'uriner ; les urines sont diminuées de quantité, souvent elles restent au-dessous d'un litre dans les vingt-quatre heures, ou même ne dépassent pas trois ou
quatre cents grammes. Elles ont une densité de 1018 à 1025, sont troubles,
épaisses, colorées, rarement sanguinolentes ; elles donnent lieu à un précipité
albumineux, floconneux, et présentent au microscope, des débris cellulaires, des
granulations et des cylindres graisseux ou hyalins, quelquefois des globules
sanguins. Beale a trouvé, à plusieurs reprises, de la cholestérine dans le sédiment
d'urines provenant d'une dégénérescence graisseuse des reins. Un œdème mou,
qui commence par les points où le tissu conjonctif est le plus lâche, ne tarde généralement pas à s'ajouter à ces phénomènes. Cet œdème s'étend vite et, au bout
d'un certain temps, le malade est atteint d'une anasarque persistante que les purgatifs et les diurétiques parviennent difficilement à combattre.

La peau est pâle, décolorée, quelquefois amincie ; le foie, stéatosé comme le
rein, est le plus souvent volumineux ; les battements du cœur sont parfois,
dans quelques cas, ralentis, et les malades se plaignent de faiblesse visuelle. En
dernier lieu, on voit apparaître des hémorrhagies diverses, surtout des épistaxis et du purpura, et enfin la série des accidents urémiques. Peu différents de
ce qu'ils sont dans la néphrite épithéliale et même dans la néphrite interstitielle,
ces accidents consistent en des troubles digestifs, tels que vomissements et
diarrhée, ou bien en de la dyspnée et des désordres nerveux, céphalée, phénomènes apoplectiformes, délire, convulsions et coma. Un de mes malades eut
plusieurs attaques apoplectiques avant de succomber ; un autre fut pris de convulsions limitées au côté droit de la face, et mourut dans le coma.

La marche de la stéatose rénale est tantôt rapide, comme dans la fièvre jaune,
l'ictère grave, l'empoisonnement par le phosphore, et la mort survient en une ou
deux semaines ; tantôt, elle est lente et chronique, comme dans l'alcoolisme, et
dure plusieurs mois, une année et plus. Cette dernière variété qui est toujours
accompagnée d'une anasarque considérable offre une grande analogie avec la
maladie de Bright. Lorsque l'évolution est rapide, la mort, en général, précédée
d'hémorrhagies multiples, survient au milieu de symptômes ataxo-adynamiques ou
dans le coma ; quand elle est lente, les phénomènes ultimes sont ceux d'une intoxication urémique. La guérison peut avoir lieu dans les deux cas, plutôt dans la
forme aiguë que dans la forme chronique qu'il faut considérer comme très-grave.

*Diagnostic et pronostic.*   Le diagnostic de la stéatose rénale présente des difficultés plus sérieuses dans les cas aigus, surtout si l'albuminurie fait défaut, que
dans les cas chroniques où ce symptôme et l'œdème mettent sur la voie d'une
affection rénale. Lorsqu'il n'y a pas passage de l'albumine dans les urines, cette
altération peut être simplement soupçonnée d'après la diminution des urines, et
d'après l'état général du malade. Quand l'albuminurie existe, la lésion rénale n'est

plus contestable, la difficulté est d'en reconnaître la nature. Pour arriver à ce diagnostic, il importe de tenir compte des antécédeuts pathologiques du malade et des circonstances au milieu desquelles a pris naissance le désordre de l'excrétion urinaire et les phénomènes qui l'accompagnent. En l'absence d'œdême, la diminution de l'urine suffirait pour éloigner l'idée d'une néphrite scléreuse, et, dans le cas contraire, la présence de cylindres et de globules graisseux dans ce liquide plaide en faveur d'une stéatose. La faiblesse des mouvements cardiaques, l'augmentation du volume du foie peuvent venir en aide au diagnostic, mais, c'est surtout en tenant compte des conditions étiologiques et des désordres concomitants de l'affection rénale, qu'on arrivera à distinguer la stéatose primitive des reins de la néphrite épithéliale.

La stéatose rénale est une affection grave qui conduit le plus souvent à la destruction des épithéliums du rein et se termine par la mort. Cette affection, aiguë ou chronique, est néanmoins susceptible de guérison. Ainsi, on voit des individus devenus albuminuriques après un empoisonnement par le phosphore revenir à la santé ; de même il est possible de rencontrer des alcooliques qui, à la suite d'une albuminurie avec anasarque, continuent à se bien porter.

*Étiologie et pathogénie.* La stéatose rénale se rencontre à tous les âges de la vie, depuis l'enfance jusqu'à l'extrême vieillesse. Elle s'observe chez le nouveauné en même temps que l'altération graisseuse d'autres organes ; elle est assez fréquente chez les enfants que l'on soumet à l'usage des féculents en guise de lait, ou qui, par suite d'une alimentation insuffisante, tombent dans l'inanition (Parrot). Cette altération n'est pas rare chez les vieillards qui mangent beaucoup et ne prennent aucun exercice musculaire ; mais l'âge adulte est celui où elle est le plus commune, uniquement parce qu'il expose davantage à l'action des causes qui peuvent la provoquer. Parmi ces causes, les plus ordinaires sont, avec le défaut d'exercice musculaire, une alimentation principalement composée de substances hydro-carbonées et l'abus prolongé des boissons alcooliques. Beale a trouvé très-graisseux les reins de chats qui avaient vécu dans une brasserie et s'étaient nourris de substances hydrocarbonées. La plupart des cas de stéatose rénale que j'ai observés chez l'homme avaient trait à des individus présentant les signes les plus certains de l'alcoolisme chronique, et qui exerçaient des professions sédentaires. L'altération rénale, dans ces cas, au nombre de quatorze, a évolué rapidement, quelquefois en moins de six mois ; les malades dont les urines étaient diminuées de quantité et fortement albumineuses, avaient de l'œdême ou même une anasarque considérable.

Les empoisonnements par les acides, spécialement par l'acide sulfurique (*voy.* Munk et Leyden, *Gaz. hebd. de méd. et de chirurgie*, 1865, p. 44), donnent quelquefois lieu au passage de l'albumine dans l'urine et à un état granulo-graisseux des épithéliums du rein. L'altération rénale que déterminent les empoisonnements par le phosphore et l'arsenic ne laisse, à cet égard, aucun doute, c'est une véritable dégénérescence graisseuse des épithéliums. De cette dégénérescence, qui a une marche aiguë et évolue en quelques jours ou en quelques semaines, se rapproche l'altération rénale qui survient dans le cours de la fièvre jaune et de certains ictères mal connus quant à leur origine, mais que leur malignité a fait désigner sous les noms d'ictère grave, d'ictère hémorrhagique. Dans toutes ces circonstances, la stéatose rénale coexiste avec la stéatose d'autres organes, celles du foie et du cœur principalement ; ainsi, elle se trouve subordonnée à l'action de causes générales. Ces causes quoique variables, semblent produire la stéatose par un mécanisme assez semblable, puisque, dans tous les cas, on constate une diminution dans l'excrétion de l'urée et de l'acide carbonique et, par conséquent, dans l'oxidation des tissus.

*Traitement.* Le traitement de la stéatose rénale varie suivant que cette affection est aiguë ou chronique. Dans les cas aigus, le soin du médecin doit être de s'adresser à l'état général, au moins autant qu'à l'état local, c'est-à-dire qu'il doit avant tout chercher à combattre la maladie qui a amené la stéatose ; la térébenthine, par exemple, peut rendre de grands services dans l'empoisonnement aigu par le phosphore. Dans les cas chroniques, comme dans l'alcoolisme et toutes les fois que la stéatose paraît être le résultat d'une combustion organique incomplète, une alimentation appropriée, l'hydrothérapie, les inhalations d'oxygène sont les moyens qui m'ont paru les plus propres à améliorer la santé générale du malade, et à modifier l'état des organes altérés. Les purgatifs sont d'une grande utilité, quand la sécrétion urinaire est diminuée ; en dehors de cette circonstance, les toniques et les alcalins trouvent leur indication et ne doivent pas être négligés.

Bibliographie. — Lang. *De adipe in urina et renibus hominum et animal. bene valentium contento.* Dorpat, 1852. — Reale. *Archiv of Medicine,* t. I, p. 8; 1857. — Godard (G.) *Recherches sur la substitution graisseuse du rein.* Paris, 1859. — Rokitansky. *Ztschr. d. Wiener Aerzte,* n° 32; 1859, et *Lehrbuch der patholog. Anatomie,* t. III, p. 345; 1861. — Von Plazer. *Gazette hebdomadaire de médecine et de chirurgie,* p. 829; 1860. — Wagner (E.). *Archiv für Heilkunde,* t. III. — Johnson. *On Diseases of the Kidney.* In *Med. Chirur. Transact.,* t. XXIX, p. 1; t. XXX, p. 182, et t. XXXIII. — Simon. *Medical Chirurgical Transact.,* t. XXX, p. 141. — Pedro Francisco da Costa Alvarenga. *Anatomie pathologique et symptomatologie de la fièvre jaune,* trad. franç. par P. Garnier, Paris, 1861. — Russel (J.). *British Med. Journ.,* 23 sept. 1865, p. 305. — Stewart (G.). *British Review,* t. XXXVI, p. 427; 1865. — Lancereaux. *Gazette hebdomad. de médecine et de chirurgie,* mars 1863; *Union médicale,* juillet 1863 ; art. *Alcoolisme* de ce dictionnaire, t. IV, et *Atlas d'anatomie pathologique,* p. 534, planche XXXIV — Fritz, Ranvier et Verliag. *Archives générales de médecine,* t. II, p. 25 ; 1863. — Ranvier. *Des altérations des reins dans l'empoisonnement aigu par le phosphore.* In *Journal de l'anatomie de l'homme et des anim.,* p. 221; 1867. — Habershon. *Fatty Degenerat. of the Kidneys,* etc. In *Med. Chir. Transactions,* t. L, p. 87. — Hillier (T.). Ibid., p. 99. — Parrot (J.). *Archives générales de médecine,* t. II, p. 160; 1872.

2° *Leucomatose rénale ou dégénérescence albuminoïde des reins.* Cette affection est caractérisée cliniquement par des urines abondantes et albumineuses, anatomiquement, par la présence, au sein des éléments constituants du rein, d'une substance homogène, transparente, peu différente de l'albumine et que colore en rouge l'eau iodée. Décrite sous les noms divers de dégénérescence lardacée, cireuse, cholestérique, amyloïde, etc., cette dégénérescence rénale nous paraît mieux désignée sous le nom de leucomatose (λευκωμα blanc d'œuf), à cause de la nature albuminoïde de la substance qui la produit.

*Anatomie pathologique.* Les reins, au début de l'altération, prennent simplement une teinte jaunâtre ou grisâtre par places ; plus tard, ils augmentent de volume et, à part la coloration, ils se présentent avec des caractères assez semblables à ceux de la néphrite parenchymateuse ; dans une dernière période, ils s'amincissent suivant leurs faces, ce qui les fait paraître plus allongés. La consistance de ces organes qui, dans certains cas, conservent l'impression du doigt, est douce et comme onctueuse. Leur teinte est gris jaunâtre, cireuse, ou simplement grisâtre, au niveau de la substance corticale ; au contraire brunâtre ou vineuse dans la substance tubuleuse (*voy.* notre *Atlas d'anat. path.,* pl. XXIV). Vient-on à déposer, sur la surface de section de ces organes, une solution aqueuse d'iode avec addition d'iodure de potassium, on ne tarde pas à voir le tissu du rein présenter un pointillé rouge acajou, répondant aux glomérules de Malpighi, et des stries de même coloration disposées suivant le trajet des vaisseaux. Certaines matières colorantes, telles que le carmin et l'indigo, peuvent encore, d'après Bennett, servir de réactifs à la substance albuminoïde infiltrée dans les éléments du rein.

Des coupes minces de cet organe, examinées au microscope, diffèrent suivant leur siége : pratiquées dans la substance corticale perpendiculairement à la surface, ces coupes laissent apercevoir tout le système des glomérules, les vaisseaux afférents et efférents, dont les parois épaissies et semi-transparentes (fig. 14), se colorent facilement par l'eau iodée et forment des dessins admirables ; dans la substance médullaire, au contraire, elles montrent les canaux collecteurs dont les parois sont épaissies, des vaisseaux à parois striées ou *vasa recta*, et enfin des tubes non altérés qui ne sont que les anses de Henle.

Par l'intermédiaire de l'eau iodée, il est possible de suivre ce processus et de reconnaître que les vaisseaux des glomérules sont atteints en premier lieu, à l'exception d'un certain nombre qui restent ordinairement sains. La lésion se montre ensuite sur le trajet des vaisseaux afférents, puis sur les vaisseaux efférents, et principalement sur ceux qui descendent dans la substance tubuleuse, sous le nom de vaisseaux droits ; enfin les artères interlobulaires et les capillaires sont envahis à leur tour. Les gros

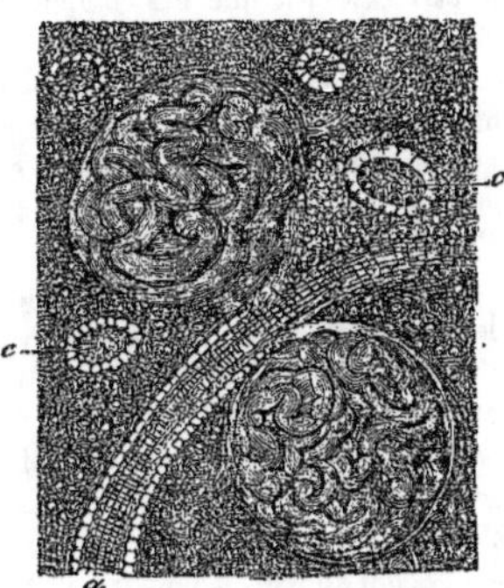

Fig. 14. — Coupe microscopique d'un rein en voie de dégénérescence albuminoïde, *a.* branche artérielle avec glomérules de Malpighi. Les parois de ce vaisseau sont épaissies, transparentes à la suite de leur infiltration par une matière albuminoïde, *cc.* section perpendiculaire des tubuli rénaux dont la paroi est également altérée.

vaisseaux, de même que les capillaires et les veines, n'échappent pas à l'infiltration albuminoïde, c'est la membrane interne de ces vaisseaux qui est d'abord affectée, et plus tard la tunique interne et la tunique externe. D'un autre côté, les parois des canalicules urinifères peuvent subir cette même altération qui commence, en général, par l'extrémité inférieure des conduits collecteurs pour gagner ensuite les canalicules contournés ; quant aux anses de Henle, elles prennent rarement part à ce processus.

Les épithéliums des tubes contournés présentent quelquefois une altération granulo-graisseuse à laquelle on a attribué une origine inflammatoire, mais qui me paraît tenir bien plutôt à la modification subie par les vaisseaux et au trouble circulatoire qui en résulte. Ces épithéliums peuvent aussi subir la dégénérescence albuminoïde (*voy.* mon *Atlas d'anat. pathol.*, pl. XXXIV) ; ils sont alors très-réfringents et forment un magma cylindrique qui présente la réaction iodée. Enfin, à côté de la dégénérescence albuminoïde des vaisseaux et des épithéliums, on constate, dans une période avancée, l'altération phlegmasique du tissu interstitiel et un certain degré d'atrophie de la substance corticale. Avec cette dégénérescence rénale coïncident ordinairement des désordres semblables dans plusieurs viscères, principalement le foie, la rate, la muqueuse des voies digestives, le pancréas et les ganglions lymphatiques (*voy.* pour l'altération du foie la pl. XI de notre *Atlas d'anat. pathologique*).

Il serait du plus grand intérêt d'avoir une connaissance exacte de l'état du sang et de l'urine dans la leucomatose rénale; malheureusement, cette connaissance fait toujours défaut. Le sang, toutefois, présente une pesanteur spécifique qui varie entre 1015 et 1018, l'hématosine y est réduite d'un tiers et les globules blancs s'y rencontrent en plus grand nombre que dans les conditions physiologiques. L'albumine du sérum est abaissée et la fibrine manifestement augmentée; mais jusqu'ici on n'est nullement fixé sur la proportion d'urée et de matières extractives que renferme le liquide sanguin. Les séreuses sont quelquefois enflammées, et l'ascite est une des complications habituelles de la dégénérescence albuminoïde.

*Symptômes.* Les symptômes de la leucomatose rénale tiennent une sorte de milieu entre ceux de la néphrite épithéliale et ceux de la néphrite conjonctive interstitielle, car ils participent des uns et des autres. Ils débutent d'une façon insidieuse, sans douleur lombaire et sans hématurie; mais assez ordinairement on constate l'existence d'une polyurie plus ou moins prononcée, accompagnée de besoins fréquents d'uriner et de polydipsie. Les urines des vingt-quatre heures peuvent être de deux ou trois litres et même plus, elles sont claires, transparentes ou jaunâtres, d'une densité faible qui varie entre 1006 et 1012; peu acides, elles renferment exceptionnellement des globules sanguins et ne contiennent que peu de sédiments. L'urée, l'acide urique et les phosphates surtout y seraient en moindre proportion suivant quelques auteurs; mais il faut avouer que les analyses qui ont été faites de ce liquide ne sont pas très-rigoureuses.

Simple au début du mal, la polyurie ne tarde pas à être accompagnée d'une albuminurie plus ou moins abondante. A une période avancée, les urines diminuent de quantité et sont moins abondantes que dans l'état physiologique, elles donnent lieu à un précipité floconneux et à un sédiment formé de cylindres épithéliaux granulo-graisseux ou encore de masses albuminoïdes. Ainsi, après avoir présenté des caractères assez semblables à ceux de la néphrite scléreuse, la dégénérescence amyloïde du rein se rapproche par ses symptômes de la néphrite épithéliale. Il n'est pas rare alors de constater l'existence d'un œdème partiel, le plus souvent limité aux malléoles, ou même de voir apparaître une ascite qui, à la vérité, se lie à l'affection concomitante du foie au moins autant qu'à l'altération des reins. Dans ces conditions, des accidents urémiques peuvent se produire avec des caractères peu différents de ceux que nous connaissons; mais, en somme, ils sont rares.

Les individus affectés de leucomatose rénale ont presque toujours plusieurs organes simultanément altérés; aussi présentent-ils ordinairement une augmentation de volume du foie et de la rate, une diarrhée plus ou moins incoercible, ce qui, joint à la lésion rénale, donne à leur physionomie un cachet tout spécial. Ces malades ont, en effet, une teinte pâle et comme cireuse de la peau, qui est parfois pigmentée au niveau des paupières; ils sont d'une faiblesse extrême, et souvent ils présentent des signes non équivoques d'une maladie constitutionnelle, scrofulose, syphilis ou carcinose.

La leucomatose rénale est une affection essentiellement chronique, à marche progressive, quelquefois oscillante, et pour ainsi dire intermittente. Elle présente deux stades principalement caractérisés, l'un par la polyurie, l'autre par l'albuminurie. La durée de cette dégénérescence rénale est difficile à déterminer en raison de l'impossibilité où on se trouve d'en préciser les débuts; on sait néanmoins qu'elle peut être de trois, quatre, cinq et même huit et dix ans. Sa terminaison habituelle est presque toujours fatale. Il importe de savoir que l'amélioration qui se produit, dans quelques cas, est le plus souvent passagère et que la guérison est difficile ou même impossible. La mort est due tantôt à la maladie générale dont l'altération rénale n'est que la conséquence, tantôt à cette altération elle-même, et dans quelques cas, enfin, à une complication. Le plus souvent peut-être, elle est le résultat d'une diarrhée incoercible accompagnée d'œdème et d'ascite, et directement produite par la généralisation de la dégénérescence albuminoïde à l'intestin.

*Diagnostic et pronostic.* La leucomatose rénale n'a pas de symptômes propres ou spécifiques; mais il est généralement possible de la diagnostiquer quand, dans le cours d'une maladie consomptive, les urines sont abondantes, pâles, transparentes, albumineuses et d'une densité au-dessous de la normale, principalement lorsque ces symptômes coexistent avec ceux d'une dégénérescence amyloïde du foie ou de la rate, des intestins ou des glandes lymphatiques. Longtemps confondue sous le nom de maladie de Bright, d'une part avec la néphrite scléreuse, d'autre part avec la néphrite épithéliale et la stéatose rénale, la dégénérescence albuminoïde des reins se distingue de ces diverses altérations, tant au point de vue anatomique qu'au point de vue clinique. Si, comme la néphrite interstitielle, la leucomatose rénale donne lieu à une hypersécrétion urinaire et ne détermine qu'un œdème passager ou insignifiant, une albuminurie peu considérable; contrairement à cette affection, elle est le syndrome ultime d'une maladie antérieure ou d'une suppuration prolongée, elle s'accompagne de dégénérescence albuminoïde dans les viscères de l'abdomen, et ne détermine que rarement une hypertrophie cardiaque. La dégénérescence albuminoïde du rein, comme la néphrite épithéliale, peut être accompagnée d'œdème; mais ce symptôme, dans la néphrite épithéliale, apparaît dès le début et prend bientôt des proportions considérables, tandis qu'il est tardif et le plus souvent localisé dans la leucomatose rénale. Les urines sont d'ailleurs plus denses, moins abondantes et plus chargées d'albumine dans la néphrite épithéliale que dans la dégénéressence albuminoïde du rein. La stéatose se distingue de la leucomatose rénale par l'état des urines qui, colorées et diminuées de quantité, renferment des granulations graisseuses, des épithéliums altérés, et par un œdème à marche rapide et ordinairement considérable.

Le pronostic de la dégénérescence amyloïde des reins est sérieux dans tous les cas, mais surtout quand cette affection s'est étendue à l'organe entier et qu'elle a envahi les canalicules. Toutefois, même dans ces conditions, il importe de tenir compte de la nature de la maladie qui a présidé au développement de l'altération: la syphilis est, de toutes ces maladies, celle qui laisse le plus d'espoir de succès. Il est bien évident que la guérison est d'autant plus difficile à obtenir qu'un plus grand nombre d'organes sont atteints par cette dégénérescence.

*Étiologie et pathogénie.* La leucomatose rénale se rencontre à tous les âges de la vie, elle a son maximum de fréquence entre vingt et trente ans, c'est-à-dire pendant la période de l'existence où la phthisie pulmonaire et la scrofulose exercent les plus grands ravages. Cette affection, d'après Dickinson, serait en Angleterre moins fréquente chez la femme que chez l'homme, ce qui tient vraisemblablement à ce que ce dernier est plus exposé à quelques-unes des causes productrices de la leucomatose, comme l'impaludisme et la dysenterie chronique. Si elle apparaît, dans quelques cas, sans cause connue et pour ainsi dire spontanément, il faut reconnaître que, la plupart du temps, elle est subordonnée à un concours de circonstances qui permettent, en général, de soupçonner son existence. La plus commune de ces circonstances étiologiques est, sans aucun doute, la suppuration prolongée d'un organe, quelle qu'en soit la cause. La dégénérescence albuminoïde des reins, s'observe le plus ordinairement, en effet, chez des individus atteints de carie ou de nécrose osseuse, de mal de Pott, d'excavations étendues des poumons, de dilatation bronchique, de pleurésies purulentes, d'ulcères chroniques et anciens, d'entérite ou de dysenterie chronique avec ou sans abcès du foie. Certaines maladies générales anciennes peuvent aussi produire la même altération, ce sont la syphilis tertiaire, l'impaludisme, la carcinose, le rhumatisme chronique, etc.

La substance dont l'infiltration dans les tissus, constitue l'altération qui nous occupe, fut tout d'abord rattachée au groupe des matières amylacées, jusqu'à ce que Carl Schmidt et Berthelot eurent démontré qu'elle ne peut se transformer en sucre et qu'elle jouit de propriétés qui la rapprochent des matières protéiques. Kehulé et Friedreich, Kuhne et Rudneff, vinrent plus tard confirmer la manière de voir de ces chimistes, en sorte qu'il n'y a plus le moindre doute sur ce point. Dickinson, ayant remarqué que les organes qui renferment cette substance contiennent moins de bases alcalines que dans l'état normal, a cherché à expliquer son mode de production. Il prétend que le pus, liquide alcalin, soustrait au sang, dans le cas de suppuration prolongée, une quantité assez considérable de sels alcalins, et qu'en vertu de cette désalcalinisation il se produit une substance protéique qui a la propriété de se fixer dans certains tissus.

*Traitement.* Liée, la plupart du temps, à un état morbide général, la leucomatose rénale doit être nécessairement prévenue, quand on peut arriver à combattre la maladie qui l'engendre ; mais cette affection n'a pas seulement un traitement préventif, elle a de plus un traitement curatif. On a conseillé, au point de vue de la curation, un certain nombre d'agents plus ou moins efficaces. Ainsi l'emploi de l'iode et de l'iodure de potassium est recommandé par plusieurs médecins, et Murchison vante contre cette altération les bons effets de la teinture d'iode de la pharmacopée anglaise, à la dose de 30 à 50 centigrammes trois ou quatre fois par jour. D'un autre côté, l'emploi des sels ammoniacaux, chlorhydrate et carbonate, paraissent avoir des avantages réels dans le traitement de la leucomatose, mais de tous les traitements connus, le plus rationnel et peut-être aussi le plus efficace est celui qui consiste dans l'emploi des acides chlorhydrique et nitrique (Budd), bien qu'il n'y ait pas lieu de supposer que ces acides agissent directement sur la matière albuminoïde des tissus.

BIBLIOGRAPHIE. — ROKITANSKY. *Lehrb. der pathol. Anatom.*, t. II, p. 429 ; 1842. — VIRCHOW. *Arch. f. path. Anatomie*, t. V et VIII. — TODD. *Clinical Lectures on Certain Diseases of Urinary Organs*, 1852, sect. 4. — MECKEL. *Ann. d. Charité-Krankenhauses*, 1853. — LUXEMBOURG. *De morbo Brightii ex suppurationibus chronicis exorto*. Diss. inaug. Gryphiæ, 1855. — PAGENSTECHER. *Ueber die amyloïde Degeneration*. Wurtzb., 1858. — TRAUBE. *Deutsche Klinik*, n°ˢ 1, 7 et 8, 1859 ; analyse dans *Archiv. de méd.*, t. II, p. 250 ; 1859. — FRIEDREICH et KEKULE. *Zur Amyloïdfrage*. In *Arch. f. path. Anat. und Physiol.*, t. XVI, 1859. — SCHMIDT (C.). *Ueber die chem. Constr. d. thier. Amyloïd*. In *Ann. d. Chemie und Pharm.*, t. LX, p. 250 ; 1859. — NEUMMANN. *Deutsches Archiv*, n° 37 ; 1864. — WAGNER (E.). *Beitr. z. Speckkrankh.*, etc. In *Archiv für Heilkunde*, 1861. — HAYEM (G.). *Comptes rendus des séances et Mém. de la Soc. de Biologie*. Paris, 1864. — FISCHER. *Zur Amyloïden Nephritis*. In *Berlin. klinischer Wochenschrift*, t. III, p. 27 ; 1866. — FEHR (A.). *Ueber die amyloïde Degeneration, insbesondere der Nieren*. Inaug. Dissert., Berne, 1867.—GRAINGER-STEWART (T.). *A Practical Treatise on Bright's Diseases of the Kidneys*, p. 65. Edinburg, 1868. — KÜHNE et RUDNEFF. *Zur Chemie der amyloïden Gewerbsentartung*. In *Arch. für path. Anat. und Physiol.*, t. XXXIII, p. 66. — DICKINSON. *Med. chir. Transact.*, t. L, p. 39 ; 1867, et *Med. Times and Gaz.*, 13 fevr. 27 mars 1868. — LANCEREAUX et LACKERBAUER. *Atlas d'anat. path.*, p. 339, etc., pl. 34. — MARCET (W.). *Transact. of the path. Soc. of London*, t. XXII, p. 1 ; 1871. — JOHNSON. *Brit. Med. Journal*, 10, 24 et 31 mai 1873.

Je rapprocherai de la leucomatose rénale un cas de dégénérescence colloïde des parois vasculaires et de la gaîne amorphe des tubuli observé par moi à l'Hôtel-Dieu en 1875. Il s'agit d'un jeune garçon de seize ans dont les glandes lymphatiques formaient des masses saillantes de chaque côté du cou, et dans l'urine duquel on constatait l'existence d'un précipité albumineux de moyenne abondance. Ce malade avait un foie volumineux, de l'anasarque ; il rendait chaque jour environ quinze cents grammes d'urine, d'une densité de 1010 à 1012. L'analyse qui fut faite de ce liquide par Hardy montra qu'il renfermait, sur 1000 parties, 24,75 de matières solides, 10,10 d'urée, et 3,50 de chlorure de sodium. Après deux mois de séjour à l'hôpital, ce malade fut pris d'accidents urémiques, d'abord de vomissements, puis de

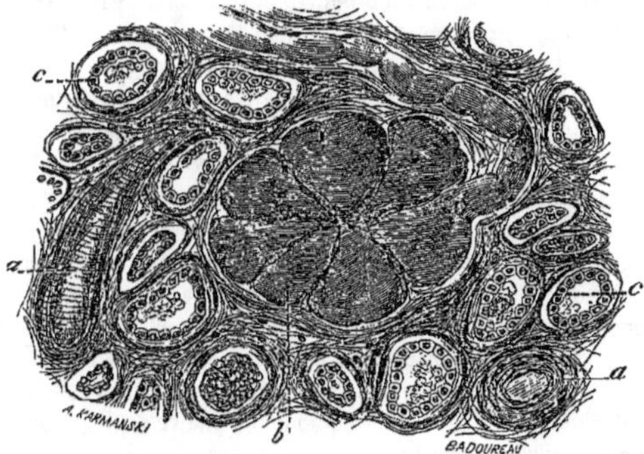


Fig. 15.—Coupe microscopique de la substance corticale d'un rein atteint de dégénérescence colloïde. *a.* vaisseaux dont les parois sont épaissies par cette dégénérescence. *b*, glomérule de Malpighi ayant subi la même altération. *cc*, canalicules urinifères dont les parois sont épaissies et réfringentes, et les cellules granuleuses ou détruites. (Tiré de mon *Traité d'anatomie pathologique*.)

diarrhée ; il mourut dans le coma. Les glandes lymphatiques cervicales, mésentériques et prévertébrales étaient en voie d'altération caséeuse ; les poumons présentaient simplement des adhérences et quelques granulations tuberculeuses. Le cœur était petit, volumineux et gras. Les reins, de teinte gris jaunâtre, volumineux, offrent, à l'examen microscopique, une altération qui portait spécialement sur les glomérules, leurs vaisseaux afférents et efférents, et la membrane hyaline des canalicules. Cette altération, représentée par la figure 15, consiste en un épaississement de la paroi vasculaire produit par la formation de jeunes éléments qui, au lieu de s'organiser, se sont infiltrés d'une substance hyaline et transparente. Insoluble dans l'alcool, l'éther, le chloroforme. Cette substance que gonfle l'acide acétique, se colore légèrement par la teinture ammoniacale de carmin, et reste indifférente en présence de la teinture d'iode additionnée d'acide sulfurique. Les artérioles, par le fait de cette altération, sont bosselées, irrégulières ; quelques-unes sont obstruées par un thrombus. Les tubuli sont agrandis, et leurs parois, épaissies par l'infiltration de la matière colloïde, sont tapissées de cellules épithéliales en voie d'altération granulo-graisseuse. Les uretères, les veines et les artères rénales se trouvent comprimés par la tuméfaction ganglionnaire, les veines sont, de plus, obstruées par des caillots anciens. Cette altération présente de l'analogie avec la dégénérescence albuminoïde ; elle en diffère par la nature de la substance qui infiltre les éléments du rein.

Cette description complète l'étude des altérations diverses connues sous la dénomination de *maladie de Bright*. En résumé, ces altérations très-diverses rentrent, les unes dans le groupe des phlegmasies, les autres dans celui des hypoplasies ou dégénérescences. Les premières comprennent toutes les phlegmasies non suppuratives des reins, désignées par nous sous les noms de néphrites conjonctives prolifératives interstitielles ou scléreuses, et sous celui de néphrites épithéliales. Les secondes ont trait aux dégénérescences qui affectent ces mêmes organes, stéatose et leucomatose. Ces altérations, loin d'être uniformes et de se rattacher à un même état morbide, diffèrent par leur siège élémentaire, leur provenance, et par leur évolution symptomatique. Anatomiquement caractérisées par l'hyperplasie du tissu conjonctif, les néphrites conjonctives prolifératives ont pour causes ordinaires la goutte et l'intoxication plombique, et pour principaux symptômes une polyurie avec albuminurie passagère, un œdème localisé ou nul. Constituées par la simple altération des épithéliums des tubes contournés, sans modification aucune de la trame conjonctivo-vasculaire, les néphrites épithéliales reconnaissent pour origine l'action d'un refroidissement instantané, ou une maladie infectieuse (scarlatine, variole, etc.); elles se manifestent par une anasarque souvent rapide, par la diminution de la quantité des urines, qui deviennent plus denses, et sont très-chargées d'albumine. Caractérisée par la transformation graisseuse des épithéliums des reins, la stéatose se rapproche symptomatiquement des néphrites épithéliales, dont elle diffère par son début insidieux et par ses causes, l'alcoolisme, l'empoisonnement par le phosphore, la fièvre jaune, etc. La leucomatose, ou infiltration albuminoïde des vaisseaux et quelquefois des épithéliums du rein, a des symptômes peu différents de ceux de la néphrite proliférative ; mais, contrairement à cette dernière, elle est la conséquence ordinaire de l'épuisement de l'organisme par une suppuration prolongée.

Ces divers genres d'altération se distinguent encore par leur durée et leurs modes de terminaison. Les néphrites prolifératives ou scléreuses ont, une évolution lente et très-longue, elles sont accompagnées d'une hypertrophie cardiaque, et se terminent le plus souvent par des accidents urémiques divers. Les néphrites épithéliales évoluent rapidement, laissent le cœur intact et engendrent l'urémie ou des complications mortelles. La stéatose a une marche variable, aiguë, ou chronique ; elle est fréquemment le point de départ d'hémorrhagies diverses et d'accidents urémiques qui contribuent au dénouement fatal. La leucomatose évolue plus lentement et produit rarement les manifestations d'une insuffisance de la sécrétion urinaire. En somme, si on se place sur le terrain de la séméiologie, on voit qu'une albuminurie avec polyurie, sans anasarque, indique l'existence d'une néphrite interstitielle ou d'une dégénérescence amyloïde, tandis qu'une albuminurie sans polyurie et avec anasarque est l'indice d'une néphrite épithéliale ou d'une stéatose des épithéliums du rein. Les antécédents du malade et les circonstances étiologiques qui président à la maladie, permettent généralement de reconnaître les espèces appartenant à chacun de ces genres d'altération. Ceux-ci n'ont, en somme, qu'un seul point commun : la rétention d'un certain nombre de produits ou déchets organiques qui donnent lieu à l'intoxication spéciale connue sous le nom d'urémie.

§ III. ALTÉRATIONS DE CIRCULATION. Ces altérations comprennent : les hypérémies, les anémies, les hémorrhagies, les thromboses et les embolies. Après une étude détaillée de ces groupes, nous décrirons la lithiase rénale, l'hydronéphrose et les kystes du rein.

I. Hypérémie rénale. Cette altération de la circulation du rein se présente sous deux formes distinctes. Tantôt elle est due à une augmentation de l'afflux sanguin, et pour cela elle est dite active ; tantôt elle est l'effet d'un ralentissement dans l'écoulement du sang, c'est l'hypérémie stasique ou passive.

*a.* L'hypérémie active du rein est un désordre passager plutôt que persistant, déterminé par des causes diverses. Le mode d'action de ces causes est variable : les unes augmentent la masse sanguine et la tension artérielle, ce sont la replétion du système vasculaire par l'ingestion de boissons abondantes, l'hypertrophie du ventricule gauche, la compression de l'aorte au-dessous des artères rénales, la grossesse et les tumeurs du bassin, etc.; les autres exercent leur action sur le système nerveux, tels sont quelques diurétiques, le froid, certaines maladies nerveuses, comme l'épilepsie et l'hystérie, les lésions du quatrième ventricule, et un certain nombre d'affections diverses du cerveau et de la moelle épinière. Dans tous ces cas, la congestion atteint particulièrement les points où existe la plus grande résistance, c'est-à-dire les vaisseaux des corpuscules de Malpighi. Dans un examen nécroscopique, on trouve ces corpuscules augmentés de volume et injectés, tandis que le parenchyme rénal, tuméfié et plus coloré que dans les conditions ordinaires, ne présente aucune altération de structure.

Semblables modifications peuvent être obtenues par une intervention directe sur le système nerveux. Vulpian (*Soc. de biologie* et *Gaz. hebdom.*, 1873, p. 341) a suivi, sur des chiens curarisés, l'action vasomotrice du nerf splanchnique. Il a observé, après la section de ce nerf à trois centimètres au-dessus de la capsule surrénale gauche, la coloration carminée, la congestion et même l'augmentation de volume du rein correspondant. L'urine était en même temps albumineuse et abondante, mais il n'existait ni desquamation épithéliale des tubuli, ni hématurie rénale. De plus, en excitant par les courants induits le bout périphérique du nerf splanchnique, le même expérimentateur a vu succéder à la congestion la pâleur du rein ; cet organe devenait exsangue, présentait une couleur chamois, puis la sécrétion urinaire cessait, la veine diminuait de calibre, tandis que, dans la simple section, cette veine augmentait et devenait plus rouge. Ces expériences présentent, dans leurs résultats, une constance qui les rend faciles à répéter. Cl. Bernard (*Leçons sur les liquides de l'organisme*, t. II, p. 162) qui, dès l'année 1859, observait ce qui se passe après la section des nerfs splanchniques et des nerfs qui accompagnent l'artère ou la veine rénale, a fait voir que les phénomènes produits en pareil cas sont variables suivant le point où est pratiquée la section.

*Symptômes.* Le principal symptôme révélateur de l'hypérémie rénale active est l'hypersécrétion urinaire. L'urine est moins concentrée, plus pâle ; son poids spécifique est moindre, mais, ainsi que l'a fait remarquer Knoll (*Eckard's Beiträge*, VI, p. 41), ce poids ne diminue pas d'une façon proportionnelle à l'accroissement de la quantité du liquide sécrété. Enfin, lorsque la pression est par trop augmentée dans les corpuscules de Malpighi, l'urine devient albumineuse ou même sanguinolente. Dans un certain nombre de cas, on constate, en outre, un léger degré de glycosurie. Ces symptômes durent, en général, assez peu, et disparaissent complétement, d'où il résulte que l'hypérémie active ou mieux vaso-paralytique est le plus souvent une affection légère. Dans quelques cas de pleurésie chronique, avec altération des nerfs splanchniques, le rein congestionné m'a paru en même temps hypertrophié.

Le diagnostic de cette hypérémie n'est pas sans difficultés : en présence d'une albuminurie passagère avec polyurie, il y a lieu de se demander s'il ne s'agit pas d'une néphrite scléreuse ; mais l'absence de dépérissement et la courte durée de l'albuminurie sont des circonstances qui, jointes aux données étiologiques, suffisent, le plus souvent, au diagnostic.

Le traitement consiste, avant tout, à écarter les causes, à diminuer les boissons et à pratiquer, s'il y a lieu, quelques émissions sanguines locales ou même générales. Enfin on cherchera à modifier le trouble du système nerveux dans les cas d'hypérémie névroparalytique. L'extrait de valériane, le bromure de potassium seront alors utilement employés (*voy.* notre thèse d'agrégation, *De la polyurie.* Paris, 1869), et dans quelques cas aussi l'électricité.

*b.* L'hypérémie passive du rein est une modification de la circulation du rein, caractérisée par la stase du sang veineux, empêché dans son retour vers le cœur.

Les causes de cette altération sont nombreuses et variables suivant le point où existe l'obstacle circulatoire. Dans la poitrine, ce sont les rétrécissements et l'insuffisance de la valvule mitrale, les obstructions des vaisseaux pulmonaires, l'insuffisance tricuspide, l'emphysème du poumon, les pleurésies anciennes ; dans l'abdomen, la grossesse et les tumeurs diverses susceptibles de comprimer les veines émulgentes et la veine-cave, le rétrécissement ou l'obstruction de ces veines. Dans tous ces cas, la quantité de liquide lancée dans le système aortique est moindre, et, par cela même, la tension ou pression exercée par les parois artérielles sur la colonne sanguine est affaiblie : c'est le contraire de ce qui existe dans la néphrite scléreuse diffuse et dans la plupart des cas de lésion aortique ; aussi, la quantité d'urine rendue dans les vingt-quatre heures, loin d'être augmentée, est au contraire notablement diminuée.

Les reins ainsi altérés sont, au début, volumineux, arrondis, de teinte brunâtre violacée dans leur partie corticale, rouge foncé à la base des pyramides, et pâle dans leurs parties péri-papillaires. Ils ont une surface lisse et laissent échapper à la coupe un sang noir abondant ; les veines sont larges, et l'examen microscopique révèle la dilatation des capillaires et leur réplétion par des globules sanguins, tandis que les glomérules et les tubes urinifères sont intacts. A une période plus avancée, les reins diminuent quelquefois de volume et s'indurent, leur trame s'épaissit, et les cellules épithéliales des tubuli sont quelquefois granuleuses. A moins de lésion aortique ou des artères rénales, il n'existe ni kystes, ni dépression à la surface de ces organes ; c'est là une altération en tout semblable à celle qui constitue le foie muscade. La stase du sang dans les capillaires et dans les veines rénales détermine la dilatation de ces vaisseaux et, en fin de compte, entrave la nutrition des épithéliums qui deviennent granulo-graisseux.

*Symptômes.* Les principaux symptômes de l'hypérémie passive du rein sont la diminution de la sécrétion urinaire, l'augmentation du poids spécifique et des principes fixes de l'urine qui se colore davantage, la présence dans ce liquide d'une quantité d'albumine en général peu considérable, parfois de globules sanguins et de cylindres fibrineux. Ces symptômes ont été plusieurs fois reproduits expérimentalement. Robinson, puis Frerichs et Munk ont montré qu'une ligature placée sur la veine rénale qu'elle obstrue même incomplétement détermine chez le cobaye le passage, dans l'urine, de l'albumine, du sang et quelquefois de la fibrine. Maurice Raynaud est arrivé au même résultat par la ligature de la veine cave inférieure entre la veine rénale et le cœur (*voy.* art. VEINE CAVE de ce Dictionnaire).

Les troubles de la diurèse ne forment, le plus souvent, qu'un trait dans le tableau symptomatique des malades chez lesquels existe une hypérémie passive des reins. A côté des phénomènes que provoquent les affections du cœur et des poumons, les organes de l'abdomen, hypérémiés comme le rein, traduisent leur souffrance par des symptômes en rapport avec la fonction qui leur est propre. Ainsi, la stase du foie et de tout le territoire baigné par la veine porte donne lieu à un sentiment de pression et de pesanteur dans l'hypochondre droit, et détermine des troubles digestifs divers (anorexie, nausées, diarrhée, etc.). Des hydropisies se produisent aux extrémités inférieures et s'étendent aux parties supérieures du corps.

Le diagnostic de l'hypérémie stasique du rein repose tout à la fois sur les qualités de l'urine et sur l'existence des circonstances causales susceptibles de provoquer cette affection. La faible quantité d'urine rendue dans les vingt-quatre heures, la coloration rougeâtre de ce liquide, le dépôt abondant d'urate de soude qui s'y produit par le refroidissement, tel est, avec l'albuminurie, l'ensemble symptomatique qui doit mettre sur la voie de cette hypérémie. Mais comme cet ensemble diffère peu de celui de la néphrite épithéliale, à part les caractères fournis par l'examen microscopique des urines, le diagnostic n'est réellement certain que si l'on vient à constater l'existence d'une des causes de la stase rénale, et, même dans ce cas, il est quelquefois difficile de se prononcer pour l'une ou l'autre des deux affections.

La marche et le pronostic de l'hypérémie passive des reins dépendent essentiellement des conditions étiologiques de cette altération. Lorsque celles-ci sont durables (affections chroniques du cœur et des poumons), l'altération rénale s'accroît d'une façon progressive, et contribue à augmenter le danger existant déjà par le fait de la maladie primitive. Quand, au contraire, la cause est passagère, comme c'est le cas dans la grossesse, l'effet peut disparaître avec la cause, et la guérison avoir lieu. La stase rénale qui, dans la grossesse, s'observe principalement chez les primipares où les parois abdominales ont leur maximum de résistance, a un pronostic généralement favorable, excepté dans certains cas où la vie des malades se trouve menacée par l'apparition de désordres nerveux sous la forme d'accès éclamptiques. La question de savoir si ces désordres sont uniquement sous la dépendance de l'altération rénale et de la diminution de la sécrétion urinaire, n'est pas entièrement résolue; mais il y a lieu de croire que l'état des reins vient en aide aux douleurs et aux émotions inséparables d'un accouchement long et laborieux. Chacune de ces circonstances aurait ainsi son importance et deviendrait le point de départ d'indications thérapeutiques spéciales.

Le traitement d'une affection purement locale et symptomatique doit, avant tout, s'adresser au désordre principal et fondamental. C'est pourquoi, avant d'arriver à combattre l'hypérémie passive du rein, il faut chercher à la prévenir. Il importe à ce point de vue de régler l'hygiène des individus affectés de lésions cardiaques et pulmonaires, par l'administration de purgatifs drastiques et de faibles déplétions sanguines, et de combattre par des toniques, fer, quinquina, etc., l'hydrémie qui ne manque pas de se produire en pareil cas. On cherchera enfin à augmenter la diurèse par l'emploi de la digitale, des bains, du lait et des différents diurétiques.

II. ANÉMIE RÉNALE. L'anémie, comme l'hypérémie rénale, est un état le plus souvent deutéropathique. Indépendamment de la diminution du sang résultant d'une oligaimie générale, les reins peuvent être anémiés tantôt par le fait d'un rétrécissement matériel de l'artère rénale ou de ses branches, consécutif à une endartérite ou à une compression, tantôt par suite d'un désordre nerveux amenant le retrait des artérioles de ces mèmes organes. De là deux variétés d'anémie : la première, qui n'est que l'effet de l'altération des artères rénales, sera étudiée en même temps que cette altération ; quant à la seconde, nous en connaissons trop peu les conditions étiologiqnes et pathogéniques pour pouvoir en parler avec assurance. Cependant, il est fort probable que l'anurie, observée quelquefois dans le cours de l'hystérie et de certaines lésions matérielles de la moelle épinière et du cerveau, ne reconnaît d'autre cause immédiate que l'anémie rénale. Les expériences de galvanisation du bout périphérique du nerf splanchnique sectionné, viendraient à l'appui de cette opinion. Ajoutons que cette anémie pourrait bien être encore la conséquence d'un acte réflexe, ainsi s'expliquerait l'anurie déterminée par la présence de calculs rénaux dans les uretères.

BIBLIOGRAPHIE. — ROBINSON (G.). *Experiments on the illustrating the Effects of Venous Obstruction and Arterial Determination*. In *Med. Chir. Transact.*, t. XXVI, p. 65, 75 ; 1843. — RAYER. *Traité des maladies des reins*, t. II.— FRERICHS. *Die Bright'sche Krankheit*. Braunschweig, 1851. — TRAUBE. *Ueber den Zusammenhang von Herz- und Nierenkrankheiten*, 1856. In *Deutsche Klinik*, n° 31 ; 1859. — BERGSON. *Zur causalen Stat. d. morb. Bright- und Herzkrankh.* In *Archiv f. pathol. Anat.*, t. XI, 1857. — BECKMANN. Ibid. — ROSENSTEIN. Ibid. t. XII, 1857. — MARX. *De stagnatione venosi sanguinis in renibus*, 1858. — ERICHSEN. *Ueber d. Zusammenhang von Herz- und Nierenkrankh.* In *Petersb. med. Zeitschrift*, t. III, p. 63 ; 1872. — FORSTER (A.). *Ueber den Zusammenhang von Herz- und Nierenkrankh.* In *Würzb. med. Zeitschr.*, 1863. — MUNK (Ph.). *Ueber Circulationsstörungen in den Nieren.* In *Berliner klin. Wochenschrift*, p. 353 ; 1864. — PAVY. *The Lancet*, 1866, et *Gaz. méd. de Paris*, 1867, p. 403. — LANCEREAUX. *De la polyurie (diabète insipide).* Thèse de Paris, 1869, p. 64. — OLLIVIER (A.). *De la congestion et de l'apoplexie rénales dans leurs rapports avec l'hémorrhagie cérébrale,* Arch. gén. de méd., févr. 1874, p. 129. — Du MÊME. *Étude sur certaines modifications dans la sécrétion urinaire consécutive à l'hémorrhagie cérébrale.* In *Gaz. hebdom. de méd. et de chir.*, 1875, p. 164. — VULPIAN (A). *Leçons sur l'appareil vasomoteur*, t. I, p. 538, Paris, 1875.

III. HÉMORRHAGIES RÉNALES.　Ces hémorrhagies sont des accidents dont le mode d'évolution et la gravité varient suivant l'origine. A ce point de vue, elles peuvent se grouper sous les chefs suivants : 1° les hémorrhagies symptomatiques d'une altération propre du rein ; 2° les hémorrhagies symptomatiques d'une modification du liquide sanguin ; 3° les hémorrhagies liées à une influence nerveuse ou névrosique.

Il serait superflu de parler ici des hémorrhagies dépendantes des lésions matérielles du rein ; leur étude est en effet inséparable de celle de ces lésions, et d'ailleurs nous savons qu'elles ont pour principal caractère la présence dans l'urine de globules sanguins et de coagulums fibrineux cylindriques (voyez *Néphrites* et plus loin, *Parasites du rein*).

Les hémorrhagies rénales symptomatiques d'un désordre général de l'organisme, d'une modification du liquide sanguin, et indépendantes de toute lésion rénale, sont de plus en plus rares depuis qu'on étudie plus minutieusement les altérations du rein. Cependant, elles existent et sont, sans aucun doute, l'effet d'une diapédèse, dans certains cas de purpura, dans le scorbut, dans une maladie particulière au nouveau-né (maladie bronzée hématique, Steiner et Neureutter, Pollak, Parrot, etc.) Certaines maladies fébriles, comme la fièvre bilieuse hématurique, la fièvre jaune, la variole et la scarlatine hémorrhagiques, donnent encore lieu à des hémorrhagies rénales ; mais il est vraisemblable que, dans ces maladies, l'hémorrhagie des reins n'est pas entièrement indépendante d'une altération locale de ces organes. Tous les cas de variole hémorrhagique que nous avons eu l'occasion d'observer présentaient, en effet, des lésions matérielles du tissu rénal. Nous savons d'ailleurs que les reins s'altèrent dans la fièvre jaune, et les observations de Pellarin (*Sur la*

*fièvre biliaire hématurique, Arch. de Méd. navale*, t. III, p. 131; 1865),
Barthélemy-Benoît (ibid., 1865, t. IV) et de Béranger-Féraud (*De la fièvre biliaire
mélanurique*, etc., Paris, 1874), nous ont appris que ces mêmes organes sont le
siége, dans la fièvre bilieuse hématurique ou mélanurique, d'ecchymoses et
d'une infiltration sanguine de la substance corticale. Les hémorrhagies rénales
qui surviennent dans ces cas se distinguent par leur abondance et leur coexistence avec d'autres hémorrhagies membraneuses et parenchymateuses. Elles
constituent un accident dont le pronostic est de la plus haute gravité.

Les hémorrhagies rénales liées à une influence nerveuse ou hémorrhagies essentielles, idiopathiques des auteurs, sont plus fréquentes que ne paraissent le croire la
plupart des médecins. Elles surviennent principalement dans l'âge moyen de la vie,
chez des individus nerveux, à la suite d'une émotion vive, comme dans le cas, cité
par Rayer, d'un individu qui fut pris d'un pissement de sang après un violent accès
de colère, ou bien elle sont produites par l'action subite du froid. Dans quelques
cas, ces hémorrhagies paraissent dues au déplacement d'une fluxion intermittente
périodique (hémorrhagies supplémentaires); ainsi P. Frank, Chopart, Latour et
plusieurs auteurs ont rapporté des cas d'hémorrhagie périodique venant remplacer
soit un flux menstruel, soit un flux hémorrhoïdal, soit une épistaxis.

Le nom d'hématinurie a été, dans ces derniers temps, en Angleterre, substitué
à celui d'hématurie intermittente périodique pour désigner une affection paroxis-
tique caractérisée par une teinte chocolat de l'urine qui renferme, en abondance,
de la matière colorante du sang et fort peu de corpuscules rouges. Cette affection,
presque toujours provoquée par le froid ou l'humidité chez des individus pâles et
cachectiques, le plus souvent exempts d'intoxication palustre et de tout séjour dans
des contrées chaudes, se produit sous forme d'accès brusques et de courte durée.
Le paroxysme commence par un frisson violent, accompagné de douleurs lombaires et de faiblesse des extrémités inférieures et se continue par une modification de la sécrétion urinaire. Les urines qui suivent l'accès sont troubles, brunâtres ou noirâtres, acides, d'une densité de 1015 à 1026; elles renferment
des granules d'hématine, des cristaux d'oxalate de chaux, des caillots cylindriques,
plus rarement des globules sanguins isolés. Ces désordres n'ont sans doute pas toujours la même origine, mais il est évident qu'ils sont soumis à une influence nerveuse, d'après leur brusque apparition, leur intermittence, comme aussi d'après la
bonne santé apparente des individus qui en sont affectés. Les hémorrhagies de ce
groupe sont sans gravité, elles se rapprochent de celles qui, chez les hystériques,
surviennent du côté de l'estomac ou d'autres voies ; au reste, il est à remarquer
que les malades appartiennent en général à des familles chez lesquelles existent
des névroses. Rayer signale dans son remarquable ouvrage quelques faits d'hémorrhagie rénale intermittente, empruntés à divers auteurs. Des faits du même
genre ont tout récemment attiré d'une façon spéciale l'attention des médecins
anglais (Harley, Dickinson, Hassall, Greenhow, Gull, Roberts, Begbie, etc.).

Nous avons vu qu'une hypérémie intense et même des extravasats sanguins
peuvent avoir lieu chez certains animaux après la section des nerfs trisplanchniques
ou de la moelle épinière au niveau de la région cervicale. Or des hémorrhagies rénales ont été observées par Ollivier en même temps que l'albuminurie dans le
cours de certaines lésions encéphaliques, et notamment à la suite d'attaques apoplectiques produites par l'hémorrhagie cérébrale.

Le traitement des hémorrhagies rénales varie avec la cause qui leur a donné
naissance. Si elles dépendent d'une lésion matérielle, c'est évidemment cette

lésion qu'il faut s'appliquer à combattre suivant les moyens déjà préconisés. De
même, il importe de modifier autant que possible l'état du sang par l'emploi des
acides et du quinquina, quand ce liquide est profondément altéré, comme dans le
purpura, le scorbut, etc. D'un autre côté, les hémorrhagies nerveuses réclament l'emploi des médicaments les plus propres à modérer ou à stimuler
le système nerveux ; l'application locale du froid sur les aines ou sur les reins,
une saignée locale ou générale, l'emploi d'acides dilués constituent alors les
principaux agents actifs du traitement. Ainsi, la médication doit varier suivant
la condition pathogénique et aussi suivant la cause spéciale qui a pu produire
l'hémorrhagie. Mais dans les cas douteux, il sera utile de joindre au repos et
à l'action du froid l'emploi de l'acide gallique, car cette substance astringente,
trouvant son élimination dans l'urine, ne manque pas d'atteindre les capillaires
du rein.

BIBLIOGRAPHIE. — FRANK (P.). *Traité de médecine pratique*, t. III ; trad. fr. par GOUDAREAU.
— CHOPART. *Traité des maladies des voies urinaires*, t. II, 1758. — LATOUR. *Traité philo-
sophique et méd. des hémorrhagies*, t. II, p. 25. — RAYER. *Traité des maladies des reins*.
t. III, p. 326 ; Paris, 1841.— G. HARLEY, *On Intermittent Hœmaturia*. In *Med. Chirurg. Trans.*
t. XLVIII, p. 161. — DICKINSON, ibid, p. 175, 1865. —WILLIAM GULL, *A Case of Intermittent
Hœmaturia*. In *Guy's Hosp. Reports*, série III, vol. XII, p. 581 ; 1866. — HASSALL (A.-II.).
*Lancet*, II,14 sept. 1865. — GREENHOW (E.-H.). *Edinb. Med. Journ.*, t. XIII, p. 906, mai 1868.
POPPER (M.). *OEsterr. Zeitschr. f. prakt. Heilkunde*, t. XIV, p. 35 et 36 ; 1868.—TATE (II.-L.)
*Philadelphia Med. and Surgical Reporter*, t. XIX, 16, p. 315, oct. 1868, et *Schmidt's
Jahresb.*, t. CXLII, p. 185. — STEINER (J.) et NEUREUTTER (N.). *Die Krankh. der Harnorgane
im Kindesalter*. In *Prag. Vierteljahrschr.*, t. CV, p. 79, et t. CVI, p. 60 ; et *Schmidt's Jahrb.*,
t. CXL, p. 180. — POLLAK (Otto). *Ueber Nierenblutung im Säuglingsalter*. In *Wien. media.
Presse*, t. XII, 18, p. 458 ; 1871, et *Schmidt's Jahresb.*, t. CLI, p. 173. — PARROT (J.). *Deux
cas de tubulhématie rénale chez les nouveau-nés*. In *Archiv. de physiol. norm. et pathol.*,
t. V, p. 512 ; 1873. — CHARRIN. *Maladie bronzée hématique des enfants nouveau-nés*. Th. de
Paris, 1873. — SOCOLOFF. *Un cas d'hém. rénale consécutif à un refroidissem.* In *Gaz. hebd.
de méd. et de chirurgie*, 1874, p. 358.—LAYCOCK, *On Neurotic, Albuminuria and Hœmaturia.*
In *Dublin Journ. of Med science*, July 1874. — ROBERTS (W.). *On urinary diseases*, London,
1872, p. 129 et 138. —BEGBIE. *Hœmatinuria*, In *Edinb. med. Journal*, mai 1875, p. 1005.

IV. **THROMBOSES ET EMBOLIES RÉNALES.** Un seul tronc artériel, venant de l'aorte
à angle presque droit, distribue au rein le sang nécessaire à sa fonction et à sa
nutrition. Un tronc veineux unique ramène dans la veine cave le sang qui a rempli
ce double rôle. L'altération, et à plus forte raison l'obstruction d'un de ces troncs,
a pour conséquence forcée un désordre à la fois nutritif et fonctionnel, mais
variable pour chacun d'eux ; c'est pourquoi nous étudierons séparément les obstructions de l'artère et de la veine rénales.

1° *Thromboses et embolies artérielles* Les obstructions de l'artère rénale ou
bien prennent naissance sur place, c'est la thrombose artérielle du rein ; ou bien
elles ont pour point de départ l'altération d'un autre organe, et sont la conséquence du transport d'un corps étranger par le courant sanguin, c'est l'embolie
rénale.

*a.* La thrombose de l'artère rénale est un effet habituel de l'artérite de ce vaisseau, bien rarement elle succède à une pression mécanique. En dehors de
l'artério-sclérose concomitante d'une néphrite interstitielle et d'une dégénérescence
amyloïde du rein, les artères rénales sont quelquefois affectées simultanément
avec l'aorte par un processus phlegmasique qui tend à épaissir leurs parois, par
conséquent à diminuer leur calibre et à ralentir le cours du sang. Mon attention,
depuis longtemps attirée sur ce processus, m'a conduit à reconnaître que dans
ces conditions les reins, souvent diminués de volume, offraient une surface iné-

gale, irrégulièrement bosselée, semée de dépressions résultant de lésions atrophiques consécutives au rétrécissement ou à l'obstruction de quelques branches ou rameaux de l'artère rénale.

Dans certains cas l'altération du parenchyme rénal est beaucoup plus générale, j'ai une fois constaté cette altération simultanément dans les deux reins à la suite d'un épaississement inflammatoire, avec obstruction des troncs artériels qui alimentent ces organes. C'était chez une femme âgée de quarante-deux ans, exerçant la profession de couturière, et atteinte d'une artérite généralisée du système aortique. Cette femme, dont les urines étaient abondamment chargées d'albumine, présenta en dernier lieu une eschare de la région fessière gauche. Les reins, non diminués de volume, étaient flasques et mous, de teinte brunâtre, bronzée; leurs éléments, mais surtout les épithéliums, étaient en voie d'altération granulo-graisseuse, et rappelaient l'altération des éléments du foie dans l'ictère grave; les troncs des artères rénales, dont les parois étaient épaissies, se trouvaient obstrués par des coagulums fibrineux. Cette altération ne différait pas sensiblement de celle que l'on obtient en pratiquant la ligature des artères rénales. Georges Robinson (*Medico-chirurg. Trans.*, t. XXVI, p. 51, 1843), Schultze (*De arteriæ renalis subligatione disquisitiones physiologico-chirurgicæ*, Dorpati, 1851), Blessig (*Ueber die Veranderungen der Niere nach Unterbindung der Nierenarterie, Arch. f. patholog. Anatom. und Physiolog.*, t. XVI, p. 120, 1859), Munk (*Ueber Circulationsstærung in den Nieren*, etc.; *Berliner klin. Wochenschrift*, 34, 1865) qui ont étudié ce point de pathologie expérimentale, reconnaissent que l'artère rénale ne préside pas seulement à la fonction du rein, mais qu'elle sert encore à la nutrition du parenchyme de cet organe, particulièrement de la substance corticale. Après la ligature de ce vaisseau, il se produit presque constamment et tout d'abord, dans le cours du premier jour, une hypérémie veineuse qui affecte surtout la substance médullaire; plus tard, il survient une altération granulo-graisseuse des épithéliums qui peut aller jusqu'à la destruction de ces éléments. Cette altération se retrouve également dans l'embolie rénale; mais, avant de parler de cette altération, signalons une autre conséquence de l'inflammation des artères rénales, je veux parler de l'anévrysme de ces vaisseaux. Cet accident, relativement rare, a attiré l'attention de Rayer, qui a rapporté dans son livre la plupart des faits connus (Rayer, *Traité du mal des reins*, t. III, p. 581. Comparez Leudet, *Exemple d'anévrysme de l'artère rénale. Gaz. méd. de Paris*, 1852, 776, et *Compt. rend. de la Soc. de Biologie*, 1855; Rokitansky, *Handb. d. pathol. Anat.*, II, p. 318; Erichsen, *Observations on Anevrysm, Sydenham Society*, 1864).

Tantôt cet anévrysme (cas de Leudet) ne détermine aucun symptôme appréciable et n'est reconnu qu'après la mort; tantôt, comme dans le cas observé par Gendrin, il se révèle par l'apparition d'une tumeur pulsative dans l'hypochondre du côté lésé, avec douleurs dans la région rénale. La communication de la poche anévrysmale avec la cavité du bassinet détermina dans ce cas une hématurie abondante. La rupture du sac dans la cavité abdominale entraîne la mort avec les signes d'une hémorrhagie interne.

*b.* Les embolies rénales varient suivant l'importance ou les dimensions de la branche vasculaire altérée. Rarement l'embolus s'arrête dans le tronc de l'artère rénale, presque toujours il s'avance jusque dans les branches de ce vaisseau. Dans ces conditions, il arrive de deux choses l'une : ou bien la circulation se rétablit par les collatérales, et il ne se produit aucune lésion appréciable; ou bien les anastomoses font défaut et sont insuffisantes, et il survient dans le paren-

chyme rénal des modifications successives qui aboutissent à la mortification et à la
disparition des éléments anatomiques auxquels le sang et l'oxygène font défaut.
Le premier phénomène qui se produit est un certain degré d'anémie, bientôt suivi
d'une congestion sanguine occasionnée par la fluxion rétrograde du sang veineux
dans les petits vaisseaux, de la coagulation de ce sang dans ces canaux ; le second
est la transformation granulo-graisseuse des globules sanguins et de la portion
du parenchyme privé du liquide nourricier ; le troisième est la résorption des
parties dégénérées. Cette succession de phénomènes constitue autant de phases
distinctes de l'infarctus embolique, que j'ai fait connaître dans ma thèse inaugurale, en même temps que je montrais l'erreur des auteurs qui considéraient cette
altération comme une néphrite.

L'infarctus du rein occupe de préférence la substance corticale, il revêt la
forme d'un cône à base périphérique et à sommet profond, ou celle d'une plaque
plus ou moins étendue (*voy.* mon *Atlas d'anat path*, pl. 33, fig. 5 et 6). Dans
une première phase, cette altération fait à la surface de l'organe une saillie
violacée plus ou moins considérable, et présente à la coupe un tissu induré,
semé de taches comme ecchymotiques, brunâtres ; elle est constituée par la
réplétion des vaisseaux sanguins (fluxion veineuse retrograde), avec ou sans
extravasations de globules rouges, et par la coagulation du sang dans les petits
vaisseaux. Dans une seconde phase, l'infarctus revêt une teinte jaune, qui du
centre gagne peu à peu la périphérie ; sa base, tournée en dehors, plus ou moins
saillante, commence à se déprimer à la circonférence ; par rapport au niveau général
de la surface extérieure du rein, elle a l'apparence d'un polygone irrégulier limité
par une ligne rouge foncé, avec des angles rentrants et des saillies déchiquetées.
Sur une coupe, la portion du parenchyme altérée offre une coloration jaunâtre
plus ou moins uniforme.

Au microscope, on aperçoit les différents éléments du rein en voie d'altération
granulo-graisseuse : les caillots vasculaires rétractés et décolorés forment des
masses centrales granuleuses ; de même les cellules épithéliales altérées sont
réunies au centre du tubule où elles forment un amas granuleux ; les tissus
fibreux persistent sans modifications pendant un temps plus ou moins long. Dans
une dernière phase, les éléments transformés en une sorte d'émulsion graisseuse
sont peu à peu repris par la circulation du voisinage. Il se produit au niveau des
points tout d'abord saillants des dépressions de plus en plus profondes, jusqu'à ce
que toute la partie de tissu mortifié ait disparu, de telle sorte qu'au bout d'un
certain temps l'infarctus ne se traduit plus que par une perte de substance plus ou
moins considérable, au niveau de laquelle l'examen microscopique révèle l'existence de vaisseaux affaissés, et infiltrés de granulations graisseuses, de tubuli
réduits à leurs parois, et de glomérules de Malpighi ne présentant plus distinctement que leur membrane d'enveloppe, ou même un simple tissu cellulo-fibreux
entre les mailles duquel existent des granulations graisseuses.

Les infarctus des reins, de faible étendue et peu nombreux, n'entravent pas sensiblement les fonctions de ces organes ; étendus, ils peuvent éveiller une sensation
douloureuse dans la région lombaire, donner lieu à de l'hématurie, ou même
au passage momentané de l'albumine dans l'urine. Ce sont là les principaux
signes à l'aide desquels il est possible de reconnaître ces altérations, qui habituellement sont sans gravité, excepté dans les rares cas où un tronc artériel peut
être oblitéré. Aussi, lorsque la mort a lieu, elle est ordinairement la conséquence
de l'affection, qui a été le point de départ de l'embolie.

L'embolie rénale prend sa source dans le cœur, et quelquefois aussi dans
l'aorte. Le rétrécissement mitral, en donnant lieu à la formation de dépôts fibrineux, soit au niveau de la valvule, soit dans l'oreillette, est une des causes les plus
habituelles de cette altération; viennent ensuite la plupart des lésions des valvules aortiques, notamment celles qui sont connues sous le nom d'endocardite
végétante ou ulcéreuse, et enfin les concrétions fibrineuses qui peuvent se produire dans l'aorte au-dessus de l'origine des artères rénales; les foyers athéroma-
teux, qui se vident dans ce vaisseau, sont une autre source d'embolies capillaires qui se traduisent principalement par des taches ecchymotiques.

Le traitement de ces lésions est des plus simples. L'indication est de modérer
la circulation et de combattre l'affection principale.

Bibliographie. — Rayer. *Traité des maladies des reins*, t. II, p. 75. — Senhouse-Kirkes
(W.). *Med. Chirurg. Transact.*, t. XXXI, p. 96, et t. XXXV, p. 1. — Lebert. *Traité d'anat.
pathol.*, t. I, p. 578; t. II, pl. 126. — Beckmann (O.). *Arch. f. pathol. Anat. und Physiol.*
t. XX, p. 217; 1860. — Recklinghausen. *Ibid*, p. 205. — Cohn. *Klinik der embolischen Ge-
fässkrankheiten.* Berlin, 1860, p. 569. — Lancereaux (E.). *De la thrombose et de l'embolie
cérébrales.* Th. de Paris, 1862. — Du même. *Bulletin de la Société anatomique*, 1861, p. 1 2.
— Prévost et Cotard. *Études physiologiques et pathologiques sur le ramollissement cérébral.* In *Gaz. méd. de Paris*, 1865. — Lefèvre (Ch.). *Études physiol. et pathol. sur les
infarctus viscéraux.* Thèse de Paris, 1867. — Vulpian. *Bullet. de la Soc. anat.*, année 1867,
p. 611. — Cornil. *Recherches sur les altérations des reins dans le rhumatisme articulaire
aigu.* Th. de Paris, 1868. — Finlayson (James). *Glascow Med. Journal*, janvier 1874.

*Thrombose veineuse.* Faisant suite au système capillaire du rein, la veine
rénale n'est jamais le siège d'embolie, mais elle est quelquefois affectée de thrombose. Cet accident est relativement fréquent chez les jeunes enfants atteints de
cachexie; c'est que la thrombose des veines rénales est en effet souvent cachectique;
plus rarement elle est mécanique ou inflammatoire.

La thrombose cachectique est tantôt isolée, tantôt combinée avec une altération
semblable des vaisseaux des membres inférieurs ou des sinus de la dure-mère,
et par cela même elle doit être regardée comme la manifestation d'un état général
grave et le plus souvent mortel. Cette thrombose se développe de préférence dans
la veine rénale gauche, ce qui s'explique par le trajet plus long de cette veine et la
tendance plus grande du sang à y séjourner. Bilatérale dans les deux tiers environ
des cas, l'obstruction ne s'étend pas au delà du point d'émergence de la veine, ou
du moins rarement le caillot remonte jusqu'à l'embouchure des veines hépatiques, mais quelquefois il se prolonge dans la veine spermatique ou la veine surrénale. Du côté du rein, elle atteint les divisions les plus considérables de la
veine rénale, du moins celles qui sont situées entre la substance médullaire et la
substance corticale, plus rarement les veines des pyramides, plus rarement
encore celles de la périphérie. Le thrombus varie suivant l'âge de la thrombose;
en général il est gris rosé, avec des plaques noires ou violacées plus ou moins
larges, peu ou pas adhérent avec la paroi veineuse, qui conserve son épaisseur et
sa souplesse normales. La thrombose mécanique des veines rénales présente, en
plus, une altération ordinairement phlegmasique de la paroi de ces veines avec adhérences du caillot.

Le rein est le siège d'une hypérémie veineuse plus ou moins étendue, tout
d'abord il présente une teinte violacée, et plus tard une coloration jaunâtre
avec taches vineuses. Si l'obstruction est complète, la substance médullaire est
le siège d'extravasats sanguins; la substance corticale est augmentée de volume, ferme et élastique; chez l'enfant, les bosselures normales sont accusées,

et la capsule fibreuse est fortement tendue. Le poids du rein est généralement accru, ce dont il est facile de se rendre compte quand un seul organe est affecté. Les épithéliums des tubes urinifères de la substance corticale sont granuleux, déformés et quelquefois stéatosés ; les épithéliums des pyramides sont en général moins altérés.

Lorsqu'elle n'existe que d'un seul côté et qu'elle n'atteint pas les petites divisions en même temps que le tronc, la thrombose des veines rénales n'offre aucun désordre symptomatique qui puisse la faire reconnaître pendant la vie. Si au contraire elle est complète et occupe les deux côtés, l'anurie et l'albuminurie sont les principaux phénomènes auxquels elle donne lieu ; cependant, même dans ce cas, la compensation peut se faire par les veines collatérales. Dans une observation de Leudet, elle s'était établie par la dilatation des veines de la capsule et de l'uretère. Les thromboses étendues déterminent en outre de l'hématurie. Ce symptôme observé après la ligature de la veine rénale (Robinson, Frerichs, Meyer, Cohn, etc.) est commun chez les nouveau-nés dont les veines rénales sont oblitérées (Tubulhématie de Parrot).

La néphrite épithéliale et la stéatose rénale sont des affections qu'il serait facile de confondre avec l'obstruction des veines rénales, si ces affections ne se distinguaient par l'absence des conditions étiologiques de la thrombose rénale. Cette thrombose étant la complication habituelle d'un état pathologique est par cela même le plus souvent difficile à diagnostiquer.

La thrombose cachectique bilatérale est une affection sérieuse par elle-même, et surtout par les conditions étiologiques qui lui donnent naissance. La thrombose mécanique est relativement moins grave; son pronostic est subordonné à celui de l'affection dont elle dérive.

La thrombose cachectique s'observe principalement chez les individus débilités et inanités. Ainsi on la rencontre chez les jeunes enfants mal nourris, atteints de diarrhée chronique; chez les adultes épuisés par une affection carcinomateuse et principalement par un cancer de l'estomac.

La thrombose mécanique se produit dans des circonstances diverses. Elle est l'effet d'un affaiblissement de la *vis à tergo* consécutif à un rétrécissement des branches artérielles ou des capillaires, ne laissant passer à travers le rein qu'une faible quantité de sang. Ainsi elle accompagne parfois la dégénérescence amyloïde et la dégénérescence colloïde des vaisseaux du rein, plus rarement la néphrite scléreuse. D'autres fois elle est le résultat de la compression exercée sur les parois propres de la veine émulgente ou sur celles de la veine cave par des tumeurs diverses, et principalement par des tumeurs ganglionnaires. Cette variété de thrombose ne diffère pas, quant à ses effets, de la thrombose cachectique.

La thrombose produite par phlébite s'observe surtout chez la femme dans l'état puerpéral. Elle est le plus souvent concomitante d'une phlébite utéro-ovarienne, et la caillot obturateur n'est en général que la prolongation d'un thrombus qui a son point de départ dans les veines de l'utérus. Quelquefois il existe plusieurs thrombus indépendants, ou même la veine rénale est seule oblitérée. Les faits de ce genre ne sont pas extrêmement rares, j'en ai pour mon compte observé plusieurs exemples, et je possède des dessins où l'on voit les veines ovariennes et rénales remplies par un seul caillot obstruant partiellement la veine cave inférieure à l'embouchure des veines émulgentes.

La thrombose rénale d'origine inflammatoire se distingue par l'altération concomitante de la paroi veineuse qui est épaissie et dépolie à sa surface interne, et

par la nature du thrombus qui est jaunâtre, formé d'un grand nombre de leucocytes et souvent septique. Ce thrombus adhère d'ailleurs plus intimement à la
paroi veineuse que le thrombus cachectique, il a aussi plus de tendance à se ra-
mollir dans son centre, ce qui lui donne une forme caniculée. Les reins, dans les
cas de ce genre, sont volumineux, ordinairement pâles avec des taches brunâtres ou
violacées, leurs épithéliums sont pour la plupart granuleux ou granulo-grais-eux.

Le traitement doit s'adresser à l'état général du malade lorsqu'il s'agit d'une
thrombose cachectique; à son état local quand il y a thrombose mécanique.

BIBLIOGRAPHIE. — RAYER. *Traité des maladies des reins*, t. III, p. 590. — ROBINSON (G.).
*Med. Chir. Transact.*, t. XXXVI, p. 51 ; 1843. — MEYER (H.). *Zeitschr. f. phys. Heilkunde*,
1844, p. 114. — COSSY (J.). *Note sur l'obl. des veines rénales*. In *Gaz. méd. de Paris*, 1846,
p. 124. — FRERICHS. *Brightische Nierenkrankh*. Breslau, 1851. — LEUDET (E.). *Note sur l'obl.
des veines rénales*, etc. In *Gaz. méd. de Paris*, 1852, p. 680, et *Mém. de la Soc. de Biologie*,
1853. — DU MÊME. *Rech. sur l'obl. complète de la veine rénale et le mode du rétablissement
de la circul. collatérale*. In *Gaz. méd. de Paris*, 1862, p. 797, et *Mém de la Soc. de Biol.*,
1863. — BECKMAN *Ligat. des art. aorte et crurale au-dessous des émulgentes*. In *Verhandl.
der Würzb. Physik in med. Gesellsch.*, t. IX, p. 201, Wurzburg, 1859. — COHN. *Klinik der
embolisch. Gefässkrankheit*, p. 211 ; Berlin, 1860. — MOXON (W.). *Guy's Hospital Reports*,
t. XIV, p. 129 ; 1869. — PARROT (J.). *Etude sur l'encéphalopathie urémique et le tétanos des
nouveau-nés*. In *Arch. gén. de méd.*, t. II, p. 163; 1872. — LANDOUZY (L.). *Thrombose des
veines rénales, infarctus uratique chez un nouveau-né*. In *Bulletin de la Soc. anatomique*,
p. 522 ; 1872.

V. LITHIASE RÉNALE. Les sels que charrie l'urine peuvent, dans des circonstances
spéciales, être précipités et donner naissance à des dépôts divers. Rares dans le
tissu du rein, excepté chez le jeune enfant et chez les individus goutteux, ces dépôts s'observent généralement dans les calices et les bassinets, où ils forment des
concrétions plus ou moins volumineuses, connues, les unes sous le nom de graviers, les autres sous celui de calculs. Prenant en considération les symptômes
propres à ces différents états, nous étudierons les dépôts intracanaliculaires ou
infarctus uratiques du rein, puis les graviers et les calculs du rein.

1° *Infarctus uratiques du rein.* Les dépôts intracanaliculaires ont lieu dans la
substance médullaire, plutôt que dans la substance corticale du rein ; leur volume,
toujours faible, n'est presque jamais assez considérable pour produire des désordres appréciables, et, pour ce motif, nous passerons rapidement sur leur étude.
Ces dépôts s'observent avec des caractères un peu différents chez l'enfant nouveau-né, chez l'adulte et le vieillard. Chez le jeune enfant, ils forment des sortes
d'aigrettes, couleur jaune d'or, qui de la papille s'avancent en s'épanouissant vers
la substance corticale. Séparées par des lignes d'un rouge violacé, parallèles à l'axe
du cône, ces aigrettes sont d'autant plus larges et nombreuses qu'on examine un
point plus rapproché de la base des pyramides où elles se confondent avec la substance parenchymateuse. La plupart des cônes sont en général uniformément
atteints, mais à des degrés variables ; aussi peut-on constater tous les intermédiaires depuis l'existence de quelques stries jaunâtres jusqu'à la coloration jaune
uniforme de toute la pyramide. Par la compression du viscère, on fait sourdre
de la papille une sorte de bouillie jaune constituée par une fine poussière mêlée
à une petite proportion de liquide et que l'on a comparée à de l'eau dans laquelle
on aurait délayé du pollen de plantes. Cette matière pulvérulente se retrouve
quelquefois dans les calices, le bassinet, le bas-fond de la vessie, ou même dans
le canal de l'urèthre.

Il est facile de voir, à l'œil nu ou armé d'une loupe, que les stries jaunes des
pyramides ont la direction des tubes de Bellini ; sur une coupe fine on reconnaît

à un faible grossissement microscopique que ces tubes contiennent une matière
opaque, d'un brun noirâtre, irrégulièrement distribuée et formant une sorte de
cylindre brisé avec de nombreuses fosselures. Cette matière est formée de petites
masses sphériques d'un brun foncé qui, par la pression, se réduisent en granulations amorphes et qui, traitées par l'acide acétique, se dissolvent et précipitent
des cristaux rhomboédriques d'acide urique. Toutefois, tandis que, selon Virchow,
cette substance serait composée de sels d'acide urique et spécialement d'urates
d'ammoniaque qui se déposeraient sur les cellules épithéliales du tube urinifère,
Parrot prétend qu'elle est formée d'urates de soude qui ne pénètrent pas dans
l'épaisseur des cellules, qu'elles masquent et refoulent contre la paroi du tube.
Dans ces conditions, les infarctus uratiques n'ont d'autre effet que de s'opposer
à l'excrétion de l'urine, en obstruant le tube urinifère, et de déterminer un léger
degré de congestion du rein en pressant sur les vaisseaux du voisinage.

Les circonstances étiologiques de l'infarctus uratique du nouveau-né sont diversement interprétées. Virchow ne voit qu'un état physiologique dans le dépôt des
sels d'acide urique, qu'il considère comme des produits de la décomposition subie
par les tissus et des changements chimiques du plasma sanguin, au moment du passage de la vie fœtale à la vie extra-utérine ; l'excrétion en excès de ces sels formerait l'incrustation uratique des pyramides des reins. Selon Parrot, la présence
d'une poussière uratique dans les tubules rénaux des nouveau-nés est l'indice
d'un déficit notable de l'élément aqueux de l'organisme et de la présence dans
le sang d'une quantité anormale de déchets protéiques incomplètement oxydés.
Les raisons qui lui semblent militer en faveur de cette manière de voir, c'est que
l'infiltration uratique s'observe dans des conditions toutes spéciales et notamment,
comme l'avait déjà indiqué Schlossberger, chez les enfants atteints de diarrhée
chronique et de vomissements, et chez ceux qui présentent l'anasarque généralement qualifiée de sclérème. Du reste, cette infiltration coexiste assez habituellement avec la thrombose des veines rénales et la stéatose de l'épithélium tubulaire,
qui sont des lésions généralement subordonnées à la déperdition des liquides de
l'économie et à la cachexie.

Cette dernière opinion nous paraît très-acceptable. Du reste les quelques cas
d'infarctus que nous avons rencontrés à l'Hôtel-Dieu pendant notre clinicat, avaient
précisément trait à des enfants malades depuis un certain temps et presque toujours
inanitiés. Quoi qu'il en soit, l'infarctus uratique des reins chez le nouveau-né ne
peut servir, comme l'a prétendu Virchow partant de l'idée que son apparition était
liée à la respiration, à prouver qu'un enfant a vécu. D'ailleurs, Hoogeweg et Martin
ont constaté l'existence de ces infarctus chez deux enfants morts au moment de la
naissance.

Des dépôts uratiques s'observent quelquefois dans les reins de l'adulte atteint
de goutte. Ils occupent les tubes droits, où ils forment des amas cristallins
allongés, disposés en forme d'éventails sphériques et radiés, ou des amas cylindriques amorphes remplissant plus ou moins complétement le tube urinifère qu'ils
détruisent peu à peu. Traités par l'acide acétique, ces dépôts se dissolvent et
donnent naissance à des tables rhomboïdales d'acide urique. Semblables dépôts
incrustent en même temps la plupart des cartilages articulaires (Garrod, *La
goutte*, etc., Paris, 1867 ; Charcot et Cornil, *Compt. rend. de la Soc. de Biologie*,
1863, p. 159 ; Lancereaux, *Atlas d'anat. pathologique*, pl. 54).

Les sels de chaux peuvent encore se déposer dans les canalicules urinifères de
l'adulte et du vieillard, plus rarement dans ceux du nouveau-né. Ils enva-

hissent le sommet des pyramides, où leur infiltration donne lieu à des traînées blanches, sinon d'un blanc jaunâtre, ou à de petites concrétions qu'il est facile
de reconnaître par les moyens chimiques, et qui sont composés principalement
de carbonate et de phosphate de chaux, rarement de phosphate ammoniaco-magnésien. Plus communs dans la vieillesse qu'à tout autre âge de la vie, ces dépôts
s'observent de préférence dans les cas d'altération du système osseux, l'ostéoma-
lacie notamment. L'infiltration des tubes urinifères par les sels de chaux ne
trouble pas la fonction des reins d'une façon notable, aussi les accidents que l'on
observe en pareille circonstance sont-ils le fait de la maladie générale plutôt que
de la lésion rénale. Cette infiltration est donc difficile à diagnostiquer ; mais elle
peut être soupçonnée lorsque les urines sont fortement chargées de phosphates
de chaux. Le moyen d'éviter cette altération est de boire beaucoup d'eau et de
faire de l'exercice musculaire afin d'éliminer ces substances ou de les brûler.

Bibliographie. — Cles. *Würtemb. Correspond.*, Bd. XI, n° 15. — Vernois. Thèse de Paris,
1857. — Engel. *OEsterr. medizin. Wochenschrift*, n° 8 ; 1842. — Schlossberger *Archiv für
physiol. Heilk*, t. I, p. 76 ; 1842, et *Gaz med*. p. 240 ; 1843. — Virchow. *Verhandl d. Ges.
f. Geburtshülfe in Berlin*, t. II ; 1847. et *Gesammt. Abhandl.*, p. 833. — Hessling. In *Schleiden.
und Froriep's Notizen*, t. VIII, n° 17. — Martin. *Jenaische Annalen*, t. II, p. 1.6. — Weber.
*Beitr. z. path. Anat. der Neugebor.*, t. III p. 78. — Hecker. *Virchow's Archiv.* t. XI, p. 217 ;
1857. — Hodann. *Der Harnsäureinfarct* Breslau, 1855. — Hoogeweg. *Vierteljahrschr. f. ges.
Med*. t. VII, 1855. — Harvey. *Edinburgh Med. Journ.*, nov. 1856, et *Schmidt's Jahrb.*,
t. XCVII, p. 54. — Vogel (A.). *Traité des maladies de l'enfance* ; trad. franç. Paris, 1872,
p. 444. — Parrot (J.). *Soc médicale des hôpitaux de Paris*, 24 nov. 1874, p. 101, et *Arch.
gén. de med.*, t. II, p. 169 ; 1872. — Landouzy. *Bullet. de la Soc. anatomique*, 1874.

2° *Concrétions rénales.* Les concrétions rénales ont un intérêt pratique beaucoup plus grand que les sim-
ples infarctus, en raison des
désordres variés auxquels
elles peuvent donner lieu.
Formées par la congloméra-
tion des éléments les moins
solubles de l'urine, ces
concrétions sont divisées en
sables, gravelle et calculs.
Les graviers ont un volume
qui varie depuis la grosseur
d'un grain de sable jusqu'à
celle d'un grain de chénevis,
le calcul peut atteindre jusqu'au volume d'un œuf de
poule ou d'oie. Le nombre
de ces concrétions varie
comme leur volume ; on en
trouve depuis une jusqu'à
cinquante, cent et même
plus. On les rencontre exceptionnellement dans les
canaux urinifères ; dans les
petites dépressions et les

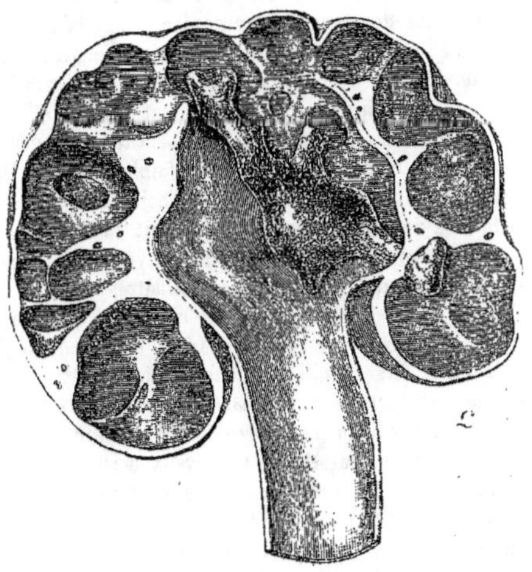

Fig. 16. — Rein dont l'uretère et le bassinet sont dilatés. A l'intérieur de ce dernier, existe un calcul ramifié ; le volume du rein
sont transformés en autant de cavités correspondant aux calices
qui sont effacés.

diverticulums qui environnent les papilles, plus souvent dans les calices, les

bassinets et les uretères dont ils prennent assez bien la forme. Ainsi, ces concrétions sont tantôt cylindriques, tantôt arrondies, coniques, ou réniformes ;
d'autres fois, elles sont ramifiées et assez semblables aux bois d'un cerf, ou
mieux à une branche de corail (fig. 16), enfin elles sont libres ou enchatonnées. Leur surface est en général rugueuse, miroitante; leur couleur est
jaune bronzé ou grisâtre; leur densité est considérable, et leur dureté parfois
très-grande. Lorsqu'elles sont multip'es, comme dans un cas où j'ai vu un seul
bassinet renfermer vingt calculs isolés, ces concrétions se font remarquer par
une forme polygonale ou anguleuse. Forme, couleur, densité tiennent étroitement à la composition chimique de la substance fondamentale, mais, qu'il
s'agisse de gravelle rouge ou de gravelle blanche, les concrétions rénales revêtent
également bien la forme de graviers et de calculs.

L'acide urique et ses sels sont les parties constituantes ordinaires de la gravelle
et des calculs rénaux ; les deux tiers des calculs, d'après les indications de Prout,
seraient composés d'acide urique. Cet acide donne naissance aux calculs les plus
volumineux, il forme tantôt la concrétion tout entière, tantôt son noyau seulement, tandis que l'enveloppe est composée d'oxalate ou de carbonate de chaux,
ou encore de couches différentes comme le phosphate de chaux pur ou mélangé
à d'autres sels. L'oxalate de chaux, qui prend rang après l'acide urique, donne
naissance à des calculs ronds ou ovales, à surface rude et raboteuse, souvent
colorés par l'hématine et d'aspect muriforme. Ces calculs, quelquefois rencontrés
dans la substance médullaire du rein, sont stratifiés et du volume d'un grain de
chènevis ; dans les calices et le bassinet, ils atteignent rarement le volume des
calculs d'acide urique, le plus souvent ils sont petits et dentelés, ou plus volumineux et formés à la fois d'oxalate de chaux et d'acide urique.

Les phosphates de chaux et ammoniaco-magnésien, le phosphate basique de
chaux uni au phosphate basique ammoniaco-magnésien, si communs dans la
couche externe des concrétions calculeuses, sont relativement rares dans les
reins et les diverticules des calices, à l'état de gravelle ou de concrétions pisiformes. Lorsqu'ils s'y rencontrent, ils constituent la gravelle blanche, que distingue, sa coloration, sa friabilité et sa faible densité. Dans les calculs, les sels
phosphatiques sont généralement unis à l'acide urique.

Le carbonate de chaux constitue rarement l'élément principal des concrétions
rénales chez l'homme ; on le trouve plus souvent chez les animaux, où il forme des
calculs lisses, brillants, blanchâtres ou jaunâtres.

La cystine a été trouvée dans les reins à l'état de sédiment, de gravelle
(Prout, Ségalas), ou comme partie constituante des calculs (Wollaston, Civiale. etc).
Cette substance, qui cristallise sous forme de tablettes régulières à six pans, se
dissout dans l'ammoniaque, la potasse caustique, dans l'acide chlorhydrique et
l'acide oxalique ; elle forme des calculs d'un jaune pâle ou bleuâtre, à surface
unie ou verruqueuse, parsemée de noyaux cristallins, et parfois se mélange à
d'autres substances. La xanthine, d'une composition qui se rapproche de celle
de l'acide urique, est très-rarement la base des calculs rénaux ; ceux-ci, d'un jaune
brun semblable à la brique pilée, ont une surface lisse, une structure granuleuse
et une dureté considérable.

L'appareil rénal peut rester sain, malgré le séjour prolongé d'un grand nombre
de calculs dans le bassinet et les calices ; dans certains cas, la présence de ces
calculs détermine l'inflammation catarrhale ou plutôt suppurative des voies urinaires. La membrane muqueuse des bassinets, d'un rouge livide ou blanchâtre,

est épaissie, quelquefois ulcérée par la présence des calculs. Le liquide purulent contenu dans le bassinet est visqueux, gélatineux, par suite de l'action qu'exerce sur lui l'ammoniaque provenant de l'urine décomposée, ou bien transformé en une bouillie crétacée, par son mélange avec des sels phosphatiques.

Dans un certain nombre de cas enfin, l'obstacle apporté à l'écoulement de l'urine par un calcul arrêté dans l'uretère détermine une rétention du liquide urinaire qui a pour conséquence l'inflammation et la dilatation partielle ou générale du bassinet et des calices (hydronéphrose) et même, suivant la nature du processus inflammatoire, une néphrite scléreuse ou une néphrite suppurative. Dans quelques cas, la substance du rein comprimé disparaît peu à peu, de telle sorte qu'au bout d'un certain temps il ne reste plus qu'une bandelette plus ou moins épaisse, formant paroi autour de la tumeur liquide (fig. 17). Si cette lésion est unilatérale, elle peut avoir une évolution favorable, à la condition qu'il n'existe pas de suppuration ; le rein du côté opposé, hypertrophié par compensation, suffit à la sécrétion urinaire. Lorsqu'il y a suppuration des voies urinaires, il se produit quelquefois des fusées purulentes au niveau des parties ulcérées du bassinet ou de la capsule ; sinon, des communications fistuleuses peuvent s'établir, entre le rein et les organes voisins, notamment l'intestin ou les poumons.

*Symptômes.* Les concrétions calculeuses des reins donnent lieu à des phénomènes très-divers. Quelquefois franchement aigus et rapidement mortels, ces phénomènes sont d'autres fois insidieux ou nuls, sans qu'il soit toujours facile d'en donner la raison ; ainsi, il arrive de rencontrer, dans les reins des cadavres, des calculs qui n'avaient éveillé pendant la vie aucun symptôme bien manifeste. Les désordres produits par les corps étrangers varient d'ailleurs suivant le volume de la concrétion ; si, dans certains cas, celle-ci est assez petite pour franchir facilement l'uretère, dans d'autres cas, ce passage est signalé par un ensemble symptomatique spécial connu sous le nom de *Colique néphrétique.*

Ce syndrome, commun chez les goutteux ou leurs descendants, se manifeste par des accès douloureux d'une intensité variable. Ces accès éclatent brusquement à la suite de secousses corporelles, de l'ingestion d'une grande quantité de liquides

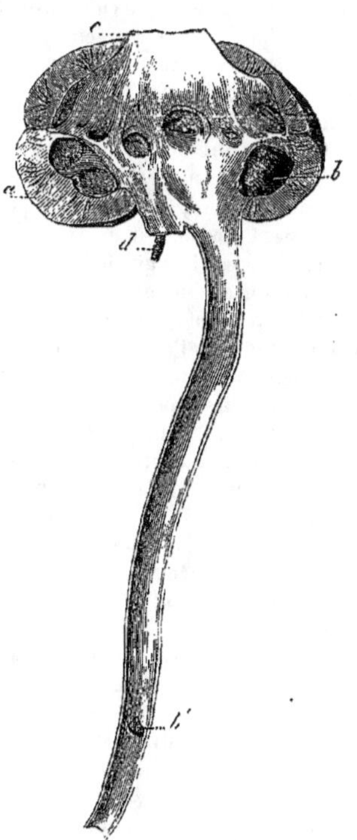

Fig. 17. — Uretère, bassinet, calices et rein. Le bassinet, dilaté, est divisé en deux moitiés dont l'une est relevée en c. Dans l'un des calices existe un calcul *b* dont une portion détachée *b'* s'est arrêtée dans l'uretère qu'il obstrue et qui se trouve dilaté au-dessus. *a* parenchyme du rein. *d* artère rénale.

et surtout de liquides diurétiques, ou encore sans cause appréciable et chez des individus bien portants. Ordinairement précédés d'une sensation de gêne ou de pesanteur dans la région lombaire, ils consistent en une douleur extrêmement violente, presque toujours unilatérale, qui, de la région lombaire, s'irradie vers la vessie, la cuisse et le testicule dont elle amène la rétraction, ou encore vers d'autres organes. Cette douleur est exaspérée par la pression et par les mouvements ; elle imprime une attitude spéciale au malade, qui s'agite, se roule, cherche à se relever le corps penché en avant, marche tout courbé, et souvent elle provoque par action réflexe des nausées et des vomissements bilieux, beaucoup plus rarement du frisson ou des convulsions générales.

La sécrétion urinaire est diminuée et le patient rend, avec des épreintes très-pénibles, quelques gouttes d'une urine trouble, épaisse et parfois sanguinolente. Si l'accès est violent, il s'agite en gémissant sous l'angoisse qui le torture : le visage est pâle, défait, le pouls est petit, sans fréquence, les extrémités sont froides. L'accès douloureux présente des rémissions et des exacerbations plus ou moins violentes, ce qui constitue l'attaque de colique néphrétique. Désordre purement accidentel, la colique néphrétique varie d'intensité ; elle est quelquefois très-légère et difficile à reconnaître si on ne tient compte des irradiations douloureuses et des besoins fréquents d'uriner ; elle dure depuis quelques heures jusqu'à deux ou trois jours et plus ; elle cesse brusquement dès que la concrétion est arrivée dans la vessie. Un malade de ma clientèle eut dans le cours de la même semaine, trois attaques successives qui finirent tout à coup ; il rendit un gravier d'acide urique du volume d'un grain de chènevis. L'attaque terminée, l'urine reste rare, trouble pendant quelque temps, puis elle devient claire, abondante. Mais si le calcul s'arrête dans l'uretère et l'obstrue, l'urine s'accumule derrière l'obstacle et donne lieu à des tumeurs qui, dans quelques cas, étonnent par leur volume et la résistance qu'elles opposent au doigt.

Chez cinq malades, dont quatre ont été observés en ville, j'ai vu se produire, en peu de jours, des tumeurs de ce genre qui remplissaient une grande partie du flanc et de la fosse iliaque. Ces tumeurs étaient douloureuses, accompagnées d'un mouvement fébrile, de malaise, d'inappétence avec état saburral des voies digestives et constipation ; les urines rendues étaient épaisses et peu abondantes, les besoins d'uriner fréquents et pénibles. La durée de ces tumeurs, parfois difficiles à distinguer d'une typhlite ou d'un phlegmon péri-utérin a été de quinze jours, un mois et plus.

Une fois, il m'est arrivé de voir apparaître, à la suite de coliques néphrétiques, des vomissements abondants et des accidents urémiques, céphalée, etc., chez une femme qui pendant plus de trois mois, rendit environ un verre d'urine dans les vingt-quatre heures. Souvent alors, on ne constate aucun accident urémique, ce qui tient sans doute à ce qu'un seul rein étant affecté, son congénère supplée à la fonction. Mais lorsqu'elles viennent à séjourner un certain temps dans les bassinets ou dans les uretères, les concrétions calculeuses déterminent en général une irritation inflammatoire de la muqueuse, la décomposition de l'urine, tous les accidents de la pyélite ou de la pyélo-néphrite suppurée (*voy.* p. 187), et même, elles peuvent amener la perforation des voies urinaires, produire une péri-néphrite ou des fistules entre les reins et d'autres organes.

*Diagnostic.* Le diagnostic des concrétions rénales, toujours facile lorsque ces concrétions sont expulsées avec les urines, est fort difficile en dehors de ces cas. La colique néphrétique est loin d'être un accident toujours semblable et si, dans quelques cas, elle s'accuse par des phénomènes qui ne laissent aucun doute, très-

quemment elle se manifeste par une simple sensation de gêne et de pesanteur à la région lombaire, avec irradiation douloureuse dans le ventre ou vers l'épigastre, ténesme vésical ou dysurie, de telle sorte que l'examen le plus attentif de l'urine est nécessaire pour arriver au diagnostic. Celle-ci, toujours diminuée de quantité, trouble, épaisse, renferme peu après son émission des cristaux d'acide urique, des urates en abondance et fréquemment des globules sanguins et des caillots cylindriques.

Il importe de savoir que l'intensité de cette colique n'est pas en rapport avec le volume de la concrétion, mais bien avec l'excitation qu'elle détermine et le spasme qui en résulte suivant la susceptibilité nerveuse des individus. Mais d'ailleurs, des caillots sanguins, des échinocoques et tout corps étranger venant du rein peuvent donner lieu à des symptômes semblables à ceux de la colique néphrétique; et souvent, en pareil cas, l'examen seul des urines parvient à lever les difficultés du diagnostic. Enfin, si une hydronéphrose succède à la rétention d'un calcul, il est souvent difficile, lorsqu'on n'a pas assisté au début de cet accident, de savoir à quoi l'on a affaire, et rien n'est plus facile que de confondre l'altération des voies urinaires avec une typhlite, et chez la femme avec une affection de l'ovaire ou du ligament large. Plusieurs cas de ce genre, qui n'avaient embarrassé tout d'abord, n'ont été sûrement diagnostiqués plus tard qu'en tenant compte du début brusque et de la prompte disparition de cette manifestation, de la quantité des urines rendues dans les vingt-quatre heures et de leur qualité.

Dans le cas où un calcul volumineux aura été le point de départ d'une pyélite ou d'une pyélonéphrite suppurée, le diagnostic de la concrétion devra reposer sur les antécédents du malade.

Le pronostic de la lithiase rénale est en général sérieux, car si cette affection peut être combattue à son début, il est vrai de dire qu'elle a la plus grande tendance à reparaître, et qu'en dehors des douleurs horribles qui en sont la conséquence, elle détermine des accidents parfois mortels. Il est heureux que cette affection ne se présente souvent que d'un côté, puisque, dans le cas de destruction d'un seul rein, l'hypertrophie de l'autre fait compensation et supplée à la fonction. On comprend que l'intégrité complète du second rein soit alors de la plus grande importance.

*Genèse et etiologie.* La genèse des concrétions urinaires est obscure, car supposer avec les anciens auteurs une disposition anormale de l'organisme à fabriquer es diverses substances qui les composent, ce n'est rien expliquer, mais seulement reculer la question, puisqu'il reste à dire ce qui produit cette disposition. Une semblable hypothèse ne serait du reste acceptable que pour la gravelle urique, dont la coïncidence est fréquente avec la goutte, maladie dans laquelle l'excès d'acide urique dans le sang est démontré; elle ne serait pas applicable aux autres dépôts. D'un autre côté, admettre que les altérations des voies urinaires sont la seule cause de la précipitation des sels de l'urine est une exagération, car, si la muqueuse enflammée a la propriété de précipiter certains sels et si le mucus s'crété parvient à les englober de façon à former le noyau primitif d'un calcul, il faut savoir qu'un très-grand nombre de catarrhes des voies urinaires ne déterminent jamais de concrétions, et que d'ailleurs, en serait-il autrement, le problème serait simplement déplacé, puisqu'il resterait à remonter à l'origine de ces catarrhes. Suivant une hypothèse plus moderne (Marcet, Scherer), les concrétions rénales ne sont l'effet ni d'une diathèse, ni d'un catarrhe des voies urinaires, elles seraient dues au développement d'une fermentation acide ou alcaline, analogue à celle qui se produit dans l'urine émise au dehors et qui déterminerait la précipitation de quelques-uns des sels de l'urine et leur agglomération ultérieure par l'intermédiaire du mucus ; il pourrait se faire encore que la précipitation eût lieu par l'absence des conditions de solubilité de ces sels.

La lithiase rénale est une affection de tous les âges. Woehler et Denis l'ont rencontrée chez le fœtus, et de nombreuses observations attestent son existence dans le cours de la première année de la vie. Après l'enfance, c'est entre 50 et 60 ans et dans la vieillesse que la gravelle se rencontre le plus fréquemment, sans doute parce que c'est l'âge des manifestations de la goutte.

L'homme est plus que la femme exposé à la gravelle et aux calculs rénaux, et si ceux-ci sont plus facilement expulsés chez cette dernière, ils ont l'inconvénient, dans le cas de grossesse, de causer quelquefois l'avortement.

La connaissance exacte de la distribution géographique de la lithiase rénale offrirait le plus grand intérêt étiologique si, en même temps, on tenait compte de toutes les influences locales, alimentation, boissons, etc., qui peuvent contribuer à produire cette affection. Malheureusement jusqu'ici on s'est borné à indiquer les contrées où les calculs et la gravelle se rencontrent le plus fréquemment, sans parler de l'hygiène spéciale des habitants de ces contrées. Ainsi les statistiques nous apprennent que la lithiase rénale est commune en Angleterre et en Hollande, plus rare en Allemagne, en France et dans le Danemark ; mais elles ne nous renseignent que fort peu sur les circonstances qui font ces différences, telles que le genre de vie, les conditions climatériques et géologiques, etc.

La fréquence de cette affection dans un même pays est souvent très-variable, suivant les districts ou les contrées. Ce fait, des plus évidents pour l'Allemagne et l'Angleterre, l'est aussi pour l'Inde, où certaines contrées sont exemptes d'urolithiase, tandis qu'il en est d'autres, situées sur les bords du Gange, où cette affection est véritablement endémique. D'ailleurs, pour arriver à des données scientifiques exactes relativement à l'influence des lieux sur la genèse des concrétions rénales, il importerait, selon nous, de tenir compte de la constitution chimique de ces concrétions. De cette façon, il serait sans doute possible de reconnaître que des influences diverses président à la formation des concrétions rénales et que la nature du sol et des eaux n'est pas, dans tous les cas, chose insignifiante.

De même on parviendrait à se faire une idée plus nette de l'influence du régime et de la vie sédentaire. Toutefois il est bien établi qu'une nourriture fortement azotée, l'usage des vins généreux et alcooliques, un exercice musculaire insuffisant et des fonctions cutanées peu actives sont des circonstances extrèmement favorables au développement de la goutte et à la genèse des concrétions rénales uratiques. L'hérédité, dont l'influence est incontestable en ce qui concerne l'étiologie de la goutte, transmet également bien la gravelle urique. Civiale a remarqué l'existence simultanée de calculs de cystine chez différents membres et dans les différentes générations d'une même famille.

*Traitement.*   Le traitement de la lithiase rénale est double : placer le malade dans les conditions les plus favorables pour éviter la formation des concrétions calculeuses, débarrasser l'économie de ces concrétions et combattre leurs effets. Les moyens propres à remplir le mieux la première indication sont : l'exercice au grand air suivant les forces du sujet, un régime tonique, mais non excitant, une alimentation végétale peu azotée, l'emploi restreint des boissons alcooliques, des vins capiteux, de la bière, du café, et du thé, le fonctionnement régulier de la peau, un traitement suivi de toutes les affections des reins et des voies urinaires. Les moyens qui aident l'organisme à se débarrasser des sables ou graviers qui s'y rencontrent varient suivant la composition chimique de ces sables ou graviers. Les concrétions uratiques et oxaliques de petit volume sont avantageusement traitées par les eaux alcalines, surtout celles de Vichy et de Wildungen, le carbonate de lithine (50 à 75 centigrammes par jour), et les acides végétaux qui se transforment dans l'économie en carbonates alcalins. Le phosphate basique de soude, qui possède une action dissolvante bien connue sur l'acide urique, est recommandé à la dose quotidienne de 5 à 6 grammes ; mais il importe alors de surveiller la réaction et les sédiments de l'urine, pour ne pas substituer aux concrétions uriques ou oxaliques des dépôts phosphatiques. Les concrétions phosphatiques généralement produites au sein d'une urine alcaline semblent réclamer l'emploi des acids. C'est ainsi que les médecins anglais ont prescrit les acides chlorhydrique ou nitrique à la dose de dix à quinze gouttes dans une quantité suffisante d'eau, ou encore l'acide benzoïque, qui est éliminé par l'urine à l'état d'acide hippurique. Malheureusement les résultats obtenus par les acides minéraux n'ont pas répondu aux espérances conçues, car, dans le plus grand nombre des cas, leur emploi continu ne paraît pas atteindre le but, l'urine n'en devient pas plus acide.

A notre avis, il importe en pareil cas de rechercher avec soin la cause de la phosphurie et de la combattre. Ainsi on s'appliquera à traiter la dyspepsie et tous les désordres nerveux qui pourraient provoquer la gravelle phosphatique, comme aussi les altérations des voies urinaires (inflammation catarrhale, etc.) susceptibles d'engendrer ce même accident. Ajoutons cependant que l'acide carbonique est considéré par quelques auteurs (Heller, etc.) comme un dissolvant des phosphates et des carbonates de chaux, et qu'il n'y a pas grand inconvénient à le prescrire, soit sous forme d'eau gazeuse, soit sous forme d'acides citrique ou tartrique, qui se décomposent dans l'organisme en acide carbonique et en eau. Enfin, quelle que soit la nature de la gravelle, il est certaines eaux minérales faiblement alcalines et diurétiques qui seront presque toujours employées avec succès, je veux parler des eaux d'Evian, de Vittel et de Contrexéville. Ces dernières surtout, bien tolérées par l'estomac, lors même qu'elles sont prises à la dose de quatre et six litres par jour, permettent de provoquer et d'entretenir une diurèse abondante qui devient, pour l'appareil rénal, un véritable lavage. C'est de la même façon que le lait et le petit-lait, indépendamment de leurs propriétés chimiques, peuvent conjurer les obstructions calculeuses des voies urinaires.

La colique néphrétique, l'un des effets les plus fréquents de la gravelle urique, doit être combattue par les préparations opiacées à haute dose ; celle de ces préparations qui mérite la préférence est la morphine, qui dans plusieurs cas nous a paru avoir une action non-seulement palliative, mais encore curative en arrêtant les phénomènes réflexes occasionnés par la présence du calcul. Un de nos malades, entre autres, après trois jours de douleurs excessives, se trouva instantanément soulagé par deux injections sous-cutanées (*loco dolenti*), contenant chacune un centigramme et demi de chlorhydrate de morphine ; le lendemain il rendait un gravier du volume d'un gros grain de chènevis. Trois jours plus tard, ayant été repris de nouveaux accès de colique néphrétique, il se trouva de nouveau instantanément soulagé par la même dose de morphine ; le lendemain, il rendait un autre petit calcul rond et assez semblable au précédent. Enfin, survint une troisième attaque qui fut traitée avec le même succès et suivie du même résultat. Ces injections ne tardent pas à calmer la douleur ; celle-ci, lors-

que la dose est suffisante, cesse en moins de deux ou trois minutes, et par cela
même le spasme venant à disparaître, le gravier se trouve emporté par l'urine
qui s'écoule.

Lorsque le calcul, par trop volumineux, séjourne dans le bassinet ou l'uretère
et détermine une suppuration de ces organes, il ne reste qu'à soutenir les forces
et à combattre par les moyens appropriés la pyélo-néphrite (*voy.* p.) 194.

BIBLIOGRAPHIE. — ROBINSON. *A Complate Treatise of the Gravel and Stone.* London, 1754.—
DUTTER. In *Hist.ire de la S c. royale de médecine (concretions des reins)* Paris, 1779, p. 208.
— EARLE. *On Renal Calculi.* In *Med. Chirurg. Transactims.* t. II, p. 211; London, 1820. —
MARCET. *An Essay on the Chemical History and Medical Treatment,* etc. London, 1817. Tr.
franç. par RIFFAULT; Paris. 1823. — PROUT (William). *Traité de la gravelle,* etc. trad. de
MORHGUÉ; Paris, 1822. — Du MÊME. *On the Nature and Treatment of Stomacal and Urinar.
Diseases* London, 184 , p. 316. — WALTER. In *Græfe und Walter Journal f. chir.,* Bd. 1. —
MAGENDIE. *Recherches physiol. et médic. sur les causes de la gravelle* Paris, 1827. — G. OSSE.
*On Urinary Calculus.* Lond., 1855. — CIVIALE. *Traité de l'affection calculeuse.* Paris, 1849,
et *Traitement medical et preservatif de la pierre et de la gravelle* — RAYER. *Traité des
maladies des reins* Paris, 1841, t. III, p. 10. — WILLIS (Rob.). *Urinary Diseases and their
Treatment.* London, 1858. — BENCE (Jones). *Remarks on the Calculi.* In *St. George's Hosp.
Med. Chirur. Transactions,* t XXVI, p. 100; 1843. — LORAIN. *Kyste. calculs du rein.* In *Gas.
méd* , p. 417; 1853. — HARVEY. *Edinburgh Med. Journ.,* nov 1856, et *Schmidt's Jahrb.,*
t. XCVIII, p. 34. — MECKEL v. HEMSBACH (H.). *Mikrogeologie.* Berlin, 1856. — HELLER. *Die
Harnconcretionen, ihre Entstehung,* etc. Vienne, 1860. — OPPOLZER, *Wien.' med. Presse,*
t. VII, p. 27, 3 et suiv. — OLIFILD. *Etudes sur les calculs du rein.* Thèse de Paris, 1863,
nº 93. — OWEN REIS. *Guy's Hospital Reports,* 1864. — BÉHIER. *Kyste et calculs du
rein.* In *Gazette hebd. de med. et de chir.,* 1867, p. 413. — MIALHE. *De l'action des alcalins
dans le traitement des calculs biliaires et vesicaux* Paris, 1867. — SMITH. *Nephrotomy as
a Means of Treating Renal Calculus.* In *Med. Chir. Transactions.* London, 1867, p. 211. —
CHURCH. *Two Specimens of Renal Calculus.* In *Transactions of the Pathological Society of
London,* t. XX, p. 234; 1869. — Voy. même journal, t. XVIII, p. 181; t. XIX, p. 27 -281;
t. XXI, p. 255. — MAC-CARTHY. *An Account of some Renal Calculi.* In *Med. Chir. Transact.,*
London, 1872, p. 203. — GEE (Samuel). *A Case of Renal Calculi.* In *Med. Chir. Transact* ,
London, 1874, p. 77. — ROSENSTEIN. *Traité pratique des maladies des reins.* Trad. de BOITEX-
TULF et LADAME-LAGRAVE. Paris, 1874. p. 548. — FORSTNER. *Zwei seltene Fälle von Concrement-
bildung in den Harnorganen.* In *Arch. f. pathol. Anat. und Physiol.,* t. LIX, p. 401; 1873.

VI. HYDRONÉPHROSE (hydropisie des reins).   On donne ce nom depuis Rayer à
l'accumulation lente de l'urine dans les reins, par suite d'un obstacle apporté à
son passage dans la vessie ou à son expulsion au dehors, soit par un corps étranger,
soit par une tumeur ou un vice de conformation. Ce désordre est, en somme,
le symptôme d'états pathologiques divers; mais comme dans certains cas on ne
trouve aucune lésion matérielle appréciable mettant obstacle au cours de l'urine,
il est nécessaire de lui consacrer une description spéciale.

*Étiologie.*   Les causes ordinaires de l'hydronéphrose sont : la présence de corps
étrangers (calculs, hydatides) dans les conduits urinaires, l'épaississement ou le
gonflement des parois de ces conduits, des tumeurs saillantes dans leur intérieur
ou situées sur leur trajet, certains vices de conformation des uretères, la rétention
prolongée de l'urine dans la vessie, quel qu'en soit le point de départ. Sur cinquante-
deux cas rassemblés par Roberts, vingt étaient accompagnés de malformations congénitales des reins, des uretères ou de l'artère rénale, et sur ce nombre l'hydronéphrose était double treize fois. Fréquemment ces malformations étaient associées à
d'autres vices de conformation, imperforation de l'anus, pied bot, bec-de-lièvre, etc.
Sur les trente-deux autres cas, l'hydronéphrose était quatorze fois liée à l'arrêt d'un
calcul dans l'uretère, cinq fois au rétrécissement ou à l'obstruction d'un seul ou
des deux uretères près de leur origine ou de leur terminaison ; dans trois cas, ce
canal était comprimé par une tumeur du bassin, grossesse, kyste de l'ovaire, pro-

duction cancéreuse. Ces derniers cas, dans lesquels l'hydronéphrose est ordinaire-
ment double, sont les plus nombreux, mais ils sont en général légers et déterminent rarement la formation de tumeurs. Dans les autres faits, il n'a été possible de
découvrir aucune cause mécanique. Avec des conditions pathogéniques aussi diffé-
rentes, il est facile de comprendre combien variable doit être l'hydronéphrose, car,
suivant que l'obstacle se trouvera placé dans les parties supérieures ou inférieures
de l'appareil urinifère, la vessie et les uretères participeront à la dilatation, ou bien
le bassinet et les calices seuls en seront atteints.

*Anatomie. Pathologie.* L'hydronéphrose par lésion de l'uretère ou de la
vessie se dessine au dedans de la scissure du rein, sous la forme d'une tumeur
sphéroïde ou piriforme, dont les parois sont formées par le bassinet dilaté. Le
rein, refoulé et comprimé de dedans en dehors, diminué de volume, coiffe la
tumeur comme un casque, et présente en général une surface bosselée. Lorsque la
dilatation a lieu au niveau du bassinet ou des calices, la forme de l'hydronéphrose
est un peu moins allongée et plus arrondie. Le volume de cette tumeur, en général
celui d'un œuf, peut acquérir des dimensions monstrueuses, tellement qu'il a été
comparé à celui de l'utérus d'une vache parvenue à la fin de la gestation (Samuel
Glass, *in Philosophical Transactions*, pour 1747).

La substance parenchymateuse du rein, refoulée et comprimée dans les cas où
l'obstacle est incomplet, s'altère à la longue en ce sens que le tissu conjonctif
devient peu à peu le siége d'une prolifération conjonctive qui amène l'induration
et la diminution du volume de l'organe (*voy.* page 221). Si l'obstacle est complet,
la distension du bassinet et des calices devient considérable, la substance rénale
s'atrophie de plus en plus, par suite de la compression qui suspend son fonctionnement, et finit même par disparaître complétement. L'hydronéphrose alors présente l'aspect d'une tumeur volumineuse et bosselée, fluctuante, constituée ordinairement par autant de loges qu'il y a de lobules dans le rein. Cette tumeur est
formée par une membrane fibreuse, qui n'est autre chose que la capsule du rein
épaissie, tapissée intérieurement par une couche plus ou moins considérable de
substance rénale. De cette capsule partent des cloisons fibreuses qui divisent la
tumeur entière en plusieurs loges venant aboutir dans une cavité commune,
formée du bassinet et de l'uretère dilaté, allongé et pouvant présenter les dimensions d'un intestin d'enfant. Le contenu de cette poche kystique est un liquide
dans lequel on retrouve en faible quantité la plupart des éléments de l'urine,
urée, acide urique, sels alcalins, et une grande quantité d'eau. Ce liquide est presque toujours plus ou moins albumineux par le fait d'une transformation séreuse;
il renferme dans quelques cas des globules sanguins ou purulents, des cellules
épithéliales altérées; exceptionnellement on y trouve une matière épaisse, colloïde.

Un seul rein est généralement affecté d'hydronéphrose, le rein droit plus souvent que le rein gauche. Sur cinquante-deux cas rassemblés par Roberts, un seul
rein était lésé trente-deux fois, les deux reins vingt fois. Le rein normal, lorsqu'un
seul organe est altéré, s'hypertrophie habituellement et agit de façon à compenser
le désordre fonctionnel.

*Symptômes.* Les symptômes de l'hydronéphrose sont manifestement subor-
donnés à la nature de la cause anatomique de cet accident, et au volume de la
tumeur qui le caractérise. Quand l'hydropisie est faible, et que l'un des reins est
intact, l'existence ne court aucun danger, mais il se produit assez ordinairement,
dans l'abdomen, une tumeur qui peut acquérir des dimensions considérables.
Dans les cinquante-deux cas réunis par Roberts, on constata, pendant la vie,

vingt-cinq fois l'existence d'une tumeur, et dans ce nombre dix-neuf fois
l'hydronéphrose était unilatérale, six fois bilatérale. L'hydropisie rénale présente
les caractères topographiques de toutes les tumeurs du rein; elle occupe le flanc,
d'où elle s'étend en haut dans l'hypochondre, en bas dans la région iliaque. Recouverte en avant par le côlon, elle refoule les anses de l'intestin grêle, et donne
à la palpation la sensation d'une tumeur fluctuante, susceptible de diminuer subitement de volume en même temps que survient une diurèse abondante. Cette
tumeur, ordinairement indolore, ne détermine d'autre désordre local que celui
qui résulte de son volume; elle peut comprimer l'intestin et amener de la
constipation. Son apparition est quelquefois précédée ou accompagnée des phénomènes de la colique néphrétique, si surtout elle est symptomatique de l'arrêt
d'un calcul dans l'uretère. L'état de l'urine est généralement sans valeur; normal dans la plupart des cas, ce liquide contient d'autres fois une petite quantité
de pus, rarement du sang. L'excrétion urinaire est nécessairement diminuée,
lorsque les deux reins sont affectés.

Les malades accusent de la constipation, et de temps à autre ils sont pris de
nausées, de vomissements et de diarrhée. Quelquefois, ces derniers symptômes
existent d'une façon continue, pendant un certain temps, après lequel surviennent
des phénomènes urémiques d'un autre genre et la mort.

L'hydronéphrose a une marche progressive avec des temps d'arrêt, et une terminaison variable. Tantôt l'obstacle disparaît subitement, et le liquide urinaire
retenu dans les uretères et le bassinet s'échappe dans la vessie sans se reproduire
ensuite; c'est ce qui arrive quelquefois à la suite de calculs arrêtés dans les voies
urinaires. La guérison de cet accident est plus ou moins complète, suivant l'état
plus ou moins avancé de l'altération secondaire du rein. Lorsqu'un seul rein
est altéré, la vie se continue sans désordres appréciables, à moins de pyélite suppurative de cet organe.

L'hydropisie double se termine ordinairement par la mort, peu de temps après
la naissance, lorsqu'elle est congénitale; après une durée plus ou moins longue
suivant la persistance de l'obstacle, et avec des phénomènes urémiques, lorsqu'elle
est accidentelle. La mort subite n'est pas très-rare en pareil cas; c'est une circonstance qu'il est bon de connaître tant au point de vue du pronostic que de la
médecine légale.

*Diagnostic.* Le diagnostic de l'hydronéphrose, souvent impossible au début
de cette affection, peut être soupçonné quand, dans le cours d'une tumeur
du bassin, d'un cancer de l'utérus ou de la vessie, on constate l'existence d'une faible
quantité d'albumine dans l'urine et de désordres gastriques. Plus tard, l'hydronéphrose se reconnaît par le siége de la tumeur, qui est fluctuante, bosselée, sinon
accompagnée de phénomènes de suppuration, et par les changements de volume
de cette tumeur coïncidant avec une diurèse abondante. Cependant, le diagnostic
n'est pas encore sans difficultés, et plus d'une fois on a commis en cette occurrence
de graves erreurs. L'une des plus communes est la confusion de cette affection avec
un kyste de l'ovaire, un kyste hydatique abdominal, ou encore avec un kyste hydatique du rein. Le diagnostic du kyste ovarien a d'autant plus d'importance,
qu'on a vu des chirurgiens éminents pratiquer la gastrotomie pour une hydronéphrose qui avait été par malheur méconnue. Le criterium si excellent
pour reconnaître l'existence des tumeurs rénales, et qui consiste dans la présence
d'anses intestinales constatée par la percussion en avant du rein, est souvent défectueux, puisque Spencer Wells a trouvé les mêmes particularités dans les kystes

de l'ovaire. D'ailleurs, les rapports qu'affectent les intestins avec les tumeurs rénales ne sont point constants et, par conséquent, il importe de tenir compte pour différencier ces affections de l'absence de sonorité en arrière dans la région lombaire correspondant à l'hydronéphrose, de l'exploration du vagin qui fera connaître la plus ou moins grande mobilité de l'utérus et les connexions de cet organe avec la tumeur abdominale. Semblable exploration devra servir pour toute tumeur pelvienne ou abdominale.

Quant au moyen en apparence si simple de pratiquer une ponction exploratrice, et d'examiner le liquide pour se convaincre de l'existence ou de l'absence des principes urinaires, il ne fournit pas toujours des données suffisantes. Effectivement, dans un cas observé par Krauss, le contenu de ce liquide en urée était très-faible, la présence d'urates ne put y être constatée. H. Cooper Rose prétend même n'y avoir trouvé aucun des principes de l'urine. Ajoutons qu'il ne faut pas alors négliger d'interroger la fonction urinaire; ainsi, dans le cas rapporté par H. Cooper Rose, une hématurie antérieure aurait pu mettre sur la voie du diagnostic.

Le pronostic de l'hydronéphrose est moins sérieux que celui de toute autre tumeur rénale. Quand un seul rein est affecté, non-seulement la tumeur liquide peut se vider spontanément, d'où la guérison; mais l'existence n'est nullement compromise si le second rein reste intact. Il n'en est plus de même dans les cas d'hydronéphrose bilatérale, ni dans ceux où, l'hydronéphrose étant unilatérale, le rein opposé vient à s'altérer. La mort, pour ainsi dire fatale après un temps plus ou moins long, se trouve subordonnée à l'état d'obstruction plus ou moins complète des voies urinaires. Toutes choses égales d'ailleurs, lorsque l'hydropisie rénale est due à l'arrêt d'un calcul, elle a beaucoup plus de chances de guérison que dans toute autre circonstance.

*Traitement.* L'hydronéphrose donne lieu dans quelques cas à des indications thérapeutiques précises; c'est surtout lorsqu'elle succède à l'obstacle apporté au cours de l'urine par la présence d'un calcul dans l'uretère. J'ai des raisons de croire que, dans les cas de ce genre, l'emploi des injections sous-cutanées de morphine peut être utile en diminuant le spasme des parois du canal urinaire. Si la lésion est unilatérale et due à l'arrêt d'un calcul, il est prudent de soumettre le malade à un régime qui puisse prévenir l'arrivée d'un accident analogue dans l'autre uretère; il importe de surveiller attentivement le rein sain, et de remédier activement à tout ce qui pourrait l'altérer. Roberts conseille de faire sur la tumeur des manipulations qui tendraient à évacuer le calcul; c'est une pratique douteuse, si elle n'est pas dangereuse. Il est bien entendu que, s'il survient des phénomènes inflammatoires, ils seront combattus par les bains et les antiphlogistiques.

La ponction de la tumeur, qui a été conseillée par Heller, et qui, aujourd'hui, pourrait se faire sans grand danger à l'aide des appareils aspirateurs, n'est indiquée que dans le but d'éclairer le diagnostic, ou de remédier à une compression produite par la tumeur. Effectivement, elle n'empêche pas la reproduction du liquide, et un trajet fistuleux tout au moins ennuyeux et fatigant pour le malade peut lui succéder. Dans quelques cas, pourtant, elle aurait été suivie d'amélioration.

BIBLIOGRAPHIE. — JOHNSON. *Med. Chir. Journ.*, july 1846. — KŒNIG. *Krankh. der Nieren.* Leipz., 1826, p. 152. — RAYER. *Traité des maladies des reins*, t. III, p. 676. — LEE. *Med. Chir. Transact.*, t. XIX, p. 238. — BOOGARD. *Ned. Tijdsch. voor Geneesk.*, 1857. — TODD. *Clin. Lectures*, p. 389. — GAUCHET. *L'Union méd.*, 1859. — KUSSMAUL. *Würzb. med. Zeitschr.*, t. IV. — ROTH. *Ibid.*, t. V. — HENNINGER. *De l'hydronéphrose ou hydropisie du rein.* Th. de Strasbourg, 1862. — STADFELDT. *Monatschr. f. Geburtskunde*, 1862, p. 69. — VIRCHOW.

*Traité des tumeurs*, trad. fr., t. I, p. 265 ; 1865. — Dumreicher. *Wien. Med. Halle*, 27 mars 1864. — Broadbent (W.). *Pathol. Transact.*, t. XVI, p. 165 ; 1865. — Krause (W.). *Langenbeck's Archiv*, t. VII, p. 219, 1865. — Lee. *Medical Record*, New-York, n° 18, 15 nov 1865. — Strange. *Beale's Archiv*, t. III. — Saxinger. *Prager Vierteljahrschrift*, 1867. — Cooper Rose (H.). *Case of Cystic Disease of the Kidney simulating Ovarian Disease*. In *Med. Chir. Transact.*, t. LI, p. 167 ; 1868. — Hillier. *Ibid.*, t. LII, p. 389. — Spencer et Wells. *Dublin Quarterly Journ. of Med. Science*, february 1867, et *Med. Times and Gaz.*, 1868. — Moreau Thèse de Paris, 1868. — Heller. *Deutsche Archiv f. klin. Med*, t. V, 1869. — Roberts (W.). *On Urinary and Renal Diseases*, p. 474. London, 1872. — Nicaise. *De l'hydronéphrose*. In *Gaz. méd.*, 31 oct. 1874, p. 542. — Voir les *Transact. patholog. de Londres* et les *Bullet. de la Société anatomique de Paris*.

**VI. Kystes rénaux.** Les kystes du rein sont des affections communes, survenant dans des circonstances diverses. Si dans certains cas (*voy.* plus haut) ils accompagnent la néphrite conjonctive proliférative ou interstitielle, dont ils ne sont qu'une complication (*voy.* p. 197), d'autres fois, ils constituent une lésion beaucoup plus indépendante et méritent une description à part.

Nous étudierons ainsi : 1° les kystes isolés ; 2° les kystes conglomérés ou dégénérescence kystique des reins.

1° *Kystes isolés.* Ces kystes se distinguent, suivant la nature de leur contenu, en kystes séreux et en kystes hématiques.

Les kystes séreux peuvent occuper les deux reins, mais le plus souvent ils sont limités à un seul de ces organes et se rencontrent de préférence dans la substance corticale. D'un volume qui varie depuis la grosseur d'une noisette jusqu'à celle d'un marron ou d'une pomme, ils sont uniques ou multiples et plus ou moins saillants à la surface de l'organe, qui est d'ailleurs sain. Dans leurs parois minces et transparentes, est contenu un liquide tantôt limpide et transparent, tantôt trouble et jaunâtre, quelquefois gélatineux, dans lequel se trouvent des phosphates et des carbonates alcalins ou même une certaine quantité de cholestérine, rarement de l'urée et de l'acide urique.

Ces kystes ne se révèlent habituellement par aucun signe appréciable, et leurs effets sur la fonction de la glande urinaire sont nuls ou insignifiants. Dans quelques cas seulement, ils atteignent un volume considérable et forment une tumeur reconnaissable pendant la vie, car elle envahit une grande partie du flanc et peut s'étendre depuis les fausses côtes jusqu'au pubis. J'ai été à même de voir un fait de ce genre, Hare en a observé un autre (*Transact. of the Pathol. Soc. of London*, t. IV, p. 199). Chez un homme de soixante-deux ans, qui présentait une tumeur s'étendant des fausses côtes au pubis, cet auteur constata après la mort un kyste énorme du rein droit, qui avait atrophié la moitié inférieure de l'organe, tandis que la moitié supérieure était restée saine ; ce kyste contenait un fluide verdâtre transparent, qui par son exposition à l'air prit la consistance d'une gelée; l'uretère et le bassinet étaient normaux, le rein opposé renfermait simplement un kyste du volume d'un grain de chènevis.

Les kystes hématiques du rein ont une grande analogie avec les kystes séreux, et n'en diffèrent vraisemblablement que par leur contenu. Ils sont en général uniques, arrondis, fluctuants, de teinte grisâtre, noirâtre ou jaunâtre, et saillants à la surface de l'organe. Leur volume, variable, est souvent plus considérable que celui des kystes séreux ; on les a vus occuper l'espace compris entre les fausses côtes et le pubis, dépasser la ligne médiane et même refouler en haut le diaphragme. Ces kystes sont composés d'une paroi épaisse, d'aspect fibreux, peu étudiée histologiquement, et d'un contenu quelquefois solidifié, et semblable à de la craie rouge, plus souvent liquide, visqueux ou grumeleux, de teinte chocolat, jaunâtre ou verdâtre, assez semblable au liquide renfermé dans les hématocèles vaginales. Constitué en grande partie par du sang épanché, ce contenu présente toutes les modifications auxquelles est exposé le liquide sanguin quand il vient à s'échapper des vaisseaux, à savoir des caillots plus ou moins volumineux et un sérum sanguinolent. Il renferme des globules sanguins plus ou moins altérés, des grains d'hématosine, des cristaux d'hématoïdine. A l'état liquide, il se distingue de l'urine par sa réaction alcaline; du reste, il ne communique pas avec les voies urinaires, et par conséquent il est clair qu'il tire son origine de la poche qui le circonscrit. En effet, pour expliquer l'augmentation progressive du volume des kystes hématiques du rein, il y a lieu de croire que la membrane qui les entoure peut être le siége d'hémorrhagies successives, ainsi qu'on le voit dans l'hématocèle vaginale.

*Symptômes.* Les symptômes qui traduisent l'existence des kystes sanguins sont, dans les cas où ces kystes proviennent d'un traumatisme, l'hématurie au moment de l'accident, puis une douleur plus ou moins vive et persistante dans la région des reins, enfin la sensation, au bout d'un certain temps, d'une tumeur plus ou moins volumineuse, arrondie, lisse et fluctuante, susceptible de déplacer les viscères et de refouler en haut le diaphragme. Cette tumeur se développe de la profondeur de l'abdomen vers la superficie ; elle apparaît d'abord au-dessous des fausses côtes, puis elle s'étend vers la fosse iliaque, ce qui peut la différencier des tumeurs du petit bassin dont le développement se produit en sens inverse. La fonction urinaire n'est pas troublée, et les urines ne présentent généralement rien d'anormal ; mais la veine cave peut être comprimée, et de là un œdème des malléoles. On a constaté, de plus, une diarrhée et des troubles digestifs, qui étaient dus sans doute aux adhérences et à l'irritation par voisinage de l'intestin ; aussi ne doit-on tenir qu'un faible compte de ces symptômes.

Les kystes hématiques du rein ont un accroissement progressif ou intermittent, car, après être restés stationnaires pendant un temps plus ou moins long, ils présentent tout à coup une augmentation de volume considérable. N'apportant aucun trouble à la sécrétion urinaire, ces kystes ne mettent pas l'existence en danger; cependant on les a vus troubler la fonction des organes de leur voisinage et même celle des poumons par le refoulement du diaphragme. Dans ces circonstances, ils ont été plusieurs fois soumis à une ponction; mais après l'évacuation du liquide, les phénomènes, au lieu de s'amender, ont empiré, et le malade est mort dans l'épuisement d'une longue suppuration.

Le diagnostic de ces kystes est impossible tant que la tumeur rénale n'est pas assez volumineuse pour être perçue par le palper. Lorsqu'on vient à sentir cette tumeur, il est encore difficile, puisqu'il s'agit de la différencier d'une tumeur solide du même organe. Le plus souvent néanmoins, ces kystes sont confondus avec des abcès du foie ou de la fosse iliaque ; mais, outre que ces abcès sont indépendants du rein, ils présentent des phénomènes inflammatoires inconnus dans les cas de kystes de cet organe. Ajoutons que ces kystes sont par leur évolution tout à fait distincts des kystes de l'ovaire, qui se développent de bas en haut, et refoulent en arrière l'intestin contrairement aux kystes rénaux. Les matières fécales accumulées produisent des masses qu'il est facile de déplacer, et qu'un purgatif suffit à évacuer.

Le pronostic des kystes sanguins du rein est loin d'être sans gravité, si on s'en rapporte aux faits connus ; plusieurs fois, en effet, ces kystes ont amené la mort, soit à la suite d'une rupture, soit autrement.

Les kystes sanguins se rencontrent à tous les âges, et ne reconnaissent souvent d'autres causes que celles des kystes séreux, dont ils ne sont qu'un simple accident ; cependant ils ont paru dans certains cas succéder à un traumatisme et survenir à la suite d'un coup porté sur la région des reins, ou de la pression déterminée par le passage d'une roue de voiture, etc.

Le traitement de cette altération rénale est plutôt général que local ; il doit consister à soutenir les forces du malade et à combattre l'épanchement sanguin toutes les fois qu'il est possible de le soupçonner.

Indépendamment des kystes séreux et sanguins, il existe quelquefois des kystes dermoïdes dans le rein. Si aucun fait de ce genre n'a été rencontré chez l'homme, on en a du moins observé un cas chez le mouton (*voy. Catalogue descriptif du Musée du Collège royal des chirurgiens de Londres*, vol. IV, p. 52, n° 1904). Il s'agissait d'une poche fibreuse contenant une huile fluide, de la matière grasse et de la laine roulée.

BIBLIOGRAPHIE. — HAWKINS (Cæsar). *Case of Aqueous Encysted Tumour*. In *Med. Chirurg. Transact.*, t. XVIII, p. 175 ; 1833. — LANCEREAUX (E.). *Sur des kystes sanguins du rein*. In *Bull. de la Soc. anatom.*, année 1858, p. 205. — OBEDENARE. *Kyste du rein ayant simulé un abcès du foie*. In *Bull. de la Soc. anat.*, p. 333; 1865. — BEHIER. *Académie de méd.*, séance du 25 juin 1867, et *Gaz. hebdom.*, 1867, p. 413. — RATHERY (F.-R.). *Essai sur le diagnostic des tumeurs intraabdominales chez les enfants*. Th. inaug., 1870, p. 112 (obs. de Thorens et Campenon.).

2° *Kystes conglomérés*. Ces kystes toujours nombreux, détruisent complétement le tissu rénal et constituent une altération spéciale des plus graves. Ils se rencontrent principalement chez le fœtus et dans la seconde moitié de la vie adulte ; mais comme, à ces deux époques de l'existence, ils se manifestent par des symptômes assez différents, nous décrirons d'abord la dégénérescence kystique congénitale, ensuite la dégénérescence kystique du rein des adultes.

*Dégénérescence kystique congénitale*. Les kystes congénitaux des reins sont des lésions de la vie fœtale ; ils s'observent au moment de la naissance à terme, ou vers le septième mois de la vie intra-utérine, après un accouchement prématuré. Les deux reins, affectés et plus ou moins complétement transformés conservent leur forme, mais ils présentent un accroissement de poids et peuvent peser jusqu'à 1,200 grammes et plus. Ils ont un volume au moins comparable à celui de la tête d'un fœtus, en sorte que le ventre qui les renferme est quatre ou cinq fois plus considérable que cette tête, pour peu qu'une ascite vienne compliquer la lésion rénale. Les deux reins simultanément altérés se rapprochent de la ligne médiane en poussant les intestins devant eux ; les poumons comprimés sont en quelques points seulement pénétrés par l'air, et pour le reste à l'état fœtal ; les membres inférieurs sont parfois tellement comprimés et atrophiés, qu'ils sont à peine reconnus par l'accoucheur.

L'aspect des reins rappelle celui d'une grappe de raisin ; leur surface est lobulée, couverte de vésicules saillantes, séparées par de profonds sillons et pressées les unes contre les autres. Ces vésicules sont très-variables. Quelquefois, à peine visibles à l'œil nu, elles ont d'autres fois un diamètre de cinq centimètres ; elles sont les unes transparentes et citrines, limpides comme l'eau de roche ; les autres rosées, brunes ou noirâtres par suite d'exsudats sanguins. Sur une coupe de l'organe, ces vésicules revêtent la forme d'alvéoles limitées par une enveloppe fibreuse et résistante, formée d'un tissu conjonctif dans lequel se rencontrent des tubes détériorés subissant les métamorphoses de l'atrophie graisseuse ou colloïde, et de nombreux vaisseaux. La cavité que circonscrit cette enveloppe est tapissée d'un épithélium plat ; son contenu, lorsqu'il ne renferme pas de sang, est un liquide transparent dans lequel on trouve encore quelques-uns des éléments de l'urine, acide urique, urates ou oxalates de chaux et cystine, et en même temps une plus ou moins grande quantité d'albumine ; ce liquide, dans le principe, peu différent de l'urine, se rapproche de plus en plus du sérum sanguin, au fur et à mesure que la paroi qui le contient se transforme.

La plupart des auteurs s'accordent à reconnaître que les kystes congénitaux des reins ne proviennent pas du tissu conjonctif, et qu'ils se développent dans l'intérieur du tube urinifère. Effectivement, dans leur voisinage, on trouve quelquefois des tubes dilatés, ayant des culs-de-sac, des diverticulums ampullaires en forme de fuseau ou en raquette, et des épithéliums dégénérés ou infiltrés de substance colloïde. Une opinion très-répandue fait provenir ces kystes des glomérules de Malpighi par suite d'hémorrhagies qui repousseraient la paroi ; mais cette opinion n'est nullement prouvée, bien qu'on ait pu voir dans quelques cas le glomérule refoulé par un exsudat sanguin appliqué sur la paroi kystique. Dans certains cas, d'ailleurs, l'examen de reins peu altérés a paru montrer que la lésion débutait par les pyramides, ce qui a conduit à la rattacher à une rétention des produits de sécrétion urinaire. Cette rétention a été attribuée à une inflammation intra-utérine du rein avec retrait des papilles, à une atrésie du bassinet, à une oblitération quelconque d'un point des voies urinaires, et enfin à l'infiltration uratique des pyramides ; puis, dans un certain nombre de cas où il n'existait aucune lésion manifeste, on a été conduit à soupçonner l'existence d'un vice de développement de ces canalicules. A la vérité, la dégénérescence kystique congénitale du rein coexiste assez fréquemment avec des malformations de l'appareil urinaire (imperforation du prépuce, de l'urèthre, absence de la vessie, du bassinet, défaut de communication de ce dernier avec l'uretère ou avec le rein) ou de tout autre appareil (hydrocéphalie congénitale, hydrencéphalocèle, bifidité de l'utérus, du vagin, absence des parties génitales, division surnuméraire des mains et des pieds, pieds bots, etc.). Virchow, rencontrant cette dégénérescence sur plusieurs enfants d'une même mère, en chercha la cause dans l'organisme maternel, mais sans succès.

Les kystes congénitaux déterminent par leur volume un obstacle à l'accouchement de la mère et souvent la mort du produit. Le chirurgien, ordinairement forcé d'intervenir soit par le forceps, soit par la version, est quelquefois obligé d'en arriver à l'arrachement des membres du fœtus et à l'éventration de l'abdomen. Le retard apporté à l'accouchement par les manœuvres qu'il nécessite est toujours un danger pour la mère, et lorsqu'on est assez heureux pour extraire le fœtus entier, celui-ci succombe en général après quelques inspirations, ou du moins au bout de quelques heures, fait important à connaître au point de vue médico-légal. La mort, en ce cas, paraît être l'effet de l'obstacle mécanique apporté par le volume des reins à l'accomplissement de la respiration, au moins autant que du défaut de fonctionnement des reins et de l'urémie.

La palpation de l'abdomen du fœtus, permet de constater la présence de tumeurs bosselées, ovoïdes et fluctuantes, formées par les reins ; mais ce diagnostic présente peu d'intérêt, et la mort survient ordinairement avant qu'on ait eu le temps d'en reconnaître la cause. Le diagnostic dans le sein maternel serait plus important, mais il est impossible. Le soupçon seul est possible quand on a déjà assisté à une première grossesse anormale. Au moment de l'accouchement, ce diagnostic est encore difficile ; la plupart des auteurs ont hésité à se prononcer à l'avance sur cette cause de dystocie.

Bibliographie. — Rayer. *Traité des maladies des reins*, t. III, p. 515, avec bibliogr. — Moreau. *Gaz. méd.*, 1840, p. 542. — Œsterlen. *Ibid.*, p. 794, et *Neue Zeitschr. f. Geburtsk.*, t. VIII. — Adampiewicz. *De renum in fœtu hypertrophia.* Berolini, 1843. — Cormack. *The Lancet*, t. II, p. 2; 1845. — Bouchacourt (A.). *Mém. sur la dégénérescence hydat. et hydatiforme des reins chez le fœtus.* In *Gaz. médicale de Paris*, p. 65; 1845, et *Gaz. des hôpitaux*, 1853, p. 107, 108. — Lever. *Patholog. Soc. Transact.*, 1848-49, p. 74. — Virchow. *Gesammelte Abhandlungen*, p. 837 et 864; *Pathologie des tumeurs*, t. I, p. 267; 1867, et *Gazette méd.*, 1857, p. 158. — Siebold (Ed.). *Monatschrift f. Geburtskunde*, 1854, et *Revue méd. chir.*, t. XVII, p. 47. — Gailleton et Ollier. *Développement anormal des deux reins.* In *Gaz. méd. de Paris*, 1855. — Uhoe. *Monatschr. f. Geburtsheilkunde*, t VIII, p. 1; 1856. — Levi. *Gunsburg's Zeitschr.*, t. VII, p. 420; 1856. — Aran, *Gaz. des Hôpitaux*, 1860, p. 70. — Heusinger (O.). *Ein Fall von angebor. Blasenniere.* Marburg, 1862. — Duffey (G.). *A Case of Cystic Degeneration of the Kidney.* In *Med. Times and Gaz.*, 10 févr. 1866. — Bailly. *Bull. de la Société anat.*, p. 147; 1867. — Koster. *Origine des kystes congén. du rein. Niederl. Arch. v. Gen. in Naturk*, 1867 et *Dublin Quart. Journ.*, XLVI, 256. — Brückner. *Zweimalige Entbindung derselben Frau von Missgeb. mit vergrösserten Nieren.* In *Arch. f. path. Anat. und Phys.*, t. XLVI, p. 503; 1869. — Consultez les *Bull. de la Société anatomique* et les *Transactions pathologiques de Londres.*

*Dégénérescence kystique du rein des adultes.* Cette dégénérescence, qui anatomiquement se rapproche de l'altération kystique des reins du fœtus, affecte simultanément et quelquefois inégalement les deux reins. Ceux-ci augmentent de volume et de poids à tel point qu'on les a vus peser jusqu'à 1,500 grammes. Ils sont multilobés et formés de grains cystiques diversement colorés par le sang et analogues à des grains de raisin (*Voy.* mon *Atlas d'Anat. path.* pl. 35). Les calices et le bassinet sont déformés par les saillies kystiques; les papilles sont effacées, les substances médullaire et corticale sont confondues.

Par leur tendance à se multiplier et à s'accroître, ces kystes, à l'encontre des productions analogues de la néphrite interstitielle, forment des tumeurs volumineuses qui distendent l'abdomen et qu'il est possible de reconnaître pendant la vie. Ils présentent sur une coupe une multitude d'alvéoles à contenu variable, sans communications entre elles ni avec les calices et le bassinet, à part des cas exceptionnels. Tantôt formés par une sérosité jaunâtre ou rougeâtre, limpide et transparente, ces kystes sont tantôt constitués par une matière gélatiniforme plus ou moins épaisse et colorée; ils contiennent de l'albumine, de la leucine, fig. 18, de la tyrosine, et souvent on n'y rencontre aucun des éléments de l'urine, mais les éléments du sang, hématies et leucocytes, des cristaux de cholestérine, des cellules épithéliales. Leur paroi, tapissée de cellules épithéliales, est constituée par un tissu dans lequel on trouve à peine des traces de l'élément glandulaire, du moins dans la

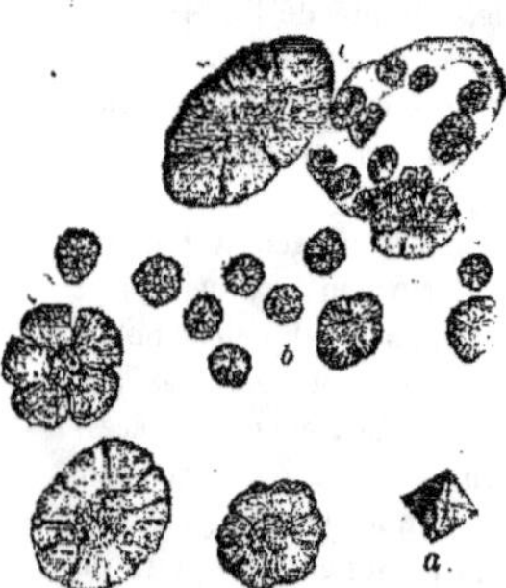

Fig. 18. — *a*, cristal d'oxalate de chaux; *b*, masses cristallines probablement formées de leucine; ces cristaux proviennent d'un rein kystique.

période avancée de l'affection où cet élément disparaît plus ou moins complétement. Le bassinet, l'uretère et la vessie sont habituellement sains; il n'en est pas toujours de même de la membrane muqueuse de l'estomac qui peut être injectée, épaissie, couverte d'un mucus alcalin épais et gluant, difficile à détacher.

Semblable altération envahit encore la muqueuse intestinale et principalement celle du gros intestin. D'autres organes que le rein, surtout le foie, les vésicules séminales et le corps thyroïde, sont, en même temps, dans quelques cas, le siége d'une altération kystique. Deux fois sur deux cas personnels, le cœur gauche était hypertrophié.

Le mode de formation de la dégénérescence kystique du rein de l'adulte est peu connu. Virchow pense qu'une dégénérescence fœtale partielle peut persister jusqu'à l'âge le plus avancé ; mais aucun fait ne prouve sûrement qu'il en soit ainsi. D'un autre côté, il est difficile d'admettre que cette dégénérescence ait pour point de départ une néphrite interstitielle, ainsi que cela arrive pour certains kystes isolés. Enfin, l'opinion développée par Erichsen et Hertz, suivant laquelle les kystes en question se formeraient aux dépens du tissu interstitiel, ne paraît pas suffisamment établie pour être acceptée. De nouvelles recherches sont donc nécessaires pour arriver à connaître la genèse exacte de cette altération.

Les symptômes de la dégénérescence kystique du rein ne sont, à un certain moment, pas beaucoup moins obscurs chez l'adulte que chez le fœtus. Cette altération ne se révèle tout d'abord par aucun symptôme appréciable. La sécrétion urinaire continue d'avoir lieu, et même elle peut être augmentée; la santé générale, à part un certain degré d'anémie, est peu troublée. Dans une période plus avancée, les malades sont pris d'hématurie, ils s'affaiblissent, digèrent mal et toussent ; les urines diminuent de densité et deviennent faiblement albumineuses, puis, arrive un moment où la palpation des reins permet de constater la tuméfaction et les bosselures dont ces organes sont le siége. C'est alors que tout à coup, et souvent au milieu d'une santé bonne en apparence, on voit survenir les désordres urémiques les plus graves, délire et coma, quelquefois des attaques convulsives et une mort rapide. Dans un certain nombre de cas, des vomissements, et même une diarrheé plus ou moins abondante et persistante retardent, pendant un certain temps du moins, l'apparition des accidents de l'urémie apoplectique ou éclamptique. Quelquefois enfin, les malades atteints de dégénérescence kystique des reins, comme ceux qui souffrent d'une néphrite interstitielle, sont frappés d'une hémorrhagie du cerveau qui est rapidement fatale; j'ai vu, pour mon propre compte, deux faits de ce genre.

La durée de cette affection est ordinairement longue ; son pronostic est des plus graves, lorsqu'elle amène la destruction du tissu sécréteur des reins, car elle conduit fatalement à la mort.

La dégénérescence kystique du rein des adultes offre certaines analogies symptomatiques avec la néphrite interstitielle; mais la différence du volume des reins ne permet pas de confondre ces deux affections. Cette dégénérescence se distingue de l'hydronéphrose, lésion presque toujours unilatérale et subordonnée à l'altération des voies urinaires par les bosselures auxquelles elle donne lieu et par son extension aux deux reins. L'absence de tout état fébrile, la sépare entièrement des abcès de la glande urinaire. Plusieurs fois confondus avec des kystes de l'ovaire, les kystes agglomérés du rein se reconnaissent à leur état lobulé, à leur développement qui s'accomplit de haut en bas et non de bas en haut ; d'ailleurs, situés dans le flanc, ils n'ont aucun rapport avec l'utérus.

Les indications thérapeutiques sont ici de deux ordres : s'opposer aux progrès du mal, c'est-à-dire traiter directement l'altération rénale ; prévenir l'apparition des accidents urémiques et les combattre lorsqu'ils existent. Peu fixés sur l'étiologie et la genèse de la dégénérescence kystique, nous pouvons difficilement remplir la première indication et combattre cette altération, qui d'ailleurs nous échappe le plus souvent à son début. Il est possible, comme nous l'avons indiqué plus haut, de prévenir et de traiter avantageusement les accidents urémiques, surtout par l'emploi des purgatifs ; mais ces moyens ne sont pas curatifs, et s'ils retardent l'issue fatale, ils ne peuvent l'éviter.

BIBLIOGRAPHIE. — BAILLIE. *Engrav.*, fasc. 6, pl. 7. — BRIGHT. *Mem. on Abdom. Tumours.* In *Guy's Hosp. Reports*, n° 8, p. 208 ; 1839. — RAYER. *Traité des mal. des reins*, t. III, p. 507, avec la littérature ancienne. — CRUVEILHIER. *Anat. path.*, livr. VI, pl. 6, et *Traité d'anat. pathol. générale*, t. III, p. 380. — CARSWELL. *Illustr.*, fasc. 10, pl. 1. — GLUGE. *Atlas der pathol. Anat.*, liv. II, p. 170. — TAVIGNOT. *Bull. de la Soc. anat.*, t. XV, p. 78 ; 1840, — ROKITANSKY. *Lehrb. der pathol. Anat.*, t. III, p. 336. — CONWAY-EVANS. *Pah. Society Transact.*, t. V, p. 183. — BRISTOVE. ibid. t. IX, p. 309. — WIPHAM. Ibid., t. XXI, p. 244. — BAUCHET. *Mém. de l'Acad. de méd.*, t. XXXI, 1857. — SANGALLI. *Dei tumori*, II, p. 107. — GALLOIS. *Gaz. hebd.*, IV, p. 9, 1857. — ABEILLE. *Traité des hydropisies et des kystes*, p. 562, Paris, 1852. — BECKMANN. *Ueber Nierenkysten.* In *Arch. f. path. Anat. und Physiol.*, t. IX, p. 222 ; 1856, et t. XI, p. 121 ; 1857. — ERICHSEN. Ibid., t. XXXI, p. 371 ; 1864. — HERTZ (H.). Ibid., t. XXXIII, p. 232 ; 1865. — LOSTER. *Pathogénie des kystes des reins.* In *Med. Press. and Circular*, 28 févr. 1866. — KLEIN. *Zur Kenntniss der Nierenkysten.* In *Archiv. für patholog. Anat. und Physiol.*, t. XXXVII, p. 504 ; 1866, et anal. *Gaz. hebd.*, 1867, p. 44. — RANVIER. *Journ. de l'anat. de l'homme et des animaux*, p. 445 ; 1867. — SPENCER WELLS. *Diagnostic diff. des kystes et tumeurs des reins et de l'ovaire.* In *Gaz. hebd.*, 1867, p. 318. — LANCEREAUX et LACKERBAUER. *Atlas d'anatom. pathol.*, p. 354, pl. 35. Paris, 1871. — Consultez les Bulletins de la Société anatomique et les transact. pathol. de Londres.

IV. ALTÉRATIONS ACCIDENTELLES. Ces altérations, dont la cause, toujours extérieure, agit sur les reins d'une façon pour ainsi dire mécanique, comprennent le parasitisme et le traumatisme du rein.

I. PARASITISME. Plusieurs espèces parasitaires ont été jusqu'ici trouvées dans le rein de l'homme, ce sont : l'échinocoque de l'homme ou ver hydatique, le distome hœmatobie, le strongle géant et le pentastome denticulé. Le premier de ces parasites est celui qui se rencontre le plus communément dans notre climat ; le second a été observé en Égypte, au Cap de Bonne-Espérance et dans quelques autres contrées chaudes ; les deux derniers sont partout très-rares.

La présence de quelques autres parasites a été signalée dans le rein de l'homme : ce sont : le *Spiroptera hominis* de Rudolphi (W. Lawrence, *Med. Chirur. Transact.*, t. II, p. 385), le *Diplosoma crenata* de Farre (A. Farre, *Beale's Archiv of Medicine*, vol. I, p. 290), le *Dactylius aculeatus* de Curling (Curling, *Med. Chirur. Transact.*, t. XXII, p. 274). Mais, après un examen attentif des rares faits où il est question de ces vers, on demeure convaincu de l'erreur des auteurs qui les ont rapportés (*voy.* A. Schneider, *Reichert et Dubois, Archiv.*, 1862, p. 275 ; Cobbold, *Entozoaires*, p. 403, 409). Ces erreurs sont des plus instructives ; elles montrent que le médecin doit toujours être sur ses gardes et qu'il ne peut trop se méfier des femmes hystériques. Certains vers intestinaux, qui se sont introduits par hasard dans les voies urinaires et dans les reins, ne peuvent être considérés comme des parasites de ces organes et ne doivent pas nous occuper.

Reconnaissons pourtant que des psorospermies ont été une fois rencontrées dans les reins de l'homme. Sur un cadavre mort de maladie de Bright, à l'hôpital de Nijnéi-Nowgorod, Lindemann (*voy.* Leuckart, *Die menschlichen Parasiten*, t. I, p. 743) trouva à la surface des reins des taches noirâtres d'une étendue de 2 millimètres, et ces taches, pour la plupart situées dans la capsule fibreuse, entre les faisceaux de tissu conjonctif, lui parurent formées de psorospermies, les unes à l'état d'isolement ou libres (pseudo-navicules), les autres réunies en amas ou *colonies*.

1° *Échinocoques. Kystes hydatiques.*  Le nom d'échinocoque sert à désigner l'état embryonnaire ou mieux l'état de larve du *Tœnia echinococcus*, qui vit dans l'intestin du chien. Les œufs de ce tænia étant introduits dans l'estomac de l'homme, le petit embryon hexacanthe devient libre, et, emporté par la circulation, il va se fixer dans un point quelconque de l'organisme, ordinairement dans un organe parenchymateux où il se transforme en vésicule d'échinocoques ou hyda- tide. Cette vésicule s'enkyste, grossit peu à peu et se remplit d'un liquide très- limpide, non albumineux. La forme de cette vésicule est en général sphérique ou oblongue, son volume varie depuis 1 ou 2 millimètres de diamètre jusqu'à la grosseur d'une orange ou d'un œuf. Dans le même kyste, on en trouve de toutes les dimensions ; chez l'homme, les petites sont ordinairement renfermées dans les grandes, et, lorsqu'elles sont libres, c'est presque toujours parce que l'hydatide mère qui les a contenues et engendrées a été détruite ; on voit quelquefois trois générations de vésicules incluses l'une dans l'autre. Transparentes et de couleur blanche ou bleuâtre, les vésicules hydatiques sont formées de deux membranes, l'une externe, l'autre interne. La membrane externe a la consistance du blanc d'œuf coagulé ; élastique et lamelleuse, elle jouit de la propriété de bourgeonner et de produire des vésicules nouvelles qui s'isolent peu à peu de la vésicule mère et deviennent libres dès qu'elles ont acquis le volume d'un grain de chènevis. Selon la position des lamelles qui les engendrent, ces vésicules sont placées à la face externe ou à la face interne de l'hydatide, elles sont libres ou indépendantes.

La membrane interne ou membrane germinale est mince et molle, souvent dé- truite en partie ou en totalité. Constituée, suivant Davaine, par un stratum fibril- laire infiltré de granulations élémentaires, elle renfermerait, d'après Leuckart, indépendamment de divers éléments celluleux, des fibres musculaires et des vais- seaux ; mais ce qui la distingue surtout de la membrane externe, c'est que de sa face interne naissent par bourgeonnement des échinocoques qui, plus tard, se dé- tachent et nagent dans le liquide· Vus du dehors comme de petites granulations blanchâtres, les échinocoques présentent un corps irrégulièrement ovoïde, à peine visible à l'œil nu, long de $0^{mm},2$ à $0^{mm},24$, séparé en deux parties par un étran- glement circulaire, la partie antérieure formant une tête ou scolex pourvue d'un rostre, munie d'une double couronne de crochets et de quatre ventouses musculaires contractiles, la par- tie postérieure ou caudale vésiculaire, plus large que l'antérieure, déprimée en arrière pour donner inser- tion au funicule caduc qui la fixe sur la membrane germinale (fig. 19). Dans le plus grand nombre des cas, la tête se voit invaginée dans la vésicule caudale, et le rostre, comme un doigt de gant retourné, est inva- giné aussi entre les ventouses, de telle sorte que les crochets se trouvent en arrière de celles-ci.

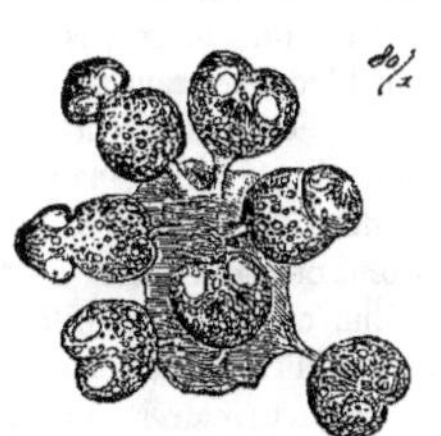

Fig. 19. — Échinocoques fixés par un funicule sur la membrane interne ou germinale de l'hyda- tide (figure tirée de mon *Atlas d'Anatomie pathologique*).

Les vésicules hydatiques sont contenues dans une enveloppe kystique adventive plus ou moins épaisse et résistante de tissu conjonctif. La constitution chi- mique de leurs propres parois est peu connue. Lücke (*Arch. f. path. Anat.*, 1860) a montré cependant que les matières qui entrent dans la composition de ces parois se rapprochent de la chitine, et que, traitées par l'acide sulfurique et l'eau bouillante, elles se transforment en sucre de raisin. Dans le contenu liquide, Heintz et Lücke ont trouvé de l'acide succinique et du sucre de raisin; les hydatides du rein ont donné en outre des cristaux d'acide urique, de l'oxalate de chaux, du triphosphate de la même substance et des éléments terreux (Barker).

La condition indispensable du développement des échinocoques dans l'organisme humain est l'absorption d'œufs de tænias par l'intermédiaire des aliments et des boissons. Par conséquent, c'est dans le genre de vie des individus, l'absorption d'eau non filtrée principalement, qu'il faut chercher les circonstances prédisposantes à cette affection ; aussi, tandis qu'en Amérique et dans l'Inde elle est très-rare, elle se montre fréquemment en Angleterre, en France, en Allemagne, en Danemark et surtout en Islande, endémique dans cette dernière île, l'affection hydatique tient, sans aucun doute, à la cohabitation des Islandais avec leurs chiens.

Nous ignorons encore les conditions spéciales en vertu desquelles le développement des échinocoques a lieu dans tel organe plutôt que dans tel autre, et cela avec des différences notables , tellement que sur 566 cás d'échinocoques rassemblés par Davaine , 166 avaient rapport au foie, 200 à d'autres organes , et sur ce nombre 30 seulement concernaient les reins.

Les hydatides des reins siégent ordinairement dans un seul organe (63 fois sur 64 cas, Béraud), plus souvent à droite qu'à gauche (27 fois sur 14 pour 37 cas). Les tumeurs qui renferment ces parasites occupent la partie supérieure ou inférieure de l'organe urinaire, sa superficie ou sa profondeur ; elles sont uniques, de forme arrondie, allongée ou anguleuse, lorsqu'elles rencontrent des résistances inégales dans leur développement. Tantôt molles, elles sont d'autres fois fermes et élastiques, suivant la grosseur et le nombre des hydatides qu'elles renferment. Les parois de ces kystes sont fermes et fibreuses, souvent parcourues par de nombreux vaisseaux et adhérentes aux organes voisins ; elles présentent quelquefois des dépôts calcaires, des formations osseuses. Ces modifications de la poche kystique peuvent arrêter son accroissement et contribuer à en amener la guérison; le plus souvent, néanmoins, la tumeur hydatique continue d'augmenter de volume et produit l'atrophie plus ou moins complète du tissu du rein. Sur une coupe, on reconnaît que cette tumeur est formée à l'extérieur par la substance rénale atrophiée et anémique, encore distincte sur quelques points, réduite sur plusieurs autres en une trame conjonctive; à l'intérieur, par un kyste à parois fermes plus ou moins complétement rempli d'hydatides.

Les hydatides du rein amènent, dans quelques cas, l'inflammation et l'ulcération des parties voisines qu'elles finissent par perforer ; de la sorte, elles s'ouvrent une issue à l'extérieur dans la région des lombes, dans l'intestin, ou bien elles pénètrent dans la poitrine et se font jour par les bronches; le plus souvent, elles contractent des adhérences avec les parois du bassinet et se déversent dans sa cavité. Une certaine quantité de l'humeur séreuse ou séro-purulente du kyste, les plus petites hydatides et les débris des plus grandes s'introduisent alors dans les voies urinaires, non toutefois sans provoquer une hydfonéphrose plus ou moins accusée, et par suite l'hypertrophie du rein du côté opposé·

*Symptômes*.   La localisation des kystes hydatiques sur un seul rein et l'hypertrophie compensatrice du second rein venant dissimuler le désordre fonctionnel qui en résulte, il est facile de comprendre que des kystes hydatiques peu volumineux puissent exister pendant la vie sans présenter aucun symptôme. Plus tard, ces tumeurs, bien que s'étendant dans divers sens, ne déterminent d'autres accidents que ceux qui résultent de leur accroissement de volume. Elles constituent des masses tendues, sphériques, élastiques , mates à la percussion à moins d'interposition d'anses intestinales, et qui, dans certains cas, peuvent donner la sensation d'un frémissement semblable à celui que l'on éprouve en laissant sonner dans sa main une montre à répétition (frémissement hydatique). Rarement perceptible, et seulement dans les kystes superficiels, ce signe est des plus significatifs; mais lorsqu'il fait défaut, on doit se garder de nier l'existence d'un kyste hydatique.

Une gêne plus ou moins grande avec sensation de pesanteur dans la région lombaire est à peu près le seul désordre lié à l'existence d'une tumeur volumineuse; mais, lorsque le kyste hydatique vient à se vider dans les voies urinaires, il survient des accès douloureux qui peuvent offrir la plus grande ressemblance avec l'accès de colique néphrétique. Au lieu de rester limitée à la région rénale, la douleur occupe généralement tout le trajet de l'uretère, s'étend à l'aîne, aux parties génitales, ou même s'irradie à la cuisse et vers le côté sain, au point qu'il est parfois difficile de déterminer quel est le rein malade, et d'arriver, chez la femme surtout, où tant de causes d'un pareil accident peuvent se présenter, à un diagnostic certain. Quelques malades signalent, dans ces conditions, une sensation subite et passagère de craquement, de déchirement dans le rein, qui n'est sans doute que l'effet de la rupture d'une hydatide pressée par la contraction de l'uretère. La présence des hydatides dans la vessie, donne lieu à des besoins fréquents d'uriner, souvent à de vains efforts; puis lorsque le malade vient à uriner, tout à coup le jet s'interrompt et les efforts recommencent. La miction impossible dans une position peut s'effectuer dans une autre, de vives douleurs se font sentir le long de la verge et surtout à l'extrémité du gland, ainsi que cela a lieu toutes les fois que des corps étrangers se rencontrent dans la vessie. Les vésicules engagées dans le canal de l'urèthre sont enfin rejetées au dehors, non sans difficultés, et quelquefois seulement après une intervention, la déchirure de l'hydatide par exemple. Ces différents symptômes se renouvellent assez généralement jusqu'à ce que le contenu du kyste se soit vidé. Les urines, sont limpides, purulentes ou mêlées de sang; elles contiennent des hydatides petites et intactes, ou plus grosses et déchirées, ramollies, transformées en une sorte de magma gélatineux, et presque toujours on trouve dans le sédiment quelques crochets d'échinocoques. Un malade traité par Aulagnier (*Journ. gén. de méd.*, t. LVI, avril 1816, p. 168) rendait, depuis quatre mois, une matière puriforme, ressemblant à du blanc d'œuf, s'attachant au fond du vase; l'uretère était rétréci, le malade dépérissait, lorsqu'il expulsa successivement dix-sept hydatides, et bientôt il fut complétement guéri.

En même temps que les symptômes locaux, on observe quelquefois, mais rarement, des nausées et des vomissements, des phénomènes de réaction fébrile. Après l'expulsion des hydatides, les douleurs cessent et généralement tout rentre dans l'ordre, le malade se croit guéri. Mais il peut arriver que le kyste se reforme et que les mêmes accidents se reproduisent au bout d'un ou plusieurs mois, et cela pendant des années. Ce mode de terminaison des kystes hydatiques des reins et son cortége de symptômes sont de beaucoup les plus fréquents, puisque, d'après les analyses faites par Béraud, ils auraient eu lieu 48 fois sur 64 cas.

L'ouverture des kystes hydatiques du rein dans les voies respiratoires est un phénomène rare; il existe seulement deux cas de ce mode de terminaison dans la science (Rayer, *loc. cit.*, t. III, p. 323, et Lenepveu, *Considérations sur les fistules réno-pulmonaires ;* Thèse de Paris, 1840). Sa condition paraît être la suppuration de la poche kystique; cette suppuration, entraînant celle du tissu cellulaire péri-rénal, gagne peu à peu le diaphragme, la plèvre et le poumon. Le malade rend du pus et des membranes hydatiques dans ses crachats, il éprouve de la douleur à la partie inférieure du thorax, où existent d'ailleurs des râles muqueux, du gargouillement et du souffle caverneux.

Les kystes hydatiques du rein se font rarement jour dans l'intestin, car on ne connaît que deux cas où ces kystes se soient vidés en même temps dans l'intestin et dans le bassinet. Il n'existe aucun fait d'ouverture d'une poche hydatique rénale dans la cavité péritonéale ; deux fois, d'après Rayer, cette poche aurait perforé la paroi abdominale externe au niveau de la région lombaire. Bien qu'il soit difficile de savoir s'il s'agit dans ces cas d'un kyste du rein plutôt que d'un kyste de la paroi, cependant il y a lieu de croire que l'hydatide suppurée du rein peut s'ouvrir à l'extérieur, ou du moins donner naissance à une périnéphrite suppurative.

Les kystes hydatiques ont nécessairement une durée incertaine mais qui est en général de plusieurs années. Leur terminaison est variable : sur 63 cas rassemblés par Béraud la guérison a eu lieu 20 fois ; la mort, 20 fois ; 16 fois, les hydatides continuèrent à être expulsées par les urines ; 7 fois, il n'est pas fait mention de la cause de mort.

*Diagnostic.* Le diagnostic des kystes hydatiques du rein est obscur et difficile tant à cause de la rareté de cette affection que de son siége profond. En réalité, il n'est possible qu'à deux conditions, c'est que le volume de ces tumeurs soit assez considérable pour pouvoir être apprécié par la palpation et la percussion, ou que des vésicules hydatiques soient rendues avec les urines. Dans le premier cas, il n'est pas toujours facile de décider du siége de la tumeur et de ses rapports avec le rein, surtout si celui-ci a des adhérences avec les parties voisines. Aussi voit-on quelquefois des méprises de la part d'hommes distingués qui, au lieu de kystes rénaux, diagnostiquent des kystes de la rate, du foie ou des ovaires. Dans un cas de kyste hydatique du foie récemment observé par Dumontpallier , on alla même jusqu'à croire à une transposition des viscères. C'est pourquoi il importe d'interroger avec soin les troubles fonctionnels et de se renseigner sur la marche de la tumeur ; de cette façon seulement, on parviendra, le plus souvent, à déterminer le siége précis de l'altération. Après quoi, il restera à en rechercher la nature.

Pour cela, on prendra en considération la consistance, l'élasticité, la fluctuation et le frémissement de la tumeur, sans oublier que ce dernier signe fait le plus souvent défaut. On s'appuiera sur l'étude des données étiologiques et sur les caractères de l'urine pour différencier l'hydatide du rein de l'hydronéphrose, des kystes simples et du cancer. Enfin, si on n'arrivait pas à une certitude, on pourrait, sans danger, pratiquer une ponction exploratrice avec un trocart fin, et la nature du liquide retiré, sa transparence, l'absence d'albumine et de pus, excepté dans les rares cas de suppuration du kyste, laisseraient fort peu de doute sur l'existence d'un kyste hydatique. Si, dans ces conditions, des hydatides venaient à s'échapper dans les urines, le diagnostic serait absolument certain. Toutefois, quand il n'y a qu'élimination simple d'échinocoques, sans tumeur appréciable au niveau du rein, il devient difficile de savoir si ces débris proviennent du rein ou d'un autre organe. C'est seulement par l'examen attentif des organes voisins qu'il sera possible de parvenir à un diagnostic à peu près exact.

Le pronostic des kystes hydatides du rein est moins grave relativement que celui de l'hydatide du foie et des autres organes. Le rein opposé restant sain, le plus grand danger de ces tumeurs vient des accidents provoqués par leur rupture. Or, nous savons que les hydatides du rein sont souvent évacuées par les voies urinaires sans qu'il en résulte rien de bien fâcheux, surtout quand le volume de la tumeur n'est pas considérable et que son accroissement n'a pas été rapide.

Lorsque le kyste s'ouvre dans d'autres organes, il compromet plus souvent la vie des malades ; les deux cas dans lesquels l'ouverture s'est opérée dans les bronches ont été suivis de mort. S'il ne se fraie un passage à travers l'une des voies naturelles, le kyste hydatique peut acquérir des dimensions considérables, compromettre, dans une certaine mesure, la fonction des organes de son voisinage, les enflammer, et, en fin de compte, suppurer, se rompre et donner lieu à une suppuration diffuse rapide et mortelle.

*Traitement.* Le traitement de l'hydatide du rein donne lieu aux indications suivantes : tuer le parasite, faciliter l'évacuation du kyste, combattre les complications dont il peut être le point de départ. Il n'existe malheureusement jusqu'ici aucune substance qui, administrée à l'intérieur, puisse amener la mort des échinocoques ; mais il importe de savoir que la difficulté d'arriver à un résultat favorable, n'est pas tant de trouver cette substance que de la faire pénétrer jusqu'au parasite avec lequel elle doit nécessairement se mettre en contact. Ces entozoaires étant sans doute plus accessibles dans les reins qui éliminent un grand nombre de médicaments, il est rationnel de chercher à tenter leur destruction. Cependant, la térébenthine, dont il a été fait usage, n'a donné que des résultats incertains ou nuls ; on peut en dire autant de l'iodure de potassium et des mercuriaux, car, si ces agents parviennent quelquefois à diminuer le volume d'un kyste hydatique, comme j'ai pu le croire dans un cas, ils n'empêchent pas son développement ultérieur, et, en définitive, ils sont sans utilité. L'électro-puncture n'a pas eu plus de succès.

Le seul traitement raisonnable jusqu'ici, consiste à favoriser l'évacuation du kyste ou à la produire. Cette évacuation étant dans l'espèce fréquemment spontanée, il suffit de venir en aide au travail naturel, ce qui peut se faire facilement lorsque les vésicules hydatiques sont engagées dans l'uretère, d'une part, en combattant, à l'aide des opiacés et surtout des injections hypodermiques de morphine, la douleur et le spasme ; d'autre part, en administrant des diurétiques légers qui facilitent leur descente dans la vessie. Bérard rapporte (*Gaz. des hôpitaux* du 11 août 1832) qu'un malade atteint de cette affection rendait une quantité beaucoup plus grande de vésicules hydatiques toutes les fois qu'il prenait du vin blanc, des boissons nitrées, des diurétiques en un mot.

Dans les cas où les hydatides éprouvent de la difficulté à franchir le canal de l'urèthre, le cathétérisme est manifestement indiqué. Mais, lorsque l'évacuation spontanée n'a pas lieu, si le kyste, par son volume considérable, amène des troubles de la respiration et de la digestion, et si, par sa tension, il fait redouter une rupture possible dans une autre direction que celle des voies urinaires, le devoir du médecin est d'intervenir par une opération.

La méthode de Récamier a eu jusqu'ici la préférence : elle consiste à appliquer peu à peu, sur la partie la plus saillante de la tumeur, de la potasse caustique de façon à produire des adhérences solides entre la paroi abdominale et la tumeur, après quoi on ponctionne celle-ci à l'aide d'un trocart, et on fait des injections pour tuer les hydatides et laver la poche. Cette méthode toutefois n'offre pas une sécurité complète, l'histoire des kystes hydatiques du foie le prouve surabondamment. Les ponctions successives, pratiquées avec un trocart capillaire, dans le but d'amener des adhérences entre la poche et la paroi abdominale, ont été quelquefois suivies d'accidents mortels (Moissenet, *Archiv. gén. de médecine*, février 1859, p. 144). C'est pourquoi, dans le cas d'indication urgente, je me permettrai de recommander la simple ponction aspiratrice avec trocart faible qui m'a fort bien réussi pour les kystes hydatiques du foie (*voy. Société médicale des Hôpitaux*, 1874). Il

est d'observation, en effet, qu'il suffit le plus souvent de vider le kyste hydatique
du liquide qu'il renferme pour amener la mort des hydatides et donner lieu à une
guérison définitive. Du reste, si cette guérison n'a pas lieu tout d'abord, il est
toujours facile de revenir à une nouvelle opération. Les dangers de cette opération,
lorsqu'elle est pratiquée avec le soin désirable, sont peu redoutables ; la faible
quantité du liquide qui s'épanche parfois dans le péritoine n'a, en général, d'autre
inconvénient que de produire une urticaire, à moins de suppuration du kyste, cas
dans lequel survient une péritonite suppurée.

BIBLIOGRAPHIE. — CHOPART. *Traité des malad. des voies urinaires*, avec notes de Fr. PASCAL,
t. I, p. 142. — RAYER. *Traité des maladies des reins*, t. III, p. 545. — LIVOIS. *Recherches sur
les échinocoques chez l'homme et chez les animaux*. Thèse de Paris, 1843. — SIEVEKING.
*The Lancet*, 10 sept. 1853. — SIMON. Ibid. — JONES. *Transact. of Path. Society*, 1854. —
Collection de cas. In *Med. Times and Gaz.*, 17 févr. 1855, et *Arch. génér. de méd.*, t. I,
p. 594 ; 1855. — BARKER. *On Cystic Entozoa in the Human Kidney*. London, 1856. — DA-
VAINE. *Traité des entozoaires*. Paris, 1860, p. 524. — BÉRAUD (Ed.). *Des hydatides des reins*.
Thèse de Paris, 1861. — TOMOWITZ. *Wien. Wochenschrift*, 1861. — QUIQUEREZ. *OEsterreich.
Zeitschr. f. prakt. Heilkunde*, 1861. — LEUCKART (R.). *Die menschlichen Parasiten*. Leipzig,
1862, t. I, p. 535. — LEITH-ADAMS (A.). *The Lancet*, II, 14 oct. 1864.—SADLER (Michael-T.).
*Medic. Times and Gaz.*, 25 March 1865. — DEMARQUAY. *Soc. de chirurgie*, 24 oct. 1868. —
SPOGELBERG (O.). *Echinocoque du rein droit pris pour un kyste de l'ovaire, extirpation,
mort*. In *Archiv f. Gynœkologie*, t. I, Berlin, 1870, p. 146, et *Arch. générales de médecine*,
t. II, p. 534 ; 1870. — DUMONTPALLIER. *Bull. et mém. de la Société méd. des hôpitaux de
Paris*, 27 mars 1874.

*Distomum hœmatobium.*　Découvert en Égypte par Bilharz, qui le dénomma,
ce parasite, considéré par quelques auteurs comme formant un genre particulier,
est désigné, par Cobbold, sous le nom de *Bilharzia hœmatobia*. C'est un entozoaire allongé, mou, lisse et blanchâtre, bisexué, mais dont les deux sexes sont
tellement dissemblables et par la taille et par la forme, qu'on serait tenté de les
considérer comme des animaux différents. Le mâle, long de 7 à 9 millimètres,
présente une partie antérieure ou tronc comme déprimée et lancéolée, un peu
convexe en dessus, plane ou concave en dessous, et une partie postérieure huit ou
neuf fois plus longue que le tronc (fig. 20). Tout à fait en avant, dans la région céphalique, se remarque une sorte de cupule un peu inférieure et à peu près triangulaire. En dessous du tronc, se voit une autre cupule de la même grandeur que la
précédente, mais orbiculaire. A partir de cette dernière, existe une rainure longitudinale (canal gynécophore) dans laquelle se trouve logée la femelle, comme
une épée dans son fourreau, montrant la partie céphalique en avant et la queue
en arrière, celle-ci libre. Le pore génital mâle est situé entre la rainure et l'extrémité caudale. La femelle est beaucoup plus petite que le mâle, surtout plus
grêle, effilée et légèrement transparente. Son corps paraît comme rubané, il n'est
pas composé, comme celui du mâle, de deux parties nettement distinctes; sa
queue n'a point de rainures. Les œufs sont ovales, prolongés en pointe d'un côté ;
l'embryon est mou et couvert de cils vibratiles à sa sortie de l'œuf (fig. 2).

Cet entozoaire habite, chez l'homme, les branches du système de la veine porte
et les veines des bassinets, des uretères et de la vessie. Il ne paraît point occasionner de désordres dans les troncs principaux de ces vaisseaux, mais il en détermine dans les capillaires et les membranes muqueuses des voies urinaires et
digestives, non pas en Europe, où il n'existe pas, mais au Cap de Bonne-Espérance et en Égypte. Il est tellement fréquent dans ce dernier pays, que, sur 363
autopsies, Griesinger l'a trouvé 117 fois.

Les désordres les plus sérieux que détermine ce parasite ont leur siége dans les
voies urinaires. La membrane muqueuse vésicale présente, à sa partie postérieure

surtout, des taches plus ou moins circonscrites, dont les dimensions varient depuis l'étendue d'un grain de chènevis jusqu'à celle d'une pièce de un franc. Formées par une hypérémie très-forte et un extravasat sanguin, ces taches se recouvrent d'un mucus épais ou d'une matière gris jaunâtre qui renferme des œufs de distome; dans quelques cas elles sont surmontées d'une croûte calcaire constituée par ces mêmes œufs et les sels de l'urine. D'autres fois, ce sont des excroissances ou des végétations isolées ou agglomérées, de la grosseur d'un pois à celle d'un haricot, jaunâtres et ecchymosées, verruqueuses ou fongueuses, à formes variées, et comparables aux condylomes. Ces excroissances, dont le siége est le tissu sous-muqueux, laissent la membrane muqueuse à peu près intacte ou simplement

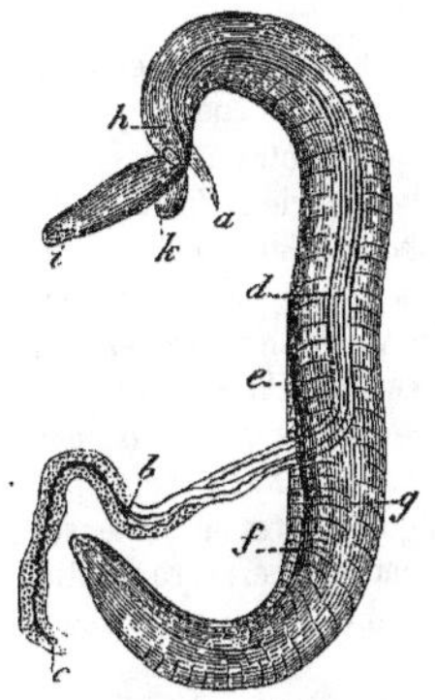

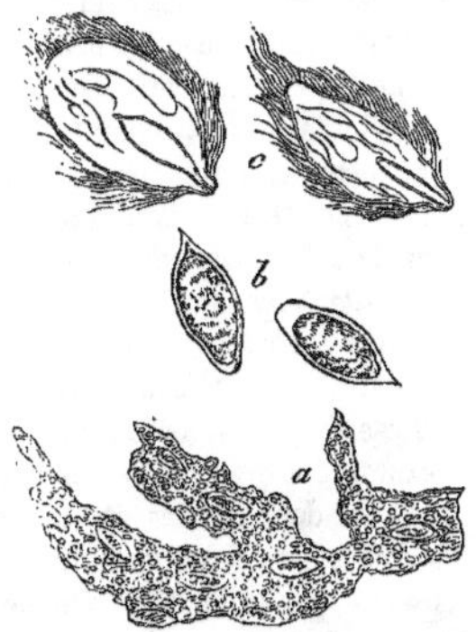

Fig. 20. — Distome hæmatobie, mâle et femelle fortement grossis, d'après Bilharz; *i h h g f*, le mâle, *a b c* la femelle; en partie contenu dans le canal *gynécophore* de ce dernier.

Fig. 21. — Œufs de distome hæmatobie; *a*, ces œufs renfermés dans un mucus épais (50 diamètre); *b*, les mêmes œufs contenus dans l'urine (100 diamètre); *c*, embryons libres ciliés.

épaissie; à leur base existent les distomes hæmatobies avec leurs œufs. Semblables altérations se rencontrent sur la membrane muqueuse des uretères et sur celle des bassinets. Ce sont toujours des plaques saillantes, d'un gris jaunâtre, recouvertes d'une couche de graviers, d'un noir foncé, constituée par une agglomération d'œufs de distomes vides ou contenant un embryon, par des globules sanguins et des cristaux d'acide urique L'uretère, dont la muqueuse est épaissie, se trouve en même temps rétréci, d'où la rétention de l'urine et la dilatation plus ou moins considérable de ce canal et du bassinet, l'altération secondaire des reins et quelquefois la suppuration de ces diverses parties. Dans certains cas enfin, les œufs du distome hématobie constituent le noyau de graviers ou de pierres dont les couches extérieures sont formées d'acide urique. Cette circonstance est sans doute la cause de la fréquence des calculs urinaires en Égypte.

Ces désordres anatomiques des voies urinaires retentissent généralement peu sur l'organisme. Une douleur plus ou moins vive se fait sentir dans la région rénale, surtout quand il y a des hémorrhagies. Le malade digère et conserve les apparences de la santé, mais il devient apathique, paresseux, et tombe dans une anémie plus ou moins prononcée. Dans quelques cas, il survient, comme l'a vu Griesinger, une altération grave de la santé, et en dernier lieu la mort à la suite d'une pneumonie, d'une dysenterie ou d'une maladie aiguë à forme typhoïde. En tout cas, les individus porteurs de distome hématobie sont affectés de fréquentes hématuries. Tenant compte de la répétition de ce symptôme, Griesinger a été conduit à émettre l'opinion que l'hématurie endémique des pays chauds pouvait tenir à la présence de ce parasite dans les voies urinaires. Cette hypothèse fut plus tard confirmée par l'étude que fit John Harley de trois malades dont l'un était encore atteint de l'hématurie endémique du Cap de Bonne-Espérance, tandis que les deux autres présentaient simplement de la gravelle consécutive à cette affection. Dans l'urine de ces malades examinée au microscope, cet observateur découvrit, en effet, un grand nombre d'œufs du distome hématobie, dont quelques-uns renfermaient un embryon, enchevêtrés dans des cylindres ou filaments muqueux, et de plus des corpuscules sanguins, des cristaux d'acide urique et des urates.

Ces observations, qui établissent l'origine parasitaire de l'hématurie endémique du Cap de Bonne-Espérance, conduisent à croire que l'hématurie endémique de l'île Maurice et celle des climats chauds en général n'ont pas d'autre cause.

Cependant Wucherer rechercha en vain, dans les cas d'hématurie endémique du Brésil, le distome d'Égypte et du Cap, il trouva les embryons d'un nématoïde inconnu jusque-là et que Leuckart crut appartenir à la classe des strongyles (Wucherer, *De l'hématurie intertropicale observée au Brésil*, in Arch. de méd. nav., t. XIII, février 1870; *Gazeta medica da Bahia*, 5 décembre 1868 et 30 septembre 1869). De même J. Crevaux (*De l'hématurie chyleuse ou graisseuse des pays chauds*, thèse de Paris, 1872, et Arch. de méd. nav., t. XXII, septembre 1874) ayant examiné à diverses reprises les urines sanguinolentes ou chyleuses de plusieurs malades des Antilles atteints d'hématurie endémique, a rencontré non pas le distome bæmatobie, mais un helminthe semblable à celui qui existait dans les cas observés par le docteur Wucherer.

Par conséquent, des observations faites, d'une part, en Égypte par Bilharz, Griesinger, Harley, et d'autre part, à Bahia par Wucherer, à la Guadeloupe par Crevaux, il semble résulter que l'hématurie intermittente, dite encore hématurie endémique, hématurie chyleuse ou graisseuse, est liée à la présence, dans les reins ou dans les voies urinaires, d'un parasite dont la nature serait variable suivant les contrées. Tandis que dans le nord et le sud de l'Afrique ce parasite appartiendrait à la famille des distomes, au Brésil et à la Guadeloupe il serait plutôt un strongyle. Toutefois il semble que la chylurie puisse se produire encore en dehors de ces conditions. Carter a constaté, en effet, sur deux Hindous atteints de lymphorrhagie cutanée, l'intermittence de l'écoulement fourni par les ganglions avec des urines chyleuses, en sorte qu'il pourrait exister une lymphorrhagie des voies urinaires analogue à celle de la peau.

Malgré l'obscurité qui règne encore sur la question de savoir si l'hématurie dite endémique est partout liée à la présence d'un parasite dans les voies urinaires, il importe de ne pas oublier que l'examen microscopique des urines est en pareille circonstance du plus grand intérêt, puisqu'il permet d'éclairer le diagnostic en dévoilant la présence des œufs du distome hæmatobie et de ce ver lui-même, ou encore l'existence d'un parasite d'un autre genre. Il y a donc lieu de croire que bientôt la pathogénie de cette curieuse et souvent grave affection reposera sur des données tout à fait positives.

La connaissance incomplète que nous avons des phases de transformation et des habitats du distome hématobie ne nous permet pas de prévenir avec certitude son invasion chez l'homme. Cependant, comme c'est vraisemblablement par l'ingestion de boissons malpropres et non filtrées que ce ver pénètre dans l'organisme, e meilleur moyen de l'éviter serait de ne boire jamais que de l'eau filtrée. Harley dit que la salade pourrait bien se couvrir de petits mollusques renfermant ces parasites et qu'ainsi les mollusques et les poissons fumés doivent être évités.

Les médicaments empyreumatiques ou fétides, tels que l'huile de Doppel, la térébenthine, l'asa fœtida, etc , peuvent avoir sans doute une action sur le distome hæmatobie comme ils en ont une sur beaucoup d'autres entozoaires. La térébenthine, dont l'élimination se fait par les reins, est un médicament qui semble tout à fait approprié à cet usage; la difficulté est d'en faire absorber une dose assez forte pour arriver à tuer le distome. Ajoutons que l'emploi du bicarbonate de soude est indiqué dans l'espèce pour combattre les formations d'acide urique.

BIBLIOGRAPHIE. — BILHARZ. *Zeitschrift für wissenschaftliche Zoologie*, t. IV. — GRIESINGER. *Beobachtung über die Krankheiten von Aegypten.* In *Arch. der physiol. Heilkunde*, t. XIII, p. 571; 1866. — DU MÊME. *Arch. der Heilkunde*, t. VII, p. 96; 1866. — DAVAINE. *Traité des entozoaires*, etc. Paris, 1860, p. 312. — HARLEY (John). *Endemic Hœmaturia of the Cape of Good Hope.* In *Med. Chir. Transact.*, t. XLVII. p. 15; 1864; t. XLVIII, p. 161, et t. LII, p. 379. — COBBOLD. *Entozoa*, p. 197. — ROBERTS (W.). *On Urinary and Renal Diseases.* Lond., 1872, p. 582.

*Strongle géant (Eustrongylus gigas* Diesing). Observé vers le milieu du seizième siècle, ce ver, fréquent dans les reins des animaux carnivores, est beaucoup plus rare chez l'homme. Sur seize faits épars dans les annales de la science, Davaine considère que sept seulement sont probables et les autres incertains. Un spécimen de ce parasite, trouvé dans le rein de l'homme, se voit au Collége des chirurgiens de Londres, mais il n'en existe aucune description. Il faut, par conséquent, recourir aux descriptions données des exemples rencontrés chez les animaux, pour faire connaître ce ver.

Le strongle géant, le plus grand des vers nématoïdes, est ordinairement rouge, coloration qui dépend sans doute du liquide dans lequel il est plongé et dont il se nourrit; son corps est cylindrique, très-long, un peu aminci à ses extrémités dont la plus grosse est l'extrémité caudale; il est strié transversalement et longitudinalement; sa tête est obtuse; sa bouche, petite, est entourée de six nodules ou papilles placées à égale distance les unes des autres. Le mâle, long de 14 à 40 centimètres, large de 4 à 6 millimètres, offre une extrémité caudale terminée par une bourse qui a la forme de la cupule du gland, et du fond de laquelle sort un pénis de 2 millimètres ressemblant à un cheveu. La femelle, longue de 2 décimètres à 1 mètre, large de 4$^{mm}$,5 à 12 millimètres, présente une ouverture anale triangulaire, oblongue, située sous l'extrémité caudale; la vulve est située à 70 millimètres de la tête et à peine visible du dehors. L'œuf est ovoïde, brunâtre, long de 0$^{mm}$,07 à 0$^{mm}$,08, large de 0$^{mm}$,04 (Davaine); l'enveloppe est épaisse, semée à sa surface de petits trous circulaires.

Ce ver habite presque toujours les voies urinaires et surtout le bassinet des animaux ou de l'homme; mais sa fréquence est variable dans les différentes contrées. Assez rare en France, il est plus commun en Hollande, et se rencontre principalement dans l'Amérique du Nord, chez le chien, le loup, la martre, etc. Il est presque toujours unique dans le rein, qui subit, par sa présence, des altérations plus ou moins profondes. Le bassinet, dilaté, est rempli de caillots sanguins au milieu desquels le ver est plongé; le parenchyme du rein, d'abord hypertrophié, est ensuite peu à peu détruit, de sorte qu'il vient un moment où la capsule du rein forme une tumeur d'un volume plus ou moins considérable, remplie de sang et quelquefois aussi de pus.

Les quelques cas très-probables observés chez l'homme et les cas plus nombreux qui ont été vus chez les animaux, nous apprennent que le strongle géant occasionne des symptômes qui ressemblent beaucoup à ceux que produisent les corps étrangers du bassinet et surtout les calculs, savoir : douleurs dans la région rénale, émission par l'urine de sang et de pus, dysurie et quelquefois rétention d'urine. On n'a pas constaté que des œufs de ce ver aient été rejetés avec l'urine ; mais il est vrai de dire que des recherches peu minutieuses ont été faites jusqu'à ce jour sur ce sujet.

Ces symptômes, semblables à ceux de la pyélite, ne peuvent conduire à un diagnostic certain qu'autant que le parasite lui-même ou ses œufs seront rencontrés dans les urines. Même alors, il faut se mettre en garde contre les erreurs et ne pas prendre pour un strongle, ainsi qu'on l'a fait assez souvent, un simple coagulum fibrineux ; d'un autre côté, il importe de ne pas confondre avec le strongle un helminthe, un lombric, par exemple, qui de l'intestin se serait introduit dans les voies urinaires.

Bibliographie. — Kœnig. *Prakt. Abhandl. über die Krankh. der Nieren*, p. 200. — Rayer. *Traité des malad. des reins*, t. III, p. 728. — J. Lecoq. *Du strongle géant dans les voies urinaires de l'homme, Archiv. de méd.*, t. I, p. 666 ; 1859. — Davaine *Traité des entozoaires*, p. 267 ; Paris, 1860. — Leuckart. *Die menschlichen Parasiten*, t. II. — Cobbold. *Entozoa*. London, 1864, p. 358.

*Pentastome denticulé* (*Pentastoma denticulatum* Rudolphi). Ce parasite, petit et enkysté, d'une longueur de 5 à 6 millimètres, est mou, lancéolé, très-obtus en avant, légèrement atténué en arrière, aplati, transversalement strié ou ridé, denticulé sur les bords. L'extrémité obtuse présente en dessous une bouche elliptique portant, de chaque côté, une paire de crochets un peu inégaux (l'extérieur plus petit), dirigés d'avant en arrière (fig. 22).

Une seule fois ce parasite, qui n'est pas extrêmement rare dans le foie, a été rencontré dans le rein de l'homme. A l'autopsie d'un peintre âgé de 62 ans et atteint de maladie de Bright, E. Wagner trouva, sur le bord convexe du tiers supérieur du rein droit, un petit corps blanchâtre fibroïde, solide, mesurant 4 millimètres en longueur et 5 en largeur. Situé sous la capsule du rein qui ne lui adhérait pas, ce corps avait des adhérences tellement intimes avec le tissu propre de cet organe, qu'on ne pouvait l'enlever sans déchirer ce tissu ; il contenait une masse jaunâtre qui se brisa en plusieurs fragments lorsqu'on en pratiqua l'extraction. Traité par l'acide chlorhydrique, il laissa voir d'une manière évidente l'enveloppe externe de l'animal, parsemée de pointes et de piquants, ainsi que les crochets cornus et fortement recourbés.

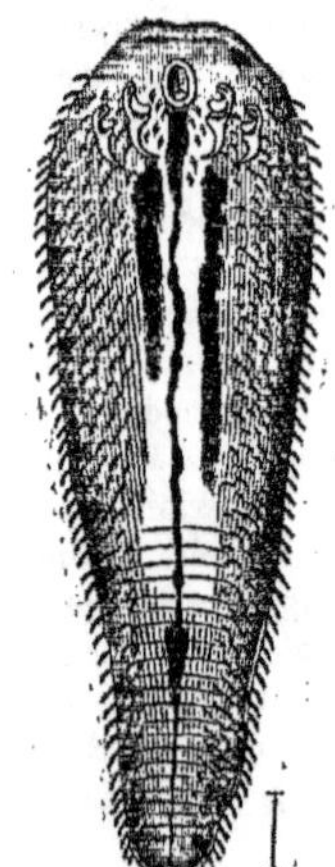

Fig. 22. — Pentastome denticulé fortement grossi. Un trait placé à côté marque la grandeur naturelle (d'après Zenker).

Bibliographie. — Davaine. *Traité des entozoaires*. Paris, 1860, p. 293. — Wagner. *Archiv. f. physiol. Heilkunde*, p. 561 ; 1856. — Cobbold. *Entozoa*, p. 394. London, 1864.

II. Traumatisme. Cette dernière partie de l'étude des altérations propres aux organes sécréteurs de l'urine comprend les plaies, les contusions du rein et leurs conséquences, y compris la périnéphrite, affection à laquelle nous consacrerons une description détaillée. La différence principale entre ces lésions, c'est que les dernières ne sont pas accompagnées de solution de continuité des téguments.

1° *Plaies des reins.* Les plaies des reins sont relativement rares, en raison de la situation profonde, du petit volume de ces organes et de la résistance des parties qui les recouvrent. Elles sont produites par des instruments piquants, tranchants ou contondants et se présentent avec des caractères anatomiques très-divers, comme il est facile de le comprendre, suivant qu'il s'agit de l'un ou l'autre de ces instruments.

L'individu dont le rein vient d'être blessé éprouve une douleur plus ou moins vive qui, souvent, s'étend à l'aine et parfois au testicule correspondant, dont elle amène la rétraction. Une quantité plus ou moins grande de sang est ordinairement rendue avec l'urine par l'urèthre, et, si l'hémorrhagie est considérable, l'évacuation de l'urine peut être empêchée par des caillots arrêtés en un point des voies urinaires. De l'urine ou un liquide d'odeur urineuse s'écoule quelquefois par la plaie extérieure : c'est lorsque l'instrument a pénétré dans un calice ou dans le bassinet. En même temps, il survient des vomissements, de l'inquiétude avec douleur à l'épigastre, ou même des évanouissements, une syncope. Quelques jours plus tard, l'inflammation inséparable de la blessure faisant des progrès, l'abdomen se tend, devient douloureux, la langue est rouge, la peau aride et chaude ; puis, si cette altération s'étend au bassinet, l'urine se charge de mucus et de pus. Des inflammations diverses peuvent se produire en même temps dans les organes voisins blessés avec le rein ou au pourtour d'épanchements sanguins.

Une hématurie avec douleur rénale survenant à la suite d'une blessure dans la région lombaire n'est pas un signe absolument certain d'une plaie du rein correspondant, à moins que l'hémorrhagie ne suive presque immédiatement la blessure, car une inflammation traumatique des muscles et du tissu conjonctif des lombes peut s'étendre au rein, et l'urine se charger de sang. Toutefois, le diagnostic n'offre pas d'incertitude, si l'urine ou un liquide urineux sort par la plaie. Les explorations de cette dernière avec la sonde et le doigt, nécessaires quand du sang cache la présence d'un corps étranger, viendront encore en aide au diagnostic, auquel elles donneront plus de précision.

Le pronostic des plaies du rein est généralement fâcheux ; cependant il y a des raisons sérieuses de croire que ces plaies peuvent se cicatriser et guérir. Des cicatrices considérables constatées dans les autopsies viennent témoigner de cette guérison, qui a lieu surtout lorsque l'instrument pénètre par la partie postérieure du corps. On comprend qu'il est difficile que le rein soit blessé à sa partie antérieure sans que d'autres parties, telles que l'intestin et le péritoine, soient atteintes par l'instrument ou le projectile qui a causé la blessure. Lorsque l'artère ou la veine rénale sont lésées, et si, par suite d'une division du bassinet ou de l'uretère, le sang et l'urine viennent à s'épancher dans la cavité du péritoine, la blessure est rapidement mortelle. Des fistules urinaires, des abcès périnéphrétiques, une néphrite qui se prolonge, sont la suite assez habituelle des plaies des reins.

Le traitement de ces plaies consiste, aussitôt que l'hémorrhagie est arrêtée, dans l'emploi des émissions sanguines, des bains et des cataplasmes, qui ont pour but de modérer l'inflammation consécutive. Si la blessure a été produite par une

arme à feu ou si l'on soupçonne l'existence de corps étrangers dans sa profondeur,
il est quelquefois nécessaire de débrider son ouverture extérieure et de procéder
immédiatement, avec prudence, à la recherche et à l'extraction de ces corps
étrangers. Le débridement sera encore indiqué toutes les fois que des frissons
répétés ou d'autres symptômes feront craindre une infiltration urineuse. Quant
aux fistules rénales, il faut les entretenir tant que l'humeur qui s'écoule par leur
ouverture a une odeur urineuse.

2° *Contusions du rein.* Les contusions du rein sont l'effet d'un traumatisme
quelconque, le plus souvent d'un coup ou d'une chute sur la région lombaire.

Cet accident n'est pas très-rare, car le docteur Bloch a pu réunir quarante observations de contusion du rein, dans sa thèse inaugurale. Le rein, l'une des
glandes les plus consistantes, est aussi l'une de celles qui sont le plus exposées
aux déchirures. Celles-ci sont fréquentes, du moins lorsque la mort est la suite
du traumatisme; elles sont complètes ou incomplètes. Les déchirures complètes
ont ordinairement lieu dans la portion la plus étroite de l'organe, c'est-à-dire au
niveau du hile. Le rein est alors séparé en deux fragments distincts, rarement en
des fragments plus nombreux. Tantôt les surfaces déchirées sont à peu près régulières, d'autres fois elles existent à peine, le tissu du rein est broyé ou complètement écrasé.

Les déchirures incomplètes sont constituées par des fentes plus ou moins
larges, plus ou moins étendues et plus ou moins profondes, dont la direction est
plutôt transversale que verticale. Ces déchirures sont accompagnées d'épanchements sanguins parfois abondants et situés dans le tissu périnéphrétique, mais
qui, dans certains cas, distendent le bassinet (hématonéphrose) et compriment la
substance rénale. Celle-ci est, en général, simplement ecchymosée. Le sang extravasé à la périphérie du rein se résorbe difficilement, ce qui résulte du peu de
vascularisation de la région; celui qui est épanché dans le bassinet peut être rejeté
au dehors, et lorsqu'il séjourne dans cette cavité, il subit les modifications propres
au sang épanché. Une inflammation plus ou moins étendue succède nécessairement à la déchirure du rein; cette inflammation est rarement suppurative.

Les symptômes observés dans les cas de contusion des reins sont les uns
locaux, les autres généraux. Les symptômes locaux sont : la douleur, l'hématurie, la rétention d'urine. La douleur se fait sentir dans la région lombaire, dans
le flanc et dans la région hypochondriaque du côté correspondant au rein contusionné. Cette douleur, qui peut s'étendre jusqu'à la fosse iliaque, se propage
rarement au testicule; assez intense, elle s'accroît encore par la pression, par les
mouvements et les fortes inspirations. L'hématurie survient peu de temps après la
contusion, elle est parfois considérable et accompagnée de douleurs semblables à
celles de la colique néphrétique. La rétention d'urine est rare et se produit peu
de temps après le traumatisme. Dans quelques cas, enfin, il est possible de constater l'existence d'une ecchymose sous-cutanée au niveau du point contusionné
ou même de sentir une tumeur dans le voisinage du rein; ajoutons qu'on a vu
l'anurie succéder à la contusion de l'organe sécréteur de l'urine.

Les troubles généraux qui accompagnent cette contusion ne sont pas exclusivement liés au désordre de la fonction urinaire. Ils consistent en nausées, vomissements, pâleur de la face, petitesse du pouls, gêne respiratoire, refroidissement
des extrémités, lipothymies et syncope. Ce dernier symptôme survient, en général, fort peu de temps après l'accident; dans certains cas même il le suit immédiatement, surtout quand le système nerveux est profondément ébranlé. Plus

rarement on observe des convulsions et de la somnolence, accidents qui peuvent être rapportés tantôt au désordre de la sécrétion urinaire et principalement à l'anurie, tantôt à des contusions portant en même temps sur le système nerveux.

La marche de la contusion du rein est variable. Dans quelques cas, la douleur locale va en diminuant et finit par disparaître; les urines, d'abord sanglantes, s'éclaircissent peu à peu et deviennent limpides; les symptômes généraux cessent après les premiers jours de la maladie. D'autres fois, les désordres sont moins réguliers, la douleur locale et les phénomènes généraux subissent des redoublements qui peuvent tenir à des causes diverses, notamment à l'obstruction momentanée des uretères par des caillots sanguins; la terminaison heureuse est encore possible, à moins d'un arrêt ou d'une diminution considérable dans la sécrétion de l'urine. La contusion du rein se termine enfin par une néphrite albumineuse ou suppurée, par la formation de calculs du rein, d'une périnéphrite. Lorsqu'il existe des déchirures étendues du rein, une hémorrhagie abondante amène quelquefois une mort prompte, en dehors de tout autre désordre du côté de la fonction urinaire.

Le diagnostic de la contusion du rein est souvent difficile; mais quand, à une chute ou à un coup plus ou moins violent sur la région lombaire, succède une douleur profonde plus ou moins intense dans cette région, avec retrait du testicule et hématurie, il y a lieu de croire que le rein a été contusionné. Effectivement, un simple lumbago traumatique donne lieu à une douleur superficielle sans irradiation vers les testicules et sans hématurie, et dans les cas de contusion du foie et de la rate, l'irradiation de la douleur vers les organes génitaux et l'hématurie font défaut.

Le pronostic de la contusion du rein est grave par le fait des altérations phlegmasiques et autres qui en sont quelquefois la conséquence. Cependant, il est reconnu que certaines déchirures du rein peuvent se cicatriser. Sur 40 faits rassemblés par Bloch, dix-sept se sont terminés par la guérison, deux cas ont été suivis d'albuminurie et un autre d'une affection calculeuse du rein. Comme pour toutes les lésions rénales, le pronostic diffère ici, suivant qu'un seul rein ou les deux sont atteints. Les symptômes généraux qui suivent immédiatement l'accident sont beaucoup moins à redouter que ceux qui surviennent plus tard.

Les indications thérapeutiques de la contusion du rein sont fournies surtout par les symptômes. Quand tout à fait au début il y a probabilité ou certitude d'un épanchement considérable de sang au pourtour du rein avec déchirure de cet organe, on pourra pratiquer une saignée du bras ou faire une large application de sangsues sur la région contusionnée; la glace peut être également utile pour diminuer l'hémorrhagie et éviter l'inflammation. Plus tard, on combattra les complications qui se présenteront. En tout cas, le repos le plus absolu sera prescrit pendant plusieurs semaines, afin qu'un caillot formé au niveau de la déchirure du rein ne puisse être chassé par suite des mouvements opérés par le malade et donner lieu à une hémorrhagie plus ou moins grave.

BIBLIOGRAPHIE. — RAYER. *Traité des maladies des reins*, t. I, p. 248 et 269. — SÉE (Marc). *Bull. de la Soc. anat.*, p. 512; 1852. — BILLROTH. *Chir. Klinik*, p. 313; 1860-67. — TACKE. *Rupture du rein*. In *Gaz. méd. de Paris*, p. 487; 1862. — LIARD. *Trois observations de contusions des reins*. In *Recueil de mém. de méd., de chirurgie et de pharmacie militaires*, sér. 3, t. XIX, p. 46; juillet 1867. — RAVEL. *Sur les lésions traumatiques des reins*. Thèse de Paris, 1870. — BLOCH (A.). *De la contusion du rein*. Thèse de Paris, 1873.

PÉRINÉPHRITE. Rayer a désigné sous le nom de périnéphrite plusieurs inflammations des membranes adipeuse, fibreuse et celluleuse des reins. Les affections

de la capsule fibreuse du rein, comparées aux lésions de l'organe qu'elle entoure, sont d'une importance si minime et leurs symptômes propres sont si
peu appréciables, qu'elles ne peuvent donner lieu à une description clinique.
Nous nous bornerons donc à décrire sous le nom de *périnéphrite* l'inflammation
du tissu cellulo-adipeux qui entoure le rein et lui forme une enveloppe protectrice en même temps qu'un lien avec les parties voisines (néphridion, νεφρί-
διον d'Hippocrate, membrane adipeuse de J. F. Meckel, atmosphère graisseuse
de Bordeu). Cette affection, bien que le plus souvent secondaire et consécutive aux
inflammations des parties voisines, mérite cependant d'être étudiée comme affection distincte, puisqu'elle a une localisation spéciale, une marche et des symptômes propres.

L'inflammation de l'enveloppe cellulo-adipeuse du rein a reçu des dénominations diverses : phlegmon périnéphrétique, inflammation de la membrane
extérieure des reins, abcès périrénaux, suppurations lombaires, abcès périnéphriques (Trousseau) ou périnéphrétiques. Ces dernières expressions ne s'appliquant qu'à un mode de terminaison de l'altération et la première ne comprenant
qu'une des variétés du processus pathologique, la dénomination de périnéphrite
nous paraît devoir leur être préférée. Il semble, eu égard à ses terminaisons par
des abcès, que la périnéphrite intéresserait davantage la chirurgie; mais en
réalité c'est à la médecine que s'adressent les malades, croyant ressentir des
douleurs rhumatismales ou névralgiques ou les symptômes d'une affection
rénale ordinaire.

La périnéphrite n'est pas une affection d'une extrême fréquence car il ne
suffit pas qu'il y ait dans une région une grande quantité de tissu cellulo-adipeux
pour que cette région soit exposée à subir un travail inflammatoire ; il faut encore
qu'à cette prédisposition se joigne comme cause déterminante une activité fonctionnelle des organes qui y sont contenus. Or l'activité fonctionnelle du rein,
quoique permanente, ne donne pas lieu à de grands déplacements de l'organe et
par conséquent n'apporte pas de modifications importantes dans son atmosphère
graisseuse ; de plus les troubles de nutrition du rein évoluent généralement sans
violence bien marquée, et il existe, comme moyen de protection contre ces
influences déjà si atténuées, la présence de la capsule fibreuse de Malpighi, qui
limite au parenchyme rénal l'action des processus inflammatoires de cet organe,
et en empêche le retentissement sur la capsule adipeuse.

L'histoire de la périnéphrite ne date, à proprement parler, que de Rayer, car,
avant lui, on ne trouve dans les annales de la science que quelques faits épars,
quelques observations incomplètes ou douteuses d'abcès circumrénaux, nulle
part de chapitre distinct, de description détaillée.

Hippocrate semble cependant avoir soupçonné l'existence des abcès rénaux, on
peut même supposer qu'il les indique lorsqu'il signale les ulcères des lombes. Il
ressort assez clairement de certains passages de ses écrits que le Père de la médecine conseille la néphrotomie lorsque le rein est en suppuration et qu'il fait saillie
à l'extérieur.

*Ubi vero intumuerit et extuberavit, sub hoc tempus juxta renem secato et,
extracto pure, arenam medicamentis urinam cientibus curato. Si enim sectus
fuerit, evadendi spes est, alioqui morbus hominem ad mortem usque comitatur.*
Il dit ailleurs : *Si enim quodam modo laboret, dolores multo magis detinebunt.
Ubi igitur ren purulentus fuerit, ad spinam intumescit. Hunc cum ita habuerit,
qua parte tumor est, altissima quidem sectione ad renem secato. Quod si qui-*

*dem sectionem assecutus fuerit, confestim sanum reddes.* Plus loin, il ajoute encore : *Quod si producatur morbus, tum magis laborat, et purulentus evadit. Cumque purulentus extiterit et intumuerit, qua præcipuè parte intumuerit ad renem secato et pus emittito. Et si quidem sectio prospere cesserit, confestim sanum reddes »* (HIPPOCRATE. Édit. Foés., *De intern. affect.* 539).

Rufus rapporte un cas de fistule rénale s'ouvrant dans le côlon. Galien, dans son traité des *lieux affectés* (*Opera omnia*, lib. VI, CAP. 3, p. 75), donne une description des symptômes de la gravelle, de l'abcès qu'elle détermine dans le rein, et rappelle que l'évacuation du pus avec l'urine est un des principaux symptômes de la maladie; mais dans ses écrits, pas plus que dans les ouvrages d'Arétée, de Paul d'Egine, il n'est fait mention d'abcès périnéphrétiques. Toutefois Avicenne semble avoir entrevu une des terminaisons de la périnéphrite calculeuse : *Et quum collectionem faciunt aut rumpuntur, quumque rumpuntur ad partem reticæ aut ad intestina.* La lésion que les médecins grecs et latins ont désignée sous le nom d'ulcères des reins n'est autre chose, au moins dans la plupart des cas, que l'inflammation suppurative du bassinet et des calices. Elle se rattache donc à la pyélite et non à la périnéphrite. Nous en dirons autant des descriptions des médecins et chirurgiens de la renaissance, Paré, Mercado, Camerarius, Rousset, Ferrand l'aîné, L. Rivière.

Fernel (*Pathol.* lib. VI. CAP. XIII. *De morbis renum*) a donné sommairement mais d'une façon très-précise, les caractères et les symptômes de la pyélite calculeuse et ceux de tumeurs lombaires provenant des reins. Il a même indiqué nettement que par l'ouverture des abcès provenant des reins on obtient l'issue du pus et parfois la sortie spontanée d'un calcul, ou qu'on peut opérer l'extraction de celui-ci. Riolan s'attacha à démontrer par des considérations anatomiques nonseulement qu'il y avait avantage à ouvrir les abcès des lombes provenant des reins, mais encore qu'il était possible d'inciser le rein, par la face postérieure, sans intéresser le péritoine. Frappé plus tard des difficultés qu'offrait l'opération, il modifia son opinion, mais seulement en ce qui touchait l'incision du rein pour en extraire un calcul.

Fabrice de Hilden cite comme un exemple d'abcès sous le psoas un cas dans lequel le foyer était, au dire de Rayer auquel nous empruntons cette indication, situé au pourtour du rein, car il est fait mention d'accidents du côté des voies urinaires. Cette observation sert de transition entre les cas précédents, dans lesquels l'abcès extra-rénal est consécutif à une affection quelconque du rein, notamment à une pyélite calculeuse, et les faits suivants d'abcès primitifs autour des reins, sans trouble notable des fonctions urinaires. Cette dernière variété avait complétement échappé aux auteurs anciens. De Haen cependant cite un cas d'abcès. périnéphrétique qui s'était montré six ans après une contusion sur la région lombaire. Cabrol, le premier, a rapporté une observation d'abcès extra-rénal (*Alphabet anatomique.* Obs. XXVIII) distinct des abcès calculeux des reins. Blaud, dans ses commentaires sur les *Aphorismes d'Hippocrate* (*Biblioth. méd.* t. LXIX, p. 80, cite un fait plus concluant encore. L'examen microscopique lui permit de constater l'existence d'un ramollissement général de la substance rénale, sans dépôt de pus dans le bassinet et les calices, coïncidant avec un abcès lombaire. Après lui; Th. Turner, Gardien, Butler, Cantegril, Ducasse, Pepin, Bell, Chopart, Civiale ont relaté quelques observations de périnéphrite primitive et consécutive. C'est à Rayer que revient le mérite d'avoir réuni tous ces documents épars, qui auraient sans doute passé inaperçus s'il ne les avait rassemblés dans sa description synthétique et savante. Aussi tous ceux qui depuis ont écrit sur cette question ont-ils trouvé tous les documents nécessaires dans le livre de notre maître regretté, auquel nous sommes heureux nous-même de faire de nombreux emprunts dans la description qui va suivre.

En dépit des louables efforts de Rayer, l'attention des observateurs fut à peine éveillée sur ce point dans les vingt années qui suivirent. C'est à peine en effet s'il est fait mention des phlegmons périnéphrétiques dans les ouvrages classiques parus à cette époque et dans les recueils scientifiques de ce temps. En 1840, Lenepveu a fourni des développements pleins d'intérêt sur l'histoire des fistules réno-pulmonaires dont il rapporte plusieurs observations ; puis, en 1860, Féron et Picard soutinrent deux thèses sur la périnéphrite primitive. Peu après Demarquay publia sur la matière des leçons recueillies par Parmentier, et Hallé donna de cette affection une monographie assez complète. Vers la même époque, parurent les leçons de Trousseau, sur les abcès périnéphrétiques, où se trouvent condensés en quelques pages les traits cliniques les plus saillants de cette maladie, et plus tard, celles de M. Guéneau de Mussy ; enfin tout récemment Naudet et Krætschmar ont pris cette même affection pour sujet de thèse.

*Anatomie pathologique.*   Pour bien comprendre l'étendue des désordres causés par l'inflammation de l'enveloppe cellulo-adipeuse des reins, il est nécessaire de se rappeler la disposition anatomique des parties envahies par le processus phlegmasique et les rapports que le tissu adipeux périnéphrique affecte avec les organes voisins (*voy.* ANATOMIE DU REIN).

La capsule de Malpighi, épaisse, résistante, présente souvent dans son épaisseur des points sclérosés ou des indurations fibro-cartilagineuses qui sont les résidus d'une inflammation chronique, presque toujours secondaire. Elle peut en outre participer, dans un degré plus avancé encore, à la phlegmasie voisine et adhérer si intimement à la substance corticale par sa face interne et aux parties voisines par sa face externe qu'il est souvent impossible de l'isoler de ces dernières et que, lorsqu'on veut énucléer le rein, quelques fragments de son parenchyme restent adhérents à la face interne de la capsule d'enveloppe.

Ce n'est que très-exceptionnellement que l'on rencontre entre les reins et leur capsule des foyers purulents qui, selon toute apparence, naissent primitivement de la membrane fibreuse enveloppante (Rosenstein) ou plutôt du tissu cellulaire qui la double. Tantôt ces foyers forment de petits abcès isolés qui séparent des points où le rein adhère à son enveloppe, tantôt ils constituent une nappe purulente autour du parenchyme rénal, qui baigne tout entier dans le liquide. Ce dernier cas est très-rare et doit être distingué de l'inflammation suppurée du tissu cellulo-adipeux extra-rénal, à laquelle il serait peut-être préférable de donner le nom de paranéphrite. Mais, vu la rareté, cette périnéphrite capsulaire ne mérite pas de nous arrêter plus longtemps ; sa description appartient d'ailleurs à l'étude des affections propres du rein.

Les désordres produits par l'inflammation de l'atmosphère graisseuse du rein ne diffèrent pas de ceux du processus inflammatoire du tissu cellulo-adipeux sous-cutané ; ils consistent en une imbibition de ce tissu par une sérosité fibrineuse, en une prolifération cellulaire plus ou moins abondante, et souvent aussi en une extravasation de leucocytes ou suppuration. Ainsi se produit une tuméfaction plus ou moins considérable du tissu conjonctif périrénal qui peut disparaître par résolution, ou bien il se forme des abcès plus ou moins volumineux et on trouve le pus rassemblé dans un foyer de plus ou moins grande étendue. Quelquefois, le tissu cellulo-adipeux, épaissi, densifié par les dépôts qui se sont faits dans ses mailles, forme autour de la cavité de l'abcès des parois résistantes qui s'opposent à l'agrandissement du foyer et servent à sa réparation, ou bien de petits foyers purulents apparaissent de distance en distance et se réunissent pour constituer une collection unique, dans laquelle nagent des pelotons de graisse et des lambeaux de tissu conjonctif nécrosé. Le pus peut rester enfin à l'état d'infiltration, mais dans ce cas il n'est pas toujours limité au tissu circumrénal; on l'a vu parfois gagner les régions voisines, pénétrer à travers les interstices musculaires et devenir même sous-cutané (Andral). C'est en arrière du rein, dans la portion la plus riche de sa capsule adipeuse, que se développe le plus souvent l'*abcès périnéphrétique*.

Cruveilhier, dans son *Traité d'anatomie pathologique*, rapporte un cas d'abcès périnéphrétique limité à la portion de la couche adipeuse qui sépare le rein de la face inférieure du foie; mais, il est rare que la suppuration se limite de la sorte et n'envahisse qu'une partie aussi restreinte du tissu cellulo-adipeux périnéphrique. Le plus souvent, les proportions du foyer purulent sont considérables; celui-ci peut s'étendre de la face inférieure du foie ou de la rate jusqu'à la fosse iliaque, depuis la face postérieure du rein ou le péritoine jusqu'à la face profonde des muscles carré lombaire et transverse, et présenter des culs-de-sac, des décollements, des clapiers, des fusées purulentes et des prolongements dans diverses directions que nous indiquerons ultérieurement.

Les parois du foyer sont plus ou moins épaisses, suivant que le processus inflammatoire a été lent ou rapide. Elles apparaissent couvertes de détritus grisâtres et présentent un aspect tomenteux quand on les examine sous l'eau, ou bien elles sont tapissées par une membrane pyogénique d'autant mieux organisée que l'abcès est plus circonscrit. Quand celui-ci s'est trouvé en contact avec l'air extérieur, les parois prennent une teinte noirâtre ou grisâtre. La quantité du pus contenu dans la cavité de l'abcès est en rapport avec l'étendue de celle-ci; elle n'est guère appréciable à l'autopsie, car si l'abcès a été ouvert pendant la vie, on n'y trouve plus alors que le pus qui était accumulé dans la poche au moment où le malade a succombé. En général, dans la périnéphrite primitive, le pus est inodore, jaunâtre, phlegmoneux, louable en un mot, pour nous servir d'une expression consacrée par les chirurgiens. Si la phlegmasie conjonctive a pour cause une lésion du rein, le pus, mêlé à une certaine quantité d'urine, est séreux, grumeleux et souvent mêlé de lambeaux grisâtres et sphacelés ou de graviers et de fragments de calculs; il peut encore, dans les abcès d'origine traumatique, présenter des grumeaux de fibrine provenant du sang épanché et offrir une couleur lie de vin rougeâtre ou brunâtre. Dans quelques cas, assez rares il est vrai, le liquide purulent renfermait des vésicules d'hydatides, flétries pour la plupart, affaissées et de diverses dimensions.

Le plus souvent inodore, le contenu de l'abcès a quelquefois une odeur fécaloïde, même en dehors de toute perforation intestinale. On n'y a jamais rencontré de matières stercorales, même quand l'intestin était perforé, ce qui, selon la remarque de Féron, tiendrait à la disposition en entonnoir de l'ouverture, permettant bien l'issue du pus dans l'intestin, mais non le passage en sens inverse des matières fécales (Rosenstein). Les conditions nécessaires aux échanges osmotiques n'existant pas en pareil cas, la collection purulente n'aura aucune des qualités du pus stercoral.

Quant à l'odeur urineuse, il faudra, pour que le pus périnéphrétique offre ce caractère, qu'il y ait entre le bassinet ou l'uretère d'une part, et le foyer de l'autre, une voie de communication facile, car si cette communication se fait par un pertuis étroit et fistuleux et que l'ouverture s'abouchant dans les conduits urinaires soit situé plus bas que celle qui s'ouvre dans l'abcès, on comprendra sans peine que l'urine puisse s'écouler sans y pénétrer, et par conséquent ne transmettre en aucune façon ses qualités au liquide qui s'y trouve contenu.

Le pus urineux est plus séreux, moins épais que le pus simplement phlegmoneux; il se reconnaît à son odeur *sui generis*; du reste, l'analyse chimique permet d'y retrouver les principes de l'urine (urée, acide urique, etc.). Pourtant Féron prétend, sans doute à tort, que le pus, qui dans la périnéphrite, exhale quelquefois une odeur repoussante, stercorale, même en l'absence de toute perforation intestinale, n'acquiert jamais d'odeur urineuse, pas plus que le pus des bassinets et des calices. Dans certains cas, très-rares à la vérité, on a observé une véritable gangrène du tissu cellulo-adipeux périrénal, principalement à la suite d'une perforation du tube digestif ou d'une infiltration du tissu périrénal par du liquide urinaire. En pareil cas, c'est aux ferments provenant de ces différentes sources qu'il faut sans doute attribuer ce dernier processus.

Après avoir étudié les lésions propres à la périnéphrite elle-même, nous allons passer en revue les désordres qu'elle détermine dans les organes circonvoisins ou éloignés et les altérations plus ou moins prochaines qu'elle peut y faire naître. Nous examinerons successivement l'état des reins, des capsules surrénales, de la paroi abdominale, du péritoine, du côlon et des organes digestifs, du foie, de la rate, du pancréas, du diaphragme, de la plèvre et des poumons.

La capsule fibreuse qui enveloppe ces organes sert habituellement de barrière à l'inflammation périnéphrétique. Néanmoins cette intégrité de l'organe rénal n'est pas constante, et on le voit, subissant l'influence de la phlegmasie avoisinante, présenter des lésions inflammatoires qui peuvent être confondues avec des états inflammatoires protopathiques quand ils sont consécutifs à la périnéphrite elle-même. En revanche, on trouve fréquemment dans les reins la cause anatomique de l'inflammation développée secondairement dans le tissu cellulo-adipeux circumrénal. Dans un cas cité par Rayer, la cause productrice de l'inflammation, s'étant exercée sur le rein et sur son atmosphère graisseuse, avait désorganisé l'organe sécréteur et l'avait converti en une sorte de putrilage communiquant par plusieurs ouvertures avec le foyer périnéphrétique.

Krœtschmar dit avoir observé un cas non moins curieux où le rein a été complétement désorganisé sans avoir eu aucune communication avec l'abcès périnéphrétique consécutif. Le bassinet et les calices sont parfois fortement dilatés. Dans certains cas, le tissu propre du rein avait complétement disparu, d'autres fois il avait subi la dégénérescence graisseuse.

Le rein peut être parsemé de petits abcès ou infiltré de pus. Dans certains cas, cet organe est enfin transformé en une vaste poche distendue par la collection purulente et dont les parois sont constituées par la substance corticale atrophiée.

Au milieu de ces lésions apparaissent, le plus souvent, les calculs qui les ont déterminées, soit dans la substance rénale, soit dans l'uretère ou dans le bassinet : « La forme des calculs, dit Naudet, a une importance très-grande sur le mode de production de la périnéphrite et sur les altérations anatomiques qui en sont la conséquence. Si, en effet, le calcul est arrondi, mousse, il restera dans le bassinet ou s'engagera dans l'uretère, et par là, irritant ces organes par sa présence, il pourra bien donner lieu à une inflammation plus ou moins vive, même avec rétention de pus; mais souvent, à moins que la maladie ne soit très-ancienne, on ne trouvera aucune trace de rupture de l'abcès rénal. Si, au contraire, le calcul est anguleux, tranchant, il pourra perforer les parois de la cavité qui le renferme, et l'on retrouvera alors une ou plusieurs ouvertures de communication entre les deux foyers. »

Ces ouvertures peuvent siéger à des hauteurs différentes et s'ouvrir soit dans le bassinet, soit en un point quelconque de l'uretère; tantôt le calcul qui a corrodé les parois de l'organe est encore engagé dans l'orifice, tantôt on le rencontre dans la cavité de l'abcès extra-rénal où il est tombé (*voy.* pour plus de détails Néphrite suppurative). Outre ces altérations, on trouvera quelquefois sur le rein des kystes séreux en nombre variable, hérissant sa surface de mamelons plus ou moins saillants. Cet organe a présenté enfin des kystes hydatiques suppurés et qui se sont fait jour à la région lombaire par une ou plusieurs ouvertures (Jannin, Farradesche-Chaurasse). Les cas rapportés par Moublet et par Lapeyre sont plus intéressants et plus rares encore; il s'agit, en effet, de strongles géants développés dans les reins et expulsés au dehors après formation d'un abcès périnéphrétique.

D'autres fois, ce sont de petits abcès d'origine douteuse qui ont creusé le parenchyme du rein, ou bien des tubercules qui ont envahi cet organe, ainsi que le montre l'observation XIII rapportée par Rayer (t. III, p. 662, 667).

Il est curieux que l'état des capsules surrénales soit passé sous silence dans la plupart des observations relatives à la périnéphrite, bien que leur proximité avec le foyer purulent les expose à participer au travail morbide. Or, nous avons trouvé un seul cas dans lequel il est fait mention de leur ramollissement et de leur transformation en bouillie.

Quand l'inflammation s'étend jusqu'au foie, elle détruit le tissu cellulaire qui tapisse le bord postérieur de cet organe, et dépose des produits inflammatoires jusque dans la gouttière de la veine cave inférieure; mais si le foie renferme un abcès communiquant avec le foyer périnéphrétique, il y a tout lieu de supposer que l'inflammation hépatique a été le point de départ de l'abcès circum-rénal. Le phlegmon périnéphrétique peut aussi avoir été provoqué par la rupture d'un kyste hydatique du foie, par la perforation de la vésicule biliaire (cholécystite calculeuse), ou par un calcul qui sera tombé dans la capsule extra-rénale; l'examen des organes révélera, dans ce cas, des désordres anatomiques en rapport avec la condition pathologique de la périnéphrite.

La rate est à gauche en contact avec la paroi de l'abcès périnéphrétique; aussi quelquefois est-elle considérablement altérée dans sa consistance. Dans un cas rapporté par Hallé, cet organe présentait une diffluence extrême, la boue splénique avait atteint une liquéfaction presque complète et coulait comme une bouillie claire. Nous avons trouvé le pancréas altéré par son voisinage avec un foyer purulent périrénal. Une femme de 69 ans, brodeuse, nous présenta, lors de son entrée à l'hôpital, un développement exagéré de l'abdomen, avec sonorité à la percussion, sans bosselures; en même temps elle avait des vomissements bilieux fréquents; elle accusait dans la région des reins une douleur assez vive qui remontait à une époque déjà assez ancienne. En même temps elle présentait une tuméfaction dans la région profonde de l'hypochondre. Elle ne tarda pas à succomber. Les poumons, le cerveau, le cœur, n'offraient pas d'altération particulière, il en fut de même du foie. La rate était saine et un peu plus volumineuse que d'habitude. La cavité péritonéale ne contenait ni pus, ni fausses membranes. Le

mésentère était injecté, violacé, épaissi, enflammé. On ne trouva pas tout d'abord
la cause de cette péritonite ; mais en essayant d'enlever le rein gauche, on donna
lieu à un écoulement de pus abondant et bien lié. On supposa que ce pus prove-
nait du rein suppuré ; en effet cet organe, un peu au-dessus et en dedans du foyer
purulent offrait à sa surface des petits kystes séreux et de petits abcès superficiels. Les urines n'avaient présenté aucune modification. Malgré le soin avec
lequel les os furent examinés, il fut impossible de trouver la moindre dénudation,
de sorte que le phlegmon parut bien s'être développé primitivement dans le tissu
cellulaire périnéphrétique ou sous-rénal. Quelle en fut la cause? Le rein droit
était peu altéré, mais le *pancréas* se trouvait compris en grande partie dans la
collection purulente, il était ratatiné et noirâtre.

L'estomac n'est généralement pas atteint et n'adhère pas au foyer périnéphrétique ; cependant, dans un cas de phlegmon développé autour du rein gauche,
la paroi de son grand cul-de-sac était épaissie par une infiltration plastique et la
membrane muqueuse présentait en ce point une injection légère.

La portion ascendante ou descendante du côlon se trouve en rapport assez
intime avec le foyer purulent extra-rénal ; alors même qu'il existe un méso-
colon qui le protége contre le contact du pus et bien qu'il se fasse des dépôts
pseudo-membraneux qui l'isolent de l'abcès périnéphrétique, on a constaté qu'il
prenait sa part de l'inflammation produite dans son voisinage. Ainsi sa muqueuse
était hypérémiée, ramollie, et des dépôts plastiques s'étaient formés dans l'épaisseur de ses parois, tandis que sa tunique musculaire avait subi une dégénéressence granulo-graisseuse. Les exemples de collections purulentes périnéphrétiques
ouvertes dans le côlon et même dans le cœcum prouvent bien que l'inflammation
consécutive du gros intestin peut aller jusqu'à la destruction de toutes les membranes.

Le foyer périnéphrétique a le plus souvent son siége en arrière du rein, et partant il est assez distant du péritoine placé en avant de cet organe. Mais l'abcès
vient-il à gagner en étendue, le péritoine ne tarde pas à être intéressé. Parfois on
le trouve simplement refoulé en avant par la tumeur phlegmoneuse circumrénale, sans altérations appréciables de sa texture. Dans d'autres cas, il présente des
signes d'une inflammation circonscrite évoluant avec lenteur et sans manifestations violentes ; il se fait dans sa trame et à sa surface un exsudat plastique qui
augmente son épaisseur et sa consistance en même temps qu'il s'établit des adhérences avec les organes voisins. Tantôt le feuillet séreux qui passe en avant du
foyer et recouvre le côlon présente cette infiltration plastique, tantôt tous les
feuillets, tous les replis qui se trouvent dans le voisinage du phlegmon ont
subi une péritonite adhésive, et on les voit alors former avec les organes qui
y sont contenus et comme englobés une couche épaisse et compacte qui constitue la paroi antérieure du foyer et adhère quelquefois à la paroi abdominale
(Naudet).

Plus rarement les abcès extra-rénaux perforent la séreuse abdominale et versent leur contenu dans sa cavité. Rayer rapporte quelques cas de pyélonéphrite
suppurée avec perforations du bassinet dans la cavité du péritoine, dans lesquels
la mort eut lieu en quelques jours et même en moins de 48 heures après l'accident. Mais ces faits doivent être distingués des abcès périnéphriques, qui peuvent
à leur tour présenter le même mode de terminaison. Une observation de Gardien
en offre un exemple des plus nets : Chez un malade qui succomba avec du pus
phlegmoneux dans le péritoine, cet auteur trouva dans la région lombaire droite

une ouverture communiquant avec une cavité ; cette cavité s'étendait en haut jusqu'au milieu du bord postérieur du foie, en bas jusqu'au détroit supérieur du bassin ; en arrière, elle était bornée par les couches aponévrotiques et musculeuses de la région lombaire ; mais son plus grand développement était fait en avant, à en juger par les dimensions de la paroi extérieure qui avait dû être distendue avant la déchirure qui avait permis l'issue du fluide.

Au fond de cette cavité se trouvait le rein droit, peu altéré à sa surface et sain à l'intérieur, baignant dans le pus, détaché dans tout son parcours par la destruction du tissu cellulaire qui l'environnait dans l'état sain.

Dans un fait rapporté par Lemoine, il y eut aussi une communication du foyer périnéphrétique avec la cavité péritonéale qui ne parut produire pendant la vie aucun accident spécial et ne fut reconnue qu'à l'autopsie.

Les muscles qui forment la paroi postérieure du foyer périnéphrétique (muscles carré lombaire et transverse) sont d'ordinaire plus ou moins altérés en raison de la tendance que la collection purulente a à s'ouvrir dans cette direction. En outre, leur proximité immédiate avec le foyer les expose plus particulièrement à la propagation du travail phlegmasique.

Dans le plus grand nombre des cas, les fibres musculaires sont altérées dans leurs éléments et présentent une coloration bleuâtre et une friabilité extrême. D'autres fois les muscles sont pâles, ramollis, dans les parties les plus superficielles, tandis que les couches les plus voisines du foyer sont transformées en détritus grisâtre. A travers les interstices musculaires décollés, le pus se fraye un passage et forme entre les diverses couches de la paroi des clapiers, des nappes plus ou moins étendues d'où s'écoule le liquide purulent lorsqu'on incise la paroi.

Les muscles psoas et iliaque peuvent également, par suite de l'extension du foyer périnéphrétique, participer au travail pathologique. Le tissu cellulaire de la fosse iliaque est quelquefois envahi par le pus qui peut aller se faire jour dans des régions très-éloignées de son point de départ.

Dans le plus grand nombre des cas, et quelle qu'ait été la marche de la périnéphrite, le tissu cellulaire des lombes est infiltré d'une sérosité abondante qui rend compte de l'œdème que l'on constate pendant la vie dans cette région.

Il arrive que la périnéphrite, au lieu de suivre ses phases pathologiques habituelles et de donner lieu à la formation d'un abcès plus ou moins étendu, se termine par la gangrène. Les muscles lombaires, dans ce cas, sont réduits en putrilage ; le tissu cellulo-adipeux représente alors l'aspect d'une masse pulpeuse, noirâtre, exhalant l'odeur caractéristique du sphacèle. Dans un fait rapporté par Blaud, tous les tissus voisins du rein gauche étaient putréfiés ; cet organe était converti en putrilage et communiquait par plusieurs sinus avec le foyer extérieur. Le tissu cellulaire du dos, des lombes, des parois abdominales et du scrotum était gangrené.

Les aponévroses voisines du foyer périnéphrétique offrent par leur résistance une barrière au pus et circonscrivent l'abcès extra-rénal. Quand les désordres sont très-graves et les altérations plus profondes, il n'en reste que des lambeaux formant au milieu du foyer des brides, des cloisons qui servent de support aux vaisseaux et aux nerfs. Les nerfs du plexus lombaire, qui traversent la masse des muscles de cette région, restent en général indemnes et tranchent par leur coloration claire sur le fond gris verdâtre de la paroi postérieure du foyer périnéphrétique. Les vaisseaux sont moins souvent épargnés, parfois on a trouvé des caillots

dans les veines. Dans une observation rapportée par Naudet il existait, à la jonction
de la veine iliaque droite avec la veine cave inférieure, un caillot assez volumineux obturant l'orifice de la veine iliaque et qui expliquait la présence de l'œdème
dans le membre inférieur du côté correspondant.

La collection purulente remonte quelquefois jusqu'au diaphragme. Le péritoine
qui tapisse la face inférieure de ce muscle est recouvert de fausses membranes
épaisses qui limitent le foyer et s'opposent à l'extension de l'abcès ; d'autres fois
au contraire il est décollé dans une certaine étendue et permet ainsi au pus de baigner les fibres musculaires, de traverser la paroi pour arriver dans la plaie et de
se répandre jusque dans les bronches. Hallé a plusieurs fois noté la désintégration
de ce muscle et la dissociation de ses fibres. Des adhérences, dit-il, s'établissent
alors entre la base du poumon correspondant et la plèvre diaphragmatique, et l'on
conçoit ainsi la possibilité des évacuations du foyer dans le poumon. Féron et
A. Guérin citent deux cas où l'abcès périnéphrétique a suivi une semblable voie ;
bien longtemps déjà avant eux, de Haën et Meckel avaient observé des faits analogues, et, dans un cas tout récent, la perforation diaphragmatique avait permis
au pus de pénétrer dans la cavité pleurale où il avait déterminé un abondant
épanchement.

*Étiologie.* La périnéphrite reconnaît des causes multiples et parfois complexes. Tantôt elle succède à l'influence d'agents extérieurs qui frappent directement la région lombaire ; tantôt, au contraire, elle se déclare sous l'empire de
causes qui agissent sur l'organisme tout entier. La maladie peut donc être d'origine traumatique ou spontanée. Mais le plus souvent elle est secondaire et consécutive à l'inflammation d'un des organes voisins, spécialement du rein. Les
phlegmasies aiguës ou chroniques du parenchyme rénal peuvent agir par simple
voisinage sur le tissu cellulo-adipeux périnéphrique et en amener l'inflammation,
ou bien l'infiltration de l'urine à la suite d'une fistule est la cause productrice de
l'abcès extra-rénal.

La périnéphrite est beaucoup plus fréquente chez l'adulte qu'à toute autre
période de la vie. Sur 21 cas relevés par le docteur Hallé, 13 malades avaient
plus de 31 ans, 7 étaient âgés de 20 à 31, et dans un seul cas le début de la maladie remontait à la seconde enfance (10 ans).

Le sexe ne paraît exercer aucune influence sur le développement de la maladie. En effet, si les affections calculeuses du rein, plus fréquentes chez les
hommes, peuvent favoriser plus souvent chez eux la production de la périnéphrite, la puerpéralité, d'autre part, en déterminant pareille inflammation chez
les femmes, vient jusqu'à un certain point rétablir la balance des sexes.

Les professions qui exposent au froid humide peuvent à bon droit figurer au
nombre des causes prédisposantes. C'est ainsi que la maladie paraît affecter
plus particulièrement les chauffeurs de locomotive, les maçons, les hommes de
peine, etc.

La constitution et le tempérament jouent un rôle beaucoup plus important, ce
qui s'explique assez bien par le triste privilége qu'ont les goutteux d'être exposés
aux pyélonéphrites calculeuses, condition pathogénique si commune de la phlegmasie circumrénale.

Quoique protégée et recouverte par des parties molles épaisses, la région
périnéphrique est souvent atteinte par les agents venus du dehors ; les uns la
lèsent directement (instruments piquants, tranchants, projectiles), les autres,
comme les instruments contondants, l'atteignent sans diviser les parties molles.

Ces causes sont aussi celles qui agissent le plus souvent pour déterminer l'inflammation du parenchyme même du rein; mais, dans ce cas, les deux phlegmasies extra et intrarénale sont concomitantes et n'ont aucune solidarité pathologique.

Les plaies de la région rénale peuvent être l'occasion des phlegmasies qui se développent autour du rein. Pépin, Baudens et Legouest en ont cité des exemples. Les contusions de la région lombaire sont très-souvent suivies de périnéphrite : elles peuvent agir de deux façons, tantôt en provoquant la rupture ou la déchirure d'un organe voisin, tantôt en déterminant une extravasation sanguine dans le tissu cellulo-adipeux périnéphrique. A la première variété étiologique appartient le cas, rapporté par Bell, d'un soldat qui, s'étant violemment heurté contre un poteau, éprouva une douleur vive dans la région du rein droit; survinrent des vomissements continuels, une fièvre intense; le malade mourut et l'examen microscopique fit découvrir un abcès volumineux extra-rénal et une déchirure traumatique du foie qui en avait été le point de départ.

Bergounhioux raconte qu'un paysan, en tombant d'un arbre, se fit une forte contusion dans la région lombaire droite. Tout d'abord, il survint de vastes ecchymoses dans la région, et une hématurie qui dura pendant quelques jours. Bientôt le malade éprouve des douleurs profondes, la fièvre s'allume; l'hématurie cesse, mais la région contusionnée se tuméfie, les frissons se multiplient et la fluctuation ne tarde pas à devenir manifeste. Une incision, en dehors de la masse sacro-lombaire, donna issue à une quantité assez considérable de pus phlegmoneux. Au bout de quelques semaines, le malade sortit entièrement guéri de l'hôpital de Clermont-Ferrand.

Une observation de Bienfait (de Reims) montre d'une façon non moins nette que les précédentes le rôle d'une contusion directe dans la formation des abcès périnéphrétiques. Une nourrice tombe du haut de huit marches d'escalier sur le bord d'un seau. Il y a contusion violente; deux jours seulement après la chute, la malade prend le lit avec de la fièvre accompagnée de vomissements. Elle est trouvée dans le décubitus dorsal : la face pâle, anxieuse, grippée, le pouls fréquent et petit. L'hypochondre et le flanc droit sont tuméfiés, tendus, douloureux; les urines rendues depuis la veille laissent déposer une petite quantité de sang. Pendant trois semaines, fièvre continue avec agitation et délire nocturne, et diarrhée. Alors la moitié droite de l'abdomen offre un développement considérable; vaste tuméfaction de la région lombaire et effacement complet de l'échancrure costo-iliaque, œdème de ces parties; la tumeur abdominale est tellement volumineuse qu'elle est comparée à l'utérus au sixième mois de la gestation ; elle est logée dans le flanc et envahit l'hypochondre. Accolée, suivant toute apparence, à la face inférieure du foie qu'elle repousse en haut et en avant, cette tumeur s'étend à gauche jusqu'au delà de l'ombilic, en bas jusqu'à la partie supérieure de la fosse iliaque, et transmet à la main placée à plat sur les lombes l'impulsion communiquée à sa partie supérieure ; enfin, on y perçoit une fluctuation très-obtuse. Application de potasse caustique au niveau de la lame aponévrotique par où se fait la hernie lombaire. Trois semaines après, Bienfait pratique une ponction sur l'eschare, l'écoulement de pus devient très-abondant et la tumeur s'affaisse. La terminaison fut heureuse.

Notre savant maître, Guéneau de Mussy, rapporte qu'une femme reçut un coup violent sur le flanc droit sans qu'il s'ensuivît le moindre accident; mais, six mois après, la malade fut prise de douleurs aiguës dans la région contuse, avec fris-

sons, claquements de dents ; huit jours après, survint une tuméfaction du flanc
droit avec œdème et empâtement ; la fluctuation ne tarda pas à se faire sentir,
et l'on fit une ponction qui donna issue à une quantité considérable de pus
sanieux.

De leur côté, Cusco et Chassaignac ont vu des abcès périnéphrétiques survenir plusieurs mois et même plusieurs années après l'action d'une cause semblable. Dans ces cas, en effet, les malades avaient reçu de violentes contusions dans
la région lombaire, la douleur avait disparu et ce n'était que beaucoup plus tard,
sous l'influence d'un refroidissement ou sans cause déterminante appréciable, que
la collection de pus devenait manifeste : « Nous sommes disposé, ajoute Trousseau, à qui nous empruntons les lignes qui précèdent, à penser, en l'absence de
toute contusion nouvelle, que la fatigue, un effort ou l'action du froid sont
venus réveiller une irritation latente. »

D'autres fois, il n'y aura pas eu contusion directe ; mais des exercices violents,
tels qu'une longue course à cheval (Turner) ou les cahots d'une voiture mal suspendue, des marches forcées, les efforts musculaires pour soulever un lourd fardeau, pourront suffire pour déterminer une périnéphrite suppurée.

Le mode d'action de ces causes est assez facile à expliquer : il est probable que
sous l'influence du coup, de la chute qui le meurtrit, de l'effort musculaire qui le
froisse, le tissu cellulo-adipeux périnéphrétique devient le siége d'une suffusion,
d'une extravasation sanguine ; que le produit de ce traumatisme, déposé dans ses
mailles, y joue le rôle d'un corps irritant et devient le point de départ d'une
phlegmasie plus ou moins violente. Le docteur Bloch, sur quarante observations
de contusion du rein, a noté six fois l'existence d'une collection de sang dans le
tissu cellulaire circumrénal. Ce sang qui s'écoule des déchirures rénales s'épanche
à l'extérieur de l'organe dans le tissu cellulaire sous-péritonéal, et si, par suite
de l'étendue de la déchirure ou de la lésion d'un vaisseau artériel important,
sa quantité augmente, il envahit toute la région périnéphrétique et soulève le
péritoine, qui est en avant. Mais comme la portion du péritoine qui passe au
avant du rein est rarement déchirée, le sang reste emprisonné derrière la séreuse et finit par entourer le rein en formant un caillot.

Il ne nous semble pas inutile de faire remarquer ici que la présence des calculs
dans le rein ou dans le bassinet doit singulièrement faciliter la contusion de l'organe rénal et de son enveloppe cellulo-adipeuse, lorsqu'une violence directe vient
exercer son action sur la région lombaire voisine.

Trousseau rapporte un fait qui ne laisse aucun doute sur l'influence de l'effort
dans la production des abcès périnéphrétiques. Un jeune homme de vingt ans
ressentit une vive douleur dans la région des lombes, au moment où il faisait de
violents efforts pour tirer sur la berge une petite embarcation de rivière. La douleur diminua d'abord ; puis, après quelques jours, elle devint si aiguë que le jeune
homme dut prendre le lit. Les médecins et chirurgiens consultants appelés près
du malade furent unanimes pour reconnaître qu'il existait une périnéphrite qui
très-probablement se terminerait par suppuration. Le même auteur signale un
cas de périnéphrite consécutive à une opération de lithotritie. Hallé cite également, dans sa thèse, un cas de phlegmon périnéphrétique développé à la suite
du séjour d'une sonde dans le canal de l'urèthre. Ces suppurations avaient sans
doute leur point de départ dans une suppuration des voies urinaires.

L'impression du froid sur la région lombaire paraît quelquefois la seule cause
appréciable du phlegmon. N. Guéneau de Mussy rapporte à cet égard l'observa-

tion très-probable d'une femme âgée de 41 ans qu'il a eu l'occasion de traiter à
l'hôpital Saint-Antoine en 1851. L'action brusque du froid sur le corps couvert
de sueur se retrouve encore comme circonstance étiologique dans un fait relaté
par Blaud. Il est des cas enfin où la perinéphrite ne peut être rapportée à aucune
des causes que nous avons mentionnées et semble même s'être développée spontanément en dehors de toute condition étiologique appréciable.

Les actions pathogéniques déjà si diverses que nous venons d'énumérer
n'épuisent pas l'étiologie des phlegmons périnéphritiques. La périnéphrite, en
effet, peut n'être bien souvent qu'une complication, une conséquence d'un mauvais état général ou bien d'une maladie évoluant dans le voisinage et pouvant
donner lieu à l'inflammation de la capsule adipeuse du rein, soit par irritation,
soit par propagation inflammatoire. Les causes de cette périnéphrite secondaire ou
consécutive sont encore plus multiples et plus variées que celles de la forme primitive. Elles peuvent être générales ou locales.

Les états pathologiques susceptibles de provoquer l'apparition de la périnéphrite sont peu connus. Ces causes générales, en même temps qu'elles atteignent
la capsule adipeuse, frappent quelquefois simultanément les organes voisins ou
provoquent des inflammations analogues dans les organes éloignés. Il est, en
effet, certaines maladies qui créent dans l'organisme une grande tendance à la
suppuration, telles sont l'infection purulente, l'état puerpéral, les fièvres éruptives graves, la fièvre typhoïde, etc. On voit alors se former dans le parenchyme
des viscères, dans les articulations, dans le tissu cellulaire, dans les muscles, des
collections purulentes qui traduisent le mauvais état de l'organisme influencé par
la pyohémie. Or, la périnéphrite peut se manifester dans de pareilles circonstances.

On trouve dans la *Gazette médico-chirurgicale* d'Édimbourg une observation
d'abcès périnéphrétique chez un matelot affecté de la maladie appelée communément maladie des docks, à Plymouth, maladie qui, d'après Butter, aurait pour
conséquence la formation du pus en diverses parties du tissu cellulaire.

S. Duplay a vu un abcès périnéphrétique se développer dans la convalescence
d'une fièvre typhoïde. Rosenstein a observé, à la suite du typhus exanthématique, une périnéphrite qui envahit ensuite le rein. Toute la surface du rein, dit-il,
fut consécutivement couverte comme d'un réseau d'ulcérations petites, superficielles, n'atteignant pas la profondeur de l'organe ; la substance fondamentale
semblait érodée ; sous un filet d'eau, on voyait tous les petits lambeaux flotter au
fond des ulcérations. Desruelles a constaté, avec Destouches, l'existence d'un
abcès périnéphrétique chez une femme âgée de soixante ans et convalescente
d'une pneumonie gangréneuse.

La puerpéralité est une des causes les plus communes d'accidents inflammatoires et pyogéniques, le plus souvent localisés au début dans l'appareil utéro-
ovarien, mais qui peuvent retentir sur l'organisme tout entier. Les connexions
étroites qui relient cet appareil avec les organes urinaires expliquent que ceux-ci
puissent devenir un des foyers de l'action morbide. Un certain nombre d'auteurs
citent des exemples d'abcès périnéphrétiques développés sous l'influence de l'état
puerpéral. Trousseau en rapporte deux cas observés chez des femmes récemment
accouchées. L'un d'eux est particulièrement intéressant en ce sens que la malade qui en fait l'objet présenta l'évolution successive de phlegmons du ligament
large, de la capsule adipeuse du rein et de la fosse iliaque, développés tous
les trois sous l'influence de l'état puerpéral. Il est facile d'établir, dans cette

observation, que l'une des phlegmasies n'est pas la complication de l'autre, car le second phlegmon s'était développé après la terminaison presque complète du premier, et le troisième, qu'on pourrait rapporter à la fusée du pus provenant de l'abcès périnéphrétique, ne s'était déclaré que lorsque celui-ci avait été ouvert, et que le foyer périrénal était en pleine réparation. L'observation (IV) rapportée par Guéneau de Mussy présente d'assez nombreuses analogies avec cette dernière. Un autre fait observé par ce savant maître semble prouver que des maladies diathésiques peuvent être la cause de la périnéphrite.

La condition étiologique la plus commune de la périnéphrite secondaire est assurément la néphrite calculeuse, soit que les calculs arrêtés dans les bassinets ou dans l'uretère y provoquent un travail inflammatoire qui gagne, par contiguïté, l'atmosphère conjonctive du rein, soit que des abcès du parenchyme rénal ou des fistules urinaires amènent dans ce tissu conjonctif une irritation suppurative plus directe et plus grave. Dans tous ces cas, la conséquence est la même : il se développe tôt ou tard un phlegmon périnéphrétique. Les exemples abondent, et le contingent fourni par les autres conditions pathogéniques paraît bien restreint à côté de celui que donnent les affections calculeuses du rein. Rayer établit deux divisions importantes relativement au mode de production de la périnéphrite en pareil cas : Dans une première catégorie, il groupe les phlegmons périnéphrétiques qui se sont formés à la suite d'une inflammation des reins propagée par voie de continuité au tissu cellulaire voisin, sans perforation des calices et des bassinets (cas de Thouet, Murat, Andral, Guéneau de Mussy); le second groupe d'abcès extra-rénaux consécutifs comprend les cas dans lesquels ces abcès se sont très-probablement formés à la suite d'une fistule rénale borgne interne, et le plus ordinairement dans des cas de pyélonéphrite calculeuse (Laffitte, trois observations; Trabuc-Chopart, Civiale, Legentil, Nivet; Lemaire, Bennett). Les calculs situés dans les calices ou dans les bassinets sont, dans ces cas, l'origine d'un travail ulcératif, et les fistules rénales qui en résultent sont la cause de la périnéphrite. Ces fistules, quelle qu'en soit l'origine, existent le plus souvent à la face postérieure des reins; par elles s'écoulent le pus et l'urine qui envahissent le tissu cellulo-adipeux périnéphrique et provoquent son inflammation et parfois même sa gangrène. Si cette ouverture avait lieu en avant, sur un point quelconque de la face antérieure de l'organe, il pourrait en résulter, le plus souvent, une péritonite promptement mortelle ; mais par suite de la disposition anatomique du péritoine qui passe en avant du rein, doublé de tissu cellulaire, l'inflammation et la suppuration peuvent se montrer pendant assez longtemps sans qu'il survienne d'accidents graves.

Les calculs rénaux ne sont pas les seuls corps étrangers qui soient susceptibles de provoquer l'inflammation périnéphrétique. Celle-ci peut être due, dans quelques cas plus rares il est vrai, à la présence de kystes hydatiques. Rayer cite deux observations, empruntées à Jannin et à Farradesche-Ghaurasse, d'hydatides évacuées par la région lombaire, après avoir déterminé la fonte purulente de la capsule adipeuse du rein. Beraud et Denonvilliers ont observé des faits de cette nature. Chopart, Maublet et Lapeyre rapportent des cas dans lesquels la poche purulente extra-rénale renfermait un *strongle géant* dont la présence avait probablement déterminé l'inflammation secondaire du tissu cellulo-adipeux extra-rénal. M. Cornil a rapporté un exemple d'abcès périnéphrétique dû à l'évolution d'un cancer du rein.

Rayer cite, d'autre part, un cas de tubercules rénaux terminés par périnéphrite. La matière tuberculeuse s'était déposée, dit-il, en grande partie dans
les membranes extérieures du rein. Ces membranes, infiltrées de tubercules,
s'étaient ramollies sur la face antérieure du rein, adhérant avec le côlon transverse
et le côlon descendant, dans lequel une ouverture fistuleuse s'était pratiquée ;
en arrière, la matière tuberculeuse s'était fait voie, par de nombreuses fistules, au
milieu des fibres musculaires du psoas, et ce travail d'élimination et de ramollissement avait donné lieu à une vaste collection purulente qui avait disloqué et
atrophié les muscles psoas et iliaque. Naudet rapporte une observation de phlegmon
périnéphrétique consécutif à un abcès phymatoïde du rein, mais qui ne prit une
marche aiguë et violente qu'au moment où l'organisme ébranlé avait présenté
une plus grande tendance à un travail inflammatoire.

Les affections des reins, quelle qu'en soit la nature, ne sont pas les seules conditions pathogéniques de la périnéphrite. Toute inflammation développée dans les
organes voisins ou même éloignés de l'atmosphère graisseuse du rein peut
entraîner secondairement des phlegmons périnéphrétiques. L'inflammation de la
vésicule biliaire peut être le point de départ d'une périnéphrite. Cette inflammation, le plus souvent provoquée par un calcul renfermé dans la vésicule, ne
s'étend pas directement au tissu cellulo-adipeux qui entoure le rein. L'intermédiaire obligé est la perforation de la vésicule après qu'elle a contracté des adhérences avec les parties environnantes. Le calcul s'échappant alors de son réservoir,
dit Trousseau, tombe dans un tissu cellulaire accidentel, qui le supportera
patiemment jusqu'à ce que ce contact anormal éveille des phénomènes inflammatoires dans le tissu cellulaire périnéphrique..

Les perforations de l'intestin et principalement du côlon ascendant et du côlon
descendant déterminent la périnéphrite par suite de l'infiltration des matières
fécales et des gaz dans le tissu cellulaire environnant. Rayer cite un cas dans lequel
une perforation du côlon ascendant fut déterminée par une épingle que le malade
avait avalée par mégarde ; des gaz et plus tard des matières fécales séjournèrent
dans le tissu cellulaire extra-péritonéal de la région lombaire droite, et il s'en-
suivit un abcès très-considérable. Le malade succomba, quoique l'on eût ouvert
l'abcès peu de temps après la perforation. Schauffus, au dire d'Hufeland, rapporte qu'un homme âgé de 40 ans, sujet à la constipation et ayant une hernie,
fut atteint, après divers accidents, d'un abcès dans la région lombaire gauche. Cet
abcès ayant été incisé, il s'en écoula douze onces de pus fétide. Plus tard, le pus
sortit par la plaie, et toujours après on entendait un gargouillement dans le ventre.
La plaie resta longtemps fistuleuse mais finit par se cicatriser (Hallé). Bachelet,
dans sa thèse sur les abcès stercoraux, ne cite qu'un seul cas d'abcès lombaire
emprunté à Lawrence et qui pourrait être rapproché de ceux que nous venons de
citer, quoique les détails cliniques qui l'accompagnent soient très-peu explicites.
Il est difficile de déterminer, dans les cas qui précèdent, s'il existait réellement une
périnéphrite suppurée, ou bien s'il ne s'agissait pas d'un phlegmon plus ou moins
étendu de la fosse iliaque. Or, ces phlegmons ne peuvent-ils pas quelquefois, dans
leur extension progressive, envahir le tissu cellulo-adipeux rétro-rénal ? On peut en
dire autant des abcès dus à la carie vertébrale ; car ils se compliquent quelquefois
de périnéphrite. D'autre part, l'inflammation du muscle psoas peut, plus rarement
encore il est vrai, se propager à l'atmosphère adipeuse du rein. Dans un cas de
psoïtis suppuré qui se termina par la mort, Rosenstein dit avoir vu le tissu cellulo-
graisseux périnéphrique atteint également par la suppuration, tandis que le rein

lui-même, quoique baignant dans la collection purulente, était resté intact. Eufin, l'inflammation qui cause la périnéphrite peut être beaucoup plus éloignée encore; on l'a vue dépendre d'une pleurésie (*Société médicale de Bordeaux*, 1818). Telles sont les principales causes sous l'influence desquelles on voit se développer la périnéphrite. Certaines d'entre elles impriment à la maladie des caractères spéciaux qui méritent d'être pris en sérieuse considération. Il existe, en effet, des différences tranchées dans les symptômes, suivant que la cause est traumatique, locale, ou générale. Leur importance au point de vue clinique légitime donc les longs développements que nous avons donnés à ce chapitre.

*Symptômes.* On conçoit aisément, d'après les considérations étiologiques qui précèdent, que les symptômes de la périnéphrite se confondent souvent avec ceux de la néphrite, de la pyélonéphrite calculeuse ou autre. Qu'elle soit primitive ou consécutive, la maladie se manifeste par un ensemble de phénomènes communs qui ne diffèrent, en général, que par la vivacité de leur expression et par la rapidité de leur marche. Lorsque la périnéphrite est primitive et débute au milieu de l'état de santé, lorsqu'elle succède à l'impression du froid ou à quelque effort musculaire violent, l'appareil symptomatique est franc, complet et accusé. C'est aussi celui qui permet d'exposer avec le plus de clarté la succession des phénomènes morbides; aussi le prendrons-nous pour type de la description que nous allons essayer de tracer.

Les symptômes peuvent être divisés en symptômes locaux et symptômes généraux : Les premiers, les plus importants, se tirent de la phlegmasie elle-même et des troubles fonctionnels éveillés par sa présence dans les organes voisins. Les seconds ne présentent rien de caractéristique; ce sont ceux que détermine dans l'organisme toute inflammation suppurative plus ou moins considérable du tissu cellulaire.

Le premier et aussi le plus important symptôme de la périnéphrite est la douleur lombaire. Elle peut à elle seule constituer pendant longtemps tout l'appareil symptomatique.

Le malade accuse tout à coup une douleur profonde, diffuse, aiguë ou sourde, dont le siége n'est pas toujours déterminé d'une façon invariable. Tantôt il la rapporte à la région splénique, si l'inflammation siége à gauche, tantôt à l'hypochondre droit ou au côté correspondant de la poitrine, si la périnéphrite est localisée à droite. Cette mobilité de la douleur peut, à cette période de la maladie, donner le change sur la véritable signification que l'on doit attribuer à ce signe. Le plus souvent, le siége d'élection des phénomènes douloureux est à la région lombaire, dans l'espace qui sépare les dernières fausses côtes de la crête iliaque, au niveau du bord externe de la masse sacro-lombaire. La douleur peut disparaître pour un temps déterminé et n'attendre pour reparaître qu'une nouvelle cause déterminante. Presque toujours, elle présente un accroissement d'intensité jusqu'au moment de l'évacuation du pus.

Un de ses caractères essentiels est d'être toujours augmentée par la pression et par le mouvement. Elle s'exaspère surtout lorsqu'on cherche à imprimer à la jambe du côté malade des mouvements de flexion et d'adduction. Le simple contact la fait naître, le moindre effort de toux, les mouvements volontaires les plus limités des muscles lombaires, les plus faibles secousses du corps peuvent la réveiller, elle s'exaspère toujours lorsqu'on vient à comprimer la région malade entre les deux mains et surtout à la percuter. Lorsqu'elle atteint un tel degré d'intensité, elle condamne le malade à un décubitus spécial : il repose sur le dos, les jambes et les cuisses légèrement fléchies, évitant tout mouvement.

Cette douleur constitue un symptôme d'une grande importance parce que, pendant plusieurs jours, plusieurs semaines, elle est pour ainsi dire le seul phénomène local. Féron l'a vue devenir beaucoup plus vive après l'administration des purgatifs, par suite de la contraction des muscles abdominaux dans les actes répétés de la défécation. Dans un cas rapporté par lui, les douleurs lombaires faisaient complétement défaut, et il explique leur absence par la marche foudroyante de la maladie.

Quant aux irradiations douloureuses, elles sont inconstantes et variables. Le plus souvent, la douleur reste exactement localisée au point où elle a pris naissance ; d'autres fois, au contraire, en dépit des assertions, émises par certains auteurs, elle s'étend aux parties voisines et même aux régions éloignées ; elle irradie quelquefois dans l'abdomen et surtout vers la paroi antérieure de la fosse iliaque, vers les organes génitaux et jusqu'à la racine du membre inférieur correspondant. Ces irradiations trouvent leur raison d'être dans la distribution des ramifications nerveuses émanant des troncs, en ce point de la colonne vertébrale. Le douzième nerf dorsal, par son rameau perforant latéral qui descend verticalement vers la fosse iliaque, motive les sensations douloureuses que certains malades y ont éprouvées, tandis que la petite et surtout la grande branche abdominale et génitale expliquent la part que prennent à la douleur la paroi abdominale et les organes génitaux.

A une période plus avancée de la maladie, la migration du pus et l'invasion des parties circonvoisines, plus ou moins intéressées, par les progrès croissants de la collection purulente, peuvent, jusqu'à un certain point, rendre compte des phénomènes douloureux éloignés qu'accusent les malades.

Au bout d'un temps variable, qui rarement excède quinze à vingt jours, la douleur initiale, d'abord sourde, diffuse et profonde, puis plus vive et mieux localisée, devient lancinante, aiguë, pongitive, en même temps qu'apparaît graduellement, sur l'un des côtés de la colonne vertébrale, un empâtement profond et assez mal limité qui s'étend de proche en proche, envahit toute la région lombaire correspondante et quelquefois même, mais beaucoup plus rarement, la fosse iliaque et la partie supérieure de la fesse.

L'échancrure costo-iliaque s'efface, et, le malade étant dans le décubitus dorsal, si le médecin plonge sa main sous la région lombaire, il perçoit par la palpation, comme bientôt par la vue, une saillie plus ou moins marquée ; et si, en même temps, il place l'autre main sur la région antérieure correspondante, il constate entre ses deux mains une tumeur profonde, se continuant avec le tissu cellulaire sous-cutané, plus ou moins volumineuse, arrondie, rénitente, mais difficile à délimiter. Cette tumeur est immobile lorsqu'on commande au malade de grands mouvements de respiration, et l'on acquiert alors la certitude qu'elle est indépendante du foie qui s'abaisse et s'élève à chaque mouvement d'inspiration et d'expiration.

En même temps que la région lombaire devient plus large et plus saillante, les téguments de cette région présentent une légère tuméfaction œdémateuse qui devient appréciable surtout lorsque le malade se tient debout. On peut d'ailleurs aisément percevoir cet œdème en appliquant le doigt sur les téguments : l'impression digitale y reste et y persiste même assez longtemps. Tantôt l'œdème est limité à la région lombaire, tantôt il s'étend à distance dans les régions voisines, souvent il envahit les régions dorsale et fessière ; on l'a vu envahir la partie la plus élevée de la fesse et de la hanche et remonter jusqu'à la partie supérieure des côtes. Évidemment, on ne saurait trop insister sur la valeur de ce signe, car si la douleur, la tuméfaction n'ont rien de caractéristique pour le phlegmon périnéphrétique, et peuvent appartenir à bien d'autres tumeurs liquides de la région lombaire, l'œdème induira toujours, par sa présence, l'existence d'une inflammation profonde ne pouvant guère être que celle de la capsule adipeuse du rein.

La tuméfaction, uniformément pâteuse au début, se circonscrit plus tard de plus en plus, et, prenant une forme acuminée, elle augmente à mesure que la périnéphrite poursuit ses périodes, sauf dans les cas où la collection liquide se porte en avant et se rompt dans la cavité du péritoine ou de l'intestin. C'est alors un affaissement de la région postérieure qui succède brusquement à la saillie observée pendant les jours précédents. Jusque-là les téguments avaient gardé leur coloration normale ; mais dès que le sommet de la tumeur devient plus saillant, la peau prend une teinte rougeâtre ou rose vif, et parfois même cette rougeur devient érysipélateuse lorsque la phlegmasie s'étend au tissu cellulaire sous-cutané de la région.

A cette période, la palpation de la région lombaire permet de percevoir, outre la chaleur souvent intense des téguments, une fluctuation d'abord très-obscure par suite de la profondeur de l'abcès périnéphrétique que recouvre une masse musculaire épaisse, doublée d'un tissu cellulaire plus ou moins œdématié. Pour rendre cette fluctuation plus manifeste, il suffira de faire coucher le malade sur le côté sain en même temps que, par une légère flexion de la cuisse sur le bassin, on cherchera à relâcher les muscles abdominaux. Plaçant alors une main sur la paroi antérieure et l'autre sur la paroi postérieure, et embrassant de la sorte la tumeur, on pressera alternativement avec ses doigts en avant et en arrière. C'est ainsi que l'on pourra, dès le début, découvrir le signe pathognomonique de la collection liquide. Si la sensibilité des parties était trop considérable et ne permettait pas la moindre investigation, ni le plus léger attouchement, on pourrait, selon le conseil donné par Rosenstein, chloroformer le malade ; mais, au lieu de recourir à l'anesthésie afin d'acquérir la certitude de la présence du pus, il nous semble préférable d'attendre que la collection purulente, en devenant plus superficielle, soit rendue de la sorte plus facile à percevoir.

Effectivement, par suite de l'éraillure de quelques fibres musculaires, le pus se fraye, en général, au bout de quelques jours, un passage à travers le muscle transverse, s'étend en nappe dans le tissu cellulaire sous-cutané, soulève les téguments et devient de la sorte réellement superficiel. Dans ces cas, en vertu de sa disposition anatomique en bouton de chemise, l'abcès donne lieu à la sensation du passage d'un liquide, accompagnée quelquefois d'un bruissement que Dupuytren a comparé à un bruit de chaînons. Quoi qu'il en soit, la fluctuation ne doit pas servir de guide exclusif au chirurgien, car, s'il attendait qu'elle devînt manifeste, il s'exposerait à intervenir beaucoup trop tard. Dans ce cas, l'abcès, au lieu de venir se faire jour vers la région lombaire, tend à fuser soit dans la fosse iliaque, soit dans les régions circonvoisines ou éloignées, en entraînant des désordres sur lesquels nous aurons à revenir bientôt.

A côté de ces symptômes locaux viennent se ranger les troubles fonctionnels.

La sécrétion urinaire doit être interrogée avec soin, quoiqu'elle ne fournisse pas toujours des signes positifs. Il importe, en effet, de distinguer les cas où la périnéphrite est indépendante de la maladie du rein et ceux où la phlegmasie circumrénale en est la conséquence. Si la périnéphrite s'est développée soit dans le courant des fièvres graves, soit à la suite de refroidissements répétés, les fonctions rénales ne seront point troublées et les urines ne présenteront d'autres caractères que ceux que la fièvre peut leur imprimer : elles seront peu abondantes, chargées de matières colorantes et d'urates, partant, sédimenteuses et foncées ; mais si l'affection est d'origine traumatique, l'urine parfois, immédiatement après l'accident, renferme une certaine quantité de sang. Lorsque la périnéphrite est la conséquence d'une maladie non traumatique du rein et succède, par exemple, à une pyélite calculeuse ou à une pyélonéphrite remontant à une époque plus ou moins reculée, les troubles urinaires seront plus constants et plus accentués, tout en restant en rapport avec la lésion originelle; l'urine alors pourra contenir de l'albumine, du pus ou des graviers, et, dans des cas beaucoup plus rares, des vésicules hydatiques.

Toutefois, malgré l'existence d'une pyélonéphrite très-accusée, les urines ne présentent, dans certains cas, d'autres modifications qu'une diminution légère dans leur quantité ; c'est ce qui arrive lorsqu'un calcul engagé dans l'uretère et se moulant sur ses parois en obstrue la lumière au point de s'opposer absolument à l'écoulement de l'urine et du pus.

Quant à l'acte de la miction, il est rarement modifié ; l'émission de l'urine se fait le plus souvent sans douleur, rarement la dysurie figure au nombre des symptômes, et pourtant Fabrice de Hilden fait mention, dans un cas, d'accidents de ce genre s'étant montrés dès le début.

Les symptômes locaux ne marquent pas toujours le début de la périnéphrite ; lorsque la maladie affecte un individu auparavant en bonne santé, c'est en général la fièvre qui ouvre la marche.

Dans la plupart des cas cependant, la fièvre est consécutive à la douleur lombaire. Cette réaction fébrile, avec élévation de température et accélération du pouls, présente ce caractère particulier d'être continue ou plutôt rémittente avec paroxysme et frisson dans la soirée ; quelquefois au frisson succède une chaleur très-vive, suivie d'une sueur plus ou moins abondante; on a de la sorte, comme le fait remarquer Trousseau, tous les stades de la fièvre intermittente.

Lorsque, après avoir persisté pendant quelques jours, la fièvre semble céder, pour reparaître ensuite avec une intensité nouvelle, ce retour paroxystique doit presque toujours être considéré comme l'indice de la formation du pus. Cette sorte de fièvre secondaire, dans laquelle la température s'élève jusqu'à 40° centigrades, affecte de préférence le type intermittent et est essentiellement caractérisée par une série de frissons plus ou moins intenses suivis d'une abondante diaphorèse.

Les fonctions digestives ne tardent pas à participer au trouble général, et souvent même, dès le début, des phénomènes gastro-intestinaux plus ou moins accusés accompagnent ou précèdent même la fièvre ; la langue est sale et blanche ou sèche, l'appétit nul, la soif vive et la constipation plus ou moins opiniâtre. A un degré plus avancé, les malades s'amaigrissent, rejettent tous les aliments, et tombent dans un état de prostration et de faiblesse extrême.

Les nausées et les vomissements ont été particulièrement notés dans cette variété de périnéphrite (Cusco, Chassaignac) ; mais ils peuvent se rencontrer dans les autres formes de phlegmasie circumrénale, et, dans ces cas, ils reconnaissent différentes conditions pathogéniques : tantôt, en effet, ils marquent le début du paroxysme fébrile et sont liés à la fièvre elle-même ; d'autres fois ils se montrent plus tardivement et se répètent avec opiniâtreté ; leur apparition inopinée et leur persistance doivent faire soupçonner la participation du péritoine au processus inflammatoire.

La constipation, avons-nous dit, est très-fréquente au début de la périnéphrite ; soit qu'elle tienne à l'état fébrile ou qu'elle dépende de la compression à laquelle la partie du côlon voisine de la périnéphrite est soumise, ou qu'elle soit provoquée par un certain degré d'irritation ou de phlegmasie de cette partie du tube intestinal, on peut la considérer comme habituelle dans les premières phases de la maladie. On l'a vue quelquefois disparaître au moment où le pus se frayait une voie au dehors ou dans une cavité voisine, en même temps que la tumeur lombaire s'affaissait ; dans quelques cas plus rares, sa brusque disparition est immédiatement suivie d'une diarrhée muco-purulente qui doit éveiller l'attention vers une des terminaisons possibles de la périnéphrite, c'est-à-dire l'ouverture du foyer périnéphrétique dans l'intestin.

C'est en général dans les derniers temps de la maladie que la diarrhée se montre ; elle vient en général, dans les cas fâcheux, terminer la scène morbide et elle est accompagnée alors de tous les phénomènes propres à la résorption putride. Le malade, pâle, amaigri, est miné par la fièvre hectique, sa peau est chaude et sèche, sa langue fuligineuse, son pouls petit, filiforme et dépressible, et les troubles nerveux graves ne tardent pas à venir compléter ce triste cortége. C'est dans ces formes de la périnéphrite, que l'on pourrait appeler septicémiques, que l'on a noté une agitation inexprimable, un délire violent, les soubresauts des tendons, l'anxiété, l'oppression, la lividité de la face, enfin la somnolence et le coma ultime ; mais la plupart de ces troubles nerveux se montrent rarement et ne paraissent même avoir été observés que dans la périnéphrite gangréneuse. Toutefois, quand la collection purulente est étendue et trouve difficilement une issue à l'extérieur, il n'est pas rare de constater une certaine agitation nerveuse, de l'insomnie et un subdélirium le plus souvent nocturne. D'autres fois enfin, lorsque l'affection a été de très-longue durée, les malades s'éteignent lentement, sans réaction, dans un état d'émaciation extrême ; ils présentent quelquefois des signes d'un pronostic très-grave ; tels sont le muguet, qui recouvre toute la muqueuse buccale et les eschares au sacrum.

*Marche. Durée. Terminaison.* La périnéphrite spontanée et primitive peut évoluer d'une façon aiguë et présenter les caractères symptomatiques de tous les phlegmons : fièvre rémittente, paroxysme souvent précédé de frissons, sueurs, teinte pâle, jaunâtre de la peau, inappétence, nausées ou vomissements, insomnie, douleur dans la région lombaire et dans le flanc s'étendant jusque dans la fosse iliaque, urines rares et briquetées, jactitation, angoisse faisant place plus tard à l'immobilité commandée par les douleurs ; comme signes physiques : tuméfaction, élargissement du côté malade avec sensibilité vive à la pression, œdème de la région lombaire, plus tard fluctuation dont la contraction des parois abdominales rend parfois la constatation difficile, empâtement, tel est l'ensemble des caractères assignés à cette maladie par notre savant maître le docteur Guéneau de Mussy.

Mais bien que cette marche aiguë soit la plus habituelle, et bien que le phlegmon parcoure, en général, ces périodes avec rapidité, il est des cas cependant où l'inflammation évolue avec plus de lenteur et suit une marche pour ainsi dire chronique. Si la périnéphrite, en effet, se produit sous l'influence d'une cause peu violente, mais continue, elle peut traîner en longueur sans même éveiller l'attention du malade. Dans certains cas, elle revêt une allure toute particulière ;

son développement semble, pour ainsi dire, se faire en deux temps : une première phase, dans laquelle la douleur constitue à elle seule presque toute la symptomatologie de l'affection ; une seconde phase, caractérisée par l'exacerbation violente des symptômes locaux et généraux propres à l'abcès périnéphrétique.

La périnéphrite traumatique présente souvent à son début des vomissements, du ténesme, de la dysurie et de l'hématurie, symptômes plus essentiellement liés à la plaie ou à la contusion des reins.

Lorsque la périnéphrite se montre dans le cours des fièvres graves, ses symptômes peuvent rester absolument obscurs, masqués, pour ainsi dire, par les phénomènes généraux propres à l'affection antécédente. Enfin lorsque l'origine de la maladie est de nature calculeuse, la placidité de son développement est souvent interrompue par des accès de coliques néphrétiques qui se répètent avec plus ou moins de fréquence et impriment, en général, à la périnéphrite un nouvel essor.

La durée de la périnéphrite est extrêmement variable et dépend de conditions multiples : les causes doivent figurer au premier rang; l'étendue du foyer et l'état de l'organisme peuvent également exercer leur influence.

Cette durée est en moyenne de 3 à 5 mois; dans les cas les plus heureux, elle n'a pas été au-dessous d'un mois, et on l'a vue persister pendant des années; elle varie, du reste, avec la direction que prend le pus de l'abcès périnéphrétique. Lorsque cet abcès s'ouvre au dehors à la région lombaire, l'écoulement dure 6 à 7 semaines en moyenne; quelques semaines seulement, lorsque le pus s'ouvre un passage à travers les bronches.

Enfin, si la périnéphrite est secondaire et causée par la présence de calculs rénaux, la suppuration se prolonge quelquefois pendant des années entières. Dans les formes gangréneuses de la maladie, la terminaison mortelle peut survenir très-rapidement,

La périnéphrite peut présenter les terminaisons habituelles à toutes les phlegmasies; quelques auteurs cependant ont élevé des doutes sur la possibilité de la terminaison par résolution. Le fait rapporté par Trousseau nous semble assez concluant pour établir, à lui seul, la réalité de cette favorable issue. Hallé, enfin, en rapporte un autre, recueilli dans le service du professeur Lasègue. La terminaison par gangrène est très-rare; Rayer n'en cite que deux cas (Turner, Blaud).

La suppuration est, on peut le dire, la règle, et présente des modalités en rapport avec les diverses migrations du pus. Comme nous l'avons dit précédemment (voy. *Anat. pathol.*), le pus reste rarement confiné dans la région lombaire, il tend, le plus souvent, à devenir superficiel ; mais dans certains cas, cependant, il peut se répandre dans les régions voisines ou éloignées, en présentant dans ses migrations de grandes analogies avec la suppuration des abcès de la fosse iliaque.

Dans les cas réguliers; à progression franche, la collection purulente tend à se faire jour *à l'extérieur, vers la région lombaire;* le pus parvient à dissocier, à écarter les unes des autres les fibres musculaires sus-jacentes, il s'étend en nappe dans le tissu cellulaire sous-cutané, de façon à former un foyer superficiel qui communique avec le foyer profond par une ouverture assez étroite en forme de bouton de chemise. C'est, en général, au niveau du point où se fait la hernie lombaire de J.-L. Petit, dans cet espace triangulaire limité par le bord postérieur du grand oblique et le bord externe du grand dorsal, que le pus tend à se faire jour.

La région lombaire est alors soulevée et fait une notable saillie en ce point ;
l'échancrure costo-iliaque s'efface, la peau rougit, la fluctuation est manifeste et
superficielle, les téguments s'amincissent, et l'ulcération, produite de dedans en
dehors par la pression croissante du foyer purulent, donne enfin issue au contenu de l'abcès. Cette évacuation naturelle du pus à l'extérieur est immédiatement suivie d'une diminution de la fièvre et d'un amendement général de tous
les symptômes ; par contre, si elle n'a pas lieu et si l'intervention chirurgicale
ne vient pas au secours des efforts de la nature, la fièvre prend un caractère
hectique, quelquefois même typhoïde, avec amaigrissement, diarrhée, sueurs
nocturnes et délire. Cet état, que de Haen a désigné sous le nom de phthisie
cellulaire, ne se rencontre, il est vrai, que dans les cas où la constitution du
sujet a été antérieurement minée par des causes débilitantes.

Lorsque l'ouverture naturelle ou artificielle de l'abcès a été produite, le pus
continue à couler pendant un temps plus ou moins long, suivant que la périnéphrite a été primitive ou consécutive. Dans le premier cas, le travail de réparation oblitère promptement le foyer et la plaie se cicatrise vite ; mais si la
périnéphrite a pour cause une affection rénale et, en particulier, une pyélite
calculeuse, le trajet fistuleux peut persister pendant plusieurs mois, plusieurs
années, et même devenir permanent.

Quelquefois l'orifice cutané s'oblitère avant que les parois du foyer soient
complétement rétractées ou bien avant que le calcul soit sorti, et bientôt après
reparaissent les symptômes locaux et généraux indiquant le retour de la phlegmasie périnéphrétique. Fabrice de Hilden a rapporté un exemple de cette
périnéphrite à répétition.

Néanmoins, d'une façon générale, on peut dire que les abcès périnéphrétiques
qui s'ouvrent du côté de la région lombaire sont ceux qui se détergent le plus
vite. Lorsque la suppuration est tarie, il reste après l'oblitération du foyer une
induration plus ou moins étendue qui tient à l'infiltration dans les tissus d'une
lymphe plastique qui s'y est organisée. Cette induration persiste généralement
assez longtemps sans entraîner de gêne notable pour le malade.

Si l'abcès périnéphrétique ne s'ouvre pas spontanément à l'extérieur et si l'on
tarde à lui donner issue par une incision opportune, il peut décoller le tissu cellulaire sous-cutané et s'étendre jusqu'à la région lombaire, envahir même la cavité
abdominale sans rompre le péritoine, sans se porter dans la fosse iliaque, ni se
vider dans le gros intestin, ainsi que Trousseau en rapporte un exemple dans sa
clinique.

Plus souvent le travail inflammatoire envahit la fosse iliaque, et l'on voit alors
un abcès se montrer au-dessus de l'arcade de Fallope, ou même à la base du
triangle de Scarpa, le pus ayant suivi la gaîne des vaisseaux fémoraux ou ayant
fusé le long de l'aponévrose du psoas iliaque ; dans ce dernier cas il y a une véritable psoïtis, et la collection purulente, au lieu de se rassembler en foyer au pli de
l'aine, va faire saillie au niveau du petit trochanter ; on l'a même vue corroder la
capsule fibreuse coxo-fémorale et pénétrer dans la cavité articulaire. D'autres fois
le pus fuse dans le petit bassin, dont le tissu cellulaire est envahi, suppure à son
tour et donne lieu à un phlegmon pelvien, qui peut s'ouvrir dans une des cavités
voisines, dans l'urèthre (Charnal), la vessie (Rayer) et le vagin (Féron, Trousseau). Dans tous ces cas, les dégâts sont si considérables, les suppurations de si
longue durée, que presque toujours la mort est la conséquence de ces abcès pé-
régrinateurs.

La rupture de l'abcès dans le *péritoine* peut survenir dans le cours de la péri-néphrite, mais elle est extrêmement rare. Le cas rapporté par Gardien démontre l'existence de ce mode de terminaison. Le plus ordinairement il se développe une péritonite de voisinage, dont le résultat est précisément d'organiser les fausses membranes qui protégent la cavité séreuse contre la rupture du foyer purulent. Dans le cas de Daga cependant la péritonite était généralisée. La mort est la consé-quence fatale d'un pareil accident, et elle survient d'une façon presque foudroyante avant que les lésions matérielles du péritoine aient eu le temps de se produire.

Cette terminaison fatale n'est pas toujours aussi prompte, ainsi que le prouve le cas publié par Lemoine, de communication d'un foyer périnéphrétique avec la cavité péritonéale, lequel n'avait déterminé aucun accident pendant la vie et n'avait été reconnu qu'à l'examen nécroscopique.

L'abcès périnéphrétique s'ouvre assez souvent dans le tube digestif; malgré l'assertion de Rayer nous n'avons pas trouvé d'exemple vraiment authentique d'ouverture du foyer dans l'estomac, et, sans nier la possibilité du fait, nous croyons le cas extrêmement rare. Quant à l'observation de Rivière, dans laquelle le malade, à la suite de douleurs violentes dans la région du rein gauche, rejeta par le vomissement un certain nombre de calculs; nous sommes porté à élever des doutes sur l'existence d'une périnéphrite dans un tel cas. Il s'agissait là bien évi-demment de pyélite calculeuse ou de pyélo-néphrite, mais il n'est pas fait men-tion de la phlegmasie concomitante de la capsule adipeuse.

Seuls les auteurs modernes ont publié des exemples authentiques d'ouverture des abcès périnéphrétiques dans le côlon (Rayer, Chassaignac, Cruveilhier, Par-mentier, Cornil, Naudet). La tendance de l'abcès périnéphrétique à s'ouvrir dans cette partie de l'intestin est favorisée par les dispositions anatomiques qui existent entre le côlon et le péritoine; le côlon en effet est le plus souvent, par sa face postérieure, en contact immédiat avec le pus, et la fragilité même de ses parois rend aisément compte de sa perforation. Au moment où s'opère cette rupture, le malade éprouve un besoin irrésistible de défécation et rend presque aussitôt des selles fétides et muco-purulentes, souvent, au début, mêlées de sang.

Une fois ouvert dans l'intestin, l'abcès continue à verser du pus par l'ouver-ture de communication jusqu'à complète réparation du foyer; parfois cependant cette terminaison qui, au premier abord, semblerait favorable, peut devenir fu-neste, ainsi que le témoigne l'observation de Parmentier, recueillie dans le service de Cruveilhier. Trousseau signale en outre une complication qu'il a eu l'occasion d'observer deux fois : c'est un emphysème étendu de toute la région dorsale dû très-probablement à la présence des gaz intestinaux contenus dans le foyer et infiltrés dans le tissu cellulaire.

Un des plus remarquables modes de terminaison de la périnéphrite est le pas-sage de l'abcès dans la cavité thoracique et l'évacuation du pus par la bouche à la suite de l'ulcération du diaphragme et des bronches. Quelquefois la marche du phlegmon est lente et graduelle, la plèvre a le temps de subir une inflamma-tion adhésive, ses deux feuillets, unis intimement l'un à l'autre, se laissent simultanément traverser par le pus, qui arrive ainsi au contact du poumon et le perfore pour s'éliminer ensuite par les bronches; un accès de toux, subit et violent, fait rejeter alors une quantité considérable de liquide purulent, qui peut aller jusqu'à deux litres, comme dans le cas de Cantegril. Rayer a relaté une vomique ayant pareille origine, et des cas analogues ont été rapportés par Hallé et par Ducasse.

D'autres fois, le processus est plus violent, la marche plus rapide, et le diaphragme est perforé avant que la plèvre, qui tapisse sa face supérieure, se soit accolée au feuillet viscéral ; alors, c'est dans la cavité pleurale que se fait l'épanchement, en déterminant tous les signes de la pleurésie purulente. Les faits de ce genre sont à la fois moins communs et plus graves que les précédents ; lorsque le pus, en effet, au lieu d'arriver directement dans les bronches, s'épanche brusquement dans la cavité pleurale, il provoque une dyspnée intense, qui peut aller jusqu'à l'orthopnée, la plèvre réagit avec violence, la phlegmasie suppurative qui en résulte augmente encore la quantité de l'épanchement, et le malade ne tarde pas à succomber.

Naudet rapporte l'observation d'un homme de 27 ans chez lequel l'abcès périnéphrétique s'ouvrit dans la plèvre sans autre manifestation que celle d'une simple pleurésie ; deux jours après, il se fraya une deuxième issue à travers la paroi lombaire, finit par perforer le poumon, en donnant lieu à tous les signes d'un *hydro-pneumothorax*, et, six semaines après, le malade quittait l'hôpital, complétement guéri.

*Diagnostic.* Il n'est pas de sujet à la fois plus délicat et plus complexe que le diagnostic de la périnéphrite. Il met le clinicien aux prises avec des difficultés sans nombre, soit qu'il la méconnaisse au début, soit qu'il la confonde plus tard avec les maladies si variées qui peuvent la simuler. De toutes parts, le médecin est environné d'obstacles qu'une observation rigoureuse peut seule lui faire surmonter.

Trois éléments morbides doivent servir de base à l'établissement du diagnostic : la douleur, la fièvre et la tuméfaction de la région lombaire. Ces symptômes, qui appartiennent en propre au phlegmon lui-même, ne peuvent pas toujours, au début, servir à caractériser la périnéphrite, puisqu'ils n'apparaissent pas simultanément ; plus tard, quand ils se montrent, ils peuvent être masqués et disparaître même au milieu des désordres nombreux et étendus que l'inflammation circumrénale peut provoquer ; mais l'existence de désordres antérieurs du côté de la fonction urinaire, l'évolution progressive et graduellement croissante des trois principaux symptômes que nous venons de signaler, laisseront peu de prise au doute.

La fièvre et la douleur étant les premiers symptômes, la confusion devient possible avec des affections douloureuses localisées dans la région lombaire ou bien avec des pyrexies présentant quelques irradiations algiques vers ces mêmes parties ; à la première catégorie appartiennent la néphralgie, le lumbago et la névralgie iléo-lombaire.

Or, dans la périnéphrite, la douleur est plus profonde que dans le *lumbago* et s'exaspère par la pression plus encore que par le mouvement. Le lumbago existe le plus souvent des deux côtés, la périnéphrite n'en affecte qu'un seul. Il est certaine forme de lumbago très-intense, avec douleur profonde et réaction fébrile, capable de faire croire à un phlegmon périnéphrétique, alors même que sa marche est assez rapide ; mais cette réaction, aussi bien que la douleur, présente, dans l'un et l'autre cas, des caractères différents : dans le lumbago, c'est moins la fièvre qu'un léger mouvement fébrile qu'on peut attribuer à l'insomnie causée par la douleur plutôt qu'à la maladie elle-même ; dans la périnéphrite, au contraire, c'est une fièvre continue avec exacerbation (Naudet).

Outre que la néphralgie simple est extrêmement rare, elle n'est jamais accompagnée de fièvre, et ce caractère négatif suffit à lui seul pour éliminer l'hypothèse

d'une périnéphrite. Quant à la névralgie iléo-lombaire, l'absence de réaction
fébrile et l'existence des points douloureux caractéristiques suffisent pour la
caractériser.

La confusion de la périnéphrite fébrile avec certaines pyrexies n'est possible
que dans les premiers jours de la maladie, et encore dans des cas très-restreints.
Trousseau cependant cite un cas de phlegmon périnéphrétique qui fut pris pour
une *fièvre typhoïde*. La marche de la maladie et l'absence des autres symptômes
propres à la dothiénentérie ne permettront pas que l'erreur soit de longue durée;
l'hésitation sera plus courte encore pour la fièvre d'invasion de la *variole* et pour
la rachialgie qui l'accompagne, quoique la douleur, dans ce cas, présente une
certaine ressemblance avec celle de la périnéphrite.

Le diagnostic différentiel de la périnéphrite qui a engendré des collections
purulentes n'est pas moins difficile. Parmi les affections qui peuvent la simuler,
les abcès de la région lombaire doivent être mis au premier rang. Ces abcès
se reconnaîtront surtout à leur siége superficiel et à leur mode de progression.
Les abcès profonds sont presque toujours symptomatiques d'une lésion siégeant
dans le corps des vertèbres; ces abcès ossifluents ou *par congestion* sont quelquefois difficiles à distinguer de la périnéphrite. Le début brusque et fébrile, la douleur circonscrite à l'un des côtés de la région lombaire, l'œdème des téguments à
ce niveau, les antécédents du malade, enfin l'intensité même du processus inflammatoire, suffisent pour caractériser cette dernière affection, tandis que la déformation de la colonne vertébrale, la douleur provoquée par la pression sur l'apophyse épineuse de la vertèbre altérée, parfois les troubles nerveux ou parésiques
développés dans les organes situés au-dessous de la lésion, enfin, les signes tirés
de la constitution du sujet et des attributs diathésiques qu'il présente, ne permettent guère de méconnaître la nature et l'origine de ces abcès par congestion
avant même que l'ouverture spontanée ou artificielle du foyer purulent soit venue,
à son tour, apporter au diagnostic de nouveaux éléments.

À un certain moment de la périnéphrite, lorsque la région lombaire est saillante et tuméfiée, que les téguments sont amincis, chauds et de coloration rosée
ou d'un rouge vif, en un mot lorsque l'abcès est près de s'ouvrir spontanément, on
pourrait croire tout d'abord à l'existence d'un phlegmon érysipélateux des parois
lombaires. Le malade, en effet, dans les deux cas, est pris de frissons, de fièvre
vive, de nausées, de vomissements et d'une douleur aiguë dans un des côtés
de la région lombaire; on constate en même temps un gonflement diffus et uni-
latéral, puis de l'œdème et de la rougeur de la peau. Mais, dans le premier cas,
la rougeur cutanée s'étend et envahit les parois de l'abdomen et quelquefois même
du thorax. L'*érysipèle* peut remonter jusque dans l'aisselle et ne tarde pas à
gagner le côté des lombes opposé à celui où il a débuté. Enfin, dans le phlegmon
érysipélateux des parois lombaires, on ne sent pas dans le flanc la rénitence profonde que l'on perçoit toujours dans les cas de périnéphrite.

On peut encore trouver dans la paroi abdominale postérieure certaines *collections liquides* qui ne présentent avec l'abcès périnéphrétique que de lointaines
analogies; il suffit, ce nous semble, de les mentionner ici pour mettre l'observateur en garde contre pareille méprise : tels sont les kystes, les épanchements
sanguins et certains abcès profonds qui se sont fait jour au niveau de la région
lombaire, quoique ayant une origine beaucoup plus éloignée.

Trousseau recommande, toutes les fois que l'on constate une tumeur de la région lombaire, de ne pas oublier que vers le point même où l'abcès profond vient

faire saillie sur la peau, il peut se produire cette hernie de l'intestin à laquelle
J.-L. Petit a attaché son nom.

Quand on n'a pas vu le malade au début, on pourrait réellement être embarrassé pour diagnostiquer une psoïtis avec tendance à la suppuration, car celle-ci
peut présenter quelquefois des symptômes communs avec la périnéphrite.

La flexion de la cuisse du côté malade peut survenir en effet dans cette dernière affection sous l'influence d'une contracture réflexe. Rosenstein, dans un cas
mortel de suppuration du psoas, dit avoir vu ce signe faire défaut, mais il fait
remarquer avec raison que tous les symptômes spéciaux de l'inflammation du
psoas peuvent apparaître secondairement à la suite d'un abcès périnéphrétique.
Sauf ces cas exceptionnels, le diagnostic sera fondé sur les caractères suivants :
la fluctuation est plus profonde dans la psoïtis, et la marche de la maladie plus
lente ; enfin il n'existe jamais de tuméfaction ni d'œdème de la région lombaire,
et la douleur, qui ne s'exaspère que faiblement à la pression, se développe surtout
lorsqu'on imprime des mouvements d'abduction au membre dont le psoas est enflammé.

Il nous reste encore, pour terminer cette énumération déjà longue, à dire
quelques mots des affections du rein, du foie, de la rate et de l'intestin qui peuvent présenter quelques points de ressemblance avec la périnéphrite.

La plupart des maladies des reins ou du bassinet peuvent avoir quelques symptômes communs avec la périnéphrite et, à ce titre, elles mériteraient de figurer
dans le diagnostic différentiel ; mais il en est certaines qui affectent avec la
phlegmasie périnéphrétique des connexions pathologiques si étroites qu'il est souvent difficile de les distinguer de celle-ci ; c'est sur elles que nous devons plus
particulièrement appeler l'attention : nous voulons parler de la *pyélite* et de la
*pyelo-néphrite calculeuse.* Les abcès consécutifs à la néphrite suppurative et les
collections purulentes survenues dans le bassinet à la suite d'une pyélite présentent des points de ressemblance remarquable avec les abcès cellulaires qui environnent le rein, et c'est surtout dans les cas où la périnéphrite aura été déterminée par le passage du pus, de l'urine ou des graviers à travers une fistule
rénale que le diagnostic présentera de sérieuses difficultés. Deux questions doivent, en effet, se poser dans ce cas : la périnéphrite est-elle isolée et primitive,
ou bien est-elle secondaire et liée à une lésion antécédente du rein, et dans ce
cas quelle est la maladie initiale qui a engendré tous ces désordres ? C'est par
l'examen approfondi des urines et par les signes anamnestiques que le clinicien
arrivera à résoudre ce problème difficile.

Mais en dehors de ces cas où les deux maladies marchent conjointement et
se confondent pour ainsi dire dans un cortége symptomatique commun, il peut
arriver qu'elles soient isolées et que cependant elles soient prises l'une pour
l'autre. Certains symptômes communs semblent légitimer cette méprise ; en
effet, les deux affections apparaissent également d'un seul côté et se caractérisent
toutes deux par la présence d'une tumeur fluctuante dans la région lombaire ;
mais d'une part, dans le cas de tumeur formée par une collection purulente
dans la cavité du bassinet, la fluctuation est plus profonde, la région lombaire moins saillante, et les phénomènes fébriles sont en général moins accusés ;
d'autre part, on ne trouve pas cet œdème du tissu cellulaire sous-cutané que l'on
peut considérer comme propre à la périnéphrite. Le passage d'une certaine quantité de pus dans l'urine semblerait, dans le cas de pyélite purulente, devoir lever
tous les doutes ; ce signe précieux peut faire défaut lorsqu'il y a obstruction

complète de l'uretère par un calcul engagé entre la vessie et le bassinet. Mais, en pareil cas, la distension du bassinet et des calices peut devenir une cause de périnéphrite parce que l'inflammation se propage au tissu cellulo-graisseux ambiant, ou bien parce qu'il se forme une fistule borgne qui amène l'épanchement du pus et de l'urine dans l'enveloppe adipeuse du rein, et bientôt on observe tous les signes de l'abcès périnéphrétique proprement dit.

La néphrite suppurative peut, dans des cas assez rares, faire songer à l'existence d'un phlegmon périnéphrétique; certains symptômes communs se retrouvent, en effet, dans les deux affections ; ce sont : la douleur, le frisson, la fièvre ; mais la tuméfaction de la région lombaire et l'œdème cellulo sous-cutané serviront à constater l'existence de la périnéphrite.

L'hydro-néphrose est plus facile à différencier de la périnéphrite que les affections dont nous venons de parler; son indolence, la lenteur de son évolution, sa marche essentiellement chronique, l'absence des réactions générales suffisent pour trancher la question.

Semblables à l'hydro-néphrose au point de vue de la lenteur de leur marche et de l'absence de fièvre et de douleur, les kystes séreux du rein sont rarement assez développés pour imiter une collection périnéphrétique.

Quant aux kystes hydatiques, ils méritent une mention spéciale vu la possibilité de leur évacuation soit dans le bassinet, soit dans le tissu cellulaire extrarénal. Dans le premier cas, l'expulsion des hydatides par les urines ne laissera plus de doutes sur la nature de la tumeur. Si le kyste, au lieu de s'ouvrir dans le bassinet, déverse son contenu dans l'atmosphère celluleuse du rein, celle-ci s'enflamme, et bientôt il devient nécessaire de l'ouvrir; on trouvera alors dans le pus sortant par la plaie des débris d'hydatides qui feront reconnaître immédiatement la cause de la périnéphrite et la nature de la tumeur préexistante, ainsi que Féron en a rapporté un intéressant exemple.

Les tumeurs solides du rein n'offrent avec la périnéphrite que des points de ressemblance fort éloignés. Le cancer encéphaloïde peut cependant, par le développement considérable de son élément vasculaire, donner lieu à une sensation de fausse fluctuation capable de faire prendre une tumeur liquide pour une périnéphrite; mais la fréquence des hématuries et les signes extérieurs de la cachexie ne laisseront pas longtemps l'esprit du clinicien en suspens.

En l'absence de tout commémoratif, la périnéphrite suppurée pourrait être confondue avec une tumeur du foie ou de la rate (abcès, kystes, cancer). Cependant, le siége dans la région lombaire est fort insolite pour les tumeurs de ces derniers organes et, de plus, les mouvements du diaphragme sont sans effet sur la collection circumrénale, tandis qu'ils modifient toujours la position des collections hépato-spléniques. Quant aux tumeurs formées par la vésicule biliaire, elles conservent constamment une disposition piriforme et ne soulèvent en arrière les lombes que dans les cas très-rares où elles acquièrent un volume considérable.

Les tumeurs de la rate, outre le caractère qui leur est commun avec celles du foie, présentent quelques traits qui nous semblent suffisamment distinctifs : augmentation de volume de l'organe appréciable à la percussion, douleur localisée dans la région de l'hypochondre gauche, saillie marquée en avant de l'abdomen, enfin absence d'œdème et de fluctuation au niveau de la région lombaire.

Rayer dit avoir vu des tumeurs dépendantes d'un des ovaires s'élever jusque

dans la région lombaire ; mais ces tumeurs, plus mobiles que la collection extra-
rénale, peuvent être refoulées par la pression de l'hypogastre.

Quant aux tumeurs stercorales formées par l'accumulation de matières fécales
dans le côlon ascendant ou descendant, elles ne peuvent guère causer d'incertitude dans le diagnostic, que dans les cas où elles se sont formées chez des individus qui ont présenté antérieurement des désordres fonctionnels plus ou moins
graves des voies urinaires. Plus communes du côté droit que du côté gauche,
elles affectent en général une forme plus allongée, plus cylindrique que les
tumeurs extra-rénales ; de plus, leur consistance pâteuse qui permet au doigt
de les déprimer à travers la paroi abdominale, le siége de la douleur en avant
plutôt qu'en arrière et leur prompte disparition à la suite de l'administration des
purgatifs ne permettent pas une erreur de bien longue durée.

L'inflammation du cœcum ou de l'appendice iléo-cœcal, qui se termine par un
abcès de la fosse iliaque ou du petit bassin, a un siége tellement limité qu'il n'y a
point de confusion possible, si ce n'est dans les cas où la pérityphlite aurait été
latente et où l'inflammation se propageant de la fosse iliaque à la région lombaire
aurait tardivement déterminé les signes d'une périnéphrite. Dans ces cas, l'abcès
donnera issue non-seulement à une odeur stercorale, mais encore à une certaine
quantité de gaz intestinaux.

Pareil accident peut se développer à la suite d'une inflammation du côlon lombaire terminée par perforation ; comme dans le cas précédent, il y aura passage de
matières stercorales liquides dans le tissu adipeux circonvoisin et périnéphrite
consécutive. On reconnaîtra que celle-ci est symptomatique de la maladie de l'intestin en ce que la tumeur lombaire aura été précédée de coliques avec diarrhée,
auxquelles aura brusquement succédé une douleur violente et subite dans la région
rénale.

Enfin, nous mentionnerons encore la péritonite circonscrite qui, débutant par
des vomissements, de la fièvre, de la douleur dans l'un ou l'autre côté de l'abdomen, offre quelques rapports avec le début de certaines périnéphrites. Mais dans
cette péritonite localisée, les organes splanchniques tapissés par le péritoine,
subissant le retentissement de l'inflammation, développeront certains symptômes
qu'on serait tenté de rapporter à l'inflammation de leur tissu propre, comme l'ictère pour la péritonite périhépatique, ou des accès fébriles intermittents pour
l'inflammation du péritoine qui enveloppe la rate.

*Pronostic.* Le pronostic de la périnéphrite est subordonné à ses causes, à sa
forme, à son mode de terminaison ainsi qu'au traitement auquel on aura eu recours pour la combattre.

La périnéphrite *aiguë* primitive, traitée vigoureusement dès le début, a une
terminaison le plus souvent favorable, une évolution rapide et partant un pronostic bénin. La périnéphrite à forme chronique expose le malade à dé la fièvre
hectique qui le conduit lentement vers une issue fatale. L'incision, pratiquée en
temps opportun, peut alors développer de nouveaux accidents dus à la pénétration de l'air dans la cavité purulente. Certaines complications survenant à une
époque plus ou moins avancée de la maladie peuvent en précipiter le cours et
déterminer une mort assez prompte : telle est l'ouverture de l'abcès périnéphrétique dans le péritoine, telles sont encore les hémorrhagies qu'on a vues se produire et se répéter dans l'intérieur du foyer, après l'incision de celui-ci (Féron).

Le pronostic est fâcheux surtout dans les cas de périnéphrite *secondaire*
*et consécutive à une pyélo-néphrite calculeuse.* La persistance de la cause, en

et s'opposant à la réparation du foyer, même après son ouverture naturelle ou artificielle; entretiendra indéfiniment la suppuration ; on verra se développer alors des fistules intarissables, et le malade, miné par la fièvre hectique, succombera dans le marasme le plus profond. Parfois l'urine mêlée de graviers ou de débris de calculs, en se déversant dans le tissu cellulo-adipeux circumrénal, pourra en provoquer la gangrène avec tous les phénomènes généraux graves qui l'accompagnent. La périnéphrite qui *succède aux lésions du foie ou de la vésicule biliaire* est moins fréquente et moins grave que cette variété.

Lorsque l'abcès périnéphrétique est lié à la *puerpéralité*, son pronostic n'est pas toujours aussi fâcheux que l'on pourrait le supposer. Sur deux femmes qui avaient eu un phlegmon périnéphrétique pendant leurs couches, et dont Naudet a rapporté l'histoire, l'une guérit et l'autre, après avoir présenté une amélioration notable qui avait fait un instant espérer une guérison prochaine, succomba à la suite de phénomènes de résorption purulente produite par la stagnation du pus à laquelle on n'avait pas pu remédier.

**Enfin**, quand la périnéphrite se montre *dans le cours des affections générales et des pyrexies*, son pronostic est singulièrement aggravé par les mauvaises conditions dans lesquelles se trouve l'organisme déjà abattu et souvent épuisé par la maladie antérieure.

Certains symptômes peuvent prêter à des inductions plus ou moins fondées au point de vue du pronostic. Tels sont, par exemple, les frissons répétés et la réapparition de la fièvre, signes avant-coureurs obligés de la suppuration, mais qui, par leur persistance doivent faire redouter l'invasion prochaine de la pyohémie. Les phénomènes typhoïdes ou ataxo-adynamiques doivent toujours être considérés comme de fâcheux augure, l'hecticité est le prélude le plus habituel de la terminaison funeste.

**Enfin**, les caractères mêmes du pus après l'évacuation du foyer seront aussi de précieux indices pour la marche ultérieure de la maladie, dont le pronostic devra être d'autant plus favorable que le liquide purulent se rapprochera davantage du pus phlegmoneux et louable, pour nous servir d'une expression consacrée par les chirurgiens de tous les temps.

Toute inflammation intercurrente d'un des organes voisins ou éloignés du foyer de la périnéphrite doit naturellement modifier le pronostic suivant son importance et son étendue. La pleurésie, la pneumonie sont de toutes les complications accidentelles les plus communes en même temps que les plus redoutables. Chassaignac a rapporté une observation d'abcès périnéphrétique traité avec succès par le drainage et survenu chez une femme de trente-cinq ans, enceinte de plusieurs mois. Or la périnéphrite dans ce cas, pas plus que l'opération, ne contraria l'évolution de la grossesse, qui eut lieu au terme accoutumé.

En somme, on peut dire que le pronostic de la périnéphrite, sauf de très-rares exceptions, doit toujours être réservé, car si la terminaison par résolution est possible, la suppuration est la règle, et l'on ne saurait trop redouter les accidents si nombreux qu'elle peut entraîner à sa suite.

*Traitement.* Étant admis la possibilité de la résolution du travail phlegmasique, le premier devoir du médecin sera donc de favoriser de tous ses efforts cette heureuse terminaison. A cet effet, les frictions avec l'onguent mercuriel belladoné, les applications de ventouses scarifiées, de sangsues, de vésicatoires volants et au-

tres révulsifs, pourront être mises en usage aussitôt que les symptômes douloureux
et fébriles permettront de soupçonner l'invasion de la maladie.

A ces premiers moyens, les narcotiques et les opiacés, donnés à l'intérieur ou
appliqués topiquement, et en particulier les injections sous-cutanées de morphine,
pratiquées *dolenti loco*, seront utilement associés pour calmer les souffrances,
parfois extrêmement vives, auxquelles les malades sont en proie. Malheureusement, cette thérapeutique rationnelle restera, le plus souvent, sinon presque
toujours, impuissante, car le travail phlegmasique fait de rapides progrès dans
un tissu cellulaire lâche, à larges mailles remplies de graisse ; la rétrocession
des phénomènes inflammatoires est bientôt rendue impossible, et la suppuration
ne tarde pas à se développer.

Aussitôt que le redoublement de la fièvre, avec frissons multiples, et l'empâtement profond accompagné d'œdème de la paroi lombaire auront permis de supposer la présence du pus dans le foyer périnéphrétique, on devra en accélérer la
progression à l'extérieur, à l'aide de grands bains tièdes et prolongés et de larges
cataplasmes émollients, appliqués sur la partie douloureuse.

Au bout de quelques jours, parfois même de quelques heures, il sera possible
de percevoir une fluctuation profonde, rendue plus manifeste lorsqu'on embrassera
la tumeur entre les deux mains en imprimant en même temps à la masse une
petite secousse brusque.

En présence de tous ces signes, et alors même que la fluctuation ne serait pas
encore manifeste, il faudra intervenir sans hésitation et sans retard. Trois méthodes s'offrent au chirurgien pour donner issue au pus, dont l'évacuation trop
longtemps différée entraînerait les plus graves désordres; on peut en effet,
dans ce but, recourir à la cautérisation, à la ponction ou à l'incision.

Chopart, et après lui Denonvilliers et N. Guéneau de Mussy, ont conseillé
l'application des caustiques, afin de déterminer des adhérences et d'éviter ainsi
la péritonite et les hémorrhagies. Cette méthode consiste en applications successives de potasse caustique ou mieux de pâte de Vienne sur le point le plus
saillant de la tumeur lombaire, jusqu'à ce qu'on soit arrivé aux limites du
foyer, en ayant soin, avant chaque application nouvelle, d'enlever l'eschare
formée la veille, afin de favoriser l'action de la couche vivante. Lorsque toute
la paroi est ainsi mortifiée, la chute de l'eschare permet un libre écoulement au
pus.

Les avantages de cette méthode, dans laquelle le pus doit être évacué aussitôt
après sa formation, nous semblent bien problématiques, dans les affections dont la
marche est le plus souvent aiguë. Les caustiques ont de plus l'énorme inconvénient d'agir avec lenteur, d'exiger de nombreuses applications, vu la masse des
tissus à traverser, d'ajouter la douleur qui leur est propre à celle qui dépend de
la périnéphrite elle-même, et de permettre enfin au pus de se frayer une voie
dans le tissu cellulaire voisin. D'ailleurs, point n'est besoin de provoquer des
adhérences, puisqu'il n'y a point de séreuses à ménager et qu'on a affaire à un
abcès extra-péritonéal. Enfin, dans beaucoup de cas où ce procédé a été appliqué,
on n'a pu se dispenser de l'incision ou du débridement; mieux eût valu, dès
lors, ne pas l'employer, puisqu'on avait sous la main des moyens certains et
d'une exécution plus rapide.

D'une application douloureuse, d'une action trop lente, les caustiques semblent
être complétement délaissés aujourd'hui; tout au plus seraient-ils applicables dans
les cas où les accidents morbides ne paraissent pas devoir suivre une marche

rapide, et dans ceux où la pusillanimité du malade ne permet pas de recourir à l'emploi du bistouri.

Denonvilliers et N. Guéneau de Mussy, partisans de cette méthode et comprenant ses désavantages, ont essayé de la perfectionner. Le deuxième ou le troisième jour de l'application du caustique, ils incisent l'eschare elle-même pour arriver au foyer. Le procédé mixte de l'incision et de la cautérisation a le double avantage de diminuer l'épaisseur du tissu que doit traverser le bistouri et de déterminer des adhérences dans les parties sous-jacentes; mais, comme le fait très-judicieusement remarquer Trousseau, il laisse subsister les chances d'hémorrhagie, puisque l'instrument tranchant peut inciser les vaisseaux des plans profonds que n'a point envahis le caustique.

C'est pour éviter ce dernier écueil que Chassaignac a proposé de substituer la ponction à cette méthode.

Dans le but de donner au pus un écoulement lent et continu et de favoriser de la sorte le retrait progressif des parois du foyer, cet habile chirurgien a combiné la ponction avec le drainage, et voici comment il procède: Au moyen d'un long trocart courbe, il pratique, au niveau de la région lombaire, une double ponction et, par les deux ouvertures, il introduit un tube perforé en caoutchouc, destiné à recevoir le pus par ses orifices et à le conduire au dehors; il laisse ce tube à drainage dans le foyer pendant plusieurs semaines et même pendant plusieurs mois, en un mot. jusqu'à ce que la suppuration soit complétement tarie; le pus trouve ainsi un écoulement facile et permanent, et ce moyen ingénieux permet aussi de faire très-facilement des injections émollientes ou détersives dans le foyer.

Quoique l'efficacité de ce procédé ait été contrôlée par les nombreux succès obtenus par son auteur, il est loin d'être applicable dans tous les cas de périnéphrite et en particulier, dans ceux où il existe des fistules rénales ou des corps étrangers dans le tissu cellulaire périnéphrique.

Outre l'inconvénient de ne permettre que la sortie exclusive du pus, cette méthode rend encore l'exploration du foyer absolument impossible et ne permet pas d'apprécier l'état de l'organe rénal. Enfin, elle ne met pas toujours à l'abri des hémorrhagies, et le trocart volumineux, dont Chassaignac conseille de faire usage, peut blesser, en pénétrant dans les tissus, les artères lombaires, auquel cas il faut recourir à l'incision pour les mettre à découvert.

Tout récemment, N. Guéneau de Mussy a recommandé la ponction aspiratrice, tout en la restreignant à des cas particuliers ou plutôt en la présentant comme un moyen d'exploration préalable pouvant servir de guide et d'auxiliaire au véritable traitement chirurgical, c'est-à-dire à l'incision.

Cette méthode de traitement, que nous devons aux investigations de J. Guérin, de Potain et de Dieulafoy, nous paraît d'une grande utilité dans l'espèce. Il nous est arrivé, il y a quelques jours, d'extraire ainsi un demi-litre de pus d'un abcès périnéphrétique chez une femme âgée de soixante ans; trois jours après, il se développa un léger mouvement fébrile qui ne tarda pas à cesser, et, quinze jours plus tard, la malade quittait l'hôpital tout à fait bien; son abcès ne s'était pas reproduit, mais elle conservait un certain degré d'induration.

Il est évident que si, en pareil cas, le pus est fétide, il sera prudent de faire pénétrer dans le foyer, après l'évacuation du pus, un liquide désinfectant, de l'eau iodée, phéniquée ou chloralée, peut-être l'une et l'autre. L'injection iodée trouve encore sa place si, à la première injection, la sécrétion purulente ne diminue pas; on mêlera à l'eau plus ou moins d'iode, suivant le degré d'inflammation du foyer manifesté par la douleur, la sensibilité et la réaction générale. En pratiquant ces injections, on ne perdra pas de vue les rapports du foyer avec le péritoine, et elles devront être faites avec une extrême prudence.

C'est surtout dans les cas où l'abcès périnéphrétique, au lieu de se porter vers la région lombaire, vient faire saillie dans les points éloignés comme l'aine, la cuisse, le vagin, etc., etc., que la ponction exploratrice pratiquée à l'aide de l'aspirateur peut être appliquée avec avantage; peut-être même suffirait-elle à elle seule pour déterminer la guérison de la périnéphrite primitive après l'évacuation complète du foyer.

De tous les procédés, la ponction aspiratrice doit être, selon nous, placée en première ligne; après quoi vient l'incision par le bistouri. Ce dernier procédé, applicable à tous les cas, a des avantages aussi nombreux qu'incontestables. Faite largement, l'incision donne au pus une issue rapide et facile; elle permet au chirurgien de se rendre compte de l'état des parties profondes, de reconnaître les limites et l'étendue du foyer; pratiquée en temps opportun, elle s'oppose à l'infil-tration du pus dans les parties voisines et au décollement plus ou moins étendu qui en résulte, elle facilite la ligature des artères profondément situées dans les cas où une hémorrhagie vient à se produire pendant l'opération à la suite de la blessure de celles-ci; grâce à elle enfin, on peut aisément injecter dans le foyer des liquides propres à le déterger et en faciliter l'opération, et la large ouverture qu'elle laisse après elle permet l'extraction des corps étrangers (calculs ou autres) qui provoquent la sécrétion purulente et qui, par leur séjour dans le foyer, pour-raient la rendre intarissable. Tous ces avantages compensent amplement les faibles inconvénients que certains auteurs ont reprochés à l'incision, et nous semblent légitimer complétement la préférence accordée de tout temps à cette méthode.

Nous ne nous étendrons pas plus longtemps sur le procédé opératoire, que l'on trouvera longuement décrit dans un autre article (*voy.* Néphrotomie). Qu'il nous suffise de dire ici que l'on doit faire d'emblée une incision d'une certaine étendue, large de 5 à 6 centimètres environ, en intéressant du premier coup la peau et le tissu cellulaire sous-cutané, et en divisant ensuite, couche par couche, les parties sous-jacentes en écartant à l'aide du doigt ou de la sonde cannelée les fibres musculaires, jusqu'à ce qu'on arrive aux parois du foyer que l'on ouvrira avec la même sonde.

Dès que le pus se sera écoulé au dehors, on aura soin d'introduire le doigt dans le foyer afin d'explorer l'état du rein et de rechercher la présence des calculs qui peuvent être enchâssés dans l'organe ou contenus dans la cavité de l'abcès.

Dans ce dernier cas, on essaiera d'extraire immédiatement le calcul si son volume le permet, afin de faciliter la réparation du foyer, et si cette extraction est rendue impossible par l'adhérence trop intime du calcul avec le parenchyme rénal, on devra favoriser l'établissement d'une large fistule en empêchant la cicatrisation de la plaie jusqu'au moment où le calcul primitivement enchatonné dans le rein finit par s'énucléer et peut être extrait sans une intervention trop énergique. Dans certains cas, au lieu de chercher à extraire le calcul d'emblée, on pourrait, d'a-près le précepte de Rayer, le broyer préalablement; il serait alors plus aisé d'en détacher les débris, ou même, si on les abandonnait dans le foyer, leur élimination spontanée serait rendue à la fois plus facile et plus prompte.

Si l'état général du malade est satisfaisant et si la périnéphrite est primitive, la guérison pourra être obtenue au bout de quatre à cinq semaines.

Dans le cas de périnéphrite calculeuse, la cicatrisation du foyer est subordonnée à l'élimination plus ou moins tardive des corps étrangers qu'il renferme.

Quelquefois, cependant, la persistance de la suppuration peut tenir à la difficulté de l'écoulement du pus ou à un état spécial des parois de la poche ; dans le premier cas, il sera nécessaire de débrider l'ouverture profonde ou de prévenir par des cautérisations légères la cicatrisation trop rapide de la plaie des téguments, et l'on devra maintenir la dilatation du trajet fistuleux à l'aide de cônes d'éponges préparées ou de tiges de laminaire que l'on remplacera par une mèche, un drain ou une sonde à demeure ; dans le second cas, on pratiquera des injections détersives dans le foyer, que l'on répétera, matin et soir, jusqu'à ce que la suppuration ait perdu sa fétidité.

Ces soins locaux ne devront pas faire oublier le traitement général. Relever les forces du malade, stimuler son appétit, assurer son sommeil, entretenir la liberté du ventre rendu souvent paresseux par les rapports du côlon avec le foyer morbide, telles seront les principales indications thérapeutiques que tout bon clinicien ne saurait méconnaître. Les toniques (le quinquina, l'alcool, le vin), les amers, une alimentation substantielle en rapport avec les fonctions digestives du malade, les hypnotiques, les lavements émollients et les laxatifs doux seront avantageusement mis en usage pour remplir ces indications (voy. PYÉLITE et NÉVROTOMIE).

BIBLIOGRAPHIE. — RUFUS, cité par AÉTIUS. *Tetrabiblos. De suppuratis renibus.* Sermo III, cap. XVIII, p. 606, in-fol. Basileæ, 1549. — AVICENNE. *Libri in re medica omnes*, Lib. III, c. , tract. 2, p. 855. Venetiis, 1564. — GUENTHER. *Dissertatio de renum morbis*, in-4°. Helmstadii, 1600. — UFFENBACH (P.). *Thesaurus chirurgiæ*, p. 1112, in-fol. Francof., 1610. — FABRICIUS-HILDANUS (G.). *Observ. et curat. chir.*, cent. 1, obs. 63. — LE SAGE. *Ergo suppuratæ nephritidi cauterium*, in-4°. Parisiis, 1616. — HIPPOCRATE. *Opera omnia. De int. affectionibus*, p. 540, in-fol. Francf., 1621. *Aph.*, sect. VII, *aph.* 55, p 1259. — COUTIXOT. *Ergo, ut suppurato reni ita calculoso ferrum*, in-4°. Parisiis, 1622. — MATTHIEU. *Ergo purul. reni ustio*, in-4°. Parisiis, 1631. — KESTER. *Diss. de exulceratione renum*, in-4°. Lipsiæ, 1639 — RIVIÈRE (Laz.). *Obs. med. et cur. insign.*, in-4°. Parisiis, 1646 ; observ. communicatæ, p. 47. — FERNEL. *Universa medicina-pathologia*, lib. VI. cap. XII, p. 553, in-fol.; Coloniæ Allobrogum. 1670. — RIOLAN (J.). *Manuel anatomique et pathologique*, p. 250, in-12. Lyon, 1682. — PERGER. *Dissertatio de exulceratione renum*, in-4°. Altdorfii. 1686. — BERNARD (C ). *Philosophical Transactions*, octobre 1696. — WEDEL (G.). *Dissertatio de inflammatione renum*, in-4°. Ienæ, 1697. — ZWINGER. *Miscellan. Acad. Natur. curios.*, dec. III, ann. VII et VIII, p. 23. — SABIN (P.-H.). *Considérations sur les pierres rénales et sur la néphrite calculeuse*, in-4°. Paris, 1715. — REINHARDT. *Dissertatio de affectibus renum frequentioribus, speciatim de exulceratione renum*, in-4°. Giessæ, 1719. — ARÉTÉE DE CAPPADOCE. *De causis et signis morb. acut. et diuturn. De renum affectibus*, lib. II, cap. III, p. 52. Lugduni Batavorum, 1735. — MOUBLET. *Sur des vers (strongles géants) sortis des reins et de l'urèthre d'un enfant âgé de 5 ans, avec des réflexions sur la néphrotomie. In Journal de médecine et de chir.*, t. XX, p. 244; 1758. — DE HAEN. *Sur quelques remèdes nouveaux ou peu usités. In Journal de médecine*, t. XII, p. 110, in-12 ; 1760. — DU MÊME. *Ratio medendi*, t. III, ch. I, p. 103; *de calculo.* Parisiis, 1778, in-12. — BLACKBURN. *London Med. Journal*, t. I, p. 126, cité par BLECKEL. *Path. Anat.*, t. II, sect. 2, p. 428-429 ; 1781. — TRABUC. *Journ. de méd., chir. et pharm.*, t. LX, p. 446 ; 1783. — LAPEYRE. *Tumeur dans la région lombaire droite ; ouverture spontanée de l'abcès ; adhérence du rein droit avec le foie ; calculs et vers (strongles) dans le bassinet ; carie des vertèbres. Abcès de la région lombaire. In Journ. de méd.*, t. LXV, p. 575; 1785. — HEER. *De renum morbis*, p. 72. Halle, 1790. — JANNIN. *Hydatides évacuées par la région lombaire droite. In Bibl. méd.*, 5° année, t. X, p. 111 ; 1805. — DESAULT. *OEuvres chirurg.*, t. III. p. 501, 3° édit. ; 1813. — TURNER (Th.). *Med. Trans.*, vol. IV, p. 226, in-8° ; London, 1813. — FARRADESCHE-CHAURASSE. *Rhumatisme goutteux chronique, terminé par un abcès à la région lombaire gauche, qui renfermait près de 600 hydatides. In Bibliothèque médicale*, 11° ann.. t. XLIII, p. 111 ; 1814. — PEPIN (A.-F.). *Considérations générales sur les plaies d'armes à feu.* Dissert. inaug., p. 17 et 18, in-8°. Paris, 1814. — BAILLIE. *Anat. pathol.*, trad. GUERBOIS, p. 130, in-8° ; 1815. — THOUET (H.). *Dissertation sur les calculs des reins et la néphrite calculeuse.* Thèse de doctorat, in-4°, p. 13. Paris, 1816. — FRANK (P.). *Traité de médecine pratique*, trad. par GOUDAREAU, t. II, p. 198, in-8° ; 1820. — CHOPART. *Traité des voies urinaires*, t. I, p. 274. Paris, 1821 (obs. de Ledran). — DUCASSE. fils. *Abcès périnéphr. ouvert* dans les bronches. In *Archives gén. de méd.*, t. XIX, p. 462; 1827. — CANTEGRIL (de Murat). *Arch. gén. de méd.*, t. XIX, p. 280; 1829. — GARDIEN. *Journal clinique des hôpit. de Lyon*, t. II, p. 435; 1830. — SABATIER-DUPUYTREN. *De la médecine opératoire*, avec annotations par L.-J. SANSON et L.-J. BEGIN. Paris, 1832, t. IV, p. 195-204 (des pierres dans les reins, néphrotomie). — BAUDENS, *Traité des blessures par armes à feu*, p. 361. Paris, 1856. — NIVET. *Bulletins de la Soc. anatom. de Paris*, t. I, p. 69; 1835. — ANDRAL. *Clinique médicale*, t. II, observ. XXXII, p. 697-699, 4ᵉ édit. Paris, 1839. — RAYER. *Traité des maladies du rein*, 1839. — LENEPVEU. *Considérations sur les fistules réno-pulmonaires*. Thèse de doctorat. Paris, 1840. — SIOSER. *Allg. med. Zeitung* et *Journal des conn. médico-chir.*, p. 122 et *Gaz. méd. de Paris*, p. 500; 1840. — BIENFAIT. *Périnéphrite suppurée; ponctions, injections chlorurées; guérisons après de graves accidents.* In *Gaz. hebd. de méd. et de chirur.*, 1856. — LAWRENCE. *Abcès stercoral de la région lombaire; guérison.* In *British Medical Journal* et *Gaz. méd. de Paris*, 1859, cité par BACHELET. — FERON. *De la périnéphrite primitive.* Thèse de doct., Paris, 1860. — PICARD. *De la périnéphrite primitive.* Th. de doct., Paris, 1860. — ALMAGRO. *Abcès périnéphrétique; pleurésie et pneumonie; mort.* In *Rec. des trav. de la Soc. médic. d'obs.*, fasc. IX, p. 408; 1861. — PARMENTIER. *Sur les abcès périnéphrétiques.* In *Union méd.*, t. XV, 1862.— HALLÉ (Ch.). *Des phlegmons périnéphrétiques.* Th. de doct., n° 126. Paris, 1863. — LEMOINE. *Abcès périnéphrétique, mort.* In *Union méd.*, t. XVIII, p. 554; 20 juin 1863. — DAGA. *Panaris de l'index de la main droite; abcès périnéphrétique s'étant fait jour à la région lombaire gauche; vaste collection purulente péritonéale; pus dans la plèvre gauche; mort.* In *Bulletin médical du Nord de la France*, 1864. — GUÉRIN. *Gaz. des hôp.*, 1865. — TOUREN (L.). *Kystes du rein, variété rare.* Thèse de doct. Paris, 1865, n° 162. — TROUSSEAU. *Abcès périnéphrétiques.* In *Union méd.*, janvier 1865. — GORDON. *Case of reno-pulmonary Fistula.* In *Dublin Journal of med. Sciences*, 1866. — TYSON. *Cystic Abcess of both Kidneys.* In *American Journal of med. Science*, 1866. — BACHELET (E.-P.). *Des abcès stercoraux.* Th. de doctorat. Paris, 1867, n° 121. — BÉRARD (L.). *Faits et considérations sur l'hydronéphrose et la suppuration chronique du rein.* Thèse de doct., n° 264. Paris, 1867. — GINTRAC. *Abcès du rein gauche ouvert dans le côlon.* In *Journal de médecine de Bordeaux*, 1867. — BURRITT. *Renal Abcess.* In *Med. and Surg. Reporter*, 1868. — TROUSSEAU. *Des abcès périnéphrétiques.* In *Clinique médicale de l'Hôtel-Dieu*, t. III, p. 696-723; 1868. — CURLING. *Case of Severe Rupture of the Kidney; Recovery.* In *Brit. Med. Journal*, 1869. — NAUBET (F.-M.). *Du phlegmon périnéphrétique.* Th. de doct., n° 123. Paris, 1870. — GINTRAC. *Archives générales de médecine*, vol. I, 6ᵉ série, t. XIII, p. 348-49; 1869. — RAVEL. *Lésions traumatiques des reins.* Th. de doct, Paris, 1870. — BOWDITCH. *On perinephretic Abcess, its Complication and its Treatment.* In *Med. and Surgical Reports of the Boston City Hospital*, t. I, 1870. — POLAND. *British and Foreign Medico-Chirurg. Review*, juillet 1871. — COLIN (Léon). *Abcès périnéphrétique chez un buveur.* In *Gazette hebdomad. de médecine et de chirurgie*, 2ᵉ série, t. IX, p. 675; 1872. — KRAETSCHEMAR. *Des abcès périnéphriques.* Thèse de doct., n° 141. Paris, 1872. — BENNETT (J.-H.). *Néphrite suivie de la formation d'un vaste abcès dans le rein droit, ouvert dans le tissu cellulaire lombaire; ulcération de l'uretère et de la vessie, etc.* In *Leçons cliniques sur les principes et la pratique de la médecine*, trad. par le Dʳ P. LEBRON, t. II, p. 431, obs. 181; p. 437, obs. 143. — BLOCH (A.). *De la contusion du rein, d'après l'examen comparé de 40 observations.* Th. de doct., n° 170. Paris, 1873. — THIBAULT (D.). *Phlegmons et abcès des fosses iliaques.* Thèse de doctorat. Paris, 1874. — GUENEAU DE MUSSY (N.). *Du phlegmon périnéphrétique.* In *Clinique médicale*, t. II, p. 203, 215; 1875. — WACQUEZ. *Abcès lombaire déterminé par un corps étranger (calcul).* In *Archives médicales belges*, 28ᵉ année, 5ᵉ série, t. VII, 5ᵉ fasc., p. 337; mai 1875.                    E. LANCEREAUX.


**REINA** (FRANCISCO DE LA), simple maréchal vétérinaire espagnol qui vivait au milieu du seizième siècle, et qui s'est fait un nom pour avoir exprimé à cette époque, le grand fait de la circulation du sang. Il était né à Zamora, et c'est dans cette ville qu'il exerça son art. Le livre qu'il a laissé est intitulé : *Libro de albeiteria, en el cual se veran todas cuantas enfermedades y desastres suelen acaescer a todo genero de bestias y la cura de ellas* etc. 1552, in-4°. C'est dans cet ouvrage qu'après avoir parlé des maladies des animaux, des qualités du cheval, etc., il dit que le sang ne reste pas en place, mais qu'il se meut en cercle, en rond (*en torno y rueda*); il déclare que les artères sortent du cœur; qu'il y a deux espèces de sang, dont l'un qu'il appelle vital vient du cœur et va par les artères; que les veines ont pour fonction d'entraîner l'aliment, c'est-à-dire le sang vers le cœur. Morejon et Chinchilla, satisfaits de ces vagues observations, tiennent pour démontré que Reina a connu la circulation, *telle que nous la connaissons aujour-d'hui*, et qu'on ne saurait lui disputer la gloire d'avoir deviné et compris cette grande fonction de l'économie. C'est se contenter de peu !            E. Bgd.

**REINE** (Source des bains de la).    *Voy.* Mers-el-Kébir.

**REINE DES PRÉS**.   On donne ce nom à l'*Ulmaire* de la famille des Rosa-cées et du genre Spirœa (*Spirœa Ulmaria*) (*voy.* Ulmaire et Spirée).            Pl.

**REINEGGS** (Jacques), médecin allemand, né à Eisleben, dans la Saxe, le 28 novembre 1747, mort à Saint-Pétersbourg en mars 1793. Sa vie est tout un roman. D'abord ce nom de *Reinegss* n'était pas le sien ; il s'appelait véritable-ment *Ehlich*. Son père, qui était un simple barbier, commença par lui apprendre son métier. Mais en 1762, le jeune homme quitte brusquement sa famille, se rend à Leipzick, où il se met à étudier la médecine et la chimie ; bientôt le goût des plaisirs l'entraîne dans d'autres voies, il fait des dettes, est poursuivi par ses créanciers et s'enfuit à Vienne. Là il troque la toge hippocratique contre la houp-pelande de l'histrion et monte sur les planches d'un théâtre. Parmi ses nouveaux camarades, se trouvait un jeune médecin qui, lui aussi, avait été séduit par les enivrements de la scène. Ce dernier avait su si bien s'attirer les bonnes grâces du beau sexe, qu'une dame, devenue amoureuse de lui, lui fit offrir une somme assez forte s'il voulait reprendre ses cours de médecine. Le hasard voulut que la personne qui servait d'intermédiaire à la trop tendre dame, se trompât d'adresse et qu'elle s'adressât à Reineggs. On vit alors ce dernier, profiter de la méprise, prendre le rôle de son camarade, recevoir la somme offerte, passer en Hongrie, et s'y faire recevoir docteur (1773). Puis, notre homme revient à Vienne, se jette aux pieds de sa bienfaitrice involontaire, obtient son pardon et se met à pratiquer son art. Mais la clientèle ne répondant pas à son attente, il entre dans l'administration des mines de Chemnitz, se rend ensuite à Smyrne où il embrasse l'islamisme, parcourt une grande partie de la Turquie, sans renconter la for-tune, et atteint enfin la Géorgie (1778). Bien avisé il fut, car ce beau pays devint pour lui un Éden qui devait lui donner honneurs et bénéfices de toutes sortes : ayant eu, en effet, le bonheur de guérir quelques seigneurs, il est pré-senté à la cour du prince Héraclius, lequel, attiré par sa bonne mine, son air intelli-gent, en fait son conseiller intime, le crée bey et le comble de bienfaits. Reineggs prouva sa reconnaissance en introduisant en Géorgie plusieurs des sciences de l'Europe, en perfectionnant la poudre de guerre, la fonte des canons, et, chose plus utile, en créant une imprimerie où il fit composer les *Principes d'économie politique* de son compatriote Sonnenfeld, qu'il traduisit en persan, et que le prince Héraclius translata en hongrois. Enfin, Reineggs qui ne pouvait tenir longtemps en place, n'hésite pas à abandonner une aussi jolie position. En 1782, on le trouve à Saint-Pétersbourg, où il est fait par Catherine II, conseiller du collège impérial, directeur de l'Institut des élèves en chirurgie, secrétaire du collège supérieur de médecine, etc.

Reineggs a laissé une *Description historique et topographique* du Caucase. Ce livre, admiré par les uns, critiqué par les autres, a été reproduit par extraits, par Pallas, et entièrement traduit en allemand par Schrœder (Gotha, 1796, in-8°, 2 vol).            A. C.

**REINERZ** (Eaux minérales, boues et cures de petit lait de), *athermales* ou *protothermales, amétallites, ferrugineuses faibles, carboniques moyennes fortes.* En Prusse, dans la Silésie, dans la régence de Breslau, et à 570 mètres au-dessus du niveau de la mer, Reinerz est une ville du Reisengebirge, dans la vallée de Weistritz, sur le Kreuzberg, peuplée de 2,000 habitants presque tous occupés dans les usines. Une allée de beaux arbres conduit à l'établissement minéral aujourd'hui très-fréquenté. Les curiosités, les promenades et les excursions sont : l'église catholique dans laquelle se trouvent plusieurs toiles des peintres silésiens les plus estimés, une chaire représentant une mâchoire de baleine garnie de dents énormes. Le Hutberg, le Hinterberg, le Kreuzberg, le Sommerlehne, le Schlem-merberg sont les promenades les plus suivies ; l'ermitage du Capellenberg fondé en 1704 et l'amas des rochers fantastiques de Heuscheuer sont le but ordinaire des excursions intéressantes. L'air est très-pur, le climat assez variable, comme cela est habituel dans les pays montagneux.

Cinq sources principales, connues depuis la fin du siècle dernier, émergent d'un terrain schisto-argileux, du micaschiste, du grès, du calcaire et d'un banc basaltique visible à quelque distance. La saison commence le 15 mai et finit le 15 septembre. Les sources se nomment : *Kalte oder Altequelle* (source froide ou vieille source), *Laue oder Neuequelle* (source tiède ou nouvelle), *Ulrikenquelle* (source d'Ulrich), *Grosse und Kleinewiesenquelle* (grande et petite source de la Prairie). Nous ne donnerons l'analyse que des trois premières sources qui servent presque exclusivement aux usages thérapeutiques. L'eau des sources a les mêmes caractères physiques, elles ne diffèrent guère que par leur température. Leur eau limpide dégage beaucoup de bulles contenant du gaz acide carbonique qui reste, à cause de sa densité, à la surface de l'eau où il éteint les corps en ignition ; elle a une saveur très-piquante, un peu salée, astringente, surtout à la Kaltequelle. La température de cette dernière source est de 9° centigrade, celle de la Lauequelle de 17°,1 centigrade, celle de Ulrikenquelle de 8°,75 centigrade, celle de Grossewiesenquelle est de 12°,5 centigrade, et celle de la Kleinewiesenquelle de 13° centigrade. La densité de la Kaltequelle est de 1,00043, celle de la Lauequelle de 1,00057, et celle de la Ulrikenquelle de 1,018.

M. Duflos a fait l'analyse chimique des sources de Reinerz, et il a trouvé dans 1,000 grammes de l'eau de chacune des trois plus importantes les principes suivants :

| | KALTEQUELLE. | LAUEQUELLE. | ULRIKENQUELLE. |
|---|---|---|---|
| Bicarbonate de chaux | 0,418 | 0,81992 | 0,379 |
| — magnésie | 0,124 | 0,25403 | 0,086 |
| — soude | 0,087 | 0,53530 | 0,219 |
| — fer | 0,010 | 0,03769 | 0,015 |
| — manganèse | » | 0,00300 | » |
| Sulfate de potasse | 0,117 | 0,08449 | 0,057 |
| — soude | 0,020 | » | » |
| Chlorure de potassium | 0,016 | » | » |
| — sodium | 0,002 | 0,01575 | » |
| Acide silicique | 0,052 | 0,00300 | 0,071 |
| Acide arsénieux combiné avec l'oxyde de fer | » | traces. | » |
| Acide phosphorique combiné avec le fer et le carbonate de chaux | » | traces. | » |
| TOTAL DES MATIÈRES FIXES | 0,840 | 1,81538 | 0,800 |
| Gaz acide carbonique | 1,122 cc. | 10 cc.360 | 1.080 cc. |

ADMINISTRATION ET DOSES. Les eaux de Reinerz sont employées en boissons pures ou coupées de petit-lait, en bains, en douches, en bains de boue et de gaz dans un établissement très-bien installé. L'eau de la source qui sert le plus à l'intérieur est celle de la Lauequelle, c'est elle qui est la plus chargée de principes ferrugineux. La dose de l'eau de la Lauequelle varie entre trois et huit verres qui sont ordinairement ingérés le matin à jeun, de quart d'heure en quart d'heure. Quelques personnes en font usage aussi en la mêlant au vin bu pendant les repas. La durée des bains est de 45 minutes à une heure, celle des douches est de quinze à vingt minutes. Les bains de boue et de gaz sont généralement prescrits pendant vingt ou trente minutes.

EMPLOI THÉRAPEUTIQUE. L'eau de Reinerz, et particulièrement celle de la Lauequelle, est conseillée en boisson aux malades qui ont des affections catarrhales de l'appareil respiratoire, surtout quand ces affections existent chez des personnes anémiques ou débiles. Ces eaux toniques, modérément excitantes, un peu laxatives et très-aisément assimilables, sont puissamment aidées alors par les conditions climatologiques d'une localité montagneuse où l'air est très-ozoné. Les convalescences longues et difficiles, les anémies de toute nature, les chloroses guérissables par les préparations ferrugineuses naturelles sont les états morbides qui rentrent le plus dans la sphère d'activité des eaux de la Lauequelle de Reinerz. Nous n'avons rien de spécial à noter à propos des bains de la boue martiale et du gaz acide carbonique de cette station minérale. Le petit-lait en boisson et en bains n'a pas non plus à Reinerz une efficacité autre que celle que nous lui avons trouvée dans les stations de la Suisse ou du Tyrol dont nous avons parlé.

La *durée de la cure* est de 25 à 30 jours.

On *exporte* peu les eaux des sources de Reinerz. **A. ROTUREAU.**

BIBLIOGRAPHIE. — WETZELL (J. P.). *Die Molken- et Brunnen und Badekur-Anstalt bei Reinerz*, Breslau, 1841. — SCHAYER. *Die neueste chemische Untersuchung der Mineralquellen zu Reinerz*. Berlin, 1856. A. R.

**REINESIUS** (THOMAS), naquit à Gotha, le 15 décembre 1587, et montra dès sa première jeunesse une aptitude véritablement extraordinaire pour l'étude des langues. Il étudia la médecine dans plusieurs écoles d'Allemagne et d'Italie et vint terminer ses cours à Bâle, c'est là qu'il prit le bonnet de docteur. Reinesius pratiqua d'abord pendant quelque temps la médecine à Hoff et à Altdorf en Franconie, puis, après avoir encore séjourné dans quelques autres localités, il parut se fixer à Altenbourg, en Misnie où il reçut le titre de bourgmestre et de médecin conseiller de l'Électeur de Saxe. Mais, au bout de quelque temps, troublé, dit-on, dans ses études par les mouvements politiques, forcé de quitter cette ville, disent quelques autres, parce que son caractère acerbe lui avait fait beaucoup d'ennemis, il se retira à Leipsig, en Saxe ; là, il continua à se livrer à la pratique de la médecine et à ses études littéraires jusqu'à sa mort survenue le 14 février 1667.

Reinesius était, au rapport de Haller, juge bien compétent en pareille matière, un homme d'une incroyable érudition, savant au miracle (*incredibili eruditione; ad miraculum doctus*); et, de fait, ses ouvrages annoncent une connaissance approfondie des langues mortes et de l'histoire de l'antiquité. Dans ses *Leçons variées*, il a corrigé, rectifié une foule de passages dans les auteurs anciens, interprétant les difficultés les plus grandes avec une merveilleuse sagacité. Il paraît malheureusement avoir gâté ces belles qualités par une âpreté dans la polémique, et une liberté de langage qu'il ne pouvait réprimer. Bien que vivant en Allemagne, sa réputation d'érudit s'était tellement répandue en Europe que Louis XIV lui faisait servir une pension à ce titre.

Voici la liste de ses principaux écrits:

I. *De vasis umbilicalibus eorumque ruptura observatio singularis.* Lipsiæ, 1624, in-4°. — II. *Chymiatria, hoc est, medicina nobili et necessaria sui parte, chymia instructa et exornata.* Gera, 1624, in-4°; Iena, 1678, in-4°. — III. *Variarum lectionum libri III.* Altenburg, 1640, in-4°. — IV. *Defensio variarum lectionum.* Rostocki, 1653, in-4°. — V. *Epistola ad Nesteros, patrem et filium, farrago,* etc, Lipsiæ, 1660, in-4°; Hamburgi, 1670, in-4°. — VI. *Syntagma inscriptionum antiquarum, cum primis Romæ veteris, quarum omissa est recensio in Gruteri opera* (ouvr. posthum). Lipsiæ, 1682, in-fol. — Nous ne mentionnons pas un ouvrage qu'une fraude commerciale avait fait paraître sous son nom: *Schola jureconsultorum medica,* etc..., et qui est de Fortunatus FIDELIS (*voy.* FIDELIS). E. Bᴏᴅ.

**REINETTE.** Nom donné à une variété de Pomme (*Voy.* POMME). Pʟ.

**REINHARD.** Plusieurs médecins allemands de ce nom, le plus connu est :

**Reinhard** (CHRÉTIEN-TOBIE-ÉPHRAÏM). Né à Camenz le 26 mars 1719. Il fit ses études médicales à Francfort-sur-l'Oder, où il fut reçu docteur en 1745. Il s'établit alors à Sagan, fut nommé médecin de la ville et y mourut en 1792. Reinhard a publié un grand nombre d'ouvrages et dissertations médicales et la plupart en vers latins. Parmi tous ces ouvrages, nous citerons :

I. *Dissertatio de cardialgiâ spuria.* Frankfurt-sur-l'Oder, 1745, in-4°. — II. *Carmen de leucorrhœa seu fluore albo mulierum.* Budissim, 1750, in-4°. — III. *Carmen de febribus intermittentibus spuriis seu epidemiis anni 1747 à 1751.* Dresde, 1752, in-8°. — IV. *Carmen de plethorâ, morborum matre, non morbo.* Sorau, 1753, in-8°. — V. *De Pallore faciei salutari et morboso.* Sorau, 1754, in-8°. — VI *Beweis, dass die meisten Krankheiten der Frauenzimmer ihren Grund in dem Körperbau dieses Geschlechts haben.* Frankfurt und Leipzig, 1755, in-8°. — VII. *De febre miliari libri III, Carmen.* Glogau, 1758, in-8°. — VIII. *De hæmorrhagia pulmonum, Carmen.* Glogau, 1757, in-8°. — IX. *Beweis, dass die Vollblütigkeit an und für sich keine Krankheit genannt zu werden verdiene.* Glogau, 1760, in-8°. — X. *Von der Schädlichkeit des Blutlassens in Ansehung der Seelenwirkung.* Glogau, 1760, in-8°. — XI. *Gedanken von dem epidemischen oder unechten Wechselfiebern.* Glogau, 1762, in-8°. — XII. *Satyrisch moralische Abhandlung von den Krankheiten der Frauenpersonen, welche sie sich durch ihren Putz und Anzug zuziehen.* Glogau, 1756, 2 vol. in-8°. — XIII. *Abhandlung vom Mastdarm-Blutfluss.* Glogau, 1757, in-8°; Ibid, 1764, in-8°. — XIV. *De Jecinoris vulnerum lethalitate, carmen.* Glogau, 1758, in-8°; Leipzig, 1762, in-8°. Trad. en allemand. Glogau, 1761, in-8°. — XV. *Abhandlung von dem Lungenblutflusse, oder Blutspeien nebst Gedanken von den epidemischen und unächten Wechselfibern.* Glogau, 1762, in-8°. — XVI. *Beweis, dass der Mann älter als das Weib sein soll.* Glogau, 1766, in-8°. — XVII. *Ausmessung des menschlichen Körpers, und der Theile desselben.* Glogau, 1767, in-8°. — XVIII. *Bibelkrankheiten, welche in dem alten Testament vorkommen.* Glogau, 1767, 1768, in-8°. A. D.

**REISCHOFFEN** (EAU MINÉRALE DE), *athermale, chlorurée sodique forte, carbonique forte,* dans le département du Bas-Rhin, dans l'arrondissement et à 52 kilomètres de Wiessenbourg, émerge dans la banlieue de Reischoffen et dans le voisinage de l'entrée des mines de Rauzchendwasser une source abondante dont la température, la densité, les caractères physiques et chimiques rappellent beaucoup l'eau de Niederbronn. La source de Reischoffen n'est que très-imparfaitement captée, et des filets d'eau ordinaire se mêlent presque toujours à cette eau minérale. C'est pour cette raison que l'eau de la source de Reischoffen n'a pas encore été utilisée comme elle pourrait l'être, et que M. Daubrée, qui l'a signalée le premier, n'en a donné qu'une analyse incomplète. A. R.

**REISINGER** (FRANZ), né en 1789 à Augsbourg. Il avait fait ses études médicales à Gœttingue et fut reçu docteur, dans cette université, en 1814. Après un voyage à Paris (1816-17) où il était venu perfectionner son éducation chirurgicale auprès des grands maîtres de l'époque, il retourna s'établir à Augsbourg, mais bientôt il en fut appelé pour occuper une chaire de chirurgie et d'ophthalmoogie à Landshut; et, en 1824, il devint professeur d'accouchements, directeur de l'hôpital. Après quatorze ans d'exercice, il passa à Munich avec le titre de conseiller aulique, c'est là qu'il mourut le 20 avril 1855. Aussi généreux que savant, Reisinger avait consacré à d'importantes fondations de bienfaisance une partie de son immense fortune et, à sa mort, il légua une somme de 750,000 fr. à l'université de Munich.

Reisinger a fait paraître les ouvrages suivants:

I. *De exercitationibus chirotechnicis et de constructione atque usu phantasmatis in ophthalmologia.* Gœttingæ, 1814, in-8°, fig. et Ibid., 1816, in-8°. — II. *Beiträge zur Chirurgie und Augenheilkunde.* Ibid., 1814, t. I, in-8°, pl. — III. *Darstellung eines neuen Verfahrens die Mastarmfistel zu entbinden, und einer leichten und sichern Methode künstl. Pupillen zu bilden.* Augsburg, 1816, in-8°, pl. 1. — IV. *Anzeige einer von Dupuytren erfundenen und mit dem glücklichsten Erfolge ausgeführten Operationsweise zur Heilung des Anus artificialis.* Ibid., 1817, in-8°, pl. 1. — V. *Die künstliche Frühgeburt, als ein,* etc. Ibid., 1820, in-8°. — VI. *Enchiridium anorganognosiæ.* Ofen, 1821, t. I. — VII. *Ueber das Wirken der chir. Lehranstalt an der königl. baier. Ludwig-Maximilians Universität zu Landshut,* mit, etc. Sulzbach, 1823, in-8°. — VIII. Reisinger a publié: *Bayer'sche Annalen der Chirurgie, Augenheilkunde und Geburtshülfe,* etc. Sulzbach, 1824, in-8°, 1 vol., dans lesquelles il a fait paraître divers mémoires de chirurgie et d'ophthalmologie.  E. Bgd.

**REISKE** (Jean-Jacques), né à Zärbig, près Leipzig, le 25 décembre 1716, mort dans cette ville en 1774. Il est plus connu comme philologue que comme médecin. Sa vie est bien faite pour montrer ce que peuvent l'énergie, la volonté et la persévérance, car fils d'un ouvrier peu aisé, d'une mauvaise santé, sans fortune lui-même, et obligé d'amasser sou à sou, la somme nécessaire à l'impression de ses ouvrages dont aucun éditeur ne voulut d'abord se charger, Reiske devint bientôt l'un des premiers philologues de son temps. Reçu docteur en médecine, il ne pratiqua jamais cet art. Au milieu de la liste considérable de ses travaux d'érudition, nous remarquons :

I. *Miscellaneæ aliquot observationes medicæ, ex arabum monumentis.* Leyde, 1740, in-4° Halle, 1776, in-8°.  A. D.

**REISSEISEN** (François-Daniel). Né à Strasbourg, le 31 juillet 1773, ce savant médecin, aussi distingué par les qualités du cœur que par les talents, est mort dans sa ville natale le 22 mai 1828. Fils unique de Jean-Daniel Reisseisen, professeur de droit, et de Marguerite-Salomé Metzler, il fut d'abord, malgré sa chétive constitution, engagé comme volontaire, et devint même sous-officier. Puis, sur les instances de son père, il fut immatriculé sur les registres de l'école de droit : mais ses aspirations le poussèrent vers l'étude de la médecine, et le quatrième jour intercalaire de l'an XI (1803), il passait sa thèse de docteur. Le sujet qu'il avait choisi était celui-ci : *De pulmonis structurâ.* Ce n'était qu'un essai qu'il devait remanier plus tard, et en faire une œuvre capitale. Cinq ans après, en effet, l'Académie des sciences de Berlin couronnait le même ouvrage, considérablement augmenté et amélioré, et qui fut imprimé sous ce titre : *Ueber die structur, die Berichtungen, und den Gebrauch der Lungen. Zwei Preisschriften,* etc (*De la structure, des rapports et des usages des poumons,* Berlin, 1808, in-fol.). Ce beau travail est cité avec honneur dans tous les ouvrages modernes d'anatomie. Reisseisen y établit que le ramuscule bronchique, dépouillé de cartilages, et réduit à une membrane, se continue sans s'interrompre, jusqu'à la vésicule, et que toutes les vésicules ou cellules sont constituées par l'extrémité arrondie, et terminée en cul-de-sac, de chaque ramuscule bronchique. Pour lui, ce cœcum ou cul-de-sac des bronches n'est nullement dilaté : c'est tout simplément l'extrémité arrondie du ramuscule, sans ampoule ni renflement. Sous ce rapport, les vésicules telles que les décrit Reisseisen, diffèrent un peu de celles qu'avait admises Malpighi, puisque d'après l'anatomiste italien, la bronche serait renflée et dilatée à son extrémité.

François-Daniel Reisseisen était sans doute parent d'un Jean-Daniel Reisseisen, dont nous avons vu une dissertation : *De articulationibus analogis quæ fracturis ossium superveniunt.* Argentorati, 1718, in-4°.          **A. C.**

**RELACHANTS.** Mot à double sens. On appelle *relâchants* les médicaments propres à diminuer la tension, l'éréthisme des organes (cataplasmes, fomentations *émollientes*, corps gras, et aussi les substances plus ou moins laxatives qui tendent à faciliter les garde-robes, à *relâcher* (fruits doux, légumes herbacées, miel, etc).                                          **D.**

**RELAPSING FEVER.** On décrit sous ce nom une maladie contagieuse épidémique apparaissant en temps de famine. Cette maladie, qui s'annonce d'ordinaire par des frissons, de la céphalalgie, des vomissements avec douleur à l'épigastre, s'accompagne bientôt d'une fièvre intense avec chaleur à la peau et fréquence du pouls. La langue blanche ou brune est sèche ou humide. Il n'y a pas de diarrhée, ni d'éruption à la peau. L'ictère est fréquent, et avec cet ictère coïncide souvent un développement exagéré du foie et de la rate. L'agitation est grande, mais ce n'est qu'accidentellement que se montre du délire. Tous ces symptômes, après avoir duré de 5 à 7 jours, cessent brusquement, le plus souvent à la suite de sueurs abondantes.

La fièvre fait place à un état apyrétique qui peut simuler un retour à la santé, mais qui vers le quatorzième jour, est remplacé par un état fébrile nouveau s'accompagnant des symptômes caractéristiques du premier paroxysme. Il peut y avoir trois, quatre, et même cinq paroxysmes séparés par des intermissions dont nous aurons à déterminer la durée et qui varient d'ordinaire comme longueur avec chacun des paroxysmes.

La mortalité est faible. La mort peut être le fait d'une syncope ; elle peut survenir à la suite d'accidents comateux.

A l'autopsie on ne trouve pas de lésion caractéristique ; on ne signale qu'une tuméfaction du foie ou de la rate.

C'est sous le nom de *relapsing fever* ou fièvre à rechutes, que cette maladie a tout d'abord été décrite par les auteurs, qui, les premiers comme Rutty et John Clarke l'ont indiquée dans le courant du dix-huitième siècle. C'est celui que nous croyons devoir lui conserver. Cette dénomination n'est toutefois pas la seule qui lui ait été assignée ; seulement, elle a pour nous l'avantage de ne rien préjuger sur la nature de cette maladie et d'en rappeler la marche en peu de mots. On ne pourrait en dire autant des nombreuses autres dénominations qui lui ont été données. Ces dénominations multiples sont basées, les unes sur la nature supposée de cette maladie; les autres sur quelques-uns des symptômes qui la caractérisent; quelques-unes rappellent les conditions de son développement. C'est ainsi pour ne citer que les principales, qu'on la voit désignée sous les noms de fièvre épidémique, de fièvre épidémique d'Édimbourg (Welsh) ; de fièvre épidémique d'Irlande (Barker et Cheyne); d'Écosse (Cormack, H. Douglas, Smith, Craigie) ; ou bien encore sous ceux de fièvre inflammatoire (Stoker); de fièvre jaune (Graves et Stokes); de rémittente bilieuse (Steele); de fièvre gastro-hépati-

que (Ritchie) ; de fièvre de famine (Stoker et la généralité des auteurs irlandais);
de typhus des armées ou de Hunger-typhus (auteurs allemands), bien que cette
maladie soit en tous points distincte, ainsi que nous le verrons, du typhus proprement dit.

Quelques auteurs enfin ont basé leur dénomination sur la durée qu'a présentée
cette maladie dans certaines épidémies. De là les noms de *synocha* (Cullen, Christison), de fièvre de cinq ou de sept jours (Wardell) qui lui ont été imposés.

La dénomination de fièvre à rechutes qui nous servira souvent dans cet article
à désigner cette maladie est pour nous synonyme des dénominations de *relapsing fever* et de *febris recurrens* qu'on lui assigne maintenant assez généralement
en Allemagne et en Angleterre.

Malgré tous les efforts qu'a faits le docteur Spittal pour prouver l'ancienneté
de cette maladie, il semble douteux, suivant Murchison, qu'elle ait existé du
temps d'Hippocrate. Si nous en croyons les recherches qui lui sont dues et que
nous aurons bien souvent l'occasion d'utiliser, on ne saurait faire remonter au
delà du dix-huitième siècle les travaux qui ont trait à cette maladie, bien que les
Allemands en rapportent la première indication à Willis en 1659.

Ce fut en 1729, suivant Murchison, que Strother, en décrivant une fièvre épidémique qui sévissait à Londres, parla pour la première fois des rechutes qui la
caractérisaient. Rutty, en 1739, et Clarke, en 1777, paraissent l'avoir également
observée et l'indiquent d'une façon plus explicite. Depuis lors, on la voit signalée par les auteurs qui ont eu l'occasion de la rencontrer en Écosse, en Angleterre ou en Irlande, à des intervalles plus ou moins éloignés ; mais ce qui en
gêne l'étude, c'est que le plus souvent elle se montre coïncidemment avec le
typhus dont elle est, pour ainsi dire, l'avant-coureur. Ce ne fut qu'à une époque
plus rapprochée et surtout depuis la relation des épidémies de 1817-19, de
1826 et de 1843, étudiées par Christison, O'Brien, Wardell et Cormack, qu'on
put grâce aux travaux de ses auteurs, être fixé sur la nature de cette maladie,
sur les symptômes qui la caractérisent, sur les rapports qu'elle affecte avec le
typhus.

Pour compléter cette étude, on peut du reste mettre également à profit les
descriptions qu'en donnèrent les auteurs qui, depuis lors, eurent l'occasion de
l'observer en Russie (Tholozan, Pélikan, Behse), en Angleterre (Steele, Pater-
son, Ormerod, Murchison), en Belgique (Gluge, Verhaege et van Biervliet), en
Afrique (Griesinger, Arnould et Périer), et surtout celles qu'ont, dans ces derniers temps fournies les auteurs allemands (Leyden, Hirschberg, Losch, Lebert,
Pastau, O'Wyss, Meissner, Wunderlich, Hesse, Frantzel, Schultzen et Geissler).
Ces auteurs, qui ont eu l'occasion d'en suivre des épidémies à Prague, à Konigs-
berg, à Posen, à Breslau et à Berlin, l'ont surtout étudiée au point de vue des
modifications qu'elle imprime à la température et à la sécrétion de l'urine.
Aussi mettrons-nous leurs travaux largement à profit.

CAUSES PRÉDISPOSANTES. ÉTIOLOGIE. Ainsi qu'on a pu le voir par l'énumération rapide que nous avons faite des épidémies principales de la fièvre à rechutes,
cette maladie ne se montre pas indistinctement dans tous les pays. C'est surtout
en Angleterre qu'on la rencontre ; et des diverses parties de l'Angleterre, c'est
manifestement l'Irlande qui est le siége des épidémies les plus fréquentes et les
plus intenses. Elle n'est pas toutefois comme on l'a cru longtemps, une maladie
propre à l'Angleterre. Puisqu'on l'a observée en Afrique, en Russie, en Prusse
et en Autriche. Murchison doute qu'elle se soit montrée en Amérique ainsi que

semblent pourtant l'attester les observations de Dubois et d'Austin Flint. Mais on aurait tort de croire avec cet auteur que Griesinger en Égypte ait pris pour des cas de fièvre à rechutes des maladies de nature paludéenne surtout depuis que Périer et Arnould l'ont observée en Algérie.

La France semble jouir d'une immunité complète, et l'on ne trouve pas dans les auteurs de relations de cette fièvre qui s'y soit développée.

Personne ne l'a signalée aux Grandes-Indes.

Il résulte de ces faits que c'est surtout en Allemagne et en Angleterre que sévit la fièvre à rechute.

On a constaté en outre qu'il est certaines nationalités qu'elle atteint plus spécialement. Ainsi en Allemagne, ce sont les Israélites qui sont principalement frappés ; en Angleterre, à Londres, lorsqu'elle apparaît à l'état d'épidémie, ce sont les Irlandais qui sont atteints en plus grand nombre.

Les hommes, au dire de quelques auteurs, seraient plus souvent atteints que les femmes ; mais le fait est inexact au moins dans certains cas, puisqu'il est quelques épidémies qui permettent de formuler une opinion contraire.

Les femmes d'un âge avancé sont même plus aptes que les hommes à être frappées de fièvre à rechutes. On trouve dans Murchison des chiffres qui ne laissent subsister aucun doute à cet égard.

Sur 441 cas de fièvre à rechutes qu'il eut l'occasion d'observer : 233 cas existaient chez l'homme, 208 chez la femme ; 267 de ces malades étaient âgés de moins de 25 ans, 155 hommes, 112 femmes ; 170 avaient plus de 25 ans, 76 hommes, 94 femmes.

Cette maladie, qui peut se montrer aux extrêmes de la vie chez des sujets de 2 ans, de 74 ans, ainsi que l'attestent les tableaux statistiques de l'hôpital des fiévreux de Londres, manifeste sa fréquence la plus grande entre 15 et 30 ans. Elle présente à ce point de vue avec le typhus, une différence dont il faut tenir compte, cette dernière maladie sévissant généralement chez des sujets plus âgés. A 50 ans la moyenne des sujets atteints de fièvre à rechutes n'est guère que de 1/15, tandis que lorsqu'il s'agit de typhus elle est à cet âge de 1/8.

L'époque de l'année ne semble avoir aucune influence sur son apparition, et tandis qu'on constate que les épidémies de typhus se rencontrent plus souvent en hiver, celles de fièvre typhoïde en automne (Murchison), on s'aperçoit que la fièvre à rechutes se montre tantôt en automne et en hiver (*Épid. de Glasgow*, 1842-43), tantôt au printemps et en été (*Épid. Dublin*, 1826), sans que le caractère en soit modifié.

L'apparition de la fièvre à rechutes semble due aux privations de toute sorte, mais surtout à une alimentation insuffisante. C'est aux époques de famine alors qu'on est obligé d'avoir recours à toute espèce d'alimentation qu'on la voit se manifester sous forme d'épidémie. Elle ne frappe point indistinctement tous les individus. Elle atteint d'abord les nouveaux arrivants, ceux dont l'acclimatement est incomplet et la misère plus grande. A en juger d'après les tableaux relevés au *London Fever Hospital*, par Murchison, on voit que 42,57 pour 100 des individus étaient à Londres depuis moins de 2 ans. C'est sans doute aux privations qu'ils supportent plutôt encore qu'à la nature de leur race, que les Irlandais doivent d'être plus que tous autres exposés à la fièvre à rechutes.

L'alimentation insuffisante ne constitue pas la seule cause prédisposante importante qui doive attirer l'attention du médecin. C'est surtout dans les réduits malsains où loge un trop grand nombre d'individus, que la fièvre à rechutes fait le plus de victimes. Aussi ne peut-on s'empêcher de considérer l'encombrement comme une des causes prédisposant à cette maladie.

Tout ce qui peut en outre épuiser la constitution, les excès, les veilles et l'abus de l'alcool agit très-probablement dans le même sens.

Causes déterminantes. Tous les médecins, à l'exception de Virchow et de Craigie, s'accordent pour reconnaître sans contsste à cette maladie un caractère éminemment contagieux. En 1843, à Glasgow, et dans différents disricts de l'Écosse, on put suivre pas à pas le développement de cette maladie qui parfois n'atteignait au début que les seules personnes en contact avec les malades. Il en fut de même dans les petites épidémies qui se sont montrées dans ces dernières années à Berlin et à Dorpat en 1868. Pour cette maladie du reste comme pour toutes les maladies contagieuses, on remarque certaines immunités inexplicables tenant aux dispositions particulières des individus.

Cette contagion paraît due au transport par l'air d'un poison spécial; aussi n'est-il pas toujours nécessaire pour être affecté d'approcher de très-près les malades. Le miasme qui préside au développement de cette maladie, peut imprégner les effets du malade et devenir également une des causes de contagion. Cormack vit la fièvre à rechutes se développer chez des blanchisseuses qui n'avaient avec les malades aucun rapport direct. Il est rare toutefois de la voir apparaître à la suite d'un contact peu prolongé comme le typhus. Son caractère contagieux paraît moins prononcé que celui de cette maladie.

Elle ne jouit pas, comme bon nombre d'autres maladies contagieuses, du privilége de mettre à l'abri d'attaques subséquentes. Il n'est pas rare d'en voir survenir, chez les mêmes individus, plusieurs attaques en quelques mois (Christison, Wardell, Mackensie, Meissner).

On s'est demandé si la contagion constituait la seule cause d'apparition de cette maladie. Bon nombre d'auteurs le croient. Murchison n'hésite pas à trancher cette question par la négative. Nous acceptons complétement sa manière de voir que partagent également certains auteurs, tels que Pastau, Lebert. La maladie peut naître de toutes pièces; elle peut être autochtone, comme disent les Allemands. Murchison se base pour émettre cette opinion sur la possibilité de déterminer les causes qui président à son développement. Ces causes sont celles que déjà nous avons indiquées sommairement, c'est-à-dire les privations de toutes sortes qu'entraînent les temps de disette, mais surtout l'usage d'aliments grossiers et insuffisants. Il croit que l'encombrement n'agit dans la production des épidémies de cette maladie, que d'une façon toute secondaire, et seulement comme cause de propagation, et il donne à l'appui de son opinion ces faits de fièvre à rechutes, se développant chez des individus vivant en plein air et n'ayant subi aucun contact infectant. Cette particularité, qui semble exacte, constitue un caractère distinct important, de cette maladie qu'on a voulu à tort, selon nous, considérer comme une variété du typhus. Ce qui paraît jusqu'à un certain point confirmer l'opinion de Murchison, c'est qu'en temps d'épidémie les gens riches ne fournissent à la maladie qu'un faible contingent, c'est qu'il peut se passer de longs temps sans qu'on puisse en signaler le retour. De 1851 à 1862, par exemple, les relevés faits à l'hôpital des fiévreux de Londres et à l'infirmerie de Glasgow n'en mentionnent aucun cas, le pays n'ayant point eu à souffrir de disette. C'est que d'un autre côté on peut, pour ainsi dire, prévenir l'apparition de cette maladie, ainsi que le prouvent les travaux récents qui démontrent que depuis qu'on est arrivé à pouvoir obvier aux désastres qu'amènent les temps de disette,

les épidémies de fièvre à rechutes deviennent plus insignifiantes et tendent
même à disparaître.

ANATOMIE PATHOLOGIQUE. L'autopsie ne révèle que des lésions peu intéressantes
et qui n'ont rien de caractéristique.

L'émaciation que présente le cadavre est le plus souvent considérable. Elle
n'est point seulement, comme le croyait Murchison, due aux privations qui ont
précédé l'apparition de la maladie. Elle est le fait de la maladie elle-même, et n'en
constitue pas le trait le moins important. Elle résulte des pertes énormes que le
malade a faites en urée, des sudations profuses qui se sont manifestées. Il ne faut
pas oublier que le malade peut arriver à perdre dans l'espace de quelques jours
un huitième de son poids (Leyden).

Les téguments sont parfois jaunâtres. Il en est ainsi lorsque l'ictère s'est manifesté pendant la vie. Dans tous les cas, ils sont décolorés, présentant une teinte
terreuse et parfois livide, surtout à la face postérieure du tronc, sur le scrotum.

Il est plus rare d'observer les traces des pétéchies ou des vergetures dont on a
constaté l'existence pendant la vie, plus rare encore de rencontrer des traces de
furoncle, d'anthrax (Meissner) ou la gangrène des téguments.

Les muscles paraissent à l'état sain (Jenner).

Le pharynx est d'ordinaire intact. Meissner signale cependant dans un cas une
angine érythémateuse, dans un autre une angine croupale.

L'estomac est aussi le plus souvent à l'état sain. La muqueuse en est quelquefois
injectée, infiltrée de sang, c'est lorsque se sont montrés pendant la vie des vomissements noirâtres (Cormack, Wardell, Douglas).

L'intestin grêle peut être également injecté dans ces cas ; mais jamais on ne
trouve de lésions portant sur les plaques de Peyer. Le gros intestin ne présente
d'altération que lorsque la maladie s'est compliquée de dysenterie.

On peut alors avoir à constater des injections le plus souvent localisées à certaines parties de l'intestin, parfois même de petites ulcérations à bords épaissis.
Cormack signale enfin dans l'un de ces cas de petites ecchymoses sous la muqueuse
rectale.

Les ganglions mésentériques ne sont pas tuméfiées.

Le foie est volumineux, fortement congestionné, mais aucun des auteurs ne signale d'altérations du parenchyme. Les conduits biliaires sont perméables, et rien
ne peut expliquer la formation de l'ictère.

Le pancréas est normal.

Comme le foie, la rate est volumineuse, surtout lorsque le malade a succombé
pendant la période paroxystique. Sa consistance a diminué, et dans l'épaisseur de
cet organe on trouve de nombreux dépôts fibrineux. D'autres fois, on y rencontre
des épanchements de sang. Ces épanchements qui peuvent donner à la rate le volume d'une tête de fœtus, peuvent entraîner la rupture de sa capsule fibreuse et par
suite l'irruption du sang dans le péritoine. On a constaté d'autrefois que l'hypertrophie de la rate est de toute autre nature, qu'elle tient quelquefois à une prolifération lymphatique analogue à celle qu'on rencontre dans les cas de fièvre
typhoïde.

Les voies respiratoires sont plus fréquemment lésées que le tube digestif.

Meissner parle d'une ulcération qu'il rencontra à la commissure des cordes vocales.

Les bronches qui parfois ont été le siège d'un catarrhe, présentent alors à l'autopsie de l'injection et des masses plus ou moins abondantes d'un mucus visqueux

qui les obstruent. Mais de toutes, les lésions qu'on rencontre le plus habituellement
sont les lésions caractéristiques de la pneumonie fibrineuse, qu'on voit signalées
dans le septième des cas. Jamais il n'existerait de traces de pneumonie hypo-
statique.

Les reins sont rarement indemnes. Les lésions y sont variées. Celles qu'on y
rencontre le plus souvent sont celles de la néphrite parenchymateuse superficielle
ou profonde. Plus rarement on y trouve des foyers purulents (Néphrite interstitielle suppurative). Les bassinets peuvent être remplis de coagulums sanguins, et
la muqueuse de ces cavités ainsi que celle de la vessie peut présenter des traces
évidentes de catarrhe.

Le cœur n'offre rien d'anormal, mais il est juste de dire que l'examen en a été
fait d'une façon très-incomplète.

Le sang pendant la vie présenta souvent, sans qu'il y ait trace d'inflammation, un état couenneux manifeste. A l'autopsie on le trouva tantôt séreux, tantôt
formant dans le cœur des masses fibrineuses décolorées. Les globules rouges, au
dire de Cormack, seraient moins nombreux qu'à l'état sain; les globules blancs y
seraient en plus grande quantité. Il croit même que l'abondance des globules blancs
précède de quelques jours l'apparition de la maladie.

Dans de nombreux cas, on a constaté dans le sérum la présence de l'urée.

Ernst Hallier aurait même eu l'occasion d'y rencontrer des microphytes et il ne
serait pas éloigné de voir dans l'existence de ces êtres inférieurs la cause de la
contagiosité de cette maladie. Ces observations, qui remontent à 1868, n'ont point
été confirmées en Allemagne dans les nombreuses épidémies que depuis lors on a
eu l'occasion d'observer dans ce pays.

Les autres organes ne présentent rien d'intéressant à signaler.

Les membranes du cerveau paraissent être dans certains cas plus injectées que
d'habitude; dans d'autres, et surtout à la suite d'accidents comateux, on aurait
trouvé, dans la sérosité qui les imbibe, une quantité plus ou moins considérable
d'urée (Maclagan).

Symptomatologie. La fièvre à rechutes débute brusquement (Murchison), mais
il est peu habituel de voir cette maladie se développer aussitôt après un contact
infectant. Le plus souvent, elle présente une période d'incubation dont la durée
précise est encore à déterminer. Cormack croit que cette période d'incubation ne
dépasse guère trois à quatre jours. Virchow estime qu'elle peut être de neuf jours,
tandis que les médecins de Silésie seraient portés à croire qu'elle est parfois de
15 jours à trois semaines. Geissler la croit de 2 à 9 jours. Cette maladie apparaît
d'ordinaire sans être précédée de phénomènes prémonitoires. C'est au milieu de
ses occupations habituelles, souvent le matin, que le malade est saisi d'un violent
frisson avec ou sans tremblement, le plus souvent accompagné d'un violent mal
de tête. Bientôt se manifeste un état vertigineux qui, plus encore que la prostration, force le malade à garder le lit. Il peut toutefois et le plus souvent gagner
l'hôpital à pied. Très-souvent il ne s'y rend que deux ou trois jours après le début
de l'attaque.

Le frisson initial peut ne durer qu'un quart d'heure, parfois il persiste plusieurs
heures. Il est ensuite remplacé par une élévation très-marquée de la température
cutanée. En même temps que s'établit l'élévation de température, la céphalalgie
devient plus intense et bientôt s'accompagne de douleurs lombaires très-vives.
Cette élévation de température peut dès le troisième jour faire place à une sudation abondante qui met un terme à la maladie. La fièvre à rechutes est dite abor-

tive. Le fait est rare. Le plus souvent la sueur est peu abondante ; parfois même elle fait complètement défaut. L'élévation de température persiste, s'accentue plus nettement encore qu'au début, et, dès le troisième et quatrième jour, on voit se développer les symptômes qui constituent, pour ainsi dire, la période d'état de la maladie.

Ces symptômes sont variés et portent principalement sur le tube digestif, sur le foie et sur le système circulatoire. La chaleur cutanée qui, dès le début, avait remplacé le frisson initial, s'accuse plus nettement et se traduit à l'aisselle par une température de 40° à 41°.

Cette chaleur continue n'est qu'accidentellement interrompue par de légers frissons erratiques et des sueurs peu abondantes. Le pouls est en général très-élevé. Il dépasse d'ordinaire 100, atteint souvent 120, parfois même 140, 160 pulsations. Cette fréquence peut exister dès le deuxième jour de la maladie. Tout en présentant cette fréquence, le pouls conserve de la force et de la plénitude.

La langue reste rarement naturelle. Le plus souvent elle se couvre d'un enduit blanchâtre, parfois noirâtre et limité vers sa partie médiane. Humide au début, elle devient assez fréquemment sèche au bout de trois à quatre jours. La soif est vive ; l'appétit nul, quelquefois conservé. On a signalé des malades qui, avec cet état catarrhal de l'estomac, présentaient tous les signes de la boulimie. Les nausées et les vomissements ne sont pas rares. Ils constituent souvent les phénomènes du début. Ils s'accompagnent alors de douleurs épigastriques que la pression peut facilement rappeler. Ces vomissements sont de nature muqueuse, bilieuse ; parfois ils contiennent du sang et les matières rejetées prennent la coloration marc de café signalée par bon nombre d'auteurs dans le cours de certaines épidémies. La constipation est un fait habituel.

En même temps que se manifestent ces troubles digestifs on voit la peau prendre une coloration particulière tantôt terreuse, le plus souvent ictérique, sans présenter toutefois à aucun des instants de cette maladie d'éruption caractéristique. Cette teinte ictérique due à la présence dans le sang du pigment biliaire ne s'accuse pas seulement à la surface des téguments. Les sclérotiques deviennent jaunâtres, et bientôt l'urine non albumineuse prend une coloration brunâtre en rapport avec la présence dans ce liquide des matières colorantes biliaires. Les selles toutefois conservent leur caractère habituel, ce qui prouve qu'on n'a point affaire ici à un ictère par obstacle au cours de la bile. Le foie est ainsi que la rate le plus souvent volumineux. On peut s'en assurer à l'aide de la percussion. C'est à l'augmentation de volume de ces organes autant et plus peut-être qu'aux vomissements qu'il faut rapporter les douleurs épigastriques dont se plaignent les malades.

Pendant que se développent ces différents troubles gastro-hépatiques la fièvre persiste. La température reste élevée, et le malade, sans être pris de délire, conserve une agitation qu'explique l'insomnie qui persiste jusqu'au moment où vers le septième jour, on voit comme par enchantement cesser brusquement ces différents symptômes.

Dans l'espace de quelques heures le pouls tombe de 120, 150 à 70 ; la température devient normale ; les douleurs disparaissent ; la sécheresse de la peau fait place à une légère moiteur. Le malade passe subitement de l'état de maladie à l'état de santé, c'est à cet état qu'on donne le nom de rémission. Cet état de bien-être, pendant lequel le malade n'accuse le plus souvent qu'un peu de faiblesse, est d'ordinaire annoncé par l'apparition de certains phénomènes dits critiques, des sueurs; parfois de la diarrhée ou des hémorrhagies. Cet état de bien-être n'est que passager ; sa durée est en somme limitée d'ordinaire à sept jours. Il constitue une des périodes de la maladie.

Vers le quatorzième jour arrive la troisième période, le deuxième paroxysme, dont le début et le caractère ressemblent en tout point à ceux du premier paroxysme. Il est seulement beaucoup plus court et ne dure guère que trois à quatre jours. Il peut être suivi comme le premier d'une période de rémission et faire place à d'autres paroxysmes. Il peut y en avoir trois, quatre et même plus.

Après avoir donné une idée générale de la marche qu'affectent les symptômes caractéristiques de cette maladie, il est essentiel de revenir en détail sur quelques-uns d'entre eux, sur ceux surtout qui se présentent dans le cours de certaines autres pyrexies. Cette étude rapide nous fournira des matériaux nécessaires au diagnostic de cette affection qu'on a longtemps confondue, soit avec le typhus, soit avec la fièvre typhoïde. Nous aurons aussi à étudier à ce point de vue les principales des complications qu'elle peut présenter.

Le facies qui d'ordinaire offre une langueur caractéristique, présenterait dans les cas légers une teinte plombée du visage et dans les cas graves une injection très-manifeste des pommettes et du nez. Mais jamais on ne constaterait cette vascularisation si prononcée de la muqueuse oculaire qui, chez les typhiques, va parfois jusqu'à la suffusion. Les téguments offrent en outre dans bon nombre de cas, quelle que soit la gravité qu'offre l'épidémie, une coloration ictérique très-prononcée.

Il semble actuellement avéré qu'il ne se fait aucune éruption caractéristique de la peau, et tout porte à croire que celles qu'ont décrites quelques auteurs, comme Virchow et Cormack, étaient dues à des cas de typhus apparaissant dans le cours ou vers la fin d'une épidémie de fièvre à rechutes, que peut-être même elles ne reconnaissaient pas d'autres causes que l'ictère qui, comme on le sait, peut produire de l'urticaire et du lichen. Mais s'il n'existe pas d'éruption caractéristique, on constate souvent sur les téguments l'existence d'une hypérémie qui peut ne pas être limitée au visage, parfois des pétéchies qui le plus souvent apparaissent lors du premier paroxysme et plus habituellement dans les cas où se montre l'ictère. Ces pétéchies coexistent fréquemment alors avec des hémorrhagies qui se font à la surface de diverses muqueuses. C'est dans ces cas que certains auteurs ont rencontré du sang dans la sérosité des vésicatoires (Alison). On y constate en outre quelques éruptions sans valeur spécifique qui peuvent être utilisées, au point de vue du diagnostic ou du pronostic. Ce sont des éruptions herpétiques, des *sudamina* qui se montrent d'ordinaire à la fin du paroxysme et dont la manifestation coïncide avec l'apparition des sueurs.

Les phénomènes fébriles ne sont pas moins dignes d'intérêt que les symptômes cutanés. Ce qui leur donne un caractère tout particulier c'est la manière dont ils se produisent. La température acquiert rapidement et dès le début, sans présenter les oscillations qu'elle affecte dans la fièvre typhoïde, 40°, 41°, et même 42°, ainsi que l'a constaté le docteur Arnould. A la période de rémission, toujours suivant le même auteur, elle tomberait rapidement au-dessous de la moyenne, se maintenant à 35°, 36°, pendant tout le stade de rémission pour monter de nouveau au début du second paroxysme. Elle n'atteindrait pas toutefois pendant ce paroxysme le même degré d'élévation que pendant le premier.

Ces études ont été reprises et complétées en Allemagne.

Les résultats auxquels est arrivé Meissner, et qui concordent avec ceux de Herrmann, de Zorn et de Zuelzer, méritent à tous égards de nous arrêter un instant. La température fut prise à deux époques différentes de la journée, le soir et le matin, et toujours on constata que pendant les paroxysmes la température du soir l'emportait de quelques dixièmes de degrés à 3° $\frac{1}{10}$ sur celle du matin. La température maxima peut être pendant l'attaque de 41°,8, la température minima peut être pendant la rémission de 35°,4 ; elle peut même tomber lorsqu'il y a collapsus à 34°,6 ou 34°,4.

On n'a point eu l'occasion d'observer lors du premier paroxysme le mode d'élévation de la température, mais l'on peut s'en faire une idée par ce qui se passe aux paroxysmes subséquents. Ce qu'on a constaté, c'est que parfois dès le deuxième jour du premier paroxysme, la température était à 40°,4. Il est probable, comme lors du deuxième paroxysme, qu'aussitôt après le frisson monte la température, et que, dans l'espace de quelques heures, elle atteint 39° et 40°. Ce n'est qu'ultérieurement que s'établissent les fluctuations quotidiennes si bien étudiées par Meissner.

Cette élévation de température peut persister pendant plusieurs jours, sa durée est celle du reste du premier paroxysme dont elle constitue une des caractéristiques. Or, cette durée peut être de deux à vingt-un jours.

Le plus souvent elle n'est que de 6 à 9 jours, en moyenne de 7 jours. L'élévation de température fait place, au bout de ce temps, à un abaissement qui survient ou par crise ou par lyse. Dans le dernier cas, cet abaissement n'a lieu qu'après avoir présenté, pendant quelques jours, de légères oscillations ; dans le premier cas, il survient assez brusquement.

Lors de crise, c'est la veille au soir que se présente la température la plus élevée. Les jours qui suivent la crise, le soir, la température baisse en moyenne chaque jour de 0°,4 à — 2°,5.

Dans les cas qui doivent se terminer par crise, d'ordinaire la température, pendant le paroxysme, semble plus élevée que dans ceux qui se terminent par lyse. Ile est de 39°,1 à 41°,6 ; elle n'est, dans les derniers cas, que de 38°,3 à 41°. Toutefois la différence n'est pas assez grande pour permettre de porter avec certitude un pronostic. Le paroxysme sera d'une durée d'autant moins longue que la température est plus élevée.

Pendant l'apyrexie ou stade de rémission, l'état de la température varie suivant le mode qui a présidé à son abaissement. Lorsque cet abaissement a été le fait d'une crise, la température est de 35°,6 à 36°,5, et lors de collapsus de 35° à 34°,4. Elle ne varie guère que de 1° dans ses oscillations quotidiennes, rarement elle atteint le chiffre normal.

S'il y a eu lyse, la température est rarement de moins de 36°,4, et s'élève acilement jusqu'à la normale de 37° et 37°,5, qu'elle dépasse même souvent. Les oscillations quotidiennes sont toujours plus étendues que dans les cas précédents où il y a eu crise.

Au bout de 4 à 5 jours, rarement après 10 jours, survient le deuxième paroxysme, qui s'annonce dès le dernier soir de l'apyrexie par une élévation de quelques dixièmes de degré. L'élévation de température est précédée d'une attaque de frisson. En 5 ou 6 heures, elle arrive à 39°, 40°,5. La durée de cette élévation de température est en rapport avec celle du paroxysme qui, moins long que le premier, ne dépasse guère 2 à 4 jours et rarement atteint 5 jours. La température est quelque peu plus élevée que celle du premier paroxysme qu'elle dépasse de quelques dixièmes de degré ; elle atteint 40° à 41°,8. Les oscillations quotidiennes qu'elle présente sont plus considérables.

Au moment de la rémission, elle se comporte comme après le premier paroxysme. Lorsque cette rémission ne fait pas place à la guérison, il survient un troisième et même un quatrième paroxysme. La température que présentent ces paroxysmes successifs est moins élevée que celle du deuxième ; la durée de ces attaques est moins longue que celle du premier paroxysme. De l'élévation que présente la température, on ne peut rien conclure sur la durée du paroxysme suivant ni sur l'apparition certaine d'un autre paroxysme. Tout ce qu'on peut dire, c'est que la rapidité d'évolution que présente la maladie est en rapport avec l'élévation de température.

En examinant à des heures différentes l'état de la température, Meissner a vu qu'elle présentait aussi bien dans la période de paroxysme qu'aux époques de rémission deux élévations quotidiennes qui, lors des paroxysmes, existaient le matin de 10 heures à midi, et le soir de 4 à 6 heures. L'élévation de température du matin comparée à celle du soir était toutefois bien moins nettement accusée.

Ces oscillations se rencontrent également dans la période de rémission lors d'apyrexie, seulement celle du matin arrive plus tard, celle du soir cesse plus tôt. Lorsqu'il existe du collapsus, lorsque la température est tombée à 35° ou au-dessous, ces oscillations ne sont que de quelques dixièmes de degrés.

La corrélation qui existe entre l'état de la température et la fréquence du pouls ne serait pas aussi intime que le croyait Murchison. Suivant Murchison, ces oscillations de température affecteraient, avec celles que présente la fréquence du pouls, des rapports directs. Dès le début du premier paroxysme, le pouls s'élèverait atteignant bientôt 120, 140, 150 pulsations par minute, aussi bien chez l'adulte que chez l'enfant pour tomber à la période critique, dans l'espace de quelques heures, de 140 à 60 et même 50 et 45, se maintenant à ce chiffre de pulsations pendant toute la période de rémission. Ces caractères suffiraient presque seuls pour permettre de distinguer la fièvre à rechutes du typhus, au début duquel et pendant plusieurs jours le pouls dépasse rarement 100 pulsations par minute (Henderson).

Le pouls n'a pas présenté, dans les épidémies de fièvres à rechutes observées en Allemagne, le même degré de fréquence qu'en Écosse et en Irlande. Il n'aurait même pas dépassé 132 pulsations dans son plus grand degré de fréquence. Il était habituellement de 80 à 100 le matin, de 84 à 104 le soir, avec une température de 40°. Durant le premier paroxysme, il ne devenait fréquent que vers sa seconde moitié. C'est à la veille de la crise qu'il était le plus fréquent. On pouvait alors noter 124, 132 pulsations avec une température variant de 40°,7 à 41°,6. Cette fréquence disparaissait après la cessation des phénomènes critiques (sueurs, hémorrhagies, hypersécrétion urinaire), mais avec moins de rapidité que l'élévation de température. Ce n'était guère que le 2e ou le 3e jour de l'apyrexie, et même à une époque plus avancée de la période de rémission qu'on pouvait observer le minimum de fréquence du pouls, alors que déjà la température avait atteint de nouveau le chiffre de la température normale.

Le pouls, pendant l'apyrexie, devenait alors très-rare. On ne comptait parfois que 60, 50 et même 40 pulsations par minute, et c'est à peine si les mouvements et la station verticale augmentaient ce nombre de 6 à 8 pulsations.

Les oscillations quotidiennes que présente la température aussi bien pendant les paroxysmes que pendant les rémissions, ne semblent également avoir que peu d'influence sur la fréquence du pouls.

Lors du deuxième paroxysme, la fréquence était moins grande que dans le premier paroxysme, il y eut rarement plus de 100 pulsations par minute.

On s'est demandé quelle pouvait être la cause des modifications que présente l'état du pouls. Pour en expliquer le ralentissement qui survient pendant les rémissions, on ne peut penser à une altération du sang par le pigment biliaire ou par les acides biliaires. Car ces substances ne s'y rencontrent pas dans tous les cas, et jamais on n'a constaté la présence dans le sang de leucine ni de tyrosine, ni d'autres matières extractives. On ne peut pas davantage penser à une irritation primitive du nerf vague, puisque au moment où se produit ce ralentissement on ne constate aucun des signes de cette irritation, ni vomissements, ni troubles respiratoires. Il est probable que ce ralentissement, prononcé surtout lorsque la rémission est le fait d'une crise, tient aux pertes abondantes que subit alors le malade.

Il n'est pas beaucoup plus facile d'expliquer la fréquence que le ralentissement du pouls. Tout porte à croire cependant que, bien qu'il n'y ait pas entre cette fréquence et l'élévation de température de rapport direct, c'est à cette élévation qu'est due cette modification du pouls. Seulement, pour la produire, il semble qu'il soit nécessaire que cette température élevée ait déjà quelques jours de durée, pour exercer sur le cœur une action suffisamment prononcé.

Les caractères du pouls ne présentent, en dehors de cette modification du rhythme, qu'assez peu d'intérêt. On a constaté que les pulsations en étaient courtes, que de plus elles étaient dicrotes et qu'elles ne perdaient ce caractère que lorsqu'elles devenaient très-fréquentes, peu de temps avant l'apparition du stade de rémission.

Les battements du cœur sont peu énergiques, mais le premier bruit ne fait jamais défaut, comme dans le typhus. Il s'accompagnerait même assez fréquemment (Stokes, Lyons et Hislop), à la base, d'un bruit de souffle qu'expliquent assez facilement les causes qui semblent présider au développement de cette maladie. Meissner, qui a également constaté l'existence de ce bruit, fait remarquer qu'il ne tient ni à une endocardite ni à une péricardite, et qu'il disparaît sans laisser de traces organiques de son passage.

Comme le cœur, le poumon subit dans son fonctionnement des modifications qui paraissent plutôt en rapport avec la fréquence des battements de cet organe qu'avec l'élévation de la température.

Le nombre des respirations est augmenté pendant la période paroxystique. Il s'élève à 24, 28 par minute. Pendant l'apyrexie, il ne serait que de 16 à 20, c'est-à-dire à peu près normal, et lorsqu'il existe du collapsus, il pourrait même tomber au-dessous. L'air expiré serait alors froid, mais ne contiendrait ni ammoniaque ni acétone.

Les troubles gastro-hépatiques ne sont pas moins importants à étudier que les phénomènes fébriles. Ils jouent, dans certaines épidémies, un rôle tellement prépondérant, que quelques auteurs ont décrit, comme nous l'avons vu, la fièvre à rechutes sous les noms de fièvre gastro-hépatique, de fièvre jaune. La langue, avons-nous dit, est le plus souvent recouverte d'un enduit qui peut rester humide. Cet enduit souvent devient noirâtre, se sèche en partie ou en totalité et coïncide avec ces cas graves déterminant la mort 7 et 16 fois sur 100, tandis que, dans les cas habituels, la mortalité n'est guère que de 1 sur 25 ou 50. Les fuliginosités gingivales sont rares, et cette rareté peut être utilisée pour reconnaître l'affection dont nous parlons de la fièvre typhoïde.

La perte de l'appétit, qui se montre habituellement au début de l'attaque pour cesser d'ordinaire à la période de rémission, précède l'apparition des vomissements, qui constituent un des symptômes fréquents de la fièvre à rechutes (643 fois sur 1,000, Smith). Il est rare que les vomissements coïncident avec le frisson du début. Ce n'est guère qu'au bout de deux à trois jours qu'on en peut constater l'existence. Lorsqu'ils se sont montrés, ils persistent jusqu'à la période de rémission ; ils peuvent être spontanés, mais ils sont le plus souvent provoqués par la moindre ingestion de boissons ou d'aliments. Ce n'est que dans les cas graves que les matières rendues sont presqu'entièrement composées de sang et qu'elles rappellent les vomissements de la fièvre jaune (Cormack, Wardell). C'est le plus souvent chez les personnes âgées qu'elles revêtent ce caractère.

Ils sont rarement accompagnés de météorisme, de diarrhée. Lorsque la diarrhée les accompagne, ce qui est exceptionnel, on peut constater l'existence du gargouillement à la pression abdominale ; mais ce gargouillement n'affecte pas de siége spécial, comme dans la fièvre typhoïde. On peut le trouver dans un point quelconque de la cavité abdominale. La constipation est le fait habituel de la fièvre à rechutes, et, dans les matières plus ou moins dures et colorées, on trouve souvent, lors des vomissements noirâtres, des traces de sang plus ou moins digéré.

Ce qui, dans les cas de vomissements, a pu faire croire à l'existence d'une fièvre jaune, c'est qu'il est fréquent de constater l'existence de l'ictère s'accompagnant d'une douleur plus ou moins vive au niveau du foie qui est alors tuméfié. Cet ictère, qui se montre dans les proportions les plus variées : 1 fois sur 12,24 (Wardell), 1 fois sur 2,6 (Smith), pour ne citer que les extrêmes, paraît se développer dans le cours des épidémies les plus graves, à la période d'état de l'épidémie. Il diminue de fréquence lorsque l'épidémie est en voie de décroissance. Il se rencontre plus souvent chez les sujets qui n'ont pas dépassé l'âge moyen de la vie : il apparaît d'ordinaire dans le cours du premier paroxysme vers le 3e et 5e jour ; parfois dans le cours du 2e et même du 3e. En général de courte durée, souvent localisé aux conjonctives, à la face, il ne semble point avoir la fâcheuse influence qu'on lui a attribuée sur la production des symptômes qui paraissent plutôt relever des troubles urinaires.

La cause en est difficile à préciser ; la coloration des matières fécales qui persiste, indique assez qu'il ne s'agit point là d'un ictère par arrêt au cours de la bile. Tout porte à croire qu'il s'agit d'un ictère sanguin analogue à celui que déterminent certains poisons, et dû peut-être, ainsi que le veut Murchison, à l'action sur les globules sanguins du miasme, cause de la fièvre.

Les troubles urinaires, dit Murchison, ont jusqu'ici été assez mal étudiés dans le cours de cette maladie. Tout ce qu'on sait, c'est que pendant les paroxysmes la quantité de l'urine égale ou surpasse la quantité d'urine normale. Elle est du reste en rapport avec la somme des boissons ingérées. La coloration est intense. La proportion d'urée, toujours notablement augmentée, est parfois si considérable qu'elle donne avec l'acide nitrique et sans concentration préalable du nitrate d'urée (Henderson). A la fin du paroxysme, à la période de rémission, ces caractères se modifient : l'urine devient rare, et, comme c'est à ce moment que se manifestent parfois des accidents comateux, les auteurs anglais n'hésitent pas à les attribuer à la rétention de l'urée dans le sang. Ce qui du reste semble jusqu'à certain point confirmer cette opinion, c'est qu'on trouve souvent alors, à l'autopsie, le sang chargé d'urée.

Les travaux récents relatifs à la sécrétion rénale dans le cours de la fièvre à rechutes n'ont fait que confirmer ces opinions. Ces travaux sont tellement importants, qu'il est nécessaire d'en signaler les points les plus intéressants (Pribram et Robitschek).

La sécrétion urinaire est, d'une manière générale, augmentée pendant toute la durée de la maladie. Toutefois, lors du premier paroxysme, cette augmentation est peu considérable ; la quantité d'urine éliminée ne dépasse guère 2,000 grammes, et lorsque la température est peu considérable, elle peut tomber à 1,000 grammes et n'être que de 500, s'il existe de la diarrhée.

A la fin du premier paroxysme, lorsqu'il y a lyse, mais surtout lorsqu'il y a crise, l'élimination de l'urine est toujours inférieure à celle qui existe pendant le paroxysme. C'est moins peut-être à la diarrhée et aux sueurs qu'à la diminution de tension artérielle qui survient à l'époque de la crise qu'est due cette diminution de sécrétion. On la voit également baisser lorsqu'il existe du collapsus, surtout si le collapsus s'accompagne de vomissements.

Pendant la période d'apyrexie ou de rémission, la quantité en est augmentée surtout s'il n'existe ni diarrhée, ni marasme. Cette augmentation s'accuse surtout vers le 3e jour, à l'approche du deuxième paroxysme ou à l'entrée du malade en convalescence.

Pendant le deuxième paroxysme, l'hypersécrétion urinaire est beaucoup plus considérable que lors du premier. Elle se comporte du reste de la même manière à l'époque de la crise ou de la lyse, de l'apyrexie et du collapsus. Il en est de même pour les paroxysmes subséquents. Lorsque l'apyrexie existe depuis plusieurs jours, si l'on voit cesser la polyurie on peut regarder comme improbable l'apparition d'un paroxysme nouveau.

Cette polyurie constitue du reste pour la fièvre à rechutes un symptôme d'une certaine importance. C'est à cette polyurie qu'est due la polydipsie qui parfois tourmente le malade. Elle constitue un signe diagnostique important qui permet de séparer la fièvre à rechutes de la fièvre typhoïde et de toutes les maladies fébriles.

L'élimination de l'urée subit dans le cours de cette maladie de nombreuses oscillations qui présentent dans leur apparition une assez grande régularité.

Dans le paroxysme, cette élimination est augmentée. La quantité d'urée rendue est journellement chez l'homme de 27,5 à 45,9, le maximum étant de 74 grammes. Chez la femme, il est de 21 à 40gr5 par jour. Cette quantité est d'autant plus grande que le paroxysme est plus court ; lorque le paroxysme est de longue durée, le chiffre de l'urée n'est élevé qu'au début. Il peut tomber au-dessous de la normale vers la fin du paroxysme alors qu'existe encore de la fièvre. La quantité d'urée éliminée est du reste presque toujours en rapport avec la quantité d'urine rendue.

A l'époque de la crise avec la cessation de la polyurie baisse le chiffre de l'urée ; la quantité éliminée dans un temps donné est toujours moins considérable que pendant la période du paroxysme et de l'apyrexie ; mais, lorsqu'il n'existe point de diarrhée, elle surpasse encore la moyenne normale.

Lorsque le premier paroxysme, au lieu de se terminer par crise, donne lieu aux phénomènes de la lyse, loin de baisser à ce moment le chiffre de l'urée augmente. Il surpasse même celui du paroxysme. Ce qui tient, sans nul doute, à ce qu'avec la lyse il n'y a pas de sueurs abondantes, et par suite pas de pertes d'urée par la peau, et en outre à ce que le malade ne cesse pas de s'alimenter.

C'est lors du collapsus et malgré une faible diurèse que, pendant la rémission, l'élimination de l'urée se fait dans les plus grandes proportions ; c'est alors que cette élimination peut être chez l'homme de 48gr57, et chez la femme de 45gr09. Lorsqu'il n'existe que de l'apyrexie sans collapsus, le chiffre de l'urée baisse d'abord les deux ou trois premiers jours ; parfois même il descend au-dessous du chiffre normal. Ce n'est que peu de temps avant le deuxième paroxysme qu'il devient plus considérable. Lorsqu'il ne doit point y avoir de rechutes, le chiffre de l'urée après s'être élevé de nouveau au-dessus de la normale, baisse peu à peu pour atteindre la normale et y rester, au bout de quinze jours ou trois semaines.

L'élimination de l'urée subit les mêmes oscillations au second paroxysme qu'au premier ; seulement, comme règle générale on peut dire que cette élimination est alors moins considérable. Les phénomènes relatifs à cette élimination se reproduisent dans l'ordre que nous avons indiqué pendant les autres paroxysmes et pendant les rémissions qui les suivent.

L'urée n'est pas la seule substance azotée dont l'élimination soit augmentée. L'acide urique est en excès, et il semble en être de même des matières dites extractives si l'on en juge d'après la réaction d'indican très-prononcée que donnent les urines.

Le chlorure de sodium, contenu dans l'urine est toujours en plus grande quantité que dans les autres maladies fébriles. La quantité dans l'apyrexie est toujours en rapport avec la diurèse. Elle augmente par conséquent peu à peu jusqu'à l'époque de la convalescence, où elle tombe à 15, 25 grammes.

Pendant le premier paroxysme, si la fièvre est élevée, la quantité de chlorure ne dépasse pas 5 à 10 grammes ; avec une fièvre modérée elle atteint 40 grammes par jour. Les choses se passent de même aux autres paroxysmes.

Lorsqu'il y a collapsus, comme la diurèse est peu considérable, il y a peu de chlorure dans l'urine. Dans l'apyrexie sans collapsus, les chlorures sont augmentés comme dans l'apyrexie de la fièvre intermittente (Traube).

Les phosphates diminuent pendant les paroxysmes bien qu'il y ait polyurie et augmentation des pertes d'urée. Cette diminution s'atténue au moment de la crise pour s'exagérer lorsqu'il survient du collapsus. On ne voit augmenter les phosphates qu'au bout de quelques jours d'apyrexie et encore ne reviennent-ils à leur chiffre normal que lorsque le malade a repris son alimentation habituelle.

Les modifications que subit le chiffre des sulfates sont à peu près les mêmes que celles des phosphates.

Cette urine des malades atteints de fièvre à rechutes qui contient de si énormes proportions d'urée et de chlorures, est cependant d'une pesanteur spécifique d'ordinaire très-faible : ce qui tient sans doute à l'énorme dilution de ces substances. C'est pour la même raison sans doute que la coloration en est peu intense.

Les manifestations nerveuses sont en somme peu prononcées (Murchison). Elles ne consistent que dans de la prostration qui se manifeste au début des paroxysmes et qui toujours est moins prononcée que dans le typhus. On a signalé de l'insomnie, un délire passager, des convulsions générales, parfois un état typhique qui se prolonge pendant la période de rémission et qui peut revêtir une certaine gravité.

Les douleurs articulaires qu'on peut rapprocher des troubles nerveux en ce sens qu'elles ne sont souvent que de simples arthralgies, se montrent très-fréquemment et ont été signalées par les premiers auteurs. Localisées d'ordinaire aux grosses jointures à celles des pieds, du tronc, elles peuvent s'accompagner de douleurs musculaires. Apparaissant au début de la période paroxystique, elles se prolongent souvent pendant la période de rémission et constituent un des phénomènes pénibles de la convalescence. Il est rare que les douleurs articulaires coïncident avec la rougeur ou la tuméfaction des jointures qui sont le siége du mal.

Les recherches récentes des auteurs allemands n'ont servi qu'à mieux préciser les troubles nerveux qu'on rencontre à l'époque de leur apparition. Ce n'est qu'exceptionnellement que se manifestent des troubles liés à une inflammation de la substance cérébrale ou de ses enveloppes. Ces troubles sont le plus souvent fonctionnels. L'insomnie est presque constante au moment des paroxysmes. Elle s'accompagne le plus souvent de céphalalgie qui, prononcée surtout à la veille des paroxysmes, peut se montrer également pendant la période d'apyrexie, lorsque la température s'élève, ou bien encore lorsqu'augmente la sécrétion urinaire ou l'élimination de l'urée.

Avec cette céphalalgie coïncident fréquemment des douleurs musculaires ou névralgiques dans les cuisses, au niveau des régions hépatique et splénique, ou sur le trajet de certains nerfs tels que les nerfs sciatiques, intercostaux ou trijumeaux. D'autrefois, ce sont des troubles sensoriels dont se plaint le malade. Il accuse alors des éblouissements, des tintements d'oreille. Parfois même on peut constater, vers la fin du premier et du deuxième paroxysme, du délire à l'époque critique.

Dans d'autres cas plus rares ce sont des phénomènes de paralysie ou d'hyperkinésie que l'on constate. Meissner parle de fièvre à rechutes ayant donné lieu à de l'opisthotonos la veille de la mort. Il en signale d'autres cas qui laissèrent, à leur suite, de la paralysie de la vessie ou des extrémités inférieures.

La chute générale des forces n'arrive que dans les cas mortels. Elle n'est que l'exagération d'un collapsus prononcé.

COMPLICATIONS. — Les complications qui peuvent se manifester dans le cours de la fièvre à rechutes sont peu nombreuses. Elles peuvent intéresser toutefois la plupart des systèmes de l'économie.

La bronchite ne se rencontre guère que 132 fois sur 1,000 cas (Smith). Il est des épidémies toutefois dans lesquelles elle est plus fréquente (Arrott).

La pneumonie est plus fréquente que dans le typhus. Douglas la rencontrée 6 fois sur 220 et de ces six malades, cinq moururent.

La syncope peut apparaître à toutes les périodes de la maladie. Elle peut se manifester dans le cours des cas les moins graves (Douglas). C'est habituellement à la période critique quelle se montre. Elle semble due dans certains cas à des hémorrhagies abondantes; elle tient peut-être dans d'autres à un état du cœur encore mal déterminé.

Les hémorrhagies qui sont fréquentes affectent des siéges divers : le nez, l'utérus, l'estomac, l'intestin et les oreilles. Elles se montrent à la période paroxystique, le plus souvent à la période critique. Il peut n'en exister qu'une, mais fréquemment elles sont multiples.

On a constaté aussi, bien que rarement, certaines paralysies localisées aux deltoïdes, aux jambes, aux avant-bras, qui peuvent se montrer pendant les paroxysmes ou dans la période de rémission. La durée en est passagère.

Une des complications fréquentes de la fièvre à rechutes est l'ophthalmie qui apparaît pendant le cours de la convalescence. Signalée par Hewson en 1814, cette ophthalmie a été depuis étudiée par Wallace, Jacob, Reid. Elle est caractérisée au début par des symptômes amblyopiques que remplacent bientôt des symptômes inflammatoires. L'amblyopie peut débuter pendant la maladie à la période paroxystique ou de rémission. L'inflammation n'apparaîtrait que des semaines, des mois même après la cessation de la maladie. L'inflammation porterait, au dire de Murchison, sur la rétine. Ce ne serait qu'exceptionnellement qu'elle s'étendrait à la conjonctive. Elle entraînerait rarement la perte de la vue, et le plus souvent serait limitée à un œil. C'est sur l'œil droit qu'elle porterait le plus habituellement. Elle semble se montrer plus souvent chez la femme, et plus habituellement chez des sujets de dix à trente. Elle paraît avoir pour cause prédisposante l'attaque fébrile qui, en épuisant l'individu, le rend plus impressionnable à l'action de causes déterminantes, comme le froid. Elle ne se montre souvent qu'après la sortie de l'hôpital.

La diarrhée qui dans certains cas revêt un caractère critique et annonce la cessation de la maladie prend parfois une gravité qui en fait une véritable complication. Elle se montre alors à la période de rémission, et affecte souvent tout à fait l'allure dysentérique.

La péritonite n'existe que très-rarement ; de 1847 à 1848, elle n'apparut que sept fois sur 2,846 malades atteints de fièvre à rechutes et soignés à l'infirmerie de Glasgow.

L'érysipèle, qui souvent se montre comme complication de la fièvre à rechutes, à sa période de convalescence se termine souvent fatalement. Il ne constitue pas la seule complication cutanée de la fièvre à rechutes. Bon nombre d'auteurs ont signalé des éruptions de diverse nature, surtout des éruptions au pourtour du nez, de la bouche.

L'œdème qui se montre fréquemment à la période de convalescence est en rapport avec l'appauvrissement du sang ou avec l'atonie du cœur.

MARCHE. DURÉE. TERMINAISON. Bien qu'il soit assez difficile de préciser la durée de la maladie, on peut toutefois la considérer comme ne dépassant pas d'ordinaire trois semaines et regarder la fièvre à rechutes comme étant, en général, composée de deux paroxysmes et d'une période de rémission.

Le premier paroxysme est d'ordinaire celui qui présente le plus de gravité, c'est d'habitude le plus long. Les autres ne durent guère plus de trois, quatre, cinq jours au plus.

Cette maladie est loin d'être toujours mortelle. La mort n'arrive guère qu'une fois sur vingt-cinq ou sur cinquante cas. Lorsqu'elle apparaît, c'est d'habitude pendant la période paroxystique qu'elle se montre (Douglas). Elle survient alors à la suite d'accidents cérébraux, de nature comateuse, qui semblent coïncider avec la suppression de l'urine et que les auteurs anglais croient de nature urémique. D'autrefois, elle paraît due à un arrêt du cœur. Lorsqu'elle se produit pendant la convalescence, elle est le fait de complications diverses, telles que la péritonite, la pneumonie, les hémorrhagies, la dysenterie... Chez les femmes grosses, elle est souvent due à l'avortement que ne manque presque jamais de produire la fièvre à rechutes.

DIAGNOSTIC. Il est de nombreuses maladies qu'on a signalées comme pouvant être confondues avec la fièvre à rechutes. Ainsi on a parlé de la possibilité de la confondre avec un simple embarras gastrique bilieux, avec le début d'une variole. Le diagnostic ne nous semble pas devoir être dans ces cas jamais très-embarrassant. Du reste, la marche de ces maladies ne saurait longtemps tarder à l'éclaircir. Il n'en est pas de même lorsqu'il s'agit du typhus, de la fièvre typhoïde, de la fièvre rémittente ou de la fièvre jaune. Aussi devons-nous appeler plus spécialement l'attention sur les caractères qui peuvent permettre de distinguer chacune de ces maladies de la fièvre à rechutes.

1. *Typhus.* Le typhus souvent coexiste avec la fièvre à rechutes ; le plus souvent il apparaît vers la fin des épidémies de cette fièvre. Il s'en distingue toutefois

par l'absence ou la présence de certains phénomènes permettant de porter un diagnostic d'une exactitude aussi grande que possible. Ainsi, dans la fièvre à rechutes
bien différent de celui du typhus le début est subit. Elle s'annonce par un violent
frisson. Les malades qui en sont atteints ne présentent pas cet état de stupeur propre
aux typhiques. L'éruption manque ; le délire et les autres symptômes cérébraux
sont rares ; les troubles cardiaques font défaut. Mais, par contre, et dès le deuxième
jour, le pouls est très-fréquent, la peau chaude ; bientôt se manifestent des
vomissements, la jaunisse, des hémorrhagies : tous symptômes étrangers au
typhus.

La fièvre à rechutes ne se distingue pas seulement du reste du typhus par la
nature de ces symptômes ; elle s'en distingue encore par la marche qu'elle affecte
par ses complications. Ici la marche est paroxystique, dans le typhus la marche
est continue. Dans la fièvre à rechutes on peut, à certains moments, constater l'apparition de phénomènes dits critiques qui, tels que les sueurs et la diarrhée, ne se
montrent pas dans le typhus. Notons, enfin, comme signes diagnostiques d'une
grande valeur, la fâcheuse influence de la fièvre à rechutes sur la grossesse, sa
complication oculaire toute spéciale. On aurait tort, en présence de si nombreuses
différences, de vouloir persévérer dans l'opinion des auteurs qui, contrairement à
Henderson, pensent pouvoir admettre l'identité du typhus et de la fièvre à rechutes.

Le diagnostic n'est réellement difficile que lorsque la fièvre à rechutes se complique d'accidents cérébraux ou d'état typhique. Il faut alors pour l'établir se baser
sur la marche de la maladie et sur l'absence d'éruption.

2. *F. Typhoïde.* La fièvre typhoïde présente encore moins que le typhus de
ressemblance avec la fièvre à rechutes ; aussi passerons-nous rapidement sur ce
diagnostic, nous contentant de signaler les différences les plus saillantes. Ainsi
le début de cette fièvre insidieuse ne ressemble en rien à l'instantanéité du début
de la fièvre à rechutes. Lors de fièvre typhoïde, l'élévation de température se fait
d'une façon progressive ; le pouls est dépressible, plus constamment dicrote que
dans le cours de la fièvre à rechutes. Les manifestations se généralisent et peuvent
intéresser à la fois ou successivement les organes cérébraux, thoraciques, abdominaux. Le ventre se météorise ; la diarrhée est un fait fréquent. A la surface des
téguments se montre une éruption caractéristique. La marche de la fièvre typhoïde
est continue et non paroxystique comme celle de la fièvre à rechutes. Ses complications sont multiples et variées, et l'autopsie présente une lésion caractéristique,
consistant dans l'infiltration ou l'altération des plaques de Payer.

3. *F. Rémittente de nature paludéenne.* Les premiers auteurs qui ont décrit
la fièvre à rechutes l'ont, comme Craigie et Mackenzie, confondue avec la fièvre
rémittente de nature paludéenne. Cette confusion était alors possible, attendu que
dans les deux maladies le début est brusque, et qu'on peut constater, dans les
deux cas, de la rémission, des hémorrhagies, de la jaunisse ; mais aujourd'hui
qu'une étude plus approfondie a permis de saisir les différences qu'elles présentent, cette confusion ne saurait durer. Du reste, il est actuellement facile de distinguer de la fièvre à rechutes la fièvre rémittente. Cette dernière ne reconnaît
qu'une seule cause, l'intoxication paludéenne. Elle frappe indistinctement toutes
les classes de la société et n'est point infectieuse. Sa marche diffère du reste de
celle de la fièvre à rechutes. Dans la fièvre rémittente, la rémission n'est jamais
aussi complète, et le paroxysme ne se prolonge dans aucun cas autant que dans la
fièvre à rechutes.

*4. F. Jaune.*  Comme la fièvre rémittente, la fièvre jaune se distingue de la fièvre à rechutes par certains caractères positifs qui ne sauraient laisser de doute sur la différence que présentent ces deux maladies qu'on a à tort longtemps regardées comme identiques. Bien différente en effet de la fièvre à rechutes, la fièvre jaune sévit dans tous les rangs de la société, et la faiblesse de constitution des individus, loin de favoriser son développement, paraît au contraire s'y opposer. Elle n'atteint jamais qu'une fois le même individu. Elle s'accompagne constamment d'ictère, tandis qu'on ne le rencontre guère que dans le quart des cas de fièvre à rechutes. Les vomissements noirs, si rares dans la fièvre à rechutes, sont habituels dans la fièvre jaune. La marche de la fièvre jaune est en outre continue et la mort fréquente, caractères qu'on ne rencontre point dans la fièvre à rechutes dont la marche est paroxystique et la mort assez rare.

Pronostic.  Le pronostic de la fièvre à rechutes, en général peu inquiétant, présente parfois une gravité qui est en rapport avec certaines circonstances étiologiques ou certains symptômes qu'il est utile de connaître.

La mortalité de la fièvre à rechutes qui, ainsi que nous l'avons dit, est peu considérable, semble s'accroître à l'automne. Elle serait plus grande chez l'homme que chez la femme, chez les personne âgées que chez les sujets jeunes. Il résulte, en effet, des statistiques de Douglas que de 133 individus âgés de plus de 30 ans et atteints de fièvre à rechutes, 9 moururent, tandis que, dans les mêmes conditions, de 304 individus âgés de moins de 30 ans, il n'en mourut que 2.

La mortalité semble plus considérable chez les individus récemment arrivés dans la ville qui est le siége de l'épidémie. L'épuisement antérieur à l'apparition de la maladie semble également en augmenter la gravité.

La mortalité paraît augmenter encore en vertu de la nationalité. En Angleterre, par exemple, la mortalité est plus grande chez les Anglais proprement dits que chez les Écossais.

Les excès antérieurs à son apparition en rendent la terminaison fatale plus fréquente.

Le pronostic ne se tire pas seulement des circonstances étiologiques; il est certains symptômes qui peuvent aider à en préciser la gravité.

La fréquence du pouls, lorsqu'elle apparaît dès le deuxième jour du premier paroxysme, doit être considérée comme un symptôme grave. L'abondance des sueurs à la période critique, n'est pas moins inquiétante. Nous en dirons autant de l'élévation de la température lorsqu'elle se prolonge.

Les hémorrhagies cutanées ou viscérales, surtout lorsqu'elles sont abondantes, ne se rencontrent que dans les cas graves.

Lorsque diminue d'une façon insolite l'élimination de l'urée, on doit redouter de voir bientôt se manifester des accidents cérébraux le plus souvent comateux qui ne paraissent être que des accidents urémiques.

Ce sont, d'autrefois, les complications telles que la péritonite, la pneumonie, la diarrhée, la dysenterie et l'érysipèle, qui donnent au pronostic toute sa gravité.

Traitement.  Ainsi que Rutty l'avait déjà signalé, cette maladie ressemble à beaucoup d'autres. Rien ne peut en arrêter le cours, ni en abréger la durée. Le médecin n'est utile que pour en prévenir le développement ; et lorsqu'elle s'est déclarée, il ne peut que diminuer l'intensité de certains de ses symptômes ou combattre les complications qui peuvent en augmenter la gravité.

Le médecin doit donc avoir pour but, ainsi que l'indiquent Murchison, Pribram et Robitschek : ou de prévenir la maladie, ou de la traiter lorsqu'elle s'est déclarée.

Pour en empêcher le développement, le médecin n'a qu'une chose à faire surtout si déjà il en existe çà et là des cas isolés : conseiller une hygiène sévère. Il proscrira autant que faire se peut l'encombrement. Il conseillera les soins de propreté ; obviera aux défectuosités que peut présenter l'alimentation, car il ne faut point oublier que si la maladie, dont il est ici question, semble due au développement d'un miasme *sui generis*, c'est au milieu de ces conditions qui agissent comme causes prédisposantes que ce miasme semble surtout prendre naissance.

La maladie déclarée, il tâchera d'en limiter l'extension, en évitant le contact et en ne permettant que les communications indispensables.

Lorsque la maladie est déclarée, plusieurs indications se présentent. Il faut : 1° faciliter l'élimination du miasme cause de la maladie ; 2° combattre certains symptômes graves ; 3° soutenir les forces du malade ; 4° enfin traiter les complications.

Pour remplir la première de ces indications, il ne faut pas hésiter au début à avoir recours à un éméto-cathartique, et de préférence à un mélange de poudre d'ipecacuanha et d'émétique. Tout en facilitant la sortie du poison, on diminue en même temps la douleur souvent fort vive que le malade accuse au niveau des hypochondres.

D'autres fois, si les voies digestives supérieures ne sont que faiblement compromises, on utilisera de préférence l'action des purgatifs. Murchison conseille le soir le composé suivant (coloquinte 5 grains, pilules bleues 2 grains, extrait de chanvre, 5 grains). Il fait suivre ce purgatif, qu'il donne le soir, de deux drachmes de sulfate de magnésie qu'il fait prendre le lendemain matin.

On doit éviter à tout prix les purgatifs énergiques et se rappeler que le malade est exposé à de l'entérite ou à de la dysenterie que pourrait provoquer un médicament par trop violent.

Il sera bon, et toujours dans le but de faciliter l'élimination du toxique ou miasme, cause de la maladie, de prescrire des diurétiques légers et de préférence de petites doses de sels de nitre (Ross, Henderson, Cormack, Wardell). Cette médication que proscrivent, nous ne savons pourquoi, les médecins allemands (Meissner), nous semble parfaitement indiquée.

De tous les symptômes, celui qui pour le malade est le plus pénible, et celui qui de tous semble offrir le plus de gravité, c'est l'élévation de température ; aussi doit-on chercher à en diminuer l'intensité. Les Anglais conseillent des lotions simples ou vinaigrées faites deux ou trois fois le jour. Nous ne pensons pas qu'il faille se contenter de ce mode d'emploi de l'eau froide et nous n'hésiterions par à prescrire, le cas échéant, des ablutions et des bains froids employés comme dans la fièvre typhoïde et dans le typhus. Nous ne doutons pas que cette médication donne pour la fièvre à rechutes d'aussi bons résultats que ceux qu'elle a donnés pour la fièvre typhoïde (Brandt) ou le typhus (Geissler).

L'élément douleur constitue souvent aussi pour le malade une des manifestations pénibles ; aussi est-on dans la nécessité d'en diminuer l'intensité. C'est souvent sous forme de céphalalgie qu'il se manifeste. On se trouve bien alors de prescrire l'émétique. Parfois on est obligé d'avoir recours à des préparations opiacées lorsque la céphalalgie s'accompagne d'insomnies.

Lorsque les douleurs apparaissent sous forme de rhumatisme, de névralgie, on peut avoir recours aux vésicatoires, aux ventouses scarifiées, aux frictions. Il est de ces douleurs qui ne cèdent qu'a l'électricité (Meissner). Si le caractère en semble intermittent, on devra ne pas négliger l'usage du sulfate de quinine, bien qu'il n'ait donné jusqu'à présent que des résultats très-insignifiants.

Tweedie conseillait pour les combattre, l'extrait de colchique, uni au calomel et à la poudre de Dower.

Les vomissements présentent parfois un caractère de fréquence qui mérite d'attirer l'attention du médecin. On les combattra à l'aide de la glace, de la créosote, de l'acide cyanhydrique dilué, et à l'extérieur à l'aide de sinapismes ou de vésicatoires appliqués au creux épigastrique.

L'ictère ne fournit que peu d'indications. A l'exemple de Frerichs, toutefois, on pourra conseiller les acides minéraux.

Mais, ce à quoi il faut faire attention, suivant Murchison, c'est, lors de la première crise, à la sécrétion urinaire. Lorsqu'à ce moment on voit diminuer l'abondance de l'urine, il faut, pour prévenir l'urémie dont le malade est menacé, stimuler la peau par des bains d'air chaud, par le drap mouillé ; exciter l'intestin par des purgatifs, agir sur les reins à l'aide de révulsifs cutanés (sinapismes, ventouses), et en même temps à l'aide de diurétiques.

En dehors de ces indications, qui varient suivant l'intensité de tel ou tel symptôme, il en est une autre capitale à remplir : c'est de soutenir les forces du malade. Pour se convaincre de toute l'importance qu'il y a à ne pas la négliger, il suffit de se rappeler les pertes énormes d'urée que fait l'individu atteint de fièvres à rechutes, ces pertes pouvant aller jusqu'à 30, 40 et même 80 grammes par jour.

Murchison conseille en ce cas les alcooliques, le quinquina ; mais il croit qu'on ne peut donner les alcooliques que durant la convalescence ou pendant la période de collapsus. Les Allemands ne partagent pas tout à fait cette manière de voir, et ils n'hésitent pas à recommander l'alimentation et l'usage des alcooliques même pendant les paroxysmes. Seulement ils profitent pour les administrer de la rémission que présente la température le matin.

Ils ont constaté en outre que l'éther et l'ammoniaque ne sont d'aucune utilité dans le traitement de la fièvre à rechutes.

De toutes les complications, celles qui réclament le plus souvent l'intervention médicale sont la pneumonie et la bronchite. Il faut se garder dans ces cas d'avoir recours à une médication trop franchement antiphlogistique. Il faudra de préférence avoir recours aux révulsifs cutanés : sinapismes, ventouses, vésicatoires ; et prescrire les stimulants alcooliques, de légers diurétiques (nitrate, bitartrate, acétate de potasse).

La diarrhée ne présente pas le même caractère de gravité ; il suffira parfois pour l'arrêter de prescrire un astringent tel que le kino ou le catechu combiné ou non à l'opium. Si elle s'accompagne de ténesme, si les garde-robes sont fréquentes, on devra avoir recours aux antidysentériques (ipéca, opium). On prescrira des fomentations chaudes.

Si la dysenterie revêt le caractère chronique, on remplacera ces médicaments par les astringents minéraux, les sels de cuivre, l'acétate de plomb, le nitrate d'argent uni à de petites doses d'opium.

Murchison a constaté que dans les cas de péritonite, l'opium à haute dose et répété souvent constitue le meilleur des médicaments.

Si, la maladie disparue, la rate reste volumineuse, on devra prescrire à l'intérieur la quinine et l'iode à l'extérieur. On se trouvera bien aussi d'utiliser dans ces cas les douches d'eau froide.

Contre les malaises de la convalescence, on instituera un traitement tonique consistant en ferrugineux et en amers.

Bibliographie. — Willis. *De febribus* 1659; *Op. om. Amstelod.* 1682. — Strother. *A very*

*Remarkable History of a Spotted Fever*. London, 1729. — Rutty. *Chronological History of the Weather, Seasons, and Diseases in Dublin from 1725 to 1765*. London, 1770. — Welsh. *Practical Treatise on the Efficacy of Blood-Letting in the Epidemic Fever of Edinburgh*, 1819. — Barker and Cheyne. *Account of the Fever Lately Epidemical in Ireland*, 2 vol. in-8°. Lond., 1821. — Cormack (J.-Rose). *Nat. Hist., Path., and Treatment of the Epidemic Fever at present Prevailing in Edinburgh*. Edinb., 20 déc. 1843. — Douglas. *Statist. Report on the Edinburgh Epidemic Fever of 1843-44*. In *Northern Journal of Med.*, t. II, 1845. — Smith. *Account of the Epidemic Fever in Glasgow in 1843*, 2 part. In *Edinb. Med. and Surg. Journ.*, t. LXI, p. 67 and (2) t. LXII, p. 62; 1844. — Craigie. *Notice of a Febrile Disease which has Prevailed*. In *Edinburgh, During the Summer of 1843*. In *Edin. Med. and Surg. Journ.*, t. LX; 1843. — Graves and Stokes. *Description of the Yellow Fever at Dublin in 1826; printed for the Students at Meath Hospital*, 1826. — Stokes. *Med. and Statist. Hist. of Epidemic Fever en Ireland from 1798 to 1823*. Dublin, 1835. — Ritchie. *Pract. Remarks on the continued Fever of Great Britain and on the Generic Distinctions Between Enteric Fever and Typhus*. In *Edinb. Month. Journ of Med. Science*, t. VII, 1846.— Reid. *The new Form of Fever at Present Prevalent Scotland*. In *Lond. Med. Gaz.*, t. XXXIII, 1843.— Henderson. *On some of the Characters which distinguish the Present Epidemic Fever from Typhus*, 1843. In *Edinb. Med. and Surg. Journ.*, t. LXI, 1844. — Cullen. *Synopsis Nosologic Method*. Edinb., 1769. — Wardell. *The Scotch Epidemic Fever of 1843-1844*. In *Lond. Med. Gaz.*, t. XXXVI. — Dubois. *Relapsing Fever and Ophthalmitis Post -febrilis ui New-York*. In *Trans. Amer. Med. Assoc.*, 1848. — Griesinger. *Beobachtungen über die Krankheiten von Egypten*. In *Vierordt's Arch. für phys. Heilkunde*, t. XII, 1853. — Murchison. *A Treatise on the continued Fevers of Great Britain*. London, 1862. — Spittal. *The Antiquity of the Fever prevalent in 1843*. In *Edinb. Month. Journ. of Med. Science*, t. IV, 1844. — Steele. *Statistics of the Glasgow Infirmary for 1848*. In *Edinb. Med. and Surg Journ.*, 1849. — Virchow. *Mittheilungen über die in Oberschlesien herrschende Typhus-Epidemie*. In *Arch. für path. Anatomie*. Berlin, 1849. — Kennedy. *Observations on Thyphus and Typhoïd Fevers as seen in Dublin*. In *Ed. Med. Journ.*, 1800. — Flint. *Clinical Reports on the continued Fever, Based on an Analysis of 164 Cases*. Buffalo, 1852. — Griesinger. *Infections Krankheiten*, t. II. In *Virchow's Handb. der spec. Path.* Erlangen, 1857. — Jenner. *Typhus Fever, Tyhpoïd Fever, Relapsing Fever, and Febricula the Diseases Commonly confounded under the Term continued Fever. Med. Times, nov. 1849 to march 1851*. — Lyons. *A Treatise on Fever London*, 1861. — Hallier (Ernst). *Vorläufige Notiz über pflanzliche Organismen im Blute*. In *Centralblatt*, 1868. — Leyden. *Berl. klin. Wochenschr.*, t. VI, p. 2; 1869.— Hirschberg. *Berlin. klin. Wochenschr.*, t. V, p. 54; 1868. — Pribram et Robitschek. *Prager Vierteljahrschr.*, t. CII, CIII, CIV; 1869. — Löscu. *Wien. med. Wochenschr.*, t. XIX, 7 et 8 jan. 1869. — Bense. *Petersb. med. Ztschr.*, t. XIV, p. 1; 1868. — Riess. *Berl. klin. Wochenschr.*, Juni 1868, Aug. 1869. — Reger (Wilh.). *Das erste Auftreten der febris recurrens in Berlin*. Inaug. Diss., 1869. — Obermeier und Riesenfeld. *Virchow's Arch.*, 1869.

Lebert. *Berl. klin. Wochenschr.*, t. V, p. 26; 1868. — Pastau. *Mittheilungen über die Breslauer Epidemie*, 1869. In *Virchow's Archiv*. — Wyss (O.) u. Bock (C.). *Studien über ebris recurrens, nach Beobachtungen der Epidemie im Jahre 1868 zu Breslau*. Berlin, 1869 — Grætzer. *Statistik der Epidemie von febris recurrens in Breslau, im Sommer 1868*. Breslau, 1869.— Wunderlich. *Arch. der Heilk.*, t. X, p. 325; 1869. — Hesse (Rich.-Gottlob). *Ueber febris recurrens*. Diss. inaug. Leipzig, 1869. — Frentzel. *Ueber Krisen und Delirien bei der Recurrens*. In *Virchow's Archiv*, 1869. — Schultzen (O.). *Charité-Annalen*, t. XV, p. 152; 1869. — Steffens. *Jahrb. f. Kinderheilk*, t. II, ch. I, p. 61; 1869. — Van Biervliet. *Presse med. belge*, 7, 8. — Weber (Herm.). *Lancet* 1er, 7, 8 févr. 1869. — Arnould (Jul.). *Arch. gén.*, 6e série, t. IX, p 605, juin; t. X, p. 50, juillet 1867. — Meissner. *Ueber febris recurrens*. In *Schmidt's Jahrbücher*, 1870. — Geissler. *Bericht über den Typhus*. In *Schmidt's Jahrbücher*, 1872.                                                                     Lécorché.

**RELEVEUR DU CORDON OMBILICAL.** On a proposé, pour réduire le cordon ombilical, un assez grand nombre de procédés que nous ne pouvons décrire ici. Hubert (de Louvain) a donné spécialement le nom de *releveur du cordon* à un petit appareil qui a pour but d'envelopper le cordon d'une pièce de linge au moyen d'un fil qu'on passe ensuite dans les deux yeux d'une sonde. Celle-ci est poussée à la hauteur convenable au moyen d'un mandrin, qu'on retire ensuite en laissant la sonde en place jusqu'à ce qu'elle soit expulsée avec le fœtus (on peut consulter, pour plus de détails, l'*Arsenal de la chirurgie* de MM. Gaujot et Spillmann', t. II, p. 1009).                                        D.

**RELEVEURS DE L'ANUS.** Ces muscles contribuent à former le diaphragme qui ferme par en bas l'ovoïde abdominal, en donnant toutefois passage au rectum et à la partie prostatique de l'urèthre, comme le diaphragme proprement dit ferme cet ovoïde par en haut en laissant passer l'œsophage. Chacun d'eux, aplati en forme de membrane, formé de faisceaux qui laissent souvent entre eux des intervalles remplis par du tissu celluleux, s'insère : 1° au bas de la face postérieure du pubis, près de la symphise ; 2° à une arcade aponévrotique à concavité supérieure qui va de ce point d'insertion au suivant, en adhérant à l'aponévrose pelvienne ; 3° au bord antérieur et un peu à la face antérieure de l'épine sciatique. Quelques fibres naissent parfois des téguments pubo-vésicaux ou de l'ischion.

Toutes les fibres des releveurs de l'anus se dirigent d'avant en arrière et de dehors en dedans, pour se terminer sur la prostate, la vessie, le rectum, le coccyx et le sacrum.

Les fibres nées des insertions symphisaires constituent un faisceau particulier (*levator prostatæ* de Santorini, *prostatique supérieur* de Winslow) qui, suivant Cruveilhier, au lieu de se rendre à la prostate, la contournent et gagnent la vessie, sur laquelle elles se réfléchissent de bas en haut, de manière à se continuer avec les fibres longitudinales de cet organe.

Les fibres qui s'insèrent à l'aponévrose et à l'épine sciatique se comportent de la manière suivante : les unes se dirigent vers le côté de la prostate et du bas-fond de la vessie, mais sans s'y arrêter, pour aller s'entre-croiser au-devant du rectum (faisceau compresseur ou adducteur de la prostate) ; les autres, formant la plus forte partie des releveurs, se portent derrière le rectum pour se terminer au raphé ano-coccygien, qui est aussi un des aboutissants du sphincter de l'anus, ou pour se continuer avec celles du côté opposé, constituant ainsi une sorte d'anse. Quelques fibres nées de l'aponévrose vont parfois se porter sur le côté de la vessie. Enfin d'autres faisceaux vont se terminer à la face antérieure du coccyx, au-dessus du muscle ischio-coccygien, et à la face antérieure du sacrum au niveau des deux derniers trous sacrés.

Le releveur de l'anus, innervé par une branche du plexus sacré, a pour fonctions de comprimer la partie inférieure du rectum, et en même temps de la porter en haut et en avant ; ce muscle est un adjuvant du sphincter. En outre, ses rapports avec le système musculaire de la vessie montrent qu'il n'est pas inactif dans l'acte de la miction, ne serait-ce qu'en offrant à cet organe un point d'appui.                                                                   D.

**RELEVEURS DE LA PAUPIÈRE SUPÉRIEURE.** Ces muscles prennent naissance, par des fibres aponévrotiques, sur la gaine fibreuse du nerf optique, près de l'anneau de Zinn. A ces fibres aponévrotiques succèdent des fibres musculaires qui, arrivées dans la paupière supérieure, s'étalent en une aponévrose mince qui va se rendre au bord supérieur du cartilage tarse. Les fibres les plus internes et les fibres les plus externes de cette aponévrose vont se fixer aux ligaments palpébraux. Le bord interne envoie quelquefois des faisceaux au grand oblique.

Innervé par le moteur oculaire commun, ce muscle élève la paupière supérieure en l'attirant plus ou moins vers la profondeur de l'orbite.         D.

**RELEVEURS** (ou **ÉLÉVATEURS**) **DE L'AILE DU NEZ ET DE LA LÈVRE SUPÉRIEURE.** Il y en a deux, un superficiel et un profond.

Le *releveur superficiel* ou *releveur commun*, qui manque quelquefois, s'insère en haut dans le rebord orbitaire, à la jonction de l'apophyse orbitaire interne du frontal et de l'apophyse montante des maxillaires. De là, ses fibres descendent verticalement pour se terminer en s'irradiant, partie à l'aile du nez et partie à la lèvre supérieure, près de la commissure. Il reçoit souvent des fibres de l'orbiculaire. Son action est d'élever l'aile du nez et la lèvre supérieure. C'est, suivant Duchenne (de Boulogne), le muscle du *pleurnicher*.

Le *releveur profond* ou *releveur propre* de la lèvre supérieure, situé en dehors du précédent, s'insère au-dessous de l'orbiculaire, au-dessus du trou sous-orbitaire, à l'os maxillaire supérieur. Il se dirige de haut en bas et de dehors en dedans, envoie un faisceau qui, passant sous l'élévateur superficiel, se distribue à la peau de l'aile du nez, et va se terminer dans la lèvre supérieure, dont il constitue en grande partie la couche musculaire. Il envoie quelquefois un faisceau au petit zygomatique. Il a pour action de dilater la narine et de relever la paupière supérieure en l'attirant plus en dehors que ne peut faire le releveur superficiel; c'est le muscle du *pleurer*.        D.

**RELIGIEUSES** (Folies). Les folies qui ont pour caractère une aberration de l'idée religieuse ne sont pas toujours épidémiques. Mais c'est quand elles le deviennent qu'elles offrent leurs traits les plus variés et les plus accentués. Et comme, en tout cas, un article devrait toujours être consacré, dans ce Dictionnaire, à l'histoire des folies épidémiques, nous y renvoyons tout ce qui concerne la folie religieuse [*voy.* Épidémiques (Folies)].        D.

**REMAK** (Robert), anatomiste et physiologiste allemand, né en 1815, fit ses études médicales à Berlin, où il s'attacha surtout au professeur Schœnlein. Il était déjà connu par quelques recherches sur l'anatomie et le développement du système nerveux, quand il se fit recevoir docteur en 1838, prenant précisément pour sujet de thèse ses travaux antérieurs. Il remplit pendant plusieurs années les fonctions de chef de clinique de Schœnlein et celles de Privat-Docent. L'importance et le nombre de ses recherches, ses intéressantes études sur les effets de l'électricité lui valurent, vers 1859, le titre de professeur extraordinaire pour les maladies des muscles et des nerfs et les exercices cliniques. Ce savant distingué mourut le 29 août 1865, dans toute la force de l'âge, à Kissingen, des suites d'un anthrax.

On lui doit un examen microscopique très-attentif des fibres nerveuses, parmi lesquelles il en a reconnu de très-fines, plus déliées que les tubes, offrant généralement $0^{mm},002$ de diamètre, auxquelles on a donné son nom. Il a démontré l'existence dans le cœur, mais surtout dans la cloison interventriculaire, de ganglions très-petits appartenant au grand sympathique, ce qui explique, pour lui, l'indépendance dans laquelle se trouve le cœur par rapport au cerveau. Il a étudié mieux qu'on ne l'avait fait avant lui les contractions générales ou partielles de la membrane amnios, dans laquelle il a reconnu des fibres musculaires. Il s'est surtout occupé du développement de l'embryon et du rôle que jouent les différentes parties de l'œuf. D'un autre côté, au point de vue clinique, il a examiné avec beaucoup de soin les crachats dans la pneumonie et il y a trouvé des concrétions bronchiques sous forme de petits tubes ramifiés. Enfin, à partir de 1856, il s'est livré à de sérieuses recherches sur la galvanothérapie, dans lesquelles il s'est efforcé d'établir les avantages des courants électriques constants dans le traitement des affections musculaires et nerveuses.

Remak a publié de très-nombreux mémoires, particulièrement dans les archives de Muller, nous citerons les suivants :

I. *Vorläufige Mittheilung mikroscopischer Beobachtungen über den innern Bau der Cerebrospinalnerven und*, etc. In *Müller's Archiv*, 1836, p. 145, pl. — II. *Weitere microskopische Beobachtungen über die Primitivfasern des Nervensystems der Wirbelthiere*. In *Froriep's Notiz.*, 1837, p. 47. — III. *Observationes anatomicæ et microscopicæ de systematis nervosi structura*. Th. de Berlin, 1838, in-4°, tabl. 2. — IV. *Ueber die zweifelhafte Flimmerbewegung an den Nerven*. In *Müller's Arch.*, 1841, p. 59. — V. *Anatomische Beobachtungen über das Gehirn, das Rückenmark und Nervensystem*. Ibid., p. 506. — VI. *Bericht über die Physiologi im Jahre* 1841. In *Canstatt's Jahresb.*, t. I, 1842. — VII. *Die abnorme Natur des Menstrualblutflusses erläutert*. In *Busch's Zeitschr. für Geburtsk.*, t. XIII, H. 2, 1842 et Berlin, 1842, in-8°. — VIII. *Ueber die Zusammenziehung der Muskelprimitivbündel*. In *Müller's Archiv*, 1843, p. 190. — IX. *Ueber den Inhalt der Nervenprimitivröhren*. Ibid., p. 197. — X. *Ueber die Entwickelung des Hühnchens im Ei*. Ibid., p. 478. — XI. *Diagnostische und pathogenetische Untersuchungen in der Klinik des Geh. Raths Dʳ Schönbein auf dessen*, etc. Berlin, 1845, in-8°, pl. 1, in-4°. — XII. *Ueber ein selbständiges Darmnervensystem*. Ibid., 1847, p. 2, in-fol. — XIII. *Histologische Bemerkungen über die Blutgefässwunde*. In *Müller's Arch.*, 1850, p. 79. — XIV, *Ueber extracellulare Entstehung thierischer Zellen, und über die Vermehrung derselben durch Theilung*. Ibid., 1852, p. 47. — XV. *Ueber methodische Electrisirung gelähmter Muskeln.* Berlin, 1855, in-8° et Ibid., mit einem Anhang, etc.; Ibid., 1856, in-8°. — XVI. *Ueber die Enden der Nerven im electrischen Organ des Zitterrochen*. In *Müller's Arch.*, 1856, p. 467. — XVII. *Sur l'action physiologique et thérapeutique du courant galvanique constant sur les muscles et les nerfs de l'homme*. In *Compt. rend. de l'Acad. des sciences*, t. XLIII, p. 603, 655 ; 1856. — XVIII. *Galvanotherapie der Nerven- und Muskelkrankheiten*. Berlin, 1858, in-8°, trad. franç. par A. Morpain, avec add. de l'auteur. Paris, 1860, in-8°. — XIX. *Ueber die Theilung der Blutzellen beim Embryo*. In *Müller's Archiv*, 1858, p. 178, pl. — XX. *Ueber die embryologische Grundlage der Zellenlehre*. Ibid., 1862, p. 230, etc.      E. Bgd.

**REMAK** (Ganglion de). *Voy.* Coeur (Nerf du).

**REMÈDE. REMÈDE SECRET.** Le remède (*de remediare*) s'entend de tout moyen propre à amener un changement salutaire dans la maladie. En ce sens, tous les moyens curatifs empruntés à l'hygiène, à la physique, sont des remèdes au même titre que les moyens pharmaceutiques. Néanmoins on attache généralement au mot *remède* l'idée d'une vertu spéciale ou spécifique. Le mercure est le remède par excellence de la syphilis ; le sulfate de quinine, le remède de la fièvre intermittente. La doctrine de la spécificité en pathologie conduit à la recherche des remèdes plutôt qu'à celle des traitements ; et c'est ce qui fait que, dans le public, où la notion scientifique d'une maladie ne peut pénétrer et où toute maladie est un être, la tradition des remèdes est si générale et si persistante.

On conçoit que l'invention des remèdes tenus secrets ait, de tout temps, séduit l'intérêt privé. La médecine hiératique avait les siens ; les oculistes, les herniaires de l'antiquité, et toute cette tourbe médicale qui s'était attiré les malédictions de Caton, en imaginaient chaque jour, ou, pour mieux déjouer la curiosité, en faisaient venir de contrées lointaines. Ce pitoyable usage a traversé tous les âges et tous les pays. On peut voir, par les mémoires et par les lettres du temps, à quel point il a fleuri aux dix-septième et dix-huitième siècles. Il y a eu sous Louis XIV des remèdes secrets à un louis la goutte ; les *gouttes* de Caretti, que plaisantait l'abbé Têtu, mais qu'avalait madame de Coulanges, n'étaient pas moins à la mode, et c'était avec une pommade mystérieuse que les *Bons pères* pansaient les plaies de madame de Sévigné. Dans un grand nombre de familles, en ce temps-là comme de nos jours, on affectait, avec une gloriole d'autant plus plaisante qu'elle manquait d'objet, de transmettre de génération en génération des formules de médicaments pour le moins banales et souvent insignifiantes.

Il y a longtemps qu'on a essayé de réglementer la vente des remèdes secrets, qui fut toujours et est restée un des points épineux de la législation. Bien avant la révolution, ces remèdes étaient astreints à la formalité du privilège. Les abus s'étant multipliés, la Commission royale de médecine fut chargée, en 1772, de procéder à un nouvel examen des remèdes et des spécifiques, et les inventeurs reçurent injonction de renouveler leurs autorisations, sous peine d'une amende de 3,000 livres. Quelques années plus tard, en août 1778, la tâche dévolue à la Commission royale passa à la Société royale de médecine et de chirurgie, qui fut chargée de procéder à l'examen des préparations nouvelles, de réviser les anciennes et de *fixer le prix* de vente de celles qui seraient autorisées (le privilège du *Rob-Laffecteur* est du 12 septembre 1778). La vente des remèdes autorisés fut réglée en mai 1781 par un arrêt du conseil. Quand la révolution commençante voulut établir plus largement les droits des inventeurs et fit des lois sur les brevets d'invention (la première fut votée par l'Assemblée constituante, le 30 décembre 1790 et sanctionnée par la loi de janvier 1791), il ne fut pas établi d'exception prohibitive à l'égard des préparations médicinales ; la loi du 20 septembre 1792 n'interdit la délivrance des brevets que pour les combinaisons financières. Le bénéfice de la nouvelle législation paraissait donc acquis aux inventeurs de remèdes, qui en avaient d'ailleurs assez fréquemment profité, quand, en 1844, la législation sur la matière ayant été remaniée, les *compositions pharmaceutiques ou remèdes de toute espèce* subirent le même sort que les combinaisons de crédit ou de finances (art. 3 de la loi de 1844). Les motifs de cette exclusion se comprennent aisément. Le principe du non-examen préalable avait triomphé dans toutes les discussions relatives aux brevets d'invention, à l'Assemblée constituante et au conseil des Cinq-Cents ; il triomphait encore dans les chambres. Le législateur s'est effrayé des conséquences de ce principe étendu aux inventions pharmaceutiques. Sans doute, il y avait là une atteinte au droit commun, et des hommes éminents, d'esprit très-modéré et très-conservateur, Ch. Dupin, entre autres, essayèrent de la prévenir. Mais il est juste de faire remarquer que, dans cette circonstance, le respect absolu du droit commun eût amené dans la législation existante une perturbation grave, en rendant illusoires les lois et décrets réglant déjà la vente de médicaments; et qu'il eût porté atteinte à d'autres droits, fort respectables aussi : comme le droit de ceux qui exercent la pharmacie sous la garantie d'un titre légal, et aussi le droit du public d'être protégé dans sa santé et sa vie contre les entreprises occultes de la spéculation.

On en est donc resté, en ce qui touche les remèdes secrets, à la législation spéciale. Les anciennes dispositions mentionnées plus haut ont été remplacées par la loi de germinal an XI. L'article 32 de cette loi est ainsi conçu : « Les pharmaciens ne pourront livrer et débiter des préparations médicinales ou drogues composées quelconques, que d'après la prescription qui en sera faite par les docteurs en médecine ou en chirurgie, ou par des officiers de santé et sur leur signature. Ils ne peuvent vendre aucun remède secret... » L'article 36 de la même loi prohibe en outre « toute annonce ou affiche imprimée qui indiquerait des remèdes secrets »; et « toute distribution de drogues et préparations médicamenteuses sur des théâtres ou étalages, dans les places publiques, foires et marchés ».

Le caractère absolu de ces prescriptions excita des réclamations nombreuses. A cette date de 1803, il y avait des droits acquis avec lesquels on voulut bien compter; on pensa aussi que subordonner plus ou moins les progrès de la pharmacie aux ordonnances des médecins, c'était trop fermer la voie aux inventions utiles; et un décret du 25 prairial an XIII (1805), vint soustraire à l'autorité de la loi de germinal les préparations et remèdes qui, « avant la publication de ladite loi, avaient été permis dans les formes alors usitées, » ainsi que les préparations et remèdes qui, d'après l'avis des écoles ou sociétés de médecine, ou de médecins commis à cet effet depuis ladite loi, avaient été ou seraient approuvés, et dont la distribution avait été ou serait permise par le gouvernement, *quoique leur composition ne fût pas divulguée* (art. 1er). Les auteurs ou propriétaires de ces remèdes furent autorisés à les vendre par eux-mêmes ou à les faire vendre ou distribuer par un ou plusieurs préposés, à la charge pourtant « de les faire agréer, à Paris, par le préfet de police et, dans les autres villes, par le préfet, le sous-préfet ou, à défaut, par le maire ». Ces diverses autorités pouvaient, en cas d'abus, refuser leur agrément. Les remèdes auxquels s'appliquait le décret de prairial étaient : les pilules de Belloste, les grains de santé de Franck, la poudre d'Iroé, le Rob de Laffecteur, la pommade de la veuve Farnier, l'élixir de la veuve Charini, les préparations anti-dartreuses de Kunckel et l'eau de mélisse de Roger. Peut-être d'autres autorisations ont-elles encore été délivrées, qui ne me reviennent pas en mémoire.

Le décret de prairial, tout en fermant pour l'avenir toute barrière aux remèdes secrets, en laissait donc subsister un certain nombre. Cette exception, ce privilége, ne pouvaient durer longtemps sans paraître constituer, en présence de l'ensemble de la législation pharmaceutique, une dérogation et un abus. Le gouvernement impérial voulut tourner la difficulté par l'achat de la propriété des intéressés moyennant de certaines conditions susceptibles, il faut le dire, d'amoindrir considérablement la renommée et, par suite, la valeur vénale de plusieurs préparations. Un décret du 18 août 1810 fixait au 1er janvier 1811 (ce délai fut plus tard prorogé par un autre décret jusqu'au 1er avril de la même année) le retrait de toutes les permissions accordées aux inventeurs ou propriétaires de remèdes secrets : « d'ici à cette époque, ajoutait-il, lesdits inventeurs ou propriétaires remettront, s'ils le jugent convenable, à notre ministre de l'intérieur... la recette de leurs remèdes ou compositions, avec une notice des maladies auxquelles on peut les appliquer et des expériences qui ont déjà été faites. » Une commission formée de cinq membres, dont trois professeurs des écoles de médecine, devait faire sur chaque remède un rapport au ministre, qui avait ensuite à « prendre les ordres de l'empereur sur la somme à accorder à chaque inventeur ou propriétaire ». Le traité à intervenir entre ceux-ci et le gouvernement devait être homologué en conseil d'État, et le secret de la préparation divulgué. Le même décret institua pour les cas de réclamation une commission de révision. Quelques dispositions furent encore prescrites par le décret de prorogation dont nous avons parlé (26 décembre 1810) ; on y dispensait de l'obligation de faire examiner de nouveau leurs recettes les inventeurs ou propriétaires qui avaient fait connaître *au gouvernement*, avant le décret du 18 août, le secret de leur composition, dans les cas où celle-ci avait été dé à examinée par une commission qui n'y avait rien reconnu de nuisible ou de dangereux (art. 2); mais on y maintenait pour la commission d'examen le soin de constater la valeur thérapeutique des remèdes.

Une proposition faite au conseil d'État d'abroger l'article 2 de ce décret, ainsi que d'introduire dans le décret du 18 août une modification qui eut permis à la commission d'examen d'interdire, dans certains cas, le recours à la commission de révision, cette proposition fut rejetée dans la séance du 5 avril 1811.

Ces deux décrets de 1810 n'ont jamais reçu d'application effective, bien qu'au premier délai ci-dessus mentionné le conseil d'État en ait fait ajouter un second, qui devait expirer le 1er juillet 1811. Les intéressés, bon gré, mal gré, se décidèrent à encourir la générosité administrative ; ils se mirent à la disposition de la commission, mais en demandant naturellement à profiter de l'exception établie en leur faveur par le décret du 26 décembre. La commission de son côté se montra peu empressée de se prononcer sur la valeur de préparations dont la composition avait bien été révélée autrefois au gouvernement, mais non à eux. Après quelques décisions, elle suspendit son travail, et les autorisations sur lesquelles elle n'avait pas statué furent maintenues par arrêté ministériel.

Ce sont donc, encore aujourd'hui, la loi de germinal et le décret de prairial qui régissent la matière. Néanmoins les décrets impériaux ne sont pas lettre morte ; ils sont souvent visés dans les jugements et arrêts. En outre, c'est conformément à leurs dispositions que l'Académie de médecine, substituée depuis 1820 à la Société de médecine et de chirurgie et à la commission d'examen, prononce sur les remèdes nouveaux qui lui sont présentés. Les inventeurs s'adressent au ministre duquel l'Académie relève ; le ministre transmet leur demande à l'Académie, qui la soumet elle-même à une commission spéciale (commission des remèdes secrets et nouveaux). Si l'Académie émet un avis favorable, les inventeurs doivent traiter avec le gouvernement dans les formes déterminées par le décret du 18 août, et la composition du remède est publiée. Il est vrai que l'Académie ne se prête guère à cette spéculation.

Cette mobilité de la législation ne pouvait manquer de conduire à la mobilité de la jurisprudence, et la situation légale des anciens remèdes autorisés, ainsi que la définition juridique du remède secret, sont restées sujettes à contestation. Plusieurs Cours, et parmi elles la Cour de Paris (20 novembre 1847), ont reconnu la validité des autorisations maintenues par le ministre après l'échec des décrets de 1810 ; tandis que la Cour de Paris, dans un autre arrêt (24 décembre 1831), la Cour d'Orléans (4 août 1860), la Cour de Dijon (5 avril 1866), enfin la Cour de Cassation (30 décembre 1863), ont déclaré annulée par le décret du 18 août toute autorisation de vente et d'annonce de remèdes secrets, à quelque date qu'elle remontât.

La plus répandue, la plus populaire de ces deux opinions est la dernière, à laquelle incline aisément le décri si mérité du remède secret. Mais si l'on se tient, comme on le doit, sur le terrain exclusif du droit, la question perd beaucoup de sa clarté, et l'on ne s'étonne guère qu'elle ait reçu de si haut des solutions si différentes. La législation sur la matière est un chaos d'où l'on peut tirer ce que l'on veut. La loi de germinal est contredite par le décret de prairial ; le décret de prairial par celui du 18 août ; celui-ci par le décret du 26 décembre, aucun de ces décrets n'abrogeant celui ou ceux qui le précèdent. La Cour de Cassation considère surtout le texte précis et formel de l'article 1er du décret du 18 août : « Les permissions accordées aux inventeurs ou propriétaires de remèdes... cesseront d'avoir leur effet à partir du 1er janvier prochain (1811). » Et l'article 2 prescrit aux intéressés de faire connaître leurs recettes « s'ils le jugent convenable ». Le sens de la loi est donc évidemment : Le secret est supprimé en fait de préparations pharmaceutiques; le gouvernement offre aux intéressés de les dédommager à de certaines conditions ; s'ils ne répondent pas à cet appel, ce sera à leurs risques et périls; ils n'en seront pas moins déchus de leurs priviléges. Jusque-là tout va bien ; mais voici le décret du 26 décembre qui exonère les mêmes intéressés de l'obligation de faire connaître les recettes déjà communiquées à une commission pour l'obtention du privilége, comme est notamment la recette du Rob Laffecteur. Les propriétaires de ces recettes déjà confiées une fois aux représentants de l'autorité étaient donc en règle vis-à-vis de la commission impériale, et c'est celle-ci qui s'est refusée à l'examen des vertus spéciales des préparations. N'est-on pas dès lors fondé à soutenir que le privilége, reconnu par le décret, non contesté par la commission, non racheté par le gouvernement, subsiste ? Se retourne-t-on vers la loi de germinal ? Elle aussi donne raison à la jurisprudence prohibitive. La loi défend la vente et l'annonce de remèdes secrets : quoi de plus péremptoire ? Mais écoutez le décret de prairial; celui-ci permet l'exploitation des remèdes autorisés avant la publication de la loi précédente et de ceux qui pourraient être approuvés à l'avenir par l'autorité médicale compétente, *sans qu'il soit besoin d'en publier la recette*.

Demandons-nous maintenant ce que c'est légalement qu'un remède secret. De l'ensemble des dispositions législatives qui viennent d'être exposées, on peut conclure que devra être considérée comme secrète toute préparation qui : 1° aura été composée sans ordonnance de médecin; 2° qui, ayant été autorisée d'abord comme secrète, n'aura pas été achetée et divulguée par le gouvernement (ou, suivant quelques-uns, autorisée à une époque antérieure au décret de prairial).

La question présente un troisième terme. Depuis 1846, un recueil officiel, ayant le caractère légal, des recettes et formules d'après lesquelles les pharmaciens sont tenus de préparer leurs médicaments, a été publié sous le nom de Codex. La jurisprudence de la Cour de cassation l'a considéré comme un dépôt, non-seulement officiel, mais complet, des recettes permises, et a déclaré secret tout remède non inscrit au Codex. Et ce troisième terme en a amené un quatrième. Les éditions du Codex ne se succédant qu'à de longs intervalles (la seconde édition est de 1837), le bienfait des inventions utiles se trouvait retardé d'autant. C'est pour remédier à cet inconvénient que, sur la proposition de M. Dumas, le président de la République rendit un décret (3 mai 1850), en vertu duquel les remèdes reconnus nouveaux et utiles par l'Académie de médecine, et dont les formules, approuvées par le ministre de l'agriculture et du commerce, conformément à l'avis de cette compagnie savante, ont été publiées dans son *Bulletin* avec l'assentiment des inventeurs ou possesseurs, cessent d'être considérés comme remèdes secrets. Dans sa circulaire aux préfets, le ministre exprime l'opinion que certains remèdes, qui ont été, dans ces derniers temps et antérieurement au décret, l'objet de rapports favorables de l'Académie de médecine, *paraissent* être à l'abri de poursuites et ne pouvoir être assimilés à des remèdes secrets. Ce sont les pilules de Vallet, les pains ferrugineux de Dérouet-Boissière, le lactate de fer de Gélis et Conté, le citrate de magnésie de Rogé, le cousso, la poudre et les pastilles de charbon de Belloc. Quoi qu'il en soit de ce point peut-être contestable, le décret de 1850 a reçu déjà plusieurs applications : L'Académie a inséré dans son *Bulletin* les formules de quelques remèdes nouveaux, tels que le tannate de quinine de Barreswill, les pilules de Blancard, l'extrait d'opium indigène, etc.

Et ainsi, le remède non secret a pour caractères : d'être composé sur ordonnance; s'il était primitivement secret, d'avoir été acheté et divulgué par l'administration; d'être conforme au Codex; de figurer avec approbation dans le *Bulletin de l'Académie*. Hors de ces conditions, tout remède est réputé secret.

Ce sont là, si je ne me trompe, les vrais principes. La jurisprudence ne les a pourtant pas unanimement reconnus. À certaines Cours, la consécration légale du Codex n'a pas paru nécessaire. L'insertion de la formule dans divers ouvrages, ou dans des recueils périodiques, ou dans celui des brevets d'invention expirés, a suffi à leurs yeux pour effacer le caractère de remède secret (Cour de Rouen). Cette doctrine, nous l'avons dit, est contraire à celle de la Cour de cassation (janvier 1842, août 1867, etc). Plusieurs Cours (Dijon, Toulouse) ont aussi jugé qu'une préparation pouvait n'être pas absolument identique avec celle qui est inscrite au Codex, sans constituer pour cela un remède secret; qu'il s'agissait surtout d'apprécier si la première s'était écartée de la seconde, de manière à l'*altérer*. Quant aux remèdes dits spéciaux, qui sont mis, tout préparés, en dépôt dans les pharmacies, il a été jugé par la Cour de cassation que la prescription qui en est faite par un médecin ne leur confère pas le caractère magistral (Cassat. 16 novembre 1837, 11 novembre 1842,; qu'ils restent même alors secrets, par cela seul qu'ils ont été préparés d'avance, et non pour un cas particulier, en dehors des prescriptions du Codex, le pharmacien qui le délivre fût-il en même temps médecin (12 juin 1852).

D'autres circonstances se rencontrent qui peuvent donner lieu à des interprétations diverses. Il s'agit, par exemple, de savoir si une composition de drogues appartient autant à la pharmacie qu'à l'hygiène; si une substance simple ou insignifiante, telle que du sucre, doit être considérée, comme remède secret quand elle est débitée sous un autre nom (le tribunal de la Seine et la Cour de Paris ont prononcé affirmativement dans l'affaire Laurentie); s'il en est de même d'un remède conforme à la formule du Codex, mais qui reçoit également un nom particulier propre à en déguiser la nature (jugé affirmativement par la Cour de Paris, 17 juin 1829). Il suffit ici d'indiquer les cas les plus communs parmi ceux qui ont exercé la sagacité des magistrats.

Je m'arrêterai peu au côté pénal de la question, qui peut toucher certains médecins ou pharmaciens, mais qui n'a rien, au fond, de médical ni de pharmaceutique.

On a vu plus haut en quels termes la loi de germinal, par ses articles 32 et 36, interdit la vente et l'annonce ou l'affiche de remèdes secrets. Il semble bien à les lire, que l'annonce et la vente étant l'une et l'autre également prohibées, une pénalité va les atteindre toutes deux; mais point. De peine, il n'en est prononcé que pour les infractions à l'article 36, celui qui concerne l'annonce et la vente sur les théâtres, étalages, etc. « Ceux qui se rendent coupables *de ce délit*, seront punis par l'article 23 du code des délits et des peines. » Il s'agit ici de la loi du 29 pluviose au XIII. Or, la Cour de cassation a jugé, d'une part, que les peines applicables aux termes de l'article 36, interprété par la loi de pluviôse, devaient ê.re une amende de 25 à 600 francs, et en outre, en cas de récidive, un emprisonnement de trois jours au moins et de six jours au plus; d'autre part, qu'il résulte de ce même article 36 rapproché des décrets du 25 prairial au XIII et du 18 août 1810, que la vente des remèdes secrets doit être punie des mêmes peines que l'annonce (Cass., *Chambres réunies*, 16 décembre 1856 — *Chambre criminelle*, 18 janvier 1839). Mais voici une autre difficulté qui devra être approfondie dans un autre article, parce qu'elle se rattache directement à la question générale de l'exercice illégal de la pharmacie (*voy.* Phar- macie). Ces premiers arrêts de la Cour de cassation frappaient la vente d'un remède secret faite par une personne dépourvue du diplôme de pharmacien. La question restait entière à l'égard des pharmaciens. La Cour de Paris a jugé que la vente des remèdes secrets ne pouvait être punie que comme contravention à la loi qui défend l'exercice de la pharmacie par toute personne non pourvue de titre légal ; et ce, par application, non de l'article 36 de la loi de germinal, qui ne prohibe la vente que sur les marchés, étalages, etc., et qui n'édicte de peine que contre la vente sur les places publiques ; non encore en vertu de l'article 32 qui ne vise que les pharmaciens, mais bien en vertu de l'article 6 de la Dé- claration royale de 1777, qui punit seulement l'exercice illégal de la pharmacie. Quant aux pharmaciens qui vendent des remèdes secrets en infraction de l'ar- ticle 32, ils ne peuvent être punis, parce que la loi ne prononce contre eux, pour ce fait, aucune peine et que, d'un autre côté, ils ne se rendent pas cou- pables d'exercice illégal. Mais cette doctrine a été fortement repoussée par plu- sieurs Cours et par la Cour de cassation. « Attendu, dit un arrêt de celle-ci, en date du 18 mai 1844, concernant un pourvoi contre un jugement de la Cour de Rouen, et que nous citons seulement comme exemple ; attendu que la dis- position de l'article 36 qui prohibe l'annonce en général, s'applique aux phar- maciens comme à tous autres individus ; que cette disposition doit être enten- due, d'après le décret du 25 prairial an XIII, comme interdisant en même temps la vente de ces remèdes ; que l'article 32 ne peut fournir un motif d'admettre une exception en faveur des pharmaciens, puisque, au contraire, il établit contre eux, d'une manière plus spéciale, la même prohibition,... rejette. »

Après tout ce qui précède, est-il besoin de faire ressssortir tout ce qu'a d'im- parfait, parfois d'incohérent, la législation relative aux remèdes secrets ? C'est surtout en ce qui la touche qu'on peut dire que la lettre tue et que l'esprit dòit vivifier. Mais si ce correctif est bon quand l'esprit est un, il est fort périlleux en une matière où l'esprit souffle à la fois de mille côtés, en des sens différents. J'attacherais néanmoins peu d'importance à un remaniement partiel, tout néces- saire qu'il est. La législation médicale et la législation pharmaceutique reposent sur de vieilles bases qu'il faudrait renouveler tout entières ; et alors on pourrait espérer d'obtenir ce qu'il importe le plus : la concordance des parties en même temps que la clarté de l'ensemble.                    A. Dechambre.

**REMÈDES.** Un certain nombre de compositions pharmaceutiques sont con- nues sous le nom de *remèdes*, avec désignation soit du nom de l'inventeur, soit du lieu d'origine. Nous en indiquerons quelques-uns :

*Remède des Caraïbes.* C'est la teinture alcoolique de gaïac (le gaïac est ori- ginaire des Antilles, pays des Caraïbes).

*Remède de Durande.* Mélange d'une partie d'essence de térébenthine et de deux parties d'éther sulfurique.

*Remède de Leroy.* Il y en a deux : le vomi-purgatif et le purgatif. Le vomi- purgatif se prépare en faisant macérer pendant deux jours 280 grammes de séné patte dans 2,000 grammes de vin blanc, et en ajoutant après avoir passé avec expression et filtré, 4 grammes de tartre stibié Pour préparer le pur- gatif, on fait infuser pendant douze heures à la température de 50°, dans de l'eau-de-vie marquant 20°, de la scammonée, du turbith végétal et du jalap, en

quantités variables, suivant celui des quatre *degrés* qu'on veut obtenir. Pour
600 grammes d'eau-de-vie, par exemple, il entre 48 grammes de scammonée
dans le premier degré et 125 dans le quatrième. Cette infusion est édulcorée avec
du sirop de séné.

*Remède de Mitté.* Extrait pilulaire dans lequel entrent les sucs de feuilles
de noyer, d'ache et de trèfle d'eau.

*Remède de madame Nouffer (Authelmintique).* Il consiste premièrement :
en 4 à 6 grammes de poudre de racine de fougère mâle à prendre à jeun dans
125 à 180 grammes d'eau; secondement en un bol composé de : calomel,
60 centigrammes; scammonée, 60 centigrammes;! gomme-gutte, 30 centigrammes; ce bol doit être pris presque immédiatement après la poudre. On
peut le partager en plusieurs bols qu'on avale successivement de quart d'heure
en quart d'heure.

*Remède de Renaud.* Les semences de pourpier en sont la base, à titre de
vermifuges.

*Remède de madame Stéphens.* Il consiste en un mélange à parties égales
de coquilles d'œuf concassées et de savon noir, et est employé contre la pierre.

D.

**REMER** (Wilhelm-Hermann-Georg.), fils de l'historien Julius-Auguste Remer,
naquit près de Nowack, le 7 juillet 1775; fit ses études études à Helmstädt,
Iéna et Gœttingen, et se fit recevoir docteur en médecine à Helmsädt en 1797.
Après avoir rempli d'abord dans cette ville les fonctions de professeur extraordinaire de médecine (1799), puis de professeur titulaire (1803), il passa ensuite
(1809) comme professeur et directeur de clinique à l'université de Königsberg,
et enfin à Breslau, en 1815, avec le titre de professeur ordinaire de pathologie
interne, il devint médecin conseiller du gouvernement, chevalier de l'ordre de
l'aigle rouge, membre de nombreuses sociétés savantes, etc. Médecin aussi laborieux que professeur habile, il a fait paraître un très-grand nombre d'ouvrages
et de mémoires dont nous devons faire connaître les principaux :

I. *De plethora sanguinea.* Helmstadii, 1797, in-4°. — II. *Ueber die Definition de Salze,
und Einleitung der Säure.* Ibid., 1798, in-8°. — III. *Lehrbuch der polizeilich-gerichtlichen
Chemie.* Ibid., 1803, in-8°, plus. édit. ; trad. franç. par Bouillon-Lagrange et A. Vogel.
Paris, 1816, in-8°. — IV. *Plan und Gesetze des ambulatorischen Klinici zu Helm-
städt.* Helmst., 1803, in-8°. — V. *Handbuch der Heilmittellehre.* Ibid., 1805, in-8°. —
VI. *Ann. der klin. Anstalt zu Helmstädt,* 1tes Jahr. Ibid., 1805, in-8°. — VII. *Allgemeine
Therapie der Krankheiten des Menschen.* Breslau, 1818, in-8°, tabl. — VIII. 5° édition de
Metzger, *System der gerichtlichen Arzneiwissenschaft.* Kœnigsberg, 1820, in-8°. — IX. Près
de quarante *Mémoires, notices,* etc. dans le *Braunschw. Magaz.,* et le *Journ. d'Hufeland,* etc.

E. Bgd.

**REMIJIA.** D. C. Genre de Dicotylédones, appartenant à la famille des Ru-
biacées. Les espèces de ce genre ont été placées dans les *Macrocnemum* par Vel-
lozo, dans le *Cinchona* par Aug. de Saint-Hilaire. De Candolle en a fait un
genre à part sur les caractères suivants : arbrisseaux grêles, à feuilles coriaces,
opposées ou ternées; portant de longues grappes axillaires de fleurs. Leur calice
est obovale, à cinq lobes; leur corolle a cinq divisions linéaires; les étamines sont
au nombre de cinq, insérées sur le tube de la corolle et incluses. Au centre de
la fleur est un disque, que surmonte l'ovaire et qui traverse le style terminé par
deux stigmates. Le fruit est une capsule biloculaire, couronnée par les dents du
calice et à déhiscence septicide en deux valves s'écartant du sommet à la base.
Les graines sont nombreuses, entourées d'une crête membraneuse.

Les *Remijia* habitent le Brésil, où leurs écorces sont employées en guise de quinquina : on les nomme dans le pays *Quina de Serra*, *Quina de Remijo* : ce dernier nom à cause du chirurgien (*Remijo*), qui en a le premier indiqué l'usage. Elles sont amères et astringentes et employées à ce titre comme fébrifuges, sans avoir l'effet du quinquina, dont elles n'ont pas non plus donné les alcaloïdes. Les espèces principales sont : le *Remijia ferrugina* D. C. (*Cinchona ferruginea*, Aug. Saint-Hilaire), le *R. Vellozii* D. C. (*Cinchona Vellozii*, Aug. Saint-Hilaire), et le *Remijia Hilarii* D. C. (*Cinchona Remijiana*, Aug. Saint-Hilaire).

Auguste de Saint-Hilaire. *Plantes usuelles des Brésiliens*, tab. 2. — De Candolle. *Bibliothèque universelle de Genève*, 1829, II, 185 et *Prodromus*, IV, 357. — Endlicher. *Genera Plantarum*, n° 3273. Pl.

**REMIREA.** Genre de Monocotylédones, appartenant à la famille des Cypéracées. Le *Remirea maritima* Aublet, qui vient dans la Guyanne et sur les côtes occidentales d'Afrique, a des racines aromatiques, employées, d'après Aublet, comme sudorifiques et diurétiques.

Aublet. *Plantes de la Guyane*, I, p. 46. — Mérat et De Lens. *Dictionnaire de matière médicale*, VI, p. 33. Pl.

**RÉMISSION** (de *remittere*, relâcher, détendre, affaiblir). Au sens général, c'est l'affaiblissement temporaire des symptômes d'une maladie, la détente d'une fièvre. En un sens particulier, la rémission caractérise la période d'une fièvre rémittente pendant laquelle cette fièvre diminue. D.

**RÉMITTENTE** (Maladie, Fièvre). Une maladie rémittente est celle qui présente des rémissions à des intervalles plus ou moins réglés. D.

**REMOLLON** (Eau minérale de), *athermale, bicarbonatée calcique forte, sulfatée calcique moyenne, sulfureuse et carbonique faible*. Dans le département des Hautes-Alpes, dans l'arrondissement d'Embrun, émerge une source dont l'eau incruste les objets que l'on y plonge, quoiqu'elle soit d'une grande limpidité ; des bulles gazeuses, les unes d'un assez gros volume, les autres en perles très-fines viennent s'épanouir à sa surface ; son odeur est légèrement sulfureuse et elle pique le nez et les yeux lorsqu'on s'approche à quelques centimètres de l'eau de son bassin. Son goût est un peu amer et surtout alcalin ; elle noircit promptement le vin rouge avec lequel on la mélange. La température est de 13°8 centigrade ; sa densité n'est pas exactement connue. M. Niepce a trouvé dans 1000 grammes de cette eau les principes suivants :

| | |
|---|---|
| Bicarbonate de chaux | 4,567 |
| — magnésie | 0,089 |
| — fer | 0,007 |
| Sulfate de chaux | 0,521 |
| — magnésie | 1,248 |
| Phosphate de chaux | 0,301 |
| Silicate d'alumine | 0,704 |
| Matière organique | traces. |
| **Total des matières fixes** | 7,437 |
| Gaz { acide sulfhydrique | 0 lit. 00127 |
| — carbonique | quant. indét. |

Cette analyse aurait besoin d'être refaite, car elle n'indique pas la quantité de chlorures, que tient en dissolution l'eau de la source de Remollon, qui ne doit pas en être privée plus que les autres eaux minérales.

L'eau de Remollon est exclusivement employée en boisson à la dose de trois à huit verres, chaque matin à jeun, par les malades de son voisinage qui souffrent d'affections du foie ou des reins, de dyspepsies acides ou flatulentes et de tous les accidents pathologiques où l'usage d'une eau naturelle bicarbonatée et sulfatée calcique forte, légèrement ferrugineuse, sulfureuse et carbonique peut être utile.      A. R.

**RÉMORA** (*remora*, obstacle; de *remorari*). Nom donné autrefois à des instruments de chirurgie destinés à assujettir une partie; l'un d'eux servait à empêcher la sortie de l'intestin dans l'opération de la castration; un autre (*arrêt de Hilden*), à maintenir réduites les fractures et les luxations.      D.

**REMORS.** REMORSE DU DIABLE. Nom du *Scabiosa succisa* L. (*voy.* SCABIEUSE).

**RÉMUSAT** (JEAN-PIERRE-ABEL), membre de l'Institut (Académie des inscriptions et belles-lettres), professeur de langues chinoise et tartare au collége de France; ce savant a droit de figurer ici d'abord parce qu'il eut le titre de docteur de notre faculté, et ensuite parce qu'il est l'auteur de quelques travaux très-intéressants au point de vue de l'histoire de la médecine. Il était né le 5 septembre 1788, fit ses études médicales à Paris, et prit le titre de docteur en 1813; du reste tout en suivant ses cours de médecine, Rémusat se livrait avec une ardeur qui tenait de la passion à l'étude des langues orientales; et il n'interrompit ses travaux qu'en 1814 pour donner ses soins, avec le titre d'aide-major, aux blessés qui encombraient les abattoirs transformés en hôpitaux. Abel Rémusat mourut à peine âgé de 44 ans, le 4 juin 1832.

Ses écrits médicaux sont les suivants :

I. *Dissertatio de glosso-semeiotice, sive de signis morborum quæ e lingua sumuntur, præsertim apud sinenses.* Th. de Paris, 1813, n° 131. — II. *Recherches historiques sur la médecine des Chinois*, etc. (Anal. d'une thèse de LEPAGE sur le même sujet). Paris, 1813, in-8°.      E. BGD.

**RÉMY-LA-VARENNE (SAINT-)** (EAU MINÉRALE DE), *athermale, bicarbonatée ferrugineuse faible, carbonique faible.* Dans le département de Maine-et-Loire, dans l'arrondissement d'Angers, émerge, sur le bord de la route de Saint-Mathurin, la source de Saint-Rémy-la-Varenne, connue aussi sous le nom de *source de la fosse Saint-Aubin.* Cette eau est claire, transparente et limpide, quoique les parois intérieures de son bassin soient recouvertes d'une couche assez épaisse de rouille; elle n'a aucune odeur; sa saveur est manifestement ferrugineuse, elle n'est traversée par des bulles gazeuses qu'à des intervalles assez éloignés et surtout pendant les jours d'orage. Sa température est de 14°3 centigrade. MM. Ménière et Godefroy ont trouvé dans 1000 grammes de cette eau les principes suivants :

| | |
|---|---|
| Bicarbonate de chaux | 0,045 |
| —           magnésie | 0,082 |
| —           fer | 0,020 |
| —           manganèse | 0,017 |
| Sulfate de chaux | 0 033 |
| —           magnésie | 0,053 |
| —           fer | traces. |
| —           alumine | 0,012 |
| Chlorure de sodium | 0,030 |
| Calcium | 0,037 |
| Silice | 0,063 |
| Matière organique azotée | 0,017 |
| TOTAL DES MATIÈRES FIXES | 0,439 |
| Gaz acide carbonique et azote indéter. | |

Cette eau est exclusivement employée en boisson par les personnes du voisinage auxquelles les médecins ont conseillé un traitement ferrugineux. A. R.

**RENAISON** (Eau minérale de), *athermale, amétallite, ferrugineuse, faible, carbonique forte*. Dans le département de la Loire, dans l'arrondissement de Roanne, à 10 kilomètres environ de Alban (Saint-) et de Galmier (Saint-), (*voy.* ces mots), émerge une source dont l'eau a une limpidité parfaite ; elle n'a aucune odeur, si ce n'est celle du gaz acide carbonique dont les bulles la traversent sans cesse et viennent s'épanouir constamment à sa surface ; sa saveur est piquante et agréable ; sa température est de 13° 8 centigrade.

M. Ossian Henry a publié en 1851 son analyse qu'il a faite dans le laboratoire de l'Académie de Médecine ; il a trouvé que 1000 grammes de cette eau transportée renferment :

| | |
|---|---|
| Bicarbonate de chaux. . . . . . . . . . . | 0.665 |
| —            soude. . . . . . . . . . . | 0,240 |
| —            potasse . . . . . . . . . . | 0,171 |
| —            magnésie . . . . . . . . . | 0,155 |
| Sulfate de soude, chaux et potasse. . . . . | 0,020 |
| Chlorure de sodium et de potassium . . . | 0,103 |
| Silicate alcalin et alumineux . . . . . . . | 0,200 |
| Fer, manganèse et matière organique . . . | 0,009 |
| Azotate. . . . . . . . . . . . . . . . | traces. |
| Total des matières fixes. . . . . . | 1,541 |
| Gaz acide carbonique libre. . . . . . . | 0 lit. 560 |
| Azote et oxygène. . . . . . . . . . . | traces. |

Si l'on veut se reporter au tableau des analyses de Saint-Galmier, on constatera que la composition chimique de l'eau de Renaison est à peu près identique à celle de ces sources. On ne trouve de différence sensible que dans la quantité du gaz acide carbonique ; mais cela tient à ce que l'eau de Saint-Galmier a été examinée sur place, tandis que celle de Renaison n'a pu être appréciée qu'à distance. L'eau de la source de Renaison, comme celle des sources de Saint-Galmier est exportée sur une assez grande échelle et sert comme boisson d'agrément plus que comme eau que les malades viennent consommer à la source. A. R.

**RENAL** (Plexus). *Voy.* Sympathique (Grand).

**RÉNALES** (Artère et Veine). 1° *Artère*. L'artère rénale de chaque côté, très-volumineuse eu égard à la petitesse de l'organe auquel elle est destinée, naît de l'aorte au niveau de la deuxième vertèbre lombaire, et se dirige transversalement vers le hile du rein. Avant de pénétrer dans la scissure, elle se divise ordinairement en trois ou quatre branches, situées entre les veines, qui sont en avant, et le bassinet, qui est en arrière ; cependant une des branches artérielles passe derrière le bassinet.

Quelquefois, l'artère rénale se bifurque à une certaine distance du rein, ou bien il existe deux artères rénales d'un seul ou des deux côtés. Alors celle de ces branches qui est la plus inférieure pénètre dans le rein par la partie déclive.

L'artère rénale est en rapport, en arrière avec les piliers du diaphragme, en avant avec les veines rénales ; celle de droite est recouverte, à son origine, par la veine cave inférieure.

Des artères rénales naissent les capsulaires inférieures, qui se rendent aux capsules surrénales.

2° *Veine*. La veine rénale ou *émulgente* naît du bord concave du rein par deux ou trois branches qui se réunissent en un seul tronc; celui-ci se dirige de dehors en dedans et un peu de bas en haut vers la veine cave inférieure, dans laquelle il se jette. La veine cave étant située à droite de la ligne médiane, la veine rénale droite est plus courte que la gauche.

Les veines rénales reçoivent les veines capsulaires inférieures et quelques veinules nées de l'enveloppe adipeuse du rein : le gauche reçoit en outre la veine spermatique du même côté (*voy.* pour la circulation intérieure du rein, le mot Rein). D.

**RENARD** (Jean-Claude), né à Mayence, en 1779, reçu médecin l'an IX, à Mayence, alors dans le départememcnt du Mont-Tonnerre.

*Ramolissement remarquable des os du tronc d'une femme, et quelques observations semblables.* Mayence, 1804; in-4°. A. C.

**RENARD** (Vulpes). Le Renard est un animal de la famille des Canidés, comprenant aussi le chien, le loup et le chacal, qui vit dans l'ancien continent, et dont les naturalistes font actuellement le type d'un genre à part dans cette division. Linné lui donnait le nom spécifique de *Canis vulpes*. Il existe non-seulement en Europe, mais aussi en Afrique et en Asie, et il se trouve représenté dans les deux Amériques par diverses espèces, dont les deux plus faciles à caractériser sont le renard tricolore ou renard argenté (*Canis cinereo-argenteus*), propre à l'Amérique septentrionale, et le renard d'Azara (*C. Azaræ*), limité à l'Amérique méridionale. Ces mammifères vivent principalement de proie et ils associent au gibier les lapins domestiques ainsi que les oiseaux de basse-cour; aussi sont-ils activement poursuivis par les gens de la campagne auxquels ils font beaucoup de tort. En Angleterre, on organise contre eux des chasses régulières qui sont très à la mode parmi les gens riches, et pour lesquelles on déploie un grand luxe. Les reptiles, les batraciens, les limaces mêmes peuvent à l'occasion servir comme le gibier et les oiseaux de basse-cour à la nourriture des renards, qui joignent aussi quelques fruits à ces aliments, surtout du raisin. Les renards savent faire plier leurs habitudes, suivant les conditions au milieu desquelles ils vivent, et de tout temps ils ont passé pour des animaux très-rusés. Ceux d'Europe, exposés plus que les autres aux poursuites de l'homme, jouissent plus particulièrement de cette réputation.

Ces animaux se tiennent dans les bois et dans les endroits escarpés, souvent à peu de distance des habitations, vivant dans des terriers qu'ils prennent le plus ordinairement aux lapins ou aux blaireaux, et dans lesquels ils s'établissent après les avoir élargis. Ce n'est guère que de nuit qu'ils se mettent en course, aussi les prend-on surtout au moyen de pièges.

On ne mange pas leur chair et leur fourrure n'a qu'une valeur médiocre; elle n'est le plus souvent employée que pour tapis. Cependant celle des sujets pris en Europe, principalement dans le nord de ce continent, est préférable à celle des individus tués en Afrique. Au contraire, la peau du renard tricolore, qui est vivement colorée, est tout à fait élégante; aussi est-elle très-recherchée, et elle sert à faire des vêtements aussi chauds qu'ils sont gracieux. P. Gery.

**RENAUDIN** (Les).

**Renaudin** (P.), chirurgien du grand hôpital de Lyon, a publié : *Réflexions sur l'air atmosphérique, ses altérations, son influence sur le corps humain et* *moyen de corriger son infection dans les hôpitaux, spécialement celui de Lyon,* Lyon, 1797, in-8°.

**Renaudin** (FRANÇOIS-ANTOINE), né au Fort-Louis-du-Rhin, en 1729, mort à Paris, le 20 mars 1784, après avoir été successivement : docteur en médecine à Montpellier, médecin de l'hôpital militaire de Phalsbourg (1755), médecin ordinaire de l'armée du Rhin (1757), médecin en second de l'hôpital militaire de Strasbourg (1763), premier médecin de l'Alsace (1777), inspecteur des hôpitaux militaires du Nord (1778), premier médecin de l'armée aux ordres du maréchal de Broglie (1779), premier médecin consultant des corps d'armées (1781). Renaudin avait toutes les qualités pour remplir ces emplois; observateur sagace, l'esprit enrichi d'une foule de connaissances, il a donné dans le premier volume du *Recueil de médecine des hôpitaux militaires* (p. 215), une topographie de la ville de Strasbourg; et dans un second mémoire imprimé dans le second volume du même recueil (p. 6), il a étendu ses vues sur l'Alsace entière. L'éloge de Renaudin a été inséré dans le *Journal de médecine militaire* de Dehorne; année 1785, t. IV; p. 543.                                 A. C.

**RENAUDIN** (L.-F.-ÉMILE). Né, dans les premières années de ce siècle, à Saint-Dié (Vosges), fit ses études médicales à Strasbourg et prit, dans cette Faculté, le titre de docteur, en 1852. Il s'était d'abord livré aux sciences dites accessoires, et il avait le grade de docteur ès sciences, quand il soutint sa thèse de médecine dont le sujet atteste assez ses prédilections. Mais bientôt il dirigea ses études vers les maladies mentales; il en fut récompensé par la position de médecin-adjoint à l'asile de Stephansfeld, puis à Fains, près de Bar-le-Duc. Appelé, en 1849, à diriger l'important établissement de Maréville, près de Nancy, il se montra, par son zèle et par ses talents d'administrateur, à la hauteur de la mission qui lui avait été confiée. C'est là qu'il passa les dix plus belles années de sa vie, incessamment occupé de science et de l'amélioration du sort des aliénés. Après une absence de trois ans, pendant lesquels il remplit les fonctions de chef des asiles d'Auxerre et de Dijon, il revint à son cher Maréville; mais bientôt atteint d'une longue et douloureuse maladie, il succomba le 1er avril 1865.

Renaudin a beaucoup écrit; ses ouvrages portent l'empreinte de son esprit judicieux et de son expérience consommée. Outre un très-grand nombre d'articles sur la pathologie et la direction administrative des aliénés, insérés dans les *Annales médico-psychologiques*, dont il fut un des plus actifs collaborateurs, il a publié les ouvrages suivants :

I. *Exposé des propriétés médico-chimiques de l'acide hydrocyanique.* Thèse de Strasbourg 1832. — II. *Notice statistique sur les aliénés du département du Bas-Rhin, d'après les observations recueillies à l'hospice de Stephansfeld pendant les années 1836 à 1839.* Strasb., 1841, in-8°. — III. *Rapport sur l'administration des aliénés de Fains,* 1842, in-4°, tabl. — IV. *Rapports sur le service des aliénés du département de la Meuse de 1842 à 1847.* Bar-le-Duc, 1843-1848, in-8° (six rapports). — V. *Etudes médico-psychologiques sur l'aliénation mentale.* Paris, 1854, in-8°. — VI. *Commentaires médico-administratifs sur le service des aliénés.* Paris, 1863, in-8°. — VII. Nombreuse série d'articles dans les *Annales médico-psychologiques.*                                 E. Bꝏ.

**RENAUDOT** (LES TROIS).

**Renaudot** (THÉOPHRASTE), né à Loudun en 1584, mort à Paris le 25 octobre 1653. Le jour de la justice s'est levé depuis longtemps pour cet homme extraordinaire, l'ingénieux, le courageux inventeur de la *Gazette de France*, le fondateur du Bureau d'adresses, du Mont-de-Piété et des consultations chari-

tables. La postérité, par une éclatante et colossale démonstration, a consacré
tout ce qu'il y avait de fécond et d'utile dans les conceptions du médecin de Loudun, et elle a assez vengé ce dernier des outrages qu'il a subis pendant sa vie,
des difficultés sans nombre qu il a dû vaincre pas à pas, et de l'opposition qu'il
a trouvée dans le sein du premier corps médical du royaume. Rien n'a rebuté
Renaudot : procès, calomnies, plaisanteries, tracasseries de toutes sortes, condamnations. Le *Gazettier*, comme on l'appelait, le trafiqueur, l'usurier, le charlatan, courtier d'annonces et d'amours, a tout supporté avec un courage inébranlable, soutenu pendant vingt-cinq ans par l'idée qu'il faisait une vaillante
chose; et, en dépit de ses ennemis, l'œuvre a grandi... grandi au point de faire
de la presse périodique la maîtresse du monde.

Il nous est impossible, dans ce Dictionnaire, de détailler par le menu la vie
de Théophraste Renaudot, encore moins de faire l'histoire de ses nombreuses
inventions ou de les apprécier. Tout ce que nous pouvons faire, c'est d'indiquer
brièvement les principales étapes de cette existence menée à fond de train.

1584-1612. Théophraste Renaudot naît à Loudun. « Il prend, dit-il, ses
degrés en médecine à dix-neuf ans, » sans indiquer dans quelle Faculté. Il
voyage en France et à l'étranger, « pour y recueillir ce que l'on trouve de
meilleur en la pratique. » Il revient à Loudun, y exerce sa profession, publie
quelques livres et s'occupe aussi de l'éducation des enfants par une nouvelle
méthode qu'il communique au père Condren, général de l'Oratoire.

14 octobre 1612. Renaudot reçoit un brevet royal qui lui donne le privilége
exclusif « de faire tenir bureaux et registres d'adresses de toutes les commo-
modités réciproques des sujets du roi ». Muni de cette pièce, il se rend à Paris.

1613. Brevet de médecin du roi.

2 février 1618. Brevet de commissaire général des pauvres.

30 mars 1628. Brevet de maître et intendant des bureaux d'adresses. Renaudot va s'installer dans la rue de la Calandre, en pleine cité, dans une maison
portant pour enseigne le Grand-Coq. On conviendra que cette enseigne était bien
trouvée.

1630. Renaudot publie son *Inventaire des adresses du bureau de rencontre*, in-4° (le privilége est du 8 juin 1629). Curieux programme dans lequel
l'inventeur explique le mécanisme de son bureau, les avantages immenses qu'en
retirera la société parisienne, et surtout les pauvres que l'abandon jette dans la
misère, le vice, le crime. Il doit remplacer les avis et annonces placardés dans
les carrefours de Paris. C'est l'équivalent de nos annonces dans les journaux à
une époque où le journal n'existait pas encore. Quinze ou vingt ans après Renaudot, un autre homme de progrès, doublé cette fois du charlatan, devait remplacer le bureau d'adresses par un *Dictionnaire des adresses de Paris*, un
véritable Bottin en raccourci. De Blégny devint le continuateur du médecin de
Loudun.

30 mai 1631. De l'établissement du bureau d'adresses à la publication régulière et périodique d'une feuille imprimée dans laquelle les nouvelles les plus
importantes seraient répandues dans le public, il n'y avait qu'un pas. Renaudot
le franchit bientôt par l'invention de la *Gazette*, c'est-à-dire du premier de nos
journaux, gazette encouragée par Richelieu qui y voyait un puissant moyen de
gouvernement, et qui ne dédaignait pas d'y adresser des articles entiers.

Mais Renaudot comprit de suite que, pour le faire réussir, il devait abriter son
bureau d'adresses sous l'aile du génie de la charité. « Le fondement et pre-

mière institution du Bureau d'adresses, écrit-il, a été le soulagement des pauvres, tant malades que valides et mendiants. » Ses *consultations charitables* ont été, en effet, l'axe autour duquel ont pivoté ses autres inventions, le bureau de rencontre, les prêts à gages, et le reste. C'est en leur nom que, dès le 3 février 1618, il avait été nommé par le roi commissaire général des pauvres. C'est encore en leur nom que des lettres patentes (2 septembre 1640) accordent « à tous ceux qui auraient quelque invention ou moyen servant au bien et soulagement des pauvres, mesmement quelque remède tiré des végétaux , animaux et minéraux », le pouvoir de les préparer sur les fourneaux mêmes du gazettier. La boutique de la rue de la Calandre devint un centre où affluèrent les médecins provinciaux pour faire parler d'eux, les apothicaires pour vendre leurs drogues, et les chirurgiens pour exécuter les opérations manuelles. Le succès de ces consultations fut prodigieux, et le *gazettier* déclare, non sans orgueil, « qu'il accourt tant de malades en son logis, que toutes les avenues sont occupées, et que plus de vingt mille personnes ont reçu soulagement. » La boutique de la rue de la Calandre devint même trop petite, et Renaudot avait caressé, dès l'année 1640, le projet de faire bâtir, sur un point du rempart qu'on aurait abattu et qui se trouvait entre la Porte Saint-Antoine et les religieuses du Calvaire, un vaste *Hôtel* orné d'un jardin médicinal.

1638-1642. Première phase des poursuites de la Faculté de médecine de Paris contre Renaudot, poursuites implacables, agrémentées d'une quantité de pamphlets, de chansons, contre le hardi novateur. René Moreau, Delavigne, Riolan, Guy Patin aiguisent tour à tour leur plume trempée dans le fiel. Mais Richelieu est là qui couvre de sa protection son favori, et les docteurs de Paris ne parviennnent pas à ébranler le colosse qui menace leur autorité.

4 décembre 1642. Mort de Richelieu. Oh ! alors, débarrassée de son plus grand obstacle, la Faculté de médecine reprend courage. Elle recommence sa campagne contre le *gazettier*. Sa haine furibonde rejaillit sur les deux fils du malheureux, lesquels, en plein exercice de leurs cours pour parvenir à la licence, sont forcés de déclarer devant notaires qu'ils répudient toutes les inventions de leur père. La conscience se révolte contre un tel attentat à la morale; mais rue de la Bucherie tout était bon pourvu qu'on parvînt à l'anéantissement de l'ennemi. Renaudot finit par succomber, mais il fallut deux condamnations, une au Châtelet, l'autre au Parlement (1er mars 1644) pour lui faire déposer les armes.

Il mourut le 25 octobre 1653. Voici en quels termes la *Gazette* annonce la fin de son fondateur :

« Le 25 du mois passé (octobre 1653) mourut, au quinzième mois de sa maladie, en sa soixante-dixième année, Théophraste Renaudot, conseiller médecin du roy, historiographe de sa majesté; d'autant plus recommandable à la postérité, que comme elle apprendra de lui les noms des grands hommes qu'il a employés en cette histoire journalière, on n'y doit pas taire le sien. D'ailleurs assez célèbre par son grand sçavoir et la capacité qu'il a fait paraître durant cinquante ans en l'exercice de la médecine, et par les autres belles productions de son esprit, si innocentes, que les ayant toutes destinées à l'autorité publique, il s'est toujours contenté d'en recueillir la gloire » (*Gazette*, no 135).

Un registre de la paroisse Saint-Germain-de-l'Auxerrois marquait aussi cette mort en ces termes :

« Du dimanche 26 octobre 1653, convoy de trente Prestres de deffunct noble homme maistre Théophraste Renaudot, vivant conseiller et médecin ordinaire du Roy, historiographe de Sa Majesté, intendant général des bureaux d'adresses de France, pris aux galleries du Louvre. »

Théophraste Renaudot avait été marié deux fois, d'abord à Marthe de Moustier, puis à Louise de Mâcon, le 26 octobre 1652. Cette dernière union, contractée à près de soixante-dix-ans, semble avoir été la triste ressource d'une âme profondément endolorie par des malheurs de famille.

Outre un petit *Traité touchant le droit des pauvres* (1623), une *Oraison funèbre de Scévole de Sainte-Marthe* (1634), un *Abrégé de la vie et de la mort du prince de Condé* (1646) une *Vie du maréchal de Gassion* (1647), une *Vie de Michel Mazarin, cardinal de Sainte-Cécile* (1648), le *gazettier* a encore lancé en pâture à la curiosité publique les factums suivants dirigés contre la Faculté de médecine de Paris. Ils sont fort rares :

I. *Factum de l'instance de Théophraste Renaudot... contre le doyen et docteurs de l'École de médecine de Paris...* (s. l. n. d.), in-4°. — II. Autre *Factum* semblable (s. l. n. d.), in-4°. — III. *Les consultations charitables pour les malades.* Paris, 1640, in-4°. — IV. *Réponse de Théophraste Renaudot.. au libelle, fait contre les consultations charitables...* Paris, 1641, in-4°. — V. *Remarques sur l'avertissement à M. Théophraste Renaudot, portées à son auteur par Maschurat, compagnon imprimeur*, Paris, 1641, in-4°. — VI. *Le grand Merci de Maschurat, compagnon d'imprimerie, à l'auteur de l'avertissement à M. Renaudot* (s. l. n. d.), in-4°. — VII. *Requête présentée à la reine par Théophraste Renaudot, en faveur des pauvres malades de ce royaume* (s. l. n. d.), in-4°. — VIII. *Réponse à « l'Examen de la re-requête présentée à la reine »* par M. *Théophraste Renaudot, portée à son auteur par Maschurat, compagnon imprimeur.* Paris, 1644, in-4°.

**Renaudot** (ISAAC), fils aîné de Théophraste, né à Loudun, mort à Paris, le 25 mai 1680, avait été reçu docteur le 23 décembre 1647. Il causa de grands chagrins à son père, en épousant clandestinement (17 mai 1644) Marguerite Brosseau, dont il avait eu un enfant illégitime. Le mariage ne fut régularisé que le 28 du même mois, à la paroisse de Saint-Louis-en-l'Isle (*Arch. de l'Hôtel-de-Ville, brûlées sous la commune*).

**Renaudot** (EUSÈBE), frère du précédent, né pareillement à Loudun, mourut à Saint-Germain-en-Laye le 19 novembre 1679, après avoir été premier médecin du Dauphin, premier médecin de l'hôpital temporaire établi à Dijon en 1636, pendant la campagne de Franche-Comté. Son doctorat retardé, à cause de son père, par la Faculté de médecine de Paris, porte cette date : 6 février 1648. Il a publié :

I. *Spicilegium sive historiæ medicæ mirabilis spicæ gramineæ extractæ è latere ægri pleuritici, qui eam ante menses duos voraverat.* Paris, 1653, in-4°.

Eusèbe Renaudot n'eut pas moins de quatorze enfants. L'aîné fut le fameux Eusèbe Renaudot, l'un des savants les plus illustres du dix-septième siècle, historiographe de France, membre de l'Académie française, auteur d'un grand nombre d'ouvrages, et qui, né le 20 juillet 1646, mourut le 1er septembre 1720.

**RENAULDIN** (LÉOPOLD-JOSEPH). Né à Nancy, le 27 juin 1775, et mort à Paris, le 20 février 1859, ce savant médecin, cet homme de bien, avait été comme tant d'autres jeunes gens de son époque, distrait de ses études ordinaires par les besoins urgents de la guerre. Aussi le voit-on, dès l'année 1793, employé dans les hôpitaux militaires de sa ville natale, en qualité de chirurgien sous-aide major. L'année suivante, il était à l'armée de la Moselle, et subissait les atteintes de la maladie épidémique (typhus), sous laquelle succombèrent alors un grand nombre de soldats. Deux ans après, Renauldin assistait au siége de

Mayence où il observa, durant le rude hiver de 1795, tous les accidents de la
congélation humaine. En 1796, il entre à l'hôpital militaire du Val-de-Grâce
et y passe quatre années consécutives; il y obtient même un des prix qui s'y
distribuaient pour exciter l'émulation des jeunes gens. Le 18 fructidor le trouve
à l'état-major de la place, prêt à fournir les secours de son art en cas qu'ils
devinssent nécessaires. Nommé aide-major en 1799, il va en remplir les fonctions à l'armée du Rhin, bientôt appelée armée du Danube, sous le général
Moreau, est licencié en 1801, par suite de la paix de Lunéville. Reçu docteur le 3 ventôse, an X, notre aide-major reçoit aussitôt le brevet de médecin
militaire de première classe et est envoyé à l'armée de Pologne. A la paix de
Tilsitt, il va diriger à Berlin le grand hôpital et inspecter les prisons militaires.
Il part ensuite pour l'Espagne et échappe comme par miracle, aux dangers
qu'offraient aux voyageurs isolés les bandes de guérillas. Il était à Madrid,
lorsqu'il apprit sa nomination de médecin titulaire des dispensaires de Paris,
et vint vers la fin de 1809, remplir son nouvel emploi. L'année 1816 le
trouve médecin de l'hôpital Beaujon, fonctions qu'il remplit pendant plus de
trente ans, avec cette ponctualité, ce zèle, cette assiduité, cette honnêteté, qui
faisaient le fond de son noble caractère, et dont il ne se départit jamais, soit
comme membre de l'Académie de médecine, soit comme médecin consultant du
roi Louis-Philippe.

Nous avons connu Renauldin : il était grand de taille, droit, portant invariablement une grande redingote boutonnée jusqu'au menton ; sa figure était
sévère, avec ses yeux ombragés par d'épais sorcils, et malgré cela empreinte
de bonté ; il parlait peu, était peu communicatif avec les indifférents ; mais il
suffisait de faire preuve de science, de dévouement et de loyauté pour s'attirer
sa sympathie et sa protection. Sa pratique, inspirée par les doctrines de Broussais, était fort simple ; la pharmacomanie lui faisait horreur ; on ne compterait
pas jusqu'à vingt les médicaments qu'il a employés, et l'on assurait que ses
malades ne s'en plaignaient pas. Peu soucieux du bruit, de la renommée,
ayant en horreur le savoir-faire, on voyait peu d'élèves autour de lui dans ses
visites quotidiennes à l'hôpital, mais parmi ceux qui lui sont restés fidèles il en
est plus d'un qui, dans la pratique des campagnes, s'est souvenu de ses mo-
destes et fertiles leçons.

Renauldin était triplé du médecin-praticien, du littérateur et du numismate.
On citera toujours avec admiration sa magnifique Introduction au grand Dictionnaire de médecine en soixante volumes. C'est un chef-d'œuvre qui, dans le
genre, n'a pas été égalé. La biographie universelle lui doit un grand nombre
d'articles. Quelques années avant de mourir, il fit paraître, *sumptibus suis*,
des études historiques et critiques sur les médecins numismates: un curieux
volume dans lequel sont détaillées avec soin la vie et les œuvres de soixante et
un enfants d'Esculape qui se sont fait connaître par des travaux importants
sur la science des médailles. Que sont devenues les antiques monnaies, les empreintes, — car Renauldin était pauvre, et il ne pouvait se passer le luxe des
originaux — que ce savant et honnête homme avait à grand'peine amassées?
Sans doute tout cela a été disséminé dans une vente publique, ainsi que sa
bibliothèque, laquelle, sans être fort considérable, devait renfermer des curiosités.

Une douleur à nulle autre pareille vint frapper Renauldin au milieu des autres
tourments de la vie. Son fils, Louis-Firmin Renauldin, mourut le 5 septem-

bre 1842. Il avait à peine vingt-huit ans ! Il mourut quelques jours avant de passer sa thèse de docteur en médecine, pleuré de tous ses camarades de l'internat et de son vénérable et illustre maître Bouillaud. Ce fut une perte pour la science et pour la pratique professionnelle. L.-F. Renauldin avait tout ce qu'il faut pour réussir, dans le sentier honnête s'entend. Sa voix grave et sérieuse, ses traits accentués et expressifs lui donnaient une sorte d'autorité bien précieuse pour celui qui tient dans ses mains la santé de ses semblables, et il s'était déjà fait connaître par des travaux importants, entre autres par des recherches sur la densité du sang dans le cas de bruits de souffle dans les carotides.

Voici la liste des principaux ouvrages de Léopold-Joseph Renauldin :

I. *Dissertation sur l'erysipèle*. Thèse doctorale, in-8°; 1802. — II. *Traité du diagnostic médical, ou de la science des signes propres à distinguer les unes avec les autres les maladies qui se ressemblent.* Ouvrage traduit de l'allemand du docteur Dreyssing. Avec un discours préliminaire, des notes et des additions du traducteur, et la nomenclature pyrétologique du professeur Pinel. Paris, an XII, 1804, in-8°. — III. *Mémoire sur le diagnostic de quelques maladies du cœur.* In *Journal de Corvisart*, janv. 1806. — IV. *Esquisse de l'histoire de la médecine depuis son origine jusqu'en l'année 1812.* Paris, 1812, in-8°. C'est le tirage à part de l'introduction au *Dictionnaire en 60 volumes.* — V. *Rapport fait au nom d'une commission et lu… à l'Académie royale de médecine, dans ses séances des 3 et 17 mai 1842, sur un mémoire intitulé : « Mahomet considéré comme aliéné par Jean-Jacques Boaux… ».* Paris, 1842, in-8° de 39 pag. — VI. *Etudes historiques et critiques sur les médecins numismates, contenant leur biographie et l'analyse de leurs écrits.* Paris (s. d.), in-8°, de 574 pag.

A. C.

**RENAULT** (Eugène), médecin vétérinaire très-distingué, né à Saint-Ouenl'Aumône (Seine-et-Oise), le 12 février 1805. Il entra à l'École vétérinaire d'Alfort en 1821 et prit son diplôme en 1825. Après avoir séjourné pendant quelque temps auprès de son père, vétérinaire à Pontoise, il revint bientôt à Alfort, où il remplit, en 1826, les fonctions de chef de service ; il était professeuradjoint en 1828, titulaire en 1832 et directeur de l'École de 1838 jusqu'en 1860, époque à laquelle il fut élevé à la position d'inspecteur général des écoles vétérinaires. Chargé en 1863, d'une mission pour examiner une épizootie du gros bétail dans la campagne de Rome, les fatigues de cette enquête sous un soleil ardent, dans une région aussi malsaine portèrent une si profonde atteinte à sa constitution quelle que vigoureuse qu'elle fût, qu'en moins d'un mois il succomba à Bologne, le 27 mai 1863, dans un état cachectique trèsavancé. Renault était membre de l'Académie de médecine, officier de la Légion d'honneur, etc., etc. « C'était, dit M. Bouley, une nature essentiellement droite, toujours en quête du vrai, et ne demandant ses inspirations qu'à ce qu'il croyait être le juste. Professeur, il ne voulait rien enseigner qu'il ne l'eût vérifié par lui-même. De là, ces recherches expérimentales auxquelles il se livra dès ses premiers débuts, qui remontent à 1827 et qu'il n'a jamais discontinuées depuis. » (*Bull. acad. de méd.*, t. XXVIII, p. 771, 1863).

Renault avait surtout étudié les maladies virulentes auxquelles il a consacré de longues années, de patientes recherches et d'expériences.

Nous ne citerons de lui que les ouvrages suivants qui peuvent nous intéresser :

I. *Gangrène traumatique.* In *Mém. et observ. cliniq*, etc. Paris, 1840, in-8°. — II. *Etudes expérim. et pratiques sur les effets de l'ingestion des matières virulentes dans les voies digestives de l'homme et des animaux domestiques.* In *Comptes rend. de l'Acad. des sciences*, t. XXXIII, p. 552; 1851 et *Sommaire d'un mémoire*, etc. In *Rec. de méd. vétér.*, 3° série; t. VIII, p. 873; 1851. (Br. Paris, 1852, in-8°). — III. *Vices redhibitoires, délai de garantie.* Paris, 1854, in-8°. — IV. *Typhus contagieux du gros bétail.* Paris, 1858, in-8°. — V. *Typhus contagieux des bêtes bovines, examen au point de vue de la police sanitaire internatio-nale*, etc. Paris, 1860, in-8°. — VI. *Résumé de la discussion sur la morve.* Paris, 1861, in-8°.

E. Bgd.

**RENÉ** (Gasp.-Aug.-Émile), né le 24 décembre 1798, à Montpellier, où son père remplissait les fonctions de doyen de l'École de médecine. Reçu docteur en 1821, il obtint la position de conservateur des collections de la Faculté, posi-tion très-enviée, à laquelle est attaché un enseignement, prélude souvent assuré d'une position encore plus élevée. René entra dès l'origine dans les rangs de l'agrégation et en 1830, un brillant concours pour la chaire de médecine légale vacante par la mort d'Anglada, lui ouvrit les portes de la Faculté de médecine. Ses leçons attiraient un grand nombre d'élèves, et sa réputation se trouva en-core grandie par les rapports judicieux et lucides, relatifs à la médecine légale et dont il était fréquemment chargé auprès des tribunaux. Ce professeur dis-tingué est mort le 7 décembre 1872.

René a peu écrit; il a cependant publié un certain nombre d'articles de critique dans les *Éphémérides de Montpellier* (Moutet, *Montp. medical*, t. XXIX, 1872).

On a de lui :

I. *Considérations sur l'emploi de l'émétique dans la fièvre gastrique bilieuse conti-nue*, etc. Th. de Montp., 1821, n° 63. — II. Divers articles d'analyse dans les *Éphémérides de Montpellier*, 1826-27. — III. *De l'examen et de l'ouverture des cadavres sous le rap-port médico-légal.* Th. de conc. (chaire de méd.-lég.); Montp., 1835, in-4°. — IV. *Éloge du professeur Anglada.* Montp., 1836, in-8°. E. Bgd.

**RENEALMIA.** Ce nom a été donné par divers botanistes à un grand nombre de genres, de familles différentes. C'est ainsi que Houttuyn l'appliquait à une Gentianée, qu'on fait entrer dans les *Villarsia;* Robert Brown, à une Iridée, dont on fait un *Libertia;* Plumier à un *Tillandsia*, du groupe des Broméliacées; Feuillée à un *Pourretia*, de la même famille. Le genre établi par Linnée rentre dans les Zingibéracées ; il est voisin des *Alpinia*, et confondu par certains auteurs avec ce genre. L'espèce la plus intéressante des *Renealmia* a été déjà indiquée à propos des *Alpinia* (*voy.* ce mot).

**RENEAUME** (Les deux).

**Reneaume** (Paul) était originaire de Blois, mais il vint s'établir à Paris au commencement du dix-septième siècle, impatient d'apporter dans la grande ville les doctrines chimiques qui commençaient à faire parler d'elles. Dans un ouvrage imprimé en 1606, in-8°, et portant ce titre : *En curationibus obser-vationes, qui videre est morbos tutò, citó, et jucunde posse debellari, si præ-cipue galenicis præceptis chimica remedia veniant subsidio*, Reneaume cherche à prouver que les préparations chimiques peuvent très-bien s'allier avec la mé-decine galénique, et que dans une foule de cas les agents minéraux peuvent marcher de front avec la saignée, la diète et le régime. Cette déclaration mit le feu aux poudres dans le sein de la docte Faculté de médecine de Paris, laquelle avait alors la haute main dans la pratique parisienne, et n'entendait pas que d'autres doctrines que la sienne fussent professées. Et comme en même temps, elle pouvait, grâce à de nombreux arrêts qu'elle avait obtenus, empêcher des médecins reçus dans les facultés provinciales d'exercer à Paris, elle exigea que Reneaume signât la déclaration suivante :

*Profiteor apud decanum et doctores parisiensis scholæ nunquam usurum remediis scriptis, in libro observationum mearum typis edito, sed facturum medicinam secundum Hippocratis et Galeni decreta et formulas à scholæ parisiensis medicis probatas et usurpatas.*

Reneaume a encore publié :

I. *Pauli Renealmi, blæsensis, d. m. specimen historiæ plantarum, plantæ typis œneis expressæ.* Parisiis, 1611, 1 vol. in-4°. — II. *La vertu de la fontaine de Médicis, près de Saint-Denys-lès-Blois*, 1618, in-8°.

**Reneaume** (MICHEL-LOUIS), sieur de la Garanne, fils du précédent, né à Blois en 1676, mort à Paris le 27 mars 1759, et enterré à Saint-Sulpice. Il avait été docteur de la Faculté de Paris (29 décembre 1700), deux fois son doyen (6 novembre 1734, 5 novembre 1736), et membre de l'Académie des sciences (25 janvier 1710). On a de lui :

*Discours pour l'ouverture de l'école de chirurgie.* In *Journal des savants*, t. I, p. 500; 1727.                                                                      A. C.

**RENLAIGUE**, *Renn l'aïgo* (langue romane d'Auvergne) *reddit aquam* (EAU MINÉRALE DE), *athermale, bicarbonatée* ou *chlorurée ferrugineuse faible, carbonique forte.* Dans le département du Puy-de-Dôme, dans l'arrondissement d'Issoire, dans le canton de Champeix, dans la commune de Saint-Diéry, sur le territoire du village de Lains, dans une vallée qui descend du massif du Mont-Dore vers l'Allier, émerge, d'un terrain composé de basaltes et de granit, une source jaillissant d'une coulée de lave rejetée jadis par un volcan dont le cratère est devenu le lac Pagevin. Son eau, d'une limpidité et d'une transparence parfaites, n'a aucune odeur autre que celle du gaz acide carbonique qu'elle laisse dégager en très-grande abondance. Sa saveur est piquante et ferrugineuse ; sa température est de 14° centigrade ; sa densité exacte n'est pas connue. Elle forme dans les canaux d'écoulement un dépôt rougeâtre qui révèle sa nature ferrugineuse. Le débit de cette source est de 57 litres à la minute lorsqu'elle sort en liberté et de 40 litres par minute lorsqu'on fait monter son niveau de 60 centimètres dans son bassin de captage. Son rendement est donc dans le premier cas de 82,000 litres, et dans le second de 57,000 litres en vingt-quatre heures. MM. Marchand, de Saint-Germain-en-Laye, en 1869, et M. Bouis, professeur de chimie et essayeur à la Monnaie de Paris, en 1871, ont trouvé que 1,000 grammes de l'eau de la source de Renlaigue renferment les principes suivants :

| | |
|---|---|
| Bicarbonate de soude. | 0,417 |
| — magnésie. | 0,247 |
| — chaux. | 0,216 |
| — fer. | 0,081 |
| Chlorure de sodium et de potassium. | 0,431 |
| Sulfate de soude. | 0,024 |
| Silice. | 0,060 |
| Alumine | 0,012 |
| Matière organique. | traces. |
| TOTAL DES MATIÈRES FIXES. | 1,488 |
| Gaz acide carbonique libre. | 3gr.352 |
| Égalant en volume | 1 lit.695 |

Il n'y a point d'établissement minéral à Renlaigue ; quelques personnes du pays viennent prendre ces eaux en boisson pour se guérir d'anémies ou de chloroses, de dyspepsies ou de gastralgies qui reconnaissent pour cause un état du sang, principalement caractérisé par la diminution de ses globules rouges.

Mais c'est surtout à cause de ses eaux transportées que la source de Renlaigue doit être particulièrement connue.

L'*exportation* des eaux de Renlaigue est, en effet, déjà considérable; et elle ne peut faire qu'augmenter, parce que ces eaux sont très-carboniques, parce qu'elles tiennent en dissolution un principe ferrugineux et silicaté fixe et abondant, parce qu'elles changent à peine la couleur du vin rouge avec lequel on les mélange, parce qu'elles ont une saveur agréable, parce qu'elles sont parfaitement acceptées par l'estomac, parce qu'enfin elles nous ont donné, ainsi qu'à de nombreux confrères, des résultats au moins aussi satisfaisants que les eaux ferrugineuses carboniques fortes de Schwalbach, de Pyrmont, de Spa, d'Orezza, et sensiblement plus marqués que les eaux chalybées faibles de Bussang ou de Pougues.

BIBLIOGRAPHIE. — MARCHAND. *Analyse chimique des eaux de la source de Renlaigue (Puy-de-Dôme)*. Paris, 1869. — BOUIS. *Analyse chimique de l'eau de Renlaigue*. Paris, 1871. — MIALHE. *Rapport à l'Académie de médecine sur l'eau de la source de Renlaigue*, séance du 9 avril 1872. — DU MÊME. *Notice sur l'eau minérale de Renlaigue (Puy-de-Dôme)*. Paris, 1872, in-8°. — DU MÊME. *Eau minérale naturelle de Renlaigue (Puy-de-Dôme)*. Paris, 1872.

A. R.

**RENNE.** Le Renne (*Cervus tarandus* de Linné), est une espèce de la famille des Cerfs, facile à distinguer de toutes les autres par ses bois très-développés, à andouillers aplatis, existant dans les femelles aussi bien que dans les mâles, et par son nez qui est velu, au lieu d'être entouré d'un espace nu comme celui de la plupart des autres cervidés. C'est un animal du Nord, fort utile aux habitants de cette région du globe, à cause du lait, de la viande, des fourrures et des autres objets de première nécessité qu'il leur fournit. On l'emploie aussi pendant sa vie, comme bête de trait. Les Esquimaux, les Lapons et les habitants de la Sibérie ainsi que les peuples des régions polaires de l'Amérique en font des troupeaux, qu'il leur est facile d'accroître, les rennes se pliant aisément à la domestication.

Des observations récentes ont montré que le renne a autrefois vécu dans l'Europe centrale, et qu'il y a été le contemporain de l'homme.

Dès l'année 1768, Guettard signalait des ossements fossiles de cette espèce trouvés aux environs d'Etampes (Seine-et-Oise). Cuvier en a plus récemment indiqué dans la caverne de Brengues (Lot), et il en a été rencontré dans les couches superficielles du sol en Auvergne, à Montmorency et ailleurs. Mais c'est plus particulièrement dans des grottes autrefois habitées par l'homme, ou sous des abris naturels formés par les flancs escarpés de certains monticules que ces débris se sont accumulés.

Ils y sont associés à des restes de l'industrie primitive et ont eux-mêmes été travaillés pour en faire divers instruments, tels que des poinçons, des poignards, des pointes de flèches, des hameçons barbelés et d'autres objets encore, semblables à ceux que les Hyperboréens fabriquent de nos jours.

L'homme primitif a aussi fracturé les os du renne qui renfermaient de la moelle pour extraire cette substance, et il a sculpté des fragments de bois de ce ruminant pour en faire des ornements, dont la forme est parfois très-élégante.

Enfin des dessins de rennes gravés avec beaucoup de goût sur des plaques de schiste et sur d'autres pierres, ou sculptés sur des fragments du bois des rennes eux-mêmes se rencontrent dans ces amas, et l'on observe aussi, associés à ces débris en général fragmentés, des silex taillés de diverses formes et des pièces osseuses, également abandonnées par l'homme, qui proviennent de bœufs ou de chevaux, animaux qui ont sans doute servi à la nourriture de ces anciens peuples, ou qu'ils utilisaient pendant leur vie. Il y a aussi des ossements du loup, du sanglier, du chamois et d'autres animaux sauvages, et avec eux des restes du glouton qui est un des ennemis du renne, du saïga, espèce d'antilope qui s'étend dans l'Est de l'Europe, depuis la Pologne jusqu'à la région des Ourals et à la Tartarie, et du bœuf musqué, actuellement confiné sous les latitudes les plus septentrionales. Le grand ours et l'hyène des cavernes (*Ursus spelœus* et *Hyœna spelœa*), l'éléphant lui-même (*Elephas primigenius*) sont au nombre des animaux dont on rencontre des fragments osseux ou des dents enfouis dans ces curieux dépôts, et ils portent également, dans beaucoup de cas, des traces de l'action de l'homme.

Il est vrai que les débris des espèces sauvages sont plus rares dans les gisements du renne utilisé que dans les cavernes ordinaires, ou dans le diluvium des plaines. On se tromperait, toutefois, comme cela a lieu pour les cavernes anciennes ou le diluvium, en en attribuant le dépôt à une cause purement géologique. De même que les débris de l'industrie primitive, les fragments de rennes dont il s'agit ont été abandonnés par l'homme qui trouvait dans les lieux qui nous les ont conservés des abris où il apportait ces animaux, dépeçait ceux qui mouraient ou qu'il tuait et accumulait les silex ainsi que les autres armes destinées à sa propre défense ou employées par lui à la chasse et à la pêche.

Nous retrouvons donc encore en place ces instruments de la civilisation commençante des premiers habitants de l'Europe, comme nous trouvons, d'autre part, en Asie-Mineure, en Egypte, à Carthage, en Grèce, à Rome, dans le Mexique et ailleurs, les monuments des civilisations plus perfectionnées qui remontent aux Assyriens, aux Egyptiens des différentes dynasties, aux Carthaginois, aux Romains, aux Incas, etc. C'est aussi de la même manière que plusieurs cavernes du midi de la France, le sol des berges de beaucoup de nos rivières et surtout les lacs sur lesquels les successeurs des hommes de l'époque du renne ont établi leurs habitations, nous ont conservé les objets employés par ces anciens habitants de l'Europe. L'étude en revient aux archéologues plutôt qu'aux géologues. En ce qui concerne les débris des âges préhistoriques, leur forme est surtout remarquable par sa simplicité, et c'est aux *Kjökkenmöddings* du Danemark, dont le nom signifie « débris de cuisine » qu'il faut les comparer, car ils se sont formés de la même manière, et les causes naturelles sont aussi étrangères à leur dépôt qu'à celui de ces amas de détritus de toutes sortes, provenant de nos demeures, que l'on entasse maintenant auprès des villes pour assurer la propreté de ces dernières et en entretenir la salubrité.

Les hommes qui ont laissé sur notre sol ces débris dont l'examen a permis de remonter à l'existence en France d'une population dont l'histoire n'avait pas gardé le souvenir, se sont répandus sur une grande partie de la surface de l'Europe, et l'on a retrouvé leurs traces, non-seulement dans plusieurs lieux de France, mais aussi en Angleterre, en Belgique, en Allemagne, (à Schussenried, en Wurtemberg), et en Suisse, dans le canton de Genève ; mais c'est surtout en France qu'ils abondent.

La grotte de Bize, étudiée d'abord par P. Tournal et Marcel de Serres, et depuis lors par moi, est celle qui a fourni pour la première fois, des débris des rennes utilisés par l'homme primitif, associés aux restes de son industrie ; mais les silex taillés qu'elle renferme en abondance ne furent pas immédiatement reconnus pour tels. Tournal se bornait à les appeler des « fragments de silex pyromaque à angles très-vifs ». Le renne lui-même n'y fut pas reconnu par les premiers auteurs qui s'en occupèrent. Faute de moyens suffisants de comparaisons, Marcel de Serres et le docteur Jeanjean, qui l'aidait dans ce travail, regardèrent les débris de cet animal que leur avait adressés Tournal, comme indiquant l'ancienne existence dans le bas Languedoc de quatre espèces éteintes de cervidés, toutes les quatre supposées différentes du renne et que Marcel de Serres appela *Cervus Reboulii, C. Leufroyi, C. Tournalii* et *C. Destremii*.

J'en ai rétabli la synonymie dans une communication faite à l'Académie des Sciences en 1863, et, dans un mémoire publié en commun avec M. Brinckmann, j'ai aussi montré que les coquilles marines trouvées au même lieu, n'y avaient point été portées par les eaux de la mer, comme l'avait admis mon savant collègue à la Faculté des Sciences de Montpellier, mais abandonnées par l'homme, et qu'elles devaient provenir de parures analogues à celles dont on se sert encore sur tant de points du globe, et que les peuples civilisés emploient aussi bien que ceux que nous appelons sauvages. De semblables ornements ont été signalés, depuis lors, dans d'autres cavernes renfermant aussi des débris de rennes. Il y a des ossements de ces ruminants dans la grotte de Sallèles, peu éloignée de celle de Bize (Aude), et on en a découvert plus récemment d'autres amas, à Bruniquel (Tarn-et-Garonne) ; aux Eyzies et autres gisements de la vallée de la Vézère (Dordogne), si bien explorés par M. Alain Lagane, sous la direction de MM. Lartet et Christy, qui leur ont consacré le bel ouvrage entrepris par eux, sous le titre de *Reliquiæ aquitanicæ*; à Gourdan, près Montrejeau (Haute-Garonne), dont M. Piette vient de faire une étude spéciale; à Aurignac et à Lourdes (Hautes-Pyrénées) ; dans la vallée de Tarascon (Ariège), à d'Espalungue (Basses-Pyrénées), à Solutré (Saône-et-Loire), etc. Un des dépôts les plus remarquables de fossiles de cette sorte que l'on ait signalé en Angleterre, est celui de la grotte de Bosco (*Bosco's Cave*), renfermant plus d'un millier de bois de rennes, qui semblaient avoir été là déposés comme pour les y emmagasiner.

On a souvent dit que ces ossements de rennes provenaient d'animaux sauvages de cette espèce que les anciens habitants de notre pays auraient tués à la chasse pour en utiliser le bois, la peau, la chair et certains os, ou le contenu de ces os. On ne saurait nier, en effet, qu'il n'ait existé, dans nos contrées, pendant l'époque quaternaire proprement dite, des rennes, à l'état libre et indépendants de l'homme ; mais les temps pendant lesquels ils y ont vécu, ont une date plus reculée et remontent à l'époque diluvienne. Les os de ces premiers rennes ne montrent aucune trace de la main de l'homme; ils sont rares et parfois diffèrent par l'espèce de ceux dont nous parlons. Les rennes dont les débris sont associés à ceux de l'industrie humaine et qui ont été eux-mêmes les instruments de cette industrie ou ont servi à faire des outils si différents les uns des autres, ne me paraissent avoir été ni sauvages ni entièrement libres comme on l'a supposé. Je suis plus porté à admettre qu'ils étaient dans un état de domesticité comparable à celui sous lequel nous trouvons de nos jours les rennes qu'emploient les Lapons et les Groënlandais, et qu'après avoir rendu pendant leur vie des services analogues à ceux que les hommes de race hyperboréenne tirent encore à présent de leur espèce, ils étaient utilisés de la même manière après leur mort par les anciens habitants de l'Europe centrale, que leur race ainsi que leurs mœurs peuvent faire comparer aux Hyperboréens et aux Touraniens.

Un fait considérable peut être invoqué à l'appui de cette manière de voir; c'est

la grande analogie que les instruments, les dessins sur pierre et les autres objets
travaillés, laissés par les hommes primitifs, montrent avec les produits de l'art
ou de l'industrie rudimentaire des peuples les plus septentrionaux, et si l'on se
rappelle que la matière première des objets anciennement travaillés est parfois de
l'ivoire de morse, ce qui implique des relations suivies avec le Nord, on est conduit à admettre une nouvelle analogie entre les premières populations de l'Europe
centrale et celles que l'arrivée des Indo-Européens a refoulées vers les pôles. Il
n'est pas jusqu'à la manière de briser les os du renne qui ne soit la même dans
les deux cas.

Quoi qu'il en soit de cette interprétation, un grand fait subsiste; c'est celui de
la présence dans le centre de l'Europe, pendant les temps préhistoriques, de
rennes utilisés par l'homme, alors que manquaient encore à nos contrées les
animaux domestiques qui ont tant contribué, depuis lors, à en accroître la prospérité. Les hommes de l'époque paléolithique, dite aussi de la pierre taillée pour
la distinguer de celle où les instruments de même nature ont été polis à leur
surface, se sont donc servi du renne, et cela à une date moins ancienne qu'on ne
le croit généralement, puisqu'elle est postérieure à la formation des terrains
nommés diluviens ou quaternaires. Cette époque est cependant notablement antérieure à celle où Jules César a parlé des animaux de cette espèce, comme habitant
avec les élans et les grands bœufs la forêt hyrcinienne. Nous avons déjà vu que
les Arians ne s'étaient pas encore établis dans l'Europe centrale, lorsque les
rennes y ont été utilisés, et l'époque dont il s'agit est par conséquent antérieure
à l'arrivée des populations scandinaves, celtiques et germaines. Toutefois il ne
faut pas la faire remonter au diluvium.

Le *Bos cervi figura* du conquérant des Gaules, n'en est pas moins le Renne
véritable, mais alors, cet utile ruminant avait depuis longtemps cessé d'exister
dans les pays que Jules César a parcourus.

S'il fallait en croire les données de la science actuelle, on devrait admettre,
que l'homme n'a conduit le renne ni en Italie, ni en Espagne, comme il l'a fait
dans la France et ailleurs. En effet, aucune caverne ni aucun dépôt préhistorique
propre à ces deux parties de l'Europe n'en a encore fourni de débris, même travaillés à la manière de ceux que nous trouvons chez nous.

Les rennes dont il est question dans les Commentaires de César, sont peut-être
les mêmes que ceux de la Laponie, car on ignore l'étendue qu'il attribuait à la forêt
hyrcinienne ; son *Bos alces* est certainement l'élan qui habite encore aujourd'hui la
Norwége, quoiqu'il y soit devenu rare, et son *Bos urus* est l'aurochs ou le bœuf
primitif, regardé par quelques auteurs comme la souche du bœuf domestique.
Il ne faut donc pas dire avec Buffon, que le renne existait dans les Pyrénées
pendant le quatorzième siècle, et que Gaston Phœbus, comte de Foy et seigneur
de Béarn, mort en 1390, l'y a chassé à cette époque. Cuvier a vérifié sur le manuscrit offert par Gaston lui-même à messire Philippe de France, duc de Bour-
gogne et quatrième fils du roi Jean, que les Rangiers, c'est-à-dire les Rennes
dont parle Phœbus, cet infatigable chasseur les avait vus en Norwége et en
Suède, et, dans cet écrit, Phœbus fait expressément remarquer qu'il n'y a pas
d'animaux de cette espèce en pays romain, c'est-à-dire dans nos contrées. Ainsi
le Renne était déjà, comme il l'était aussi du temps d'Albert le Grand, confiné
dans les régions les plus septentrionales du globe « *in partibus aquilonis versus
polum arcticum et etiam in partibus Norwegiæ et Sueviæ* » ; encore paraît-il
démontré que cette espèce ne s'avançait plus à cette époque au delà de la Scan-

dinavie, si même elle existait encore dans cette partie de l'Europe. En effet,
on trouve bien des ossements de Rennes dans les tourbières du Danemarck,
mais il n'en a pas été rencontré dans le *Kjôkkenmôddings*, qui sont cependant
bien antérieurs à l'époque à laquelle nous faisons allusion.

On le voit, l'histoire du renne ne laisse pas d'être intimement liée à celle de
l'homme envisagé pendant les premiers temps de son existence dans l'Europe
centrale, comme elle l'est de nos jours à celle des peuplades les plus rapprochées du cercle arctique, et il n'est pas douteux que lorsqu'elle aura été complétée par de nouvelles observations recueillies dans les diverses parties de
l'Europe ou de l'Amérique septentrionale, où cette utile espèce a vécu ou vit
encore, elle n'éclaire d'un jour nouveau l'histoire des premiers habitants de ces
différentes régions du globe ; c'est là ce qui nous a engagé à exposer avec quelques
détails les résultats auxquels la science est déjà parvenue sous ce rapport.

Ces découvertes répondent, d'ailleurs, en partie à la question que se posait
Cuvier à propos des os de renne trouvés dans la caverne de Brengues, lorsqu'il
disait : « Mais comment admettre que le Renne, aujourd'hui confiné dans les
climats du Nord ait vécu en identité spécifique sous les mêmes climats que le
Rhinocéros. » L'homme existait déjà dans l'Europe centrale et c'est là un fait
considérable qu'on ne saurait plus contester, quoiqu'il ait été révoqué en doute
par Cuvier lui-même. Alors on employait le renne dans nos pays, comme on le
fait encore aujourd'hui dans les régions polaires, et si ce quadrupède a été, à
cette époque, le contemporain des Rhinocéros, c'est avec l'espèce de ce genre qui
a reçu le nom de Rhinocéros tichorhine (*Rhinoceros tichorhinus*) qu'il a vécu.
Or cette espèce, qui était propre aux régions froides et tempérées, avait la peau
velue. En même temps existaient encore dans les mêmes lieux l'hyène des cavernes,
le grand lion (*Felis spelæa*), la panthère, l'éléphant primitif et d'autres animaux non moins redoutables. Ces grands mammifères dont la race a disparu
depuis sous l'action réunie de l'homme et du temps, n'étaient pas entièrement
détruits à l'époque où l'homme se servait du renne, et l'homme lui-même se
trouvait ainsi placé au milieu d'une faune jusqu'à un certain point comparable,
par la variété des espèces qui la constituaient, à celles contre lesquelles il lutte
encore de nos jours, soit en Afrique, soit dans l'Asie méridionale. Mais la faune
européenne allait bientôt changer d'aspect ; ses grandes espèces y étaient en voie
d'extinction et une nouvelle race d'hommes, amenant à sa suite les animaux
domestiques, allait se substituer à la population dont le renne avait constitué la
principale ressource.                                                P. GERV.

**RENNES-LES-BAINS** (Eaux minérales de), *hyperthermales*, *mésothermales*
ou *athermales*, *chlorurées* et *ferrugineuses faibles*, *carboniques moyennes* ou
*sulfureuses faibles*.   Dans le département de l'Aude, dans l'arrondissement et à
22 kilomètres de Limoux, sur les deux rives de la Salz, à 319 mètres au-dessus
du niveau de la mer, émergent les cinq sources de Rennes qui ont reçu les noms
de *source du Bain-Fort*, de *source du Bain-Doux*, de *source du Bain de la
Reine*, de *source du Pont* et de *source du Cercle*. Les eaux des cinq sources de
Rennes-les-Bains ont à peu près les mêmes propriétés physiques ; ainsi, elles
sont claires, transparentes et limpides quoiqu'elles laissent déposer, sur les parois
intérieures de leurs bassins, une couche notable d'un enduit jaunâtre ocracé.
Elles n'ont pas d'odeur, si ce n'est l'eau de la source du Bain de la Reine, qui est
légèrement sulfureuse; leur saveur est salée et sensiblement chalybée. Les eaux

de Rennes diffèrent surtout par leur température ; ainsi la source du Bain-Fort a 51° centigrade, celle du Bain-Doux a 40° centigrade, celle du Bain de la Reine a 31° centigrade, celle de l'eau du Pont et celle de l'eau du Cercle n'ont que 12° centigrade. La densité de l'eau de ces sources n'est pas connue.

M. Ossian Henry a fait leur analyse chimique en 1859 ; il a trouvé que 1,000 grammes de l'eau de chacune des sources de Rennes-les-Bains renferment les principes qui suivent :

| | SOURCE DU BAIN-FORT. | SOURCE DU BAIN-DOUX. | SOURCE DU BAIN DE LA REINE. | SOURCE DU PONT. | SOURCE DU CERCLE. |
|---|---|---|---|---|---|
| Carbonate de chaux | 0,250 | 0,140 | 0,120 | 0,140 | 0,060 |
| — magnésie | 0,070 | 0,030 | 0,100 | 0,070 | |
| Chlorure de sodium | 0,071 | 0,181 | 0,185 | 0,060 | 0,050 |
| — magnésium | 0,280 | 0,244 | 0,320 | 0,150 | 0,140 |
| — potassium | traces. | traces. | traces. | indéter. | indéter. |
| Sulfate de soude, de magnésie | 0,030 | 0,120 | 0,200 | 0,120 | 0,100 |
| — chaux | 0,162 | 0,180 | 0,170 | 0,025 | 0,084 |
| — fer | » | » | » | » | 0,015 |
| Acide silicique, alumine, phosphate d'alumine ou de chaux | 0,049 | 0,057 | 0,040 | 0,050 | 0,017 |
| Oxyde de fer carbonaté et sans doute crénaté | 0,031 | 0,002 | 0,006 | 0,003 | 0,002 |
| Manganèse | traces. | » | » | » | » |
| Matière organique | 0,040 | 0,020 | 0,020 | 0,030 | indéter. |
| TOTAL DES MATIÈRES FIXES | 1,045 | 0,951 | 1,161 | 0,648 | 0,468 |
| Gaz acide carbonique | 0 lit. 162 | 0 lit. 148 | 0 lit. 155 | indéter. | indéter. |
| — sulfhydrique | » | » | traces. | » | » |

L'établissement thermal de Rennes-les-Bains se compose de buvettes et de trente-trois cabinets de bains ou de douches.

ADMINISTRATION ET DOSES. On ne se sert pas seulement à cette station de l'eau en boisson des cinq sources dont nous venons de parler, on y emploie aussi à l'intérieur, et pour couper l'eau des bains, l'eau de la rivière La Salz (*voy. ce mot*), qui contient, par litre, deux grammes de chlorures de sodium et de magnésium, et deux grammes de sulfates de chaux, de soude et de magnésie. La dose des eaux de Rennes varie suivant les différentes sources où les buveurs sont envoyés ; mais on peut dire, d'une manière générale, que les eaux des cinq sources, comme celles de la rivière de la Salz, sont ingérées depuis deux ou trois, à cinq ou six verres, pris habituellement le matin à jeun. La durée des bains est d'une demi-heure à une heure, celle des douches de dix à vingt minutes.

EMPLOI THÉRAPEUTIQUE. L'action curative des eaux de Rennes se produit en augmentant très-sensiblement les urines ou les sueurs et quelquefois en déterminant des selles liquides ; mais de ces trois effets, le plus ordinaire est le premier ; aussi l'eau de Rennes doit-elle être rangée parmi les diurétiques plus que parmi les sudorifiques ou les laxatives. Toutes les sources de cette station, et principalement l'eau du Bain-Fort, sont reconstituantes, analeptiques. Le fer qu'elles contiennent, et aussi les chlorures de sodium et de magnésium, expliquent aisément leur action tonique et réconfortante. La haute température des eaux des sources du Bain-Fort et du Bain-Doux font qu'elles sont surtout employées dans les affections qui demandent une hyperthermalité convenable aux bains et surtout aux douches. Ce sont elles aussi qui sont presque toujours administrées dans les affections rhumatismales, paralytiques ou articulaires. Seulement, on choisit l'une ou l'autre de ces eaux, suivant le tempérament des baigneurs et la durée plus ou moins longue de leurs maladies. Ainsi, on envoie au Bain-Fort ceux qui offrent une débilité profonde occasionnée par un mal qui date quelquefois de longues années et qui nécessite l'application d'une eau à la fois hyperthermale et ferrugineuse. On adresse au Bain-Doux, au contraire, les personnes irritables chez lesquelles le système nerveux a besoin d'être calmé, comme les névralgiques et les rhumatisants éréthiques. C'est par le Bain-Doux encore que doivent débuter les sujets qui ont besoin d'être étudiés avant d'être adressés à une section de l'établissement où les eaux sont plus excitantes. Les sources plus chlorurées du Bain de la Reine, du Pont et du Cercle, seules ou additionnées d'eau de la Salz, sont réservées aux scrofuleux et aux lymphatiques qui sont venus se traiter de ganglions engorgés, de maladies des articulations ou des os, et d'affections cutanées reconnaissant pour cause un développement exagéré des liquides blancs de l'économie. C'est, dans ce dernier cas, l'emploi simultané de l'eau mésothermale de la source du Bain de la Reine en boisson, en bains et en douches qui donne les meilleurs résultats et qui doit alors être préféré.

On n'*exporte* pas les eaux des sources de Rennes-les-Bains.      A. ROTUREAU.

**RENONCULACÉES**. (*Ranunculaceæ*). Famille de plantes dicotylédones et polypétales, l'une des plus importantes de toutes au point de vue médical, à cause des propriétés énergiques des plantes dont elle est composée, et aussi au point de vue botanique, parce qu'elle a été une des plus étudiées par les auteurs classiques, notamment par A. L. de Jussieu, et une de celles dont les caractères ont été le plus discutés relativement à leur valeur pour la classification naturelle. On la regarde, en général, comme l'une des plus parfaites du règne végétal et souvent aussi elle figure en tête des classifications les plus suivies. Toutefois, bien des botanistes n'ont pas hésité à avancer qu'elle est une de celles où l'on observe le plus de variabilité dans les caractères et aussi de celles qui comprennent le plus de types imparfaits. Elle comprend, en effet, avec des plantes à fleurs régulières et aussi complètes que possible, des genres fort incomplets, des fleurs apétales, des fleurs unisexuées, des fleurs irrégulières. On s'accorde aussi à la citer comme un exemple parfait de famille à insertion hypogynique ; et cependant nous croyons avoir établi dans ces derniers temps qu'elle comprend quelques types dans lesquels se manifeste déjà un commencement de périgynie incontestable. C'est d'ailleurs une de ces familles que B.-Mirbel nomme *familles par enchaînement*, et cette expression si heureuse indique déjà qu'elle n'est pas aussi étroitement homogène que beaucoup d'autres. Aussi, est-il fort difficile, pour ne pas dire impossible, de lui assigner des caractères généraux absolus. Les genres qu'elle comprend sont presque tous herbacés. Cependant, on y compte quelques arbustes (comme les Pivoines dites en arbre) et quelques lianes ligneuses (comme les Clématites grimpantes). Les feuilles y sont généralement alternes. Toutefois, elles sont opposées dans les Clématites. Les fleurs ont souvent leurs parties en nombre indéfini. Le fait est cependant plus ordinaire pour les verticilles de l'androcée et du gynécée que pour ceux du calice et de la corolle. Tantôt ces différentes pièces sont disposées en véritables verticilles, et tantôt elles sont insérées suivant une ligne spirale. Les carpelles sont presque toujours libres dans toute leur étendue ; il y a pourtant des Nigelles dans lesquelles ils sont ou paraissent unis jusqu'à une certaine hauteur. Rien n'y est plus variable que le nombre des ovules dans un carpelle donné. Tantôt il n'y en a qu'un ou deux, ascendants ou descendants, et tantôt ils sont en nombre indéfini, disposés dans l'angle interne de l'ovaire, sur les deux lèvres parallèles d'un placenta longitudinal, et, dans ce cas, ils se regardent par leurs raphés, ceux d'une série tournant, pour ainsi dire, le dos à ceux de la série voisine. Très-peu de caractères, en somme, sont constants dans la famille des Renonculacées. Ce sont : la présence d'un albumen dans la graine, autour d'un embryon de petite taille, l'anatropie des ovules, l'indépendance des pièces du périanthe et de l'androcée. Signalons surtout ce fait que le nombre des étamines, quoique peu considérable dans quelques cas, n'est jamais rigoureusement défini. D'autres caractères, sans être absolument constants, s'observent fréquemment; ce qui leur donne une grande valeur. Ce sont : l'alternance des feuilles, l'absence de stipules, la disposition spirale des pièces de la fleur, l'indépendance des carpelles, la forme convexe du réceptacle floral (entraînant comme conséquence l'hypogynie de l'insertion des pièces du périanthe et de l'androcée).

Les divisions que nous avons conservées dans la famille des Renonculacées sont les suivantes :

I. AQUILÉGIÉES. *a*, à fleurs régulières (*Aquilegia, Xanthorhiza, Nigella, Helleborus, Isopyrum, Trollius, Anemonopsis, Glaucidium*). *b*, à fleurs irrégulières (*Delphinium*, y compris les Aconits).

II. RANUNCULÉES (*Ranunculus, Myosurus, Anemone, Callianthemum, Hydrastis*).

III. CLÉMATIDÉES (*Clematis, Thalictrum, Actœa*).

IV. PÆONIÉES (*Pœonia, ? Crossosoma*).

La plupart de ces genres, renfermant des plantes médicinales, seront étudiés individuellement dans cet ouvrage; ce qui nous permettra d'établir des caractères plus exactement que nous ne pourrions le faire dans une étude collective de tous ces types. Leurs propriétés particulières seront alors aussi étudiées. Cependant, nous pouvons déjà établir d'une manière générale que les Renonculacées sont des plantes suspectes, âcres, caustiques, vénéneuses (*voy.* ACONIT, ANÉMONE, CLÉMATITE, HELLÉBORE, RENONCULE), et, en même temps, que leur principe irritant est des moins tenaces, disparaissant d'ordinaire par la chaleur, l'ébullition, la dessiccation, l'action des acides et quelquefois même de l'eau.

H. Bn.

ADANSON, *Fam. des plantes*, II (1763), 451. — JUSSIEU (A.-L.), in *Mém. Ac. sc. par.* (1773); *Gen. plant.* (1789), 231. — DE CANDOLLE, *Syst. veg.*, I, 127; *Prodrom.*, I, 2. — ENDLICHER, *Gen. plant.*, 843, Ord. 178. — LINDL., *Veg. Kingd.*, 425, Ord. 154. — BENTH. et HOOK., *Gen.*, I, 1. — H. BAILLON, in *Adansonia*, IV, 1-57; *Histoire des plantes*, I, 1-88, fig. 1-114.

**RENONCULE** (*Ranunculus* Hall.). Genre de plantes dicotylédones, dont la famille des Renonculacées a tiré son nom, et dont les fleurs sont, dans le plus grand nombre d'espèces, régulières, pentamères et hermaphrodites. Leur réceptacle est convexe, conique, ou à peu près sphérique. Il porte d'abord un calice de cinq sépales, libres, verts ou plus ou moins colorés, disposés dans le bouton en préfloraison imbriquée-quinconciale, et cinq pétales alternes, imbriqués également. Chacun d'eux s'atténue à sa base en un très-court onglet au-dessus duquel la face interne du pétale présente une fossette glanduleuse. Souvent en dedans de cette fossette se voit une lame saillante, qui s'élève de façon à cacher plus ou moins complétement la cavité de la surface glanduleuse déprimée. Plus haut que le périanthe, le réceptacle porte un nombre indéfini d'étamines insérées en spirale sur sa surface; elles sont formées chacune d'un filet dressé, libre et d'une anthère basifixe, à deux loges latérales, adnées au connectif, et déhiscentes par des fentes longitudinales qui sont extérieures, marginales ou

quelquefois légèrement introrses. Au-dessus des étamines se trouvent, insérés de
même dans l'ordre spiral, des carpelles libres en nombre indéfini. Leur ovaire
est uniloculaire et s'atténue supérieurement en un style court, souvent en forme
de corne, chargé en haut et en dedans de papilles stigmatiques. Dans l'angle
interne de la loge se trouve inférieurement un placenta qui supporte un ovule
ascendant, anatrope, à raphé ventral, à micropyle inférieur et extérieur et
plus rarement descendant, avec le micropyle supérieur et intérieur. Au gynécée succède un fruit multiple, formé d'un nombre indéfini d'achaines lisses,
ridés, verruqueux ou muriqués, contenant chacun une graine dont les téguments
recouvrent un abondant albumen charnu qui loge près de son sommet un très-
petit embryon à radicule généralement inférieure. Il y a des Renoncules dans
lesquelles les pétales sont réduits à cette portion basilaire qui porte une fossette glanduleuse, et d'autres dans lesquelles les pétales disparaissent tout à
fait ; on les a nommés *Trauttvetteria*. Il y en a, au contraire, qui sont remarquables par la tendance à une augmentation dans le nombre des pétales, soit
parce que les pétales se dédoublent, soit parce que leur nombre réel augmente,
les plus extérieures des étamines étant remplacées par des lamelles pétaloïdes
qui, elles-mêmes peuvent se dédoubler. Il y a des Renoncules américaines, les
*Casalea*, dans lesquelles le type floral est ternaire, au lieu d'être quinaire ; mais
le fait n'est pas constant. Il y en a d'autres, les Ficaires, dont la corolle est construite sur le type 3 répété. De plus, les pétales intérieurs peuvent être tout ou
en partie dédoublés ; et le même fait s'observe dans la corolle intérieure du
*Ficaria glacialis* Fisch., qui est devenu le type du genre *Oxygraphis*, et qui
n'est pour nous qu'une Renoncule. Il y a enfin des Renoncules dont le réceptacle
floral s'allonge en cylindro-cône ; ce sont les *Ceratocephalus* ; et d'autres dont
les fleurs sont dioïques ; ce sont les *Hamadryas*.

Les Renoncules sont des herbes annuelles ou vivaces, à feuilles alternes,
simples, entières, découpées ou même composées. Leurs fleurs, jaunes, blanches ou rougeâtres, sont disposées en cymes terminales, parfois' ombelliformes,
ou bien elles sont solitaires. Celles d'entre elles qui sont en partie submergées
ont des feuilles dont la forme est appropriée au milieu qu'elles occupent. Les
espèces vivaces peuvent posséder des coulants qui s'étendent sur le sol et qui, à
son contact, développent des racines adventives. Il y en a dont les tiges se ren-
flent à leur base en une sorte de bulbe, et d'autres dont les racines adventives
s'épaississent en réservoirs de sucs, grâce à une accumulation de sucs qui, dans
la Ficaire, se portent sur les bourgeons axillaires des feuilles aériennes, transformés de la sorte en véritables bulbilles.

La Renoncule bulbeuse (*Ranunculus bulbosus* L., *Spec.*, 776) est l'espèce la
plus connue dans notre pays parmi celles dont la tige se renfle inférieurement
en un bulbe qui présente à considérer, non-seulement un renflement de la base
de l'axe, mais encore les tuniques ou écailles qui l'enveloppent et qui sont formées par la base dilatée des feuilles. Celles-ci, d'autant plus découpées qu'on les
observe plus haut sur la moitié inférieure de la plante, sont tripartites, velues,
avec chacune de ces divisions partagée en trois lobes cunéiformes, trilobés et
dentés. Les fleurs, jaunes, assez grandes, terminent chacune une des divisions
de la tige, c'est-à-dire des axes disposés dans l'ordre centrifuge et qui sont can-
nelés suivant leur longueur. Les sépales, aigus, plus ou moins teintés en jaune,
sont brusquement réfléchis sur le pédoncule floral. Les pétales, jaunes, lisses,
luisants en dedans, ont un onglet court, surmonté d'une fossette intérieure que

borde en bas une courte languette. Les carpelles sont glabres, à peu près lisses, à bec courbé au sommet, portés sur un réceptacle légèrement velu. Cette espèce est commune tout l'été sur les bords des chemins, dans les prairies, sur le gazon des pelouses, etc. Elle est connue dans les campagnes, sous les noms vulgaires de *Bacinet, Clair-bassin, Pied de Corbin, Rave de Saint-Antoine, Pied de coq, Piapau, Mor-cheval, Jauneau.* C'est une espèce dangereuse. Elle empoisonne les animaux et sa racine sert de mort-aux-rats. Ses feuilles sont âcres, vésicantes, et on les emploie parfois dans les campagnes pour produire de la rubéfaction et des phlyctènes sur la peau.

La R. âcre (*Ranunculus acris* L., *Spec.*, 779), est une espèce très-voisine et à peu près aussi connue dans notre pays, sous les mêmes noms et encore sous ceux de *Bouton d'or, Patte de loup, Piécot.* Elle se distingue principalement de la précédente par ses pédoncules lisses, non sillonnés longitudinalement et par ses sépales dressés ou peu étalés, mais non fortement réfléchis. Ses carpelles sont lisses et portés sur un réceptacle glabre. La base de sa tige n'est pas renflée en forme de bulbe, et ses feuilles sont palmatipartites, à lobes cunéiformes, incisés-dentés, au nombre généralement de trois à cinq. De là le nom qu'on a quelquefois aussi donné à cette espèce de R. à feuilles de Napel. Toutes ses parties sont âcres, caustiques, vénéneuses.

Le *R. repens* L. avec des fleurs, des fruits analogues à ceux des espèces précédentes et aussi avec des feuilles pinnatiséquées, à trois segments tripartits, dont le médian est longuement pétiolulé, se distingue facilement par ses branches stoloniformes, couchées, s'étalant sur le sol et y développant au niveau des feuilles des racines adventives. Son calice s'étale plus ou moins lors de l'épanouissement des fleurs, et le pédoncule floral est cannelé longitudinalement, comme celui du *R. bulbosus.* C'est aussi une espèce âcre et vénéneuse, souvent nommée dans nos campagnes : *Bassinet pié-pou* ou *B. rampant, Petite Bassine, Pied court.*

Au même groupe appartiennent la R. à feuilles de Cerfeuil (*R. Chærophyllos* L.), la R. Tête-d'or (*R. auricomus* L.), la R. des bois (*R. sylvaticus* Thuill.), espèces indigènes, à fleurs jaunes, plantes vésicantes, suspectes, et le *R. asiaticus*, espèce à fleurs blanches, jaunes, rouges, violacées, ordinairement doubles, cultivées dans nos parterres où l'on plante annuellement leurs *griffes*, c'est-à-dire la base de leur tige, pourvue de nombreuses racines adventives, charnues et coniques.

Dans un autre groupe du genre se trouvent placées des espèces indigènes qui sont annuelles et dont le fruit est formé d'achaines tuberculeux, rugueux ou épineux à la surface. Elles ont aussi des fleurs jaunes. Les plus connues sont les R. *arvensis* et *sceleratus.*

La R. scélérate (*R. sceleratus* L., *Spec.*, 776), ou *Herbe sardonique, Mort aux vaches, Grenouillette des marais*, a une tige dressée, fistuleuse, fort rameuse qui, sortant généralement de l'eau ou de la vase des fossés ou des étangs, se couvre de feuilles à peu près glabres, larges, réniformes et lobées en bas de la plante, et supérieurement sessiles ou à peu près, à lobes étroits ou linéaires, peu découpés ou entiers. Sa fleur a un réceptacle très-remarquable par sa forme dans la portion qui supporte les carpelles. (Voy. *Hist. des plantes*, I, 38, *fig.* 66, 67). Cette portion est sphérique et s'élève de bonne heure au-dessus des pétales (jaunes) et des étamines, toute chargée de petits carpelles disposés en spirale et imbriqués, comme en un capitule. Ses fruits mûrs sont entourés d'un rebord marginal saillant et portant des rugosités au centre de leurs faces latérales.

Le *R arvensis* L. est aussi une plante annuelle, mais qui croît dans les moissons où elle fleurit une partie de l'été. Sa tige se ramifie souvent dès sa base, et porte aussi des feuilles pétiolées dans la portion inférieure, sessiles ou à peu près dans sa portion supérieure. Leurs segments sont cunéiformes, allongés, bifides ou trifides, ou entiers. Les fleurs peu volumineuses ont de courts pétales d'un jaune verdâtre, et les carpelles peu nombreux, réunis en une sorte de capitule dont l'axe est bien moins volumineux que celui de l'espèce précédente, sont chargés sur les côtés de tubercules et de gros aiguillons pointus. C'est le *Picot*, *Piquereau* ou *Mâcrier* de nos campagnes.

D'autres Renoncules indigènes, dont les fleurs sont également jaunes, se distinguent de toutes les précédentes par la forme de leurs feuilles qui sont entières, étroites, allongées, rappelant, avec un peu plus de largeur toutefois, les feuilles de certaines Monocotylédones et même des Gram'nées. Elles habitent les marais, les prairies humides, et on les désigne sous le nom vulgaire de *Douves*.

La Grande-Douve est le *R. Lingua* L. Ses fleurs ont cinq pétales caducs et cinq sépales pubescents, avec cinq carpelles lisses, bordés d'un seul côté et surmontés d'un bec large, très-comprimé. Sa tige souterraine porte, au niveau des nœuds, des feuilles adventives et des stolons horizontaux ou à peu près. Ses rameaux aériens, qui atteignent jusqu'à 15 ou 20 centimètres de hauteur, sont dressés, chargés de feuilles alternes, sessiles, longuement lancéolées, plus ou moins dilatées et amplexicaules à la base, terminées au sommet par une pointe plus ou moins calleuse et parcourues sur la ligne médiane par une nervure principale bien prononcée. C'est aussi une espèce âcre et dangereuse, comme l'indique son nom vulgaire d'*Herbe-de feu*.

La Petite-Douve (*R. Flammula* L., *Spec.*, 772) rappelle beaucoup l'espèce précédente par la plupart de ses caractères, mais elle a des dimensions moindres dans sa portion verticale. Sa tige dont la portion inférieure s'étale ou s'enracine dans le sol des lieux marécageux où elle croît, porte des feuilles dissemblables. Les inférieures sont très longuement pétiolées et oblongues ou ovales, tandis que celles dont est chargée la portion redressée des branches sont analogues pour la forme à celles de la Grande-Douve, avec une pointe calleuse, plus ou moins prononcée et une nervure principale plus épaisse que les autres. Le calice est pubescent, la corolle est peu développée, et les carpelles ont un rebord comprimé d'un seul côté.

À la même section que les deux précédentes appartient encore une espèce rare de notre flore à laquelle ses feuilles glabres, un peu glauques, ont valu par leur forme et leur nervation le nom de *R. gramineus* (L., *Spec.*, 773). Elle a aussi des fleurs jaunes et une grande corolle; mais son calice est glabre, ses carpelles sont irrégulièrement ridés, et, au lieu d'habiter les marais, elle croît sur les pelouses des bois sablonneux, dans les landes desséchées; elle y enfonce sa tige souterraine courte et épaisse, chargée de grosses racines adventives charnues.

On a donné le nom de *Batrachium* à une section du genre Renoncule dont les fleurs sont blanches, et dont les pétales présentent au-dessus d'un onglet court, généralement teinté de jaune, une fossette nectarifère intérieure; non protégée à sa base par une écaille. Ce sont des herbes aquatiques, généralement désiguées, à cause de leur station, sous le nom de Grenouillettes (d'où le nom de *Ranunculus*) et surtout remarquables en ce que leurs tiges nageantes ou submergées sont chargées de feuilles qui varient beaucoup de forme, suivant le milieu dans lequel elles vivent. Les supérieures, qui viennent s'étaler à la surface de l'eau ou dans l'air, ont un petit limbe incisé ou lobé, tandis que celles qui nagent dans l'eau sont multiséquées, avec des segments capillaires nombreux, divergents, étalés dans toutes les directions, et un pétiole dilaté à la base avec deux expansions latérales stipuliformes. Les *R. tripartitus* DC., *fluitans* LAMK, *divaricatus* SCHK, espèces analogues et qui vivent dans les mêmes conditions, ont, à ce qu'il semble, les mêmes propriétés et sont toutes réputées vénéneuses.

Leur âcreté extrême est due à un principe volatif qui n'est ni acide ni alcalin. On a remarqué depuis C. Krapf, que ce principe est si peu tenace, que la chaleur, l'ébullition, la dessiccation suffisent ordinairement pour le faire disparaître. Il est détruit par les acides végétaux, quelquefois par l'action de l'eau seule, tandis que son activité passe, à tort ou à raison, pour être accrue par le vin, l'alcool, le miel, le sucre. Il disparaît souvent dans les organes vieillis et desséchés que les animaux peuvent alors brouter sans danger, et il n'existe pas dans les mêmes organes très-jeunes; ce qui explique qu'on puisse employer comme aliment les jeunes pousses de plusieurs Renoncules. Il vaudrait bien mieux s'en abstenir et exclure ces plantes de l'alimentation de l'homme et des animaux. C'est dans les cas de force majeure que, dans la région du Rhin, et aussi, dit-on, en Angleterre, on donne aux bestiaux les tiges desséchées du *R. aquatilis*. On mange bouillies les jeunes feuilles des *R. Ficaria*, *auricomus*, *lanuginosus*, etc. Virey a extrait une fécule douce et alimentaire de la partie renflée des tiges du *R. bulbosus* (*Trait. Pharm.*, I, 73). Mais alors, sans doute, cette plante avait, soit par l'action de l'eau, soit par celle de la chaleur, perdu la substance volatile qu'elle renferme, comme la plupart des espèces du genre. C'est une essence jaunâtre, soluble dans l'éther et elle-même très-âcre. Elle n'est pas, à ce qu'il paraît, sulfurée. Son odeur désagréable disparaît avec le temps, en même temps qu'elle s'épaissit et se solidifie même, en prenant une apparence cornée. On suppose que, dans ces circonstances, il y a oxydation et dédoublement en acide anémonique et en un alcaloïde, l'Anémonine (*Voy.* ce mot). Il y a aussi dans les Renoncu es une petite quantité de matière résineuse que ne modifie, dit-on, ni la dessiccation, ni la chaleur.

Quoiqu'il y ait beaucoup à faire sur les caractères chimiques de ces plantes, il est certain que toutes, à peu près, renferment à l'âge adulte des substances délétères. Aussi les a-t-on beaucoup employées autrefois, et plusieurs d'entre elles n'ont été abandonnées qu'à cause de leur trop grande énergie et des accidents que leur usage peut produire. Pour G. Polli (*in Ann. univ. de Medic.*, XCVI (1840), 472), la plus active de tou es est le *R. sceleratus*. Une eau distillée qu'on en a jadis préparée pour l'usage médical, est âcre et narcotique, d'après Clarus. On a employé de tout temps, dans les campagnes, les feuilles écrasées de cette plante pour faire des vésicatoires. Orfila rapporte qu'un extrait de ces feuilles, introduit dans leurs plaies, fait périr rapidement les animaux. C'était autrefois un remède populaire contre les fièvres d'accès que l'application de la plante autour des poignets. Elle produisait sans doute, en pareil cas, une révulsion énergique qui modifiait la marche de la maladie. Cazin (*Trait. des pl. méd. indig.*, éd. 5, 904) a essayé d'appliquer des vésicatoires avec le *R. scele-*

*ratus* et il a obtenu de la rubéfaction, puis des vésications. Linné et G. Hoffmann citent déjà des mendiants qui se faisaient venir des ulcères avec cette plante ; ils s'en guérissaient par des applications de Bouillon-blanc et de Cynoglosse. Il faut bien se garder de laisser trop longtemps la R. scélérate en contact avec la peau délicate des en·ants et de certaines femmes. On s'exposerait à produire, comme dans un cas dont parle Murray, dans son *Apparatus*, une ulcération de la peau, la dénudation des tendons et la formation de cicatrices vicieuses, analogues à celles qui surviennent après les brûlures.

Les R. *acris* et *bulbosus*, considérés par Poli comme moins actifs que le R. *sceleratus*, sont, cependant, des plantes très-dangereuses dans certains cas. Poli pense que la fleur en est la partie la plus âcre : après quoi, c'est le bulbe dans le R. *bulbosus*, la tige et les feuilles dans l'une et l'autre espèces. Introduites dans le tube digestif, elles déterminent une phlegmasie intense de l'estomac et de l'intestin, puis des reins, le ralentissement du pouls, de la respiration, puis des phénomènes nerveux et souvent la mort. En thérapeutique, on ne les emploie plus en nature, surtout à l'intérieur. A l'extérieur, on a recours aux feuilles broyées, à la teinture alcoolique, à l'eau distillée, à l'huile et à l'alcool, mis longtemps en contact avec la plante. Jadis, les feuilles broyées servaient topiquement au traitement de la teigne, à celui des ulcères de mauvaise nature, atoniques, rebelles. Chesneau rapporte en 1672 (*Observ. medic. libr.* 5) qu'en appliquant le R *acris* sur les membres endoloris d'un prêtre retenu au lit depuis trois mois par la goutte, il l'en a guéri. Stœrck, qui a tant étudié les propriétes thérapeutiques des Renonculacées, notamment des Anémones, employait topiquement les Renoncules dans le traitement du rhumatisme articulaire chronique. Sennert, dans le quatrième livre de son Traité des Fièvres, a vu guérir, par l'application au poignet de Renoncule pilée, un malade atteint de fièvre quarte, avec douleurs violentes dans l'épaule ; et Baglivi (*Op. omn.* (1715), 115) dit : « *Doloribus externarum partium, si alia non proficiant, ad causticum devenias, ipse uti soleo, foliis Ranunculi.* » Une application de quelques minutes suffit pour rubéfier la peau. Avec le R. *bulbosus* broyé et pilé à froid, il se produit des phlyctènes en une demi-heure. L'eau distillée préparée avec la plante fraîche est plus active encore. La teinture alcoolique agit plus lentement. Avec de l'huile d'olive, dans laquelle la plante a macéré six jours, et qu'on chauffe ensuite à 60°, on obtient, après un, deux ou trois jours, une rubéfaction de la peau, avec démangeaison très-vive et qui dure trois ou quatre jours. Poli qui a comparé entre elles ces diverses préparations, les a employées avec succès et topiquement, contre les gastralgies, dyspepsies, laryngites et trachéites chroniques, contre la toux et l'aphonie et surtout la sciatique chronique. Sur trente cas de cette dernière affection, aucun n'a résisté à l'application de teinture ou d'eau distillée de Renoncule sur la peau du talon. Nardo et Freschi ont constaté le succès de cette médication pendant plusieurs années à l'hôpital de Crémone, où elle est appliquée (*Journ. conn. méd.-chir.*, 8ᵉ ann., sem. 2, p. 257). Il serait imprudent d'administrer à l'intérieur ces préparations de Renoncule. Gilibert et plusieurs autres ont cependant préconisé l'emploi du suc de Renoncule, à la dose de 2 grammes dans un kilogramme d'eau, comme apéritif. désobstruant, tonique, contre l'asthme, les ulcères vésicaux, les blennorrhées, les scrofules, l'ictère et même la phthisie.

Beaucoup d'autres Renoncules, autrefois employées en médecine, sont aujourd'hui totalement abandonnées. Le Bouton d'argent (R. *aconitifolius* L.), dont

on cultive dans nos jardins une jolie variété à fleurs doubles, a servi au traitement de la gale, de la goutte, de l'asthme, des fièvres intermittentes, de la
céphalalgie. Le *R. Thora*, curieuse espèce alpine, qui a des fleurs jaunes et un
petit nombre de feuilles dissemblables, était considéré par les Gaulois comme
une plante très-vénéneuse ; ils empoisonnaient avec le suc de ses feuilles leurs
flèches dont les blessures se gangrénaient, dit-on, rapidement. Le *R. creticus* L.
partageait pour les anciens avec le *R. asiaticus* (qu'on suppose être le Βατράχιον
d'Hippocrate) la réputation d'antipsorique, d'insecticide. On l'employait au
traitement des ulcères rebelles ; sa racine servait de sternutatoire, d'odontalgique.
Le *R. glacialis* L., qui croît dans les régions alpines de l'Europe, est employé
par les montaguards comme diurétique et estimé par eux comme remède des
rhumatismes et des pleurésies. Le *R. alpestris* L. a une racine purgative que
les chasseurs des montagnes emploient contre la fatigue et les vertiges. Le *R.
abortivus* L. est employé comme antisyphilitique dans l'Amérique du Nord. Le
*R. Brutius* Tenor. passe à Naples pour une plante très-âcre. De même, dans
l'Europe tempérée, les *R. polyanthemus* L., *platanifolius* L. et *lanuginosus* L.
De même encore, en Orient, le *R. Philonotis* Ehr. (*R. sardous* Cr.) que les médecins grecs prescrivaient contre les dermatoses, les maux de dents et comme
sternutatoire, et qui est peut-être le Βατράχιον ἕτερον de Dioscoride. Le *R. muri-
catus* L. a les mêmes propriétés que le *R. arvensis*. Le *R. pubescens* L. se prescrit au Cap, dans les cas d'ulcères chancreux. Contrairement aux espèces précédentes, le *R. edulis* Boiss. semble ne pas être dangereux, du moins à l'état
jeune. Ses pousses se vendent comme aliment sur les marchés d'Orient.

Les Ficaires, souvent considérées comme formant un genre distinct, ne sont
pour nous, comme elles l'ont été pour Linné et beaucoup d'autres botanistes,
que des Renoncules qui constituent dans ce genre une section particulière. Le
type en est le *Ranunculus Ficaria* L. (*Spec.*, 774) ou *Ficaria ranunculoïdes*
Mœnch. (*Meth.*, 215) qui, à l'exemple d'ailleurs de plusieurs autres Renoncules, a des fleurs construites sur le type ternaire et une double corolle, les
pétales de l'intérieure étant tous ou en partie dédoublés. En général, il y en a
trois extérieurs qui alternent avec trois sépales, et trois groupes de pétales intérieurs, alternes, superposés aux sépales et constitués l'un par trois, le second par
deux, et le troisième par trois pièces. Le *R. Ficaria* est une petite plante her-
bacée, vivace, glabre, qui croît abondamment dans tous les endroits humides et
ombragés de nos pays, notamment dans les bois, les buissons, les fossés. Son
rhizôme porte des racines charnues, renflées en massue. Ses tiges et ses branches,
courtes, souvent couchées, portent des feuilles alternes, pétiolées, cordées ou
réniformes, épaisses, luisantes, crénelées, vertes ou tachées de noir ou de blanc.
Ses fleurs sont solitaires, pédonculées, jaunes, verdâtres en dehors. Ses fruits
sont des achaines qui avortent le plus souvent, mais deviennent quelquefois fertiles. Plus ordinairement la reproduction de la plante est assurée par des bul-
biles axillaires charnus, à peu près globuleux, qui portent un ou plus rarement
deux bourgeons et qui, se détachant de la plante, tombent sur le sol et s'y enra-
cinent. On désigne, dans nos campagnes, cette espèce sous les noms de *Grenouillette, Ganille, Petite-Éclair, Petite-Chélidoine, Petite Scrofulaire, Pis-
senlit rond* ou *doux, Éclairette, Billonée, Jauneau* et *Herbe aux hémorrhoïdes*
(*Chelidonium minus*, pharmac.).

Quand cette plante est jeune, elle n'est pas âcre. Aussi ses jeunes pousses sont-
elles alimentaires. On les mange cuites, ou crues en salade. Cependant Diosco-

rides l'indiquait déjà comme une plante vénéneuse. Les anciens médecins la prescrivaient surtout comme antihémorrhoïdale et antiscrofuleuse. « Les récents, dit L. Fuschs, en son *Histoire des plantes* (trad. franç., 589), usent de ceste herbe avec grande expérience pour guerir entièrement les hemorroïdes et les escrouelles, tellement qu'à ceste occasion elle a esté nommée *Scrofularia*, comme nous avons desjà dit. Pareillement l'ancien herbiès escrit à la main, souz le nom toutesfois du Pied de veau qui est Aron, descrit avoir congnu par expérience de quelqu'un que ceste herbe est merveilleusement bonne contre les hemorrhoïdes et les escrouelles. » Dans le curieux chapitre que renferme le livre sur cette herbe qui « fleurit sur le moys de May et principalement sur l'aduencement des Arondelles », il est bien établi « qu'en la machant de la plus part tu ne sentiras aucune acuité, en celle principalement qui naist au lieu humide. Mais tu trouveras en celle qui vient ès lieux secs une amertume et une acuité, et un peu de goût corrosif. La petite Esclere ha une faculté aiguë qui exulcere le dessus du cuir ainsi que l'Anémome. Elle enlève le galle et rongne des ongles. L'on distille avec utilité dans les nareilles le suc qui sera espreinct de sa racine pour purger la teste, mais il luy faut adjouter du miel ». En 1698, Th. Burnet rapporte qu'il avait vu un charlatan nommé Tarquin Schellenberg vendre une bière qui guérissait fort bien les hémorrhoïdes. Il y faisait secrètement macérer des racines et des feuilles de Ficaire. Lui-même essaya *intus* et *extra* cette plante, dont il administrait aussi les fleurs dans un jaune d'œuf : *Huic herbæ,* dit-il, *ego ad hæmorrhoidum vilium mirabilem efficaciam tribuo.* Les résultats qu'en ont obtenu Burnet et, récemment, Neuhausen, dit Cazin (*Pl. méd. indig.*, éd. 3, 905), prouvent que cette plante ne mérite pas l'oubli dans lequel elle est tombée. Van Holsecq, qui se loue de l'emploi de la Ficaire contre les hémorrhoïdes, a donné (*Bull. de Thérapeut.*, LVI (1859), 540) les doses suivantes : Décoction, infusion, fumigation, de 50 à 60 grammes par litre d'eau. Sirop (1 sur 2 d'eau et 5 de sucre) . 60 grammes en potion. Extrait (1 sur 6 d'eau) : de 1 à 4 grammes en pilules ou en bols. Poudre : de 2 à 4 grammes, en bols ou en pilules. Les anciens praticiens administraient simultanément la Ficaire à l'intérieur et en lotions anales. M. Stanislas Martin, pharmacien à Paris, a proposé d'employer à cet usage la *Ficarine* en lotions, à la dose de 2 grammes pour 100 grammes d'eau, et en liniment, à la dose de 1 gramme pour 30 grammes de glycérine. Il appelle *Ficarine* une substance mal définie, qu'il a extraite des tubercules, outre un acide, dit *ficarique*, et qui est de couleur jaune pâle, d'une saveur douce, puis amère, puis astringente, insoluble dans l'alcool pur et dans l'éther, dans les huiles volatiles et les corps gras, mais soluble dans l'eau. On a conseillé aussi la Ficaire comme antiscorbutique, sans doute à cause de l'apparence oléracée de ses feuilles. Ce qu'il y a de plus singulier, c'est que des Renoncules, bien plus dangereuses et très-vénéneuses même, comme le *Ranunculus Flammula*, ont été recommandées comme antiscorbutiques. C'est, cependant, ce qu'a fait Lœsel, et ce que rapportent aussi Mérat et Delens (*Dict. Mat. méd.*, VI, 20).　　　　　　　　　　　　　　　　　　　H. Bn.

Haller, *Helvet.*, II, 68. — Tourn., *Inst.*, 285, t. 149. — L., *Gen.*, n. 699. — J., *Gen.*, 2 3. — Dardenne, *Tr. des Renoncules.* Paris, (1746). — C. Krapf, *Experim. de nonnull. Ranuncul. qualit., hor. externo et interno usu.* Vienne, 1766. — Hagen, *Comm. bot. de Ranunc. pruss.* Königsberg (1784). — Biria, *Hist. nat. et médic. des Renonc.*, Montp., (1811). — Seringe, *Obs. s. le g. Renonc.* Genève (1826). — DC., *Prodrom.*, I, 26. — Spach, *Suites à Buffon, Bot.*, VII, 203. — Mér. et Del., *Dict. Mat. méd.*, VI, 18. — Endl., *Gen. plant.*, n. 4785. — Guib., *Traité des drogues simpl.*, éd. 6, III, 748. — A. Rich., in *Dict.*

de *Méd.*, éd. 2, XXVII, 395; *Elém.*, éd. 4, II, 427. — Caz., *Pl. méd. indig.*, éd. 3, 901. — Payer, *Tr. d'Organog comp.*, 255, t. 57. — Endl., *Enchirid. bot.*, 436. — Lindl , *Fl. med.*, 4; *Veg. Kingd.*, 427. — Pereira, *Mat. med.*, ed. 4, II, p. II, 678. — Rosenth , *Syn. plant. diaphor.*, 607. — H. Baillon, in *Adansonia*, IV, 50; *Histoire des plantes*, I, 33, 79, 86, fig. 59-70.

**RENOUÉE.** Nom donné à une espèce de *Polygonum*, le *Polygonum aviculare* L., qui croît le long des chemins (*voy.* POLYGONUM).

**RENZI** (SALVATORE DE). Médecin érudit, né le 19 janvier 1800, à Paterno dans le royaume de Naples; il fit ses premières études sous la direction de son oncle, ecclésiastique très-instruit, qui le destinait à l'église; mais, entraîné par une autre vocation, il embrassa la carrière médicale, où il eut d'abord pour maître Emm. Falcetti d'Apice, près de Bénévent. Puis, en 1818, il vint à Naples suivre les leçons du professeur Vulpes, en même temps qu'il se livrait à la médecine clinique sous le docteur Ronchi. Tels furent ses progrès, qu'à peine âgé de dix-neuf ans, il fit paraître un opuscule sur la cause prochaine des fièvres. En 1820, à la suite d'un concours pour une place de chirurgien militaire, il fut attaché aux ambulances du célèbre général Pepe dans les Abruzzes. Après l'insuccès de cette expédition, lors de la révolution de Naples, en 1820, il entra avec ardeur dans les sociétés politiques (ventes) de cette époque. Mais le mouvement libéral ayant été étouffé par la réaction, Renzi tourna vers les sciences les brillantes facultés dont la nature l'avait doué. Reçu docteur vers 1824, il fut nommé instructeur dans l'Institut des aveugles, et médecin de l'hôpital des SS. Giuseppe e Lucia; puis, en 1826, il commença son service à l'institut vaccinal dont il devint plus tard secrétaire perpétuel, et où il rendit de tels services que Joseph Frank, en mourant, lui légua une lettre autographe et une boîte en argent qu'il avait reçues de Jenner. Quelques recherches d'érudition auxquelles il s'était déjà livré, l'avaient encouragé (1843) à concourir pour la chaire d'histoire de la médecine, mais écarté par les intrigues de ses ennemis, il prit noblement sa revanche en faisant successivement paraître les cinq volumes de son histoire de la médecine en Italie, et peu après, ses belles et savantes études sur l'école de Salerne. Malgré son mérite hors ligne et ses immenses travaux, c'est seulement en 1856 qu'il fut nommé professeur de pathologie au collége médico-chirurgical de Naples, et, enfin, en 1860, à la chaire d'histoire à l'université de cette même ville. Le nombre de ses publications diverses, dont quelques-unes en plusieurs volumes, les articles insérés par lui dans le *Filiatre Sebezio* et dans la *Biblioteca vaccinica* montrent quelle fut la laborieuse activité de Renzi, et cependant il n'avait jamais pu abandonner complétement la pratique médicale, surtout à cause des étrangers qui attirés par sa réputation, venaient le consulter. Mais son intelligence surmenée par tant d'excès de travail, devait à la fin fléchir et s'éteindre; il perd la mémoire, ses autres facultés s'abaissent et il succombe dans cette triste situation, le 25 février 1872. Nous ne reproduirons pas ici tous ses titres, disons seulement qu'outre différentes positions très-élevées qu'il occupait à Naples, il était membre de la plupart des sociétés savantes de l'Europe (Biogr. de Renzi, par M. Angelo Beatrice, bibliothécaire à Naples; Ms. inédit, communiqué par M. le professeur Corradi, de Pavie).

La science historique doit beaucoup au docteur de Renzi; outre son histoire de la médecine en Italie, qui atteste son profond savoir et son excellent jugement, on lui doit d'avoir jeté un jour tout nouveau sur cette fameuse école de Salerne dont on a tant parlé et qui, on le voit aujourd'hui, ne nous était qu'à moitié connue. C'est lui qui, grâce surtout au fameux Ms. (*Compendium Salernitanum*), découvert à Breslau, a rendu à cette école sa véritable physionomie, pour toute la période qui, de la nuit du sixième et septième siècle, s'étend jusqu'à Constantin l'Africain, c'est-à-dire jusqu'à 1076. On n'avait fait partir l'illustration de Salerne que de cette époque, mais le docteur de Renzi nous a fait voir que, dans la période qui a précédé, on peut suivre, sans interruption la tradition médicale gréco-latine, pure de tout mélange d'arabisme ; il a fait défiler sous nos yeux, et revivre en quelque sorte, une suite de ces vieux *maîtres* Salernitains dont beaucoup nous étaient inconnus, et qui ont écrit et professé dans cette ville. Enfin, chose véritablement curieuse. et qui s'explique par la présence des œuvres de Cælius Aurelianus dans leur bibliothèque, on voit que la doctrine méthodique y était enseignée et recommandée avec honneur. Aussi généreux que savant, Renzi n'hésitait pas à faire les frais de toutes ces publications qui devaient servir à rehausser la gloire de sa patrie.

Nous ne donnons ici que les principaux écrits de cet homme remarquable :

I. *L'Esame critico delle varie opinioni intorno alla causa prossima della febre*. Napoli, 1819, in-8°. — II. *Dell' istinto considerato sotto, l'aspetto ideologico, igienico e patologico*. Ibid., 1824, in-8°. — III. *Dei miasmi paludosi e luoghi del regno di Napoli in cui si sviluppano*. Ibid., 1826. — IV. *Osservazioni sulla topographia medica del regno di Napoli*. Ibid., 1828. — V. *Topographia medica della città di Napoli e delle provincie di Napoli*, etc. Ibid., 1829. in-8°, plus. éditions. — VI *Viaggio medico in Parigi*. Ibid., 1834, in-8°. — VII. *Sui metodi d'esplorazione per chiarire la diagnosi delle malattie del torace e dell' addome*. Ibid., 1836. — VIII. *Pensieri sulla patologia generale chiarita dalla fisiologia e dall' anatomia patologica* Ibid., 1837, 2 vol. in-8°. — IX. *Dei progressi della medicina italiana dal resorgimento delle lettere fino ai nostri Giorni*. Ibid., 1839, in-8°. — X. *Sul clavismo cancrenoso e sul morbo convulsivo epidemico*. Ibid., 1841. — XI. *Intorno alla medicina Ippocratica ed allo spirito*. etc. (Mém. cour. à Turin). Torino et Napoli, 1841. — XII. *Sullo stato della medicina nella Italia meridionale e su' mezzi di migliorarla*. Nap., 1841, in-8° — XIII. *Thèses medicæ-historiæ et Ippocratis aphorismo, extemplo*, etc. Ibid., 1844, in-8°. — XIV. *La storia della medicina in Italia* Ibid., 1845-1848, in-8°, 5 vol. et 2° édit., t. I, 1849. — XV. *Collectio salernitana*, 5 vol. in-8° ; 1853-56. — XVI. *Volgarizzamente di Celso e Biblioteca celsiana*. — XVII. *Lezioni di patologia generale*. Ibid., 1856, in-8°. — XVIII. *Il secolo XIII e Giovanni da Procida*, libri XII, in-8° ; ibid., 1860. — XIX. *Della carestia in Napoli ed epidemia*. Ibid., 1864. — XX Rédaction du *Filiatre Sebezio* de 1831 à 1870 ; et de la *Biblioteca vaccinica*, fondée en 1808, à laquelle il fut toujours attaché et qu'il dirigea à partir de 1840. — XXI. Plusieurs traductions très-importantes: *La médecine opératoire de Velpeau ; la médecine pratique de Jos. Frank ; la physiologie et l'hygiène des gens de lettres de Réveillé-Parise ; la médecine en France et en Italie d'Hipp. Combes*, etc.                                                      E. Bᴅɴ.

**RÉPERCUSSION. RÉPERCUSSIFS.** L'action de répercuter une maladie locale est celle de la refouler, par des moyens topiques, vers un autre point de l'économie, au lieu de la détruire sur place. On provoque alors une métastase en *repoussant* le mal, comme on la provoque, dans d'autres cas, en attirant le mal au moyen d'un vésicatoire ou d'un purgatif. La répercussion (de *repercutere*) a ici le même sens que la *réflexion* en optique ; elle implique un changement de direction ; mais si l'on peut toujours préciser, dans des circonstances déterminées, quelle direction prendra le rayon réfléchi et où il aboutira, on ne peut jamais prévoir avec certitude sur quelle partie se jettera une maladie répercutée, ni même savoir si elle se jettera quelque part. En sorte que, bien que le transport du mal d'un lieu à un autre mérite seul le nom de répercussion, au lieu de celui de résolution, les agents dits répercussifs n'ont pas pour effet nécessaire, d'opérer ce transport et ne sont souvent que des résolutifs, ou tout simplement des curatifs. La glace peut résoudre un phlegmon commençant ou l'huile de cade guérir une dartre, sans que le reste de l'économie paraisse en ressentir aucun ébranlement.

Nous ne pouvons, sur la question doctrinale, que renvoyer à l'article MÉTASTASE. Quant au point de vue clinique, il est peu susceptible de considérations précises, par cette raison qu'il n'y a pas en réalité d'agents thérapeutiques dont le propre soit d'opérer des répercussions. La répercussion n'est que la conséquence possible, l'effet aléatoire, indirect, éloigné, d'une certaine action vitale ou mécanique, qui caractérise seule la propriété thérapeutique de l'agent. On a pourtant donné le nom de répercussifs à un assez grand nombre de médicaments ou à des moyens de traitement d'un autre ordre, en l'appliquant plus spécialement à ceux qui ont pour effet de produire le resserrement des vaisseaux, comme les astringents, les réfrigérents, la compression. Au fond, ce n'est qu'une image. L'impression astrictive, la constriction plus ou moins rapide et énergique du système vasculaire de la partie malade allaient bien avec l'idée d'un refoulement de la matière morbifique; mais il est évident que la répercussion s'opère par de tout autres procédés; et que, par exemple, une bronchite herpétique peut succéder à la guérison intempestive d'un vieil eczéma traité par la pommade soufrée et même par les cataplasmes.

C'est à l'article MÉTASTASE, et non à celui-ci, qui est purement de définition, que le clinicien doit demander une règle de conduite pour l'emploi des moyens répercussifs. Nous nous bornons donc à dire qu'il doit s'appliquer à bien connaître, en dehors de toute théorie : 1° quelles sont les maladies dont la disparition brusque est fréquemment suivie de manifestations pathologiques plus ou moins analogues dans une autre partie du corps (affections cutanées, ulcères anciens, etc.); 2° pour chacune de ces maladies, vers quels organes se portent de préférence les manifestations morbides consécutives à la rétrocession (la muqueuse respiratoire et la muqueuse intestinale dans le cas d'affection herpétique; l'encéphale dans le cas d'hémorrhoïdes, etc.; l'encéphale encore dans le cas de rhumatisme articulaire aigu, etc.) ; 3° dans quelle mesure le fait se produit ; 4° quelles lumières peut fournir à cet égard une étude attentive de la santé du sujet soumis actuellement à l'observation. Nous serions disposé, pour notre part, à regarder comme excessive la part qu'on a faite à la répercussion; mais il est difficile de ne pas en reconnaître des exemples dans beaucoup de faits pathologiques que l'expérience ne tarde pas à mettre sous les yeux du praticien. Les notions que nous conseillons à celui-ci d'acquérir lui seront donc d'une grande utilité, en lui permettant de procéder avec prudence et avec quelque sécurité, soit quand il s'agira de réprimer par des moyens énergiques une maladie susceptible de répercussion, soit même quand il jugera à propos de répercuter une maladie susceptible, par son siége ou son intensité actuels, de compromettre gravement la santé. A. DECHAMBRE.

**REPOUSSOIR.** Instrument employé dans l'art dentaire pour extraire les chicots. Il se compose d'une forte tige d'acier terminée par deux petits crochets et montée sur un manche d'ébène. D.

**REPRISE.** Nom donné à une espèce d'Orpin, le *Sedum Thelephium*, L. (*voy.* ORPIN).

**REPRODUCTION.** *Voy.* Génération, Hérédité, Sélection.

**REPTATION.** *Voy.* Locomotion.

**REPTILES.** Les reptiles sont des animaux vertébrés : ils prennent rang dans cette grande division après les oiseaux, dont ils se rapprochent par les principaux points de leur organisation; ils s'éloignent au contraire à un égal degré des amphibiens ou batraciens, que les grenouilles, les crapauds, les salamandres et les tritons représentent dans nos contrées, et c'est à tort qu'avant les travaux de Blainville on les leur associait comme n'en constituant qu'un ordre équivalent à ceux des chéloniens ou tortues, des crocodiliens, des ophidiens ou serpents et des sauriens. Les reptiles ont, en effet, la peau recouverte d'écailles, et, à tous les âges, ils respirent par des poumons. En outre, ils ne subissent pas de métamorphoses après leur naissance, et, pendant la vie embryonnaire ou fœtale, ils sont pourvus, comme le sont aussi les mammifères et les oiseaux, d'une vésicule allantoïde et d'un amnios. Ainsi que l'avait déjà remarqué le grand naturaliste que nous venons de citer, les reptiles sont des vertébrés ornithoïdes, et, si différents qu'ils semblent être des oiseaux par leur apparence extérieure, c'est auprès d'eux qu'ils doivent être rangés. Au contraire, les batraciens sont véritablement ichthyoïdes, et ce n'est qu'en subissant des transformations qu'ils s'élèvent au-dessus de la condition ordinaire des poissons, ce qui leur permet de ressembler aux reptiles tels que nous venons de les définir, et de prendre l'aspect extérieur des vertébrés allantoïdiens; mais cette ressemblance est plus apparente que réelle. La peau des batraciens reste nue et muqueuse à tous les âges, au lieu de se couvrir d'écailles épidermiques comparables à celles des vrais reptiles, et l'on ne voit à sa surface qu'un simple épithélium; ces animaux respirent d'abord par des branchies, après avoir rompu les enveloppes de leur œuf; quelquefois même ils conservent ces branchies pendant toute la vie; en outre, leur embryon manque d'allantoïde et d'amnios, ce qui rend le mode de développement plus semblable à celui des poissons qu'à celui des vertébrés constituant les classes supérieures. D'autres différences existent d'ailleurs entre les batraciens et les reptiles. Une des principales réside dans la présence au crâne des premiers de deux condyles occipitaux, tandis qu'il n'y en a qu'un seul chez les reptiles, ce qui constitue un nouveau trait de ressemblance entre ces derniers et les oiseaux.

Les reptiles sont des animaux inintelligents, dont le cerveau n'atteint qu'un faible développement. Il ont les sens obtus, cependant leur oreille possède encore un rudiment du limaçon. Sauf les cas où la température extérieure s'élève, ils n'ont, en général, qu'une faible activité locomotrice. Au lieu de développer une quantité considérable de chaleur, comme le font les mammifères et mieux encore les oiseaux, dont ils se rapprochent pourtant d'une manière si évidente, ils se maintiennent à peu de chose près à la température du milieu ambiant; aussi les comprend-on parmi les animaux dits à sang froid. Leur respiration est lente, et leurs poumons sont loin d'avoir la complication de ceux des mammifères; on n'y remarque pas, comme chez les oiseaux, des poches qui les fassent communiquer avec les os; leur circulation est incomplétement double, les deux ventricules de leur cœur étant plus ou moins confondus en un seul, par suite du développement incomplet de leurs parois dans la partie par laquelle ils sont en contact. En outre, ces animaux ont les globules sanguins elliptiques. Leur régime est variable : les uns se nourrissent de mammifères, d'oiseaux ou même d'autres reptiles, quelquefois aussi de batraciens ou de poissons; les autres vivent au contraire d'œufs, d'insectes, de petits mollusques, ou encore de substances végétales, comme c'est le cas pour un grand nombre de chéloniens et pour quelques sauriens. La plupart des reptiles sont terrestres, et recherchent les lieux exposés au soleil. Quelques-uns aiment l'eau et se tiennent dans les lacs ou les rivières; il en est de marins, comme les chélonées et les sphargis, de l'ordre des chélo.,iens, ou les hydrophis, de celui des ophidiens. L'amblyrhynque est un saurien des îles Gallopagos qui vit sur les rochers, et va souvent à la mer; certains crocodiles fréquentent aussi les eaux salées.

Parmi les reptiles carnassiers, il en est que leur force rend dangereux, comme les grandes espèces de serpents auxquelles on donne les noms de pithons et de boas; d'autres ophidiens ont non-seulement les dents acérées, pointues, rejetées en arrière comme les piquants d'une carde, ce qui est le cas de la plupart des reptiles de cet ordre, mais chez certains d'entre eux ces organes prennent une forme à part et constituent des crochets, en rapport avec des glandes à venin, au moyen desquels ils introduisent, dans les piqûres qu'ils font aux autres animaux, une salive empoisonnée qui peut être mortelle même pour l'homme. Les crotales, ou serpents à sonnettes, qui vivent en Amérique, les trigonocéphales, les bothrops, etc., ont de semblables dents placées sur les maxillaires, qui sont alors de forme raccourcie, et elles sont disposées en forme de tubes appointis, ce qui se voit aussi chez les échidnes et les vipères proprement dites. Chez les najas et les hydrophis, les dents à venin sont également en crochets, et elles occupent de même les parties antérieures de la cavité buccale; mais, au lieu d'être fermées en tubes dans leur longueur, elles présentent antérieurement une rainure par suite de la disjonction des deux bords de contact de .la lame d'ivoire qui les constitue On donne à ces ophidiens le nom de protéroglyphes, et à ceux qui ont les dents en tubes, comme les crotales ou les vipères. celui de solénoglyphes. Mais de nombreuses espèces d'ophidiens, moins différentes des couleuvres par leur aspect extérieur, quoique pourvues de venin et faisant des morsures souvent dangereuses, se servent, pour introduire leur sécrétion toxique, d'un faisceau de dents maxillaires supérieures placées en arrière des autres, et dont le conduit est réduit à une simple rainure visible à leur face postérieure. Ces ophidiens ont reçu le nom d'opistoglyphes, tandis qu'on appelle aglyphes ceux qui ne possèdent pas de venin et dont toutes les dents sont pleines (*voy.* Ophidiens).

L'Héloderme, singulière espèce de sauriens propre au Mexique, est le seul reptile de cet ordre qui secrète un venin comparable à celui des ophidiens dont nous venons de parler. Ainsi que je l'ai montré, il se rapproche à quelques égards de certains d'entre eux par la structure de ses dents, mais, chez lui, il y a une cannelure antérieure et une cannelure postérieure sur chaque dent et cette disposition existe aux dents de la mâchoire inférieure aussi bien qu'à celles de la supérieure. L'h· loderme reste d'ailleurs un véritable saurien par les détails principaux de son organisation, et sous ce rapport il semble avoir plus particu lièrement de l'analogie avec les scincoïdiens? M. Sumichras a tout dernièrement démontré la vénenosité de l'héloderme au moyen d'expériences faites avec soin.

On a considéré comme étant des dents les saillies d'apparence émaillée que le *Coluber scaber*, ophidien opistoglyphe, servant de type au genre aodon ou rachiodon, et qui vit en Afrique, présente à l'extrémité des hypapophyses de ses vertèbres antérieures; mais cette apparence est uniquement due à la structure plus dense en ce point du tissu osseux des vertèbres, et ce sont des ostéoplastes que l'on y trouve, au lieu de dentine. C'est ce que montre très-bien l'examen microscopique de ces saillies dentiformes.

Les os intermaxillaires des reptiles, leurs maxilliaires supérieurs, leurs maxillaires inférieurs, peuvent porter des dents, et il en existe aussi, dans certains cas, sur les os palatins, vomériens et ptérygoïdiens. Toutefois les chéloniens manquent complétement d'organes de cette sorte ; ils sont remplacés, chez eux, par des saillies plus ou moins tranchantes et d'inégal développement des bords de l'étui corné constituant le bec. Chez les reptiles qui possèdent des dents, elles ont des modes différents d'implantation, étant thécodontes, c'est-à-dire enfoncées par leur racine dans des alvéoles, comme cela a lieu chez les crocodiles et chez beaucoup de genres éteints, ou synostodontes, et alors appliquées par synostose à la surface même des os qui les portent ; celles-ci reçoivent aussi le nom d'acrodontes. Les dents insérées sur les os maxillaires ou intermaxillaires peuvent seules être thécodontes. La disposition acrodonte est propre aux dents de beaucoup d'autres reptiles ; elle se remarque également aux dents que ces derniers présentent sur les autres os que nous avons énumérés comme pouvant être dentifères. On dit que les dents des sauriens sont pleurodontes, lorsqu'elles sont appliquées à la face interne des os maxillaires et non ankylosées avec le bord tranchant de ces os. Les iguaniens sont en particulier dans ce cas.

Il est très-aisé de distinguer le squelette des reptiles de celui des mammifères, ainsi que de celui des vertébrés des autres classes. Leur cavité crânienne est petite, l'occipital présente fréquemment une apparence vertébrale très-manifeste ; la face est relativement volumineuse ; le nombre des pièces osseuses n'est pas le même pour le crâne de toutes les espèces, mais l'agencement en est différent de ce que nous voyons chez les mammifères, certaines pièces qui se synostosent entre elles chez ces derniers restant ici divisées pendant toute la vie ; il existe d'ailleurs chez les reptiles, comme dans le reste des vertébrés ovipares, plusieurs pièces à la mâchoire inférieure.

Les vertèbres des crocodiles, celles des ophidiens et celles des sauriens, sauf toutefois chez les geckos, ont la face antérieure de leur corps excavé et la postérieure convexe. En ce qui concerne les chéloniens, cette disposition n'existe qu'au cou, et encore les dernières cervicales de certains de ces animaux ont-elles une double concavité en avant et une double convexité en arrière ; dans d'autres cas, la quatrième cervicale des mêmes reptiles est biconvexe, caractère qui se retrouve à la première coccygienne des crocodiles. Chez les geckotiens, les vertèbres sont biconcaves, à la manière de celles des poissons et de beaucoup de reptiles qui ont vécu pendant la période secondaire.

On sait quelle singularité présentent, dans la région troncale, les vertèbres des chéloniens ; elles se soudent, ainsi que les côtes, à des pièces osseuses fournies par le dermato-squelette pour former la carapace, et celle-ci est complétée en dessous par le plastron, dont les éléments osseux paraissent répondre à la fois aux clavicules, au sternum et à la portion cartilagineuse ici ossifiée des côtes. Le sternum se trouve ainsi constitué par neuf pièces auxquelles E. Geoffroy a donné le nom d'entosternal, hyosternaux, épisternaux et xyphosternaux.

Le plastron et la carapace sont plus solides chez les chéloniens terrestres que chez ceux qui vivent dans l'eau, les pièces qui les composent étant plus complétement ossifiées chez les premiers de ces animaux que chez les seconds. Parmi ceux-ci nous devons particulièrement citer les trionyx, les chélonées et les sphargis. Ce dernier genre forme, parmi les reptiles de cet ordre, une singulière exception. Sa carapace proprement dite est réduite à la portion antérieure et nuchale de celle des autres reptiles chéloniens, mais une carapace supplémentaire, composée d'une multitude de petites pièces osseuses comparables à celles qui forment la carapace des tatous et des glyptodons, se développe dans la peau aussi bien au-dessus du tronc qu'en dessous, et fournit à l'animal une protection comparable à celle que les autres chéloniens doivent à l'enveloppe dermato-squelettique dans laquelle les mieux doués sous ce rapport peuvent rentrer leur tête, leurs pattes et leur queue, de manière à s'y enfermer comme dans une boîte osseuse. Il existe même des chéloniens dont le plastron est mobile soit en avant, soit en arrière, ce qui leur permet de clore complétement leur enveloppe solide.

Chez les autres reptiles, le squelette présente des dispositions non moins curieuses. Il varie beaucoup d'un ordre à l'autre, ce que l'on peut constater en comparant les serpents aux sauriens et ceux-ci aux crocodiliens. Le sternum offre en particulier des dispositions assez diverses ; il manque, ainsi que l'épaule, le bassin et la partie libre des membres chez les ophidiens ; sa forme n'est pas la même chez les autres reptiles, et l'épaule s'éloigne aussi, par sa conformation, de celle des mammifères. Les sauriens serpentiformes ont les membres tout à fait rudimentaires, mais ils conservent encore un rudiment de l'épaule et du bassin.

Les crocodiles possèdent des cartilages costaux à la région abdominale ; les dragons ont plusieurs de leurs côtes dirigées latéralement, de manière à supporter les membranes aliformes qui s'étendent sur leurs flancs et leur servent à voler ; enfin il existe chez les reptiles un grand nombre d'autres dispositions non moins singulières, mais dont l'énumération nous entraînerait au delà des limites que comporte cet article.

En ce qui concerne les organes reproducteurs des vertébrés qui nous occupent en ce moment, la conformation n'en est pas moins curieuse. Les oviductes des femelles ou, chez les mâles, les canaux déférents se rendent, avec les urethères et le rectum, dans une poche commune qui reçoit, comme celle des oiseaux, la dénomination de cloaque, et le produit de la génération consiste en œufs qui, le plus habituellement, se développent en dehors du corps de la mère, quoiqu'ils aient été fécondés avant d'avoir été pondus. L'enveloppe des œufs est dure et résistante chez les crocodiles et dans certains chéloniens ; dans d'autres genres du deuxième groupe, elle a moins de consistance, et il en est de même chez les ophidiens, ainsi que chez la plupart des sauriens. Toutefois, les œufs des geckos ont une enveloppe aussi résistante que celle des œufs des oiseaux. Quelques ophidiens et un petit nombre de sauriens sont ovovivipares.

Chez les crocodiles et les chéloniens, l'organe mâle est unique, mais sans que le canal de l'urèthre y soit complet comme chez les mammifères. Il reste au contraire fendu dans toute sa longueur comme par suite d'un hypospadias naturel. Chez les serpents et les sauriens, la séparation des deux corps caverneux est telle qu'il semble y avoir deux verges au lieu d'une ; c'est cette disposition qui a conduit de Blainville à donner à ces reptiles la dénomination de bis-péniens.

On trouve des reptiles dans les régions chaudes et dans les régions tempérées. Ils deviennent rares dans les pays froids, et, vers les pôles, il n'en existe plus. Dans beaucoup de pays, ces animaux s'engourdissent en hiver, et ce n'est qu'en été qu'ils jouissent de toute leur activité. Ceux des contrées chaudes ont, au contraire, des mouvements plus rapides, mais ils subissent une sorte d'hivernage pendant les temps de grande sécheresse. Ils sont bien supérieurs en nombre à ceux de nos climats, et leur taille est aussi plus considérable. Certains genres sont affectés à des régions particulières, et il est des familles entières qui sont en grande partie dans ce cas. Ainsi, il y a surtout des iguaniens en Amérique, et c'est principalement dans l'ancien monde que vivent les agamiens. Les gavials sont particuliers à l'Inde, et il n'y a de caïmans qu'en Amérique, tandis que les crocodiles proprement dits sont à la fois de l'ancien et du nouveau continent. Les scincoïdiens, reptiles du même ordre que les lézards, ont à l'encontre des iguaniens une répartition moins régulière mais plus étendue, et il en est de même pour les geckotiens. À mesure que l'on étudie avec plus d'attention les caractères distinctifs de ces animaux, on comprend mieux la répartition de leurs genres et celle de leurs espèces sur les différents points du globe, et l'on se fait aussi une idée plus exacte du mode suivant lequel ils ont apparu dans la série des temps géologiques.

Les reptiles de la période tertiaire étaient peu différents par leurs caractères de ceux d'à présent, et ils rentrent dans les mêmes divisions naturelles. En Europe, cette classe était alors représentée par des formes plus nombreuses que celles d'aujourd'hui, et l'on rencontre dans cette partie du monde des restes fossiles d'animaux lui appartenant qui indiquent des trionyx, des crocodiles et certains groupes de sauriens et d'ophidiens qui n'existent plus de nos jours sur le même continent, quoique leurs familles ou leurs genres fournissent encore à la faune erpétologique des autres parties du globe un certain nombre d'espèces.

Mais c'est surtout pendant la période secondaire que les reptiles ont offert des particularités singulières dans leur organisation. La mer crétacée a nourri le mosasaure, le léiodon et d'autres encore qui rappelaient, à certains égards, les varans, mais atteignaient des dimensions gigantesques. Ces grands reptiles avaient cessé de vivre avant les premiers temps de la période tertiaire, et il en a été de même des dinosauriens, tels que le mégalosaure et l'iguanodon, des plésiosaures, des ichthyosaures, des simosaures et de tant d'autres encore qui peuplaient les continents ou les mers, avant que les mammifères et les oiseaux eussent acquis la prépondérance qu'ils ont conservée depuis lors. Aussi, lorsque l'on veut étendre la classification erpétologique à ces anciennes formes, au lieu de se limiter à celles existant dans la nature actuelle, est-on conduit à modifier d'une manière considérable les résultats taxonomiques auxquels les classificateurs contemporains de Linné et ceux des premières années de ce siècle, plus particulièrement Al. Brongniart et Cuvier, étaient arrivés ; un nouvel examen des reptiles encore existants a d'ailleurs conduit de Blainville et les naturalistes qui sont entrés dans la voie qu'il avait tracée, à modifier d'une manière notable la classification erpétologique, même en limitant cette dernière aux espèces dont Brongniart, Cuvier, Daudin, Duméril, etc., s'étaient surtout préoccupés.

Linné appelait les reptiles *amphibia*, et il en faisait la troisième des classes qu'il admettait dans le règne animal. Ils ne constituaient, pour lui, que dix genres, quatre renfermant des espèces pourvues de membres, savoir : les genres tortue (*testudo*), dragon (*draco*), lézard (*lacerta*) et grenouille (*rana*), et six dont les espèces manquent de membres, savoir : crotale (*crotalus*), boa (*boa*), couleuvre (*coluber*), anguis (*anguis*), amphisbène (*amphisbœna*) et cécilie (*cœcilia*). Ce dernier genre a dû, comme celui des *rana*, répondant aux anoures des erpétologistes actuels, être reporté parmi les batraciens auxquels revient aujourd'hui la dénomination d'amphibies ou plutôt celle d'amphibiens.

Bientôt les travaux relatifs aux reptiles se sont multipliés ; de nombreuses espèces inconnues à l'auteur du *Systema naturæ* ont été rapportées par les voyageurs, et, récemment aussi, de semblables découvertes ont lieu sur un grand nombre de points du globe ou dans ses couches fossilifères. Aussi les premières conclusions de Linné ont-elles dù être abandonnées, et, en France comme à l'étranger, on a essayé de perfectionner la classification erpétologique.

La division des reptiles en deux groupes, l'un pour ceux qui sont pourvus de membres, et l'autre pour ceux qui sont dépourvus de ces organes, quoique préférable à celle d'Aristote, qui classait les premiers de ces animaux auprès des quadrupèdes ovipares, et faisait des seconds un groupe distinct sous le nom de serpents, ne pouvait être conservée ; et cependant elle a été maintenue dans les termes où l'avait établie le fondateur de l'histoire naturelle, par Lacépède, dont un des ouvrages a en effet pour titre : *Histoire naturelle des quadrupèdes ovipares et des serpents.*

En 1805, Alexandre Brongniart, adoptant la réunion, déjà proposée avant lui, des quadrupèdes ovipares et des serpents en une seule classe, sous le nom de reptiles, imagina de diviser ces animaux en quatre ordres distincts qui prirent les noms de chéloniens, sauriens, ophidiens et batraciens, mais, en 1816, de Blainville fit voir que les crocodiles, associés par Brongniart aux sauriens, doivent constituer un ordre séparé, plus voisin de celui des chéloniens qu'il ne l'est des sauriens véritables et qu'il faut retirer de cette classe les batraciens, pour en faire un groupe de même valeur, c'est-à-dire une classe, dont la place est intermédiaire à celle qu'ils occupent eux-mêmes et aux poissons.

Beaucoup de modifications secondaires sont venues s'ajouter à celles-là, entre autres celle également due à de Blainville, qui retire des ophidiens les orvets et certaines autres espèces apodes, pour les placer parmi les sauriens, dont ils ont en effet les principaux caractères.

Des ouvrages importants ont été publiés au sujet des reptiles par Daudin, Duméril et Bibron, J.-E. Gray et divers autres auteurs ; de nombreux mémoires ont fait ressortir les particularités principales de la structure de ces animaux et la classe des reptiles, bien que toutes les espèces qui la composent n'aient point encore été décrites, est aujourd'hui l'une des mieux connues de tout le règne animal. On peut évaluer à trois mille environ le nombre des espèces qui la composent. On trouvera l'exposé détaillé de leur classification dans les articles CHÉLONIENS, CROCODILIENS, OPHIDIENS et SAURIENS de ce Dictionnaire.

Comme nous l'avons déjà rappelé, certains reptiles sont redoutables par leur force et en même temps par leurs instincts carnivores. Tels sont les crocodiles, les pithous, les boas et d'autres encore. D'autres animaux de la même classe occasionnent, par le venin dont ils sont pourvus, des accidents graves, souvent même la mort. Au contraire, il en est beaucoup qui sont inoffensifs, ou tout au moins fort peu à craindre et la répulsion ou la terreur qu'ils inspirent est loin d'être toujours justifiée. On tire partie de l'écaile de plusieurs sortes de chéloniens, principalement de celle des carets, qui appartiennent au groupe des chélonées. La chair de tous les animaux du même ordre est recherchée comme aliment, et les œufs de ceux qui vivent à la mer sont, à l'occasion, d'une grande utilité pour les navigateurs. Le bouillon de tortue passe pour avoir des propriétés curatives. Beaucoup de serpents peuvent être mangés, si on les dépouille avec soin, et, dans nos pays, on prépare à cette intention les couleuvres sous le nom d'anguilles de haies. Beaucoup de sauriens sont également alimentaires ; ils sont recherchés, soit par les peuplades sauvages de l'Australie, soit par

certains insulaires. Dans les parties les plus civilisées de l'Amérique, on ne
dédaigne pas la chair des iguanes, et ces reptiles sont portés sur les marchés
pour y être vendus aux consommateurs.                       P. Gerv.

Bibliographie. — Lacépède. *Hist. natur. des quadrupèdes ovipares et des serpents*, 2 vol.
in-4°; Paris. 1788 et 1789. — Daudin. *Hist. nat des reptiles*. 8 vol. in-8°; Paris, 1802-1803.
— Cuvier (G.). *Le règne animal*. — Du même. *Ossements fossiles*. — Duméril et Bibron.
*Erpétologie générale*, 9 vol. in-8°, avec pl. Paris. 1834-1854. — Gray (J.-E.). *Ouvrages et
mémoires divers; Catalogues des collections erpétologiques du musée britannique*, etc. —
Gervais (P.) et Van Beneden. *Zoologie médicale*, 2 vol. in-8°; Paris, 1859. — Gervais. *Reptiles
vivants et fossiles*, 1 vol. in-8°, avec pl. Paris. 1869.                       P. G.

**REQUIES NICOLAÏ**. Électuaire, qui est, comme le mithridate ou l'opiat
de Salomon, une simplification de la thériaque.                       D.


**REQUIN** (Achille-Pierre). Né à Lyon, le 15 août 1803, mort à Paris, le
31 décembre 1854, à l'apogée du talent, et presque au moment où la fortune,
si longtemps marâtre pour lui, avait enfin récompensé une vie toute de travail,
de persévérance, et d'honneur. Requin, en effet, n'était pas né sous une étoile
favorable; fils d'un adjudant-général entrepositaire des tabacs, et que le retour
des Bourbons réduisit à la retraite et à un dénûment presque absolu, il dut
faire flèche de tout bois pour vivre et pour continuer ses études médicales, et
on l'a vu, à une époque, donner des leçons de grammaire latine. Il n'est sorti
de la misère qu'à force de travail; il n'a rien demandé au hasard, rien à l'in-
trigue, rien à la faveur. On pourrait le photographier sous ces traits : courage,
dévouement, désintéressement, loyauté parfaite, amour du devoir, âme sympathique à tout ce qui est bien. Il y avait, peut-être, quelque chose de rude dans
ses traits mâles et énergiques; mais cela cachait des trésors de finesse et de sensibilité, et si, dans le fond de son cœur, il voyait avec peine ses nombreux échecs
devant des émules plus jeunes que lui, ses luttes de concours lui ont procuré,
chose rare, plus d'amis que d'ennemis. Ces luttes ont été longues. En effet,
reçu docteur au mois de février 1829, il se met aussitôt sur les rangs pour
l'agrégation (août 1829).

En 1831, concours pour la chaire de physiologie; les concurrents sont nom-
breux : il y a, Piorry, Lepelletier, Guérin (de Mamers), Defermon, Velpeau,
Bouillaud, Gerdy, Bouvier, West, Trousseau, Pierre Bérard, Sandras, Royer-
Collard, Requin. C'est Bérard qui l'emporte.

En 1837-38. Concours pour la chaire d'hygiène.

En 1839. Concours pour la chaire de thérapeutique.

En 1839-40. Concours pour la chaire de pathologie interne.

En 1851. Concours pour la chaire de pathologie interne. Cette fois, le noble
champion est nommé, et occupe le fauteuil de Fouquier.

Et c'est trois ans après, au moment où il savourait le bonheur du succès,
qu'il avait enfin acquis la position honorable et glorieuse de professeur et de
praticien, qu'il est emporté par une fièvre typhoïde, maladie rare à cet âge de
cinquante-et-un ans.

Requin aimait les vieux livres, et s'y connaissait. On le rencontrait souvent
devant les échopes de nos bouquinistes, les deux mains perdues dans les pape-
rasses; et il n'était véritablement heureux que lorsqu'il avait pu découvrir un
volume absent de sa bibliothèque et réputé pour sa rareté. Combien de fois
l'avons-nous rencontré dans la rue, feuilletant avidement la précieuse relique,

sans s'inquiéter des voitures qui le frôlaient et des coups de chapeau qui étaient donnés en pure perte.

Cet homme remarquable, ce philosophe vraiment pratique a laissé les ouvrages suivants :

I. *Quelques propositions de philosophie médicale*. Thèse doctorale, 1820. — II.? *Num a recentiorum laboribus dilucidatæ sunt phlebitidis causæ, diagnosis et curatio ?* Thèse pour l'agrégation, 1829. — III. *Généralités de la physiologie, plan et méthode à suivre dans l'enseignement de cette science*. Thèse de concours, 1831. — IV. *Hygiène de l'étudiant en médecine et du médecin*. Thèse de concours, 1838. — V. *Des purgatifs et de leurs principales applications*. Thèse de concours, 1839. — VI. *Des prodromes dans les maladies*. Th. de concours, 1840. — VII. *Analyse du traité de tératologie de Geoffroy Saint-Hilaire*. In *Gaz. méd.*, 1852, p. 485; 1837, p. 318. — VIII. *Renseignement sur le bouton d Alep*. In *Gaz. méd.*, 1832, p 555. — IX. *Histoire de la guérison d'une éventration congéniale*. In *Gaz. méd.*, 1832, p 639. — X. *Observation sur un cas de diabète sucré*. In *Revue méd.*, septemb. 1842. — XI. *Notice médicale sur Naples*. Paris, 1833, in-8°. — XII. *Leçons cliniques de M. Chomel sur le rhumatisme* Paris, 1837, in 8°, 440 pag. Trad. en espagnol. Madrid, 1841, in-8°. — XIII. *Eléments de pathologie médicale*. Paris, 1843-45, in-8°. — XIV. *Divers articles* dans l'*Encyclopédie nouvelle*, 1834-1837: *Absorption, abstinence, accroissement*, etc., Plus, plusieurs articles de biographie : ALDROVANDE, BICHAT, BOERHAAVE, BOYER, CELSE, DUPUYTREN, etc., etc.

A. C.

**REQUIN** (*Carcharcus*). Les requins constituent un genre de squales dont quelques espèces, plus particulièrement une de celles qui visitent nos côtes européennes, atteignent de grandes dimensions, et sont des animaux très-voraces. Ces poissons possèdent une nageoire anale ; leur caudale n'est pas en forme de faux, et ils ont les dents grandes, triangulaires et dentelées sur les bords. Les requins manquent d'évents ; leur museau est déprimé ; leurs narines sont ouvertes sous la partie médiane du rostre, et leurs dernières fentes branchiales s'étendent jusque sur la base des pectorales. Muller et Henle ont partagé les requins en plusieurs genres, et Ch. Bonaparte ainsi que A. Duméril ont repris la nomenclature de ces poissons, le premier dans un de ses mémoires, le second dans le premier volume de l'ouvrage qu'il avait entrepris sous le titre d'*Ichthyologie générale*. Celui de ces genres auquel appartient le requin proprement dit (*Squalus carcharias* de Linné; *Carcharias glaucus* et *Carcharias Rondeletii* des auteurs modernes) a reçu la dénomination de *Prionodon ;* on l'appelle aussi *Carcharias;* c'est le plus nombreux en espèces, et il a des représentants dans presque toutes les mers.

Le grand requin, dont le nom devrait s'écrire *requiem*, atteint jusqu'à huit ou neuf mètres de longueur, et il est célèbre par sa voracité. On en prend de temps en temps de très-grands sur les côtes de la Méditerrannée, à Port-Vendre, à Cette, à Marseille, à la Ciotat, à Nice, et, après les avoir dépecés pour en manger la chair, on en garde les mâchoires, très-capables, par leur développement et la force des dents dont elles sont armées, de donner une idée de la férocité de ces poissons; il vient aussi des requins sur les côtes de l'Océan. Rondelet, qui avait déjà eu connaissance de quelques-uns de ces monstres, leur a consacré un chapitre de son *Histoire des Poissons*, dans lequel il leur donne le nom de *Lamies*. Ainsi qu'on pourra en juger par les extraits suivants, le récit qu'il en fait ne manque pas d'originalité :

« Ce poisson, dit-il, mange les autres; il est très-goulu, il deuore les homes entiers, comme on en a conneu par experience : car à Nice é à Marseille on a autres fois pris des lamies dans l'estomac des quelles on a troué home armé entier... J'ai veu lamie en Saintonge de gorge si grande qu'vn home gros é gras

aisément i fut entré, tellement que si auec vn baillon on leur tient la bouche
ouuerte les chiens i entrent aisément pour manger ce qu'ilz trouuent dans l'estomac. Ce que considerant de près, j'ai pensé que c'estoit vne lamie dans le ventre
de la quelle Jonas par la prouidence diuine fut par l'espace de trois iors, d'où en
sortit sain et sauue... » Rondelet ajoute que la lamie, c'est-à-dire le requin, a la
chair blanche, assez tendre et que le goût en est agréable et préférable à celui
de plusieurs autres poissons de la même famille. Il pense que c'est du même
poisson qu'il est parlé sous le nom de *carcharias* dans Athénée, « Où Archestrate
loue tant le dessous du ventre é enseigne comme il le faut acoustrer, disant que
ceux sont sots qui n'en voudroient manger à cause qu'il mange les homes. »

Il a existé des requins encore plus grands que celui dont il vient d'être question. En effet, on trouve dans les dépôts de l'époque miocène des dents de même
forme que celles de ces animaux, mais beaucoup plus grandes et à base d'insertion plus solide. Il s'en trouve dans beaucoup de localités en France, et il y en a
aussi dans d'autres parties de l'Europe, ainsi qu'à l'isthme de Suez, et même
dans l'Amérique septentrionale. On a fait de l'espèce dont ces dents proviennent
un genre à part sous le nom de carcharodon, et l'espèce elle-même a été appelée
*Carcharodon megalodon*. Si le corps de ce poisson était à celui des requins actuels dans le même rapport que leurs dents le sont entre elles, on devrait leur attribuer une longueur de 12 à 15 mètres. Lacépède disait 25. M. Lehon a restauré
en partie les mâchoires d'un *Carcharodon megalodon* au moyen de dents recueillies dans la crag d'Anvers. Supposées ouvertes dans un plan, elles n'auraient
pas eu moins de 4<sup>m</sup>,60 de tour. P. GERV.

**RÉQUISITION** (MÉDECINE LÉGALE ET HYGIÈNE PUBLIQUE). C'est l'invitation
adressée au médecin par une autorité compétente, de faire un acte de sa profession. La réquisition est *judiciaire* ou *administrative*; elle a pour but d'éclairer
la justice ou d'assurer aux populations les secours de l'art. Peut-elle devenir un
ordre, sous la sanction d'une peine, à l'exécution duquel le médecin ne se soustrait qu'en faisant accepter une excuse ? Cette question touche au devoir médical,
à l'intérêt public, à l'indépendance et à la dignité de la profession ; elle a toujours préoccupé les médecins. Divers intérêts sont ici en collision, et la jurisprudence a varié; elle semble aujourd'hui admettre en principe l'indépendance professionnelle, et comme exception, l'obligation d'obéir à la réquisition dans
certains cas déterminés. Nous examinerons successivement les points suivants :
1° les dispositions légales ; 2° l'autorité requérante ; 5° le médecin requis ; 4° le
refus du mandat ; 5° la réquisition judiciaire ; 6° le témoignage ; 7° la réquisition administrative ; 8° l'obligation de pratiquer ; 9° la réquisition pendant les
épidémies ; 10° les moyens de prévenir les conflits ; 11° la réquisition militaire ;
12° la bibliographie.

1° *Dispositions légales.* Les unes déterminent les cas de réquisition, les
autres établissent une pénalité.

*Loi du 16-24 août 1790.* Titre XI de la police municipale, art. 5 : « Les
objets de police confiés à la vigilance et à l'autorité des corps municipaux
sont :... 5° Le soin de prévenir par des précautions convenables, et celui de faire
cesser par la distribution des *secours nécessaires*, les *accidents et fléaux calamiteux*, tels que les *incendies*, les *épidémies*, les *épizooties*, en provoquant aussi,
dans ces deux derniers cas, l'autorité des administrations du département et du
district. » La loi du 22 juillet 1791, article 15, reproduit et étend ces attributions.

C. I. C. Art. 43 : « Le procureur de la République *se fera accompagner*, au besoin, d'une ou de deux personnes *présumées par leur art ou profession* capables d'apprécier la nature et la circonstance du crime ou du délit. »

Art. 44 : « S'il s'agit d'une mort violente ou d'une mort dont la cause soit inconnue ou suspecte, le procureur de la République *se fera assister d'un ou de deux officiers de santé* qui feront leur rapport sur les causes de la mort et sur l'état du cadavre. .

« Les personnes appelées dans le cas du présent article ou de l'article précédent, prêteront devant le procureur de la République le *serment de faire leur rapport et de donner leur avis*, en leur honneur et conscience. »

C. C. Art. 81 : « Lorsqu'il y aura des signes ou des indices de mort violente, ou d'autres circonstances qui donneront lieu de le soupçonner, on ne pourra faire l'inhumation qu'après qu'un officier de police, *assisté d'un docteur en médecine ou en chirurgie*, aura dressé procès-verbal de l'état du cadavre et des circonstances y relatives, ainsi que des renseignements qu'il aura pu recueillir sur les noms, prénoms, âge, profession, lieu de naissance et domicile de la personne décédée. »

C. I. C. Art. 47 : « Hors les cas énoncés dans les articles 32 et 46, le procureur de la République, instruit soit par une dénonciation, soit par toute autre voie, qu'il a été commis dans son arrondissement, un crime ou un délit, ou qu'une personne qui en est prévenue se trouve dans son arrondissement, sera tenu de requérir le juge d'instruction, d'ordonner qu'il en soit informé, même de se transporter, s'il est besoin, sur les lieux, à l'effet d'y dresser tous les procès-verbaux nécessaires. »

Art. 60 : « ... Il peut refaire les actes ou ceux des actes qui ne lui paraîtraient pas complets. »

Art. 48 à 52 : Les officiers de police, auxiliaires du procureur de la République, pourront faire tout ou partie des actes de sa compétence « dans le cas de flagrant délit » ou par délégation.

Art. 80 : « Toute personne citée pour être entendue *en témoignage* sera tenue de comparaître et de satisfaire à la citation : sinon, elle pourra y être contrainte par le juge d'instruction qui, à cet effet, sur les conclusions du procureur de la République, sans autre formalité, ni délai, et sans appel, prononcera une amende qui n'excédera pas cent francs, et pourra ordonner que la personne citée sera contrainte par corps à venir donner son témoignage. »

269 : Le président des Assises pourra, dans le cours des débats, appeler, même par mandat d'amener, et entendre toutes personnes, ou se faire apporter toutes nouvelles pièces qui lui paraîtraient, d'après les nouveaux développements donnés à l'audience, soit par les accusés, soit par les témoins, pouvoir répandre un jour utile sur le fait contesté. »

C. P. Art. 475 : « Seront punis d'amendes, depuis six francs jusqu'à dix francs inclusivement... § 12, ceux qui, le pouvant, auront refusé ou négligé de faire les travaux, le service, ou de prêter *le secours dont ils auront été requis*, dans les circonstances d'*accidents*, tumulte, naufrage, inondation, incendie, *ou autres calamités*, ainsi que dans les cas de brigandages, pillages, *flagrant délit*, clameur publique ou d'*exécution judiciaire*. »

478 : « La peine de l'emprisonnement, pendant cinq jours au plus, sera toujours prononcée, en cas de récidive, contre toutes les personnes mentionnées dans l'article 475. »

236 : « Les *témoins* et jurés qui auront allégué une excuse reconnue fausse, seront condamnés, outre les amendes prononcées pour la non-comparution, à un emprisonnement de six jours à deux mois. »

*Loi du 3 mars 1822* sur la police sanitaire. Art. 13 : « Sera puni d'un emprisonnement de quinze jours à trois mois et d'une amende de cinquante francs à cinq cents francs, tout individu qui, n'étant dans aucun des cas prévus par l'article précédent, *aurait refusé d'obéir à des réquisitions d'urgence pour un service sanitaire* ou qui, ayant connaissance d'une maladie pestilentielle, aurait négligé d'en informer qui de droit.

« Si le prévenu de l'un ou de l'autre de ces délits est *médecin*, il sera en outre puni d'une interdiction d'un à cinq ans. »

2° *Autorité requérante.* La police judiciaire recherche les crimes, les délits et les contraventions ; elle en rassemble les preuves et en livre les auteurs aux tribunaux chargés de les punir (C. I. C., 8). Toute personne n'a pas le droit de requérir un médecin, pour constater un fait, obtenir un secours, faire dresser un rapport ; il faut une autorité judiciaire désignée par la loi. Dans le cas de flagrant délit, c'est-à-dire « quand le délit se commet actuellement, ou vient de se commettre » (C. I. C. 41), le procureur de la République instruit immédiatement (C. I., C. 32 et 46) ; et les officiers de police judiciaire, auxiliaires du Procureur de la République, c'est-à-dire les juges-de-paix, les officiers de gendarmerie, les commissaires de police, les maires et adjoints (C. I., C. 48, 52) sont investis des mêmes attributions. Dans les cas ordinaires, c'est le juge d'instruction qui est chargé de toutes les recherches et des poursuites; c'est lui qui requiert le médecin. Le président d'une cour d'assises use du même droit, en vertu de son pouvoir discrétionnaire (268, 269). Un président de tribunal ou de cour requiert aussi en matière civile. L'article 10 du Code d'instruction criminelle donne aux préfets la faculté de « faire personnellement ou de requérir les officiers de police judiciaire, chacun en ce qui le concerne, de faire *tous actes nécessaires*, à l'effet de constater les crimes, délits et contraventions... » Ainsi tous les fonctionnaires de l'ordre judiciaire ou administratif, qui concourent à la police répressive, à la poursuite des actes contraires à la loi, ont le droit de requérir le médecin ; il n'a pas à discuter leur compétence, ni à rechercher si l'un n'empiète pas sur les attributions de l'autre. Tous les officiers de police judiciaire, même les juges d'instruction, sont soumis à la surveillance du procureur général (279) et cette surveillance s'étend à tous ceux qui, d'après l'article 9, sont appelés par la loi, même en raison de fonctions administratives, à faire quelques actes de police judiciaire.

Le moment de la réquisition peut varier ; le médecin est appelé, le plus souvent, dès que les soupçons s'élèvent et que le crime se découvre; d'autres fois, c'est pendant le cours de l'instruction qu'il doit procéder à de nouvelles recherches ; il peut encore être requis pendant les débats pour interpréter les faits de la cause, en tout ce qui est du ressort des sciences médicales.

*La forme de la réquisition* présente aussi quelques différences ; elle peut être verbale, au moment du flagrant délit : elle est le plus souvent écrite. Dans les cas ordinaires, le médecin est mandé auprès du juge d'instruction par une simple lettre, par un avertissement, sans citation, conformément à une instruction sur l'art. 16 du Décret du 18 juin 1811. Il est invité à se présenter pour prêter serment en qualité d'expert, aux fins d'une opération dont il lui sera donné connaissance. *Une ordonnance* le commet ensuite aux opérations dont elle énonce le détail. Le procès-verbal de prestation de serment, préalable à l'opération, constate que le médecin *a accepté la mission* qui lui est confiée, et a, en conséquence, prêté serment, aux termes de l'article 44 du code d'instruction criminelle, de faire son rapport et de donner son avis en honneur et conscience. La prestation de serment est une formalité essentielle, sans laquelle le rapport n'aurait plus que la valeur d'un simple renseignement ; il doit précéder l'opération ; dans l'esprit de la loi, son influence s'exerce sur les opérations elles-mêmes. Le serment de témoin ne peut remplacer celui d'expert ; mais le serment d'expert, une fois prêté, donne un caractère légal à toutes les vérifications de même nature auxquelles il procède dans la même cause. La formule du serment n'est pas sacramentelle ; il peut être prêté en termes équivalents ; la mention que l'expert a prêté le serment *voulu par la loi* a été reconnue comme suffisante.

5° *Le médecin requis.* Il faut un titre légal pour être requis ; la loi du 14 ventôse an XI l'établit formellement. Art. 27 : « A compter de la publication de la présente loi, les fonctions de médecins et chirurgiens jurés appelés par les tribunaux, celles de médecins ou de chirurgiens en chef dans les hospices civils, ou chargés par des autorités administratives de divers objets de salubrité publique, ne pourront être remplies que par des médecins et des chirurgiens reçus suivant les formes anciennes ou par des docteurs reçus suivant celles de la présente loi. » Cette disposition retirait de l'anarchie, amenée par le décret du 18 août 1792, et par la loi du 8 août 1793, qui supprimait les académies, les facultés, les collèges ; plus d'enseignement alors, plus de réceptions ni de titres ; le charlatanisme, suivant l'expression de Marc, avait envahi le domaine de la médecine et avait pénétré jusques dans le sanctuaire de la justice. Chaussier, Fourcroy, ont retracé le tableau de ces abus, qui se reproduiraient, s'il n'était pas positivement établi qu'il faut un titre pour exercer la médecine légale. Le charlatanisme, si habile à s'emparer de la confiance du public, pourrait aussi capter celle des magistrats, et cette disposition formelle de la loi n'est pas superflue.

Un officier de santé peut être requis comme un docteur en médecine ; aucun doute n'est possible à cet égard, la jurisprudence a prononcé. Si la loi du 29 ventôse an XI exige que les fonctions d'expert ne soient confiées qu'à un docteur en médecine ou en chirurgie, si la même disposition est reproduite par l'article 81 du code civil, promulgué le 15 mars 1803, une disposition postérieure du code d'instruction criminelle, promulgué le 27 novembre 1808, l'article 44, stipulant pour un cas analogue, donne le droit d'être requis aux officiers de santé. Chaussier, Orfila, avaient soutenu la compétence exclusive des docteurs ; je suis d'autant plus fondé à persister dans mon opinion, disait Orfila, que la loi qui nous régit n'exige pas que les aspirants au titre d'officier de santé aient étudié la médecine légale, ni qu'ils aient, par conséquent, subi des examens sur cette branche si importante et si difficile des sciences médicales. Faustin Hélie pense qu'il faut, conformément à la loi de ventôse, préférer les docteurs, lorsqu'il s'agit de discuter devant un tribunal un point de médecine légale, d'obtenir, dans le cours d'une instruction, une consultation des hommes de l'art, sur des questions soulevées par le prévenu ou par les témoins, ou de faire vérifier les résultats d'une première expertise ; mais que ce système d'exclusion ne peut être suivi, lorsqu'il s'agit des opérations ordinaires qui ont pour but de constater des faits. Un système trop absolu serait une cause d'embarras pour la justice ; l'habileté et la

science peuvent aussi exister dans le grade inférieur, et dans les cas de flagrant
délit, il n'y a point d'exclusion possible ; le juge doit prendre le premier expert-
médecin, docteur ou officier de santé qu'il trouve sous sa main. Boitard reconnaissait aux officiers de santé le droit « de venir dans le premier moment assister
le juge d'instruction ou le procureur du roi dans l'instruction instantanée » ;
mais il pensait que la loi réservait aux docteurs le droit de déposer, comme médecins jurés, devant les cours et tribunaux. Cette discussion n'a plus qu'un
intérêt historique. Un arrêt de la Cour de cassation, du 2 avril 1842, a fixé la
jurisprudence : « Sur le moyen de cassation pris de ce qu'un officier de santé
aurait procédé à l'autopsie de la victime des coups et blessures ; attendu, en
droit, que l'article 44 du code d'instruction criminelle prescrit seulement au
procureur du roi de se faire assister d'un ou de deux officiers de santé ; qu'aucune disposition du même code n'impose au juge d'instruction des obligations
autres ou plus étroites, rejette... » La dénomination d'officier de santé est prise
d'une manière générale, pour indiquer un médecin, non-seulement dans l'article 44 du code d'instruction criminelle, mais dans les articles 160, 317 et 318
du code pénal, tous postérieurs au code civil et à la loi du 19 ventôse an XI. On
aurait pu désirer plus de précision et de concordance dans les termes, mais le sens
de la loi n'est pas douteux : elle place sur le même rang, pour la réquisition, les
deux ordres de titre, sauf à choisir l'homme présumé le plus habile, et à préférer,
si les circonstances le permettent, le docteur en médecine à l'officier de santé. La
justice désigne les personnes présumées capables, par leur art et leur profession,
d'apprécier la nature et les circonstances du crime et du délit, et l'on voit des
rapports rédigés par des docteurs en médecine et en chirurgie, par des officiers
de santé, par des sages-femmes même, par des pharmaciens de première et de
seconde classe.

Mais à côté de ce droit absolu, se place la nécessité de ne choisir que des personnes capables de remplir leur mandat. Une instruction ministérielle, du
30 septembre 1826, appelle l'attention des magistrats sur la désignation des
gens de l'art dont ils peuvent se faire assister : « Les opérations de médecine
légale... sont souvent difficiles et délicates, elles ont une grande influence sur le
jugement des affaires les plus graves ; c'est un double motif de ne les confier
qu'à des hommes instruits, expérimentés et capables de les bien faire. Les
erreurs et les méprises qui se commettent au moment du flagrant délit, sont
trop souvent irréparables, et quand même il serait possible de recommencer avec
succès ce qui a été mal fait dans le principe, il en résulterait toujours un sur-
croît de dépense qu'on aurait prévenu par un choix plus éclairé. » D'après cette
même instruction, rappelée le 16 août 1842, « chaque cour d'appel doit faire
choix à l'avance d'hommes expérimentés dans chaque partie des sciences médicales, et se les attacher, de manière à être assurée de les retrouver au moment
du besoin, et qu'ils puissent se suppléer réciproquement. Pour guider dans le
choix important des experts les officiers de police inférieurs, chaque procureur
du roi pourrait choisir à l'avance, comme cela a lieu dans un grand nombre de
villes, les médecins véritablement dignes de sa confiance, dans chaque commune
ou chaque canton, et en envoyer la liste à ses auxiliaires, en leur recommandant
de les appeler exclusivement dans les opérations qu'ils seraient dans le cas de
faire, avant d'en avoir pu référer au procureur du roi. » On recommande de
choisir, suivant les cas, des chirurgiens, des accoucheurs, des aliénistes, des
chimistes, mais il convient de tenir compte de la spécialité de la médecine légale

et de l'habitude des expertises. Un praticien qui excelle dans une partie de l'art rendra souvent moins de services à la justice que le médecin exercé aux recherches médico-légales. Un personnel médico-légal, s'il n'est pas établi par la loi, comme en Allemagne, doit exister au moins officieusement et se former dans chaque ressort. C'est le moyen d'assurer l'action de la justice et d'éviter les conflits.

Un étranger reçu docteur dans une faculté française a-t-il qualité pour dresser un rapport médico-légal et être appelé comme expert dans une affaire judiciaire ? Cette question a été traitée par M. Tardieu et résolue par l'affirmative, dans un rapport adressé le 7 août 1846, à la Commission centrale de l'Association des médecins de la Seine, et adopté par elle unanimement. Un médecin anglais, docteur de la Faculté de Paris, avait reçu une mission du maire de la commune de T..., en Normandie ; son rapport ne fut pas accepté par le procureur du roi, par le motif que « bien que son diplôme lui conférât la faculté de pratiquer la médecine, sa qualité d'étranger lui interdisait l'exercice de la médecine légale ; que la rédaction d'un rapport constituait un acte de fonctionnaire public, et que pour être fonctionnaire public il fallait être Français ». Mais les rapports et avis d'experts, dit M. Tardieu, n'ont en aucune façon le caractère d'actes authentiques et publics. Ce sont de simples documents dont l'importance ne peut être niée, mais qui peuvent être négligés, contrôlés, contredits même, sans qu'il y ait lieu de recourir à la voie d'inscription de faux. La capacité est prouvée par le diplôme, car il est entendu qu'il ne s'agit ici que de médecins étrangers, régulièrement et légalement reçus docteurs par une faculté française. Il y aurait lieu de contester la compétence légale des médecins étrangers admis à exercer en France, sans être docteurs d'une faculté française, par une tolérance et une faveur, dont les exemples n'étaient pas rares autrefois. Le serment n'engage pas la nationalité ; il lie l'honneur et la conscience. L'expert n'est pas un fonctionnaire public, il ne fait aucun acte de police judiciaire ; il donne un avis et fait un rapport, il ne dresse pas un procès-verbal. Les étrangers sont témoins en justice et prêtent le serment exigé ; ils peuvent être nommés traducteurs jurés, experts, interprètes. La Cour de cassation, dans un arrêt du 2 mars 1827, a reconnu aux magistrats le droit de choisir des experts interprètes étrangers. L'analogie conduit à admettre qu'un étranger reçu médecin en France peut être chargé, par la justice, d'une expertise et d'un rapport.

Le médecin peut perdre la faculté d'être requis, par l'application de l'article 42 du code pénal : « Les tribunaux jugeant correctionnellement pourront, dans certains cas, interdire en tout ou en partie l'exercice de droits civiques, civils et de familles suivants : ... 7° D'être expert ou employé comme témoin dans les actes ; 8° de témoignage en justice, autrement que pour y faire de simples déclarations. »

La protection légale due au médecin, pendant l'expertise, résulterait, d'après M. Devergie, de l'article 230 du code pénal, qui punit les violences exercées contre un citoyen chargé d'un ministère de service public ; mais un jugement du 20 février 1865, relaté par Briand et Chaudé, a décidé, contrairement aux conclusions du ministère public, que celui qui se rend coupable d'injures publiques ou d'outrages envers un expert, n'est pas atteint par le nouvel article 224 du code pénal, aucune disposition légale ne conférant aux experts commis par les tribunaux, soit un caractère public, soit une attribution quelconque de l'autorité publique,

4° *Le refus du mandat.* Le médecin est-il tenu d'obéir aux réquisitions de la justice? le mandat qu'il tient de la confiance du magistrat lui est-il offert ou imposé? Le devoir médical et l'indépendance de la profession sont ici en cause : je ne dirai pas que l'intérêt particulier est en collision avec l'intérêt public, car la société est intéressée aussi à maintenir la dignité de la profession, à ne pas en éloigner, par des mesures vexatoires, les hommes qui en sont l'honneur. Les professions libérales sont indépendantes par elles-mêmes, par la spontanéité qu'elles supposent; elles ne sont utiles qu'à la condition d'être libres. Quelle confiance peut inspirer le service obligatoire du médecin? « Il suffit d'ailleurs d'aller un peu au fond des choses, dit M. Dechambre, pour comprendre que la profession médicale, en particulier, proteste contre l'application de l'article *qui rendrait la réquisition obligatoire.* Œuvre de pure intelligence, œuvre occulte et échappant à l'appréciation du public, œuvre qui engage la responsabilité personnelle, la pratique du médecin n'est possible et ne se comprend, qu'à la condition de rester libre. »

L'objection qu'on n'évite pas, c'est le devoir de conscience, c'est le dévouement qui appartient à la profession médicale; même en l'écartant, pour ne juger que le côté légal, on en sent la force, et elle inquiète les théories absolues. « Le premier soin à prendre, ajoute notre confrère, si l'on veut d'ailleurs jeter un regard assuré sur cette question délicate, est de soustraire son jugement à l'obsession des sentiments charitables. Il n'est pas oiseux d'examiner si le médecin, quand il accomplit ces prodiges d'abnégation dont il est familier, s'abandonne à l'inspiration spontanée de son cœur ou bien obéit à une injonction de la loi, et si, conséquemment, il peut, en cas d'abus et de faux calcul de l'autorité, se refuser à ce que l'on dispose de lui. Si la justice répond non, il faut le constater soigneusement, en se réservant, au fond de sa conscience, le droit précieux de s'imposer librement, plus que la justice n'oserait jamais demander. Le corps médical est intéressé dans son honneur, à ce que, même en vue du bien public, l'indépendance de son ministère ne soit point entamée. »

En principe, les professions libérales sont absolument libres; la règle pour elles, c'est l'indépendance, mais cette règle ne souffre-t-elle pas quelques exceptions? Ceux qui exercent ces professions ne se doivent-ils pas aussi, dans une certaine mesure, à l'autorité qui réclame leur concours dans un intérêt public, quand il s'agit d'une nécessité actuelle, impérieuse, à laquelle on ne peut pourvoir autrement? Sans doute, il vaut mieux que ce concours soit assuré autrement que par une répression presque toujours illusoire, mais la société ne peut rester entièrement désarmée.

Aucune profession n'estime plus haut son indépendance que celle de l'avocat, et cependant la liberté de la parole, ou plutôt celle du silence, n'est pas absolue, elle est subordonnée à ce principe, que l'accusé ne peut manquer de défenseur. En matière criminelle, d'après le décret du 14 décembre 1810, et l'ordonnance royale du 23 novembre 1822, portant règlement de la profession d'avocat et de la discipline du barreau (art. 42), l'avocat nommé d'office pour défendre un accusé ne pourra refuser son ministère, sans faire approuver ses motifs d'excuse et d'empêchement par la cour d'assises, qui prononcera, en cas de résistance, l'une des peines déterminées par l'article 18. Les peines disciplinaires sont l'avertissement, la réprimande, l'interdiction temporaire et la radiation du tableau. Devant la cour des pairs, par une ordonnance du 1er avril 1835, l'avocat choisi ou nommé d'office devait accepter ou faire agréer ses excuses par la cour,

qui avait les mêmes droits que la cour d'assises. Si l'avocat a accepté la cause,
s'il a reçu des honoraires, il est tenu de se présenter. En matière civile, l'indépendance est absolue; il a été jugé par la cour de Riom, le 11 juillet 1828,
qu'il est de la liberté et de l'indépendance de la profession d'avocat, qu'il lui
soit permis de refuser les causes qui lui sont présentées, même après avoir conseillé le procès, et après avoir été commis par le bâtonnier, sans être tenu de
déduire au conseil de l'ordre les motifs de son refus. Ici encore on rencontre des
restrictions, une partie ne trouvant pas de défenseur, le tribunal lui en donne
un d'office, qui ne peut refuser sans exposer ses motifs au conseil de l'ordre; des
cas d'exception sont encore stipulés quand il s'agit de mineurs, d'établissements
publics, de militaires en activité de service.

M. Paul Andral pose en principe l'indépendance de la profession médicale.
« Le médecin peut refuser de prêter son ministère, lorsqu'il en est sollicité, et
son refus péremptoire n'a pas besoin d'être justifié par des motifs graves et légitimes. Si le philosophe qui a la main pleine de vérités, comme disait Fonte-
nelle, n'est point tenu de l'ouvrir pour répandre ce trésor sur le genre humain,
il est évident que le médecin ne saurait être obligé de prodiguer ses soins. Outre
qu'il serait arbitraire de contraindre un médecin dont la profession est pleinement indépendante et qui n'a accepté aucune fonction publique, quel fondement
faudrait-il faire sur la nature et la valeur de soins imposés d'autorité ? Et d'ailleurs ne peut-il pas se faire qu'un praticien consciencieux, scrupuleux peut-être,
se défiant de sa capacité et de ses aptitudes, refuse d'assumer la responsabilité
d'un examen difficile ou d'une opération délicate? Qui oserait l'en blâmer et à
plus forte raison l'en punir, surtout si l'on songe à la responsabilité que certains
arrêts feraient peser sur lui ! Au reste, la doctrine et la jurisprudence sont d'accord à cet égard. L'exercice de la médecine est, en général, purement volontaire.
Mais cette règle souffre-t-elle quelques exceptions ? » Elles se présentent dans trois
cas : lorsqu'il s'agit d'un accident intéressant la sécurité générale, lorsqu'il y a
flagrant délit ou exécution judiciaire, le médecin n'est point fondé à refuser la
mission qui lui est imposée.

L'intérêt public est ici en jeu; si tous les médecins refusaient le mandat, le
cours de la justice serait entravé ou même suspendu. Sans doute, d'une manière
générale, cette hypothèse n'est pas admissible, mais ne peut-elle pas se réaliser
dans une localité limitée, dans un arrondissement ? La médecine légale tient
aujourd'hui une place trop importante dans les instructions judiciaires, pour
qu'elle puisse faire défaut; l'intérêt de l'accusé, comme celui de la société, sera
compromis par l'absence d'investigations médicales. Ceux-là même qui n'admettent pas l'obligation légale reconnaissent qu'il est du devoir strict du médecin
de prêter son concours à la justice. « Le médecin est indépendant, dit M. Legrand
du Saulle, il reste libre dans l'exercice de son art ; mais c'est cet art lui-même
et non la loi qui lui commande de procéder aux investigations légales dont il
est chargé. Le médecin qui, sans motif légitime, refuse d'éclairer la justice, ne
peut, sans doute, être passible d'aucune peine, mais il commet un manquement à la morale, et un oubli de la noblesse et de la dignité de la profession. »
Il faut des motifs légitimes pour se soustraire à ce devoir : l'âge, les maladies,
les fatigues, le renoncement à la profession, la crainte de ne pas s'acquitter
convenablement d'une mission dont on n'a pas l'habitude. Pour certaines investigations, chimiques, botaniques, obstétricales ou autres, c'est même un devoir
pour le médecin de ne pas entreprendre des recherches auxquelles il ne serait

pas suffisamment préparé. A part les cas impérieux et urgents, les occupations
d'une clientèle étendue, de simples convenances personnelles, dont on n'a pas
à rendre compte, peuvent éloigner de la pratique de la médecine légale. D'une
manière générale, le médecin conserve à cet égard une liberté absolue ; l'intérêt
public est aussi que la profession médicale reste indépendante pour être digne-
ment et utilement exercée.

La jurisprudence admet un certain nombre de cas exceptionnels dans lesquels
le médecin doit obéir à la réquisition : *Salus populi suprema lex esto.* La justice
ne peut rester entravée ; il faut porter ses secours dans une calamité publique ;
les services du citoyen, agissant comme médecin, sont réclamés d'urgence, c'est
une espèce d'expropriation pour cause d'utilité publique, à la condition d'une
indemnité suffisante et d'un emploi utile des services demandés. L'obligation
légale est ici d'accord avec le devoir professionnel. Mais il ne paraît pas que la
justice veuille, en général, procéder par ces voies de contrainte, qui ne lui assu-
reraient qu'un médiocre concours. La peine est légère, en disproportion avec le
service demandé, et chacun comprend le peu de valeur d'un travail intellectuel
imposé par la force. Quelle confiance peut inspirer une autopsie, une opération
quelconque que le médecin ne pratique que contraint et forcé ? La justice tient
à obtenir le concours volontaire des médecins ; une instruction relative à l'article 16 du décret du 18 juin 1811 s'exprime en ces termes : « Pour prévenir
tout refus ou mauvais prétexte, de la part des personnes qui seront ainsi appelées
par un simple avertissement, chaque cour, chaque tribunal, peut faire choix à
l'avance, comme on vient de le dire pour les médecins, d'hommes expérimentés
dans telle ou telle partie, et de se les attacher de manière qu'on soit plus assuré
de les trouver au besoin, ou qu'ils puissent se suppléer réciproquement, et s'il y
a lieu de leur accorder des taxes comme témoins, elles pourront être délivrées
au bas de l'avertissement visé par l'officier du ministère public. » C'est par
des mesures convenables, par une bonne organisation des services, et non par la
voie de la contrainte, que l'autorité s'assurera du concours des médecins, en ce
qui concerne la médecine légale et l'hygiène publique. Des honoraires suffisants
devraient les dédommager des fatigues, des travaux, de la perte de temps qu'entraînent de pareilles missions.

Dans l'ancien droit, il existait des dispositions en vertu desquelles les médecins et chirurgiens qui désobéissaient aux ordonnances du juge et refusaient
leur ministère, étaient passibles de peines, et pouvaient même être déchus de
leurs degrés, mais les lois nouvelles n'ont pas reproduit ces dispositions. A cette
époque, la question du refus de mandat était absolument accessoire. Il y avait
des jurés experts privilégiés, des médecins et chirurgiens jurés royaux, des officiers de médecine de juridictions diverses, avec vénalité, hérédité des offices,
rachetés ou non par les corporations. Il s'agissait de priviléges et non d'indépendance professionnelle ; la discussion n'était pas d'accepter ou non la réquisition, mais d'empêcher que d'autres ne fussent requis ; ainsi pour les rapports
purement officieux et dénonciatifs, à la demande d'un particulier, on admettait
à peine un médecin non pourvu d'office, et une amende avec nullité de la procédure, frappait le juge qui en requérait d'autres. Cette question du refus de
mandat ne se présente pas dans les pays où existe un personnel attitré pour
l'exercice de la médecine légale et de l'hygiène publique. Nos lois actuelles n'ont
pas déterminé, d'une manière générale, et en termes exprès, ce devoir professionnel ; la jurisprudence, après de longs débats, qui ne sont pas absolument

clos, reconnaît l'indépendance en principe, et admet l'obligation dans des cas qui vont être passés en revue.

5° *La réquisition judiciaire*. En fait, dit M. Andral, la cour de cassation voit dans les articles 81 du code civil, 44 et suivants du code d'instruction criminelle, et 475 du code pénal, des cas exceptionnels dans lesquels le médecin doit obtempérer aux réquisitions émanées de l'autorité compétente. Il faut distinguer les cas ordinaires de ceux qui rentrent dans ces exceptions.

Lorsqu'il n'y a pas urgence ni flagrant délit, lorsque le médecin est appelé dans le cours d'une instruction ou devant une cour d'assises, l'homme de l'art peut refuser la mission qui lui est donnée (Briand et Chaudé). Il serait blâmable, sans doute, s'il le faisait sans motif réel, mais il peut se trouver empêché par des motifs légitimes et dont cependant il ne saurait rendre compte. Quelque bon praticien qu'il soit, il peut arriver qu'il ne se sente pas l'aptitude nécessaire à l'opération qu'on lui demande, et que sa conscience se refuse à une pareille responsabilité. C'est à tort, dit M. Devergie, que l'on a voulu étendre l'obligation d'accepter la mission aux cas autres que le flagrant délit. C'est une extension du texte de la loi que l'on ne saurait admettre. « Nous concevons bien que, dans l'instruction des affaires judiciaires, les magistrats ne doivent pas être arrêtés par le refus des personnes qui peuvent concourir à la découverte d'un crime ou d'un délit. Nous considérons comme blâmable le médecin qui, sous un prétexte autre que le peu d'habitude de ces sortes d'affaires, refuse une pareille mission. Mais il nous semble peu logique qu'un magistrat appelle un médecin, qu'il fasse dresser par écrit une prestation de serment, dans laquelle il déclare accepter la mission qui lui est confiée, si cette acceptation n'a été que contrainte et forcée. » Le médecin qui n'accepte pas cette mission, le déclare sans délai, et on pourvoit à son remplacement. Quelle peine lui appliquerait-on pour ce refus, fait en dehors du flagrant délit ? Celle qui frappe le témoin récalcitrant, mais il n'y a aucune analogie entre le témoin et l'expert ; ce dernier n'a rien vu ; le témoin ne se remplace pas, on commet un autre expert. La vérification exigée par l'article 81 du code civil doit être accompagnée d'une des circonstances prévues par l'article 475 du code pénal, pour qu'on puisse appliquer une peine. Ainsi, dans les circonstances ordinaires, le médecin reste libre, mais il comprend bien que le cours de la justice ne doit pas être entravé par un refus ; s'il est seul, si l'acte demandé ne peut se faire sans lui, il doit prêter son concours, à moins qu'il ne se sente hors d'état de le faire.

Les cas d'obligation légale sont déterminés par l'article 425 du Code pénal, ce sont le flagrant délit, l'accident, l'exécution judiciaire.

Le *flagrant délit*, c'est le délit qui se commet actuellement ou qui vient de se commettre. Ceux qui, dans ce cas, refusent ou négligent de faire les travaux, le service, ou de prêter le secours dont ils sont requis, sont punis d'une amende Quelques auteurs ont pensé que cet article ne s'appliquait pas aux médecins. Il suffit d'en lire les dispositions, disait Orfila, pour s'assurer qu'il n'a en vue qu'un concours matériel. Il s'agit d'éteindre un incendie, de sauver des naufragés, de défendre des personnes dont la vie est en péril. Dans toutes ces hypothèses, il y a urgence et le secours doit être immédiat. Or, ce péril, cette urgence n'existe jamais quand il s'agit, non de prêter appui dans quelque calamité, mais d'apprécier les éléments d'un crime et d'en recueillir les preuves. Comment assimiler un concours intellectuel, un travail scientifique, à cet appui matériel que la loi a seul exigé ? Cette opinion est partagée par M. Legrand du Saulle. On cite, à l'appui, un arrêt de la cour de Cassation de Belgique du 4 juillet 1840, cassant un jugement du Tribunal de Namur qui avait condamné à six francs d'amende, par application à l'article 475, un docteur en médecine qui avait refusé de faire l'autopsie d'un enfant nouveau-né : « Attendu qu'à la vérité, aux termes des articles 44 et 49 du Code d'instruction criminelle, dans le cas d'une mort violente ou dont la cause est inconnue ou suspecte, le procureur du Roi, ou l'officier de police judiciaire qui le remplace, doit se faire assister d'un ou de deux officiers de santé, pour faire leur rapport sur l'état du cadavre et sur les causes de la mort ; mais attendu qu'on ne trouve dans ledit Code, ni dans toute autre loi, aucune sanction pénale comminée à la charge des officiers de santé qui refusent leur ministère dans les cas dont il s'agit ; qu'on ne peut admettre que les dispositions de l'article 475, § 12, doivent servir de sanction à l'exécution, de la part des officiers de santé, de l'article 44 du Code d'instruction criminelle, qu'on ne peut prétendre avec fondement, que le prévenu soit dans le cas d'avoir refusé ou négligé de faire les travaux, le service ou de prêter le secours dont il aurait été requis dans une des circonstances prévues par cet article, telles qu'accident, tumulte, naufrage, inondation, incendie ou autre calamité... ; que si le terme accidents, employé par le législateur, comporte la signification la plus étendue, il ne peut toutefois s'entendre que d'un fait actuel, qu'un travail, service ou secours requis, pourraient empêcher ou du moins aider à réparer ; qu'on ne peut comprendre parmi ces accidents l'obligation de procéder à une autopsie cadavérique, qui n'a lieu que lorsque l'accident ou le crime qui a causé la mort est passé... ; que ce qui vient d'être dit s'applique, à plus forte raison, aux mots : flagrant délit, d'autant plus que l'examen du cadavre ne peut être requis que longtemps après le décès, alors qu'il n'y a plus de flagrant délit et que, dans ce cas, l'article, sous ce rapport, serait manifestement inapplicable ; qu'il résulte de ce qui précède que le législateur, en s'abstenant de poser une sanction pénale à l'article 44, s'en est rapporté au zèle des officiers de santé dont il n'a pas voulu supposer la résistance aux injonctions des magistrats, agissant, au nom d'intérêts aussi graves... »

La jurisprudence française a adopté l'opinion opposée ; elle admet l'application de l'article 475 aux médecins, pour les cas de *flagrant délit*. Cet article est général, dit M. Devergie : « un magistrat peut requérir un médecin en flagrant délit ou dans une des circonstances énoncées, et le médecin est tenu de se rendre à son invitation aux termes de la loi. Le médecin est, par cela même, contraint de rapporter. Et pourquoi en serait-il autrement ? Une personne quelconque a le droit de requérir un magistrat qu'elle aperçoit sur la voie publique, afin qu'il ait à lui prêter aide et assistance. Celui-ci ne peut pas lui refuser son concours ; le magistrat doit donc, à plus forte raison, pouvoir user du même privilège à l'égard du médecin. » Un rapport est exigible toutes les fois qu'il s'agit d'un flagrant délit, et pour se soustraire à cette obligation, il faut une excuse suffisante.

M. Andral cite l'espèce suivante : un homme avait été blessé ; il s'agissait d'apprécier la nature et la gravité des blessures, et comme il y avait flagrant délit, le commissaire de police avait requis un médecin de procéder à l'examen des plaies. La Cour, le 20 février 1857 : « Attendu qu'il résulte du procès-verbal que cet officier de paix judiciaire a requis le sieur C... officier de santé de l'accompagner dans un cas de flagrant délit pour apprécier la nature et les circonstances d'une blessure ; que cette réquisition, faite en vertu des articles 48 et 50 du Code d'instruction criminelle et dans l'un des cas prévus par l'article 475 du Code pénal, imposait à l'homme de l'art l'obligation de prêter son concours dans l'intérêt de la justice aux opérations qui en étaient l'objet, à moins qu'il ne justifiât d'une impossibilité personnelle... » Il a été jugé, en 1836, que le refus d'un officier de santé d'accompagner un maire à une levée de cadavre, était punissable, et que, pour excuser ce refus, le jugement ne devait pas se borner à dire qu'il était possible que l'excuse fût valable, mais qu'il devait constater en fait qu'elle était fondée. Mais si le jugement déclare que le médecin qui a refusé d'accompagner le commissaire de police, était dans l'impossibilité d'obtempérer à ses réquisitions, cette appréciation du juge du fait, intervenue après audition de témoins à l'audience, est souveraine et échappe à l'appréciation de la Cour de cassation (Briand et Chaudé). Il faut que le flagrant délit soit constant et, à cet égard, un arrêt de la Cour de cassation du 9 septembre 1853 a une grande importance. Un commissaire de police, après avoir fait procéder à l'autopsie du corps d'un nouveau-né et remis le lendemain, au procureur impérial, son procès-verbal d'opérations, avait requis, sans délégation constatée, un médecin de visiter une fille que l'on présumait avoir célé sa grossesse ; le médecin s'y refuse et est acquitté par le Tribunal de simple police. La Cour, « attendu qu'en déclarant, dans cet état des faits, que les réquisitions du commissaire de police avaient été adressées au médecin, à une époque où le flagrant délit n'existait plus et que, par conséquent, ce médecin avait pu refuser de procéder à une visite que l'officier de police judiciaire n'avait plus le droit de requérir, le Tribunal de police n'a commis aucune violation de la loi. » L'affaire de Forcalquier, relatée par M. Legrand du Saulle, est un exemple de cette jurisprudence et elle montre, en même temps, que des refus simultanés peuvent entraver l'action de la justice. Le 4 avril 1860, quatre médecins sont successivement requis pour procéder à une expertise, à quinze kilomètres de la commune ; le premier refuse en alléguant son grand âge, le second a des devoirs professionnels qui l'appellent dans une autre direction ; le troisième doit déposer le même jour comme témoin devant le tribunal correctionnel ; le quatrième fait savoir qu'il est malade, ce dernier est acquitté ; les deux premiers sont condamnés à six francs d'amende, le troisième à trois francs. L'autopsie est faite par un praticien d'une localité voisine. En s'attachant un expert, un tribunal évite des faits de ce genre.

Le mot d'*accident*, inscrit dans le § 12 de l'article 475, ne se rapporte pas aux crimes et aux délits ; cependant une réquisition judiciaire peut avoir lieu pour faire constater les suites d'un accident soit individuel, soit plus général, tel qu'une catastrophe de chemin de fer. Pour que la réquisition soit obligatoire, il faut que l'événement ait le caractère d'un accident grave, portant atteinte à la sécurité générale ou à l'ordre public ; le mot n'est pas pris dans le sens d'un accident particulier, n'intéressant qu'un individu, une personne privée. Un docteur en médecine était requis par le commissaire de police de venir constater le décès d'un individu tué sur la voie publique par la chute d'un ballot ; le médecin refuse, il est acquitté par ce motif que le fait, à l'occasion duquel la réquisition avait eu lieu, n'était pas accompagné des circonstances qui auraient rendu le service obligatoire. La Cour de cassation, par un arrêt du 18 mai 1855, maintient cette appréciation : « Attendu que la signification légale du mot accident, qui se trouve dans l'article 475, § 12 du Code pénal, est fixée et limitée par les autres événements qu'il dénomme, et que le refus d'obéir à la réquisition ne peut, dès lors, entraîner l'application de la peine que dans les cas où ils étaient, comme

les tumultes, naufrages et autres accidents y spécifiés, susceptibles de compromettre la paix ou la sécurité publique, si les travaux ou les secours requis
n'étaient pas immédiatement effectués ou prêtés. »

L'*exécution judiciaire* ne concerne pas les actes de l'instruction ; c'est à tort
qu'elle a été considérée comme l'équivalent de tout acte émané d'une autorité
judiciaire, et comme pouvant ainsi rendre obligatoire une expertise médico-
légale. D'après l'opinion de MM. Devergie et Andral, ces mots ne signifient pas
une mission quelconque confiée par la justice, mais l'exécution ·d'un jugement
rendu.

Lorsque le médecin *a accepté une mission*, il est tenu de la remplir et de la
compléter. Appelé par un officier de police judiciaire dans un cas de flagrant
délit, il peut être contraint, à raison des mêmes faits, d'obéir aux réquisitions du
juge d'instruction qui complète les actes de la procédure, en vertu de l'article 60
du Code d'instruction criminelle. Après la levée du cadavre, il fera l'autopsie ;
s'il y a lieu, il déposera son rapport, il accomplira l'obligation à laquelle il s'est
soumis, sous peine d'être condamné à des frais frustratoires, voir même, le cas
échéant, à des dommages et intérêts. Transformé en témoin par la citation aux
débats, il se rendra à la Cour d'assises, sous la sanction des peines qui frappent
le témoin défaillant.

6° *Le témoignage.* Tout médecin, appelé comme *témoin* à donner des renseignements sur un fait médical ou autre, ne peut se dispenser de comparaître ;
un refus le rendrait passible des peines édictées par les articles 80, 304 et 355
du code d'instruction criminelle, mais il a le droit de ne pas répondre sur les
faits qui engageraient le secret professionnel. Il témoignera sous deux formes,
soit par une simple déposition devant le juge d'instruction, soit par un rapport
qui peut lui être demandé, mais alors il devient expert, et il doit prêter le serment des experts. Un médecin d'hôpital qui traite un blessé est interrogé sur
les causes, la nature et la gravité de la lésion ; il peut refuser le rapport,
mais non le témoignage, avec la restriction du secret professionnel. Dans les
jours d'émeute, où le blessé est intéressé au secret, en général même, il vaut
mieux ne pas choisir pour expert le médecin traitant, et celui-ci fera bien de
décliner cette mission, qui peut mettre sa conscience aux prises avec une autre
obligation qui doit toujours l'emporter, quelque peu recommandable que soit le
client.

7° *Les réquisitions administratives.* Nous désignons sous ce nom celles
qui se rapportent à l'hygiène publique, aux soins à donner aux blessés et aux
malades, et non à la constatation des crimes et des délits ; elles émanent des
préfets et des maires ; elles se produisent plutôt sous la forme d'une invitation
et d'une demande que sous celle d'une réquisition proprement dite ; elles peuvent cependant devenir obligatoires et tomber sous la sanction de l'article 475.
Elles concernent les objets suivants : 1° L'*hygiène publique* ; on demande à un
médecin un rapport sur la salubrité d'une ville, d'un établissement, d'une industrie ; les conseils d'hygiène publique et de salubrité ont remplacé à cet égard
les experts individuels, et c'est à eux que l'autorité s'adresse ; 2° *Les soins des
blessés et des malades* dans les cas d'accidents, auxquels peut s'appliquer l'article 475 ; 3° La réquisition pendant les *épidémies.*

8° *L'obligation de pratiquer.* Il y a là une question de devoir professionnel,
de sentiment pour ainsi dire, qui a été résolue en théorie dans le sens du dévouement absolu, *Medicus an possit cogi ad medendum ?* se demande Zacchias,

et il répond : *Medicus vocatus non potest negare artem suam*. On a soutenu que le monopole accordé aux médecins impliquait pour eux l'obligation de pratiquer. Simon dit dans sa déontologie : « le premier et le plus essentiel devoir du médecin, c'est de ne jamais refuser les soins de son art bienfaisant à celui qui vient les réclamer. Ce n'est pas sans doute qu'une loi positive contraigne le médecin, plutôt que toute autre personne, à suivre la carrière professionnelle, que lui ouvre le titre légal dont il est revêtu ; mais si la loi lui permet de faire de la science médicale une simple spéculation de l'esprit, la raison publique, qui ne voit dans la science qu'un instrument de bienfaisance et de charité, se montre plus sévère que la loi, et condamne hautement le médecin, qui pouvant semer tant de bienfaits autour de lui, captive dans une intelligence égoïste la lumière d'une science stérile. » Ces paroles, dans leur exagération même, montrent l'opinion élevée que l'on a de la profession médicale ; le médecin fait le bien à des conditions onéreuses, mais il a parfaitement le droit de renoncer à sa carrière, de lui donner telle direction qu'il voudra, de refuser les secours de son art. L'article 475 s'applique aux réquisitions de l'autorité et non à l'appel fait par des particuliers. Le refus d'un médecin de se rendre auprès d'un malade n'est pas atteint par la loi pénale. Il ne saurait non plus donner lieu à une demande en responsabilité civile et en dommages et intérêts. La jurisprudence est formelle à cet égard ; mais il en serait autrement si le médecin avait promis de venir, et si sa négligence à tenir cette promesse avait porté un préjudice au malade.

Le refus de secours peut se produire dans des conditions d'inhumanité telles, qu'il exposerait à des poursuites, non pour ce refus même, quand il n'y a pas eu réquisition de la part d'une autorité, mais pour homicide par imprudence et négligence, d'après l'article 319 du code pénal ! C'est ainsi qu'il a été jugé, en 1858, par le tribunal de Montbrison, contre une aubergiste, qui avait laissé mourir, faute de soins, une pauvre femme dans le corridor de l'hôtel. Plusieurs arrêts établissent une jurisprudence différente : il a été jugé qu'un officier de santé avait pu se refuser à recevoir dans sa maison un blessé qu'on lui avait amené pendant la nuit ; que le refus d'une sage-femme d'aller aider à l'accouchement d'une femme indigente ne rentrait pas dans l'application de l'article 475, tout blamable qu'il pût être ; qu'un accoucheur refusant ses soins n'est passible d'aucune peine, alors même que ce refus a entraîné la mort de la femme.

Casper cite une disposition du code prussien, § 200, qui condamne à une amende de 50 à 500 thalers le médecin qui refuse ses secours, sans raison suffisante, dans un cas d'urgence et de dangers pressant ; il signale l'abus que l'on peut faire de cette disposition. Rien de semblable n'existe dans la loi française, et il est difficile de supposer un cas où le refus de secours serait entouré de circonstances telles qu'il puisse être assimilé à un homicide involontaire par imprudence ou négligence.

La circonstance d'un *accident* implique un devoir professionnel ; le refus de secours est moralement impossible, lorsque sans l'intervention du médecin, le cas d'accident serait promptement mortel ; mais l'obligation légale de secourir résulte de deux conditions, la réquisition de l'autorité, et le caractère de l'accident tel que l'établit l'article 475 du code pénal, c'est-à-dire pris dans le sens d'un accident grave, portant atteinte à la sécurité générale ou à l'ordre public. M. Andral cite l'espèce suivante : « Le docteur X, d'Aubervilliers, est requis par le commissaire de police de donner ses soins à un homme qui s'était blessé en tom-

bant d'une balançoire ; il s'y refuse, était-il dans son droit ? Il ne, se trouvait pas
en présence d'un de ces accidents graves, intéressant la paix et la sécurité publique, nous concluons donc que cet honorable médecin avait le droit d'agir
comme il l'a fait et qu'on ne pouvait pas le contraindre à porter ses secours à un
individu blessé accidentellement. » Mais si cet accident a un caractère plus général, s'il est accompagné de tumulte, de clameur publique, s'il porte atteinte
à la sécurité, par exemple, dans les cas d'émeute, de pillage, de catastrophe de
chemin de fer, le médecin est tenu d'obéir à la réquisition, de prêter le secours,
de donner les soins demandés, sous peine de l'amende édictée par l'article 475.

9° *La réquisition pendant les épidémies.* Le médecin est-il tenu dans un
cas de ce genre d'obtempérer aux réquisitions de l'autorité ? Au point de vue des
devoirs de la profession, la réponse n'est pas douteuse ; on ne suivra pas l'exemple
de Galien et de Sydenham. Les épidémies sont le champ de bataille du médecin,
a dit M. Simon : il y est utile par ses services et par l'exemple de son courage.
Les préoccupations et les fatigues, le contact des malades, le séjour dans les
foyers d'infection, augmentent pour lui le péril ; il est exposé, comme à Moscou
et à Paris, en 1852, aux fureurs d'un peuple en délire. L'ingratitude, les vexa-
tions antérieures seront oubliées ; il ne cédera pas à ces causes de terreur par
une fuite, dont il ne tarderait pas à se repentir. Tous, ou presque tous aujour-
d'hui, restent à leur poste, et c'est à une source plus haute que celle de la considération publique, qu'ils puisent les sentiments dont il faut qu'ils soient animés
dans l'accomplissement de ces devoirs. L'obligation de ne pas s'éloigner peut
encore être plus stricte, lorsque le médecin est aux gages de l'État, lorsqu'il est
investi d'une fonction publique, qu'il a des abonnements annuels, ou qu'il a traité
avec un particulier, sous la condition de ne pas l'abandonner.

L'obligation *légale* qui pourrait résulter de l'article 475 a été contestée :
« Si la loi entend contraindre et gouverner le ministère du médecin, dit M. Dechambre, si elle juge cela nécessaire au salut public, ce n'est pas dans un *et
cætera*, ce n'est pas à la queue des réquisitions légales, c'est en tête qu'elle doit
placer les épidémies. Ni en 1790 ou 1791, ni en 1810, on n'y fait la moindre
allusion ; n'est-ce pas un silence significatif ? » L'exiguïté de la peine est un
autre argument : « Comment, une population est décimée par le choléra ; vous,
autorité, vous jugez que la présence de tel médecin est nécessaire dans une
ville, dans un quartier ; vous supposez apparemment que la résistance compro-
mettra la santé des citoyens, puisque son obéissance l'aurait sauvegardée ! Il
résiste cependant et vous le punissez d'une amende de six à dix francs, voilà la
peine d'un pareil crime ! voilà le prix auquel vous croyez pouvoir vous assurer de
son zèle ! » MM. Briand et Chaudé partagent cette opinion : « Il en est de même
du cas où un médecin, dans une épidémie ou autre calamité, refuserait d'exécuter les ordres des autorités administratives et de faire un service qui lui serait
commandé. » On objecte encore que la loi ne parle que d'un concours matériel,
et qu'elle ne s'applique pas à l'œuvre intellectuelle, professionnelle du médecin.

La jurisprudence n'a pas tenu compte de ces interprétations ; elle attribue un
sens général et démonstratif à l'article 475, et elle place les épidémies parmi
les calamités publiques qui y sont désignées. Trébuchet, tout en reconnaissant
qu'un médecin n'est pas tenu d'accepter la mission d'expert, constate « qu'il
n'est fait exception à ce principe que pour les cas où un médecin aurait été ré-
quis, dans les circonstances d'accidents, *de pestes*, de crimes instantanément
commis, et enfin toutes les fois qu'il y a un *événement calamiteux* ou urgence.

Il ne pourrait alors, à moins d'impossibilité absolue, refuser de se rendre à la réquisition qui lui serait faite par l'autorité, sous peine d'être poursuivi conformément à l'article 475 du code pénal. » On peut remarquer, à l'honneur du corps médical, la rareté des cas qui établissent cette jurisprudence.

La loi du 3 mars 1822, article 13, qui punit d'une amende de 50 à 500 francs et d'un emprisonnement de 15 jours à 3 mois, tout individu qui refuse d'obéir à des réquisitions d'urgence pour *un service sanitaire*, et qui y ajoute une interdiction de 1 à 5 ans, si le prévenu est médecin, a été faite pour les lazarets et les quarantaines, dans les cas de peste et de fièvre jaune, et non pour les épidémies ordinaires. Il est probable que, pour les lazarets et les quarantaines, dans les villes maritimes, on l'appliquerait aussi au cas de choléra.

Des questions accessoires, d'une réelle importance, se présentent encore à cette occasion. Le refus peut n'être que relatif, conditionnel, motivé par de fausses manœuvres, des abus; le médecin ne veut pas que l'on dispose de lui mal à propos; il fait ses conditions. Un médecin, habitant la ville de ***, est requis par le maire de donner ses soins à des cholériques, dans un autre quartier, à l'extrémité de la ville; il secourt les malades de son quartier, mais il résiste à la réquisition. Nous ne pensons pas, dit M. Dechambre, qu'un médecin requis par l'autorité pour aller soigner des cholériques, surtout quand les malades habitent loin du milieu de sa clientèle, soit tenu d'obtempérer à l'injonction. Il faut distinguer les cas où le médecin est requis dans la ville même où il est domicilié, et ceux où il est appelé au loin. L'obligation légale n'existe pas pour lui en dehors de la circonscription territoriale où il est établi; en sortir, c'est faire un acte de dévouement. L'application de l'article 475 implique l'idée d'un concours temporaire, actuel, passager, et non d'un service permanent; c'est par d'autres mesures qu'un service prolongé doit être obtenu.

*Une rétribution* a été contestée au médecin pour les services rendus, sur réquisition, pendant une épidémie. Le docteur A... demande au maire de Bar-le-Duc un payement d'honoraires, « à raison des soins et des travaux qu'en juillet 1854, et sur la réquisition formelle du maire, il avait consacrés aux citoyens de la commune frappés par le choléra. » Le maire résiste, en alléguant que ce service était obligatoire, et que si la loi frappe d'une peine ceux qui refusent d'obéir à cette réquisition, elle n'alloue pas de salaire à ceux qui s'y conforment. Le jugement du tribunal de Bar-le-Duc rendu en ce sens, fut cassé le 27 janvier 1858; la cour de cassation appliqua les règles du mandat : « Attendu que A...., requis par le maire de donner des secours aux malades atteints de choléra, a obtempéré à cette réquisition; qu'il devait dès lors et par cela seul recevoir un salaire pour les soins par lui donnés; que nul ne peut être tenu, en l'absence de toute disposition de la loi, de faire le sacrifice de son temps, de son travail et de son industrie, même à l'intérêt public et communal; qu'aucune disposition de la loi n'exige ce sacrifice pendant les calamités publiques; que l'appel à tout individu exerçant une profession salariée suppose nécessairement et implique la promesse et l'obligation de lui en payer le salaire..., que ces mesures avaient pour but l'intérêt de la ville, d'où il suit que la dépense à faire était éminemment une dépense communale et était à la charge de la ville... » Cet arrêt, si fortement motivé, tranche une question qui ne semblait pas pouvoir être soulevée.

10° La bonne *organisation d'un service sanitaire* sera plus efficace que toutes les contraintes; les membres des conseils de salubrité, les médecins des hôpitaux, des épidémies, de l'assistance publique, voilà un personnel tout prêt et qui ne manquera pas d'auxiliaires parmi les autres praticiens. S'il est dirigé convenablement, s'il est pourvu des ressources matérielles nécessaires, il sera en mesure de combattre le fléau. Accordez au médecin, dans ces cas d'urgence, une rétribution convenable, assimilez celui qui succombe au militaire tué sur le champ de bataille, en assurant les mêmes secours à ses orphelins et à sa veuve, et le but sera atteint bien mieux que par des dispositions comminatoires et répressives.

Il en est de même pour *l'exercice de la médecine légale;* un personnel attitré, avec une élévation des tarifs, offrira de tout autres garanties à la justice que le droit de réquisition, sous la sanction d'une peine insignifiante, dans des cas exceptionnels.

11° *La réquisition militaire* impose aux médecins un devoir patriotique qui n'a jamais été contesté; elle sera réglée d'après les conditions nouvelles du service obligatoire, par la loi attendue sur le service de santé des armées.

G. TOURDES.

BIBLIOGRAPHIE. — VERDIER. *La jurisprudence de la médecine en France,* 2 vol. in-12; Paris, 1752. — DU MÊME. *La jurisprudence de la chirurgie en France.* 2 vol. in-12; Paris, 1764.— TRÉBUCHET. *Jurisprudence de la médecine, de la chirurgie et de la pharmacie en France,* p. 9; Paris, 1834. — SIMON (Max). *Déontologie médicale, ou des devoirs et des droits des médecins; devoirs dans les épidémies et les maladies contagieuses,* p. 252 à 263; *l'obligation de pratiquer,* p. 209 à 212; Paris, 1845. — HÉLIE (Faustin). *Les droits et les obligations des experts.* In *Gazette médicale de Paris,* 23 décembre 1843 et 6 juillet 1844. — ORFILA. *Traité de médecine légale; des droits et des devoirs des médecins appelés par la justice,* t. I, p. 29 à 35, 4ᵉ édit.; Paris, 1848. — DEVERGIE. *Traité de médecine légale; un officier de santé est-il apte par son titre à rapporter en justice? un rapport est-il exigible?* t. I, p. 3 à 12; 3ᵉ édit.; Paris, 1852. — TARDIEU. *Les fonctions d'expert dans les affaires criminelles sont-elles, de droit, interdites aux étrangers?* In *Annales d'hyg. et de méd. légale,* t. XXXVI, p. 459; Paris, 1846. — DECHAMBRE. *Du droit de réquisition en temps d'épidémie.* In *Gazette hebdomadaire de médecine et de chirurgie,* t. I, p. 933; Paris, 15 octobre 1854. — SANDRET et LATOUR. *Question de déontologie médicale; le droit de réquisition.* In *Union médicale,* p. 465 et 489; Paris, 1854. — BRIAND et CHAUDÉ. *Manuel complet de médecine légale,* p. 11 à 20; 8ᵉ édit.; Paris, 1869. — ANDRAL (Paul). *Conditions dans lesquelles un médecin peut être tenu d'obtempérer aux réquisitions de l'autorité publique.* In *Annales d'hyg. et de méd. légale,* 2ᵉ série, t. XXXI, p. 436; Paris, 1869 — LEGRAND DU SAULLE. *Traité de médecine légale,* 1ʳᵉ partie, p. 133 à 152; Paris, 1872. — Voy. les articles MÉDECINE LÉGALE. 2ᵉ série, t. V, p. 705, et *Rapports,* 3ᵉ série, t. II, p. 324. de ce dictionnaire.                G. T.

**RÉSEAU ADMIRABLE** (*rete mirabile*). On a donné ce nom à des entrelacements formés soit par des artères seules, soit par des artères et des veines. Beaucoup d'espèces animales présentent de semblables réseaux, qui sont loin d'occuper, chez toutes, les mêmes parties de l'arbre circulatoire. Un des plus remarquables est celui qui entoure la selle turcique chez le bœuf.                D.

**RÉSEAU DE MALPIGHI.** *Voy.* PEAU.

**RÉSECTIONS.** Rien de plus difficile que de donner une bonne définition du mot résection, car les auteurs ont envisagé cette question à une foule de points de vue différents.

Pour les auteurs du *Compendium de chirurgie,* la résection est une opération consistant à enlever une portion plus ou moins considérable de la longueur des os, en conservant la continuité du membre. Il y a, disent ces auteurs, cette différence entre l'amputation et la résection que la première enlève non-seulement les os malades, mais encore les parties molles qui les entourent et tout le segment du membre situé au-delà, tandis que la seconde enlève seulement les os et conserve le reste du membre. Les mêmes auteurs admettent des résections des os plats, mais seulement quand ces os se prêtent, comme le font les côtes et les maxillaires, à une ablation interrompant leur continuité. Il résulte de là qu'un chirurgien qui enlèvera une rondelle de l'humérus, cette rondelle n'eut-elle qu'un centimètre de hauteur, pratiquera une résection, tandis que celui qui enlèvera une portion osseuse dix fois plus considérable dans le sens de la longueur, en conservant la continuité de l'os, pratiquera une opération d'un ordre différent.

Malgaigne professe une doctrine analogue : « La résection, dit-il, consiste dans l'ablation d'une portion notable d'un os, soit de sa continuité, soit de son extrémité articulaire, et l'on y rattache même l'ablation complète de l'os. Pour les os courts, l'ablation partielle n'est guère considérée que comme une excision ; pour les os longs des membres, et pour ceux du tronc qui affectent cette forme, comme le sternum, les côtes et le maxillaire inférieur, il y a cette différence que l'excision n'enlève qu'une portion de l'épaisseur de l'os, tandis que la résection en emporte un segment complet dans le sens de la longueur. Quant aux os plats, tels que ceux du crâne et du bassin, leur ablation partielle doit encore être rangée parmi les excisions et ne comporte pas de procédés spéciaux ; il n'y a guères à cet égard qu'une exception à faire pour le corps de l'omoplate. »

Velpeau, au contraire, considère les mots résection et excision comme synonymes. M. Sédillot professe la même opinion, car il définit les résections des opérations dans lesquelles on divise et on enlève une ou plusieurs portions de l'épaisseur ou de la continuité des os, en conservant les pièces sous-jacentes ou contiguës du squelette et les parties molles qui les entourent.

Nous adoptons pleinement cette manière de voir ; pour nous, il y a résection toutes les fois que l'on enlève, à l'aide d'un instrument coupant, scie, trépan, gouge ou ciseau, une portion *vivante* du squelette. Cette manière d'entendre la question a quelques inconvénients ; il est évident qu'il existe une grande différence entre l'application d'une couronne de trépan sur le crâne ou la diaphyse fémorale et l'ablation d'un segment plus ou moins considérable de cette même diaphyse ; mais il est facile de tourner la difficulté en faisant des divisons et des chapitres à part.

Il n'en est plus de même si l'on adopte les définitions de Malgaigne et du Compendium ; alors il faut complétement laisser de côté dans l'étude des résections l'évidement des os, et cependant les deux opérations poursuivent le même but et s'appliquent à des maladies identiques ; les deux opérations sont si étroitement liées l'une à l'autre qu'il est impossible de les disjoindre dans une étude d'ensemble.

La trépanation des os, la rugination, l'évidement, l'ablation totale ou partielle des os soit dans le sens longitudinal, soit dans le sens transversal, soit aux dépens de la continuité, soit aux dépens des extrémités articulaires constituent donc des résections. Ainsi comprises, les résections ont généralement pour objet d'enlever des os ou des parties d'os malades ; assez souvent cependant elles enlèvent des portions saines pour arriver à des portions malades ; c'est ainsi que l'on trépane des os sains à leur surface pour arriver à des foyers centraux contenant des abcès ou des sequestres. Quelquefois encore la résection s'attaque à des os sains dans toute leur étendue dans le but d'arriver à des organes profondément situés ; c'est ainsi qu'agit très-souvent la trépanation du crâne ; c'est ainsi que l'on résèque le maxillaire supérieur en partie ou en totalité afin d'atteindre des tumeurs prenant naissance sur la base du crâne. Dans ce dernier cas, la résection est souvent *temporaire*, c'est-à-dire que l'os, simplement déplacé, vient ensuite reprendre la place qu'il avait momentanément quittée (*voy.* les art. FACE, NEZ, MAXILLAIRE, LANGUE, POLYPE NASO-PHARYNGIEN).

Les résections ont pris un immense essor à la fin du siècle dernier et au commencement du siècle actuel. Il ne faudrait pas croire cependant que ces opérations soient absolument* nouvelles; Hippocrate, Celse et Galien ont pratiqué des résections.

Hippocrate dit en effet : « La résection par la scie de la saillie de l'os est commandée par les circonstances suivantes : si elle ne peut être réduite, s'il ne s'en faut que de peu qu'elle ne rentre et s'il est possible de l'enlever ; c'est encore un cas de résection quand elle cause de l'incommodité, blesse en quelque point la caroncule, rend la position du membre mauvaise et en même temps se trouve dénudée. Dans les autres circonstances, il n'importe guère de réséquer ou de ne pas réséquer, car il faut bien savoir que tous les os qui sont complétement dépouillés de chair et livrés à la dissécation, se détacheront complétement aussi. Quant aux os qui doivent s'exfolier, il ne faut pas les réséquer. »

Hippocrate semble n'avoir eu en vue que la fracture avec issue des os ; mais Celse et Galien ont positivement indiqué la résection dans les cas pathologiques. Tout le monde sait que Galien a enlevé un sternum affecté de carie. Quant à Celse il s'exprime en termes très-clairs à ce sujet : « *Sin autem nigrities est, aut si caries ad alteram quoque partem ossis transit, oportet excidi. Idem quoque in carie ad alteram partem ossis penetrante : fieri potest. Sed quod totum vitiatum, totum eximendum est.* » Ailleurs Celse montre tout le parti que l'on peut tirer de la rugination, de l'excision et de l'évidement dans un passage que nous empruntons à l'excellente traduction de M. Des Étangs. « Tout os, disait Celse, qui a subi l'action d'une cause morbifique, peut être affecté de carie, de fissure, de fracture, de perforation, d'écrasement et de luxation. Quand un os est altéré, il devient gras d'abord et prend ensuite une couleur noire ou se carie. C'est là ce qu'on observe à la suite d'ulcères ou de fistules graves, qui passent à l'état chronique ou sont compliqués de gangrène. Avant toute chose, il faut mettre à nu l'os malade, en faisant l'excision des parties ulcérées ; si l'affection s'étend au-delà de l'ulcère, on doit inciser les chairs, jusqu'à ce que les parties saines de l'os soient complétement à découvert. On cautérise alors une ou deux fois avec le fer, pour déterminer sur ce point une exfoliation, ou bien l'on râcle fortement jusqu'à ce qu'on obtienne un peu de sang ; et le sang démontre ici l'intégrité de l'os, car ce qui est vicié est nécessairement accompagné de sécheresse. Si le cartilage est malade, il faut le ratisser de même avec le scalpel, de manière à ne rien laisser de corrompu. Cela fait, il reste à saupoudrer, soit l'os, soit le cartilage avec du nitre bien trituré. Quand l'os est carié ou noirci, mais seulement à la surface, il n'y a pas d'autre conduite à tenir, si ce n'est qu'on doit prolonger un peu plus l'application de l'instrument à l'effet de cautériser ou de ruginer la partie malade. Si l'on emploie ce dernier moyen, il ne faut pas craindre d'appuyer sur le fer pour que l'action en soit plus efficace et plus prompte. On s'arrête dès qu'on est arrivé à la partie blanche ou solide de l'os ; car il est manifeste, d'une part, que le mal qui noircit l'os ne va pas au-delà de cette coloration noire, et, de plus, que la carie n'existe plus, quand l'os présente de la solidité. Un peu de sang prouve aussi, comme je viens de le dire, qu'on n'a plus affaire qu'à des portions intactes. Si l'on conserve des doutes sur la profondeur de l'une ou de l'autre affection, on peut, relativement à la carie, les faire cesser promptement en introduisant un stylet dans une des parties de l'os ; il s'y enfonce en effet plus ou moins et laisse voir par là si la carie est superficielle ou profonde. Quant à la noirceur de l'os, on peut en apprécier les progrès, d'après l'intensité de la douleur et de la fièvre, et si l'une et l'autre sont peu marquées, le mal n'attaque pas l'os profondément. On s'en rend d'ailleurs plus certain encore par l'application de la tarière, puisqu'on atteint les limites de la maladie dès que les sciures de l'os ne sont plus noires. Si donc la carie ne s'arrête pas à la surface, il faut avec la tarière pratiquer plusieurs trous dont la profondeur doit égaler celle du mal ; puis, au fond de ces ouvertures, porter le fer rouge, jusqu'à ce que l'os soit entièrement sec. Par suite de la cautérisation, les portions d'os altérées se séparent complétement des parties saines situées au-dessous ; le vide qui en résulte est rempli plus tard par des chairs nouvelles, et l'afflux des humeurs vers ce point devient nul ou presque nul. Si la noirceur occupe toute l'épaisseur de l'os, il faut en venir à l'excision et en faire autant pour la carie lorsqu'elle est arrivée au même degré, sans rien laisser de vicié. Si l'on trouve une partie saine, on emportera seulement ce qui est corrompu. Dans les caries du crâne, de l'os de la poitrine ou des côtes, la cautérisation n'est pas utile, mais il y a nécessité d'exciser. Il ne faut pas non plus suivre la pratique de ceux qui, après avoir mis l'os à nu, attendent trois jours pour opérer, car le plus sûr est d'agir avant l'inflammation. On doit donc, autant que possible, dans un seul temps inciser la peau, découvrir l'os et le débarrasser de tout ce qui est malade. La carie de l'os de la poitrine est sans comparaison la plus à craindre, car, même après le succès de l'opération, il est bien rare que la santé se rétablisse.

« Il y a deux manières d'exciser les os. Si la carie n'occupe qu'un point très-limité, on applique le trépan ; si elle est étendue, on a recours à la tarière. Je vais décrire ces deux procédés. Le trépan est un instrument concave et rond, dont le pourtour offre inférieurement des dents comme une scie et dont le centre est traversé par un clou qui lui-même est environné d'un cercle à l'intérieur. Il y a deux sortes de tarières, les unes sont semblables à celles des charpentiers et les autres ont une tige plus longue qui commence par une pointe acérée, s'élargit aussitôt après et se rétrécit ensuite insensiblement jusqu'au bout. Si le mal ne s'étend pas au-delà de ce que le trépan peut couvrir, il faut s'en servir de préférence ; s'il s'agit d'une carie, on fait entrer dans un pertuis de l'os la pointe qui passe au centre de l'instrument. S'il y a noirceur de l'os, on le creuse légèrement avec le ciseau, pour loger dans cette dépression la pointe du trépan et par là l'empêcher de s'échapper en tournant. Quand l'instrument est en place, on lui donne un mouvement de rotation comme un vilebrequin à l'aide de la bride. »

Depuis, nous voyons l'idée des résections reproduite à tous les âges de la médecine. Paul d'Égine, Avicenne, Guy de Chauliac, Ambroise Paré, Fabrice d'Aquapendente indiquent, en effet, l'ablation de portions plus ou moins considérables du squelette soit dans les traumatismes, soit dans la carie. Ces auteurs ont tous eu en vue les résections dans la continuité des os ; cependant Paul d'Égine (septième siècle) semble conseiller les résections articulaires. Voici en effet comment s'exprime cet auteur (traduction de M. René-Brian) : « Mais si l'os est saillant, comme lorsqu'il est fracturé, nous le scions. Prenant donc deux bandes, nous plaçons l'une par son milieu sous l'os proéminent que nous faisons soulever par un aide ; quand à l'autre qui doit être plus épaisse et faite en laine, nous adaptons également son milieu à la chair qui est sous l'os ; puis saisissant par en bas ses bouts, nous prescrivons d'abaisser la chair par le moyen de cette bande, de peur que les dents de la scie ne la déchirent. C'est ainsi que nous faisons la résection.

« Quand l'os, sans être malade dans sa continuité, se trouve pourtant dénudé de toutes parts, il faut le scier de la même manière, car il est impossible que des os flottant en tous sens se revètent de chairs. *De même si le bout de l'os près d'une articulation est malade, il faut en faire la résection :* Ὁμοίως δὲ εἴ ἀποπερατῶσις ὀστέου πλησίον ἄρθρου πέπονθοι ἀποπριότεου αὐτην. Et si parfois la totalité d'un os, comme le cubitus, le radius, le tibia ou quelque autre semblable, est cariée, on doit l'enlever entièrement. Toutefois si la tète du fémur, ou l'ischion ou une vertèbre du dos est malade, il faut s'abstenir de l'enlever à cause du danger qui résulterait du voisinage des artères, des veines et des autres parties molles adjacentes. C'est ainsi et d'après cette méthode qu'on doit agir, en ayant toujours et partout égard à la grandeur du mal et à la vigueur des forces du patient. »

On a contesté à ce passage d'être assez clair pour établir que Paul d'Égine ait eu en vue les résections articulaires proprement dites ; cela nous semble cependant ressortir clairement du texte. Du moment que cet auteur conseille d'enlever des os entiers comme le cubitus ou le radius, il est évident qu'il ne craint pas d'ouvrir une articulation pour enlever des extrémités articulaires ; l'exception qu'il établit pour la tète du fémur prouve aussi qu'il accepte l'opération pour les autres extrémités articulaires.

Quoi qu'il en soit, rien ne démontre que les contemporains de Paul d'Égine et ce chirurgien lui-mème aient jamais mis ces maximes en action ; d'ailleurs, ces idées qui contiennent tout au moins le germe des résections telles que nous les pratiquons aujourd'hui, furent totalement oubliées jusque vers la deuxième moitié du dix-huitième siècle. Rien ne permet donc de refuser aux modernes la gloire d'avoir osé réséquer les extrémités articulaires dans le double but de sauver la vie et de conserver des membres utiles ; rien ne permet non plus de leur enlever la gloire d'avoir restauré et généralisé les indications des résections dans la continuité.

C'est dans la deuxième moitié du siècle dernier que se manifesta ce grand mouvement qui peut, à bon droit, être considéré comme l'une des grandes étapes de l'art chirurgical.

En 1762, Filkin de Nortwich pratique pour la première fois la résection du genou, opération que Park de Liverpool, ignorant du reste le précédent de Filkin, répète en 1781. Filkin avait fait une opération isolée sans la publier et sans en tirer aucune conséquence ; Park au contraire conclut du fait qu'il avait observé à la généralisation de la résection à toutes les articulations ; il osa même proposer la résection de la tète du fémur.

En 1767, Vigarous de Montpellier résèque la tète de l'humérus, opération que White de Manchester reproduit en 1769.

En 1773, Orred fait la première résection du poignet ; en 1780, Justamond, de Londres, la première résection du coude.

En 1766, Hey pratiqua la résection tibio-tarsienne, opération dans laquelle il ne tarda pas à être suivi par Moreau, de Bar-le-Duc, 1782. Celui-ci eut le mérite de proposer de combiner ensemble la résection et l'évidement ; voici en effet comment Moreau décrit l'une de ses opérations: « Toute l'extrémité inférieure du tibia se trouvait cariée. Ne pouvant l'isoler pour le scier, à cause du péroné que je laissai, je fus obligé de l'enlever avec la gouge, ce qui amena beaucoup de difficultés. Je fis ainsi la résection d'un pouce et demi. A cette hauteur, la substance compacte était saine; mais il n'en était pas de même des cellules médullaires qui étaient tellement altérées que je fus obligé d'en enlever deux pouces, en insinuant ma gouge dans cette partie. On pensera peut-être que ces cellules ainsi détruites doivent amener la mortification du cylindre osseux qui les recouvre; mais cela ne se passe pas ainsi. Si l'on était privé de cette ressource, ces opérations seraient souvent impossibles ou impraticables. »

En 1821, White, de Westminster, pratiqua le premier la résection de la hanche, opération qui avait été proposée par Park, et, dès, 1768, par White de Manchester.

En même temps, de hardis chirurgiens pratiquaient des résections dans la continuité : William Wright, 1738, Benjamin Gooch, 1759, Cooper, de Bungay, et Waiman, de Shripton, 1760, réséquaient successivement des portions du fémur, du tibia, de l'humérus et du radius.

Les chirurgiens militaires ne restèrent pas étrangers à ce mouvement. Dès 1768, Boucher émit l'idée que par les résections, on pourrait supprimer un certain nombre d'amputations; il n'insista pas sur cette idée dans la pensée que, dans l'immense majorité des cas, il valait mieux confier à la nature le soin d'élimination, par nécrose, des parties atteintes, le chirurgien se bornant à aider cette élimination par des incisions convenables.

Percy, J.-D. Larrey et leurs collaborateurs indiquèrent le parti que l'on pouvait tirer des résections en chirurgie d'armée; ils pratiquèrent même quelques-unes de ces opérations sur le champ de bataille.

Ainsi donc, à la fin du siècle dernier, ce sont les chirurgiens anglais et français qui se mettent à la tête du mouvement. Par un singulier revirement, les résections furent presque complétement oubliées en France et en Angleterre pendant une trentaine d'années; mais les chirurgiens allemands Leutin, Gœrke, Palme, Græfe, Jœjer, Textor père, et à une époque plus voisine, Fricke, Heine, J.-F. Heyfelder, Ried, Langenbeck, A. Meyer, Stromeyer, Textor fils, Esmarck, Nödorfer, etc. continuèrent l'impulsion donnée. Les travaux de Crampton, (de Dublin), de Syme et surtout de Fergusson ont rendu aux résections, en Angleterre, la place qu'elles méritent d'occuper; en France, Chassaignac, Maisonneuve, Nélaton, Malgaigne, Sédillot, Ollier, Bœckel par sa traduction libre de Heyfelder, Léon Lefort par ses remarquables mémoires sur la résection de la hanche et du génou, et un grand nombre de chirurgiens distingués donnèrent à ces opérations un nouvel et puissant essor.

Aujourd'hui la question de l'utilité des résections peut être considérée comme résolue dans son ensemble ; il ne reste qu'à bien préciser les indications, à dire où cesse l'utilité réelle, où commence l'engouement. Il reste surtout à étudier les procédés opératoires, procédés auxquels la physiologie moderne a donné une importance toute nouvelle en faisant concevoir la possibilité de la régénération des os enlevés. De cette idée sont nées des recherches sans nombre de la part des chirurgiens, recherches bien légitimes, car si un os nouveau, si surtout une articulation nouvelle peut se reproduire, non-seulement la résection conserve les membres, mais bien plus, chose qui tient du prodige, elle ne laisse à sa suite aucune gène, aucune difformité.

Ces espérances ont été fondées surtout sur les expériences de Duhamel (1729-1743) expériences qui conduisirent ce physiologiste à conclure que le périoste fait les os. Appliquant cette doctrine à la clinique, Laguernery fit la résection des deux tiers du maxillaire inférieur en s'efforçant de conserver le périoste ; cette opération devint l'objet d'un rapport de Bordenave devant l'Académie royale de chirurgie, rapport concluant à ce qu'il y avait eu réparation de la substance osseuse par du sang auquel le périoste a pu servir de moule et dont il aurait fourni une partie. Au siècle dernier aussi, Dangerville ayant fait une résection de la clavicule, Lamblot attribua la reproduction osseuse, sinon pour le tout, du moins pour une partie considérable, au périoste : « La reproduction s'est faite, dit Lamblot, par le périoste, par les portions d'os restées saines et par les tissus ambiants. »

Ces faits eurent quelques rares imitateurs, puis la question rentra dans l'ombre jusqu'à Heine, de Wurzbourg, auquel l'Académie des sciences accorda un grand prix (1850-1854). Heine se borna à faire des expériences sur les animaux, expériences démontrant que la régénération des os n'était pas chose impossible, et démontrant surtout que le périoste jouait un rôle très-actif dans cette régénération.

S'inspirant des expériences de Heine, Textor et bientôt après Blandin essayèrent d'obtenir la régénération des os en conservant le périoste dans les résections, conservation que, du reste, Malgaigne avait posée en principe dès 1834. Ces expériences prirent un immense essor à partir du jour où Flourens eut prononcé sa fameuse formule : « le périoste fait les os, » formule confirmative de celle de Duhamel, mais fondée sur des raisonnements et des faits plus démonstratifs.

MM. Larghi (de Verceilles), Ollier et Sédillot se sont appliqués surtout à tirer de cette formule tous les résultats qu'elle pouvait comporter. Les deux premiers ont enlevé le tissu osseux, dans toute l'étendue du diamètre de l'os, en laissant entre les extrémités de l'os réséqué des intervalles souvent considérables, et tous deux affirment qu'ils ont vu des os se régénérer par le périoste conservé.

M. Sédillot, au contraire, tout en acceptant pleinement le rôle du périoste, a condamné positivement la manière de faire de M. Ollier ; il a été jusqu'à déclarer les résections sous-périostées, illogiques, inutiles et dangereuses au premier chef. En conséquence, M. Sédillot a créé une nouvelle méthode à laquelle il a donné le nom d'évidement sous-périosté, méthode poursuivant, comme la résection sous-périostée, le double but de conserver les membres et d'assurer la reproduction d'un os nouveau.

L'évidement, dit M. Sédillot, est une opération par laquelle on creuse et on excave un os pour en séparer les parties malades et n'en laisser que les couches osseuses périphériques corticales ou sous-périostées médiates. Si cela est nécessaire pour enlever toutes les parties malades, M. Sédillot n'hésite pas à enlever la moitié ou même les deux tiers de l'épaisseur d'un os, dans le sens de sa longueur, et alors l'opération prend le nom de résection longitudinale.

M. Sédillot pense que ces opérations laissent intacte une surface osseuse périostée capable de conserver au membre sa longueur, sans détruire les principales insertions musculaires, et capable de fournir les éléments d'une régénération complète, par la transformation ostéoplastique des cellules plasmatiques du périoste et de la couche osseuse évidée.

On a contesté à M. Sédillot le mérite d'avoir inventé ce nouveau mode de résection ; on a été jusqu'à dire qu'il n'avait fait que créer un mot nouveau.

Il est certain que de tout temps les chirurgiens ont ruginé, creusé, excavé des os atteints de carie ou d'ostéite chronique ; il n'est pas besoin de grands efforts d'imagination pour retrouver les traces de l'évidement dans le texte de Celse, texte reproduit au commencement de cet article. Angelus Bologninus, cité par M. Ollier, est plus explicite encore. M. Sédillot ne nie pas ces précédents, mais il s'attribue la méthode avec un légitime orgueil, car, avant lui, elle n'avait pas de législation ; elle n'était constituée que par des faits isolés ; de plus personne n'avait envisagé la question au point de vue de la régénération osseuse et, par conséquent, personne n'avait osé tenter l'évidement d'un os entier comme cela a été fait depuis par plus d'un chirurgien.

Il serait souverainement injuste de repousser les titres de M. Sédillot ; l'histoire prouve qu'il est sinon l'inventeur, du moins le législateur de l'évidement ; la clinique montre chaque jour les heureux résultats que l'on peut tirer de sa méthode, qui est en parfait accord avec les données de la physiologie moderne.

Nous ne voulons pas étudier ici comment se fait la régénération des os soit dans la méthode sous-périostée, soit dans la méthode de l'évidement, car ces questions sont traitées avec tout le soin qu'elles comportent aux articles, *os, ostéogénie, périoste*, etc. Nous dirons seulement qu'en pratiquant un évidement, on a beaucoup plus de chance d'obtenir la régénération complète de l'os qu'en se bornant à conserver le périoste. L'os en effet n'est pas reproduit par le périoste lui-même, mais bien par les cellules qui doublent cette membrane ; or ces cellules ne sont autres, que celles qui se trouvent dans la moelle et dans les canaux de Hawers, ainsi que l'a très-bien établi M. Ranvier dans le passage suivant : « Lorsqu'on racle une portion seulement de la face interne d'un lambeau périostique transplanté, il arrive que la partie seule, dont on a réservé la couche profonde, donne lieu à une formation osseuse ; l'autre reste fibreuse. Ce n'est donc pas le périoste qui forme l'os ; ce n'est pas lui non plus qui produit la couche qu'on a enlevée, laquelle jouit de la propriété d'ossification ; car, s'il en était ainsi, cette portion, dont on a raclé la face interne, pourrait reproduire cette couche, aussi bien que celle-ci reproduit le tissu osseux. Le microscope montre dans cette couche, improprement appelée *blastème* sous-périostique, pendant le développement de l'os, des cellules rondes contenant un noyau volumineux, comme celles de la moelle jeune. Quand l'os a achevé son évolution, on observe des éléments provenant des cellules précédentes : myéloplaxes, cellules fibro-plastiques, et souvent cellules adipeuses. On voit donc que ce qui a été appelé blastème sous-périostique, est simplement une couche continue formée par les éléments de la moelle. La manière dont cette couche se prolonge dans les espaces médullaires qui représentent chez le fœtus les canaux de Hawers, et se poursuit dans le canal central, vient encore à l'appui de cette opinion. Le tissu médullaire forme donc pour le même os un tout continu ; en un mot, le tissu osseux est pour ainsi dire baigné dans la moelle.

« Rien de plus facile à comprendre que le développement du tissu osseux en épaisseur, aux dépens de la moelle embryonnaire sous-périostique. La seule différence que présente ce développement avec celui du tissu osseux aux dépens du cartilage consiste dans la suppression de la première phase. »

Il est évident que la conservation des cellules plasmatiques est bien mieux assurée quand on laisse adhérente au périoste une lamelle osseuse, quelque mince qu'elle puisse être, que quand on enlève complétement l'os. La reproduction osseuse sera mieux assurée aussi dans l'évidement que dans la résection sous-périostée, parce que la première opération fait moins redouter l'inflammation du périoste portée à un point assez élevé pour détruire toute propriété régénératrice. L'ostéogénie nous apprend en effet qu'il faut, quand les sujets ont dépassé l'âge de la croissance, que les cellules plasmatiques éprouvent un certain degré d'inflammation pour revenir à l'état jeune, à l'état reproducteur, mais que si ce degré est dépassé, les propriétés régénératrices sont irrévocablement perdues. C'est évidemment à la difficulté de maintenir l'inflammation dans de justes limites qu'il faut attribuer la difficulté que l'on éprouve à obtenir des reproductions osseuses à la suite de la résection sous-périostée au-delà de la pé. iode moyenne de la vie ; à cette époque au contraire l'évidement enregistre, au point de vue auquel nous nous plaçons en ce moment, des succès presque constants.

De plus l'évidement offre de plus grandes garanties que la résection sous-périostée à une régénération régulière ; en effet, en laissant une véritable attelle osseuse, on n'a plus à craindre que les extrémités osseuses sectionnées se rapprochent et prennent des positions irrégulières, accidents produisant fatalement des os difformes et raccourcis. On n'a pas à craindre non plus de voir la soudure ne pas se faire, d'où des membres ballottants ou tout au moins des pseudarthroses.

Quand on réfléchit à ces considérations, quand on examine les faits cliniques, invoqués par M. Sédillot, faits tirés non-seulement de sa pratique, mais encore de celle de plusieurs chirurgiens distingués, il est impossible de ne pas admettre la supériorité de l'évidement. Ce fait s'impose tellement que les plus chauds partisans des résections sous-périostées acceptent l'évidement dans un bon nombre de circonstances.

Mais de là à rejeter les résections sous-périostées, il y a un abîme. M. Sédillot est allé infiniment trop loin quand il a écrit : « Les résections sous-périostées sont illogiques, inefficaces et dangereuses, » et, un peu plus loin : « Nous condamnons formellement la méthode des résections sous-périostées comme moyen de reproduction des os. Des membres raccourcis, difformes, sans force et sans mobilité, atteints de suppurations interminables, incommodes, ou même capables de compromettre la vie, en sont les résultats habituels, et l'expérience la plus aventureuse a jeté trop de jour sur cette question pour qu'on ne la juge pas aujourd'hui complétement éclairée et résolue. »

Un pareil anathème n'est soutenable à aucun point de vue. Il suffit de lire avec impartialité le livre de M. Ollier et les travaux publiés depuis, pour demeurer convaincu que les résections sous-périostées peuvent donner d'excellents résultats, aussi bien au point de vue clinique qu'au point de vue fonctionnel.

Les résections sous-périostées sont, nous le croyons du moins, inférieures à l'évidement ; mais il ne s'agit pas ici de deux méthodes rivales comme ont semblé le croire beaucoup d'auteurs ; il s'agit de deux méthodes parallèles reconnaissant chacune des indications spéciales. Ceci posé, on choisira l'évidement toutes les fois que la chose sera possible comme donnant de plus beaux résultats fonctionnels et exposant à moins de dangers.

La première règle opératoire, qu'il s'agisse d'amputation, de résection ou d'évidement, est d'enlever toutes les parties malades et rien que les parties malades ; nous ne parlons ici bien entendu que des os. En partant de cette donnée, l'évidement est applicable aux ostéites aiguës et chroniques, aux ostéites suppurées entretenues par de petits séquestres ou par des corps étrangers, aux ramollissements graisseux avec suppuration du tissu spongieux ; aux caries profondes, aux abcès limités des os, aux enchondromes et à diverses tumeurs des os, mais à la condition que la totalité du diamètre de l'os ne soit pas atteinte.

Ainsi compris, l'évidement compte parmi ses plus chauds partisans, M. Ollier lui-même, ce qui prouve bien la vérité de ce que nous avancions en disant qu'il ne s'agit pas de deux méthodes rivales. M. Ollier ne se contente pas de louer plusieurs observations de M. Sédillot ; il blâme les opérations de Larghi et de Borelli, dans lesquelles on a fait des résections sous-périostées alors que l'évidement eût pu suffire et, cependant, le succès a couronné ces opérations. Il blâme énergiquement M. Creuz y Manso qui a enlevé dix-sept centimètres de la diaphyse fémorale dans un cas d'ostéite suppurée survenue chez un homme de vingt-neuf ans. En pareil cas, dit-il, nous conseillerions de faire non pas une résection de toute l'épaisseur, mais une résection latérale et un évidement pour enlever toutes les fongosités médullaires. Une fois les ouvertures élargies et la cavité vidée de ses fongosités, le reste de l'os se serait trouvé dans le cas de ces os épais dans lesquels on a creusé une tranchée pour aller à la recherche d'un séquestre. Le séquestre enlevé et la cavité bourrée de charpie, des bourgeons charnus de bonne nature s'élèvent de la paroi osseuse et finissent par combler la perte de substance. Ce n'est pas l'explication physiologique de M. Sédillot, mais la clinique, dont nous nous occupons exclusivement, est identique.

Ailleurs M. Ollier conseille de laisser dans les gaînes périostées, toutes les fois que cela est possible, les portions osseuses dont les adhérences avec le périoste n'ont pas encore été rompues ; quelque mince, dit-il, que soit la lamelle osseuse conservée, elle agira comme une attelle interne qui maintiendra tendue la gaîne périostique ; de plus elle constituera un centre autour duquel la substance osseuse se formera plus facilement. C'est bien là l'une des applications de l'évidement.

Mais il est des circonstances dans lesquelles la lésion pathologique envahit la totalité du diamètre de l'os ; l'évidement devient alors impraticable, alors même que l'on conserverait une lamelle osseuse aussi mince que possible pour la cautériser ensuite, soit dans le but de la nécroser, soit dans le but de modifier son mode de nutrition.

Il faut donc alors, si l'on veut accepter la règle d'enlever toutes les parties malades, recourir à la résection. Supposons le cas où l'articulation du genou tout entière est atteinte par une tumeur blanche : le fémur et le tibia sont profondément altérés, les cartilages sont détruits, l'articulation ne constitue plus qu'une masse profondément malade ; évidemment il sera absolument impossible de songer à l'évidement.

Alors même qu'un seul os constituant l'articulation serait atteint, il serait bien peu prudent d'ouvrir l'article pour procéder à un évidement. M. Sédillot a cité deux faits de M. Richet dans lesquels l'évidement a été opposé à des tumeurs blanches, mais, dans ces faits, il n'a pas été nécessaire d'ouvrir l'articulation ; dans les observations qui lui sont personnelles , on trouve trois exemples seulement d'ouvertures d'articulation pour procéder à l'évidement et les trois opérés sont morts, ce qui est peu encourageant.

Quand il faut ouvrir une articulation pour arriver aux parties malades, il vaut mieux enlever les extrémités articulaires que de les creuser, ce qui force à laisser en rapport des surfaces anfractueuses et profondément excavées ; ici les conditions ne sont plus les mêmes que lorsque l'on opère dans la continuité des os. Dans ce dernier cas en effet on creuse un trou dans un os unique, qui conserve une solidité suffisante pour qu'aucun mouvement ne soit possible ; dans le premier cas au contraire les portions excavées ne sont qu'en rapport de contiguïté ; il ne faut pas oublier non plus que le traumatisme articulaire, même quand les articulations sont déjà altérées, est infiniment plus grave que le traumatisme de la continuité des os. Par la résection on supprime l'articulation et, par conséquent on revient aux conditions relativement simples du traumatisme de la continuité.

Quand il s'agit des articulations, l'évidement ne saurait donc être considéré que comme une opération complémentaire des résections, applicable peut-être quand on se trouve fortuitement, comme l'a été Moreau dans le fait que nous avons déjà cité, en présence de lésions trop étendues pour pouvoir être atteintes par la résection. Et, encore, dans ce cas, on pourrait se demander s'il ne serait pas plus simple de renoncer à la résection et de la transformer, séance tenante, en amputation. Les faits connus d'évidement intra-articulaire simple ou combiné à la résection, semblent de nature à faire pencher vers cette conclusion ; en effet, aux trois faits malheureux de M. Sédillot viennent s'ajouter quatre faits peu encourageants de la pratique de M. Ollier. Dans ces quatre derniers faits il s'agit de la résection tibio-tarsienne, l'une de celles cependant qui donnent les meilleurs résultats, ainsi que l'auteur de cet article l'a établi autrefois dans les *Archives générales de médecine*. Une fois le malade est mort; une autre fois on a dû faire une amputation consécutive, une autre fois une résection consécutive ; un seul malade a guéri avec ankylose.

Du reste il est bon de remarquer, en passant, qu'il n'est pas absolument indispensable d'enlever dans les résections, tout ce qui est malade, mais seulement ce qui est malade, au point de ne pouvoir plus reprendre l'état normal. Textor père a obtenu plus d'un succès en agissant ainsi.

Bien souvent donc l'évidement est impossible et le débat se circonscrit, quand une opération devient indispensable, entre l'amputation et la résection et, souvent, cette dernière doit avoir la préférence. Alors, si l'on admettait la condamnation prononcée par M. Sédillot, on enlèverait le périoste et l'on repousserait ainsi une des plus belles conquêtes de la chirurgie moderne.

On a soutenu qu'il était inutile de conserver le périoste, en particulier dans les cas de carie et de tumeur blanche, en se fondant sur ce que les ulcérations et les altérations résultant de la suppuration, détruisaient les propriétés de la couche des cellules sous-périostées, couche dans laquelle résident les propriétés ostéogéniques. Les faits ont répondu à cette objection ; il en est du périoste comme des parties molles qui sont susceptibles de revenir à l'état normal quand l'os malade a été enlevé.

On a soutenu aussi que le périoste n'avait jamais reproduit d'os, si ce n'est dans les cas de nécrose, où la reproduction est une évolution naturelle de la maladie. Des faits incontestables ont démontré que cette objection est pour le moins très-exagéré. Nous citerons en particulier le fait de MM. Jambon et Aubert, de Mâcon ; des doutes se sont élevées sur la valeur de cette observation en raison d'une phrase contenue dans le texte des auteurs, phrase dans laquelle il est question « d'une couche de production osseuse rougeâtre, canaliculée, évidemment de formation récente, tendant à s'étendre comme une gaîne autour de l'os malade, et donnant à celui-ci l'apparence d'un séquestre sur le point d'être invaginé. Nous-mêmes, en raison de cette phrase, nous avons considéré autrefois (*Archives générales de médecine*, février 1869), l'opération de MM. Jambon et Aubert, comme une extraction de séquestre. Nos doutes se sont complétement évanouis devant les explications contenues dans la thèse de M. Nodet.

« Depuis plusieurs mois, dit M. Nodet, nous avons entre les mains le fragment de tibia, enlevé par MM. Jambon et Aubert. Il est tel que ce dernier l'a décrit, et il est facile de voir sur cette pièce que ce que M. Aubert a comparé à un séquestre, est l'os ancien, environné par places de productions osseuses de nouvelle formation. La preuve que cet os n'était pas mort, mais seulement altéré par l'ostéite condensante, c'est que cette partie de l'os se continue en plein avec le fragment supérieur, de sorte que le prétendu séquestre aurait été coupé par le milieu. Comment accorder cela avec les suites qui ont été très-simples et qui n'ont donné lieu à aucune élimination de ce prétendu séquestre, dont la majeure partie serait restée dans la plaie, séquestre que M. Aubert n'a pas vu, mais que d'autres ont voulu voir dans son observation.

« Nous pouvons ajouter que l'extrémité articulaire du tibia enlevé que nous avons sous les yeux et qui a été brisée et séparée pendant l'opération présente une légèreté extrême, des vermoulures et une destruction presque complète du cartilage. Nous avons montré cette pièce à différents chirurgiens qui tous ont été étonnés de la longueur de ce fragment et de l'intégrité de sa forme (toute l'épiphyse et une partie de la diaphyse), mais aucun ne l'a pris pour un séquestre.

« Nous pouvons encore nous appuyer sur l'autorité d'un homme très-compétent en cette matière, M. Ranvier, qui a complétement ratifié notre manière de voir. Nous avons tenu à avoir son approbation, pour ne laisser désormais aucun doute à ce sujet. »

Un fait plus concluant encore de reproduction par le périoste, a été annoncé par M. Nicaise, à la Société de chirurgie (février 1873); il s'agit d'un soldat auquel M. Nicaise a enlevé, dix-huit jours après sa blessure, en partie par extraction d'esquilles, en partie par résection, 14 centimètres de la diaphyse humérale.

Après l'opération, dit M. Nicaise, il y avait au milieu du bras une cavité cylindrique de 13 à 14 centimètres de long et tapissée par le périoste; aucune parcelle osseuse ne restait dans tout cet espace. L'os s'est reproduit dans toute cette étendue et d'une manière très-régulière; l'agent de la reproduction ne peut donc être que le périoste qui restait seul et dont aucun lambeau n'avait été enlevé pendant l'opération. On ne peut faire intervenir, pour expliquer la formation de l'os nouveau, ni le tissu médullaire du canal central ou les canaux de Hawers, ni le bourgeonnement des extrémités fracturées, trop éloignées l'une de l'autre. Le tissu conjonctif voisin n'a pas pris part non plus à la reproduction osseuse, comme le démontre l'intégrité des muscles, qui en cette région s'insèrent directement sur le périoste. L'os s'est reproduit par bourgeonnement de la couche interne du périoste, avec formation de travées osseuses au milieu des bourgeons; c'est le mode de formation du cal indiqué par M. Ranvier dans les fractures avec plaie.

M. Paulet a lu à la Société de chirurgie, un rapport sur une observation de résection du coude, de M. Jasseron d'Oran, pratiquée dans un cas d'arthrite traumatique; l'autopsie a démontré qu'un fragment huméral de 7 centimètres de longueur s'était reproduit; la forme de l'articulation était loin d'être irréprochable, c'est vrai, mais cela n'en prouve pas moins la reproduction de l'os.

Tout dernièrement, nous avons enlevé à l'hôpital de Milianah la diaphyse humérale, dans une longueur de 5 centimètres, pour un cas de fracture avec issue du fragment supérieur hors des chairs; nous avons conservé soigneusement le périoste et empêché les fragments de se rapprocher; nous avons obtenu une régénération complète en quarante jours.

Tout dernièrement encore, M. A. Guérin a présenté à la Société de chirurgie (séance du 25 février 1874), un exemple très-remarquable de régénération obtenue en suivant exactement les préceptes de M. Ollier.

« Le malade que je vais présenter à la Société de chirurgie, dit M. A. Guérin, souffrait depuis longtemps d'une affection du cœur; aussi lorsqu'il entra dans mon service pour un énorme abcès du coude, hésitai-je à l'opérer, à cause de sa faiblesse extrême. L'œdème du bras dénotait une ostéite et une périostite remontant jusqu'aux insertions deltoïdiennes; je dirai à ce propos que, lorsque je ne suis pas absolument convaincu que la périostite n'a pas dépassé les insertions musculaires, je suis à peu près certain qu'elle a respecté ces limites, à cause de l'épaississement considérable du périoste à cet endroit.

« L'avant-bras me semblait beaucoup moins gravement atteint. Je pratiquai l'ouverture de l'abcès et, après avoir reconnu que l'articulation était absolument malade, je fis la résection par l'incision longitudinale. Je ruginai, je détachai le périoste avec le plus grand soin et je pus conserver une capsule en tout continue avec elle-même : j'appliquai le pansement ouaté. Au bout de dix jours, le malade put se lever et la guérison ne se fit pas attendre. Vous pourrez constater du reste la parfaite conservation de la force et de la mobilité, et, bien qu'il fût difficile à ce jeune homme de faire de l'escrime ou de la gymnastique, il peut faire exécuter à son membre tous les mouvements nécessaires aux besoins de la vie et à un travail modéré. Vous pourrez constater la saillie de l'épitrochlée dont le volume est même exagéré, en même temps que la présence de l'olécrâne. Il y a donc eu réparation complète. J'ai enlevé à ce malade en tout 14 centimètres d'os, me limitant en haut aux empreintes deltoïdiennes, en bas à l'union des épiphyses du radius et du cubitus avec leurs diaphyses. Sur ces 14 centimètres, 11 se sont reproduits entièrement. Je dois ajouter que, dans mon opinion, le pansement ouaté a eu une très-grande influence sur la guérison rapide de ce malade. Il a empêché que le pus secrété ne fût de mauvaise nature ; il a fait que la plaie n'a pas été malade un instant. Aussi dans ce cas la régénération est-elle très-rapide. »

Quand même de pareils faits ne seraient pas la règle générale, il suffit qu'ils puissent se produire pour que l'on ne soit pas en droit de sacrifier inutilement le périoste.

Il est vrai que l'on a dit que le périoste n'était pour rien dans ces reproductions, parce qu'il suppure à la suite des opérations et surtout parce que des faits analogues se sont produits dans des cas où cette membrane n'aurait pas été conservée.

La première objection ne mérite pas de nous arrêter, car des expériences nombreuses et des faits cliniques positifs, parmi lesquels ceux-là mêmes que nous venons de citer, ont démontré que la suppuration, contenue dans des limites modérées, ne fait perdre au périoste aucune de ses propriétés ostéogéniques.

La seconde objection est beaucoup plus sérieuse; il est certain, en effet, que l'on voit des reproductions osseuses signalées dans des observations où il n'est nullement question de la conservation du périoste. Les partisans exclusifs de la reproduction par le périoste ont répondu que cette membrane avait été conservée sans intention, ce qui s'explique facilement quand on sait combien le périoste se détache aisément dans les anciennes lésions des os, surtout quand il s'agit des jeunes sujets; car chez eux, ainsi que l'a démontré M. Ollier, le pé-

rioste est plus adhérent aux parties molles qu'à l'os lui-même. Nous en avons
eu une preuve encore tout dernièrement ; un enfant de onze ans s'était fracturé
l'humérus et cet os faisait une saillie considérable hors des chairs ; la partie
antérieure de l'humérus était seule restée couverte de son périoste ; la partie postérieure était complétement dénudée, et après la résection, nous avons pu nous
convaincre que le périoste en ce point n'avait pas même été déchiré. Dans ce cas
il eût été à peu près impossible de ne pas faire une résection sous-périostée.

Mais on ne peut répondre par la même fin de non-recevoir aux expériences
dans lesquelles Heine et M. Marmy ont intentionnellement enlevé le périoste ;
l'expérience dans laquelle Chevreuille a obtenu une reproduction complète des
deux radius d'un pigeon après avoir enlevé le périoste d'un côté, tandis qu'il le
conservait de l'autre, semble aussi démontrer que le périoste n'est pas absolument indispensable à la régénération osseuse. Ces faits n'embarrassent pas
M. Flourens, qui pense que le périoste a commencé par se reproduire pour
refaire de l'os ensuite. M. Ollier n'admet pas l'explication trop commode de
M. Flourens ; il pense que quelque source d'erreur s'est glissée dans les observations des physiologistes qui ont obtenu des os nouveaux dans de pareilles
conditions ; en effet, cet éminent chirurgien s'est livré à un très-grand nombre
d'expériences et n'a jamais vu d'os nouveau là où il avait enlevé le périoste.
Nous ferons remarquer cependant que des faits négatifs, quelque nombreux qu'ils
soient, ne peuvent détruire un fait positif émanant d'hommes sérieux et
désintéressés. Quoi qu'il en soit, il est impossible de ne pas conclure que le
périoste contribue pour une part très-prépondérante à la reproduction des os,
pour une part tellement prépondérante, que, quand il est sacrifié, il est infiniment rare qu'il y ait régénération. En tout cas, outre ses fonctions régénératrices, le périoste conservé joue le rôle d'un moule maintenant l'os nouveau
dans de justes limites ; si l'on supprime ce moule, l'os nouveau se répand
au loin sous forme de stalactites irrégulières en produisant un véritable cal
difforme.

D'ailleurs, la conservation du périoste a une importance considérable au point
de vue du rétablissement des fonctions, surtout quand il s'agit de résections
articulaires ; dans ce dernier cas, en même temps que le périoste, il convient de
conserver la capsule articulaire, de faire en un mot la résection sous-capsulopériostée, opération indiquée par Larghi, mais mise en pratique et réglée par
M. Ollier. Ce chirurgien espère, en agissant ainsi, refaire des articulations plus
ou moins rapprochées du type des articulations anciennes ; il est possible qu'il
s'exagère ce résultat, mais ce qui est certain, il suffit de faire une résection
sur le cadavre pour s'en convaincre, c'est qu'il maintient les insertions musculaires en connexion avec les os auxquels elles se font normalement et que, par
conséquent, il leur permet de continuer leurs fonctions.

Prenons pour exemple la résection du coude ; par le procédé ordinaire on
coupe en travers le tendon du triceps, et dès lors il remonte et va se fixer sur
l'humérus où il ne peut plus servir à rien. Dans une résection sous-capsulopériostée, au contraire, l'insertion du tendon à l'olécrâne est détachée et non
coupée, de telle sorte que le triceps reste en continuité avec le périoste qui
double le cubitus, quelque bas que soit faite la section de cet os. Il en résulte
que le triceps continue à agir sur l'avant-bras et conserve ses fonctions d'extenseur.

Enfin, et ceci est peut-être la principale raison que l'on doive invoquer, les résections sous-périostées sont moins périlleuses que les résections ordinaires. Pour les pratiquer, en effet, on a soin de diriger les incisions entre les interstices musculaires ; arrivé au périoste, on l'incise ainsi que la capsule articulaire dans la direction de l'axe du membre et, dès lors, on marche toujours entre l'os et le périoste. On fait donc une plaie aussi simple que possible, une plaie au fond de laquelle le périoste forme une barrière aux fusées purulentes qui pourraient se faire le long des muscles et dans les gaînes musculaires ouvertes ; on enserre donc le traumatisme dans des limites aussi étroites que possible. La résection ordinaire, au contraire, coupe souvent en travers des tendons et des muscles ; toujours elle ouvre les gaînes musculaires et, par conséquent, livre un espace considérable à l'absorption des principes nuisibles répandus dans l'atmosphère et à la propagation de l'inflammation le long des membres.

Il résulte de ces considérations que lorsqu'une résection est décidée, elle doit toujours être sous-périostée.

*Indications des résections.* Les résections peuvent, à ce point de vue, se diviser en deux grandes classes : les résections traumatiques et pathologiques. Il convient d'ajouter à ces deux classes, une troisième classe de résections s'opérant sur des os sains, soit dans le but de remédier à une ankylose, soit dans celui de combattre une pseudarthrose ; Meyer de Wurzbourg a même conseillé, dans les cas de raccourcissement d'un membre, de retrancher une portion de l'os normal du côté opposé dans le but de rétablir l'équilibre ; il a mis cette audacieuse maxime en pratique, non sans succès, à la suite de fractures du fémur.

Dans cette étude d'ensemble, nous laisserons de côté, les résections du crâne, de la face et des os du tronc, car ces opérations présentent des indications et des conditions d'exécution toutes spéciales examinées aux articles CRANE, TRÉPAN, FACE, STERNUM, CÔTES, etc. Nous ne nous occuperons donc que des résections des membres. Même en limitant ainsi notre sujet, nous éviterons d'entrer, si ce n'est à titre d'exemple, dans les détails qui peuvent être exclusifs à chaque région en particulier, et qui ont leur place marquée ailleurs.

*Résections traumatiques.* Si l'on veut arriver à des résultats dans cette étude, il est indispensable de la scinder en deux parties : 1° résections dans la contiguïté ou articulaires, 2° résections dans la continuité ; en effet, les indications et les résultats ne sont pas identiques dans les deux cas.

Nous commencerons par les résections articulaires qui sont de beaucoup les plus importantes.

1° *Résections articulaires.* Les indications des résections articulaires ne sont pas identiques dans les blessures causées par les projectiles de guerre et dans les blessures de la vie ordinaire.

C'est là une distinction sur laquelle nous ne saurions trop insister, car en appliquant à la vie civile les résultats de la chirurgie d'armée, en matière de résections surtout, on arriverait soit à préconiser, soit au contraire à repousser à tort, bon nombre d'opérations.

Les résections sont, d'une manière générale, peu applicables à la chirurgie d'armée, ainsi que l'ont fait remarquer M. Legouest, puis M. Stromeyer. La longueur de l'opération, la longueur du pansement, les déplacements qu'ont à subir les blessés pour se rendre des ambulances de première ligne aux ambulances de réserve, puis aux hôpitaux, ont été invoqués en faveur de cette opinion avec beaucoup de raison. Cependant ces motifs ne sont pas absolus : on comprend très-bien que le nombre du personnel médical et la disposition des abris autour du champ de bataille puissent les modifier. C'est ainsi que pendant la guerre des duchés et pendant la guerre d'Italie, bon nombre de blessés ont pu être recueillis immédiatement dans des châteaux ou des maisons confortables où ils sont restés jusqu'à complète guérison ; c'est ainsi encore que les Américains ont pu disposer leurs ambulances de telle sorte que les grands blessés ont fait d'immenses trajets, soit sur les chemins de fer, soit sur les vaisseaux, sans même changer de lit.

La grande différence entre les blessures de guerre et les blessures de la vie civile est causée par la nature du corps vulnérant et aussi par la disposition organique du blessé. En chirurgie d'armée, il s'agit d'hommes jeunes le plus souvent, il est vrai, mais fatigués, épuisés par des marches incessantes, par des privations sans nombre, par une nourriture presque toujours insuffisamment réparatrice ; de plus, les corps vulnérants sont des projectiles d'un poids considérable et d'une vitesse énorme. Ces projectiles produisent dans les os un ébranlement qui, se communiquant de proche en proche, détermine tous les effets d'une contusion interne qui doit singulièrement favoriser le développement de l'ostéo-myélite aiguë, affection dont les symptômes et les résultats ont de nombreux points de contact avec ceux de l'infection purulente. L'ébranlement dont nous parlons n'est pas une simple vue théorique : il n'est pas rare de voir les surfaces de section offrir des aréoles remplies de sang extravasé comme cela a lieu à la suite des contusions.

Indépendamment de la commotion très-bien étudiée par M. Murou dans une thèse remarquable, les extrémités articulaires présentent souvent des éclats et des félures qu'il est indispensable d'enlever dans une résection ; or il est très-souvent difficile de reconnaître ces félures, même pendant le cours de l'opération. L'observation suivante empruntée au rapport anglais sur les opérations de la guerre de Crimée en est un exemple. Le 9 juillet 1855 fut réséqué le coude de Richard Hanson, qui avait été frappé par une balle le 9 juin précédent ; les chirurgiens recherchèrent avec le plus grand soin si il n'existait pas de félures, car l'un d'eux avait émis l'avis qu'un accident de ce genre devait exister du côté du radius ; la félure fut méconnue et l'on passa outre. Le 20 septembre, une suppuration abondante ayant forcé à faire l'amputation du bras, l'autopsie du membre révéla une félure occupant toute la longueur du radius jusqu'à un pouce au-dessus de l'articulation radio-carpienne ; le blessé mourut huit jours après.

Il est vrai que quelques chirurgiens, Baudens entre autres, ont conseillé de pratiquer les résections sans tenir aucun compte des félures : Baudens a cité à l'appui de sa doctrine plusieurs cas dans lesquels il a pratiqué la résection de la tête de l'humérus, malgré la présence de félures s'étendant au loin sur la diaphyse. Il serait facile d'opposer des faits malheureux aux succès de Baudens ; d'ailleurs, il ne faut pas oublier que l'Algérie est la terre classique des succès chirurgicaux, ce qui s'explique par le petit nombre des blessés, même en campagne, et par la douceur du climat qui permet une aération tellement large que l'encombrement n'est pas possible.

Il serait donc irrationnel de comparer les résections que pratique la chirurgie d'armée à celles qui sont opposées à des blessures produites par de petites balles de pistolet, par des plombs de chasse ou par des chocs plus ou moins violents ; il serait plus irrationnel encore de les comparer aux résections faites pour combattre l'arthrite aiguë provenant d'une contusion, d'une luxation ou d'une plaie qui n'a intéressé que les parties molles.

*Résections articulaires en chirurgie d'armée.* Proposées par Faure, défendues par Bilguer, par Moreau de Bar-le-Duc, par Champion, ces opérations entrèrent définitivement dans la pratique, sous les auspices de J.-D. Larrey, de Percy, et de leurs collaborateurs qui, pendant les guerres du premier empire, pratiquèrent un certain nombre de résections de l'épaule. Baudens, pendant les guerres d'Afrique, marcha hardiment sur les traces de ses glorieux devanciers. Pendant les guerres des duchés et pendant la guerre d'Autriche, les Allemands donnèrent une extension immense à ces opérations ; ils sont allés jusqu'à poser le principe suivant, au moins en ce qui concerne les articulations de l'épaule et du coude : l'arthrite constituant le grand danger des plaies articulaires, supprimons l'articulation pour supprimer l'arthrite.

Pendant la guerre de la sécession, les Américains dépassèrent les Allemands si bien que l'on peut dire aujourd'hui qu'il n'est pas une seule articulation, pas même celle de la hanche, qui n'ait été l'objet de nombreuses tentatives de résection traumatique.

Il importe de juger cette question sans se laisser entraîner à aucune passion et de déterminer si les résections sont plus ou moins meurtrières que les amputations, de déterminer surtout si elles sont plus ou moins meurtrières que la conservation proprement dite. A ce propos, il est important de remarquer que l'extraction des esquilles appartient à la conservation et non pas à la résection ; il n'y a résection qu'autant que les os laissés au milieu des tissus ont subi l'action de la scie, de la gouge ou du ciseau ; cette distinction est utile à faire, car dans les statistiques, bon nombre de succès dus à l'extraction des esquilles ont été mis au compte des résections.

En comparant les résections aux amputations, on a fait sonner bien haut la conservation du membre, mais cette question est secondaire, car le premier des biens est l'existence.

Il est bien difficile d'établir cette comparaison, même dans un article général comme celui-ci, sans entrer dans quelques détails sur les diverses articulations, car il est parfaitement établi aujourd'hui que les blessures et les opérations ne présentent pas un égal degré de gravité relative dans toutes les régions.

Cependant nous pouvons donner une solution générale à cette question, en disant que partout, si ce n'est à l'épaule, les résections articulaires de cause traumatique, en chirurgie d'armée, sont au moins aussi graves que l'amputation faite sur le segment du membre situé au-dessus de l'article blessé.

De nombreuses statistiques ont essayé d'établir le fait opposé, mais nous ferons observer que presque toutes ces statistiques sont parties d'un point de départ parfaitement faux. Elles ont groupé des résections éparses dans les journaux et les mémoires, puis ont comparé la mortalité de ce groupe à la mortalité des amputations de l'armée française de Crimée ou des hôpitaux de Paris, c'est-à-dire à la mortalité d'amputations pratiquées dans des circonstances et des milieux entraînant une mortalité exceptionnelle. Un pareil calcul doit fatalement conduire à l'erreur.

Il est évident que pour obtenir quelque chose d'une comparaison, il faut en placer les deux termes dans des conditions aussi équivalentes que possible ; il ne suffit pas de grouper des chiffres, il faut avant tout que ces chiffres représentent des unités de même valeur. En suivant ce principe, nous arriverons facilement à démontrer la gravité très-réelle des résections en chirurgie d'armée.

Prenons pour type des résections du membre supérieur, la résection du coude. Dans l'armée anglaise de Crimée, sur seize résections primitives du coude, nous comptons quatre morts, soit une mortalité de 25 p. 100, tandis que la mortalité de l'amputation primitive du bras n'est, dans la même armée, que de 22 p. 100. Si nous comparons toutes les résections du coude de l'armée anglaise (primitives, médiates et secondaires) à toutes les amputations, nous constatons pour les premières une mortalité de 25,16 p. 100 et pour les secondes une mortalité de 25 p. 100.

Dans l'armée américaine, 286 résections du coude, à résultat connu, se terminent 62 fois par la mort, ce qui donne une mortalité de 21,67 p. 100, tandis que celle de l'amputation du bras n'a pas dépassé 21,24 p. 100. Cette différence devient d'une certaine importance si l'on tient compte de 16 amputations consécutives à la résection du coude, amputations dont le résultat n'est pas compris dans les chiffres précédents.

Dans l'armée française de Crimée, quatre résections, quatre morts, faits trop peu nombreux pour servir de point de départ à une comparaison.

Dans l'armée hanovrienne, à la suite des batailles de Langenzalza et de Kirchheilingen, la résection du coude a donné les résultats suivants : 19 succès, 4 morts, 2 amputations consécutives suivies de mort. Au total, 25 résections, 6 morts ou une mortalité de 24 p. 100. Dans la même armée, 9 amputations du bras ne causent qu'un seul décès.

Pour la première guerre des duchés, Esmarck signale 40 résections du coude, sur lesquelles on compte 5 morts plus 2 amputations consécutives, dont une est fatale. La mortalité de l'amputation du bras a été de 19 morts sur 54 opérés.

Pour la deuxième guerre des duchés (1864), M. Lœffler signale 45 résections du coude causant 11 morts et 2 amputations consécutives fatales, ce qui porte la mortalité de la résection du coude à 30,25 p. 100 ; la mortalité de l'amputation du bras s'élève à 54,83 p. 100.

La statistique anglaise met donc les deux opérations, amputation et résection, sur un certain pied d'égalité, tandis que les statistiques américaine et hanovrienne donnent la prééminence à l'amputation. Seules les statistiques d'Esmarck et de Lœffler proclament des résultats remarquables en faveur de la résection. Ces différences s'expliquent naturellement par les degrés variables de gravité des blessures traitées par la résection dans les divers camps. Les Anglais et les Américains ont fait de la chirurgie conservatrice proprement dite et ont réservé la résection aux blessures trop considérables pour pouvoir être traitées sans opération ; les Allemands, au contraire, ont appliqué la résection indistinctement à toutes les blessures de l'articulation du coude, quelque légères qu'elles pussent être. Ils ont fait, pour nous servir d'une expression employée par M. Ollier à propos des blessures de l'articulation tibio-tarsienne, des résections préventives ; dès lors, ils ont moins souvent rencontré ces éclats et ces fêlures étendues à la diaphyse, fêlures qui, comme nous l'avons dit, ajoutent une gravité considérable à l'opération ; moins souvent aussi, ils ont opéré sur des os frappés d'une commotion profonde. Cette appréciation est confirmée par les statistiques allemandes elles-mêmes, car la mortalité qui n'est que de 15 p. 100 dans la première guerre des duchés, s'élève à 30 p. 100 dans la seconde, et M. Lœffler nous apprend que les blessures étaient plus compliquées dans cette dernière à cause de l'emploi des armes de précision.

Il nous semble impossible en réunissant tous ces faits pour en prendre une moyenne logique, de ne point considérer la résection du coude comme étant aussi grave que l'amputation du bras. C'est à dessein que nous nous servons de l'expression de moyenne logique, car une moyenne mathématique n'aurait qu'une apparence de précision puisque les chiffres sur lesquels on la baserait seraient loin de représenter des unités de même nature.

Cette appréciation de la gravité de la résection du coude a pour elle la haute autorité de M. Legouest ; elle a été considérée comme un fait démontré, d'après les arguments que nous avons fait valoir, par M. S. Duplay, dans son *Traité de pathologie externe*.

Quant aux résections du poignet, les points de comparaison sont moins étendus, mais cependant, ils ont une grande valeur. Les Allemands n'ont pas pratiqué cette opération ; Esmarck la repousse en se fondant sur ce que les nombreux vaisseaux entourant de toute part l'articulation, rendent l'opération très-difficile, en se fondant surtout sur ce que cette résection ne donne pas des résultats supérieurs à ceux que l'on obtient en ouvrant la capsule convenablement et en enlevant les esquilles. M. Legouest affirme que si les désordres sont tels que l'on ne puisse se borner à l'extraction des esquilles, mieux vaut amputer.

La statistique américaine, la seule qui existe à ce sujet en chirurgie d'armée, met la résection du poignet et l'amputation de l'avant-bras sur le pied d'une parfaite égalité ; en effet, les chiffres accusent dans les deux cas une mortalité de 16 à 17 p. 100.

Cependant M. Follet, dans une bonne thèse, et tout dernièrement encore, au congrès de Lille, a soutenu une opinion tout opposée. Comparant en bloc les résultats des résections traumatiques et pathologiques, il arrive à ce résultat : 70 opérés, 11 morts, soit 15,6 p. 100, tandis que dans les hôpitaux de Paris, la mortalité des amputations de l'avant-bras, varie de 55 à 45 p. 100. Mais les résections du poignet n'ont pas été pratiquées à Paris, et, par conséquent, il ne faut pas les comparer aux amputations faites dans les hôpitaux de cette ville où la mortalité hospitalière (nous ne parlons que des amputations traumatiques), atteint des proportions que nous n'avons jamais observées en chirurgie d'armée, si ce n'est quand nous avons été placé dans des conditions hygiéniques désastreuses. La mortalité de l'amputation de l'avant-bras, dans l'armée anglaise de Crimée, n'a pas dépassé 4,75 p. 100. Sur 20 amputations de l'avant-bras, James d'Exter n'a pas compté un seul mort. Sur 66 amputations de l'avant-bras, M. Ghie n'a eu que 8 morts, soit 12 p. 100. Voilà quelle est la mortalité réelle de l'amputation de l'avant-bras quand les blessés ne sont pas placés dans des milieux exceptionnellement mauvais ; elle est inférieure à celle que M. Follet attribue à la résection du poignet.

Quant aux petites articulations de la main, les succès de la chirurgie conservatrice sont si nombreux, qu'ici, personne n'a songé à établir une statistique comparative entre l'amputation et la résection ; les opérations autres que l'extraction des esquilles ne sauraient être que des exceptions à moins que la main n'ait été en quelque sorte broyée.

Seule, au membre supérieur, la résection de l'épaule semble moins meurtrière que l'amputation correspondante. Si l'on réunit ensemble les résections de l'épaule pratiquées dans les armées française et anglaise de Crimée, dans l'armée américaine et dans l'armée allemande, on arrive à un total de 617 ré sections avec 216 morts, ce qui donne une mortalité de 55 p. 100, tandis que dans les mêmes armées nous comptons à la charge de la désarticulation de l'épaule, 252 morts sur 520 opérés, soit une mortalité de 48,4 p. 100.

Si nous passons au membre inférieur nous trouvons une démonstration plus nette encore de la gravité relative des résections.

Les résections du genou ont été repoussées théoriquement de la chirurgie d'armée, par MM. Legouest et H. Larrey devant la Société de chirurgie, en 1864; les faits sont venus prouver combien les réserves de ces chirurgiens étaient sages. En effet, après avoir réuni toutes les observations connues de résection du genou en chirurgie d'armée, nous pouvions écrire en 1868, dans les *Archives générales de médecine*, la phrase suivante : « Toutes les illusions doivent tomber devant une pareille expérience; la résection du genou ne peut s'appliquer à la chirurgie d'armée, si ce n'est dans des circonstances très-exceptionnelles, » phrase que M. Legouest nous a fait l'honneur de reproduire dans la deuxième édition de son *Traité de chirurgie d'armée*, en lui donnant la double sanction de son expérience et de son autorité scientifique. En effet, sur 19 résections du genou pratiquées à cette époque à la suite de blessures de guerre, on ne pouvait citer que deux succès; cependant ces opérations avaient été, pour la plupart, pratiquées pendant les guerres des duchés et de la sécession, guerres dans lesquelles la mortalité de l'amputation de la cuisse n'a pas dépassé 64 p. 100 ; cette mortalité descend même à 46 p. 100 si l'on ne tient compte que des amputations du tiers inférieur, amputations qui doivent être seules mises en parallèle avec la résection du genou.

Depuis on a fait de nouvelles résections du genou et publié quelques succès ; nous avons fait connaître dans la thèse de l'un de nos élèves, M. Antoine, un magnifique résultat de la pratique de M. Broca; malheureusement ces faits n'ont rien changé à la douloureuse proportion que nous avions établie. En effet, M. Desprès a fait connaître à la Société de chirurgie, séance du 8 avril 1874, les résultats des résections du genou pratiquées durant la dernière guerre : sur 65 résections partielles, il y a eu 62 morts, soit 95,38 p. 100 ; sur 39 résections totales, il y a eu 33 morts, soit 89 p. 100. Bilroth a fait trois résections du genou, à Wissembourg, les trois opérés sont morts d'infection purulente. Jamais, même dans les conditions les plus détestables, l'amputation de la cuisse, au tiers inférieur, n'a donné d'aussi déplorables résultats.

Entre les mains des chirurgiens américains, la résection tibio-tarsienne a donné des résultats tellement malheureux que ces hardis chirurgiens l'ont définitivement proscrite de la chirurgie d'armée. Langenbeck, il est vrai, est arrivé à une conclusion diamétralement opposée. Cette divergence peut s'expliquer par ce fait que les Américains ont pratiqué des résections primitives, tandis que Langenbeck n'a pratiqué que des résections tardives. Les faits énoncés par Langenbeck ne peuvent, en aucune façon, servir à élucider la question suivante : une blessure de l'articulation tibio-tarsienne venant d'être reçue, une opération étant nécessaire immédiatement, faut-il choisir la résection ou l'amputation? Cependant c'est là la question capitale. Les faits des Américains seuls répondent à cette question et ils affirment la gravité plus grande de la résection. Cependant ces faits ne sont pas assez nombreux pour servir à établir une règle absolue ; mais en nous fondant sur les considérations théoriques que nous avons émises au commencement de cet article, nous pensons que l'avenir confirmera la manière de voir des chirurgiens américains.

Si nous arrivons à la hanche, et si nous réunissons toutes les résections pratiquées en chirurgie d'armée, jusqu'en 1870, nous arrivons à un total de 85 résections (primitives, médiates et secondaires réunies) donnant une mortalité de 92,4 p. 100, tandis que 183 désarticulations, pratiquées dans les mêmes conditions, donnent une mortalité de 90 p. 100. Ici donc encore la résection est au moins aussi grave que l'amputation. On a souvent cité comme preuve du contraire une statistique du docteur Ève, publiée par M. Good, dans la *Gazette hebdomadaire*, année 1868 ; nous n'avons pas eu de peine à démontrer dans le *Recueil des mémoires de médecine militaire*, année 1870, que cette statistique est apocryphe ; sur les 13 observations qu'elle contient, il n'y a que 7 résections véritables ; dans tous les autres cas, les chirurgiens cités comme les auteurs des opérations, ont désavoué cette paternité.

Tous ces faits réunis nous forcent à penser que partout, excepté à l'épaule, la résection est aussi grave que l'amputation ; qu'au genou et peut-être au cou-de-pied, elle est beaucoup plus grave.

Il résulte de là que la résection articulaire doit être, comme l'amputation, réservée aux cas où il est évident que la chirurgie conservatrice demeurera impuissante ; il résulte de là surtout que la résection ne doit pas être appliquée à titre purement préventif comme l'ont fait trop souvent les chirurgiens allemands, comme l'ont proposé quelques chirurgiens français.

Les résections à titre préventif sont d'autant moins acceptables que, si nous exceptons l'épaule et *peut-être* le genou, la chirurgie conservatrice présente, dans les grands traumatismes articulaires, des chances de guérison qui égalent si elles ne dépassent celles des opérations. De plus, en général, la chirurgie conservatrice assure mieux le bon fonctionnement ultérieur des membres que la résection.

A l'épaule, une opération est généralement indispensable toutes les fois que l'humérus est fracturé par un projectile et cette opération, nous l'avons établi, est toujours la résection ; en effet, dans l'armée américaine, la mortalité de la conservation a dépassé celle de la résection de 12 p. 100 ; dans la première guerre des duchés, la mortalité de la conservation a dépassé celle de la résection de 25 p. 100 ; dans la deuxième guerre des duchés, la différence en faveur de la résection a été de 34 p. 100. L'expérience de tous les chirurgiens a conduit à des résultats analogues, mais pour les autres articulations, il est loin d'en être de même.

Dans l'armée anglaise de Crimée, 11 blessures graves de l'articulation du coude ont été traitées par la conservation ; il y eut 4 morts seulement, mais une seule peut être attribuée à la conservation ; sur les trois autres morts, l'une est survenue dans un cas où la balle avait en même temps traversé la poitrine ; les deux autres ont eu lieu quelques instants après la blessure.

Les Américains ne nous ont donné aucun détail statistique sur les résultats de la conservation appliquée au coude. Les Allemands du nord n'ont apporté non plus aucun document à ce sujet, puisqu'ils ont toujours réséqué ou peu s'en faut, à titre préventif ; ils sont partis de cette donnée que, sans opération, les blessures du coude sont presque toujours mortelles, donnée radicalement fausse. Demme assure qu'en Italie, chez les Autrichiens, la mortalité de la conservation dans les blessures du coude, a été de 64 p. 100 ; c'est radicalement la même mortalité que celle de l'amputation du bras, dans la même armée, pendant la même campagne ; or, nous avons démontré que la résection du coude est aussi grave que l'amputation. M. Chenu a admis dans ses statistiques, la supériorité de la conservation du coude ; malheureusement les statistiques de M. Chenu ne prouvent que bien peu de chose au sujet des articulations; elles peuvent même induire dans des erreurs complètes, parce que cet auteur, qui n'est en aucune façon chirurgien, a complétement négligé d'établir la distinction fondamentale qui existe entre les plaies pénétrantes et les plaies non pénétrantes.

Malgré la pauvreté de ces documents, nous croyons pouvoir avancer que les blessures du coude guérissent très-souvent sans opération autre que l'extraction des esquilles. Nous avons vu ce fait se produire bien des fois et nous pouvons nous appuyer sur l'autorité de M. le professeur Lustreman ; ce chirurgien si expérimenté a été tellement frappé, pendant la guerre de Crimée, de la facilité avec laquelle guérissaient les plaies du coude, qu'il n'admet la résection qu'à titre très-exceptionnel. M. Legouest incline fortement vers le même ordre d'idées : « La résection du coude, dit-il, semblant être aussi grave que l'amputation du bras, la question se résume à savoir si, lorsque l'opération est indiquée, il ne vaut pas mieux s'en abstenir, et au lieu de la pratiquer, se borner à la simplification de la plaie, par l'extraction des esquilles. On est fortement tenté de le croire quand on met en regard des statistiques produites par les chirurgiens allemands, la statistique des mêmes opérations données par Hannover. » Dans la première édition de son *Traité de chirurgie d'armée*, le même chirurgien admettait déjà la supériorité générale de la conservation, car il posait les préceptes suivants : « Lorsque l'articulation du coude a été fracturée comminutivement et l'artère brachiale ouverte, il faut amputer immédiatement ; dans le cas où les vaisseaux et les nerfs sont intacts, et les désordres osseux peu considérables, la conservation du membre doit être tentée. »

M. Sédillot dans sa contribution à la chirurgie dit que la conservation lui a donné des succès constants au coude.

Baudens cite dans sa clinique des plaies par armes à feu, six cas de fractures du coude par projectiles de guerre ; il s'est contenté d'extraire les esquilles et de débrider et a obtenu cinq succès, trois avec ankylose, deux avec mouvements conservés.

Le chirurgien danois Drakman qui a pu comparer de près, pendant les guerres des duchés, les résultats de la conservation à ceux des résections du coude, affirme que la première est moins dangereuse que la seconde.

Les chirurgiens allemands, M. Lœffler, inspecteur de l'armée prussienne, surtout, repoussent ces témoignages ; c'est la politique, dit M. Lœffler qui a porté les Danois à médire des résections du coude. Puis il ajoute que l'opposition danoise est fondée sur de vagues affirmations que ne saurait accepter la science allemande qui ne se paye ni de généralités ni de mots. Mais n'est-ce pas se payer de généralités et de mots que d'affirmer, comme le font les Allemands, la nécessité impérieuse de la résection dans toute blessure du coude, sans apporter aucune preuve à l'appui d'une règle aussi sévère?

Quant au poignet toute discussion serait superflue ; la guérison par l'extraction des esquilles est la règle, à moins que les désordres ne soient immenses, cas dans lesquels la résection ne serait pas plus praticable que la conservation. Même en Crimée, la mortalité des blessures de cette articulation traitées par la conservation n'a pas dépassé 11 p. 100.

Au membre inférieur nous arrivons à des résultats plus défavorables encore à la cause des résections préventives, résections que le docteur Otis n'a pas craint de poser en règle absolue, en ce qui concerne l'articulation de la hanche. Ce chirurgien établit par des chiffres assez nombreux que la mortalité de la résection primitive de la hanche est de 93,75 p. 100, et cela, dans l'armée américaine, c'est-à-dire dans l'armée qui a compté le plus grand nombre de succès chirurgicaux. Armé d'une pareille statistique, M. Otis voudrait nous entraîner à accepter la résection primitive de la hanche dans tous les cas de blessures de cette articulation. Pour accepter un tel principe, il faudrait oublier les succès, que MM. H. Larrey, Demme, Pirogoff, Legouest ont dû à la simple extraction des esquilles; il faudrait oublier la statistique américaine elle-même qui attribue une mortalité de 93,4 p. 100 à la conservation ; il est évident qu'à chances égales, mieux vaut s'abstenir.

M. de Langenbeck a constaté, pendant la dernière guerre (1870-71), que sur 88 blessés de l'articulation coxo-fémorale traités par la conservation, 63 (soit 71,59 p. 100) étaient morts, tandis que sur 31 blessés traités par la résection, 26 (soit 83,87 p. 100) avaient succombé.

Quant au genou, nous l'avons déjà dit, le débat ne saurait être posé entre la conservation et la résection puisque cette dernière ne compte que des revers. Il reste limité entre la conservation et l'amputation ; par conséquent, nous n'avons pas à nous y arrêter ici.

La résection préventive ne semble pas non plus acceptable au cou-de-pied, puisque jusqu'ici les résections tardives ont seules semblé réussir. La chirurgie conservatrice, au contraire, compte de nombreux succès ; cependant il est fort douteux que l'on ne sauve pas un plus grand nombre de blessés en pratiquant l'amputation immédiate.

Nous pouvons résumer cette longue discussion dans les propositions suivantes :

1° Partout, excepté à l'épaule, la résection est au moins aussi grave que l'amputation ;

2° Ni l'une ni l'autre de ces opérations n'est indispensable dans les blessures des articulations autres que celles de l'épaule et peut-être du genou. En effet, la conservation bien faite donne des résultats supérieurs ou au moins égaux au point de vue de la mortalité ; de plus, elle donne généralement des résultats supérieurs au point de vue du rétablissement des fonctions, ce que nous démontrerons ultérieurement.

Ces corollaires admis, il en résulte nécessairement que la résection préventive ne doit être posée en principe que pour l'épaule ; puisqu'ici l'opération est nécessaire, il est évident qu'il vaut mieux la pratiquer de suite, d'autant plus que la mortalité est moins grande alors. En effet, dans l'armée américaine, la mortalité de la résection primitive de l'épaule a été de 23,5 p. 100, tandis que celle de la résection secondaire a été de 38,5; toutes les statistiques publiées depuis ont confirmé ce résultat.

Pour les autres articulations (hormis *peut-être* le genou où, pour beaucoup de chirurgiens, l'amputation est indispensable), une opération n'est indiquée primitivement que si les principaux vaisseaux et nerfs sont lésés, que s'il existe des délabrements très-considérables des parties molles, ou que si la lésion des os est énorme et s'étend sur une grande étendue de la diaphyse. Or, dans aucun de ces cas, on ne peut songer à la résection; l'amputation est seule rationnelle. Dans les blessures plus simples, la conservation doit être la règle générale ; nous concevrions cependant que si l'extraction des esquilles enlevait à peu près la totalité d'une articulation, on régularisât l'extrémité des fragments restés dans la plaie ; l'extraction des esquilles deviendrait alors une sorte de résection.

Une opinion complétement opposée règne généralement, et elle a une certaine apparence de raison; en effet, les statistiques allemandes accordent la prééminence à la résection primitive sur la résection secondaire au point de vue de la mortalité. Mais ce n'est pas là la vraie question. Avant de savoir s'il faut réséquer primitivement, ou secondairement, il faut savoir s'il faut réséquer. Or nous soutenons que la résection primitive n'est jamais indiquée si ce n'est à l'épaule, parce qu'il y a lieu d'espérer de meilleurs résultats de la conservation. D'ailleurs s'il est vrai qu'au membre supérieur on sauve plus de blessés par la résection primitive que par la résection secondaire, la proposition inverse est absolument vraie pour le membre inférieur. En effet, les Américains n'ont pas de succès en réséquant primitivement le cou-de-pied, tandis que Langenbeck réussit en opérant secondairement; à la hanche, la mortalité des résections primitives a été de 93,75 p. 100, tandis que celle de la résection médiate est descendue à 90 p. 100 et celle de la résection tardive à 84 p. 100.

Les partisans des résections primitives ont encore invoqué la possibilité de faire l'amputation consécutive, au cas où la première opération n'aurait pas réussi. Ils ont ajouté que l'amputation faite après une résection était moins dangereuse que l'amputation pratiquée d'emblée. Cette singulière immunité est complétement inexplicable; comment comprendre qu'un blessé soit moins exposé à périr à la suite d'une amputation, par cela même qu'une première opération, aussi grave que l'amputation elle-même, a déjà échoué? D'ailleurs cette immunité ne se fonde sur aucune série de faits; au contraire, tous ceux que nous avons réunis dans les statistiques que nous avons publiées autrefois dans les *Archives générales de médecine* lui sont défavorables.

Du reste, nous ne sommes pas les premiers à repousser les résections articulaires primitives en chirurgie d'armée : Nödorfer ne fait jamais de résections primitives, et cela, parce qu'il craint de faire des opérations inutiles, alors que la chirurgie conservatrice pourrait suffire.

Nous réservons donc les résections pour les cas où les espérances de conservation sont déjouées par la violence de la réaction et pour ceux où d'interminables suppurations, l'ostéite, la nécrose, etc., menacent d'emporter les blessés, ou tout au moins de les affaiblir outre mesure par leur prolongation. C'est dire que nous ne faisons que des résections médiates (en période inflammatoire) et des résections secondaires.

Dans ces cas, quand tous les moyens conservateurs, appareils convenables, extraction d'esquilles, larges ouvertures prévenant l'étranglement et donnant issue au pus, drainage, injections simples ou médicamenteuses se sont montrés impuissants, nous n'hésitons pas à nous prononcer en faveur de la résection et cela découle tout naturellement de nos prémisses; à gravité à peu près égale, il est clair qu'il faut choisir l'opération qui conserve le membre. Mais une raison plus forte nous régit; s'il est vrai que, considérée dans son ensemble, la résection soit aussi grave que l'amputation, il semble n'en être plus tout à fait de même quand on étudie comparativement ces deux opérations en période médiate. A cette période, les amputations, surtout celles du membre inférieur, sont presque fatalement mortelles; il n'en est pas de même de la résection. A cette période, au lieu de voir les accidents augmenter, comme cela arrive si souvent après les amputations, on voit généralement les symptômes généraux et locaux se détendre et tout rentrer dans l'ordre. Nous avons publié autrefois plusieurs faits de ce genre survenus, il est vrai, à la suite de traumatismes ordinaires;

mais Nödorfer qui a pratiqué un grand nombre de résections en chirurgie d'armée et qui n'a pratiqué que des résections secondaires, a vu presque toujours se produire cet amendement remarquable; Stromeyer a cité plus d'un fait du même ordre. D'après Nödorfer, l'infection purulente elle-même ne serait pas une contre-indication formelle à la résection; 75 p. 100 des blessés opérés par ce chirurgien présentaient une fièvre vive après un ou plusieurs frissons et une coloration légèrement ictérique de la peau, en un mot des symptômes d'infection purulente au début; dans deux cas seulement, la résection est demeurée sans effet, mais dans tous les autres, les symptômes généraux ont diminué d'intensité : les frissons s'arrètaient, la fréquence du pouls, l'élévation considérable de la température, la soif vive disparaissaient ; le malade reprenait du calme et du sommeil ; l'urine devenait abondante. La plupart des résections faites dans ces conditions ont réussi à Nödorfer. Il en a été de même des résections tibio-tarsiennes faites en période médiate par Langenbeck.

Quant aux résections secondaires faites après la période inflammatoire, ce sont pour ainsi dire des résections pathologiques ; à cette période, la résection du genou que nous avons proscrite de la chirurgie d'armée, compterait probablement des succès.

Ainsi donc, en résumé, nous rejetons les résections primitives, mais nous admettons les résections médiates et secondaires que nous croyons préférables à l'amputation quand il n'existe pas de contre-indication. .

Aux contre-indications que nous avons déjà établies (délabrement trop considérable des parties molles, déchirures des vaisseaux et nerfs, dégâts trop étendus des os), il faut ajouter les phlegmons et les fusées purulentes s'étendant au loin ; il faut ajouter aussi la nécessité de faire subir de nombreux déplacements aux blessés, quand on ne dispose pas de moyens de transport convenables, ce qui est malheureusement la règle dans notre armée

Beaucoup de chirurgiens placent au nombre des contre-indications les mauvaises conditions hygiéniques et préfèrent alors l'amputation. Ils hésitent à faire une résection dans ces conditions parce que, ils craignent de voir une plaie à lente cicatrisation, devenir une source incessante d'accidents. Cette raison a certainement de la valeur, mais il ne faut pas oublier que les amputations traumatiques deviennent d'une gravité excessive quand les conditions hygiéniques ne sont pas excellentes. Quelle plaie pourrait être mieux disposée que celle qui succède à une amputation pour absorber les principes morbides répandus dans l'atmosphère? En effet, dans une amputation on divise en travers toutes les gaînes musculaires, tous les vaisseaux lymphatiques et veineux ; on laisse le canal médullaire béant au fond de la plaie ; toutes les voies d'absorption sont donc largement ouvertes. Dans une résection, une résection sous-périostée surtout, on n'ouvre pour ainsi dire aucune porte à cette absorption ; les gaînes musculaires, les vaisseaux lymphatiques et veineux sont respectés; souvent même on n'atteint pas le canal médullaire. En un mot, on se met, au point de vue de l'absorption, dans des conditions analogues à celles de la conservation.

Or il est incontestable que la conservation, *non pas certes d'une manière absolue, mais si on la compare à l'amputation*, a des succès d'autant plus brillants que les conditions hygiéniques sont plus mauvaises. C'est là du moins ce que démontre la grande expérience de la guerre de Crimée, c'est là ce que démontre la pratique journalière des hôpitaux des grands centres.

En Crimée, pendant que nos tentatives de conservation réussissaient presque

aussi bien que celles des Anglais placés dans des conditions hygiéniques bien supérieures aux nôtres (deuxième partie de la guerre), nous éprouvions des échecs
inouïs à la suite de nos amputations ; les Anglais, au contraire, comptaient des
succès qui contrebalançaient et souvent dépassaient ceux de la conservation.

Comment expliquer un fait en apparence aussi contraire à la logique sinon en
disant que les plaies succédant aux amputations, étaient plus défavorablement
influencées que les autres par le milieu délétère dans lequel vivaient nos blessés.

*Résultats définitifs des résections traumatiques produites par des projectiles
de guerre, au point de vue du rétablissement des fonctions du membre.*

Parmi les raisons qui nous ont porté à rejeter les résections primitives,
nous avons fait valoir les mauvais résultats fonctionnels de la résection *en chirurgie d'armée*, comparés aux résultats de la conservation envisagée au même
point de vue. Il est d'autant plus important d'insister sur ce point, qu'en lisant
bon nombre d'auteurs, on serait porté à croire que les résections laissent habituellement des membres fonctionnant pour ainsi dire comme à l'état normal.

Il est loin d'en être ainsi, au membre supérieur surtout.

Même à l'épaule où la résection a été si vantée par Baudens, au point de vue
fonctionnel, on n'obtient le plus souvent que des mouvements limités. Tout ce
que l'on peut espérer c'est, sinon en des circonstances très-exceptionnelles, la
conservation des mouvements de l'avant-bras et de la main. Le bras, dit M. Legouest, peut être porté dans une petite étendue en avant ou en arrière, sans
quitter le tronc ; il a perdu complétement son mouvement d'abduction. Le
manque d'appui solide à l'extrémité supérieure de l'humérus est la cause de ce
phénomène, bien plus que la section des nerfs du deltoïde dont la contraction
est très-souvent conservée et a pour effet de faire remonter le bras vers l'épaule.
Il résulte de là que pour porter la main à sa casquette, par exemple, le blessé
est obligé de tenir le bras appliqué contre le thorax, le coude un peu porté en
avant, l'avant-bras vertical et la tête inclinée pour venir au devant de la main
qui saisit la coiffure.

Les Anglais n'ont pas obtenu le rétablissement complet des fonctions, puisque
tous leurs réséqués de l'épaule sont invalides. Les Américains disent, sans
fournir d'observations bien détaillées, avoir obtenu des résultats excellents ;
cependant ils ont dû remarquer bien souvent l'anéantissement ou l'affaiblissement des mouvements d'abduction puisqu'ils ont fréquemment appliqué un
appareil élastique, pour remédier à l'affaiblissement du deltoïde et du biceps.

M. Lœffler, grand partisan des résections, a observé des résultats déplorables
sur six opérés examinés longtemps après la résection de l'épaule : premier cas,
observé vingt mois après l'opération : dépression sous l'acromion ; le bras peut
s'élever activement jusqu'à un angle de 25° ; passivement jusqu'à 65°, sans
participation de l'omoplate. Le seul travail que puisse faire le blessé consiste à
plumer des oiseaux.

Deuxième cas, observé vingt et un mois après la résection : le bras peut s'élever activement jusqu'à un angle de 50° ; avec le secours de l'omoplate, jusqu'à
un angle de 45° ; le blessé ne peut encore faire aucun travail régulier.

Troisième cas, observé vingt mois après la blessure : activement le coude ne
peut être porté qu'à un pouce et demi en avant et en arrière ; en avant, il peut
arriver jusqu'au mamelon.

Quatrième cas observé vingt et un mois après la blessure : mouvements
actifs à peu près impossibles.

Cinquième cas, observé dix-sept mois après la blesssure : mouvements actifs impossibles.

Sixième cas, observé vingt-deux mois après la blessure : mouvements actifs impossibles.

Le professeur Hannover a constaté des résultats analogues à ceux de M. Lœffler à la suite de la guerre du Danemark. Sur douze résections de la tête de l'humérus dont les sujets ont pu être suivis assez longtemps, il a constaté les résultats suivants : on ne peut en compter que trois pour lesquels le résultat définitif soit favorable et, encore, l'utilité du membre semble-t-elle assez bornée et limitée à certaines fonctions de la main et de l'avant-bras qui ne nécessitent pas une intervention puissante du bras lui-même.

Les autres malades peuvent se servir de la main lorsque le bras et l'avant-bras sont fixés, mais les mouvements des doigts n'ont qu'une utilité douteuse, parce que la force manque ou est très-faible. D'une manière générale, le résultat définitif est déplorable : chez l'un les doigts sont recourbés ; la main est froide chez trois invalides ; elle est insensible chez un autre. On trouve l'atrophie du bras et de la main chez quatre invalides ; chez quatre autres invalides l'atrophie s'étend au bras et aux muscles pectoraux ; il existe des douleurs spontanées chez deux, des douleurs dans les mouvements et à la pression chez quatre. Les mouvements du coude sont faibles ou nuls ; en général ces mouvements n'ont aucune force, l'utilité de la main est très-faible. Il ne se trouve qu'un invalide ayant des mouvements actifs de l'articulation scapulo-humérale. Chez sept d'entre eux, il n'y a pas de consolidation de l'articulation, chez quatre il y a de l'ankylose. Dans deux cas le bras est raccourci, et dans trois il y a encore des ouvertures fistuleuses. Il est certain que ces membres sont bien souvent un embarras pour l'invalide.

Le docteur Kratz se proposant de rechercher si les résultats des résections articulaires pratiquées dans l'armée allemande, pendant la campagne de 1870-71, étaient aussi défavorables que ceux obtenus pendant la guerre contre l'Autriche (1864) et publiés par le docteur Hannover, a réuni tous les cas observés par lui dans l'inspection générale des invalides pour la circonscription dont il était chargé ; il a joint à son travail les faits observés par ses collègues dans les autres circonscriptions.

Malgré leur étendue, nous croyons utile de reproduire ici les observations de ce médecin, car elles montrent mieux que ne peut le faire un résumé, les diverses lésions auxquelles sont sujets les opérés ; de plus elles constituent l'une des pages les plus importantes de l'histoire des résections. Nous devons la communication et la traduction de ces documents très-importants à l'extrême obligeance de M. Puel (de Figeac).

1re *Observation.* Peter Dorweiller, régiment de fusiliers, n° 39, 26 ans ; blessé le 18 août 1870 à Gravelotte par un coup de feu qui pénétra dans la poitrine après avoir traversé le bras gauche. Balle perdue dans l'intérieur du corps. Au 22 ou 23 août, résection de la tête de l'humérus par le professeur Bruns. Situation au 27 avril 1872 : on ne remarque aucune production osseuse. Le bras gauche est entièrement flottant sans aucun mouvement actif. Atrophie très-prononcée des muscles du bras et de l'avant-bras. L'humérus étant fixé, l'articulation du coude peut se fléchir activement un peu. Fixe-t-on le coude dans la flexion à angle droit, le blessé peut alors exécuter la pronation et la supination. La main et les doigts peuvent passablement exécuter des mouve-

ments prononcés ; cependant l'avant-bras et la main sont totalement dépourvus
de force. Le bras étant soutenu, il lui est impossible de tenir avec la main
gauche le papier pour écrire, et ce n'est qu'après de fréquentes et diverses positions du membre et des tremblements violents qu'il peut saisir la feuille ; il en
est de même lorsqu'il veut faire changer le bras de position. Incapacité absolue
de travail équivalent à la perte du membre (Kratz).

2ᵉ *Observation*. Frédéric Grebe, infanterie, régiment n° 16, 29 ans, blessé
d'un coup de feu le 16 août 1870, à Mars-la-Tour. La balle pénétra à 5 centimètres au-dessous de l'extrémité externe de la clavicule gauche, fracassa la tête
de l'humérus et sortit à 7 centimètres au-dessous de l'épine de l'omoplate.
Résection au 9 octobre par Nibolitzk, de la tête de l'humérus. Situation au
4 juin 1872. Le morceau réséqué conservé par Grebe, est long de 4 centimètres. La tête de l'humérus a éclaté en deux parties ; aucune production
osseuse. Aussi le bras est-il uni à l'épaule par une masse fibreuse médiocrement
tendue. Une cicatrice enfoncée de 10 centimètres de long, indique le siége de
l'opération. Atrophie très-prononcée des muscles du bras et de l'avant-bras ;
dans son milieu, la circonférence du bras est de 6 centimètres inférieure à celle
du bras droit ; pour l'avant-bras, cette différence est de 3 centimètres. Activement, le bras peut s'éloigner du thorax jusqu'au point de former avec lui un
angle de 30°. Une élévation plus prononcée, même passive, n'est pas possible
parce que chaque essai est très-douloureux pour le blessé. Il est facile de constater à l'œil que ce léger mouvement est transmis par l'omoplate et la clavicule.
L'opéré exécute des mouvements en avant et en arrière dans le bras lorsqu'il est
mis en oscillation ; par cette oscillation, l'articulation peut même se fléchir
jusqu'à l'angle droit. Cependant cette flexion ne peut pas se maintenir et la
main droite doit venir soutenir l'avant-bras. Une flexion active du coude est
impossible, alors même qu'on fixe le bras. Fixe-t-on l'articulation du coude,
un faible degré de pronation et de supination est possible et il peut mouvoir
visiblement et passablement la main pendante en bas, flasque et atrophiée.
Cependant tous ces mouvements sont faibles. Des six cas rapportés par le docteur Kratz, c'est le seul qui se réjouit d'avoir conservé son membre et cependant une incapacité de travail absolue est attestée, équivalant à la perte du
membre (Kratz).

5ᵉ *observation*. Anton Eyssing, régiment d'infanterie, n° 55, 27 ans, blessé
le 14 août 1870 auprès de Metz, par un coup de feu à l'épaule gauche. Au
11 janvier 1871, résection (Med-Kath, Sarrazin) (Münster). Situation au 6 juillet 1872 : Au-dessous de l'acromion, on remarque un enfoncement profond au
milieu duquel une cicatrice horizontale de 10 centimètres de longueur marque
les traces de l'opération. Faible reproduction osseuse de la tête humérale réséquée. Atrophie très-prononcée du muscle deltoïde et saillie considérable de
l'apophyse coracoïde. Tous les muscles du bras sont atrophiés. Le bras gauche
mesure vers le milieu du biceps une circonférence inférieure de 6 centimètres
à celle du droit, pour l'avant-bras elle est de 3 centimètres. Toutes les extrémités du membre sont incapables d'aucun mouvement actif, passivement on
peut porter le bras un peu en avant du thorax. Chaque tentative de flexion est
extrêmement pénible. L'articulation du coude habituellement dans un angle de
120°, permet une flexion passive étendue, et aucune extension n'est possible ;
aussi après une tentative pour effectuer ce mouvement, se produit-il une douleur dans le coude. En fixant le bras, l'avant-bras et la main pendante et flasque

ne peuvent exécuter aucun mouvement actif ; les mouvements passifs sont complétement possibles. On remarque cependant qu'en fixant l'articulation du poignet, les doigts peuvent exécuter un très-petit mouvement d'extension et de flexion active, mais dans des limites restreintes et sans vigueur aucune. Le blessé porte constamment les extrémités soutenues dans un appareil et à chaque changement de position, il faut qu'il soutienne le membre de la main droite, il est incapable de gagner sa vie. Ce qu'il y a d'extrêmement caractéristique, c'est que quoiqu'il fut plus avantageux pour lui de ne pas avoir son membre, il n'en ferait pas volontiers le sacrifice. Il me paraît tout à fait estropié (docteur Kratz).

*4ᵉ observation.* Fritz Knorr, volontaire d'un an du 2ᵉ régiment de la garde, 20 ans, étudiant en droit, reçut le 18 août, à Saint-Privat, un éclat d'obus à l'épaule gauche. Au 13 septembre, résection par le professeur Esmarck. La résection porta sur la cavité glénoïde de l'omoplate gauche et on fit l'extraction d'un fragment de la tête humérale gauche. Guérison. Articulation excellente. (docteur Frentzel).

*5ᵉ observation.* Julius Wagner, sous-officier d'infanterie, régiment n° 44, blessé le 19 janvier 1871 à Saint-Quentin. Le docteur Masc-Muller réséqua la tête humérale du bras gauche. Au 9 mai, il partait guéri pour Dantzig. Le bras gauche peut s'éloigner un peu activement du tronc. Les mouvements de la main et du coude sont libres. Les muscles un peu amaigris. Le serrement de la main est très-fort (docteur Frentzel).

*6ᵉ observation.* Arnold Henicke, sergent-grenadier, régiment n° 12, reçut le 6 août à Spickeren, un coup de feu à travers l'épaule droite et l'avant-bras. Résection le 6 septembre par le professeur Fischer. On réséqua plusieurs pouces de l'humérus. Guérison. Articulation oscillante, atrophie excessive des muscles. Serrements de la main faibles. Articulations du coude et du poignet libres (docteur Frentzel).

*7ᵉ observation.* Gustave Altrock, feld-art., régiment n° 1, reçut le 30 août 1870 à Moisseville, un coup de feu à l'épaule droite. Résection faite par le professeur Wagner, le 1ᵉʳ septembre. Un long fragment de la tête de l'humérus est enlevé à cause des fissures dont il est le siége. Articulation oscillante. Membre tout à fait inutile (docteur Frentzel).

*8ᵉ observation.* Gustave Sachse, engagé volontaire d'un an, régiment des Grenadiers de la Garde, blessé le 28 octobre près du Bourget, à l'épaule droite par un coup de feu. Au 6 novembre, le General-Artz docteur Wilms réséqua 2 centimètres et demi de la tête de l'humérus. Guérison. Articulation oscillante. Les mouvements du coude et du poignet sont conservés. (docteur Frentzel).

*9ᵉ observation.* Ferdinand Mauske, 26 ans, blessé d'un coup de feu à l'épaule droite, le 1ᵉʳ février 1871 à Pontarlier. Au 2 février, résection (la tête de l'humérus et 2 pouces de long de la diaphyse). Production osseuse, très-peu abondante. Raccourcissement du bras de 2 pouces. L'articulation est oscillante sans mouvements actifs. Le deltoïde presque entièrement sacrifié. Les autres muscles du bras sont bien développés, la flexion du coude active est impossible. Fixe-t-on le coude fléchi passivement, les mouvements du poignet et des doigts s'accomplissent bien alors. Par le moyen d'une bande qui soutient la main, il espère pouvoir écrire. L'état du membre constitue un équivalent à sa perte complète (Leuthold).

*10ᵉ observation.* Ernest Thielscher, infanterie, régiment n° 11, blessé d'un coup de feu, le 16 août 1870, à Mars-la-Tour. L'entrée de la balle est à 5 centimètres au-dessus de l'insertion du deltoïde et la sortie entre la colonne vertébrale et l'omoplate gauche. Le docteur Meyer pratiqua la résection de l'épaule gauche le 16 septembre 1870, et le docteur Kottmeyer soigna consécutivement l'opéré. État du blessé en mai 1871 : la cicatrice de la plaie de résection a 3 pouces de longueur. La tête de l'humérus est éloignée de 2 pouces de l'acromion et de 1 1/4 de pouce du milieu de la cavité glénoïde. Aussi lorsque l'articulation du coude est placée à angle droit, l'extrémité supérieure de l'humérus fait saillie, entraînée vers le grand pectoral faisant saillie au devant de la paroi antérieure du creux axillaire. À cause de cela, l'élévation proprement dite du bras est impossible. Les muscles du bras sont modérément atrophiés, ceux de l'avant-bras et de la main sont forts. Le blessé porte, pour fixer l'articulation de l'épaule, un manchon de cuir avec une attelle d'acier qui, placée au-dessous du bras, contourne le coude et s'étend jusqu'au milieu de l'avant-bras. Il remédie par là à cette propulsion en avant de la tête de l'humérus. Le bras gauche est néanmoins très-utile pour beaucoup d'usages. Il peut s'en servir pour manger (docteur Hahn).

11e *observation*. Joseph Hasperczyk, 5e régiment garde, fut blessé le 18 août 1870, à Gravelotte, par un coup de feu qui fracassa la tête de l'humérus du bras gauche, et s'arrêta au voisinage de l'omoplate du même côté d'où la balle fut extraite. Cinquante jours plus tard, résection de la tête de l'humérus. État au 14 août 1872 : l'épaule gauche paraît considérablement déprimée à cause de l'atrophie des muscles et de la perte de la tête articulaire, surtout sur ses faces antérieure et postérieure. Le bras gauche est allongé de 2 centimètres environ. La circonférence à cause de l'amaigrissement du membre, de l'atrophie du biceps surtout, est inférieure de 2 ou 3 centimètres à celle du droit ; pour l'avant-bras, cette différence est de 1 centimètre et demi environ. L'extrémité de l'humérus est fermement unie avec le condyle de l'omoplate par une union tendineuse partant de l'épaisseur des os et de 8 centimètres de long. Le bras pend le long du côté gauche du corps. L'articulation du coude dans une légère flexion, le blessé peut exécuter quelques mouvements actifs dans l'épaule ainsi qu'une flexion active de l'avant-bras. Les fonctions de l'avant-bras pour la supination et la pronation ainsi que celles de la main, paraissent restreintes à un haut degré. La sensibilité de l'extrémité du membre réséqué n'est pas sensiblement altérée. Le blessé déclare éprouver une douleur des plus violentes dans l'épaule gauche, aussi désire-t-il être débarrassé d'un membre qui lui est non-seulement inutile mais très-importun (docteur Hutter).

12e *observation*. Whermann Neitzel, du 1er régiment de landwer, blessé le 7 ou 8 février, d'un coup de feu avec écrasement de la tête de l'humérus droit. Résection de la tête de l'humérus deux semaines après la blessure. L'acromion proémine en avant, et au-dessous de lui on trouve un creux comblé par une masse cicatrisée en forme de ligament. 4 centimètres au-dessous de l'acromion, on sent la surface de résection de l'humérus. L'articulation est oscillante et on ne peut y voir se produire activement aucune rotation, ni abduction, ni adduction. Le bras est fermement appliqué sur le thorax et peut cependant s'en éloigner passivement. Tout le membre est atrophié. L'avant-bras peut à la vérité être étendu dans l'articulation du coude jusqu'à un angle de 135°, activement il se fléchit manifestement et peut porter les doigts à la bouche et à l'épaule gauche. Cependant il n'a pas la force de porter la cuillière à la bouche. Le poignet et les doigts sont, il est vrai, mus activement et librement, mais leur force est très-faible et ils sont le siége d'une infiltration œdémateuse. (docteur Homann).

**13e** *observation*. Burscher, volontaire d'un an aux grenadiers, régiment n° 2, reçut le 1er février 1871, un coup de feu à travers la tête de l'humérus du bras droit. Le 28 février, le professeur Bergmann fit la résection; il retrancha à l'aide de la scie un morceau d'humérus de 9 centimètres de longueur. Guérison en quatre mois. Au moment de notre examen, en juillet 1872, la reproduction osseuse n'était pas effectuée, mais il existait une union par une sorte de ligament fibreux. Le bras est pendant et incapable de la moindre élévation active; il peut cependant se mouvoir en avant ou en arrière. L'articulation du coude est en outre un peu raide et ne peut se plier ni activement, ni passivement, au-dessus d'un angle de 150°. La force de la main est considérablement affaiblie. On fait usage de douches et d'un traitement orthopédique. Le bras droit est plus court de 6 centimètres que le gauche, et sa circonférence est très-faible. Des mouvements passifs s'effectuent dans l'articulation de l'épaule et librement dans tous les sens, même l'élévation jusqu'à angle droit. Le bras peut même activement s'éloigner à angle aigu du thorax. Limités encore en avant, les mouvements s'effectuent visiblement en arrière et le bras peut tourner sur son axe. L'articulation du coude est mobile activement. Le poignet et les doigts ont conservé assez de force pour écrire, sinon continuellement, du moins dans une mesure assez étendue, et le blessé qui est étudiant en droit peut continuer ses études (docteur Homann).

**14e** *observation*. Deubert, infanterie, régiment n° 82, reçut à Wœrth, une blessure à l'épaule gauche. Résection pratiquée le 23 août 1870, par Wernher. Articulation oscillante sans mobilité active. Le bras est pendant comme un lourd fardeau. Atrophie de l'épaule (parties molles). Épaule douloureuse ; cette douleur force à soutenir le bras. Cet homme a besoin d'aide pour s'habiller et se déshabiller. Coude et main mobiles. L'articulation du coude est gonflée, la main sans force, faible espoir d'amélioration (docteur Wultig).

**15e** *observation*. Raddatz, infanterie, régiment n° 37, blessé à Wœrth, le 6 août 1870, par une balle qui pénétra à 5 pouces au-dessous de l'articulation de l'épaule droite, côté postérieur, direction en haut, fracassa la tête de l'humérus et sortit en dedans du bord de l'omoplate droite. La résection de la tête de l'humérus fut pratiquée à la fin de septembre, par Pagentstecher. Résultat : il existe encore une fistule à la plaie de l'opération. Le muscle deltoïde est très-atrophié, le bras complet très-amaigri. Mouvements passifs de l'articulation entièrement libres et sans douleur. Le bras pend inerte le long du corps. Mouvements actifs, dans l'articulation de l'épaule, très-faibles. Cependant l'articulation du coude exécute partiellement des mouvements. Les mouvements de la main sont entièrement libres. La main peut être portée à la bouche (Hirschfeld).

**16e** *observation*. Günther, infanterie, régiment n° 32, blessé d'un coup de feu le 1er septembre, à Sedan. Le projectile a traversé d'avant en arrière l'articulation de l'épaule. Opéré en septembre 1870 (date inconnue), cicatrice longitudinale antérieure. Amaigrissement de l'épaule et du bras. Aucun mouvement actif n'est possible dans l'articulation de l'épaule. Mobilité passive, faible. Le coude et le poignet sont mobiles, l'avant-bras bien nourri. Il y a peu de force pour soulever un fardeau. Avec le temps, elle paraît devoir s'accroître. (docteur Wultig).

17e *observation*.   Pfeffer, infanterie, régiment n° 56, blessé à l'épaule gauche par un coup de feu, le 16 août 1870. Trajet du projectile d'avant en arrière. Tête de l'humérus fracassée ainsi que l'angle externe de l'omoplate. Résection le 16 novembre 1870. Incision verticale antérieure, ankylose, amaigrissement considérable des muscles moteurs de l'avant-bras. Il existe encore une grande douleur dans l'épaule. L'avant-bras se fléchit péniblement jusqu'à angle droit. Aucune force dans le membre. La main mobile et faible. Le membre est inutile. Il est douteux qu'une amélioration survienne (docteur Wultig).

18e *observation*.   Funke, grenadier, régiment n° 2, coup de feu à travers la tête de l'humérus, le 18 août 1870. Résection le 7 septembre 1870, 4 pouces enlevés. Articulation oscillante sans mouvements actifs possibles, très-faible mobilité dans le coude, mobilité dans la main et les doigts, mais faible. (docteur Böcker).

19e *observation*.   Eichelbaum, infanterie, régiment n° 67, coup de feu à l'épaule droite le 18 août 1870, résection. Raccourcissement du bras de 3 centimètres et demi d'étendue. Atrophie du bras de 3 centimètres et demi. Mobilité très-faible dans l'articulation de l'épaule. Coude et poignet en bon état (Böcker).

20e *observation*.   Conrad Nörthen, 46e régiment d'infanterie, blessé à Sedan d'un coup de feu. Résection de la tête de l'humérus droit au travers d'une incision antérieure et postérieure le 9 septembre, par le docteur Bode. Il s'est formé une sorte de tête articulaire qui s'articule dans le creux axillaire sur les côtes supérieures; elle paraît unie par des liens fibreux avec la cavité glénoïde. Le bras n'exécute aucun mouvement ni actif, ni passif. Cependant de faibles mouvements en avant sont possibles. L'avant-bras bien développé peut être porté à angle droit. La main peut saisir avec force. Bon résultat. (Schilling).

21e *observation*.   Janhus, grenadier, régiment n° 1, blessé le 31 août, à Moisseville, par un coup de feu à l'épaule droite. L'orifice d'entrée du projectile est en avant à 5 centimètres et demi au-dessous de l'acromion, pas d'ouverture de sortie, le projectile est perdu dans le corps. Vingt-cinq jours après la blessure, le 25 septembre 1870, résection par le docteur Thiele. On réséqua l'extrémité supérieure de l'humérus dans l'étendue de 4 pouces. Au 4 juillet 1872, l'état est le suivant : Janhus, boucher, est un robuste garçon à la face colorée, l'épaule droite est un peu effacée. Le muscle deltoïde un peu moins marqué qu'à gauche. Une cicatrice de 7 pouces de longueur au lieu habituel, rappelle l'opération. Deux fistules donnent lieu à un peu de suppuration et par elles on ne peut pas arriver sur les os. On peut suivre à travers les muscles amincis, la diaphyse de l'humérus jusqu'à 2 pouces au-dessous de l'acromion. Où elle cesse, commence une masse fibreuse en forme de ligament résistant qui s'étend jusqu'au dessus du bord supérieur de l'acromion. Il n'y a pas d'articulation oscillante. La mobilité active de l'articulation de l'épaule est nulle. Le bras se laisse placer dans l'abduction en formant un angle de 45° avec le bord de l'omoplate (celle-ci étant immobile, une abduction plus éloignée est impossible et la tentative est douloureuse). L'avant-bras ne peut pas activement se mouvoir; passivement, il peut l'être dans une mesure complète. La pronation et la supination de l'avant-bras aussi bien dans la flexion que dans l'extension, peuvent activement s'exécuter entièrement. La main et les doigts qui du côté droit sont plus amaigris que de l'autre, peuvent très-bien se mouvoir activement. La pression de la main est très-faible, sensibilité conservée dans toute l'extrémité supérieure droite. Les mesures obtenues en mesurant la longueur de l'acromion à l'olécrâne pour le côté droit, sont 35 centimètres, pour le bras gauche 58. La circonférence du bras droit est de 24,5 en son milieu, celle du gauche 30 centimètres. Habituellement Janhus porte le bras dans un appareil, car, sans ce soutien du bras, la situation pendante ferait éprouver une vive douleur dans l'épaule (docteur Karpinski).

Il résulte de là que sur vingt et un soldats réséqués de l'épaule, pendant la guerre de 1870-1871, huit seulement ont obtenu un résultat utile de l'opération au point de vue fonctionnel, et sur ces huit on n'en peut compter que trois pouvant se servir librement de leurs mains et de leurs doigts ; les autres n'accomplissent cette action que dans des limites plus ou moins restreintes et à l'aide de manœuvres et d'appareils particuliers, Pour tous les autres, le membre est inutile et souvent embarrassant.

Tout défavorable que soit ce résultat, il est relativement encourageant, car il est supérieur à celui qu'ont annoncé MM. Lœffler et Hannover.

Si nous passons au coude, nous trouvons presque toujours, en chirurgie d'armée, des résultats véritablement lamentables au point de vue fonctionnel ; on peut dire que dans l'ensemble des faits observés, la main n'a pu rendre quelques services que dans les cas où il s'était formé une ankylose du coude. Les quelques réséqués français que nous avons observés après la guerre, au Val-de-Grâce, avaient des membres ballottants et inutiles.

Le professeur Drakman, dans un rapport fait sur les résultats des résections observées pendant la guerre des duchés, a prononcé les paroles suivantes devant l'académie de Copenhague : « La résection du coude est une opération inopportune et de plus nuisible, à cause de ses résultats défectueux au point de vue de l'utilité du membre ; le traitement conservateur est habituellement sans danger ; il a, il est vrai, l'inconvénient de donner des coudes ankylosés, mais le membre n'en est pas moins utile. »

Le témoignage de M. Lœffler, témoignage qui ne saurait être suspect, puisque ce chirurgien pose en principe absolu la résection dans toute blessure par arme à feu, affirme les déplorables résultats de la résection du coude au point de vue fonctionnel, à la suite de ces mêmes blessures. « Sur dix-huit Prussiens réséqués du coude, dit-il, il en mourut cinq dont un à la suite d'une amputation consécutive. Parmi les treize guéris, dix avaient des membres ballotants. Sur les vingt-deux Danois, six moururent ; parmi les seize survivants, un dut être amputé consécutivement et dix conservèrent des membres ballottants. En résumé, pendant la campagne de 1864, sur vingt-huit résections guéries du coude, on a constaté vingt membres ballottants, soit 71 p. 100. Les membres sans appareils sont peu utiles, même quand la main et les doigts ont conservé leurs mouvements ; quant à l'appareil, il augmente peu l'utilité des membres ; souvent, il ne peut être supporté. » Un peu plus loin, le même auteur ajoute qu'après une pareille épreuve, on sera sans doute obligé à moins mépriser la guérison des coups de feu du coude avec ankylose, et même à considérer celle-ci comme un résultat que l'on doit chercher à obtenir dans la résection.

Les seize observations de Hannover sont plus fâcheuses encore, s'il est possible. Dans un cas seulement, dans lequel la résection des extrémités articulaires du radius et de l'humérus a été faite à un intervalle de neuf jours, le résultat est très-heureux ; il y a *ankylose* du coude presque à angle droit, le membre est raccourci, mais présente une utilité incontestable. Dans un autre cas de résection des trois os, le coude est ankylosé, mais le bras est atrophié et amaigri; cependant ce cas figure dans la statistique de M. Lœffler comme un bel exemple de succès. Chez les quatorze autres invalides, le résultat définitif de la résection est une articulation ballante (Schlottergelenk), c'est-à-dire mobile en tout sens, qui rend le membre inutile, et plus d'un invalide regrette, comme le chirurgien, que l'amputation n'ait pas été pratiquée. Il ne faudrait pas croire que ces invalides puissent utiliser la main et les doigts, lorsque le coude est fixé par un bandage; il n'y a que trois invalides qui puissent se servir des doigts à un faible degré ; chez dix d'entre eux, les doigts sont immobiles ou n'ont que des mouvements sans force. Dans plus de la moitié des cas, l'atrophie des divers segments du membre est très prononcée. Les douleurs, la persistance du refroidissement, le raccourcissement, viennent s'ajouter à cet ensemble déjà si peu favorable. Le professeur Hannover arrive à cette triste conclusion : « La résection du coude a produit un résultat définitif affligeant au plus haut degré. »

Les résultats constatés par le docteur Kratz, résultats dont nous devons la connaissance, ici comme pour l'épaule, à la grande obligeance de M. Puel (de Figeac), sont tout à fait de nature à confirmer la manière de voir de M. Hannover. En effet, cet inspecteur allemand a constaté vingt cas dans lesquels le membre supérieur était incapable de remplir aucune fonction ; dans trois cas le membre était à peu près inutile, mais cependant pouvait rendre quelques services ; dans un cas seulement, il était sérieusement utile. Il est à remarquer que dans ces quatre cas, le coude était ankylosé, ce qui confirme l'opinion que nous avons émise précédemment. L'inutilité du membre tenait généralement au ballottement, accompagné d'atrophie de l'avant-bras et de la main et même du bras, et à la faiblesse ou même à la nullité des mouvements actifs de la main et des doigts.

Du reste, nous citons textuellement ici les observations du docteur Kratz, afin que le lecteur puisse juger en pleine connaissance de cause cette importante question.

1re *observation.* Wiegelmann, 74e régiment d'infanterie, 27 ans, blessé le 6 août 1870, à Specheren, de deux coups de feu dont un fractura le bras droit et l'autre, l'articulation du coude du côté gauche. La résection du coude fut pratiquée le 6 septembre 1870 par le professeur Fischer de Breslau. État du membre : La fracture du bras est consolidée assez favorablement avec cicatrice adhérente. Au niveau du coude réséqué, on remarque une reproduction osseuse abondante, incurvée, formant une sorte d'articulation en forme de charnière, limitée dans ses mouvements. Les mouvements actifs sont possibles dans des limites comprises entre 90° et 160°. L'extension même passive est impossible au-delà de 160°. Cependant la flexion passive est illimitée. Pronation et supination active et passive impossibles. L'avant-bras gauche est atrophié et ses parties musculaires ont une circonférence inférieure de six centimètres et demi à celle du côté droit. La main est amaigrie, pendante. Les doigts sont dans une flexion extrême. Le petit doigt n'exécute aucun mouvement et les autres une très-petite extension. La main est incapable d'être utilisée. Il nous paraît que l'incapacité de travail de cet homme est suffisamment constatée pour que nous classions cette blessure parmi celles du n° 72 des statuts des Invalides (docteur Kratz).

2° *observation.* Muller, 2e régiment de la garde, 27 ans, reçut, le 18 août 1870, à Gravelotte, 4 blessures savoir : une blessure du coude gauche par éclat d'obus ; une fracture par coup de feu du tibia droit ; une fracture par coup de feu du métatarse gauche et enfin un coup de feu dans les parties molles de la région lombaire. Résection du coude gauche pratiquée le 28 août par le professeur Fischer. État du blessé au 4 juin 1872 : toutes les blessures sont guéries. On remarque sur le coude réséqué une reproduction osseuse suffisante avec formation d'une ankylose à angle de 100°. Le bras gauche est plus court que le droit de 5 centimètres ; l'avant-bras gauche de 2 centimètres. La main est pendante dans une position fléchie, amaigrie et flasque. Une pronation fort peu étendue active et passive est possible. La main et les doigts peuvent un peu se mouvoir activement, mais ils sont entièrement dépourvus de force et incapables de se tenir fermes. Incapacité de travail absolue. L'état est comparable à celui résultant d'une mutilation (docteur Kratz).

3e *observation*. Vogel, infanterie, régiment n° 16, 27 ans, fut blessé le 16 août 1870, à Mars-la-Tour, par un coup de feu qui traversa le coude gauche. Résection pratiquée le 13 septembre par le professeur Völckers de Kiel. État du blessé au 27 mai 1872 : production osseuse modérée, formation d'une articulation habituellement ouverte dans l'étendue de 160° et exécutant passivement une flexion prononcée. Les extrémités du radius et du cubitus ne se sont pas réunies : l'extrémité du radius manque de sa tête qui ne s'est pas reproduite, au point que dans les tentatives de supination elle menace de perforer la peau et fait éprouver au blessé de grandes douleurs. Mouvements actifs du bras totalement impossibles, atrophie considérable de tous les muscles du bras et surtout de l'avant-bras qui, dans sa partie musculaire, mesure une circonférence de 8 centimètres plus courte que celle du côté droit. La main et les doigts se laissent mouvoir passivement, mais ils sont incapables du moindre mouvement actif. Cet homme porte constamment son bras en écharpe et craint le plus léger attouchement d'une main étrangère. Incapacité de travail absolue équivalent à la perte d'un membre (docteur Kratz).

4e *observation* Wilhem Wirth, infanterie, régiment n° 59, 27 ans, reçut le 6 août 1870, près de Saarbruck, un coup de feu à l'articulation du coude gauche. Le 14 août 1870 la résection du coude fut pratiquée par le professeur Busch. État du blessé au 7 mai 1872 : on ne remarque aucune production osseuse. L'avant-bras pend et oscille, absolument incapable de tout mouvement actif. Le bras et l'avant-bras sont extrêmement atrophiés. La main est absolument incapable de tout mouvement actif. Fixe-t-on l'articulation du coude à angle droit, alors la main peut exécuter quelques mouvements très-peu prononcés ainsi que les doigts atrophiés. Cependant ces mouvements très-faibles sont dépourvus de toute force. Un bandage appliqué pour favoriser cette mobilité de la main ne donne aucun résultat ; incapacité de travail équivalant à la perte d'un membre (docteur Kratz).

5e *observation*. Julius Kannaupiem, grenadier, régiment n° 43, fut blessé le 31 décembre 1870, aux Moulineaux, d'un coup de feu au cou de gauche. Résection pratiquée le 7 février 1871 par le docteur Lissaner. On retrancha 1 centimètre du cubitus et 1 de l'humérus sans toucher au radius. Érysipèle avec délire pendant lequel le bras fut difficilement maintenu et fort maltraité. Suppuration longue et abondante avec issue de fragments osseux. Guérison avec ankylose du coude à angle droit. Productions osseuses abondantes. Bras assez bien nourri, articulation de l'épaule libre de ses mouvements. L'avant-bras et la main ne sont pas cependant utiles (docteur Leibert).

6e *observation*. Franck Schlupsky, infanterie, régiment n° 43, fut blessé le 4 janvier 1871, par un coup de feu au coude droit. A cause de l'inflammation secondaire de l'articulation du coude (la fracture siégeait au niveau du condyle interne et était primitivement extra-capsulaire), il dut subir la résection qu'on pratiqua le 18 février 1871. L'humérus et l'olécrâne furent réséqués. Guérison. Productions osseuses abondantes, ankylose du coude nouveau à angle droit. L'avant-bras et la main paraissent devoir être utiles (docteur Leibert).

7e *observation.* Henri Behn, infanterie, régiment n° 87, blessé, le 25 décembre 1870, à Mézières, d'un éclat d'obus au coude droit (résection à une époque indéterminée) guérison. Le bras est à angle droit, l'articulation ankylosée, atrophie du membre, l'articulation de l'épaule est libre activement. Les doigts sont mobiles, peuvent saisir mais avec une force très-faible (obs., docteur Zokemain).

8e *observation.* Geyse, infanterie, régiment n° 83, fut blessé le 2 décembre 1870, par un coup de feu qui fracassa les condyles du bras gauche. Le 19, Langenbeck réséqua les trois extrémités articulaires de l'articulation du coude, puis pendant 9 semaines, traitement avec appareil plâtré. Le bras gauche est de 6 centimètres plus court que le droit et l'avant-bras gauche 3 centimètres plus court que le droit. Atrophie considérable de tout le membre. Ankylose complète (ne permettant aucun mouvement soit actif, soit passif) de l'articulation du coude à angle obtus. Les trois derniers doigts de la main sont appliqués l'un contre l'autre et recourbés immobiles vers le haut de la main. Le pouce et l'index peuvent se mouvoir un peu activement, mais dans des limites fort restreintes. Pronation et supination impossibles. La flexion et l'extension du poignet est possible après fixation préalable des muscles de l'avant-bras. Les mouvements de l'épaule sont intacts (docteur Homann).

9e *observation.* Joseph Sornowski, infanterie, régiment n° 47, blessé d'un coup de feu au bras gauche, à Wœrth, le 6 août 1870. La balle pénétra par le côté postérieur de l'articulation du coude et ressortit à la partie interne et supérieure de l'avant-bras (face antérieure) après avoir traversé l'articulation. La résection fut pratiquée par le professeur Bergmann 3 semaines après la blessure. On remarque sur le côté postérieur de l'articulation du coude une cicatrice longitudinale et une transversale adhérentes aux os. L'extrémité inférieure de l'humérus et celles des os de l'avant-bras sont renflées. A cause du gonflement de l'articulation, il est impossible de déterminer leur forme exactement. Le membre est amaigri. L'avant-bras et le bras forment un angle de 120°. L'articulation ne peut exécuter aucun mouvement soit actif, soit passif, oblitérée qu'elle est par l'abondance des productions osseuses. Les mouvements du bras gauche sont d'une intégrité parfaite et sans qu'il puisse résulter de cet état une incapacité de travail absolue, il faut tenir compte néanmoins dans l'appréciation de l'ankylose absolue du coude (docteur Kozenzwetig).

10e *observation.* Vandersel, 3e régiment de la garde, fut blessé, d'un coup de feu, à Saint-Privat, le 18 août 1870, qui fracassa le coude droit. Résection. Mobilité très-grande de l'articulation pour des mouvements passifs. Mobilité active de l'avant-bras et de la main très-faible. Atrophie musculaire considérable du bras et de l'avant-bras. Il porte le bras dans un appareil entourant le coude pour lui donner un appui sans lequel il pendrait immobile le long du corps (docteur Hirschfeld),

11e *observation.* Ehbrt, 3e régiment de la garde, blessé le 18 août 1870, d'un coup de feu qui pénétra à 8 centimètres au-dessus de l'articulation du coude à travers le biceps, traversa l'articulation et sortit, un peu au-dessous de l'olécrâne. Résection pratiquée par D. Schmitt. Résultat : fistule à l'extrémité interne de

l'incision transversale au niveau de l'articulation. Mobilité active dans une étendue comprise entre l'angle droit et l'extension presque complète, 80 degrés
environ. Flexion de la main et des doigts possible, mais à un faible degré. Inertie
complète du doigt annulaire. Le pouce et l'index peuvent saisir un objet (docteur Hirschfeld).

12<sup>e</sup> *observation*. Breitung, infanterie, régiment n° 106, blessé le 30 novembre
1870, à Saint-Brie. Le projectile pénétra dans l'extrémité inférieure du bras d'où
il fut extrait. Résection de l'articulation du coude gauche le 15 décembre 1870.
Résultat bon ; articulation solide ; ankylose à angle droit. Main et doigts très-
utiles et puissants. Bras encore amaigri. Amélioration probable avec le temps.
Pour effectuer la résection, on fit une seule longue incision longitudinale
(docteur Wultig).

13<sup>e</sup> *observation*. Breitenbach, infanterie, régiment n° 83. Coup de feu à travers le coude gauche le 1<sup>er</sup> septembre 1870 à Sedan. Résection le 14 septembre
1870 par le docteur Burchardt. Incision cruciale médiane. Ankylose à angle droit.
Membre actuellement impropre au travail à cause de l'atrophie, du manque de
force et des mouvements pénibles des doigts. Avec le temps, le membre paraît
devoir être utile (docteur Wultig).

14<sup>e</sup> *observation*. Wengel, 4<sup>e</sup> régiment de la garde, blessé, le 18 août, d'un
coup de feu dans l'articulation du coude droit. Au 20 août, résection. Le 23 janvier 1871, extraction de fragments nécrosés. Articulation oscillante. En soutenant l'avant-bras, mobilité faible du poignet et des deux premiers doigts. Le bras
semble pour le blessé un fardeau inutile (docteur Bocker).

15<sup>e</sup> *observation*. Töpfer, infanterie, régiment n° 67, blessé d'un coup de feu
à l'articulation du coude droit, le 18 août 1870. Résection au 28 août. Raccour-
sissement de l'avant-bras, 1 pouce. Articulation oscillante. Tout le bras est atrophié ainsi que les doigts et la main, mais un peu de mobilité (docteur Bocker).

16<sup>e</sup> *observation*. Schliebe, du 66<sup>e</sup> régiment d'infanterie, fracture de l'articulation du coude, le 18 août 1870. Au 10 octobre, résection des deux extrémités
articulaires. Actuellement, il existe une sorte d'articulation. Bras et main atrophiés. 5 pouces de raccourcissement (docteur Bocker).

17<sup>e</sup> *observation*. Schmidt, du 67<sup>e</sup> régiment d'infanterie, reçut, au 21 janvier 1871, un coup de feu qui fractura le coude gauche. Résection le 18 avril 1871.
Ankylose en extension (à peine existe-t-il une mobilité seulement de 10°). Bras
plus amaigri que le droit. Les doigts, à l'exception du pouce, sont raides et ne
peuvent exécuter aucun mouvement actif. Mouvements du poignet très-peu
étendus (docteur Bocker).

18<sup>e</sup> *observation*. Ernest Nagel, soldat au 5<sup>e</sup> régiment d'infanterie badoise.
Coup de feu à l'articulation du coude gauche. Place de l'opération cicatrisée. Articulation oscillante. Le bras n'est pas considérablement atrophié (docteur Müller).

19<sup>e</sup> *observation*. Philippe Blau, soldat au 5<sup>e</sup> régiment d'infanterie badoise.
Coup de feu à l'articulation du coude droit. Ankylose après la guérison des plaies
de l'opération. Guérison avec déformation angulaire d'une fracture siégeant au
tiers supérieur du même bras. L'avant-bras n'est pas entièrement incapable
d'être utile (docteur Müller).

20<sup>e</sup> *observation*. André Müller, 71<sup>e</sup> régiment d'infanterie, blessé à Beau-
mont le 1<sup>er</sup> septembre 1870. Opéré par la résection du coude gauche le 15 septembre par le docteur Lossen. La résection a seulement compris l'extrémité du
radius et du cubitus. Ankylose à angle droit. La main, presque entièrement

dépourvue de force, peut seulement saisir un gros objet ; l'opéré peut porter
aussi sur l'avant-bras un objet de peu de poids. Bras amaigri. Supination et
pronation complétement conservées. Condyles sensibles au toucher (Schilling).

21e *observation.*    Herman Görting, 71e régiment, blessé à Épernay,
le 30 novembre 1870. Résection du coude au 12 janvier 1871 par le professeur
Volkmann. Il est évident que toutes les extrémités articulaires du coude droit ont
été enlevées. Résultat. Articulation oscillante. Avant-bras et main entièrement
paralysées des mouvements, pendant en bas lourdement. Aussi le blessé doit-il
constamment porter le bras en écharpe. Les cicatrices de l'opération sont le siége
d'une vive douleur (Schilling).

22e *observation.*    Gottfried Zick, 55e régiment d'infanterie. Écrasement de
l'articulation du coude, le 10 janvier 1871, au Mans. Résection le 12 janvier 1871
par le docteur Rose. Actuellement, articulation oscillante comme un fouet. Le
membre amaigri pend verticalement et dans cette position éprouve une douleur
assez vive, si bien que pour l'éviter, le blessé porte le membre fléchi à angle
droit dans une attelle en forme de gouttière. Amaigrissement de tout le membre.
La main dépourvue de toute mobilité est presque inutile. Les condyles de l'humérus et l'olécrâne, tous deux rapetissés, existent (Schilling).

23e *observation.*    Daeth, infanterie, régiment nº 83. Coup de feu au coude
droit. Le projectile est entré au niveau de l'apophyse coronoïde. Résection du
radius et du cubitus sans toucher à l'humérus. Ankylose par fusion des extrémités osseuses ; atrophie du bras dans sa totalité ; demi-paralysie des mouvements
(docteur Weber).

24e *observation.*    Grienhaupt, infanterie, régiment nº 83. Coup de feu au
coude, le 8 décembre, à Cravant. Résection des trois extrémités articulaires par
le docteur Hertel, le 9 décembre 1870. Articulation oscillante. Atrophie et paralysie presque complète des muscles attenant à l'articulation du coude. Mouvements actifs des doigts très-faibles (docteur Weber).

Au poignet, les faits manquent pour apprécier les résultats définitifs en chirurgie d'armée ; il est probable qu'ils ne sont pas supérieurs à ceux qui ont été
observés au bras et à l'épaule ; on ne comprendrait pas qu'il en fût autrement,
car ici les conditions anatomiques sont certainement des plus défavorables à
l'obtention d'un bon résultat fonctionnel. Cependant M. Folet, dans une thèse
d'ailleurs fort remarquable, a soutenu l'excellence de ces résultats ; il y a lieu de
craindre que cet auteur n'ait été quelquefois induit en erreur par quelque circonstance indépendante de sa volonté. Ainsi, par exemple, il qualifie d'assez bon
un résultat obtenu par M. Legouest, tandis que ce dernier s'exprime dans les
termes suivants : « Les accidents de l'opération furent peu considérables, mais le
sujet conserva une tuméfaction notable de la région, une grande mobilité de la
main sur l'avant-bras avec impossibilité de la fléchir ou de l'étendre, une roideur
et une impotence absolue des doigts. Cet état persista après l'opération et nous
fit regretter de n'avoir point débarrassé le malade, tout d'abord, d'un membre
devenu complétement inutile. » Cependant M. Podraski, de Vienne (*Wien. med.
Wochensch.*, XVIII, 1868) a publié un résultat très-favorable. Il s'agit d'un soldat
blessé à Custozza au poignet gauche. La résection fut faite le quinzième jour : un
centimètre de l'extrémité inférieure du cubitus et de l'extrémité inférieure du
radius fut enlevé ainsi que la première rangée des os du carpe ; la plaie fut cicatrisée en 45 jours ; le blessé conserva quelques mouvements dans son articulation. Les mouvements des doigts restèrent complétement libres. Bilroth a aussi

publié un résultat relativement favorable, bien que beaucoup moins heureux que le précédent.

Une observation de résection du poignet a été publiée par les Allemands à la suite de la dernière guerre ; en voici le résultat : L'avant-bras réséqué est plus court que l'autre de six centimètres ; la main pend en bas et, pas plus que les doigts, elle ne peut se mouvoir activement ; l'articulation est ballottante.

Ainsi donc, les résultats fonctionnels des résections du membre supérieur, en chirurgie d'armée, sont généralement déplorables. Les membres conservés, à très-peu d'exceptions près, sont plus nuisibles qu'utiles ; il vaudrait certainement mieux n'avoir pas de membre et se servir d'un appareil de prothèse, en ce qui concerne le coude surtout, que d'avoir des membres tels que ceux que nous décrivent MM. Djorup, Drakman, Hannover et Kratz ; ce résultat mérite d'autant plus d'attirer l'attention que les résultats fonctionnels des membres conservés sans opération, sont généralement assez bons, en particulier au coude. Dans ce cas, l'ankylose est presque fatale, c'est vrai ; mais les blessés peuvent tirer un bon parti de leur main ; c'est du moins ce que M. Lustreman a observé après la guerre de Crimée ; c'est ce que nous avons constaté, de notre côté, après la dernière guerre.

De tels faits sont bien de nature à justifier la réserve que la plupart des chirurgiens français apportent à la pratique des résections. Ils conduiraient même à faire rejeter complétement ces opérations, si on n'avait pas l'espoir, d'une part, de mieux assurer la conservation de la vie dans les circonstances étudiées précédemment (en période médiate et secondaire), et d'autre part, en prenant certaines précautions, d'arriver à de meilleurs résultats.

Nous ferons remarquer, du reste, que le dernier mot n'est pas dit au sujet des résultats fonctionnels que l'on peut obtenir des résections du membre supérieur en chirurgie d'armée. M. Ollier n'admet pas que les faits tirés de la pratique des chirurgiens allemands puissent faire l'objet d'une objection réelle, il explique les mauvais résultats observés par ces chirurgiens en laissant entendre qu'en général ils n'ont pas fait de résections sous-périostées proprement dites : les chirurgiens allemands se seraient bornés à faire un grattage plus ou moins régulier des extrémités osseuses et à conserver quelques lambeaux du périoste. Aux faits publiés par ces chirurgiens, M. Ollier (Séance de la Société de chirurgie du 5 avril 1872) oppose les observations tirées de sa pratique : « Sur huit résections du coude, faites dans la dernière campagne, un malade fut amputé trois jours après par un chirurgien qui ignorait l'opération déjà pratiquée ; un autre mourut d'hémorrhagie 18 jours après la résection : la balle qui avait fracturé le coude avait sectionné l'artère humérale ; quand M. Ollier vit ce blessé, 36 heures après l'accident, le pouls radial était rétabli, pas d'hémorrhagie ; la blessure de l'artère ne fut pas soupçonnée.

« Des six autres opérés, trois furent traités par une immobilité beaucoup trop prolongée : M. Ollier les retrouva avec une ankylose presque complète. En effet, il faut avoir soin de mobiliser l'articulation dès que les accidents inflammatoires sont apaisés. Les trois derniers malades, retrouvés en temps opportun, présentent des mouvements énergiques de flexion et d'extension ; l'humérus se termine par des renflements articulaires de nouvelle formation. Le traitement consécutif est très-important. Il faut de l'immobilité au début pendant la période de fièvre et d'inflammation seulement ; alors un bandage silicaté bien ouaté, fenêtré au niveau des plaies, constitue le meilleur appareil.

« Sur ces huit opérations. M. Ollier a fait tantôt des résections totales, tantôt des résections portant sur une partie des surfaces articulaires. Il accepte les résections semi-articulaires qui enlèvent la totalité d'une des surfaces articulaires, mais il repousse les résections partielles qui enlèvent une partie de l'une ou l'autre surfaces articulaires et amènent l'étranglement et la rétention du pus. »

Les résultats de M. Ollier sont certes plus encourageants que ceux annoncés auparavant. Ils donnent lieu d'espérer que des méthodes opératoires convenables, et, surtout, un traitement consécutif bien dirigé, donneront à l'avenir des résultats supérieurs à ceux qui ont été consignés par les chirurgiens allemands. Tel est l'avis, du reste, de M. Langenbeck lui-même.

Pour le membre inférieur, les faits permettant de juger de l'utilité des membres réséqués, sont peu nombreux.

Au cou-de-pied, les Américains n'ont observé que des morts ; M. Langenbeck a obtenu de bons résultats, mais, en général, il a opéré tardivement et ses observations appartiennent plutôt à l'ostéite d'origine traumatique qu'à la chirurgie de guerre.

A la suite de la guerre 1870-71, les résultats fonctionnels observés dans l'armée allemande par M. Kratz ont été peu heureux ; en voici le résumé : 1er cas : marche impossible à cause d'une douleur très-vive ; le pied est maintenu par un brodequin muni de deux attelles latérales ; le blessé marche avec des béquilles, *sans que le pied touche terre.* Le pied est tourné en dedans, comme dans le pied bot varus. 2e cas : le pied est dans la situation d'un pied-bot varus équin ; la cuisse et la jambe sont très-amaigries ; la marche ne sera jamais possible à cause de la difformité du pied et de la sensibilité de la plante des pieds ; le blessé marche sur deux béquilles ; il n'a pu tolérer aucun appareil de prothèse. 3e cas : pied varus équin ; talon éloigné du sol de 10 centimètres ; orteils réunis en forme de cône ; jambe et cuisse très-amaigries ; impossibilité absolue de poser le pied sur le sol ; marche avec des béquilles. 4e cas : raccourcissement de deux pouces et demi ; gonflement œdémateux et atrophie du membre au-dessous du genou. 5e cas : raccourcissement de cinq centimètres ; ankylose ; atrophie des muscles au-dessous du genou avec contracture du pied. 6e cas : raccourcissement de deux pouces trois-quarts ; atrophie au-dessous du genou ; pied dans l'extension forcée ; le pied ne peut soutenir le poids du corps à cause d'une grande douleur au siége de la résection ; le blessé marche seulement avec des béquilles.

Voilà certes de tristes résultats ; la plus mauvaise des jambes de bois est bien supérieure à un pied ainsi conservé ; ils confirment l'opinion que la résection tibio-tarsienne ne doit pas être une opération de chirurgie d'armée, si ce n'est à une époque très-tardive où la résection devient pathologique. Ils sont d'autant plus remarquables que la résection tibio-tarsienne traumatique, en dehors des blessures faites par les projectiles de guerre, assure généralement un utile emploi du membre conservé.

Au genou, presque tous les opérés sont morts ; nous avons observé un résultat fonctionnel excellent chez un opéré de M. Broca ; il marchait moins bien cependant que les amputés de cuisse munis d'un bon appareil.

Pour l'articulation coxo-fémorale, les résultats fonctionnels annoncés sont généralement bons. Nous ferons remarquer du reste qu'ici il ne faut pas être bien sévère, car la prothèse artificielle, à la suite de la désarticulation coxo-fémorale, permet rarement une marche facile.

*Résections traumatiques articulaires dans la vie civile.*   La plupart des considérations que nous avons fait valoir au sujet de la chirurgie d'armée sont applicables à cette classe de résections. Elle ne diffère en effet de la première classe que par une gravité moindre s'expliquant, ainsi que nous l'avons déjà dit, par la commotion moindre de l'os frappé et surtout par l'absence, dans la plupart des cas, de fêlures s'étendant au loin. Ces résections sont moins graves aussi parce qu'elles ne se font pas sur des sujets épuisés par les fatigues de la vie des camps et exposés ultérieurement à de nombreux déplacements.

La gravité moindre de cette classe de résections est prouvée par un grand nombre de faits ; nous nous contenterons de rappeler les plus saillants : Tandis que la résection du genou est si périlleuse en chirurgie d'armée qu'elle doit être repoussée, la même opération en chirurgie civile compte 10 succès sur 13 opérations. Tandis que l'on se demande encore si la résection tibio-tarsienne peut être utilisée en chirurgie d'armée, le doute ne saurait être admis en chirurgie civile puisque sur 68 résections pratiquées dans les six premières semaines qui ont suivi la blessure, nous n'avons compté que 13 cas de mort.

On peut objecter aux statistiques que nous avons établies qu'elles ne comprennent pas tous les faits qui ont pu se produire ; cela est possible, nous dirons même cela est certain ; cependant les chiffres qu'elles mettent en lumière prouvent tout au moins que ces opérations peuvent être tentées avec des chances très-sérieuses de succès.

Les résections traumatiques peuvent être indiquées par des fractures et des luxations des extrémités articulaires, quand l'os fait saillie hors des téguments ; elles peuvent être encore indiquées par l'arthrite suppurée, que celle-ci soit la conséquence d'une simple contusion ou d'une plaie pénétrante ; nous rangeons parmi les plaies pénétrantes pouvant indiquer la résection, non-seulement celles qui ont atteint les os, comme le font par exemple des plombs de chasse ou une petite balle, comme le fait une fracture articulaire compliquée de plaie, mais encore celles qui n'intéressent que les parties molles.

Si nous avons repoussé la résection primitive en chirurgie d'armée, à bien plus forte raison, la repoussons-nous en chirurgie ordinaire. Ici, en effet, le dégât est généralement moins considérable et on a un plus légitime espoir de conserver le membre sans opération autre que le débridement et l'extraction des esquilles s'il y a lieu. De plus, le chirurgien dispose de facilités plus grandes pour arriver aux moyens propres à amener la guérison, tels que l'immobilité absolue, l'occlusion complète de la plaie, les larges débridements allant au besoin jusqu'à la section des ligaments et des tendons, comme Bérard l'a proposé en certains cas, les ouvertures et les contre-ouvertures, le drainage, etc.

On cite, au sujet de toutes les articulations de nombreux exemples de succès dus à la conservation. Pour le genou lui-même bien peu de chirurgiens entreprendraient une opération primitive, amputation ou résection, à moins que les désordres ne fussent portés à un degré extrême ; MM. Larrey, Baizeau, S. Duplay, Bouchard, etc., ont cité un trop grand nombre de succès même dans des cas où les os avaient été lésés.

Cependant la résection primitive s'impose absolument dans les cas où un os luxé fait issue hors des chairs, et où il est absolument impossible de réduire, même en mettant le blessé sous l'influence du chloroforme. Elle serait admissible encore si l'extrémité luxée, tout en étant réductible, était fracturée et dépouillée de son périoste.

C'est pour une luxation du coude en arrière, avec issue de la poulie humérale par la plaie, que Waimann fit l'une des premières résections traumatiques ; cette opération a été appliquée le plus souvent dans les luxations compliquées du cou-de-pied.

Hormis les cas de luxation irréductible, nous inclinons d'autant plus à ne pas employer primitivement la résection, que cette même opération en période inflammatoire, nous offre une précieuse ressource si la conservation proprement dite échoue.

Tout porte à croire que la résection médiate est moins grave que l'amputation médiate. A cette période, la résection, comme l'a dit Verneuil, semble agir comme un puissant antiphlogistique et être l'un des moyens les plus énergiques que l'on puisse opposer à l'arthrite aiguë. Josse d'Amiens avait déjà fait cette remarque et cité à l'appui des faits très-remarquables ; les deux suivants méritent d'être rappelés.

Une malade de 48 ans entre à l'Hôtel-Dieu d'Amiens dans l'état suivant : « Elle était sans connaissance, dans un état qui ressemblait au tétanos ; le pouls était presque nul ; les mains et les ongles violets semblaient indiquer que la circulation ne se faisait plus ; l'articulation du pied était considérablement tuméfiée ; la malléole interne soulevait la peau et faisait une saillie remarquable ; la respiration toutefois n'offrait pas encore d'altération sensible ; tout faisait présager une fin prochaine. » La résection du tibia luxé est pratiquée par Josse père au milieu de ces symptômes si alarmants : « Le soir même, la malade avait recouvré sa connaissance, les membres avaient repris leur souplesse, les mains avaient repris leur couleur naturelle, le pouls était plein et fort. » Six mois après cette femme marchait sans béquilles.

Un homme de 60 ans entre à l'Hôtel-Dieu d'Amiens quinze jours après une luxation compliquée, présentant les phénomènes suivants : la plaie interne, située au niveau de la malléole, occupait le tiers de la circonférence du membre ; le tibia sortait en partie à travers cette plaie et commençait à se couvrir de bourgeons charnus ; l'extrémité de la malléole était rompue et entraînée par le ligament latéral interne ; une suppuration abondante baignait toute la plaie. Le péroné était fracturé un peu au-dessus de la malléole externe ; ses fragments chevauchaient l'un sur l'autre. Un abcès considérable s'était formé au côté externe de l'articulation et s'étendait jusqu'au milieu de ce même côté de la jambe. Le malade n'avait pas de délire, mais la fièvre était violente, la langue rouge, sèche, la soif ardente. Il y avait inappétence, agitation, insomnie. « La résection est pratiquée au milieu de ces graves symptômes. « La journée se passa bien, la nuit fut calme ; le blessé dormit plusieurs heures. Le lendemain, langue humide ; point d'altération, point de fièvre ; désir d'aliments (panade, tartines, eau d'orge). L'amélioration augmente de jour en jour ; au sixième, le malade dormait la nuit entière et n'avait aucune souffrance. Cinq semaines plus tard, la cicatrisation était complétement achevée. »

M. Verneuil a remarqué plusieurs exemples analogues à la suite de résections du coude et du genou. Dans un mémoire sur la résection du genou (1867), nous avons établi que, sur 10 résections traumatiques du genou suivies de succès, en dehors de la chirurgie d'armée, huit avaient été pratiquées en période inflammatoire, tandis que les amputations de la cuisse de la même période étaient presque toujours suivies de mort. Dans un autre mémoire sur la résection tibio-tarsienne, nous avons cité quinze résections médiates suivies de deux morts seulement, résultat que l'on ne saurait attendre de l'amputation médiate de la jambe.

La gravité moindre de la résection médiate comparée à l'amputation médiate, mérite au plus haut point d'attirer l'attention, car elle est d'un grand encouragement pour les chirurgiens qui suivent les voies progressives de la chirurgie conservatrice. Nous nous trouvons, en effet, devant une fracture compliquée d'une grande articulation ; on hésite à prendre le parti de la conservation surtout parce que l'on redoute que les accidents généraux, éclatant avec violence, n'obligent à amputer en pleine période inflammatoire, c'est-à-dire à pratiquer une opération éminemment chanceuse. Eh bien ! la perspective de la résection fera cesser tous nos doutes, à la condition, bien entendue, que les désordres ne soient pas assez considérables pour rendre cette opération impossible ; nous attendrons, et si, plus tard, les accidents nous débordent, si la conservation absolue n'est plus praticable, instruits par l'expérience, nous réséquerons sans crainte à la période médiate. En agissant ainsi, nous aurons de grandes chances de sauver le malade, et même de lui conserver un membre utile.

Quant aux résections secondaires, c'est-à-dire, à celles qui sont pratiquées alors que les accidents inflammatoires étant tombés, il ne reste plus à lutter que contre l'arthrite et l'ostéite chronique, elles rentrent dans la classe des résections pathologiques.

Pour nous résumer, nous dirons que : 1° les résections traumatiques sont des opérations assez graves, même en chirurgie civile, pour que l'on ne soit pas autorisé à les employer sans indication formelle dans les luxations et les fractures compliquées des extrémités articulaires. La réduction et l'extraction des esquilles constituent le mode de traitement le plus convenable de ces accidents, puisque un nombre considérable de faits épars dans les auteurs prouve que ces moyens suffisent très-souvent. Cette opinion, qui est du reste celle d'Astley Cooper et de beaucoup de chirurgiens, a été parfaitement rendue par Samson au sujet des luxations compliquées du cou-de-pied. « Dans les cas, dit Samson, où le tibia et l'astragale font saillie à travers la plaie, on tente d'abord la réduction. Si la constriction des lèvres de la solution de continuité est assez forte pour s'opposer à la rentrée des os saillants, on les dilate ; et si enfin ce moyen ne suffit pas, il faut faire la résection des os saillants, à moins que le désordre ne soit tel qu'il n'y ait évidemment de ressources que dans l'amputation pratiquée sur-le-champ, ce que l'expérience la plus consommée ne parvient pas toujours à juger sainement.» Il est évident que ces principes seraient parfaitement applicables à d'autres articulations.

2° Dans les cas où le traumatisme, quel qu'il soit, plaie pénétrante, fracture, luxation, simple contusion, est suivi d'une arthrite tellement intense que tous les moyens de la conservation échouent, il y a lieu de recourir à la résection médiate qui fait souvent disparaître tous les accidents avec une rapidité surprenante, de préférence à l'amputation médiate très-souvent mortelle.

Nous ferons remarquer en terminant que les résultats fonctionnels des résections traumatiques, en chirurgie civile, sont généralement bien supérieurs à ceux des mêmes opérations en chirurgie d'armée. Ce fait s'explique facilement par la moindre étendue des dégâts, par la possibilité de réséquer, dans l'immense majorité des cas, une longueur moindre des extrémités articulaires, et, surtout, par la possibilité de mieux régler les pansements et les soins ultérieurs.

*Les résections traumatiques doivent-elles être totales ou partielles,* c'est-à-dire, comprendre la totalité des surfaces articulaires, alors qu'un seul os est lésé, ou, au contraire, se borner à enlever les extrémités lésées, en respectant les autres os.

Beaucoup de chirurgiens, parmi lesquels nous citerons M. A. Guérin, repoussent les résections partielles ; le danger des résections, dit ce chirurgien, est d'autant moindre qu'on enlève une plus grande étendue des surfaces recouvertes par la membrane synoviale. D'autres repoussent les résections partielles en se fondant sur ce que l'opération doit agir comme un large débridement, but qui n'est pas toujours atteint par une résection partielle ; ainsi, par exemple, en enlevant la malléole externe, on n'empêche pas le tibia d'être pressé contre l'astragale. Enfin on a invoqué la statistique ; il est certain que les Allemands ont obtenu moins de succès en faisant des résections partielles du coude qu'en faisant des résections totales.

Cependant nous ferons remarquer qu'il ne serait pas prudent de trop généraliser des règles tirées de faits particuliers au coude et au cou-de-pied. Ici l'étranglement peut persister malgré l'enlèvement d'une extrémité, parce que l'articulation est composée de trois os ; il n'en est plus de même pour la hanche, l'épaule ou le genou. Même au cou-de-pied, les faits ne sont nullement défavorables à la résection isolée de l'extrémité inférieure du péroné.

De fait, personne n'a jamais songé à enlever, sans indication bien formelle, les portions articulaires du scapulum ou de l'os iliaque. Les portions cartilagineuses respectées subissent des transformations, bien exposées par M. Ollier, qui permettent d'arriver à la cicatrisation. Le cartilage brunit pendant les premiers jours ; il se nécrose dans les couches superficielles, tandis que les éléments de sa couche profonde se transforment en tissu conjonctif proprement dit. Bientôt la couche superficielle se détache et met à nu une couche de granulations qui recouvrent la surface de l'os. Cette séparation de la couche cartilagineuse nécrosée se fait inégalement sur les divers points de sa surface. De petits fragments se détachent, ou bien il se produit de simples fentes à travers lesquelles les bourgeons charnus s'épanouissent. Une fois la couche cartilagineuse séparée de l'os, les granulations tapissent toute la cavité et rien ne s'oppose à leur réunion. Chez les jeunes sujets surtout, le cartilage peut se transformer directement en tissu conjonctif ; les petites portions qui se détachent de la couche superficielle peuvent être absorbées par les granulations.

Quoi qu'il en soit, il serait prématuré de se prononcer définitivement sur cette question.

Bien entendu, cette discussion n'est applicable qu'aux résections primitives. Quand l'opération est pratiquée en période médiate, alors qu'il existe une arthrite aiguë purulente, la résection totale devient une règle absolue, puisque toutes les extrémités sont nécessairement atteintes par l'inflammation ; cependant il convient de faire une exception pour l'épaule et pour la hanche ; ici l'étendue du traumatisme que nécessiterait l'opération vient contre-balancer le danger de laisser dans la plaie des surfaces osseuses enflammées.

*Résections traumatiques dans la continuité.* Les résections traumatiques dans la continuité des os longs peuvent être considérées comme l'une des opérations les plus anciennes de la chirurgie. Hippocrate les conseillait déjà dans les fractures compliquées d'issue des fragments hors des chairs avec impossibilité de réduction. Depuis, ce précepte, que l'on peut appeler un précepte de nécessité, a été appliqué dans tous les temps. Le seul débat que l'on puisse élever à ce sujet consiste à limiter le point où doivent s'arrêter les efforts de réduction. Quand un débridement suffit pour permettre la réduction sans l'emploi d'une trop grande force, la résection n'est pas indispensable ; elle l'est, au contraire, toutes les fois qu'il est nécessaire d'employer de grands efforts et de grands tiraillements pour obtenir la réduction. Telle est la doctrine que M. Legouest a soutenue avec beaucoup de raison devant la Société de chirurgie, mai 1869.

Dans les temps modernes, on a tenté la résection dans des cas où les difficultés de la réduction n'étaient pas en jeu, dans des cas même où il n'y avait aucune réduction à opérer. Le but était alors de simplifier la fracture en enlevant toutes les esquilles, en régularisant des surfaces hérissées d'aspérités. On espérait ainsi, comme le dit M. Puel, de Figeac, dans un bon travail couronné par l'Académie de médecine, prévenir les inflammations, les abcès consécutifs, le retard dans la formation du cal, la nécrose, la rétention des séquestres, les fistules interminables, etc.

Les uns ont proposé alors la résection primitive ; d'autres, parmi lesquels nous citerons : MM. Verneuil, L. Lefort, A. Guérin, conseillent d'observer, de combattre l'inflammation et de réserver la résection pour les cas où la violence des accidents menacerait d'emporter les malades. M. A. Guérin croit cette opération utile surtout pour donner issue à la suppuration qui souvent est cachée sous les fragments chevauchants et dénudés des parties molles.

Pratiquée dans le but de simplifier des fractures, soit primitivement, soit consécutivement, la résection dans la continuité trouve ses principales indications en chirurgie d'armée. Ici nous trouvons la plus grande divergence d'opinions entre les chirurgiens qui ont écrit sur cette question.

Bilguer était grand partisan des résections dans la continuité ; il soutenait que, dans l'immense majorité des cas, elles pouvaient remplacer l'amputation. Briot, dans son *Histoire du progrès de la chirurgie militaire en France*, les a proposées formellement : « Les chirurgiens militaires, dit-il, n'ont pas même eu, que je sache, l'idée d'une opération moins difficile pour eux, moins périlleuse pour le malade dont l'indication, en supposant cette opération admissible, se présentait tous les jours pour eux ; je veux dire la résection des fragments d'un os brisé, par un coup de feu, dans certains points de sa longueur. Sans proposer formellement cette opération que je ne fais qu'indiquer, on pourrait alléguer en sa faveur que, dans les fractures des membres, faites par armes à feu, c'est surtout la présence des esquilles, des pointes d'os dans l'intérieur d'un membre qui rendent la maladie si grave et la font si souvent se terminer d'une manière fâcheuse, et qu'en pratiquant l'opération dont je parle, on enlèverait cette source féconde d'accidents, on simplifierait la maladie, on préviendrait souvent une amputation, on donnerait aux fragments de l'os un point d'appui qui les maintiendrait en contact, et favoriserait leur réunion, comme dans une fracture transversale ; enfin, on conserverait un membre. Ainsi, par exemple, dans une fracture par une balle, à la partie moyenne de la cuisse, on pratiquerait une longue incision à la face antérieure du membre, ou même à l'endroit de la blessure ; on extrairait les esquilles, on ferait sortir les extrémités des fragments à travers cette plaie et on en opérerait la résection. Ensuite on placerait le membre dans une position avantageuse et on se conduirait, au reste, comme dans une fracture ordinaire avec plaie. Dans les fractures du bras, de l'avant-bras et de la jambe, on pourrait agir d'après ces principes. Enfin, si la théorie de cette opération nouvelle était approuvée, il ne manquerait pas d'occasion d'en faire l'application. »

Percy semble avoir pratiqué un grand nombre de résections dans la continuité. « Toutes les fois, dit-il, que dans les fractures comminutives des os longs, avec complication de plaie, j'ai pu avec la scie, et après avoir enlevé les esquilles isolées, retrancher les sommets âpres et inégaux des fragments pour y établir des surfaces planes semblables à celles qu'offrent ces sommets dans l'espèce qu'on appelle en navet, j'ai obtenu une guérison presque aussi prompte qu'elle l'est ordinairement dans ces dernières fractures, sauf le raccourcissement du membre qui est inséparable de la nécessité, en général, un peu exagérée par les observateurs, de mettre en contact les extrémités des fragments. »

Baudens a professé la même opinion que Percy et a apporté quelques faits à l'appui. Cependant, il fait des réserves pour la cuisse : « On ne parvient presque jamais, dit-il, à guérir les fractures de la cuisse ; lors même qu'on est parvenu à extraire toutes les esquilles, et quand, par miracle, on a obtenu un succès en apparence, celui qui a eu le fémur fracturé conserve pendant toute sa vie des fistules avec issue de temps à autre, de portions d'os nécrosé. Le membre est inapte à remplir ses fonctions et souvent, après dix années de souffrance, le blessé réclame de lui-même l'amputation. »

Professant une opinion analogue à celle de Baudens, Macléod accepte la résection du membre supérieur et de la jambe, mais repousse celle de la cuisse.

D'autres chirurgiens, tels que Malgaigne, Huguier, Stromeyer, Esmarck, Langenbeck, Sédillot, repoussent les résections dans la continuité. « Si on extrait les esquilles, dit M. Sédillot, après en avoir séparé le périoste, ce dernier suppure ou se mortifie et ne produit rien ; si l'esquille est encore adhérente et qu'on la maintienne dans la plaie, comme d'anciens chirurgiens, guidés par une une observation très-exacte, le recommandaient, l'esquille continue à vivre et contribue au rétablissement de la continuité et de la solidité de l'os, ou elle se nécrose sans altérer la vitalité de son périoste, qui, dans ce cas, devient une source d'éléments osseux et concourt puissamment à la formation du cal et au rétablissement de la continuité de l'os primitif.

Notre éminent maître, M. Legouest, se fondant sur les faits qu'il a observés, déclare inutiles et souvent dangereuses les résections faites immédiatement : « Nous avons déjà dit, écrit cet auteur, que la résection appliquée à la continuité des os pour régulariser immédiatement les extrémités des fragments d'une fracture est, en général, inutile et peut avoir de fâcheuses conséquences ; elle nécessite sur des membres volumineux, des incisions considérables ; elle expose à enlever trop ou trop peu de l'os, et ne met pas à l'abri des nécroses qu'elle provoque même quelquefois. A notre avis, elle ne doit être pratiquée que si les fragments sortis à travers la plaie ne peuvent être réduits par les moyens ordinaires, ou que si leurs extrémités réduites déchirent manifestement les chairs. »

Nous partageons pleinement l'avis des chirurgiens qui se sont montrés hostiles aux résections dans la continuité ; nous considérons cette opération comme ne pouvant rendre des services qu'à une époque très-tardive, alors que ce n'est plus le traumatisme qui est en jeu, mais ses résultats éloignés, l'ostéite et la nécrose. Nous fondons cette opinion sur ce que la résection est impuissante en période primitive et médiate à enlever toutes les parties malades et, surtout, sur ce que les faits démontrent qu'elle cause une mortalité plus grande que la chirurgie conservatrice proprement dite.

Si l'on résèque primitivement, on ne peut que difficilement prévoir jusqu'où s'étend le décollement du périoste, décollement qui souvent a une étendue énorme, ainsi que l'a constaté M. Desprez (*Société de chirurgie*, octobre 1871) ; on peut encore moins prévoir l'étendue des fêlures que, quelquefois, on n'aperçoit pas, même pendant le cours de l'opération. Il est impossible surtout de savoir jusqu'où s'étend la commotion de la moelle, commotion qui souvent s'accompagne d'épanchements de sang, source à peu près inévitable d'abcès ultérieurs qui ont pour résultat fatal la nécrose. L'action de la scie augmente et souvent provoque cette disposition. Dès lors, il est plus sage de laisser agir la nature en la secondant au besoin par l'extraction des esquilles et par des incisions convenables.

Que l'on ne croie pas qu'ici nous émettions des vues purement théoriques. La difficulté de distinguer, même pendant l'opération, les tissus aptes à la vie de ceux qui ne le sont plus, est telle que les chirurgiens les plus distingués s'y sont trompés. Nous citerons comme exemple un soldat réséqué de l'humérus, par M. Labbé, soldat que M. Vaslin, dans sa thèse, a considéré comme guéri ou peu s'en faut. Ce soldat, nommé Deutsch, a été réséqué à la suite du combat de Montretout. Au mois d'août, la blessure n'étant pas encore fermée, le malade entra à l'hôpital Saint-Antoine, où M. Tillaux retira un séquestre de 9 centimètres de longueur, détaché de la partie supérieure de l'humérus. D'un côté, ce séquestre se termine en bec de flûte, de l'autre il a toute l'épaisseur de la diaphyse humérale. En ce dernier point, il présente une surface tout à fait lisse et régulière ; il est évident que, depuis le jour de l'opération, cette surface n'a été le siége d'aucun travail vital. La scie a donc marché tout le temps dans un tissu qui déjà était incapable de vivre. Il est vrai que le blessé a eu la variole et la pourriture d'hôpital, maladies qui sont généralement considérées comme nuisibles à la consolidation ; mais ici ces maladies n'ont joué aucun rôle puisqu'il est évident que la nécrose existait avant l'opération elle-même. Le 16 octobre, le malade fut évacué sur notre service du Val-de-Grâce, et la plaie ne fut définitivement guérie qu'en juin 1872, c'est-à-dire dix-huit mois après la résection.

Les deux fragments de l'humérus étaient alors séparés par un intervalle de 12 centimètres, comblé uniquement par des parties molles ; divers appareils, construits à grands frais par les plus habiles fabricants de Paris, n'ont pu réussir à lui rendre l'usage de son membre : aussi plus d'une fois le blessé nous a-t-il demandé l'amputation comme une grâce.

Si l'on opère en période médiate, les difficultés sont bien plus grandes encore ; il y a nécessairement alors ostéomyélite, et si l'on veut obtenir un bon résultat, il faut dépasser les limites de l'inflammation. Il est assez facile de s'assurer de l'étendue de l'inflammation suraiguë et surtout de la purulence de la moelle, car l'état du périoste les révèle ; mais au delà de ce point la moelle peut être profondément altérée sans qu'aucun signe extérieur puisse faire connaître cet état. Le trait de scie aura souvent pour conséquence de donner un coup de fouet à cette inflammation latente et le pus ne tardera pas à envahir toute l'étendue du canal médullaire.

Il n'en est pas de même des résections tardives opposées à l'ostéite consécutive, ou pratiquées dans le but de tarir des fistules déterminées par des séquestres nécrosés emprisonnés dans le cal. M. Legouest admet ces opérations : « Lorsque, dit-il, les conditions hygiéniques sont bonnes et que les fractures sont arrivées à leur dernière période, c'est-à-dire, soit qu'il existe de fausses articulations,

soit qu'il existe des altérations osseuses, limitées, déterminant des accidents
tout à fait chroniques, des séquestres invaginés ou englobés dans le cal, la résection complète de l'extrémité des fragments, les résections partielles et les trépa-
nations sont quelquefois pratiquées avec succès. »

Nous ferons remarquer que ces résections tardives sont bien plutôt d'ordre
pathologique que d'ordre traumatique ; aussi la trépanation, les résections
latérales avec évidement, s'il y a lieu, trouveront bien plus souvent un utile
emploi que les résections totales de la circonférence.

En outre des considérations théoriques, les faits se montrent peu favorables
aux résections dans la continuité ; généralement ces opérations présentent une
plus grande mortalité que la conservation ; cela résulte du moins de la comparaison que nous allons établir.

*Humérus.* Pendant la guerre du Schleswig-Holstein, on a pratiqué 9 résections de la diaphyse de cet os, avec 5 guérisons et 4 morts; la mortalité a
donc été de 44,4 p. 100, tandis que celle de la conservation dans la même
armée n'a pas dépassé 17,24 p. 100.    .

Dans l'armée américaine, on a compté 133 guérisons et 42 morts, soit une
mortalité de 24 p. 100, à laquelle il faut ajouter 7 amputations consécutives.
Les Américains ont omis de dire les résultats qu'ils ont obtenus de la conservation ; cependant nous pouvons les dire supérieurs à ceux de la résection en
cherchant notre point de comparaison dans l'armée anglaise où cette mortalité
n'a pas dépassé 21 p. 100. Dans l'armée française de Crimée, la mortalité de la
conservation a été de 27 p. 100 ; il suffit de rappeler que dans cette armée la
mortalité de l'amputation a été de 55 p. 100, tandis que dans l'armée américaine elle n'a été que de 21 p. 100, pour demeurer convaincu que les Américains ont dû avoir un grand nombre de succès par la conservation. Du reste, ils
ont été très-peu satisfaits eux-mêmes des résultats obtenus par la résection de
la diaphyse humérale. « Les cinquante-deux préparations, dit la circulaire n° 6,
qui sont au Musée médical de l'armée, et qui représentent la résection de la
diaphyse humérale, indiquent avec quelle fréquence cette opération est suivie de
l'amputation et d'un résultat fatal. »

*Fémur.* Ici les résultats ont été plus manifestement mauvais. Pendant la
guerre d'Italie, les chirurgiens français ont pratiqué 7 résections du fémur :
5 de ces opérations ont été suivies de mort, 2 de guérison ; l'une de ces dernières avec raccourcissement et atrophie du membre, ankylose incomplète des
articulations du genou et du cou-de-pied.

Pendant la guerre du Schleswig-Holstein, 3 résections, 3 morts.

Sur 38 résultats connus dans l'armée américaine, on a compté 32 morts et
6 guérisons, soit une mortalité de 84 p. 100 ; dans la même armée, la mortalité
de la conservation n'a pas dépassé 63,42 p. 100. Les chirurgiens américains font ressortir ce fait que les échantillons de leur musée et les notes offi-
cielles sont des preuves contre la résection du corps du fémur ; ils ajoutent que
les cas suivis de guérison sont ceux dans lesquels, après la simple extraction des
esquilles, il y a eu le moins d'intervention active.

*Jambe.* Dans l'armée américaine nous comptons pour la résection du tibia
seul, 48 guérisons et 11 morts, ce qui donne une mortalité de 18 p. 100,
résultat auquel il convient d'ajouter 5 amputations consécutives. Pour le péroné,
15 morts, 60 guérisons, plus 3 amputations consécutives ; mortalité 20 p. 100.
Enfin, pour la résection simultanée des deux os, 1 mort, 4 guérisons, une am-

putation consécutive. Au premier abord, ces résultats ne semblent pas trop défavorables ; cependant il ne faut pas oublier que la mortalité de la conservation, à la suite des blessures des os de la jambe, n'a pas dépassé 26 p. 100 dans l'armée française de Crimée ; il est évident que la conservation aurait donné des résultats supérieurs aux Américains puisque chez eux la mortalité de l'amputation de la jambe était de 26 p. 100, tandis que dans notre armée elle s'élevait à 71 p. 100.

Dans l'armée allemande, on a établi un parallèle rigoureux entre la conservation et la résection, et il demeure au désavantage de cette dernière. En effet, 3 résections du péroné ont eu pour résultat 2 guérisons et une mort (mortalité, 33,33 p. 100), tandis que 23 tentatives de conservation des mêmes os ont été suivies de 3 morts (mortalité, 13,04 p. 100). 7 résections du tibia ont amené 3 guérisons et 4 morts (mortalité, 57,14 p. 100), tandis que 27 tentatives de conservation ne causaient que 2 morts (mortalité, 7,44 p. 100). Enfin, sur 3 résections des deux os, une guérison et 2 morts (mortalité, 66,66 p. 100). tandis que 8 tentatives de conservation ont donné lieu à une mort seulement.

*Avant-bras.* L'armée américaine nous donne une mortalité de 10,57 p. 100 quand il s'agit du radius seul (11 morts, 95 guérisons) ; de 13,69 p. 100 pour le cubitus (16 morts, 100 guérisons) ; de 17,24 p. 100 pour les deux os (5 morts, 24 guérisons). Dans l'armée française de Crimée, la mortalité des tentatives de conservation n'a pas dépassé 18,86 p. 100 ; en admettant ici le raisonnement que nous avons fait au sujet du bras et de la jambe, il y a tout lieu de supposer, à défaut de documents précis, que les Américains auraient obtenu plus de succès en s'abstenant de faire la résection.

Ce raisonnement est, du reste, confirmé par la statistique comparative du Schleswig. Sur 41 résections du cubitus, on a compté 36 guérisons et 5 morts (mortalité, 12,2 p. 100) ; la conservation dans la même guerre a donné une mortalité de 4,35 p. 100. Les résections du radius ont compté autant de guérisons que la conservation.

Il résulte de cette rapide comparaison que la résection dans la continuité est une opération incontestablement plus dangereuse que la conservation au bras et à la cuisse ; qu'elle est pour le moins aussi dangereuse que la conservation à l'avant-bras et à la jambe ; que, par conséquent, elle ne doit être admise comme une règle générale pour aucune section des membres.

Mais quand une opération est indiquée, y a-t-il lieu de substituer la résection à l'amputation ? En pratique, le chirurgien se trouvera bien rarement dans l'indécision à cet égard, du moment qu'il sera convaincu que la résection donne, en règle générale, de moins bons résultats que la conservation. Cette donnée admise, il n'y a jamais lieu de songer à la résection primitive dans la continuité ; une opération ne devient nécessaire que dans les cas de désordres énormes, de désordres atteignant plus encore les parties molles que les parties osseuses, et dès lors la résection n'est pas admissible. Une seule exception peut être posée à ce principe général, au sujet de l'extrémité inférieure du fémur (*voy.* article Cuisse), mais nous venons de voir que là la résection est désastreuse. Quant à la résection médiate, nous ne la comprenons guère mieux ; ou bien l'inflammation et la suppuration des parties molles et de l'os restent limitées et alors la conservation, supérieure à la résection, demeure possible ; ou bien l'inflammation et la suppuration s'étendent au loin, et alors la résection doit céder le pas à l'amputa-

tion. Cependant, nous comprenons qu'entre ces deux termes extrêmes, qui sont
les plus habituels, il se présente quelques cas exceptionnels dans lesquels le
chirurgien hésite ; ce sont là de ces cas particuliers qui, comme le dit Desault,
ne peuvent être tranchés qu'au lit du malade, par l'expérience et le génie.

Quoi qu'il en soit, la résection s'est montrée inférieure à l'amputation en ce
qui concerne l'humérus et le fémur.

Dans l'armée américaine, en effet, la mortalité de la résection de l'humérus
a été de 24 p. 100, tandis que celle de l'amputation a été de 21. Au Schleswig-
Holstein, la mortalité de la résection de l'humérus a été de 44,4 p. 100, tandis
que celle de l'amputation du bras a été de 35,19 p. 100.

Dans l'armée américaine, la mortalité de l'amputation de la cuisse a été de
65 p. 100, tandis que celle de la résection a atteint 84 p. 100. Au Schleswig, la
mortalité de la résection a été de 100 p. 100.

Les chiffres sont un peu moins défavorables à la cause de la résection dans la
continuité, en ce qui concerne la jambe et l'avant-bras. La mortalité de l'amputation s'est montrée à peu près égale à celle de la résection quand il s'est agi des
deux os de la jambe, tandis qu'elle a dépassé de 6 p. 100 la mortalité de la
résection du péroné et de 8 p. 100 la mortalité de la résection du tibia.

Pour l'avant-bras, la mortalité de la résection des deux os a été de un pour
cent supérieure à celle de l'amputation, tandis qu'elle a été un peu inférieure
quand il s'est agi du radius et du cubitus seulement.

Les chiffres n'ont ici qu'une valeur bien minime puisqu'il s'agit d'opérations
qui, comme nous l'avons dit, ne reconnaissent des indications réelles que dans
des circonstances toutes exceptionnelles ; cependant ils contribuent à montrer
l'immense danger des résections de l'humérus et du fémur, os que les chirurgiens désiraient surtout pouvoir réséquer, en raison des périls bien connus de
l'amputation du bras et surtout de la cuisse.

On a fait valoir en faveur de la résection dans la continuité la rapidité de la
guérison et l'excellence des résultats fonctionnels. En général, la guérison n'est
pas rapide à la suite de la résection, bien souvent une nécrose de l'os réséqué
entraîne des lenteurs interminables ; nous avons déjà cité un cas de résection
de l'humérus dans lequel la guérison a demandé dix-huit mois. Comme l'a dit,
avec beaucoup de raison, M. Legouest, les mauvaises conditions qui s'opposent à
la consolidation des fractures par projectile de guerre, s'opposent aussi à la guérison des résections dans la continuité.

Quant aux résultats fonctionnels, on n'a cité jusqu'ici qu'un trop petit nombre
d'observations complètes au sujet de la chirurgie d'armée, pour pouvoir juger
cette question. Hubenet affirme que dans l'armée russe de Crimée, ces résultats
ont été désastreux. Guthrie a observé des pseudarthroses chez plusieurs réséqués
du fémur, à la suite de la bataille de Toulouse ; il dit que ces malheureux
étaient dans des conditions beaucoup plus fâcheuses que les amputés de la
cuisse ; Stromeyer a observé souvent la consolidation incomplète et la pseudarthrose consécutive. Nous avons déjà cité le cas de ce malheureux qui nous réclamait l'amputation à la suite d'une pseudarthrose de l'humérus ; les fragments
étaient écartés de 12 centimètres, et en même temps il y avait ankylose de
l'épaule et du coude. Nous avons observé aussi une pseudarthrose du fémur chez
un de nos blessés réséqué par les Prussiens ; le raccourcissement était de 15 centimètres avec genou ankylosé.

Outre le raccourcissement et la pseudarthrose on observe souvent des déviations des membres ; ces déviations sont à peu près constantes à la suite des résections d'un seul des os de l'avant-bras.

Cependant la pseudarthrose, le raccourcissement et les déviations ne sont pas des résultats inévitables. Les os peuvent se reproduire en totalité ainsi que cela est arrivé à la suite d'une résection de l'humérus pratiquée par M. Nicaise, fait que nous avons déjà relaté. Les lois de l'ostéogénie permettent d'espérer ce résultat, surtout quand la résection n'a pas été primitive ; ce serait là encore une nouvelle considération pour rejeter l'opération à cette période.

Les considérations que nous venons de faire valoir au sujet de la chirurgie d'armée sont évidemment applicables à toutes les fractures compliquées de plaies et d'esquilles produites par des causes ordinaires ; ici les résections primitives seraient probablement moins dangereuses qu'elles ne le sont en chirurgie d'armée, parce que la commotion des os est moins considérable, mais en revanche les tentatives de conservation présenteront aussi de moindres dangers. Resterait à déterminer si, dans ces cas, la résection peut être substituée à l'amputation en période médiate, comme cela existe pour les résections articulaires ; nous ne le pensons pas, parce qu'il est bien difficile qu'une inflammation assez violente pour déterminer une intervention opératoire, à la suite d'une fracture diaphysaire, ne s'étende pas à une trop grande étendue du canal médullaire pour que la résection puisse dépasser ces limites sans enlever la totalité de la diaphyse, opération praticable à l'avant-bras et à la jambe, mais inadmissible pour le fémur et l'humérus.

M. Puel, de Figeac, a cité dans son mémoire couronné par l'Académie de Médecine, des chiffres qui seraient de nature à faire penser que la résection dans la continuité est appelée à rendre de grands services en chirurgie civile. En effet, cet auteur est arrivé à un total de 26 résections primitives avec 25 succès, et de 23 résections consécutives avec 22 succès. Comme le dit M. Puel, lui-même, des succès aussi constants, dans une opération aussi évidemment grave, enlèvent toute valeur à cette statistique. Ces succès prouvent seulement que l'on est autorisé à faire la résection quand on ne peut pas faire autrement, c'est-à-dire quand l'opération est nécessaire pour réduire un os saillant hors des chairs.

*Résections pathologiques.* Les résections pathologiques sont celles qui sont déterminées par des inflammations aiguës ou chroniques survenues spontanément ou n'empruntant au traumatisme qu'une cause éloignée, par les abcès des os, la nécrose, la carie, les tumeurs blanches, les tumeurs des os telles que les exostoses, les anévrysmes qui, le plus souvent, ne sont que des tumeurs cancéreuses ou à myéloplaxes, les kystes osseux, surtout les kystes hydatiques, les tubercules, l'enchondrome, les tumeurs myéloïdes et fibreuses, le cancer, etc. Ainsi que nous l'avons fait à propos du traumatisme, nous étudierons dans deux sections la résection de la contiguïté ou articulaire et la résection de la continuité ou diaphysaire.

A. *Résections articulaires de cause pathologique.* La résection ne doit intervenir ici, de même que dans les cas traumatiques, que quand il est bien démontré que les procédés chirurgicaux ordinaires, immobilisation, révulsifs, cautérisations, etc., demeureront impuissants. Cette opinion, qui est celle de la majorité des chirurgiens français, est fondée sur les dangers que fait courir cette opération.

De nombreuses statistiques ont été établies dans le but de faire connaître le degré de mortalité des résections articulaires; la plupart d'entre elles s'accordent à affirmer que ces opérations sont moins souvent suivies de mort que l'amputation.

Sur 182 résections du genou, Heyfelder n'a compté que 54 cas de morts, soit 50 pour cent. M. L. Lefort est arrivé à une mortalité de 33 à 36 pour cent. Pour la hanche, les statistiques de MM. Lefort, Heyfelder, Giorgi, Isaac, établissent une mortalité moyenne de 50 pour cent.

Nos recherches sur la mortalité de la résection du cou-de-pied nous ont conduit aux résultats numériques suivants. Sur 73 résections, on compte 50 guérisons, 2 cas douteux, 1 dans lequel la maladie a persisté malgré l'opération, 12 morts, 8 amputations consécutives. De ces amputations, 2 furent mortelles, 3 furent couronnées de succès; le résultat des 3 autres est inconnu.

Les recherches de MM. Blasius et Heyfelder assurent à la résection du coude une très-faible mortalité; en défalquant les cas traumatiques du tableau des résections totales de M. Heyfelder, on compte 179 résections et 20 morts seulement, soit une mortalité de 11,17 pour cent.

Pour l'épaule, d'après la statistique de Gunther, rapportée par M. Péan, 24 résections n'auraient causé que 4 décès. En réunissant ensemble les statistiques de MM. Paul, Jœger, Baudens, Esmarch, Ritter, J.-F. Heyfelder, Reith, Blackmann, G. Meyer; M. O. Heyfelder arrive à établir une mortalité de 17 pour cent (169 résections, 30 morts). Il est juste de faire remarquer que dans ces statistiques les cas traumatiques sont confondus avec les cas pathologiques.

Pour le poignet, d'après M. Follet, 52 résections pathologiques n'auraient causé que 7 morts, soit une mortalité de 13,46 pour cent.

Ces chiffres semblent certainement inférieurs à ceux que les auteurs attribuent à l'amputation (voy. *Amputation*). Malheureusement les plus importants d'entre eux ont été infirmés par des recherches plus récentes. Mais avant d'aborder cette question, nous ferons remarquer qu'il ne faudrait pas exagérer l'importance des statistiques que nous venons de citer.

En chirurgie d'armée, les statistiques s'imposent à l'esprit parce qu'elles portent sur des faits ayant entre eux une grande analogie, puisque dans tous les cas la cause est identique. Les différences de constitution et de tempérament perdent jusqu'à un certain point de leur importance, en raison du grand nombre des faits observés; les registres des décès et des pensions sont là pour prévenir les erreurs provenant de l'oubli ou de toute autre cause. Aussi l'on peut arriver, si l'on a le soin de faire porter la comparaison sur des armées opérant dans des milieux climatériques et des conditions hygiéniques identiques, à poser des moyennes logiques généralement confirmées par les faits ultérieurs. Cela est tellement vrai que les observations produites, même par les adversaires systématiques de ces statistiques, viennent les confirmer.

Dans les cas pathologiques, il n'en est plus ainsi. Les statistiques n'ont plus la même garantie d'authenticité; tout le monde connaît la tendance de l'esprit humain à masquer les revers; nous pourrions citer plus d'une observation heureuse publiée dans les journaux, tandis que les faits malheureux restaient dans l'ombre. De plus, les conditions dans lesquelles se fait l'opération varient pour ainsi dire avec chaque malade et avec chaque chirurgien. Certains chirurgiens opèrent les malades tout au début, alors que la conservation aurait de nombreuses chances de succès; d'autres, au contraire, n'opèrent qu'à l'extrême limite de la maladie, quand la mort semble devoir être un résultat fatal de la non intervention. De cette divergence de vues naît une variabilité extrême dans les statistiques.

Nous ne saurions donner une meilleure preuve de cette variabilité qu'en reproduisant la statistique de M. Good, répartie entre les divers pays, au point de vue de la mortalité de la résection coxo-fémorale.

| | |
|---|---|
| France, mortalité . . . . . . . . . . | 85.21 0/0 |
| Russie,      —     . . . . . . . . . . | 66.67 |
| Allemagne, —     . . . . . . . . . . | 64.71 |
| Amérique, —     . . . . . . . . . . | 44.85 |
| Angleterre, —    . . . . . . . . . . | 35,37 |

On a invoqué, pour expliquer ces énormes différences, les conditions hygiéniques et surtout l'inégale résistance des diverses races au traumatisme. Nous sommes bien loin de repousser d'une manière absolue ces explications auxquelles nous attribuons, au contraire, une importance des plus considérables et des mieux établies. Nous pensons, cependant, qu'elles ne suffisent pas à expliquer des résultats aussi diamétralement opposés ; ces résultats proviennent surtout de la différence des malades. Les chirurgiens français n'opèrent, en règle générale, qu'après avoir épuisé toutes les ressources de la thérapeutique ; les chirurgiens anglais, au contraire, s'arment du bistouri et de la scie dès le début de la maladie. Les premiers perdent un bien plus grand nombre d'opérés, mais, en revanche, ils sauvent un nombre considérable de malades sans opération.

Il résulte de là que si l'on fond ensemble les résections pratiquées en France et à l'étranger, pour les comparer à des statistiques d'amputation, on peut arriver non-seulement à des conclusions opposées, mais encore à des conclusions radicalement fausses.

Enfin, il existe dans le plus grand nombre des statistiques des résections pathologiques une cause d'erreur des plus graves. Les statistiques sont généralement constituées de faits épars, recueillis dans les journaux et les livres ; ces faits eux-mêmes ont été observés sur des sujets, d'âge, de sexe différents, vivant le plus souvent dans des campagnes ou des hôpitaux favorisés par l'hygiène. De cet ensemble disparate, on constitue un bloc que l'on compare le plus souvent au résultat des amputations pratiquées dans un grand centre ; c'est généralement Paris qui sert de terme de comparaison, parce que là on trouve les chiffres consciencieux réunis par Malgaigne et M. Trélat, et par la statistique des hôpitaux.

Nous ne saurions trop répéter qu'en agissant ainsi, on arrivera à proclamer la supériorité de n'importe quelle opération, car il ne faut pas oublier que les amputations pratiquées dans les grands centres, à Paris en particulier, ont une gravité tout à fait exceptionnelle.

M. Pénières a parfaitement compris cette cause d'erreur en établissant une comparaison entre la résection et l'amputation pour l'Angleterre seulement : « Limitons, dit-il, le problème à ce qui regarde l'Angleterre : les documents abondent, et les deux opérations ont été faites dans les mêmes conditions hospitalières. La solution s'approchera avec plus de certitude de la vérité. Laissons de côté les statistiques partielles, qui donnent des résultats trop variables, pour n'examiner que les résultats généraux. Deux tableaux importants sur l'amputation de cuisse, celui de Lanes qui compte 705 cas, et celui de Bryant plus récent, donnent une mortalité uniforme de 27,2 pour cent ; c'est identiquement le résultat obtenu par Price sur la résection du genou. On peut donc affirmer en toute certitude que la mortalité est égale dans les deux opérations en Angleterre. C'est l'opinion émise par M. Ferguson. »

MM. Thore, Trélat, Painctvin ont aussi démontré que la résection du coude produisait une mortalité qui se rapprochait beaucoup plus de celle de l'amputation du bras que ne l'avaient cru MM. Blasius et Heyfelder. M. Painctvin, après avoir soumis à une étude attentive les résultats consignés par les auteurs précédents, a trouvé que la résection donnait 52,2 pour cent de mortalité, dans les cas de tumeur blanche, tandis que la mortalité moyenne de l'amputation du bras serait de 55,8 pour cent. M. Painctvin trouve donc une différence de 5 pour cent seulement en faveur de la résection, mais pour trouver cette différence, il est forcé de donner à l'amputation du bras une mortalité de 55,8 pour cent, mortalité que l'on n'observe pas dans les bonnes conditions hygiéniques.

Il ne faut pas oublier que les Anglais n'ont perdu dans les amputations traumatiques de Crimée, que 25,68 pour cent, et que les Américains n'ont perdu que 21,24 pour cent. Or, tout le monde sait, depuis les travaux de Malgaigne, que les amputations traumatiques sont beaucoup plus graves que les amputations pathologiques.

Nous ferons observer, encore, que les statistiques anglaises que nous venons de citer, d'après M. Pénières, tout en fournissant des chiffres identiques pour les deux opérations, accusent cependant une mortalité plus grande à la charge de la résection, si l'on veut tenir compte des deux faits suivants : 1° la statistique de Price, contient un certain nombre d'observations dans lesquelles la résection du genou a été pratiquée pour des cas d'ankyloses. Or, il est démontré que l'opération réussit mieux dans ces cas que dans ceux où il existe une lésion pathologique ; 2° les Anglais semblent avoir opéré dans des cas où la guérison par la conservation était encore possible, et où, par conséquent, on n'aurait pas songé à amputer.

Quoi qu'il en soit, nous nous croyons en droit de considérer la résection comme une opération causant au moins autant de risques de mortalité que l'amputation. Nous ferons cependant une exception en ce qui concerne la hanche et l'épaule ; pour la hanche, les chiffres établis par M. L. Lefort, dans son beau travail, bien qu'assombris par le travail ultérieur de M. Good, ne sauraient laisser place au doute. Les faits sont moins concluants en ce qui concerne l'épaule, car ici les statistiques sont moins précises, mais il est probable que l'on retrouverait les différences que nous avons signalées à propos du traumatisme.

Outre leur gravité, les résections présentent encore l'inconvénient de ne pas toujours assurer la guérison définitive. Après l'amputation, quand le blessé survit, il est, en général, radicalement guéri ; après la résection, il est loin d'en être ainsi. Dans un grand nombre de cas la maladie ne guérit pas, ou même elle prend une telle extension qu'une nouvelle opération devient indispensable, et cela s'explique facilement ; en considérant la structure des extrémités articulaires, on comprend que les processus morbides, s'y propageant avec une grande facilité, puissent atteindre la diaphyse par l'intermédiaire du canal médullaire. Si cette propagation lointaine de la maladie était toujours facile à apprécier pendant le cours de l'opération, elle ne saurait être invoquée contre la résection ; il serait toujours possible de se mettre à l'abri des chances de récidive, en transformant, séance tenante, la résection en amputation, ce qui n'aggraverait pas les chances de mortalité. Malheureusement, il n'en est pas ainsi ; souvent l'extrémité que l'on conserve a toutes les apparences d'un os sain, et cependant elle est déjà infiltrée de germes morbides qui l'altèrent profondément et rendent la récidive inévitable. Nous nous rappelons avoir vu, pendant le courant de l'hiver 1868, M. Legouest pratiquer une amputation au tiers supérieur dé la jambe, dans un cas de tumeur blanche de l'articulation tibio-tarsienne, bien qu'extérieurement la partie inférieure de la jambe parût saine. L'examen du membre ne tarda pas à nous démontrer que notre savant maître avait eu raison d'en agir ainsi. La diaphyse du tibia, d'aspect normal cependant, était si malade qu'elle se laissait traverser par le scalpel avec une excessive facilité. Il est bien évident que, dans un cas de ce genre, si l'on eût fait une amputation sus-malléolaire et, à plus forte raison, une résection, on serait allé au-devant d'un insuccès certain.

Ces craintes de récidive sont loin d'être purement théoriques. M. Pénières nous apprend qu'après 431 résections du genou, 61 malades ont dû subir une amputation consécutive, et 10 une nouvelle résection, ce qui constitue un chiffre d'insuccès assez important à joindre au chiffre de la mortalité qui égale déjà, d'après le même auteur, celui de la mortalité de la cuisse.

Dans un mémoire sur la résection tibio-tarsienne, nous avons compté sur 57 résections pathologiques de l'extrémité inférieure du tibia, un cas dans lesquels la maladie a persisté après la résection et 8 cas dans lesquels l'amputation a dû intervenir ultérieurement pour sauver la vie. Dans tous les travaux publiés sur les résections pathologiques, on rencontre des résultats analogues. C'est ainsi que Bilroth, sur 86 résections, comprenant toutes les grandes articulations, compte 17 morts et 22 individus qui ne furent pas guéris par la résection ; les uns furent amputés plus tard, les autres moururent d'affections chroniques.

Les partisans outrés des résections ont cherché à atténuer ces résultats,. en disant que les amputations consécutives aux résections étaient moins graves que les amputations d'emblées. Nous nous sommes déjà élevés, à propos du traumatisme, contre cette assertion ; comment admettre qu'un malade qui a subi le choc d'une opération aussi sérieuse que la résection, qui a fait ensuite, en raison de l'insuccès de la première opération, les frais d'une suppuration prolongée, soit par cela même plus apte à surmonter les dangers d'une amputation ? Des chiffres extrêmement nombreux pourraient seuls nous faire admettre un résultat aussi étrange ; or, les chiffres fournis, jusqu'ici ne sont pas assez probants. Sur 8 amputations consécutives à la résection tibio-tarsienne nous avons compté 5 succès, 2 morts, 3 résultats inconnus ; il est plus que probable que les inconnus sont des morts. Sur 61 malades amputés consécutivement à la résection du genou, 47 ont guéri et 14 sont morts, ce qui donne une mortalité de 22 pour cent seulement. Ce chiffre, comparé à celui des amputations de la cuisse, semble favorable à la théorie que nous nous refusons à comprendre ; cependant il ne faut pas oublier que dans les hôpitaux anglais, hôpitaux où ont eu lieu les résections dont nous parlons, la mortalité de l'amputation de la cuisse, d'après les chiffres énoncés plus haut, s'abaisse à 27 pour cent, ce qui diminue l'étonnement. Il ne faut pas oublier non plus que la plupart des individus auxquels on a fait subir la résection du genou sont de jeunes sujets, et que, chez les jeunes sujets, l'amputation présente un degré moindre de gravité.

Nous ferons remarquer encore que la guérison à la suite de la résection ne se fait qu'après un temps prolongé : le plus souvent, six à huit mois sont nécessaires pour l'obtenir. Dans l'amputation, la scène est plus rapide : le malade guérit ou meurt en un temps relativement court. Ce fait explique comment il se fait que les malades très-affaiblis, les tuberculeux, en particulier, puissent guérir après une amputation, tandis qu'ils finissent presque toujours par périr après une résection.

Nous terminerons ce parallèle en disant que l'amputation, tout en augmentant de gravité avec l'âge des sujets, demeure cependant applicable jusqu'aux limites les plus reculées de l'existence. Il n'en est pas de même de la résection ; chez les sujets qui atteignent l'âge de trente-cinq ans, elle commence à devenir très-chanceuse ; ainsi, si nous compulsons les observations de la thèse de M. Pénères, nous constatons que sur 18 sujets qui ont subi la résection du genou, de l'âge de trente-cinq à quarante ans, 10 sont morts ; au delà la mortalité s'accroît encore de telle sorte qu'elle devient certainement supérieure à celle de l'amputation de cause pathologique.

La résection contre-balance ses désavantages par la conservation d'un membre qui, très-souvent, peut encore rendre d'utiles services. Il est à remarquer, en effet, que les résultats fonctionnels des résections pathologiques, sont généralement supérieurs à ceux des résections traumatiques. Les régénérations sont plus complètes dans le premier cas ; les membres ballottants beaucoup plus rares, souvent les articulations reprennent tout ou partie de leurs fonctions. Cependant les membres réséqués restent souvent très-raccourcis, soit par suite de régénération incomplète, soit parce que la résection a franchi les limites du cartilage de conjugaison chez les sujets qui n'ont pas encore atteint leur taille normale ; alors tout accroissement en longueur demeure impossible du côté réséqué, alors même qu'il y aurait eu régénération ; il sera donc important de ne pas franchir ces limites, surtout en ce qui concerne l'articulation du genou, l'articulation de l'épaule et celle du poignet ; ce sont, en effet, les extrémités inférieures du fémur et des os de l'avant-bras, les extrémités supérieures du tibia et de l'humérus qui prennent la part la plus considérable dans l'accroissement. Cependant, au membre supérieur, un raccourcissement même considérable est sans grande importance au point de vue fonctionnel ; il n'en est pas de même pour le membre inférieur où un raccourcissement de 8 à 10 centimètres permet difficilement la marche, même avec de bons appareils de prothèse.

A ce point de vue, l'évidement serait préférable aux résections, car il conserve la longueur de l'os, et, par conséquent, ne permet pas le raccourcissement ultérieur, à moins qu'il n'ait détruit le cartilage inter-dia-épiphysaire ; malheureusement il est peu applicable aux articulations, car, nous l'avons déjà dit au commencement de cet article, il n'a donné jusqu'ici, en pareil cas, que des insuccès à peu près constants. Cependant la question changerait de face si la lésion morbide avait déterminé une ankylose. Dans ce cas, l'opération serait analogue à celle qui se pratique sur la continuité, et nous aurons bientôt l'occasion de dire combien, en pareil cas, l'évidement est supérieur à la résection.

Il importe d'examiner si les malades tireront des avantages réels de la conservation de leurs membres, et si ces avantages sont suffisants à contre-balancer les inconvénients de la lenteur de la guérison et des chances de récidive.

En ce qui concerne le membre supérieur, la question ne nous semble pas douteuse pour l'épaule et le coude. La prothèse de la désarticulation de l'épaule et même de l'amputation du bras donne des résultats très-incomplets qui sont inférieurs à ceux que l'on obtient généralement, au point de vue fonctionnel, après la résection pathologique.

Quant à la résection du poignet, il n'en est plus de même ; les meilleurs résultats obtenus ont généralement consisté en quelques mouvements des doigts.

Ainsi, M. Bœckel se félicite du résultat qu'il rapporte en ces termes : « Le petit doigt est rétracté par suite d'un ancien panaris ; les autres doigts ne peuvent être pliés que très-incomplétement, le pouce jouit de mouvements très-étendus. La malade se sert très-bien de sa main pour s'habiller et même pour tenir l'ouvrage pendant la couture, aussi ses doigts sont-ils marqués de piqûres d'aiguilles ; elle peut saisir un objet entre le pouce et l'index, pourvu qu'il ne soit ni trop mince, ni trop lourd ; mais elle le tient de préférence entre l'index et le médius, à l'aide des muscles interosseux. En somme, elle se félicite d'avoir conservé sa main, quelque incomplètes que soient ses fonctions. »

Cette malade en aurait fait tout autant avec un appareil de prothèse si on lui eût coupé l'avant-bras, et de plus, rien ne l'aurait empêché d'exécuter des travaux exigeant de la force, tels que les travaux de l'agriculture, par exemple. Rien n'est merveilleux comme la prothèse de l'avant-bras surtout quand le chirurgien a pris le soin de diriger les pansements, de manière à conserver les mouvements de pronation et de supination. Tout le monde connaît l'histoire de l'invalide qui, pour se livrer au vol, enfermait son avant-bras dans uu étui en bois, où différentes ouvertures étaient pratiquées pour recevoir un rossignol, un crochet, une pince. L.-V. Lagneau a rapporté le fait d'un général qui jouait parfaitement du violon en adaptant, à l'extrémité de l'avant-bras mutilé, une gaîne d'acier brisée et élastique à laquelle était soudé un archet. Dans ces derniers temps, on a été jusqu'à construire des appareils assez parfaits pour permettre de jouer du piano. Nous ne craignons pas de trop nous avancer en disant que les meilleurs résultats observés après la résection du poignet, n'équivalent pas à ceux que l'on peut retirer des appareils de prothèse appliqués après l'amputation de l'avant-bras.

Les meilleurs appareils prothétiques appliqués après la désarticulation de la hanche et l'amputation de la jambe, au tiers inférieur, donnent des résultats moins bons que le résultat fonctionnel des résections coxo-fémorale et tibio-tarsienne. Il n'en est pas tout à fait de même en ce qui concerne la résection du genou ; à certain point de vue, mieux vaut certainement marcher avec un membre en chair et en os qu'avec une jambe de bois, mais cependant, nous sommes convaincus que l'on marche plus librement avec une bonne jambe artificielle, après l'amputation de la cuisse, qu'avec un genou ankylosé et toujours un peu raccourci à la suite de la résection. Souvent nous avons fait marcher devant nous un homme qui avait été réséqué du genou avec un succès aussi complet que possible, à tous égards, à côté d'un amputé de la cuisse muni d'une jambe artificielle du modèle Charrière ; l'avantage appartenait incontestablement à ce dernier. Ajoutons que le second marchait deux mois après l'opération, tandis que le premier était resté dix mois sans pouvoir se livrer à aucun exercice.

Il résulte de ce rapide parallèle qu'à côté de sérieux avantages, les résections ont des inconvénients incontestables, inconvénients qui justifient la réserve avec laquelle les chirurgiens français pratiquent généralement ces opérations.

M. Ollier lui-même n'accepte les résections du membre inférieur, celles du genou surtout, qu'avec certaines restrictions : « Les résections, dit-il, graves par leurs suites immédiates, le sont encore par leurs suites éloignées. Elles sont cependant, d'une manière générale, moins graves que les amputations qu'on peut leur comparer ; aussi doit-on, en principe, leur donner la préférence. Mais dans les hôpitaux, comme elles entraînent des suppurations longues, qu'elles condamnent les malades pendant un temps plus long au lit, elles perdent une partie de leurs avantages. Voilà pourquoi la résection du genou nous paraît plus grave encore, dans les grands hôpitaux, que l'amputation de la cuisse. Nous ne les tentons plus quand nous ne pouvons espérer d'évacuer, au bout d'un certain temps, nos opérés dans un milieu plus salubre. Cet inconvénient n'existe pas pour les résections du membre supérieur. Les malades se lèvent, vont dans les cours respirer un air meilleur ; aussi l'amputation du membre supérieur, pour des tumeurs blanches ou des lésions chroniques des os et des articulations n'est-elle admissible que dans des cas tout à fait exceptionnels. »

Nous ferons remarquer cependant qu'au milieu de mauvaises conditions hygiéniques, dans des salles encombrées, l'amputation, celle de la cuisse surtout, est généralement suivie de mort, pour des causes sur lesquelles nous avons insisté déjà à propos du traumatisme. Ces causes n'ont pas la même influence sur la résection sous-périostée ; aussi nous pensons que c'est peut-être dans ces mauvaises conditions que la résection comptera le plus de succès relatifs.

Le parallèle un peu sévère que nous venons d'établir entre la résection et l'amputation d'ordre pathologique ne doit pas conduire à rayer la première de ces opérations du cadre de la médecine opératoire. Son unique but a été de démontrer que les résections sont des opérations très-graves par leurs suites immédiates et leurs conséquences ultérieures, et que, par conséquent, elles ne doivent être résolues qu'après des méditations tout aussi sérieuses que celles qui doivent précéder une amputation.

Il est bien difficile de dire d'une manière absolue dans quels cas on doit préférer l'amputation et dans quels cas on doit préférer la résection. C'est au chirurgien seul qu'il appartient de décider, au lit du malade, de l'opportunité de l'opération dans chaque cas particulier.

Un chirurgien prudent ne se décidera à faire une résection que sur des sujets présentant une résistance suffisante pour faire les frais d'une suppuration prolongée ; il ne se décidera surtout que quand il aura la conviction que la lésion pathologique est assez limitée pour pouvoir être enlevée en totalité ; bien entendu nous ne parlons que des lésions des os, car l'expérience a prouvé que les parties molles, à moins qu'il ne s'agisse de tumeurs malignes, reviennent facilement à l'état normal quand l'os est enlevé. En règle générale aussi, la résection ne sera pratiquée que chez les jeunes sujets, car elle devient plus périlleuse que l'amputation chez les hommes qui ont atteint 35 ou 40 ans.

Indépendamment de ces considérations générales, le chirurgien doit aussi s'inspirer, dans le choix entre la résection et l'amputation, des lésions qui déterminent la nécessité d'opérer. Les principales de ces lésions sont l'arthrite purulente aiguë ou chronique, l'ostéite aiguë ou chronique des extrémités articulaires, la carie et la nécrose, les tubercules, les tumeurs blanches et les diverses tumeurs telles que le myéloplaxe, le cancer, les anévrysmes, etc., tumeurs qui s'observent surtout aux genoux.

L'arthrite purulente aiguë spontanée est très-rare ; presque toujours on trouve à son origine une contusion plus ou moins violente ; quoi qu'il en soit, on ne serait pas autorisé à pratiquer une résection uniquement par ce fait qu'il existe une arthrite purulente. Les très-graves dangers de cette affection proviennent avant tout de la difficile issue du pus qui est retenu dans les anfractuosités et les culs-de-sac articulaires, et de l'étranglement dû au resserrement des surfaces articulaires, resserrement d'autant plus grand que l'inflammation provoque la contractilité musculaire.

Nulle part l'étranglement, la rétention du pus, ne sont plus manifestes qu'au genou, au coude et à l'articulation tibio-tarsienne. Au genou, la synoviale fournit un vaste diverticulum qui, glissant au-devant du fémur sous la rotule et le triceps sural, ne communique avec le reste de l'articulation que par une ouverture tellement étroite que, après la désarticulation du genou, on peut à peine y introduire l'extrémité de l'auriculaire. Dans ces cas, la résection est certainement le moyen par excellence de lever l'étranglement et de donner au pus une issue facile, mais heureusement ce moyen n'est pas indispensable. On peut arriver au but, dans la grande majorité des cas, en faisant de larges incisions comprenant les ligaments latéraux de la rotule, en faisant des contre-ouvertures, en plaçant au besoin des tubes à drainage, en employant, en un mot, tous les moyens propres à lever l'étranglement et à faciliter l'écoulement du pus. On ne serait autorisé à recourir à la résection que si les moyens ordinaires avaient échoué manifestement ; alors il conviendra de recourir à la résection, de préférence à l'amputation, parce que les faits étudiés jusqu'à ce jour semblent établir que dans les arthrites aiguës, la résection est moins souvent suivie de mort que l'amputation.

Cette règle peut-elle s'appliquer à l'arthrite aiguë provoquée par l'ostéite aiguë des extrémités articulaires ? Dans l'immense majorité des cas, l'ostéite aiguë ne se développe pas dans les épiphyses elles-mêmes, mais bien dans la partie inférieure de la diaphyse, au voisinage du cartilage interdia-épiphysaire. Souvent celui-ci offre une barrière infranchissable, mais quelquefois, ainsi que l'a fort bien établi M. Chassaignac, et, après lui, M. Gosselin et M. Klose, de Breslau, cette limite est franchie, soit que le pus se soit créé des canaux au centre du cartilage lui-même, soit qu'il ait passé entre le pourtour du cartilage et le périoste. Alors il ne tarde pas à envahir l'articulation et à provoquer une arthrite à marche insidieuse ; on dirait que cette arthrite se cache derrière les douleurs et la réaction causée par la maladie primitive de l'os dont elle est la conséquence.

Quelques chirurgiens ont proposé la résection dans ce cas, mais nous la croyons inadmissible. En effet, l'ostéite qui suit cette marche est une maladie qui s'empare de toute la substance de l'os et surtout du tissu médullaire, tissu qui n'occupe pas seulement le canal médullaire ; il est répandu dans toutes les aréoles des os et il forme la couche interne du périoste. Où trouver alors les limites du mal ? A quels signes certains les reconnaître ? Le trait de scie dans un os ainsi prédisposé ne deviendra-t-il pas le signal d'une nouvelle explosion inflammatoire dans le reste de l'os, explosion qui pourra se faire ressentir jusqu'à l'épiphyse du côté opposé ? Nous ajouterons que, le plus souvent, l'ostéite aiguë qui va jusqu'au développement de l'arthrite, appartient à la forme typhique, forme que l'auteur de cet article a spécialement étudié dans les *Archives generales de medecine* (mai 1873) ; alors l'amputation elle-même est le plus souvent inutile, parce qu'il s'agit d'une affection générale dont l'ostéite n'est qu'un symptôme. Quand même l'affection semblerait bien localisée, la résection serait imprudente parce qu'elle ne peut pas s'éloigner suffisamment du tissu malade ; à côté de l'os purulent déjà se trouve l'os hypérémié, prêt à devenir purulent à son tour, dans lequel il serait très-grave d'agir avec la scie. M. Chassaignac ne voit alors de ressource, si une opération est indispensable, que dans l'amputation pratiquée dans l'articulation située au-dessus de l'os malade. Une seule exception peut être admise à cette règle, en ce qui concerne l'ostéite aiguë de l'extrémité inférieure du fémur ; les dangers de la désarticulation coxo-fémorale sont si grands que l'on peut se borner à s'éloigner beaucoup de la lésion primitive en pratiquant l'amputation dans les trochanters. Mais alors il faudra s'attendre à des nécroses partielles de la portion restante du fémur et à une guérison très-lente, car lorsqu'il y a ostéite aiguë de l'extrémité d'un os, l'extrémité opppsée est bien rarement saine. C'est ce que nous avons observé dans un cas d'ostéite aiguë du fémur où nous avons suivi la conduite que nous venons d'indiquer.

Nous ne connaissons qu'un seul cas dans lequel la résection ait été opposée à une arthrite aiguë causée par une ostéite aiguë de l'extrémité inférieure du fémur ; il est rapporté par M. Ollier dans le *Traité de la régénération des os.* Le malade a éprouvé une amélioration momentanée, mais il a succombé le dixième jour.

Cependant M. Ollier a proposé un mode de résection radical qui, peut-être, pourrait donner des succès quand l'ostéite aiguë est simplement inflammatoire et non typhique. « Dans le cas, dit-il, d'une ostéo-périostite aiguë ou d'une ostéo-myélite aiguë de l'extrémité supérieure de l'humérus : par exemple, lorsque l'inflammation se propage à l'articulation, que l'épiphyse se décolle, que des fusées purulentes se font jour, et qu'au milieu de tous ces accidents locaux, le malade présente cet ensemble de symptômes généraux qu'on appelle le typhus des membres, ne pourrait-on pas pratiquer l'ablation de la moitié supérieure de l'humérus et de toute la diaphyse même ? On n'aurait pas à enlever l'os entier, parce que le cartilage de conjugaison inférieur protégerait l'épiphyse inférieure et l'articulation du coude. Nous avons eu à traiter plusieurs malades atteints de cette affection au fémur et au tibia, mais il était trop tard pour intervenir ; nous n'aurions fait que hâter la mort. »

Une opération de cet ordre, à la condition d'enlever tout l'os jusqu'au cartilage de conjugaison opposé à celui dans les environs duquel a commencé l'inflammation, enlèverait certainement tout le tissu malade ; à ce titre elle serait rationnelle, à la condition de n'être jamais employée dans la forme typhique, car ici, ainsi que nous pensons l'avoir démontré autrefois, la maladie n'est qu'une manifestation d'un état général, mal défini encore, il est vrai ; d'ailleurs cette forme est toujours si rapide que l'on arrivera généralement trop tard pour pouvoir procéder à une résection. Resterait à savoir, pour la forme simplement inflammatoire, si une résection comprenant un os entier, moins le cartilage de conjugaison et l'épiphyse d'une seule de ses extrémités, serait moins grave que l'amputation. Il est impossible aujourd'hui de juger cette question, faits en main ; il nous semble cependant que l'amputation doit être beaucoup moins périlleuse à tous égards. Toutefois, nous devons dire que M. Giraldès a cité, devant l'Académie de médecine (12 janvier 1875), plusieurs observations heureuses des résections du tibia, du péroné, du calcanéum ou des métatarsiens.

Quand, au contraire, l'ostéite et l'arthrite qui l'accompagne sont passées à l'état chronique, la résection peut intervenir avec avantage parce qu'elle peut atteindre avec précision les limites du mal et les dépasser. Mais pour arriver à ce résultat, il faut avoir la patience d'attendre un temps très-prolongé afin que les processus morbides, et en particulier la nécrose, soient parfaitement terminés, sans quoi l'os nouveau que reproduirait le périoste pourrait être lui-même malade, soit par ses connexions avec une portion de la diaphyse conservée, alors qu'elle n'était pas parfaitement saine, soit parce que les cellules qui doublent le périoste, n'ont pas eu le temps de repasser à l'état sain et par conséquent de reproduire un os de bonne qualité.

Une très-intéressante communication de M. S. Duplay à la Société de chirurgie (février 1874), est très-instructive à cet égard. Il s'agit d'un malade qui, vers le commencement de l'année 1873, fut atteint d'ostéite de l'extrémité externe de la clavicule. « Le 19 août, le malade étant endormi, une incision longitudinale d'environ 12 centimètres est pratiquée sur la face supérieure de la clavicule, à partir de l'articulation acromio-claviculaire. Cette incision arrive directement sur l'os, dont le périoste est décollé facilement en haut et en bas, vers l'union des trois quarts externes avec le quart interne ; l'adhérence du périoste permettant de soupçonner que l'on a atteint la limite interne du mal, l'os est sectionné avec la scie à chaine. Puis le fragment externe est soulevé et, après quelques tentatives de décollement du périoste de la face inférieure, on énuclée, pour ainsi dire d'un seul coup et sans l'aide d'instrument, la totalité de ce fragment externe, qui se détache tout d'une pièce de sa gaine périostique, laissant absolument intacte la gaine capsulo-périostée de l'articulation acromio-claviculaire.

« Il est impossible de réaliser plus complétement, et l'on peut dire plus facilement, le résultat d'une résection sous-périostée. On avait ainsi réséqué 9 centimètres et demi de la clavicule ; le fragment était le siége d'une ostéite, et l'on observait à la partie externe et sur la face inférieure une cavité anfractueuse, remplie de fongosités.

« Dès le 2 septembre, c'est-à-dire quinze jours après l'opération, on sentait manifestement sous la peau, surmontant le bord supérieur de la plaie, une bandelette dure, donnant au toucher, la sensation de l'os. Cette bandelette acquit rapidement un volume plus considérable, en même temps qu'une production analogue se montrait le long de la lèvre inférieure de la plaie. Bref, vers la fin du mois de septembre, la plaie presque linéaire et considérablement rétrécie, suivant sa longueur, était bordée en haut et en bas, par une bande osseuse reproduisant la clavicule avec ses courbures. L'os nouveau était seulement beaucoup plus volumineux. On pouvait donc se flatter d'obtenir un magnifique résultat, et ce fait paraissait devoir être considéré comme un exemple de parfaite reproduction de la clavicule par le périoste.

« Cependant l'état des choses ne tarda pas à se modifier. La plaie devint fongueuse ; de gros bourgeons charnus, mollasses, remplacèrent les bourgeons charnus de bonne nature qui existaient auparavant ; la suppuration devint plus abondante et sanieuse. Le nouvel os augmenta de volume, s'entoura de tissus enflammés, en même temps que le fragment interne s'enflammait à son tour. Bref, il fut évident que l'os régénéré était malade à son tour, et d'ailleurs le stylet, introduit en plusieurs points, arrivait sur des parties osseuses dénudées, friables, comme atteintes de carie.

« Malgré l'emploi d'injections iodées, de pansements excitants, cet état local, loin de s'améliorer, devint de plus en plus mauvais ; les points déjà cicatrisés se rouvrirent et furent l'origine de nouveaux trajets fistuleux; un abcès se forma vers l'extrémité interne de la clavicule, si bien que le malade se trouvait, à la fin du mois de novembre, dans un état pour ainsi dire moins bon qu'avant l'opération.

« Sur ces entrefaites et, malgré mes conseils, il voulut sortir de l'hôpital et aller passer quelque temps à Vincennes, promettant de revenir plus tard. Je l'ai revu à la fin de décembre à la consultation, à l'hôpital Saint-Antoine; rien n'était changé dans l'état local. Malgré mes pressantes sollicitations, le malade a refusé de se soumettre à un nouveau traitement et est parti dans son pays.

« Le fait me paraît offrir un grand intérêt au point de vue des résultats déplorables fournis par la résection sous-périostée.

« Il nous montre, en effet, que la conservation du périoste peut, dans certains cas, être plus nuisible qu'utile en reproduisant un os malade. Chez le jeune homme dont je viens de rapporter l'observation, rien ne peut expliquer l'altération si rapide de l'os nouvellement formé; sa santé générale était parfaite au moment de l'opération; aucune complication locale n'est survenue dans le cours de la cicatrisation de la plaie; l'os s'est reproduit rapidement, mais cet os était, si je puis m'exprimer ainsi, de mauvaise qualité, parce que le périoste lui-même était malade.

« Si des faits analogues se reproduisaient, ils seraient de nature à porter atteinte au principe même de la méthode des résections sous-périostées.

Nous avons reproduit cette observation textuellement parce qu'elle touche à une question de principe extrêmement grave. Nous ne pensons pas qu'elle puisse porter atteinte au principe des résections sous-périostées; la seule conclusion légitime que l'on puisse en tirer est qu'il faut réséquer très-tard dans les cas d'ostéite chronique, à moins que l'opération ne consiste dans le simple enlèvement d'un fragment nécrosé et complétement détaché. Il faut savoir attendre un an et même davantage, afin que le processus inflammatoire ait le temps de se borner complétement, et que le périoste ait le temps de repasser à l'état normal. Quand on opère de bonne heure, on risque de faire porter la scie sur une portion d'os sain en apparence, mais dont le tissu médullaire, qu'il soit contenu dans le canal médullaire ou dans les aréoles du tissu spongieux, est hypérémié; sans l'opération, ce tissu très-légèrement inflammé pourrait repasser à l'état normal; l'opération, au contraire, précipite la marche de l'inflammation et la conduit à la purulence dans l'immense majorité des os. Ce travail existant à l'état latent dans la portion d'os réséqué, se propage inévitablement à la portion d'os reproduite.

Pour éviter de faire porter la scie dans l'os malade, on n'a, en opérant de bonne heure, d'autre guide que l'adhérence du périoste; dans le cas particulier que nous venons de citer, c'est l'adhérence du périoste qui a permis de soupçonner que l'on avait atteint la limite interne du mal. Nul guide ne saurait être plus infidèle dans l'ostéite; sans doute là où l'os est très-malade dans sa profondeur, le périoste est peu adhérent et même décollé, mais au premier degré de l'inflammation profonde, il n'en est toujours pas ainsi. Quand une inflammation diaphysaire a atteint l'extrémité d'un os, on peut être sûr que la diaphyse présente des traces d'inflammation jusqu'au cartilage de conjugaison opposé. Les recherches que nous avons faites sur l'ostéite nous ont toujours conduit à ce résultat. Amputant la cuisse au niveau du petit trochanter dans un cas d'ostéite purulente avec arthrite de l'extrémité inférieure du fémur, nous avons trouvé la moelle hypérémiée jusqu'à l'extrémité supérieure du canal médullaire, et pourtant, le périoste était solidement adhérent; la rugine eût été nécessaire pour le détacher. Si dans ce cas nous avions réséqué la moitié, ou même les deux tiers inférieurs du fémur, nous aurions eu peut-être une régénération de la portion réséquée, mais à coup sûr, l'inflammation aurait continué sa marche dans la portion supérieure non réséquée, et l'os nouveau aurait été envahi à son tour par le même processus morbide. Dans les cas d'ostéite, il ne faut donc faire que des résections très-tardives, afin que l'inflammation se limite d'elle-même; en agissant ainsi on aura de grandes chances pour atteindre les limites du mal; car les portions de l'os qui n'ont été atteintes primitivement que très-légèrement seront revenues à l'état normal, ou, au contraire, auront subi des altérations telles, que l'on ne soupçonnera pas le mal, mais qu'on le verra d'une façon évidente.

Cependant les accidents généraux résultant d'une suppuration prolongée peuvent être tels, que le chirurgien soit dans la nécessité d'opérer prématurément. Dans ce cas il n'y a pas d'autre alternative, suivant nous, que la résection de la totalité de l'os, depuis l'articulation envahie jusqu'au cartilage de conjugaison de l'extrémité opposée, ou l'amputation. Quand il s'agit d'un os comme la clavicule, la résection totale s'impose d'elle-même; quand il s'agit des os longs des membres comme l'humérus ou le fémur, nous préférerions l'amputation, car le traumatisme d'une résection aussi étendue a quelque chose de véritablement effrayant. Pour les os de l'avant-bras et de la jambe, nous inclinons aussi vers l'amputation si les deux os sont atteints simultanément; dans le cas opposé, la résection pourrait être tentée surtout s'il s'agissait du péroné, du radius et du cubitus.

Dans la discussion précédente, nous avons eu en vue uniquement les cas d'ostéite spontanée. Quand, au contraire, l'ostéite chronique est le résultat d'une cause traumatique, quand elle n'est en aucune façon sous l'influence d'une cause diathésique, la résection, même faite de très-bonne heure, peut donner d'excellents résultats, parce qu'elle peut atteindre avec précision et dépasser les limites du mal. C'est en opérant de bonne heure, dans des cas d'ostéite chronique consécutive au traumatisme, que Langenbeck a obtenu les beaux résultats sur lesquels il s'est fondé pour essayer de faire admettre la résection tibio-tarsienne dans la pratique courante de la chirurgie d'armée. Nous avons insisté, il y a longtemps déjà, sur la nécessité d'établir une distinction entre les ostéites, les caries, les nécroses d'origine traumatique et les mêmes affections naissant spontanément sous l'influence d'une cause générale. Dans un mémoire sur la résection tibio-tarsienne, nous avons démontré que la résection avait réussi 11 fois sur 12 (sans compter les faits de Langenbeck), quand la maladie était d'origine traumatique. tandis qu'au contraire 37 résections pathologiques proprement dites avaient été suivies de 15 insuccès complets.

Dans cette comparaison, bien entendu, nous n'avons considéré comme traumatiques que les ostéites résultant de blessures ayant ouvert l'articulation, à l'exclusion des entorses, que l'on retrouve si souvent comme cause occasionnelle des affections chroniques de l'articulation tibio-tarsienne.

Nous ne ferons qu'indiquer la résection dans les cas de tumeur blanche, de carie, de nécrose, d'abcès des extrémités articulaires, car ces questions sont étudiées dans ce Dictionnaire aux mots CARIE, TUMEUR BLANCHE, etc., et à propos de chaque articulation en particulier. C'est à cet ordre d'affections que s'applique surtout le parallèle que nous avons établi, un peu plus haut, entre l'amputation et la résection. Ces affections n'étant pas absolument incurables, la résection doit être réservée aux cas où il est bien démontré que les moyens thérapeutiques ordinaires demeureront impuissants.

Cependant si l'on veut faire la résection, il ne faut pas attendre aussi longtemps avant d'opérer que si l'on penche vers l'amputation; il ne faut pas oublier, en effet, que le traumatisme succédant à la résection sera long à guérir et que, par conséquent, le blessé aura besoin de forces pour arriver à un résultat définitif.

Les chirurgiens anglais professent une doctrine complétement opposée; ils opèrent de très-bonne heure et obtiennent ainsi des succès plus nombreux que ceux qui pratiquent des résections tardives. Ce résultat s'explique parfaitement : en opérant de bonne heure, on agit sur des sujets moins épuisés par la maladie, on a plus de chances de se mettre au delà des limites du mal, et, surtout, on résèque une étendue moins considérable des extrémités articulaires. On a donc plus d'espoir de ne pas être forcé d'ouvrir le canal médullaire. Mais il ne s'agit pas de comparer la résection hâtive à la résection tardive; il faut comparer la résection à la conservation : or il est certain qu'un très-grand nombre, nous dirons même le plus grand nombre des tumeurs blanches guérissent sans résection ni amputation, quand le traitement est bien dirigé dès le début. Le plus souvent il y a ankylose, c'est vrai, mais ce résultat vaut bien, au point de vue fonctionnel, celui que l'on obtient ordinairement des résections.

La doctrine des résections hâtives ne peut se soutenir qu'à la hanche; ici, l'on comprend que la crainte de voir le processus morbide envahir les os du bassin précipite la décision du chirurgien. Cependant le grand nombre de coxalgies guéries sans opération vient encore imposer une certaine réserve. Nélaton a démontré que la guérison n'est pas impossible à l'articulation coxo-fémorale, alors même qu'il existe de la carie et des fistules.

Quant aux tumeurs des os, le choix entre la résection et l'amputation doit être déterminé par la nature de la tumeur; si celle-ci est bénigne, la résection sera généralement préférée à l'amputation. Si, au contraire, elle est maligne, de nature cancéreuse surtout, la résection doit être proscrite. Ce n'est, en effet, qu'en s'éloignant beaucoup du siége de cette redoutable affection que l'on peut avoir quelque espérance d'éviter la récidive. L'amputation sera donc la règle générale, et, autant que possible, elle se fera dans l'articulation située au-dessus de l'extrémité articulaire malade.

*Résection pathologique dans la continuité.* Par résection pathologique dans la continuité nous entendons non-seulement celles qui se pratiquent sur la diaphyse des os, mais encore celles qui se font sur les épiphyses, à la condition que l'opération n'entraîne pas l'ouverture de l'articulation. Par extension on comprend encore sous ce nom les opérations qui enlèvent un os en totalité; ces opérations, assez fréquentes sur les os du pied et de la main, sont très-rares sur les os longs des membres. On cite quelques exemples de résection totale du radius (Butt et Carnochan), du cubitus (Malagodi, Metz, Jones, Carnochan), du péroné (Percy), de la clavicule (Meyer), du scapulum (Laugenbeck, en 1855, puis Syme, Heyfelder, Jones, Hommer, Syme, Schule, Michaux, Royers). Quelques chirurgiens ont enlevé l'omoplate en même temps qu'ils pratiquaient l'amputation du bras, mais ce n'est pas là une résection proprement dite. Nous ne faisons ici que citer ces opérations exceptionnelles, car leur étude sera faite nécessairement à l'occasion des os qu'elles concernent.

Les résections pathologiques dans la continuité peuvent être indiquées par l'ostéite aiguë ou chronique, les abcès épiphysaires, la carie, les tubercules des os, la nécrose, et par les tumeurs des os telles que les exostoses, les tumeurs à myéloplaxes, les tumeurs fibreuses, l'enchondrome, les kystes et les hydatides des os, en un mot, par les tumeurs bénignes. Les tumeurs malignes, au contraire, telles que les tumeurs fibro-plastiques et les diverses formes du cancer, ne doivent pas être attaquées par la résection, car cette opération ne donnerait pas une garantie suffisante pour l'enlèvement de tous les tissus morbides qui, souvent, s'étendent le long du canal médullaire à des distances qu'il est absolument impossible d'apprécier. Dans ces cas, la plupart des chirurgiens ne voient d'autre ressource que l'amputation pratiquée dans l'article ou dans le segment du membre situé au-dessus de la tumeur. Follin va jusqu'à dire que, dans les cas de cancer de l'extrémité inférieure du fémur, il faut ou désarticuler la cuisse ou s'abstenir; au commencement de notre carrière, nous avons fait une amputation de la cuisse à la partie moyenne, croyant nous éloigner suffisamment de la tumeur; nous avons eu à très-courte échéance, une récidive, ou plutôt une continuation de la maladie dans le moignon.

Dans les affections articulaires, nous n'avons admis que des résections enlevant soit la totalité de l'articulation, soit tout au moins la totalité de l'extrémité articulaire malade. Ici il n'en est plus de même; les résections portant sur un point plus ou moins étendu de la circonférence de l'os, mais respectant sa continuité, doivent avoir la préférence. La rugination, l'excision, la trépanation, la résection longitudinale, l'évidement, seront donc la règle générale, tandis que la résection totale sera l'exception. Tous les chirurgiens, M. Ollier lui-même professent cette opinion; c'est qu'en effet, les conditions ne sont pas les mêmes dans les deux cas, ainsi que nous l'avons exposé tout au commencement de cet article. Aux raisons déjà données nous ajouterons que, quand l'extrémité d'un os est atteinte assez profondément pour que l'on soit obligé d'ouvrir l'articulation, l'épiphyse est, en général, malade dans toute sa circonférence; dès lors il ne reste aucune prise à l'évidement, si l'on veut se conformer à la règle générale, d'enlever toutes les parties malades.

Dans les lésions de la continuité il n'en est plus ainsi; les circonstances dans lesquelles la totalité de l'épaisseur de l'os est malade au point qu'aucune de ses parties ne puisse revenir à l'état normal sont très-exceptionnelles; il y a donc tout avantage à recourir à l'évidement qui a, sur la résection totale, l'avantage de n'entraîner ultérieurement ni pseudarthrose, ni raccourcissement, ni aucune difformité du membre, puisque la continuité de l'os est conservée.

Nous n'avons pas ici l'intention d'étudier toutes les circonstances dans lesquelles ces opérations peuvent être pratiquées. On trouvera cette discussion aux mots Carie, Nécrose, Ostéite, Ostéomyélite, Périostite, etc.). Nous nous bornerons à indiquer très-brièvement la nature des opérations que peuvent nécessiter chacune de ces formes morbides.

Les considérations que nous avons fait valoir au sujet de la résection opposée à l'ostéite aiguë déterminant des arthrites sont parfaitement applicables ici. Si l'ostéite est de forme *typhique*, la résection sera manifestement impuissante et nous croyons avec M. Chassaignac que l'amputation seule peut sauver le malade. Si au contraire elle est de forme inflammatoire, la résection faite de très-bonne heure, en période aiguë, ainsi que cela a été proposé par M. Holmes et, tout dernièrement par M. Giraldès, peut avoir des résultats avantageux, mais elle expose à sacrifier inutilement des portions énormes du squelette : si l'os n'est pas enlevé dans toute son étendue, entre les deux cartilages de conjugaisons la récidive ou plutôt la continuation de la maladie est très à craindre; une résection aussi radicale n'est acceptable ni pour l'humérus, ni pour le fémur. Pour les os de l'avant-bras et de la jambe une telle opération est encore effrayante et l'on s'y résoudra difficilement si l'on songe que, dans la forme inflammatoire, la mort survient rarement pendant la période aiguë. Presque toujours la maladie passe à l'état chronique ; quelquefois, s'il n'y a eu que périostite, la maladie se termine par le recollement pur et simple du périoste ; d'autres fois des fongosités se forment à la surface de l'os ; le plus souvent il existe une nécrose superficielle plus ou moins étendue en longueur et en profondeur. Dans les cas d'ostéomyélite, la nécrose totale est inévitable, mais elle peut se limiter. Il semble donc avantageux d'attendre, si ce n'est pour les petits os de la main et du pied.

Dans cette forme, pendant la période aiguë, ce sont les incisions, les contre-ouvertures, le drainage qui jouent le principal rôle opératoire ; la résection ne saurait intervenir que tardivement, lorsque la maladie est devenue chronique. Cependant si les symptômes indiquent, à la période aiguë, la formation de pus dans le canal médullaire, il y a lieu d'ouvrir celui-ci par une résection partielle (trépanation). En agissant ainsi, on suit la même règle qu'en faisant des incisions dans les parties molles. Quand le pus est situé sous le périoste, personne ne conteste l'utilité de lui donner une libre issue ; il doit en être de même quand il est contenu dans le canal médullaire.

Du reste, en trépanant, le chirurgien ne fait que suivre la voie tracée par la nature, car le pus cherche à se créer un chemin au travers de l'os, et plus d'une fois on a rencontré des fistules complétement établies ou en voie d'établissement.

Des pièces d'anatomie pathologique ont démontré à M. Chassaignac que la survenance d'un état suppuratif dans le cours d'une ostéomyélite, qui n'était pas primitivement suppurative, mais qui l'est devenue par l'accession de nouvelles causes d'irritation pendant le travail réparateur qui s'accomplissait, donne lieu à des phénomènes parmi lesquels le plus important, sans doute, est celui qui nous présente la perforation spontanée du canal médullaire des os longs par des ouvertures analogues à celles qui constituent les cloaques dans les os atteints de nécrose invaginée. MM. Marjolin, Guersant, Duguet, Verneuil ont cité des faits qui viennent s'ajouter aux observations bien connues de MM. Bentz et Azan pour prouver cette tendance de la nature à ouvrir une voie au pus renfermé dans le canal médullaire.

Du reste la trépanation compte en sa faveur non-seulement la théorie, mais encore des faits qui prouvent qu'elle n'est pas dangereuse et qu'elle peut être suivie de succès. Pour démontrer que la trépanation n'est pas dangereuse par elle-même, nous rappellerons les expériences de M. Laugier sur la saignée des os, opération qui implique nécessairement la perforation de l'os. M. Richet a pratiqué plusieurs fois la perforation du tibia affecté de carie dans le but de hâter la résolution de l'état inflammatoire ; il affirme que non-seulement ces perforations n'ont eu aucun résultat fâcheux, mais que bien plus, elles ont contribué à la guérison. MM. Brodie, Broca, Cruveilhier, Follin ont aussi démontré par des faits l'innocuité générale de cette opération pratiquée dans les cas d'abcès chroniques des os.

Les faits que nous venons de citer se rapportent à des opérations pratiquées pour des maladies diverses, en particulier pour des abcès chroniques des os. Les suivants prouvent plus particulièrement l'utilité de la trépanation dans l'ostéomyélite.

Morven Smith a trépané quatre fois avec succès des os atteints d'ostéomyélite aiguë; M. Franck dit que cette opération lui a procuré de beaux succès : M. Bœckel est tout aussi affirmatif. M. Klezkowski a publié une observation très-intéressante, recueillie dans le service de M. Péan : dans une ostéite suppurée du fémur, une couronne de trépan, placée à 4 centimètres au-dessus du genou, donne issue au pus ; à partir de ce moment, amélioration rapide ; deux mois plus tard, le malade pouvait s'appuyer sur sa jambe pendant la marche.

Puisque la trépanation n'est pas dangereuse par elle-même, puisqu'elle a été utile entre les mains de divers chirurgiens, il est de la dernière évidence qu'elle doit être tentée avant l'amputation dans tous les cas où la maladie n'a pas une marche foudroyante et où le pus n'a pas encore pénétré dans les articulations.

Si la résection totale ne peut trouver que de très-rares indications dans la première période de l'ostéite aiguë de forme inflammatoire, à bien plus forte raison, elle est complétement inapplicable dans la forme typhique : les raisons que nous avons fait valoir à propos des résections articulaires conservent ici toute leur valeur.

Quand l'ostéite est passée à l'état chronique, la résection totale de toute l'épaisseur de l'os sera bien rarement indiquée aussi ; cette opération ne saurait se justifier que dans les cas où les lésions, envahissant toute l'épaisseur de l'os, ne permettent pas de laisser la moindre languette osseuse pour réunir les deux extrémités de l'os, comme le conseillait déjà Moreau, et servir d'attelle interne, si nous pouvons nous exprimer ainsi.

Ces cas sont si rares qu'en parcourant le magnifique ouvrage de M. Ollier, nous n'en avons rencontré qu'un seul exemple. Le tibia était presque complétement médullisé en certains points ; la substance osseuse avait disparu et fait place à des fongosités molles saignant dès qu'on les froissait avec le stylet ; l'inflammation avait amené la résorption rapide des éléments calcaires contrairement à ce qu'on observe dans les cas analogues ; il n'était pas préalablement sorti de séquestre. Dans ce fait M. Ollier fut obligé d'enlever 17 centimètres de la diaphyse du tibia.

Dans l'immense majorité des cas, il suffira de réséquer une portion longitudinale de l'os et d'extraire par cette ouverture toutes les parties malades, en un mot de recourir à l'évidement. Cette opération, dans les cas d'ostéite chronique, ne présente généralement pas une grande gravité parce que la moelle n'existe plus ; elle est remplacée par des fongosités et du pus, au milieu duquel peuvent exister des séquestres, ou même par du tissu spongieux. Les succès de l'évidement, en pareille circonstance, sont très-nombreux. L'une des observations les plus remarquables est celle du docteur Monteils.

L'évidement est surtout indiqué dans les ostéites chroniques qui sont le résultat éloigné des blessures des os par projectiles de guerre, traitées par la conservation, soit que l'ostéite soit entretenue par de petites esquilles, soit que, au contraire, il n'y ait que cette lésion fongueuse à laquelle M. Bœckel a donné le nom d'ostéomyélite granuleuse. Autrefois, on laissait des malades s'épuiser par des suppurations prolongées qui souvent déterminaient des amputations tardives. Depuis les beaux travaux de M. Sédillot sur l'évidement, il ne saurait plus en être ainsi. M. Sarazin a publié dans le *Lyon-Médical* un travail tendant à prouver que les accidents qui tiennent, soit à un état fongueux du cal, soit à la présence d'esquilles nécrosées, réclament une intervention chirurgicale active, évidement et cautérisations répétées dans le premier cas, séquestrotomie dans le second. Huit observations publiées par ce chirurgien distingué prouvent la bénignité de cette opération ; nous avons de notre côté observé plusieurs de ces résections longitudinales avec évidement sans avoir à regretter un seul cas de mort.

Il n'y a donc pas lieu, dans les cas d'ostéite chronique, quelle qu'en puisse être la cause, d'imiter l'exemple de MM. Larghi, Borelli, Creuz-y-Manso qui n'ont pas craint, en pareil cas, d'enlever toute la circonférence de l'os par des résections sous-périostées.

*Nécrose.* Dans les nécroses de la continuité des os, on ne saurait comprendre d'autres opérations que celles qui ont pour but l'extraction des séquestres et, au besoin, l'enlèvement des fongosités de la cavité renfermant le séquestre, fongosités qui pourraient ralentir ou même empêcher le travail de réparation de la cavité osseuse.

Cette opération doit, en règle générale, être tardive et ne se faire que quand le périoste a reformé un nouvel os ; l'os nécrosé jouant alors le rôle de tuteur interne force le périoste à garder une forme convenable et à reproduire un os capable de remplir les fonctions de l'os ancien. En opérant prématurément, on court grand risque de voir le périoste se froncer, se plier, se raccourcir sous l'influence des contractions musculaires ; le nouvel os est alors rabougri, difforme et incapable de remplir utilement son rôle. De plus, il arrive assez souvent que l'os de nouvelle formation ne tarde pas à être atteint de la même lésion que l'os ancien.

Cependant quelques chirurgiens ont enlevé des séquestres constitués par la totalité d'un os nécrosé, sans attendre la formation du nouvel os. On trouve un exemple de ce genre dans l'arsenal de chirurgie de Jean Scultet. « Je fis, dit-il, incision avec le scalpel droit du cuir de la partie externe du coude, depuis le carpe jusqu'aux apophyses de l'humérus ; je dilatai la plaie avec des plumaceaux de charpie imbus et couverts d'un astringent ; le lendemain je trouai le cartilage, lequel je trouai en deux endroits avec le trépan de Fabrice, et je découvris l'os de dessous, ayant coupé avec les ciseaux l'entre-deux cartilaginien des trous. Je retirai l'os cubitus entièrement âpre, noir et corrompu. » Il semble évident que Scultet a opéré avant que l'ossification fût complète. Mayor, de Lausanne, a même voulu constituer cette pratique en règle générale, au moins chez les jeunes sujets. Il pense que chez eux la séparation du séquestre a lieu en deux ou trois mois, et qu'immédiatement après cette séparation, on peut procéder à son extraction.

La plupart des chirurgiens professent, au contraire, la doctrine des opérations tardives. M. Ollier n'accepte les opérations faites avant l'ossification que si la suppuration est abondante, si les forces s'épuisent, si la fièvre persiste, ou revient de temps à autre. Il cite à l'appui de cette doctrine une belle observation, publiée dans un mémoire de M. Cartier, de Lyon. Le tibia fut enlevé pendant que la gaîne périostique était encore molle et flexible. Après l'extraction de l'os, le membre se trouvait mou et sans soutien, malgré la présence du péroné. On plaça le membre dans un appareil à fracture, et l'os se reforma en conservant *à peu près* sa disposition première et même les nuances variées de la conformation extérieure.

Du reste, nous ne faisons qu'indiquer ici cette question (voy. *Nécrose*).

*Abcès épiphysaires.* Nous ne parlons ici que des abcès à marche chronique, les abcès aigus étant du domaine de l'ostéite aiguë. Dans ces abcès qui semblent se manifester de préférence à l'extrémité supérieure du tibia, la résection partielle, habituellement la trépanation, est la règle générale. Souvent, il est utile de compléter l'œuvre de la trépanation en évidant avec la rugine ou la gouge les parois de l'abcès, jusqu'à ce que l'on arrive à du tissu osseux parfaitement sain.

La résection totale est une opération inutile ; elle ne saurait trouver d'application que dans les cas où l'abcès se serait ouvert dans l'articulation voisine. Alors elle serait nécessitée par l'arthrite purulente, bien plutôt que par l'abcès osseux.

*Carie.* La carie est, avec l'ostéite chronique, l'une des causes les plus fréquentes de résection ; on la voit relatée dans l'immense majorité des observations. Le plus souvent elle siége vers les extrémités épiphysaires ; si on l'attaque avant qu'elle n'ait atteint toute l'épiphyse, on peut se dispenser de faire des résections totales, et surtout des résections articulaires.

Si la carie est superficielle, la rugination suffit ; si elle est plus profonde, il faut recourir au procédé de l'évidement ; il peut réussir à débarrasser l'os de toutes les parties malades, avant que le voisinage immédiat des surfaces cartilagineuses ait été atteint. Des observations authentiques prouvent que l'on peut creuser les os jusqu'à quelques millimètres des cartilages, sans compromettre l'articulation voisine ; nous citerons, en particulier, un fait dans lequel M. Ollier a évidé avec succès le radius jusqu'aux limites de l'articulation radio-carpienne. Mais, il convient de faire remarquer que si l'évidement détruit le cartilage de conjugaison, tout accroissement ultérieur de l'os, de ce côté, devient impossible.

L'évidement dans les cas de carie a été pratiqué avec succès sur tous les os longs ; au grand trochanter surtout, il a donné de magnifiques résultats.

Très-souvent aussi on a opposé la rugination, l'évidement ou la cautérisation à la carie des os courts ; le calcanéum a été surtout l'objet de ces opérations. Pour les os courts, le dernier en particulier, on peut se demander si la résection totale ne serait pas préférable à l'évidement dans les cas où la maladie a envahi la totalité du tissu spongieux, à tel point que l'on ne puisse respecter qu'une mince coque osseuse. La question n'est pas identique, en effet, pour les os longs et pour les os courts.

Dans les premiers, la scie porte sur la continuité de l'os et le traumatisme peut devenir lui-même la source de nouvelles lésions du tissu osseux ; de plus, dans les os longs, la résection laisse toujours des craintes de récidive. Ces dangers ne sont pas à redouter pour les os courts, si on enlève la totalité de l'os.

La résection du calcanéum a donné de forts bons résultats entre les mains de MM. Rigaud, Hergoth, Giraldes, etc. La guérison est plus rapide et mieux assurée que par l'évidement. Enfin, les faits démontrent que les fonctions sont aussi bien sauvegardées, surtout si la résection est sous-périostée ; l'os ancien est remplacé par un os nouveau ou, tout au moins, par un tissu fibreux résistant qui se prête parfaitement à supporter le poids du corps. M. Giraldes a présenté à la Société de chirurgie, le 27 février 1867, un jeune garçon auquel il avait enlevé, au mois de décembre 1867, le calcanéum. A l'époque de la présentation, c'est-à-dire trois mois à peine après l'opération, l'enfant marchait facilement avec une très-faible claudication, et, en examinant le talon, il était facile de reconnaître des productions osseuses de nouvelle formation. Cependant, il n'est pas très-rare de constater un certain aplatissement de la voûte du pied, par suite d'un certain degré de sublaxation du scaphoïde. Les fonctions des différentes articulations du pied sont alors modifiées, mais, néanmoins, la marche n'est pas très-gênée.

Ces considérations nous portent à réserver la rugination et l'évidement des os courts, pour les cas où la carie est limitée. Si, cependant, en enlevant un os court en totalité par la résection, on était exposé à ouvrir toute une série d'articulations voisines, l'évidement devrait être choisi ; il sera alors préféré à la cautérisation qui expose davantage à l'inflammation des articulations voisines.

En résumé, dans l'ostéite chronique, les abcès, la carie, la nécrose, la résection, sauf les remarques que nous venons de faire au sujet des os courts, n'a, en général, lieu d'intervenir que si l'évidement a échoué. Mais alors le choix se présente entre la résection et l'amputation et on ne saurait trop s'inspirer en pareille circonstance, des sages réserves de M. Ollier.

« Dans les cas, dit M. Ollier, où ces opérations (Abrasion, trépanation, résection longitudinale, évidement), sont insuffisantes, que faut-il faire ? Dès que l'expectation n'est plus possible, on doit mettre en question la résection de toute l'épaisseur ou l'amputation. Comme ces insuccès des résections superficielles ou centrales s'observent, surtout, chez les sujets affaiblis, cacochymes, on aura peu de chances d'obtenir la régénération après la résection totale. On peut espérer, cependant, que l'ablation de la partie altérée permettra le rétablissement de la santé générale, et, par cela même, la reconstitution du nouvel os. Mais en présence de cette incertitude, il est prudent de calculer sur l'absence de régénération, et il faut alors se demander si la conservation d'un membre privé de soutien osseux, sera une terminaison avantageuse pour l'opéré.

« Lorsque le malade est d'avance décidé à sacrifier son membre ; lorsqu'il veut absolument en finir avec sa maladie, qu'il préfère un membre mutilé, mais qui lui permettra de marcher solidement, à un membre entier, mais faible, le chirurgien devra préférer l'amputation. Mais que de malades ne trouve-t-on pas qui ne veulent d'amputation, ni de mutilation à aucun prix, et qui préfèrent conserver un membre, quelque imparfait qu'il soit. Leur désir devra être alors d'autant mieux écouté, qu'avec un appareil tuteur, on pourra rendre au membre une partie de sa force. Dans cette alternative, le chirurgien nous paraît donc devoir s'inspirer, et de la position sociale, et du désir du malade. »

*Tumeurs des os.* Dans les cas d'exostose, l'excision accompagnée de rugination ou d'évidement, si la tumeur a une implantation profonde, est la seule règle que l'on puisse suivre. L'opération n'est indiquée que si la tumeur s'accroît rapidement, et si, par sa situation, elle gêne les fonctions d'un organe important. Cette opération est toujours sérieuse, car ce n'est pas sans danger que l'on peut mettre à nu et exposer au contact de l'air les aréoles du tissu osseux qui sont nécessairement en continuité avec l'exostose ; quelquefois même l'opération conduit jusqu'à l'ouverture du canal médullaire.

Quand les exostoses sont à base pédiculée, on a conseillé, pour éviter ces dangers, de fracturer le pédicule sans faire de plaie extérieure. Une fois la fracture opérée, des mouvements ménagés exercés sur la tumeur s'opposeraient à la réunion de l'exostose avec le corps de l'os ; la pseudarthrose établie, il serait possible d'extraire la tumeur sans faire courir grand danger au malade.

Quand aux autres tumeurs, telles que les kystes, les hydatides, les enchondromes, etc., il est possible d'employer l'évidement tant que la tumeur n'a pas envahi la totalité du tissu osseux. Plusieurs observations, entre autres celles de M. Léon Parisot, prouvent les bons résultats que l'on peut obtenir de l'évidement dans les cas d'enchondromes. Si la tumeur a envahi la totalité de l'os, il n'y a qu'à choisir entre l'amputation et la résection totale, choix qui est déterminé par la nature de la tumeur, et surtout par la région qu'elle occupe. (Voy. *tumeurs des os, hydatites, exostoses, enchondromes, etc.*

*Opération.* Avant de procéder à une résection, l'appareil instrumental doit être réuni, comme du reste, il doit l'être pour toute opération.

Les instruments sont : 1° tous les instruments utiles pour la section des tissus mous et pour la ligature des artères; 2° des crochets mousses pour écarter les lèvres de la plaie, des palettes de bois, de métal, de caoutchouc ou même de carton pour protéger les tissus mous contre l'action des instruments agissant sur les os; 3° des rugines pour séparer le périoste; 4° des scies, des ciseaux, des gouges, des pinces incisives, des perforateurs pour attaquer les os.

Les crochets mous sont les mêmes que ceux que l'on emploie dans toutes les opérations, en particulier dans la ligature des artères; nous ferons seulement observer qu'il convient de leur donner une solidité considérable en rapport avec la profondeur de la plaie et l'énergie des contractions musculaires contre lesquelles ils doivent lutter ; habituellement ces crochets sont montés sur un manche.

Les palettes ne méritent pas de description spéciale. On se sert souvent pour protéger les tissus mous contre l'action de la scie, de la sonde à résection de Blondin; cet instrument se compose d'une longue tige d'acier, courbe à son extrémité antérieure, et profondément cannelée sur sa face convexe; cette tige est unie au manche par une articulation lui permettant des mouvements de flexion assez limités ; la forme courbe de cet instrument facilite son passage entre l'os et les parties molles. La sonde de Blandin est aujourd'hui remplacée très-souvent par la sonde-rugine de M. Ollier.

Les rugines sont spécialement destinées à détacher le périoste. Autrefois on ne se servait de rugines que pour quelques opérations spéciales, telles que la trépanation. Depuis quelque temps, on ne fait plus guère de résections sans leur intervention, car les chirurgiens se pénètrent de plus en plus de l'importance des résections sous-périostées. Les rugines sont droites ou courbes et généralement construites d'après les modèles donnés par M. Ollier. La rugine droite est formée d'un manche de bois quadrillé et d'une tige d'acier, dont l'extrémité aplatie, tranchante ou demi-tranchante, a 6 ou 10 millimètres de largeur. La rugine courbe ne diffère de la précédente que par la courbure de la tige d'acier.

La rugine courbe peut être remplacée par la sonde rugine, instrument composé d'une tige d'acier courbe, de 15 centimètres de longueur, profondément cannelée sur sa face concave ; cette tige s'enfonce plus ou moins profondément, suivant le cas, dans un manche d'ébène auquel elle est fixée par une vis de pression. L'extrémité de la tige cannelée, aplatie et large de 7 à 8 millimètres, est tranchante ou demi-tranchante comme celle de la rugine ordinaire ; elle est percée d'un trou destiné à recevoir un fil entraînant une scie à chaîne. Cet instrument est donc tout à la fois une rugine, une aiguille à résection et une sonde remplaçant celle de Blandin.

La scie ordinaire peut servir à la pratique des résections. Cependant, il est utile de lui imprimer des modifications permettant au feuillet de s'incliner en divers sens sur l'arbre, afin que le chirurgien puisse scier dans les situations les plus variées. M. Charrière a obtenu ce résultat en fixant le feuillet sur deux écrous qui s'engagent dans deux orifices arrondis ménagés à la partie inférieure des branches de l'arbre. Ces deux écrous sont surmontés par un large bouton portant, sur sa face inférieure, des arêtes qui s'engagent dans des cannelures ménagées sur les orifices des branches. Il suffit pour donner au feuillet les degrés d'inclinaison les plus variés, de détendre la scie et de faire tourner les écrous ; lorsque le feuillet a la position désirée, on engage la cannelure dans les arêtes correspondantes, et on tend de nouveau l'instrument. Ce mécanisme permet de tourner les dents de la scie en haut, c'est-à-dire dans une situation diamétralement opposée à celles qu'elles occupent habituellement ; il permet aussi de leur donner toutes les situations intermédiaires.

MM. Butcher et Mathieu ont proposé des scies tournantes à mécanisme moins compliqué ; dans ce système les branches de l'arbre sont divisées en deux parties qui s'articulent par une charnière à frottement, permettant d'incliner le feuillet dans toutes les directions possibles. Le frottement des charnières, augmentant avec la tension de la scie, suffit à assurer l'invariabilité de la position choisie. Pour plus de détails, *voy.* Scies.

Les scies que nous venons de mentionner ne conviennent qu'aux résections des os longs ou des grandes articulations ; elles ne sauraient être employées ni sur les os de la face, ni dans les cas où le chirurgien opère sur la continuité des os pour faire sauter un pont osseux, enlever une tumeur, etc. Dans ces cas, on peut recourir aux scies de Larrey, de Langenbeck et aux scies dites en crêtes de coq.

La scie de J.-D. Larrey et la scie de Langenbeck sont de petites scies à main, légères, très-étroites et solides tout à la fois. Les dents doivent présenter une épaisseur beaucoup plus considérable que le dos de l'instrument, afin que celui-ci ne puisse jamais être serré dans la voie. La scie de Larrey a les dents tournées en sens inverse de la scie ordinaire ; elle agit donc surtout lorsque l'opérateur l'attire vers lui. La scie de Langenbeck, ayant les dents parfaitement droites, marche dans les deux sens. Dans les scies dites en crête de coq, le feuillet présente un bord curviligne sur lequel sont taillées les dents.

Les scies précédentes peuvent presque toujours être remplacées avantageusement par la scie à chaîne. Inventée en 1784, par Aitken, cette scie ressemble à une chaîne de montre : les paillons ou lames allant d'un chaînon à l'autre, sont armés sur un de leurs bords d'une double rangée de dents droites : leur réunion constitue par conséquent une scie à double voie.

La scie à chaîne est d'une telle flexibilité qu'on peut la conduire dans les espaces les plus étroits et les plus sinueux ; on la conduit le plus souvent avec une aiguille armée d'un fil, aiguille qui contourne les os. La sonde rugine d'Ollier peut remplacer cette aiguille. Lorsque la scie est en place, on accroche à ses extrémités deux crochets métalliques armés de poignées. Le mouvement de cette scie est très-fatiguant pour le chirurgien, qui doit agir en manœuvrant des deux mains et en tenant la scie dans une situation aussi voisine de l'horizontale que possible. Pour tourner cette difficulté, M. Mathieu a imaginé une sorte d'archet portant à ses deux extrémités des crochets dans lesquels s'engagent les derniers maillons de la chaîne ; on manie l'archet et, par conséquent, la chaîne d'une seule main, à peu près comme une scie ordinaire.

Disposée comme nous venons de l'indiquer, la scie à chaîne ne peut servir qu'à scier l'os dans toute son épaisseur. Pour permettre des sections partielles, ou des sections allant de dehors en dedans, Heine a eu l'ingénieuse idée de faire glisser la chaîne dans une rainure pratiquée sur une longue lame d'acier montée sur un manche, et de la mettre en mouvement au moyen d'une roue dentée mue par une manivelle ; une tige très-acérée articulée avec l'instrument, l'empêche de dévier, en prenant un point d'appui solide sur l'os; une lame d'acier recourbée et polie, également articulée sur l'instrument, est disposée de façon à protéger les parties molles contre l'action de la scie.

Avec la scie de Heine on peut scier les os en tous sens, de dehors en dedans, faire sauter un pont osseux, enlever une partie de la diaphyse pour aller à la recherche d'un séquestre, etc.

M. Charrière a construit une scie remplissant le même but, mais constituée par une série de molettes décroissantes qui s'engrènent réciproquement et sont mises en mouvement par une manivelle. Martin a proposé une scie plus remarquable encore au point de vue du mécanisme et disposée comme les précédentes de façon à agir de dehors en dedans.

Les scies de Heine, de Charrière, de Martin et toutes celles qui sont fondées sur des principes analogues n'entreront jamais dans la pratique générale; elles sont merveilleuses sans aucun doute au point de vue du mécanisme, mais elles sont difficiles à manier et exposent les chirurgiens les plus habiles à faire des échappées et à aller beaucoup au delà du but qu'ils se proposent.

Cependant M. O. Heyfelder a proposé une scie qui peut rendre quelques services, dans des circonstances exceptionnelles. Cette scie a de la ressemblance avec l'instrument connu sous le nom de scie d'horloger ou scie à repercer. Elle se compose d'un arc très-vaste dans lequel une lame très-étroite, à dents fixes, est fixée au moyen de vis. On l'emploie de la façon suivante : le membre sur lequel on opère est fixé solidement sur une table; puis on perce l'os avec un foret, on passe la lame de la scie dans l'ouverture et on la fixe à l'arc, les dents tournées vers ce dernier. On peut alors scier en .ligne droite, ou en cercle selon les besoins. Si l'on devait décrire un angle aigu, on percerait un trou au sommet de l'angle et l'on pourrait facilement tourner la scie dans la direction voulue. De cette façon, on peut exciser d'un os des morceaux polygonaux de toutes formes et de toutes dimensions, en respectant des ponts osseux extrêmement minces. L'emploi de cette scie n'est possible qu'à l'avant-bras, la main, la jambe ou le pied, parce qu'il faut pouvoir fixer la partie qu'on opère et faire une ouverture et une contre-ouverture. Heyfelder pense que cet instrument peut être utile surtout dans les opérations d'exostoses centrales, d'enchondromes et de caries circonscrites de la diaphyse.

En règle générale, ces scies peuvent être remplacées avec avantage par la simple scie en crête de coq, le ciseau, la gouge, les cisailles, et quelquefois par le trépan.

Le ciseau employé en chirurgie est exactement semblable à celui dont se servent les ouvriers : c'est une tige d'acier aplatie et tranchante à son extrémité; elle est montée sur un manche. La gouge est un ciseau dont la tige évidée supporte un tranchant demi-circulaire. On fait pénétrer le ciseau et la gouge à l'aide d'un maillet qui doit être de plomb afin de moins rebondir.

La gouge se manie quelquefois à la main lorsque le tissu sur lequel on opère est assez mou; elle doit alors présenter des courbures appropriées au genre de l'opération. M. Legouest se sert d'une petite gouge courbe et solide, à manche résistant et pesant tout à la fois; cette gouge sculpte les os les plus résistants, sous l'impulsion de la main seule, avec une très-grande facilité.

M. Nélaton a fait construire une pince-gouge permettant d'agir avec une grande précision. Cette pince est composée de deux branches entrecroisées, très-fortes, dont les mors sont remplacés par deux gouges arrivant au contact par leurs extrémités tranchantes; avec cet instrument on coupe et on excise en évidant tout à la fois.

S'il s'agit de sectionner des portions osseuses peu résistantes, on peut se servir du fort scalpel concave de Velpeau ou de bistouris droits très-résistants. Le manche de ces instruments doit être long, afin de présenter une prise très-solide.

Souvent aussi, pour sectionner les os, on se sert de cisailles et de pinces incisives. Les cisailles sont formées de deux branches d'acier très-fortes, terminées par des lames tranchantes qui se superposent et se rencontrent à la manière des lames des ciseaux. Le type de ces instruments est la cisaille de Liston; M. Legouest a fait placer un anneau à l'extrémité de chacune des branches de cette cisaille; l'un plus petit, est destiné à recevoir le pouce; l'autre, plus grand, reçoit les quatre derniers doigts. La cisaille de M. Legouest peut être manœuvrée d'une seule main, tandis que celle de Liston nécessite l'usage des deux mains; toutes les fois que les os ne sont pas trop résistants, il est avantageux de se servir d'une seule main.

Les pinces incisives diffèrent des cisailles en ce que les lames tranchantes ne se superposent pas, mais arrivent seulement au contact; elles ont moins de force que les cisailles, mais coupent avec plus de netteté. Il existe des variétés infinies de pinces incisives; la seule qui mérite d'attirer notre attention est la pince en forme de tenaille qui peut être utile pour agir au fond des plaies et des cavités profondes.

Lorsque le chirurgien veut déployer avec les cisailles une force considérable, il peut recourir à plusieurs artifices. Le plus simple consiste à augmenter la longueur des branches; toutes les boîtes à résection contiennent des tiges d'acier disposées de façon à s'adapter sur les branches des cisailles, afin de porter leur longueur à 40 ou 45 centimètres. Castelnuovo a fait connaître une cisaille dans laquelle les deux branches jouent l'une sur l'autre au moyen d'une vis qui donne à l'instrument une force irrésistible.

Dans les opérations de résection, le chirurgien doit encore disposer d'instruments propres à saisir les os, soit afin de leur assurer une position stable pendant que l'on opère leur section avec la scie, soit afin de les attirer audehors. Le tire-fond, tige d'acier montée sur un manche et terminée par une vis conique à double pas, est souvent employé dans ce but; cet instrument a été recommandé par Vidal, (de Cassis) et M. Chassaignac; cependant, on préfère généralement l'usage des daviers.

Le meilleur des daviers est celui de M. Ollier; ses mors portent trois rangées de dents superposées assurant une prise très-solide.

Certaines résections exigent encore l'emploi des perforateurs et des élévatoires; les derniers ont pour but de soulever les pièces osseuses; l'extrémité d'une bonne spatule peut en tenir lieu.

Les perforateurs sont destinés à pratiquer des orifices, soit pour permettre le passage de la scie à chaîne, de la scie de O. Heyfelder, ou de la pince de Liston, soit pour livrer passage à des fils métalliques destinés à réunir les extrémités osseuses. Un grand nombre d'instruments ont été imaginés pour perforer les os; nous n'indiquerons que les principaux.

M. Nélaton s'est servi, pour préparer le passage de la scie à chaîne, d'une forte pince à mors très-courbés, terminés par deux petites lames triangulaires et aiguës qui, en se rapprochant, glissent l'une sur l'autre. Cet instrument ne peut servir que sur des os très-minces et peu résistants.

Si les os sont épais, il est préférable d'employer le perforateur de M. S. Laugier. Cet instrument se compose d'un manche à la partie inférieure duquel sont adaptées deux roues à angle mues par une manivelle ; les roues impriment un mouvement rapide de rotation à un arbre sur lequel s'adapte un foret revêtu d'une canule. La partie inférienre de la canule est armée de dents qui la transforment en une petite couronne de trépan, faisant d'emblée une ouverture suffisante pour livrer passage à une scie à chaîne, à la scie de O. Heyfelder ou à la scie de J.-D. Larrey.

Quand il s'agit simplement de placer des fils à suture, on se sert généralement du perforateur de M. Bérenger-Féraud. Cet instrument n'est autre que l'outil connu sous le nom de drill, mis en usage par les dentistes et les ouvriers en métaux, légèrement modifié dans le but de l'approprier aux exigences opératoires. Ainsi modifié, cet instrument se compose d'un foret qui, au lieu d'être plat sur ses deux faces, est cylindrique dans une moitié de son épaisseur. Par cette disposition la mèche perforatrice est renforcée, sans augmenter le diamètre des trous qu'elle fait. Sur le foret est un curseur mobile permettant, pendant tout le temps, d'agir sans crainte de dépasser le champ que l'on s'est fixé et de transpercer les parties molles sous-jacentes après avoir fait un trou à l'os. Une articulation permet au manche d'osciller dans tous les sens. Cette articulation constitue la modification la plus importante apportée par M. Bérenger-Féraud au drill des ouvriers ; elle dispense la main qui tient le drill au contact de l'os et qui le pousse pour faire mordre le foret, d'agir suivant un plan mathématiquement perpendiculaire au trou de l'os, et n'expose plus par sa déviation à la rupture de la mèche perforatrice.

Dans le cas où l'on prévoit l'utilité d'une suture osseuse, on doit disposer sur l'appareil du fil d'archal ou d'argent bien recuit, suffisamment mince et malléable.

Quand le diagnostic n'est pas parfaitement assuré, en particulier, dans les abcès chroniques des os, il est convenable de placer dans l'appareil instrumental des instruments permettant de faire des explorations sur divers points ; si on rencontre le pus, on agrandit l'ouverture avec une couronne de trépan proportionnée au volume de l'os, puis on évide s'il y a lieu. L'un des meilleurs explorateurs est le ballon aspirateur de Laugier, composé d'une boule en verre dans lequel on fait le vide avec un corps de pompe ; ce ballon s'adapte au perforateur dont nous avons parlé précédemment. On peut aussi employer, mais moins avantageusement, les explorateurs de Middeldorpf composés de forets de diverses formes mis en mouvement par un drille analogue à celui dont se sert M. Bérenger Féraud.

L'appareil étant préparé, le malade est couché sur une table comme pour les amputations ; autrefois on le mettait assis pour les résections de l'épaule et de la face ; l'anesthésie qui est possible, même dans les résections des maxillaires, a changé cette pratique qui peut déterminer des syncopes mortelles. Nous n'insisterons pas sur le rôle des aides qui est ici le même que dans toutes les grandes opérations et en particulier que dans les amputations (*voy.* AMPUTATIONS).

L'hémostasie est moins importante que dans les amputations, puisque, dans une résection bien conduite, on ne doit ouvrir aucun tronc artériel ou veineux de quelque volume ; cependant il est toujours utile de l'assurer, tout en prenant la précaution de lier les petits vaisseaux au fur et à mesure qu'ils sont coupés. Dans les opérations d'évidement, on est souvent exposé à rencontrer dans le canal médullaire des tissus fongueux saignant abondamment dès qu'on les touche avec l'instrument ; ces hémorrhagies en nappe , impossibles à arrêter par la ligature, affaiblissent le malade et gênent la manœuvre opératoire ; la meilleure manière de les éviter est d'enrouler le membre avec la bande de caoutchouc d'Esmarck. L'opération est ainsi rendue absolument exsangue ; quand le chirurgien est arrivé sur le tissu osseux sain, il peut enlever la bande en toute sécurité ; l'hémorrhagie a cessé avec l'enlèvement des tissus fongueux qui en était la cause.

L'opération de la résection comprend deux temps principaux. Dans le premier temps l'os est mis à nu, dans une étendue égale à celle qui doit être enlevée, par des incisions conduites de la périphérie au centre. Dans le second temps l'os est attaqué par la rugination, la trépanation, l'excision, l'évidement ou la résection proprement dite.

Le premier temps est le même dans ces divers modes de résection. Le chirurgien doit avant tout s'efforcer de ménager les vaisseaux et les nerfs principaux ; par conséquent, les incisions devront s'éloigner le plus possible du faisceau vasculo-nerveux. La peau et le tissu cellulaire sous-cutané sont coupés d'un premier coup de bistouri ; l'aponévrose est ensuite incisée avec soin suivant la direction des interstices celluleux séparant les muscles et les tendons. Il est de règle, en effet, de ménager ces organes pour ainsi dire à l'égal des vaisseaux et des nerfs ; les muscles, à moins d'indications très-exceptionnelles, ne doivent être divisés ni en travers, ni en long. En sectionnant les muscles, on s'exposerait à séparer du nerf qui les anime, une portion plus ou moins considérable des fibres musculaires. De plus, quand les muscles ont été coupés en travers, ils se rétractent, ne se réunissent pas et contractent, par les parties sectionnées, des adhérences avec des points du squelette différents des points d'insertion normale ; il en résulte une perturbation complète dans leurs fonctions. Enfin, il y a un avantage considérable à n'ouvrir que le moins possible les gaînes musculaires ; on évite ainsi de livrer des voies béantes à l'infiltration purulente.

Il résulte de là que les incisions cutanées doivent être placées sur le trajet des interstices musculaires, et par conséquent dans une direction sensiblement parallèle à l'axe des membres. Souvent elles seront rectilignes ; mais cependant elles prendront quelquefois diverses inflexions, précisément pour mieux s'accommoder aux directions des interstices musculaires ; c'est ainsi par exemple que pour la résection du coude, on fait une incision à la région postérieure et externe, au niveau de l'interstice qui sépare le long supinateur de la portion externe du triceps ; on commence cette incision sur le bord externe du bras, à 6 centimètres au-dessus de l'interligne articulaire ; on la poursuit en bas jusqu'au niveau de la saillie de l'épicondyle ; de là on la dirige obliquement en bas et en dedans jusqu'à l'olécrâne. Le bistouri change alors de direction et descend le long du bord postérieur du cubitus, plus ou moins loin, selon la longueur d'os que l'on pense avoir à réséquer. Cette incision, une fois terminée, est, pour ainsi dire, rectiligne ; et, cependant, elle a subi diverses inflexions pour mieux s'accommoder à la direction des interstices.

Dans les cas pathologiques, des plaies, des fistules déjà existantes commandent quelquefois de modifier le trajet régulier des incisions ; mais celles-ci se rapprocheront toujours le plus possible du type que nous venons de décrire d'après les indications de M. Ollier, auquel on ne peut contester le mérite d'avoir tracé les meilleures règles opératoires en cette matière.

Les incisions en croix, en H, en V, les lambeaux elliptiques, demi-circulaire, employés autrefois, doivent donc être abandonnés en règle générale ; cependant nous admettons une exception pour le genou ; ici, un large lambeau antérieur comprenant la rotule et toute l'étendue du ligament rotulien soigneusement détaché par la rugine, peut être utile quand il est indiqué de se donner beaucoup de jour ; souvent ce large lambeau sera indispensable pour permettre d'apprécier les éclats et les fêlures dans une résection traumatique.

Le principe de l'incision rectiligne et parallèle à l'axe des membres a reçu depuis longtemps des applications. Parck l'a employé au coude et proposé pour le genou ; Langenbeck a suivi son exemple ; Ch. White et Ant. White l'ont appliqué l'un à l'épaule, l'autre à la hanche ; Baudens ne faisait qu'une incision rectiligne pour désarticuler l'épaule. Ericksen a fait aussi la résection du coude par une incision unique, et a conseillé de ne pas chercher à isoler le nerf cubital comme on le faisait avant lui, mais de l'entraîner avec toutes les autres parties molles en rasant l'os de très près. M. Chassaignac a aussi insisté sur le principe des incisions rectilignes et a tracé des règles permettant de l'appliquer à toutes les articulations.

Mais il servirait de peu de faire à la peau des incisions plus ou moins rectilignes, si au-dessous on coupait en travers les muscles ou les tendons ; même tout près de leurs insertions comme le faisait, par exemple, Baudens qui, après avoir pratiqué une incision rectiligne, coupait tous les tendons qui s'insèrent à la grosse et à la petite tubérosité de l'humérus ; il abolissait par cela même tous les mouvements ultérieurs de rotation de l'humérus. Il importe que tous les muscles et tous les tendons restent en connexion, par l'intermédiaire du tissu fibreux, avec les os auxquels ils s'insèrent normalement. La méthode sous-périostée seule donne le moyen d'atteindre ce but.

En effet dans cette méthode, une fois arrivé sur le périoste, on l'incise dans une direction parallèle à celle de la plaie extérieure. Ceci fait, le bistouri est déposé et le chirurgien ne se sert plus que de la rugine pour séparer complétement le périoste de l'os auquel il adhère ; l'os enlevé, il reste à sa place une sorte de gaîne fibreuse constituée par le périoste, gaîne à laquelle restent nécessairement adhérentes toutes les fibres musculaires et tendineuses. Si la résection est articulaire, la capsule est divisée en long comme le périoste ; alors, il reste au fond de la plaie un canal constitué mi-partie par le périoste, mi-partie par la capsule articulaire, mais ce canal forme un tout continu et sans aucune solution de continuité ; les attaches musculaires continuent donc à se faire sur l'os auquel elles aboutissaient normalement, par l'intermédiaire de la gaîne périostique qui agit, selon l'expression heureuse de M. Ollier, comme un tendon prolongé.

En présence d'un tel résultat, et en nous plaçant au point de vue exclusivement opératoire, nous considérons ce procédé comme tellement supérieur à tous ceux qui l'ont précédé, que nous comprendrions à peine que l'on pût songer à revenir aux anciennes méthodes.

On a contesté à ce procédé, qui est celui de M. Ollier, jusqu'à la possibilité de son exécution ; non-seulement il est possible, mais encore il ne présente pas de difficultés sérieuses, même sur le cadavre ; nous pouvons l'affirmer après l'avoir pratiqué et fait pratiquer par nos élèves un très-grand nombre de fois sur toutes les articulations. S'il est possible sur le cadavre, il l'est à bien plus forte raison sur le vivant, alors même que l'on opérerait primitivement à la suite d'une blessure ; sans doute le périoste se décollera plus facilement en période médiate et en période secondaire, mais nous le répétons, après l'avoir fait, il se décollera sans difficulté sérieuse en période primitive aussi.

On a prétendu encore que le procédé sous-périosté ne pouvait pas s'appliquer convenablement dans les cas de fracture par projectiles de guerre. Il n'en est ainsi que quand un os ou une articulation sont broyées, mais alors la résection n'a pas lieu d'intervenir. Nous avons vu M. Ollier pratiquer au Val-de-Grâce, en présence de MM. Perrin, Marjolin et Mathieu, une résection du coude et une résection de l'épaule fracturée par une balle. Les gouttières fibreuses sont demeurées absolument intactes sauf, bien entendu, dans les points touchés par le projectile. Ce qui est possible sur le cadavre l'est à bien plus forte raison sur le vivant où le périoste est toujours moins adhérent. Il suffit pour s'en convaincre de chercher à détacher comparativement le périoste sur un membre qui vient de tomber après une amputation et sur un cadavre placé à l'amphithéâtre depuis vingt-quatre heures.

Pour garder les insertions musculaires dans leur intégrité, pour conserver intactes la gaîne fibreuse à laquelle nous attachons une très-réelle importance, il ne suffit pas de racler le périoste au hasard, comme on le fait trop souvent ; il faut le détacher avec soin en suivant des règles précises. Nous reproduisons à peu près textuellement celles qui ont été posées par M. Ollier, car elles nous semblent parfaites en tout point.

Le décollement du périoste s'effectue avec les rugines droites ou courbes que nous avons décrites précédemment. Jamais on ne doit se servir du bistouri ; cet instrument serait impuissant dans les points où s'insèrent les tendons. Ailleurs, il marcherait fatalement entre l'os et le périoste, c'est-à-dire dans la couche des cellules médullaires sous-périostées qui, précisément, donnent au périoste toutes ses propriétés. Il est d'absolue nécessité de laisser ces cellules adhérentes, ce que l'on ne peut obtenir qu'en se serrant exactement contre l'os, problème à peu près impossible à résoudre avec le bistouri.

« Avec les rugines courbes, on détache le périoste de la manière suivante : la gaîne périostique incisée et laissée adhérente aux parties molles extérieures, on la repousse en dehors ou en dedans avec l'extrémité de l'instrument qu'on appuie contre l'os. Cette précaution a pour but de décoller le périoste en le repoussant, et de ne pas le disséquer avec le tranchant de l'instrument. La rugine ne quitte pas l'os, et pour conserver au périoste l'intégrité de sa couche ostéogène, il faut, lorsque le décollement ne s'opère pas avec facilité, enlever quelques parcelles d'os plutôt que de sacrifier du périoste. Mais ce qu'on enlève d'os est imperceptible ; il n'en résulte pas de perte de substance appréciable à la surface de l'organe dépouillé.

« Lorsque dans ce décollement il est resté des écailles osseuses adhérentes au périoste, il faut les laisser si elles adhèrent par toute leur surface. Si elles ne sont pas éliminées par la suppuration, elles sont très-utiles pour la reconstitution de l'os.

« Dans la manœuvre que nous venons de décrire, on fait aller la rugine ou contre soi, ou devant soi selon la lèvre de la plaie périostique qu'on détache.

« Lorsqu'il s'agit de détacher les ligaments ou les tendons, nous nous servons de rugines entièrement droites ; on les emploie alors comme des leviers pour soulever les tendons et les ligaments par de petits mouvements de va-et-vient ; on a ainsi une grande force et cette manœuvre s'exécute avec facilité pour peu qu'on se soit exercé. Dans les cas où ces parties fibreuses sont très-adhérentes, la rugine tranchante peut empiéter sur l'os et en faire sauter une mince couche ; ou bien, si l'os est dur, séparer le tendon juste au niveau de son implantation, en ménageant sa continuité avec le périoste voisin.

« Les rugines courbes et demi-tranchantes servent à dénuder le pourtour, les diaphyses et la surface des os plats. Quand on s'en sert dans les régions profondes, la précaution essentielle, c'est de ne jamais quitter l'os en poussant devant soi. Pour les parties tendineuses ou ligamenteuses difficilement accessibles à cause de leur profondeur, il faut reprendre la rugine droite qui se manie plus commodément.

« Une fois l'os dénudé sur tout son pourtour, s'il s'agit de réséquer une diaphyse d'os long, par exemple, il faut la scier, et dans ce temps de l'opération protéger le périoste. Pour cela, nous avons un instrument à plusieurs fins, qui n'est autre que notre rugine montée d'une manière spéciale, que nous avons fait connaître depuis longtemps sous le nom de sonde rugine. Cet instrument nous sert pour détacher le périoste, pour conduire la scie et protéger le périoste dans les mouvements de section de l'os. Il réunit trois instruments dans un ; c'est à la fois une rugine, une sonde à résection et une aiguille à résection. »

Il est des cas dans lesquels le périoste se détache avec une très-grande facilité ; cela s'observe chez les jeunes sujets et dans un grand nombre de faits pathologiques ; ce fait explique comment bon nombre de chirurgiens font des résections sous-périostées sans s'en douter. Même alors il faut se servir de la rugine et la serrer aussi exactement contre l'os que si le périoste était difficile à détacher ; il ne faut jamais opérer le décollement avec les doigts, ni avec le bistouri, car en agissant ainsi, on altérerait fatalement la couche ostéogène sous-périostée.

Les parties molles, y compris le périoste, étant ainsi divisées et écartées, il ne reste plus qu'à scier l'os. En effet, il n'y a en aucune façon à s'occuper des ligaments articulaires puisqu'ils ont été décollés en même temps que le périoste ; les extrémités articulaires sont donc complétement libres.

Il importe de faire porter la scie juste sur la limite à laquelle le périoste a été détaché de l'os afin d'éviter une nécrose consécutive ; il ne faudrait pas croire cependant que la nécrose survienne fatalement si la scie a porté un peu au-dessous de ce point ; le périoste se réunit très-facilement à l'os ; aussi, c'est tout au plus si, même en ce cas, on voit se détacher de petites parcelles nécrosées.

Pour éviter cette dénudation, M. Ollier conseille de faire sur le périoste, au niveau du point où doit passer la scie, deux petites incisions perpendiculaires. De plus, il passe la sonde à résection vers le milieu de la partie à réséquer et continue le décollement du périoste avec la sonde elle-même, en remontant ou en descendant selon le point où doit porter la scie. Si l'os a une arête trop aiguë en arrière, il est difficile de ne pas faire une déchirure du périoste à ce niveau, mais cette perforation, qu'il vaudrait mieux éviter, n'a pas de grands inconvénients, puisqu'il n'y a pas de perte de substance.

Quand on fait des résections articulaires, on luxe les os qui sortent ainsi de la gaîne périostique, puis on les scie en prenant les précautions que nous venons d'indiquer. M. Chassaignac veut au contraire que les os soient sciés avant la désarticulation ; ce procédé nous semble difficile et peu conciliable avec la méthode sous-périostée. Quant à la section, elle se fait le plus souvent avec les scies que nous avons indiquées précédemment ; quelquefois on se sert des cisailles ou du ciseau ; le choix de ces divers instruments est dicté par la situation de l'os à enlever.

Si au lieu d'une résection complète, le chirurgien a en vue la rugination, l'excision, la trépanation ou l'évidement, les règles de la division des parties molles restent identiquement les mêmes ; toujours il convient de passer, autant que possible, dans les interstices musculaires, tout en comprenant les fistules dans les incisions ; arrivé au périoste, il faut aussi le détacher et l'écarter, à moins qu'il ne soit lui-même profondément altéré.

La rugination se pratique avec la gouge ; elle ne peut être employée que si la superficie de l'os est seule malade ; dans le cas opposé, l'opération devient un véritable évidement.

L'excision se pratique avec le ciseau ; cependant on peut faire sauter des portions osseuses assez étendues en faisant une perforation destinée à donner passage, soit à la scie à chaîne, soit à la scie de O. Heyfelder ; on conçoit qu'en inclinant cette scie en différents sens, on puisse enlever des portions assez étendues de l'épaisseur des os ; cet instrument peut être employé de cette façon surtout pour l'ablation des exostoses à base profonde.

Nous nous bornons à indiquer ici la trépanation (*voy.* Trépan, Trépanation).

L'excision et la trépanation constituent souvent le premier temps de l'évidement. Nous ne saurions donner une idée plus complète de cette opération qu'en retraçant les règles posées par M. Sédillot.

« L'os mis à nu et déjà atteint d'ouvertures fistuleuses avec pertes de substance plus ou moins grandes et plus ou moins nombreuses, séparées par des ponts intermédiaires, infiltré, ramolli, creusé par la suppuration ou la carie, est immédiatement attaqué avec la gouge, le ciseau et le maillet. La gouge sert particulièrement à l'évidement, et nous en avons fait construire en forme de tire-balles de différents modèles et à manche de bois arrondi, pour nous en servir à la main et avec percussion. Les os offrent souvent si peu de résistance, à l'intérieur surtout des extrémités articulaires, dont nous avons, dans certains cas, opéré l'excavation au travers de la perforation osseuse, que l'emploi de cet instrument est très-commode et suffit quelquefois pour achever la perforation. Le ciseau est réservé pour la section des ponts osseux et la régularisation des bords de la plaie. Les scies en crête de coq, la scie versatile de Scultet, celle de Heine, de Charrière, etc., pourraient rendre également de bons services. On pénètre dans le canal médullaire, on le creuse, on l'évide, en enlevant toutes les parties altérées et on réduit l'os à ses couches périphériques saines, qui en conservent la forme, les dimensions et les rapports. Le périoste d'enveloppe, les tendons, les muscles et les ligaments sont complétement ménagés.

« Les artères sous-tégumentaires et celles beaucoup plus nombreuses du périoste ont rarement besoin d'être liées. Le premier jet de sang est abondant, mais une légère compression l'arrête d'une manière définitive, en raison de l'élasticité des tissus, dont la rétraction ferme les vaisseaux et en facilite l'oblitération. Les doigts des aides ou l'application de morceaux d'agaric nous ont paru suffire pour suspendre l'hémorrhagie, et lorsqu'on cesse un peu plus tard l'action de ces moyens, tout écoulement sanguin a disparu. Il n'en est pas toujours de même à l'intérieur de l'os. L'artère nourricière et ses ramifications, rendues plus volumineuses par l'ancienneté de l'inflammation, coulent avec force et nous ont souvent forcé d'avoir recours au tamponnement, avec des boulettes de charpie imbibées d'eau de Pagliari. Nous avons parfois touché avec un fer rouge les ouvertures vasculaires, et, contrairement à ce que l'on observe souvent sur les animaux, nous n'avons pas provoqué de nécrose par l'emploi de ces procédés. Si le tissu osseux est très-dur (ostéite condensante), ce que nous avons observé dans des cas de nécroses encore adhérentes et non circonscrites,

siégeant à l'extrémité du tibia ou d'autres os, et compromettant l'articulation
voisine par continuité inflammatoire et suppurative, il faut se servir des ciseaux
et de la gouge, et évider peu à peu l'os jusqu'auprès des surfaces articulaires, en
se rapprochant plus haut du périoste. Ce temps opératoire peut être fort difficile
et fort long, mais c'est le seul moyen d'enlever les portions osseuses malades,
dont la présence entretiendrait les accidents déjà produits et rendrait l'opération insuffisante et inutile. »

Si cela est nécessaire pour enlever tout le mal, M. Sédillot et plusieurs chirurgiens, à son exemple, n'ont pas hésité à enlever la moitié et même les deux
tiers de toute la longueur des diaphyses, en creusant et en évidant le canal
médullaire. Dans ce cas l'opération prend le nom de résection longitudinale.

*Pansement et traitement consécutif.* Nous laisserons ici complétement de
côté le traitement des complications locales et générales (érysipèle, pourriture
d'hôpital, infection purulente, etc.), qui peuvent survenir à la suite des opérations de résection. Ces complications sont les mêmes que celles qui surviennent
après les amputations. Si nous en exceptons l'hémorrhagie, elles sont d'une
égale fréquence dans les deux opérations; il serait difficile de s'expliquer autrement l'égalité qui existe, en règle générale, entre les deux opérations, au point
de vue de la mortalité. Les causes, la marche, le traitement préventif et curatif
des complications ont été traités avec trop de supériorité, par M. Legouest (*voy.*
art. AMPUTATIONS), pour qu'il y ait lieu d'y revenir ici.

La première question qui se présente est celle de savoir s'il convient de rapprocher les extrémités réséquées, ou, au contraire, de les tenir éloignées. Si
l'on a opéré par les méthodes anciennes, il n'y a aucun doute, il faut rapprocher
les extrémités puisque l'on ne peut compter sur la régénération.

Si, au contraire, on a employé la méthode sous-périostée, la seule qui soit
admissible à l'époque actuelle, on peut tenir les extrémités osseuses éloignées
l'une de l'autre, dans l'espoir que le canal périosté ou capsulo-périosté, demeuré
vide, se remplira d'un nouvel os ou d'une nouvelle articulation ; la longueur et
l'intégrité des fonctions seront ainsi sauvegardées. Cependant cette règle n'a rien
d'absolu ; les os doivent être éloignés ou rapprochés suivant que l'on a opéré
dans des circonstances favorables ou non à la régénération osseuse.

Ici, il y a lieu encore une fois d'établir une distinction entre les cas traumatiques et les cas pathologiques.

Dans la premier cas, si la résection a été faite sur des enfants ou des adolescents, la règle générale est de tenir les fragments réséqués aussi éloignés que
possible, en raison de la grande facilité avec laquelle se régénèrent les os. Nous
avons suivi cette conduite tout dernièrement encore après avoir réséqué six centimètres de la diaphyse humérale, chez un enfant de onze ans ; nous avons eu la
satisfaction de voir le nouvel os reformé dans l'espace de quarante jours, si bien
que les deux membres avaient une longueur identique.

A l'âge adulte, la question devient plus difficile à résoudre, car la reproduction d'un nouvel os demande des conditions toutes spéciales ; au premier rang
de ces conditions se place la nécessité d'une irritation préalable capable de faire
repasser les cellules qui doublent le périoste à l'état jeune, état auquel elles
jouissent seulement de propriétés ostéogéniques. Si donc chez des sujets adultes,
on fait des résections primitives, on n'obtiendra la régénération qu'à titre très-
exceptionnel. Dans les résections médiates, les chances de reproduction sont
beaucoup plus grandes ; elles sont loin cependant d'être absolues, car l'inflam-

mation peut être beaucoup trop vive et dépasser le but. C'est évidemment à l'absence de régénération osseuse qu'il faut attribuer le grand nombre de membres ballotants observés aussi bien pendant les guerres des duchés et d'Autriche, que pendant la guerre 1870-71.

Si l'on considère que les membres ballotants sont beaucoup plus nuisibles qu'utiles aux blessés, et que, au contraire, les membres ankylosés, même quand il s'agit du coude, rendent, en général, des services qui, pour être incomplets, n'en sont pas moins très-appréciés par les opérés, on sera tenté, au moins en chirurgie d'armée, de toujours rapprocher les fragments réséqués et de peu compter sur la régénération. C'est là du moins l'opinion à laquelle sont arrivés les chirurgiens allemands à la suite de la guerre des duchés. M. Lœffer n'hésite pas à dire que la guérison des coups de feu du coude avec ankylose est un résultat que l'on doit chercher à obtenir après la résection du coude. Les résultats obtenus par les chirurgiens allemands, à la suite de la guerre de 1870-71, sont malheureusement de nature à confirmer cette manière de voir.

Cependant cette question ne peut être complétement vidée aujourd'hui puisque M. Ollier affirme que les chirurgiens allemands auraient obtenu de meilleurs résultats s'ils avaient suivi exactement sa méthode. C'est donc une question à soumettre à une nouvelle étude dont malheureusement les occasions ne manqueront pas.

Dans les cas pathologiques, au contraire, et dans les résections traumatiques secondaires, on peut compter beaucoup plus sur la régénération en raison de l'irritation lente et prolongée à laquelle a été soumise le périoste ; dans la nécrose la reproduction est certaine ; elle est possible dans la plupart des autres affections. Nous ne pouvons pas nous appesantir sur cette question qui est traitée dans ce dictionnaire aux articles PÉRIOSTE, PÉRIOSTÉES, OSTÉOGÉNIE, TUMEUR BLANCHE, CARIE, etc. Nous nous bornerons donc à dire que dans les cas pathologiques, les extrémités réséquées peuvent être maintenues éloignées beaucoup plus souvent que dans les cas traumatiques.

Une question qui touche de près à la précédente est celle des mouvements qu'il convient d'imprimer aux parties réséquées, dès que l'inflammation locale est tombée, dans le but de prévenir l'ankylose. Ces mouvements passifs faits avec ménagement, ont été recommandés pour toutes les articulations, à l'exception du genou, où l'immense majorité des chirurgiens s'accorde à constater l'utilité de l'ankylose. Des articulations mobiles activement sont certainement préférables à des articulations ankylosées ; des mouvements passifs imprimés aux articulations réséquées sont donc utiles, mais il faut prendre garde de ne pas dépasser le but. Nous ne saurions trop répéter que des articulations trop lâches sont moins utiles que des articulations ankylosées, et que dans le cas d'articulations lâches, les appareils de prothèse sont généralement assez mal supportés. Il ne faudra donc se livrer à ces mouvements, dans les cas traumatiques surtout, que quand on sera certain que les articulations nouvelles présentent une reconstitution suffisante pour que le ballottement ne soit plus à craindre.

En général, les ankylosés du coude ont le poignet et les doigts doués d'une mobilité et d'une force convenable, tandis que ceux qui ont des coudes ballottants (et ceux-là sont bien nombreux), ne peuvent pas même plumer un oiseau. Il en est de même des ankylosés du cou-de-pied qui marchent très-convenablement, tandis que ceux qui ont une articulation un peu lâche, sont dans une situation bien inférieure à celle des amputés. M. Nodet, dans une thèse trèsremarquée, a contredit cette assertion, mais les faits sont là pour l'affirmer ; nous citerons, en particulier, un fait très-instructif de Schitzinger. Ce chirurgien, en faisant l'autopsie d'un cadavre, rencontra par hasard une ankylose de l'articulation tibio-tarsienne. Allant aux renseignements, il apprit que cet homme avait éprouvé une fracture plusieurs années auparavant, mais que jamais on n'avait remarqué la moindre gêne dans sa marche.

En ce qui concerne l'articulation coxo-fémorale et même l'articulation de l'épaule, il n'y a, en général, aucun effort à faire pour obtenir une mobilité plus ou moins complète ; nous parlons ici, bien entendu, de la mobilité passive. Ici, en effet, ce ne sont plus des extrémités osseuses sciées qui se trouvent en présence et qui tendent à se réunir comme celles d'un os fracturé dans la continuité ; quoi que l'on fasse, l'extrémité supérieure du fémur réséqué s'élève vers un point de l'os iliaque, point dans lequel elle ne trouve généralement pas les conditions nécessaires à la formation d'une ankylose complète.

Quoi qu'il en soit, que l'on rapproche ou non les fragments réséqués, il est indispensable de maintenir le membre dans une immobilité absolue, au moins jusqu'à ce que le travail réparateur soit assez avancé pour que le ballottement ne soit plus à craindre.

Avant de mettre le membre dans les appareils, il convient de réunir la plaie dans une partie de son étendue, par des points de suture ; une suture de toute la longueur de la plaie serait nuisible, car il n'y a pas lieu de jamais espérer une réunion totale par première intention. Il est même des cas où aucune suture partielle ne doit intervenir ; ce sont ceux où le périoste est tapissé de fongosités ou de granulations que l'on doit détruire par le nitrate d'argent ou le fer rouge.

Quand les os sont maintenus écartés, il convient d'introduire dans la profondeur de la plaie des bourdonnets de charpie ou mieux de la ouate imbibée d'huile phéniquée.

Quant à l'appareil immobilisateur, il peut être composé de plus d'une façon ; les appareils spéciaux à chaque résection sont indiqués dans ce dictionnaire aux articles GENOU, COUDE, ÉPAULE, etc. Nous nous bornerons à dire ici que ces appareils doivent réunir deux conditions principales : 1° immobiliser le membre d'une manière absolue et dans une situation telle que si une ankylose survient, elle soit la moins gênante possible ; 2° permettre de faire les pansements sans déranger l'appareil.

Quand on veut maintenir les os écartés, l'appareil immobilisateur suffit, en général, sans le secours de l'extension et de la contre-extension. Après les résections, en effet, ainsi que l'a fait remarquer M. Ollier, la contraction et la rétraction musculaire ne sont pas à craindre comme dans les fractures ; dans les fractures, cette contraction existe quand des pointes osseuses tiraillent, excitent, blessent les muscles ou les nerfs voisins ; mais après une résection sous-périostée la netteté de la section de l'os empêche ces accidents.

Cependant aux doigts de la main et du pied, M. Ollier recommande l'extension continue pour prévenir le raccourcissement des doigts et des métatarsiens. Des appareils à extension sont utiles aussi après la résection de la hanche pour empêcher le fémur de remonter trop près de la crête iliaque.

Les bandages plâtrés sont généralement peu favorables car ils exposent à une contention du membre qui, exagérée dans le principe, devient insuffisante au bout de quelque temps. Il n'en est pas de même des appareils ouatés et silicatés ;

quand le silicate est de bonne qualité, les appareils deviennent en peu de temps, trois ou quatre heures au plus, tout aussi solides que les appareils plâtrés ; la ouate interposée, étant éminemment compressible, prévient tout danger de compression au début et de relâchement exagéré par la suite. On peut laisser un tel appareil en place pendant quinze et vingt jours sans voir le relâchement se produire.

Le seul reproche que l'on puisse faire aux bandages silicatés est qu'ils peuvent se déformer avant dessication complète ; il est facile de remédier à cet inconvénient en introduisant une attelle en fil de fer ou simplement en zinc dans l'épaisseur du bandage.

Une fenêtre pratiquée dans le bandage permet de renouveler les pansements, sans imprimer aucun mouvement au membre. Il n'est pas toujours nécessaire de pratiquer immédiatement cette fenêtre. Dans les cas où l'on ne considère pas comme fatale la production d'une abondante suppuration, on peut tenter l'occlusion absolue, comme l'a fait avec tant de succès, dans les amputations. M. A. Guérin et ses imitateurs. Mais le bandage de M. A. Guérin, dans la résection doit être modifié par l'interposition d'une attelle et par l'application d'une bande silicatée. Sans l'interposition de l'attelle, les bandes, en pressant fortement sur la ouate, pourraient avoir un fâcheux effet, dans le cas où les extrémités n'ont pas été rapprochées, sur les parties dépourvues de squelette. Sans la bande silicatée, l'immobilité de l'articulation ne serait pas assez assurée.

Si le lendemain de l'application du bandage, ou quelques jours plus tard, la fièvre et la douleur locale sont hors de proportion avec la réaction qui doit suivre une grande opération, si surtout le thermomètre accuse une température exagérée, il est toujours temps de découvrir la plaie par une fenêtre pratiquée dans le bandage.

Le bandage que nous venons de décrire a la préférence de M. Ollier (de l'occlusion inamovible comme méthode générale de pansement des plaies) ; nous l'avons employé plusieurs fois à la suite de plaies des parties molles, et à la suite de résections, et nous n'avons vu se produire aucun des dangers et des inconvénients qui lui ont été attribués. Tout dernièrement encore nous avons pu laisser le même bandage en place, pendant quarante jours, après une résection et pendant tout ce temps, panser avec la plus grande facilité, au moyen d'une fenêtre, une plaie qui, pendant quinze jours au moins a produit une abondante suppuration.

Il est cependant des circonstances où il serait imprudent d'employer l'appareil inamovible fenêtré ou non ; ce sont celles où l'on a lieu de redouter une vive réaction locale. Alors, il est prudent de placer les membres dans des gouttières disposées de façon à permettre le facile accès de la plaie pour les pansements et les soins de propreté. M. Bœckel conseille des appareils, variant avec chaque articulation, mais se composant essentiellement de deux gouttières, qui embrassent chaque section de membre et qui sont réunies par une ou deux tiges en métal articulées au niveau de la jointure.

L'immobilité du membre est aussi une condition très-utile à remplir après les opérations d'évidement, bien qu'il n'y ait pas interruption de la continuité du squelette ; si l'évidement a été profond et étendu, la solidité du squelette est affaiblie ; d'ailleurs, dans tous les traumatismes, alors même qu'ils n'atteignent que les parties molles, l'immobilité constitue l'un des premiers éléments d'une guérison rapide. Un bandage ouaté et silicaté comprenant non-seulement la section du membre sur laquelle on a opéré, mais encore toute l'extrémité inférieure du membre et l'articulation située immédiatement au-dessus pourra donc rendre d'utiles services, surtout si l'évidement a été limité à un point assez peu étendu du squelette, pour que la fenêtre destinée au pansement ne nuise pas à la solidité du bandage. Dans la même circonstance, on pourrait tenter l'occlusion absolue de la plaie ; peut-être même le pansement occlusif pourrait-il s'appliquer aux résections longitudinales comprenant une grande étendue de diaphyse ; mais ici il ne faut pas oublier que probablement la suppuration sera très-abondante et contiendra de petits séquestres ; aussi le bandage occlusif devra être observé avec soin, le thermomètre toujours à la main.

En prévision de cette suppuration accompagnée de l'élimination de petits séquestres, il est plus sage de placer le membre dans une gouttière et de suivre les préceptes énoncés par M. Sédillot : « L'évidement achevé, dit cet auteur, nous remplissons de charpie molle la cavité de l'os et la plaie extérieure, et nous nous efforçons d'éviter la rétention des liquides et les terribles complications qui en résultent. En effet, par suite de la rétention du pus et de la sérosité, les tissus s'étranglent, s'enflamment, s'infiltrent de matières putrides, et l'on voit survenir, localement, des érysipèles, des angioleucites, des phlébites, des phlegmons diffus et même la gangrène, et en même temps, par suite de l'infection générale de l'économie, des frissons, de la fièvre, de l'accablement, une teinte ictérique, des nausées, des douleurs pleurétiques et articulaires, heureux quand ces premiers accidents sont arrêtés et ne se transforment pas par la continuité et l'aggravation des mêmes causes en pyohémie et en septico-pyohémie, presque constamment mortelles. En nous abstenant de toute tentative de réunion et en laissant la plaie béante, au moyen de quelques boulettes de charpie, nous évitons de pareils dangers, et les pansements se font ensuite avec la plus grande facilité. La suppuration entraîne les parcelles osseuses et les petits fragments de séquestres qui se détachent fréquemment de la paroi osseuse, et la guérison s'accomplit par la réunion des téguments aux bords de l'os, dont l'ouverture est fermée par une cicatrice inodulaire, adhérente et déprimée. On ne saurait songer à ramener primitivement sur l'os, le périoste détaché et les lambeaux tégumentaires attenants, à moins d'enlever les trajets fistuleux et les tissus suppurés. C'est une expérience que l'on pourrait faire dans certaines conditions d'intégrité exceptionnelle des parties molles ; autrement il serait dangereux de tenter un pareil traitement. Nous craindrions les accidents de rétention des liquides dont nous avons fait l'énumération, la persistance des trajets fistuleux et l'altération même de l'os. C'est une question toutefois susceptible de solutions différentes, selon les climats et la constitution du blessé. Nous plaçons un point de suture ou une bandelette agglutinative sur les extrémités de la plaie périosto-tégumentaire, lorsqu'elle est très étendue, de façon à ne garder qu'une ouverture centrale pour l'écoulement du sang et du pus. Une tente, une sonde, une canule, un tube à drainage en caoutchouc servent à des injections détersives et modificatrices, et contribuent à rendre les cicatrisations plus régulières et plus promptes. »

*Appareils de prothèses pour les résections articulaires.* Les appareils de prothèse sont souvent inutiles après les résections articulaires, soit parce qu'une ankylose complète s'est établie, soit parce qu'une articulation nouvelle s'est constituée. Ces résultats heureux, le premier pour l'articulation du genou, le second pour toutes les autres articulations ne se réalisent pas toujours, surtout en chirurgie d'armée, où les mauvais résultats fonctionnels sont de beaucoup les plus nombreux.

Quand il s'agit du membre inférieur, on se sert d'appareils imités de ceux qui sont employés à la suite des pseudarthroses et des maladies articulaires, en leur faisant subir des modifications variables avec chaque cas particulier.

Au membre supérieur, on recourt à la prothèse, si la mobilité est trop considérable, si le membre est ballotant ; on l'utilise encore pour remédier à la perte ou à l'insuffisance des mouvements actifs. Ici les appareils employés dans les cas de pseudarthrose ne conviennent qu'à titre très-exceptionnel. Il ne faut pas amener l'immobilité du membre ; le but idéal est de maintenir la mobilité des os réséqués dans des limites permettant des mouvements analogues à ceux des articulations normales.

Avant nos dernières guerres les chirurgiens se sont peu préoccupés de cette question prothétique, et cela se conçoit : en réservant la résection aux cas pathologiques ne nécessitant pas de grandes pertes de substances, ils avaient bien plutôt à lutter contre l'ankylose que contre le ballottement. Nous avons vu précédemment combien ce dernier accident est fréquent en chirurgie d'armée.

Les Américains ont bien compris qu'il ne suffisait pas de maintenir les deux segments du membre réséqué dans un rapport fixe, donnant un point d'appui à la main, mais qu'il fallait rendre à l'avant-bras et au bras ses mouvements naturels. Parmi eux on doit citer, surtout, Hudson, de New-York, dont les appareils, loin d'être pour le bras mutilé un objet purement passif, favorisent l'exercice musculaire.

On comprendra toute l'importance de ce principe, si l'on réfléchit que, à la suite d'une résection, les muscles soumis à un repos prolongé, perdent souvent une grande partie de leur énergie, si l'on réfléchit aussi que ces muscles, en rentrant dans la plénitude de leurs fonctions, peuvent contribuer à donner de la fixité à la nouvelle articulation ; celle-ci, à son tour, pourra se perfectionner par l'exercice, en sorte qu'une articulation trop mobile quelque temps après la résection, pourra devenir, avec le temps, assez résistante pour n'avoir plus besoin d'un appareil de soutien. Remarquons, en passant, que ces faits se produiront d'autant plus facilement que les resections auront été faites par la méthode sous-périostée, puisque cette méthode laisse toujours les attaches musculaires en connexion, par l'intermédiaire du périoste, avec les segments des membres sur lesquels elles doivent agir.

Les appareils conçus d'après ces idées, devront nécessairement varier avec l'étendue de la résection, le degré plus ou moins considérable du ballottement, la force prépondérante des divers groupes musculaires, les paralysies plus ou moins complètes résultant des lésions nerveuses. Nous citerons, comme type, un appareil que M. Hudson a souvent appliqué, non sans succès, à la résection du coude après la guerre de la sécession.

Cet appareil dont la figure se trouve dans le tome second de l'*Arsenal de la chirurgie contemporaine*, se compose de deux pièces de cuir, l'une pour le bras, l'autre pour l'avant-bras. La gaîne brachiale se prolonge jusque sur l'épaule qu'elle emboîte exactement ; des courroies, passant sous l'aisselle du côté opposé, contribuent à la maintenir. Pour être mises en place commodément, ces gaînes sont fendues sur leurs faces antérieures ; on les assujettit à l'aide de bracelets de caoutchouc munis de fermoirs. Le long des deux gaînes, sur le côté interne et sur le côté externe, courent deux attelles de maillechort articulées au niveau du coude. De chaque côté de l'appareil marchent deux cordes à boyau ; ces cordes s'attachent inférieurement sur les attelles latérales de la gaîne antibrachiale, un peu au-dessous de leur partie moyenne ; de là elles passent dans une ouverture ménagée au sommet d'une petite tige, surmontant perpendiculairement ces petites attelles un peu au-dessous de l'articulation du coude, puis dans une poulie placée à la partie inférieure de la gaîne brachiale. Au-dessus de cette poulie, les cordes à boyau se continuent avec des bandes de caoutchouc convergeant l'une vers l'autre pour venir s'attacher à la partie supérieure et postéreure de la gaîne brachiale. Ces cordes sont disposées de telle façon que, quand le bras est étendu, elles passent un peu en arrière de l'articulation du coude qu'elles contribuent à maintenir dans l'extension. Quand, au contraire, le bras est fléchi, les cordes se placent en avant de l'articulation, et, en vertu de l'élasticité des bandes de caoutchouc, favorisent la flexion.

Cet appareil a donc trois actions principales : 1° il assure les rapports de l'avant-bras avec le bras dans une position déterminée et suffisamment stable pour donner de la précision aux mouvements de la main ; 2° il favorise l'extension, puisque dans ce mouvement, la corde est disposée de telle sorte qu'elle fasse sentir l'action des ressorts de caoutchouc à la partie postérieure seulement ; 3° il favorise la flexion, puisque dès que celle-ci commence à s'opérer, la corde passe à la partie antérieure de l'appareil.

L'appareil de Hudson ne convient pas aux cas de ballottement excessif, aux cas dans lesquels l'action des muscles biceps, triceps et brachial antérieur, est complétement annihilée ; il suppose en effet que le mouvement existe, puisque les ressorts et les cordes à boyau qui les terminent ne font qu'achever la flexion et l'extension commencées par le jeu des muscles extenseurs et fléchisseurs. En un mot, cet appareil soulage la force musculaire, la quintuple si l'on veut, mais ne la remplace pas. Remarquons que ce n'est pas là une critique, bien au contraire, puisque nous avons posé en principe la nécessité de donner de l'exercice aux muscles afin d'arriver progressivement aux appareils de prothèse.

M. Collin, fabricant d'instruments, a imaginé, après la dernière guerre, un appareil qui a rendu un service considérable que nous avons pu apprécier *de visu*, dans un cas particulier dont M. Léon Lefort a rendu compte, dans les termes suivants, à la Société de chirurgie (séance du 5 février 1873) :

« Le malade que je vous présente, au nom de M. Collin, m'est complétement étranger. Soldat en 1870, il a subi, à Pithiviers, la résection du coude que lui a faite le professeur Langenbeck. C'est un exemple d'insuccès aussi complet que possible et qui contraste étrangement avec ceux que nous avons pu observer de M. Ollier.

« L'avant-bras forme avec le bras un véritable fléau, et le blessé ne pourrait se servir de son bras si l'habileté de M. Collin ne l'avait muni de l'appareil qu'il porte aujourd'hui.

Cet appareil est formé de trois pièces : l'une qui répond à l'épaule, les deux autres au bras et à l'avant-bras. Le mouvement de flexion de l'avant-bras sur le bras est facilité par un mécanisme particulier. En examinant le blessé, M. Collin s'est aperçu que la flexion devenait plus facile lorsque l'on comprimait le biceps sur la face antérieure à l'extrémité sectionnée de l'humérus.

Il a donc appliqué, au devant de la pièce brachiale, un arc métallique muni d'une vis à sa partie moyenne. Cette vis agit sur une plaque de cuir moulé qui comprime le biceps. Le malade vous dira que ce n'est qu'en serrant la vis qu'il peut soulever des poids un peu lourds.

« L'extension de l'avant-bras ne peut avoir lieu activement, le triceps ayant été coupé et ne venant plus s'insérer sur le cubitus. Mais, pour que l'avant-bras puisse s'étendre par son propre poids, il faut que le bras soit dans la supination complète, et le malade ne pourrait, sans incliner fortement le corps en dehors et en arrière, opérer ce mouvement s'il n'était aidé par l'action d'une courroie qui vient s'insérer, d'une part, sur le haut de la pièce brachiale, et, d'autre part, à une ceinture qui entoure la taille. Cette courroie passe obliquement le long du dos; elle est tendue par un mouvement imperceptible des épaules et du tronc, et cette tension suffit à compléter la force nécessaire au mouvement de supination, lequel détermine la chute de l'avant-bras en extension complète.

« Pour que le mouvement fut possible, il fallait que l'articulation de la pièce brachiale avec la pièce couvrant l'épaule put permettre la rotation. Il fallait encore laisser libres les mouvements du bras d'avant en arrière et les mouvements d'abduction. M. Collin a réuni en ce point trois articulations permettant tous ces mouvements; mais, dans l'abduction complète, la pièce brachiale se rapproche de l'épaulière; elle devient trop longue en dehors, et la difficulté, amenée par cette particularité, a, jusqu'à présent, empêché de donner à l'abduction du bras toute l'étendue désirable; M. Collin l'a vaincue très-habilement. La pièce d'acier, qui relie le bras à l'épaule, est formée par une tige cylindrique, et vous pouvez voir quelle est l'étendue et la facilité de tous les mouvements.

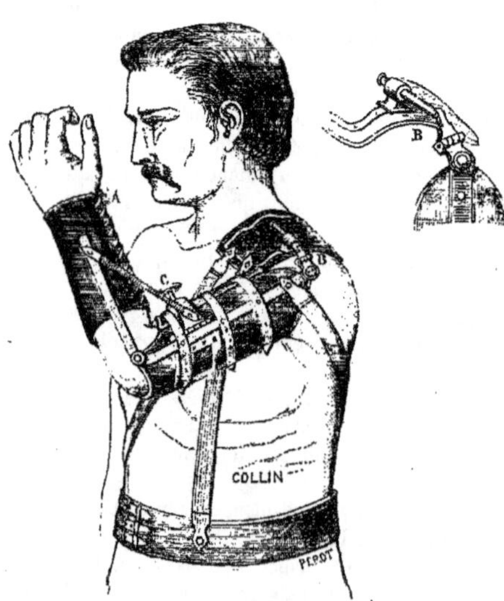


« Au lieu d'un avant-bras inutile, le malade a aujourd'hui un membre tout à fait utile, et il est heureux que l'ingéniosité et l'habileté de M. Collin soient venues réparer les imperfections si graves, les défectuosités si grandes de la résection pratiquée par le plus grand chirurgien de l'Allemagne. »

Nous devions citer cet ingénieux appareil qui pourrait trouver des applications dans certaines circonstances; cependant, nous devons dire que nous ne pensons pas que le seul fait d'appliquer le biceps sur l'humérus puisse faciliter les mouvements de l'avant-bras sur le bras; cette pression ne peut agir efficacement que dans des circonstances très-exceptionnelles. Ce qui est le plus utile dans cet appareil, comme le dit M. Desprès, ce sont les deux montants et le manchon qui maintiennent le bras et l'avant-bras dans un même axe, et surtout les deux ressorts en boudin qui maintiennent l'avant-bras dans un certain degré de flexion. Ces deux ressorts aident manifestement l'action du biceps et agissent, par conséquent, d'après les principes posés par Hudson.

L'appareil de M. Collin suppose tout au moins l'action du muscle biceps; si celle-ci est détruite, il faut se borner à fixer l'avant-bras sur le bras d'une manière aussi solide que si il y avait ankylose, afin que la main devienne en quelque sorte solidaire des mouvements du bras. On se borne généralement à l'emploi d'une gaîne antibrachiale, reliée à la gaîne brachiale par une articulation fixée dans une position variable d'angle droit ou légèrement modifiée. Langenbeck a eu l'idée de faire construire par Lutten, de Berlin, un appareil qui permet de fixer l'avant- bras sur le bras, dans les situations de flexion les plus variées.

Cet appareil est composé de deux gaînes de tôle recouvertes de cuir et convenablement rembourrées; ces gaînes destinées l'une au bras, l'autre à l'avant-bras, peuvent s'ouvrir sur leur partie antérieure; mises en place elles sont serrées par des courroies munies de boucles. De plus la gaîne brachiale est fixée à l'épaule par une bretelle, et au tronc par des courroies qui viennent se rattacher à un bracelet passant sous l'aisselle du côté sain. Le long des gaînes, en dedans et en dehors, courent deux attelles d'acier s'articulant au niveau du coude. Un ressort d'acier s'étend du milieu de la gaîne supérieure jusqu'à la gaîne antibrachiale qu'il rejoint un peu au-dessous de l'articulation du coude; le but du ressort est de supporter le poids de l'avant-bras et de favoriser la flexion. La partie intéressante de cet appareil est le mécanisme à l'aide duquel l'avant-bras peut être fixé dans une situation de flexion quelconque sur le bras. Le mécanisme fixateur est placé sur le côté externe de l'articulation du coude, au point de jonction des attelles brachiale et anti-brachiale. Il se compose de deux plaques rondes et juxtaposées dont l'une externe ne possède qu'un seul trou, tandis que l'autre interne en possède neuf. Les neuf trous de la plaque interne peuvent venir se placer successivement, en regard du trou de la plaque externe, suivant que le bras est plus ou moins fléchi. Un ressort terminé par une petite pointe pénètre dans ces trous et maintient ainsi, d'une façon invariable, le degré de flexion qui a été choisi. Si l'on veut changer le degré de flexion, il suffit de lever le ressort en soulevant un petit levier qui lui est adapté. Dès que le bras a pris sa nouvelle situation, on lâche le levier, et la pointe du ressort vient s'engager simultanément dans le trou de la plaque externe, et dans l'un des trous de la plaque interne correspondant au nouveau degré de flexion.

M. Hudson a appliqué à la résection de l'épaule un appareil fondé sur les mêmes principes que celui que nous venons de décrire pour la résection du coude. Il en diffère en ce que la gaîne brachiale, remontant jusque sur l'épaule qu'elle emboîte exactement, est brisée par une articulation située un peu au-dessous de l'acromion. Les cordes à boyau qui partent de l'avant-bras remontent, par l'intermédiaire des ressorts de caoutchouc qui les terminent, jusqu'au dessus de l'épaule. D'autres lacs de caoutchouc placés en avant et en arrière de l'épaule, favorisent les mouvements de l'articulation scapulo-humérale.

On n'a fait jusqu'ici que très-peu de choses pour la résection de l'articulation du poignet; on ne peut guère espérer de résultats favorables que dans l'emploi d'appareils amenant l'immobilité absolue de la main sur l'avant-bras, et, il faut bien le dire, ces appareils réussissent à grand'peine à permettre le jeu des doigts.

Quant aux résections de la main, celle du premier métatarsien seul peut nécessiter un appareil spécial en raison de l'importance des fonctions du pouce. Debout conseille de placer le pouce dans un étui de cuir bouilli ou de métal, à base assez large pour embrasser toute l'éminence thénar de la main. Cet étui a pour effet d'immobiliser complétement le pouce, tout en laissant libre le jeu de la dernière phalange. L'ensemble du pouce devenant immobile, il est indispensable de construire la gaîne prothétique de façon que le pouce soit en position moyenne d'adduction. Ce sont alors l'index et le médius qui viennent à la rencontre du pouce pour saisir les objets.                    E. SPILLMANN.

BIBLIOGRAPHIE. — SCULTET. *Armentarium chirurgicum.* Ulmæ, 1655. — DIEMENBROCK. *Opera omnia anatomica et medica.* Genevæ, 1687. — CLOPTER HAWERS. *Osteologia nova.* Francof. et Lipsiæ, 1692. — ANGELUS BOLOGNINUS. *De cura ulcerum.* Lugduni, 1758. — COUTAVOZ. In *Mémoires de l'Académie royale de chirurgie,* 1758. — BORDENAVE. *Rapport sur une réparation osseuse après perte de substance.* Ibid., 1758. — D'ANGERVILLE. *Ablation de la clavicule.* Ibid., t. V, 1758. — LAMBLOT. *Rapport sur une nouvelle clavicule reproduite après l'ablation de la clavicule primitive,* 1758. — DUHAMEL. *Histoire de l'Académie des sciences,* 1739-1743. — HEISTER. *De vulneribus ossium rite curandis.* Helmstadt, 1743. — DETHLEEF. *Diss. exhibens ossium calli generationem et naturam per fracta in animalibus rubiœ radice partis ossa demonstratam.* Gottingue. 1755. — TÉNON. *Mémoire sur l'exfoliation des os.* In *Mémoires de l'Académie des sciences.* Paris, 1758. — HALLER. *Mémoire sur la formation des os.* Lausanne, 1758. — FOUGEROUX. *Mémoire sur les os,* 1760. — HEISTER. *Chirurgie.* Nurnberg, 1763. In *Chirurgie von Gräfe und Walther,* Bd. XIX, p. 658. — GOOCH (B.). *Cases and Practical Remarks in Surgery.* London, 1768. — WHITE (de Manchester). *Philosophic. Transact.,* t. LIX, 1769. — VIGAROUS. *Transactions philosophiques,* 1769. — DAVID. *Observations sur une maladie d'os connue sous le nom de nécrose.* 1770. — DELAMOTTE. *Traité complet de chirur.* 1771. — BENT. *Philosoph. Trans.,* t. LXIV, 1774. — TROJA. *De novorum ossium in integris aut maximis, ob morbos deperditionibus regeneratione experimenta; ubi maxima materiæ affinitate breviter de fracturis et de vi quam natura impendit in ossibus elongandis dum crescunt.* Paris, 1775. — BOURBIER. *De necessitate et utilitate eam in fracturis et luxationibus complicatis ossis portionem sera discendendi quæ alterius repositioni obnititur,* 1776. — ORRET. *Philosophic Transact,,* t. LXIX, 1779. — VERMANDOIS. In *Journal de médecine de Vandermonde,* 1783. — PARK (de Liverpool). *Nouvelle méthode de traiter,* etc. Traduct. de LASSUS. Paris, 1784. — KÖLLER. *Experimenta circa regenerationem ossium.* Gœttingue, 1786. — PERCY. *Manuel du chirurgien d'armée,* 1792. — WEIDMANN, *De necrosi ossium.* Francfort, 1793. — MACDONALD. *De necrosi et callo.* Edinburgh, 1799. — CHAUSSIER. *Précis d'expériences sur l'amputation des extrémités articulaires des os longs.* In *Bulletin de la Société philomatique,* 1795. — CARTIER. *Précis d'observations de chirurgie, faites à l'Hôtel-Dieu de Lyon,* 1802. — ROUX (Ph.-J.). *De la résection ou du retranchement des portions d'os malades soit dans les articulations, soit hors des articulations.* Paris. 1802. — BOYER. *Leçons sur les maladies des os,* rédigées en un traité complet de ces maladies, par Ant. RICHERAND. Paris, 1803. — MOREAU (G.-F.). *Observations pratiques relatives à la résection des articulations affectées de carie.* Thèse de Paris, 1803. — COUSTE. Thèses de Paris, 1803. — LEVEILLÉ. *Introduction aux mémoires de physiologie et de chirurgie de Scarpa.* Paris, 1804. — JEFFROY. *Cases of the Excision of Carious Joints by H. Park and Moreau.* Glascow, 1806. — TENON. *Mémoire sur l'exfoliation des os.* In *Mémoires et observations sur l'anatomie, la pathologie et la chirurgie,* 1806. — FLOUR. *Annales cliniques de Montpellier,* 1809. — RICHTER. *Chir. Biblioth.,* t. VII. In *Wachter Dissert. chir.,* 1810. — BICHAT. *Anatomie générale.* Paris, 1812. — DENOUE. *Essai sur l'utilité de la résection des os dans les articulations des membres.* Paris, 1812. — VIGAROUS. *Considérations générales, pratiques et théoriques sur la régénération partielle et totale des os du corps humain.* In *Œuvres de chirurgie pratique, civile et militaire de Barthelémy Vigarous.* Montpellier, 1812. — CHAMPION. *Traité de la résection dans la continuité des os cariés.* Thèse de Paris, 1815. — MOREAU (fils). *Essai sur la résection* 1816. — CRUVEILHIER. *Anatomie pathologique,* t. II; Paris, 1816. — BRUNNINGHAUSEN. *Erfahrungen und Bemerkungen über die Amputation.* Bamberg et Würzburg, 1818. — LARREY (J.-D.). *Journal complémentaire du Dictionnaire des sciences médicales,* t. VIII, 1818. — BRESCHET. *Recherches historiques et expl. sur la formation du cal.* Paris, 1819. — SERRES. *Rapport de G. Cuvier sur un mémoire de M. le docteur Serres intitulé: Des lois de l'ostéogénie, analyse des travaux de l'Acad. roy. des sciences,* 1819. — PERCY et LAURENT. *Diction. des sciences médicales,* t. XLVII, art. *Résections.* Paris, 1820. — ZANG. *Darstellung blutiger heilk. Operationen,* Th. IV, S. 286. Wien, 1821. — CHARMEIL. *Recherches sur les métastases suivies de nouvelles expériences sur la régénération des os.* Metz, 1821. — MÉDING. *Dissert. de regeneratione ossium per experimentata illustrata.* Lipsiæ, 1823. — RAYER. *Mémoire sur l'ossification morbide, considérée comme terminaison des phlegmasies*. In *Archives génér. de médecine*, 1823. — GUTHRIE. *Treatise on Gunshot Wounds*, 3ᵉ édit.; London, 1827. — LAURENT. *Histoire de la vie de Percy*, 1827. — CRAMPTON. *On the Excis. of Carious Joints*. In *Dublin Hosp. Reports*, t. IV, p. 185; 1827. — MAYER (G.). *Ueber Resection und Decapitation*. Diss. Erlangen, 1829. — SYME. *Treatise on the Excision of diseased Joints*. Edinburgh, 1831. — JÆGER (M.). *Rust's Handwörterb. der Chirurgie*. B. D. Vn. VI, Bes. Abdruck. Berlin, 1832. — MAYER (G.). *Operatio resectionis conspectu chronologico adumbrata*. Erlangen, 1832. — LARREY (H.). *Histoire chirurgicale du siège de la citadelle d'Anvers*. In *Recueil de mém. de médecine, de chirurgie et de pharmacie militaires*, 1ʳᵉ série, t. XXXIV, 1833. — WAGNER. *Decapitatio ossium*. In *Encycl. Wörterb. der med. Wissenschaft*. Bd. IX; Berlin, 1833. — BICHAT. *Encyclopédie des sciences médicales*. Paris, 1834. — MALGAIGNE. *Manuel de médecine opératoire*. Paris, 1834. — JOSSE (d'Amiens). *Mélanges de chirurgie pratique*, 1835. — OPPENHEIM. *Medical Gazette*. London, 1835. — JOBERT (de Lamballe). *Recherches sur la nécrose et la trépanation des os*. In *Journal hebdomadaire des progrès des sciences médicales*. 1836.— CLÉMOT (de Rochefort). *Mémoire sur la résection du fémur pour un cal vicieux*. In *Académie de médecine*, 1836. — MIESHER. *De inflammatione ossium eorumque anatome generali*. In *Exercitatio anatomico-pathologica*. Berlin, 1836. — HEINE (Bernard). *Mémoire sur la reproduction du tissu osseux et la formation de nouveaux os*. In *Journal de Græfe et Walter* (extrait dans la *Gazette médicale de Paris*. p. 586, 1837. — ALCOCK. *Notes on the Medical History and Statistics of the British Legion in Spain*. London, 1838. — VELPEAU. *Traité de médecine opératoire*. Paris, 1839. — GERDY (J.-V.). *De la résection des extrémités articulaires des os*. Thèse de concours, Paris, 1839. — KREITMEIR. *Darstellung des Ergebnisses der im k. Juliusspital zu Würzburg seit 1821 angestellten Resectionen*. Würzburg, 1839. — PARÉ (A.). *OEuvres complètes*, édit. MALGAIGNE, 1840. — LARREY (H.). *Comptes rendus de l'Académie des sciences*, 1840. — WACHTER præs. MULDER. *Diss. de articulis extirpandis. imp. de genu exst.* Gröningen, 1840 — KARAVAJEW (de Cronstadt). *Régénération d'une côte*. In *Gaz. médicale de Paris*, p. 189; 1841. — GERNET. *Klinischer Bericht*. In *Hamb. Zeitschr. f. ges. Medicin*, Bd. III, H. 4; 1841. — SCHIERLINGER. *Beitrag zur Casuistik der Resect.* Diss. Würzburg, 1841. — BERNSEN. *De resecandis ossibus recenter fractis*. Diss. Gryphiæ, 1842. — SYME. *On the Power of the Periosteum to Form new Bones in Contribution to the Pathology and Practice of Surgery*. Edinburgh, 1842. — KLENCKE. *Physiologie der Entzündung und Regeneration in organischen Geweden*. Leipzig, 1842. — TEXTOR. *Ueber Wiedererzeugung der Knochen nach Resectionen am Menschen, nebst einer tabellarischen Uebersicht aller Resectionen, welche seit 1821 im k. Juliusspital dahier gemacht worden sind*. Würzburg, 1842, zweite Aufl., 1843. — NÉLATON. *Pathologie chirurgicale*. Paris, 1844. — WALTHER. *Medicinisch-chirurgische Zeitung*, 1844. BAUDENS. *Clinique des plaies par armes à feu*. Paris, 1844. — BONIXO. *Annales de la chirurgie française et étrangère*, 1844. — HUNTER. Traduction de RICHELOT, 1844. — BLANDIN. *Bulletin de la Société anatomique*, janvier 1845. — HENLE et PFEUFFER. *Zeitschrift für rat. Med.*, Bd. V, 1846. — SYME. *Lectures on the Progress of Anatomy and Surgery during the pris. Century*. London, 1846. — LISFRANC. *Résection des os dans leur continuité et dans leur contiguïté, précis de médecine opératoire*. Paris, 1846. — DIRCKS. *Diss. inaug. de resectione capitis femoris*. Wirceb., 1846. — RIED (F.). *Die Resectionen der Knochen*. Nürnberg, 1847. — FLOURENS. *Théorie expérimentale de la formation des os*. Paris, 1847. — LARGHI. *Rescissione delle costole*. Torino, 1847. — STEBUT (D.). *De resectione amputationi comparata*. Diss. Dorpat., 1848. — STEINLIN (W.). *Ueber den Heilungsprocess nach Resection der Knochen*. Zürich, 1849. — RICHET. *Des opérations applicables aux ankyloses*. Thèses de conc. Paris, 1850. — NEUDORFER. *Deutsche Klinik* et *Archives de Langenbeck*, t. VI, et *Appendice* par HEYFELDER, 1851-58. — ESMARCK (Friedrich). *Die Resectionen nach Schusswunden*. Kiel, 1851. — FEIGEL. *Chirurgische Bilder zur Instrumenten- und Operationslehre*. Würzb., 1851. — FERGUSSON. *System of Practical Surgery*, 1852. — MAISONNEUVE. *Comptes rendus de l'Académie des sciences*, 1853-1857. — HEINE (Henri). *Du travail réparateur qui se produit après la résection et l'extirpation des os*. In *Archives générales de médecine*, 1853. — WAGNER (Albrecht). *Ueber den Heilungsprozess nach Resection und Extirpation der Knochen*. Berlin, 1853; traduit in *Archives générales de médecine*, 1853, 54, 55. — HEYFELDER (J.-H.). *Resectionen und Amputationen*. Bonn und Breslau, 1854. — FOCH. *Dissertatio*. Würzburg, 1854. — LARGHI (de Verceil). *Operationi sottoperiostee e sottocapsulari*. Torino, 1855. — BAUDENS. *Mémoire sur la résection de la tête de l'humérus*. Paris, 1855. — CHASSAIGNAC. *Mémoire sur la résection de la clavicule*. Paris, 1855. — GUTHRIE. *Commentaires on the Surgery of the War*. London, 1855. — GERDY. *Maladie des organes du mouvement*, 1855. — BUTCHER. *On Excision of the Kneejoint*. In *Dublin Journal of Medical Sciences*, 1855, et second mémoire, ibid., 1857. — HEIM (Aug.). *Die Resectionen*. Diss. Würzburg. 1855. — HEYFELDER (Oscar). Art. *Resection*. In *Prosch med.-chir. Handwörterbuch*, Bd. III, S. 271. Leipzig, 1855. — STROMEYER (L.). *Maximen der Kriegsheilkunst*. Hannover, 1855. — KLEIN-

HAAS. *De osteotomia subcutanea*. Berlin, 1855. — SZYMANOWSKY (J.). *Additamenta ad ossium resectionem*. Diss. Dorp., 1856. — MEYER (A.). *Historische und statistische Notizen ücber die von ihm in Würzburg verrichteten Osteotomien*. In *Deut. Klin.*, S. 119, 1856. — BUTCHER. *The Dublin Quart. Med. Journal*, Bd. XIX, S. 1 et Bd. XXII, S. 1 ; 1856. — MACKENSIE. *Monthly Journal of Med. Science*, 1856. — CHENU. *Rapport au Conseil de santé des armées sur les résultats du service médico-chirurgical aux ambulances de Crimée et aux hôpitaux militaires français en Turquie, pendant la campagne d'Orient en* 1854, 1855, 1856 ; 1857. — *Medical and Surgical History of the British Army which served in Turkey and the Crimea during the War against Russia in the Yars* 1854, 1855, 1856 ; 1857. — FRANK, HASTINGS, HAMILTON. *Compound. Dislocation of the Longs Bones ; considered whith especial Reference to the Value of Resection*. In *The American Journal of Med. Sciences*, 1857. — PÉTREQUIN. *Traité d'anatomie topographique méd. chir.*, 2ᵉ édit. Paris, 1857. — HEYFELDER (Osc.). *Die Resection des Oberkiefers*. Berlin, 1857. — VERNEUIL. *De l'extirpation complète du calcaneum*. In *Gazette hebdomadaire*, 1857. — BAUDENS. *Comptes rendus de l'Académie des sciences*. In *Gazette médicale de Paris*, année 1855, nᵒ 11 et 15 ; 1857. — PARAVICINI. *Résection et désarticulation sous-périostale de la mâchoire inférieure sans incision extérieure*. In *Annali universali di medicina*, 1858. — BRAINARD. *Chicago Medical Journal*, 1858. — HEYFELDER (Oscar). *Traité complet de la résection des maxillaires supérieurs*. Traduit par PÉTARD. Paris, 1858. — TEXTOR (Carl.). *Der zweite Fall von Erfolg nach Aussägung des Hüftgelenks*. Würzburg, 1858. — SCHITZINGER. *Die complicirtern Luxationen*. Iahr, 1858. — SCHILLBACH. *Beiträge zu den Resectionen der Knochen*. Jena, 1858. — ROSER. *Handbuch der anatomischen Chirurgie*, 3te Auflage ; Tübingen, 1858. — ROOS (Gustav). *Beiträge zur plastischen und orthopädischen Chirurgie*. Hamburg, 1858. — OLLIER. *Des moyens chirurgicaux propres à assurer la reproduction des os après les résections*. In *Gazette hebdomadaire*, 1858 et 1860. — BORELLI. *Cenni storico-pathologici intorno alle resezione sottoperistotee*. Torino, 1858. — MACLEOD. *Notes on the Surgery of the Crimean War*. London, 1858. — HUMPHRY. *A Treatise on the Human Skeleto including the Joints*. Cambridge, 1858. — BARBIER. *Gazette hebdomadaire*, p. 735 ; 1858. — EISSEN. *Des résections sous-périostées et de l'évidement des os*. In *Gazette médicale de Strasbourg*, 1859. — GURLT. *Bericht über die Leistungen und Fortschritte auf dem Gebiete der Chirurgie*. In *Arch. für klin. Chir.*, t. 1ᵉʳ, t. III, t. V ; 1859. — WAGNER. *Memoir on Resection*. In *New-Sydenham Society*, 1859. — STADELMANN (Heinrich). *Bemerkungen zur Lehre von den operativen Behandlungen der Nekrose*. Nürnb., 1859. — BAUER (L.). *Hip. Disease, a Lecture delivered at the Long Island College Hospital of Brooklyne*. New-York, 1859. — DES ETANGS. *Traduction de* CELSE. Paris, 1859. — HEINEKE (Wal.). *Beiträge zur Kenntniss der Behandlung der Krankheiten des Kniees*. Danzig, 1860. — SPIELMANN. *De la régénération des os fracturés ou réséqués*. In *Gaz. méd. de Strasbourg*, 1860. — BRUN-SÉCHAND. *De l'évidement des os*. Limoges, 1860. — ROUX (J.). *De l'ostéomyélite et des amputations secondaires à la suite des coups de feu*. In *Académie de médecine*, 1860. — OLLIER. *Du rôle du périoste*. In *Journal de physiologie*, 1860. — HODGER (R.-M.). *On Excision of Joints*. Boston, 1861. — BRODHURST (B.-E.). *Practical Observation on the Diseases of Joints involving ankylosis*. London, 1861. — BROTHERSTON OF ALLOA. *Growth of Bones after Excision*. In *Med. Times*, 1861. — CROMPTON (D.-W.). *Case of Gunshot Wound of the Knee*. In *Med. Times*, 1861. — BARVELL (R.). *A Treatise on Diseases of Joints*. London, 1861. — CHASSAIGNAC. *Traité clinique et pratique des opérations*. Paris, 1861. — GURLT. *Handbuch der Lehre von den Knochenbrüchen*. Berlin, 1862. — HUMPHRY. *On Excision of the Knee-joint*. In *Medico-Chirurgical Transactions*, 1862. — VERNEUIL. *Gazette hebdomadaire*, 1862. — CREUZ Y MANSO. *Ensayo teorico-practico sobre las resecciones subperiosticas*. Granada, 1862. — LEFORT (L.). *De la résection de la hanche dans les cas de coxalgie*. Paris, 1862. — LUCKE. *Archiv für klin. Chirurgie*, 1862. — PORTER. *The Knee-Joint laid open for Excision*. In *Dublin Quarterly Journal of Med. Science*, 1863. — SMITH (H.). *Lecture on Resection of the Knee-Joint in Children*. In *Med. Times*, 1863-1866. — STEEL (F.). *Report of clinical Cases treated in the Surgical Wards*. In *Edinburgh Journal*, 1863. — JOLY (E.). *Etudes sur la structure, le développement, la nutrition et la régénération des os, suivies d'expériences nouvelles sur la coloration des os et des dents au moyen du régime garancé*. Th. de Strasb., 1863. — DEMARQUAY, GIRALDÈS, JARJAVAY. *Bull. de la Société de chirurgie*, 1863. — MARJOLIN. RICHET, VERNEUIL et VOILLEMIER. *Ibid.*, 1863. — SCHMITT et BRUNS. *Statistik der Amputationen und Resectionen in der Klinik von Tübingen*. Stuttgard, 1863. — BILROTH. *Allgemeine chirurgische Pathologie und Therapie*. Berlin, 1863. In *Arch. f. path. Anat.*, Bd. VIII, H. 2 n. 3. — DU MÊME. *Ueber Knochen resorption*. In *Arch. f. klin. Chir.*, t. II, p. 118. — DU MÊME. *Anatomische Beobachtungen über das normale Knochenwachsthum, über Periostitis und Caries*. In *Arch. f. klin. Chirur.*, t. VI, p. 712. — SARAZIN (C.). *Appréciation de la valeur des résections osseuses dans les maladies chirurgicales et de leurs indications*. Thèse d'agr. Strasbourg, 1863. — BŒCKEL. *Traité des résections*, trad. de l'allemand. Paris, 1863. — BECK. *Arch. für klinische Chirurgie*, 1863. — RAMBAUD et RENAULT. *Origine et développement* des os. Paris, 1864. — Verneuil. Compte rendu du congrès médical de Lyon, 1864. — Fergusson (W.). On Excision of the Knee. In Braithwaite's Retrospect of Medecine, 1864. — Du même. A Parallel between Excision of the Knee and... etc. Halfe Yearly Abstract of the Med. Science, t. XL. — Desgranges. Quels progrès la chirurgie doit-elle au périoste. In Comptes rendus du congrès médical de Lyon, 1864. — Neudorfer. Aus dem feldärztlichen Berichte über die Verwundeten in Schleswig. In Arch. f. klin. Chir., t. VI, 1864. — Aubert de Macon. Compte rendu du congrès médical de Lyon, 1864. — Bœckel. Observation d'évidement sous-périosté. In Gazette médicale de Strasbourg, novembre 1864. — Morel. Précis d'histologie humaine avec figures du docteur Villemin. Strasbourg, 1864. — Lefort. De la résection du genou. In Mém. de la sc. de chir., 1864. — Guillemin. Des indications et contre-indications de la résection du genou dans les cas d'ankylose. Thèse de Strasbourg, 1865. — Butcher. Essays and Reports on Operative and Conservative Surgery. Dublin, 1865. — Herrgott. Observation de nécrose du calcanéum avec reproduction complète de l'os par le périoste. In Gazette méd. de Strasbourg, 1865. — Marmy. Etudes sur la régénération des os par le périoste, Lyon, 1865, et Mémoire de l'Académie de méd. de Paris, 1865. — Winkfield (A.). On Resection at the Knee. In Med. Times, 1865. — Ranvier. Considérations sur le développement du tissu osseux et sur les lésions élémentaires des cartilages et des os, Paris, 1865. — Price. A Description of the Diseased Conditions of the Knee-Joint. London, 1865. — Du même. Excision of the Knee. In Memoir after Death, edited by H. Smith, 1865. — Tournier. De la résection du genou. Thèse de Strasbourg, 1865. — Van Biervliet. Statistique des résections pratiquées à la clinique de Langenbeck de 1851 à 1865 ; 1865. — Hannover. Invaliderne fra Krigen 1864 of den Danske Armées of Flaades underklasser. Copenhague, 1865. — Annandale (Th.). Observations of the Some of the Changes which take Place after Resection of the Bones and Joints. In Edinburg Medical Journal, 1865. — Langenbeck. Ueber Resection des Fungelenkes bie Schunfracturen desselben, nebst Vorstellung eines Falles von superiostaler Resection der Diaphyse der tibia und fibula. In Berl. klinischer Wochenschrift, 1865. — Painetvin. Résection du coude. Thèse de Paris, 1865. — Hannover. Medizinische Jahrbücher, Bd. XVIII, H. 4 et 5 septembre 1865. — Pitha et Billroth. Allgemeinen und spesiellen Chir. Erlangen, 1865. — Neudörfer. Handbuch der Kriegs Chirurgie, 1865. — Chris Holm (Jul.). How Schould Gunshot Wounds performarting the Knee Joint be Treated? In Medical Times, 1866. — Heine. Clinique et chirurgie. In Archives de Langenbeck, 1866. — Bonnesœur. Quelques mots sur le périoste et les résections sous-périostées. Thèse de Paris, 1866. — Delore. Société des sciences médicales de Lyon, 1866. — Bœckel. Des résections et de l'évidement sous-périosté des os, communication à la Société de chirurgie, séance du 12 décembre 1866. — Lejeune. Nécrose étendue du tibia, évidement. In Arch. med. Belges, 1866. — Dolbeau. Gazette hebdomadaire, 1866. — Holmes Coote. On Joints Diseases. London, 1867. — Watson (P.-H.). On Excision of the Knee Joint, and the Employment of a New Apparatur, in the after Treatment. In Edinburg med. Journal, 1861. — Konig. Beiträge zur Resection des Kneigelenkes. In Archiv für klinische Chirurgie, 1867. — Beck (Bernard). Kriegschirurgische Erfahrungen während des Feldzuges, 1866. In Süddeutschlands Journ. Freiburg. 1867. — Sédillot. De l'évidement sous-périosté des os. Paris, 1867. — Du même. De l'évidement des os. Paris, 1860. — Du même. Comptes reudus de l'Académie des sciences, 1858, 1859, 1861, 1863, 1864, 1865, 1866. — Du même. Bulletin de la Société de chirurgie, 1860, 1864, 1865, 1866. — Du même. Mémoires de médecine et de chirurgie militaire, 1865. — Follet (H.). De la résection du poignet. Thèse de Paris, 1867. — Bœckel. Contributions à l'histoire de la résection du poignet. In Gazette médicale de Strasbourg, 1867. — Sédillot. De l'ablation des malléoles fracturées dans les luxations du pied. Strasbourg, 1867. — Konig. Beiträge zur Resection des Kneigelenkes. In Archiv. für klinische Chirurgie, 1867. — Ollier. Traité expérimental et clinique de la régénération des os et de la reproduction artificielle du tissu osseux. Paris, 1867. — Lœffler (F.). General-Bericht über den Gesundheitsdienst im Feldzuge gegen Danemark, 1864. Berlin, 1867. — Lee (H.). On Excision of the Large Joints. In Lancet, 1868. — Mac-Cormac. Observation on Amputation of the Thigh compared whith Excision of the Knee. In Dublin Journal, 1868. — Maconchy (J.-K.). Reports in Operative Surgery. In Dublin Journal, 1868. — Pitha (V.). Handbuch der allgemeinen und speciellen Chirurgie, 1868. — Ried. Statistik der Resectionen. Iena, 1868. — Siebert. Statistik der Resectionen. Iena, 1868. — Thompson (H.). Gunshot Wound of the Knee. In Dublin Journal, 1868. — Bouchard (G.). Des fractures de la rotule compliquées de l'ouverture de l'articulation du genou. Thèses de Paris, 1868. — Spillmann (E.). Etudes statistiques sur les résultats de la chirurgie conservatrice, comparée à ceux des amputations et des résections dans les blessures des os et des articulations, d'après la pratique des chirurgiens français, anglais et américains pendant les guerres de Crimée et des Etats-Unis. In Archives générales de médecine, 1868. — Du même. De la résection du genou de cause traumatique. In Archives générales de médecine, 1868. — Langenbeck. Rede über die Schussfrakturen der Gelenke und ihre Behandlung. 1868. — Holmes (L.). Surgical Treatment of Children Diseases. London,

1868. — Duttrelpont. *Zur Regeneration der Knochen nach subperiostaler Gelenks-Resection.* In *Archives de Langenbeck*, 1868. — Giraldès. *Leçons de clinique chirurgicale.* Paris, 1869. — Otis. *Circular*, n° 2. *Report on Excisions of the Head of the Femur for Gunshot Injury.* 1869. — Spillmann (E.). *Recherches sur la résection de l'articulation tibio-tarsienne.* In *Archives générales de médec.*, 1869. — Nodet. *De l'application de la méthode sous-capsulopériostée à la résection tibio-tarsienne.* Thèses de Paris, 1869. — Pénières. *Des résections du genou.* Thèses de Paris, 1869. — Good (R.). *De la résection de l'articulation coxo-fémorale pour carie.* Thèses de Paris, 1869. — Spillmann (E.). *Etude analytique et critique du rapport du lieutenant-colonel Otis, chirurgien adjoint de l'armée des Etats-Unis sur la résection à la tête du fémur dans les cas de blessures produites par des projectiles de guerre.* In *Rec. de mémoires de médecine militaire,* 1869. — Billroth. *Ueber die Endresultate de Gelenk-resectionen.* In *Wiener médizinische Wochenschrift,* n^os 1 et 7, et *Bilroth's chirurgische Briefe aus den Kriegslazaresten,* 1870. — Delouey. *Considérations générales sur la resection traumatique du coude.* Thèses de Paris, 1870. — Willième. *Résection du péroné.* In *Bulletin de l'Acad. de méd. de Belgique,* 1870. — *Circular,* n° 3. *Report of Surgical Cases of the Army of the United Stades,* 1871. — Muron (A.). *Physiologie pathologique de l'ébranlement des tissus par les projectiles de guerre.* Paris, thèses, 1871. — Boucher (L.-J.). *De la résection coxo-fémorale.* Thèses de Paris, 1871. — Vaslin. *Etude sur les plaies par armes à feu.* Th. de Paris, 1871. — Sédillot. *Traitement des fractures par armes à feu,* 1871. — Antoine (G.). *Des plaies pénétrantes du genou par armes à feu et de leur traitement.* Thèses de Paris, 1871. — Grandhougin. *De la résection de l'articulation tibio-tarsienne.* Th. de Paris, 1871. — Rouerdeau (E.). *Considérations sur quelques lésions primitives ou consécutives du fémur.* Thèses de Paris, 1871. — Legouest. *Traité de chirurgie d'armée.* Paris, 1872, 2^e éd. — Ollier. *De la résection sous-périostée du coude.* In *Académie de médecine,* 1872. — Dubois (H.). *Des plaies par projectiles de guerre de l'articulation du coude et de leur traitement.* Thèse de Paris, 1872. — Choulex (L.). *Des résections primitives et secondaires dans la continuité des os longs des membres.* Thèses de Paris, 1872. — Ucciani (F.). *Des plaies pénétrantes par armes à feu de l'articulation tibio-tarsienne.* Thèses de Paris, 1872. — Malinas (A.). *De la conservation considérée comme méthode rationnelle de traitement dans les fractures des membres par armes à feu.* Thèses de Paris, 1872. — Ollier. *De l'occlusion inamovible comme méthode générale de pansement des plaies.* Lyon, 1873. — Du même. *Origine des résections sous-périostées.* Paris, 1873. — Viennois. *De la résection de l'épaule par la méthode sous-périostée.* In *Gazette hebdomadaire,* 1873. — Nicaise. *Résection traumatique de l'humérus.* In *Gazette hebdomadaire,* 1873. — Spillmann (E.). *Des différentes formes de l'ostéite aiguë.* In *Archives générales de médecine,* 1873. — De Langenbeck (B.). *Chirurgische Beobachtungen aus dem Kriege,* 1873.                                   E. S.

**RÉSÉDA** (*Reseda* T., *Instit.*, 425, t. 238).   Genre de plantes dont la famille des Résédacées a tiré son nom et dont les fleurs sont irrégulières et hermaphrodites. Leur réceptacle est convexe, tantôt régulier et tantôt irrégulier et oblique. Le calice est constitué par quatre ou cinq sépales, plus rarement par un nombre plus considérable. Ils sont d'abord imbriqués, puis ils cessent de bonne heure de se toucher par leurs bords. Les pétales, souvent en même nombre que les sépales, sont alternes avec eux, inégaux, d'autant plus grands qu'ils sont plus voisins du côté postérieur de la fleur. Leur base est intérieurement doublée d'une lame membraneuse qui est également d'autant plus découpée que le pétale est plus postérieur et qui peut même disparaître dans les pétales antérieurs, réduits parfois à une étroite languette simple. Intérieurement aux pétales, le réceptacle s'épaissit et se dilate en un disque circulaire, mais bien plus prononcé en arrière où il est aplati, glanduleux, frangé sur les bords. Ailleurs, il est incomplet, fait défaut au côté antérieur et prend, par suite, la forme d'un croissant. Intérieurement, ce disque porte des étamines en nombre indéfini, formées chacune d'un filet libre et d'une anthère introrse, biloculaire, déhiscente par deux fentes longitudinales. Le gynécée est formé d'un ovaire libre, sessile, uniloculaire, surmonté d'un petit nombre (trois à six) de cornes stigmatifères. Elles répondent à autant de placentas pariétaux alternes, multiovulés. Les ovules sont descendants et campylotropes. Le fruit est capsulaire, déhiscent au sommet par autant de fentes courtes qu'il y a d'intervalles interplacentaires, et son ouverture béante laisse échapper de nombreuses semences qui contiennent, sous leurs téguments, un embryon recourbé, charnu, sans albumen.

Les Résédas sont moins utiles à la médecine qu'à l'industrie. Leurs diverses parties sont souvent riches en une matière colorante jaune qu'on a nommée *Lutéoline* (Preiss, in *Journ. pharm. et chim.*, V. 254), parce qu'elle est surtout abondante dans le *R. Luteola* L. (*Spec.*, ed. 1, 449) ou Gaude, espèce qui se distingue des autres du genre en ce que son gynécée, formé ordinairement de trois carpelles, a deux styles postérieurs et un antérieur, trois placentas alternes, à sommet dilaté et bilobé, et cela dans une fleur tétramère qui a un pétale postérieur plus grand et plus découpé que les autres, une grande écaille staminigère postérieure et des feuilles entières. Les *R. Lutea* L. (*Spec.*, ed. 1, 449) et *odorata* L. (*Spec.*, ed. 2, 646) renferment aussi ce principe colorant. Ce sont des espèces à feuilles simples, entières ou découpées, et à placentas, au nombre de trois, simples dans toute leur étendue. Leur fleur est souvent hexamère, avec deux grands pétales postérieurs découpés, des étamines en nombre variable, en partie stériles dans le *R. lutea*, tandis qu'elles sont toutes fertiles dans le *R. odorata*. Celui-ci a un disque staminifère saillant en arrière sous forme d'écaille ciliée et cinq ou six sépales. On le cultive, comme on sait, très-fréquemment dans nos jardins. Sa véritable patrie est inconnue ; on l'a dit originaire d'Algérie, d'Égypte, puis de Syrie. On le désigne souvent sous le nom vulgaire de *Mignonette*. Ses fleurs servent à la préparation d'un extrait, de pommades, huiles et eaux de senteur. Les anciens médecins l'employaient comme calmant, sédatif. L'essence de ses fleurs passait pour antispasmodique. Plusieurs Résédas étaient usitées comme légèrement âcres et piquants, à la façon des Crucifères dont ces plantes ne sont pas éloignées par leur organisation. Le *R. Phyteuma* L. (*Spec.*, ed. 1, 449), qui a une fleur généralement hexamère, avec un disque staminifère en forme d'écaille arquée et une division du style postérieure, est dans ce cas. Endlicher (*Enchirid.*, 458) dit des *R. lutea* et *Luteola* : « *Radix acris, Raphanum redolens, olim ob virtutem aperientem, sudorificam et diureticam inter medicinas admissa. Luteolæ herba intense amara.* » Le *R. canescens* L. (*Spec.*, 448), qui est devenu le type du genre *Astrocarpus* (distingué des véritables Résédas par l'indépendance de ses carpelles), passe dans le midi de l'Europe pour vulnéraire et détersif. D'après Cazin (*Pl. médic. indig.*, éd. 3, 908), quelques praticiens se louent de l'emploi d'une infusion de Réséda dans les fièvres typhoïdes, où elle constitue une tisane agréable, légèrement aromatique. Le Réséda passait autrefois pour diaphorétique, alexitère ; on avait recours à lui contre la morsure des animaux venimeux. On a avancé qu'il était puissamment vermifuge et faisait la base d'un remède contre le tænia, celui de Darbon. » Mérat et Delens (*Dict. Mat. méd.*, VI, 59) disent que « son nom vient de *resedare*, calmer, parce qu'on a cru reconnaître une de ses espèces dans une plante dont parle Pline (*lib.* 27, *cap.* 12), qui croissait aux environs d'Ariminium et qu'on appliquait topiquement pour résoudre les abcès, en prononçant en même temps les mots : *reseda morbus, reseda.* » Les anciens auteurs désignent parfois la Gaude sous le nom de *Theriaca*. C'est M. Chevreul qui a découvert la *Lutéoline*, principe colorant de cette plante.

H. Bn.

Gærtn., *Fruct.*, I, 369, t. 76. — Muell. argov., in *DC. Prodr.*, XVI, sect. 1, 555. — Benth. et J. Hook., *Gen. plant.*, I, 112, n° 4. — Guib., *Drog. simpl.*, éd. 6, III, 670. — Endl., *Enchirid.*, 458. — Lindl., *Veg. Kingd.*, 356. — Duch., *Répert.*, 192. — Rosenth., *Synops. plant. diaph.*, 650. — H. Baillon, *Histoire des plantes*, III, 295, 302, 303, fig. 311, 320-329.

**RÉSINÉINE**. C'est un des produits de la distillation sèche de la colophane. Lorsqu'on distille la colophane dans une cornue, à feu nu et un peu vivement, on recueille de l'eau, une grande quantité de résinéine (colophène), et un autre hydrocarbure plus fluide, tandis que la cornue retient un produit charbonneux. On sépare la résinéine de l'hydrocarbure plus volatil par distillation fractionnée.

Lutz.

**RÉSINES**. On donne le nom de *résines* à des substances solides, très-répandues dans les végétaux ; il n'y a presque pas de plante qui n'en renferme ; et qui découlent, en grande abondance de certains végétaux, à l'état de dissolution dans les essences ; lorsqu'on fait des incisions aux tiges, aux branches, et même aux racines de ces végétaux, il en découle un suc plus ou moins visqueux, quelquefois lactescent, qui se durcit peu à peu au contact de l'air, et finit souvent par devenir tout à fait solide et cassant.

Souvent les résines sont les produits de l'action de l'oxygène de l'atmosphère sur les huiles essentielles contenues et secrétées par les végétaux. Quelquefois les résines se trouvent en dissolution dans les essences, elles constituent alors ce qu'on appelle des *baumes*, quand la dissolution résineuse renferme, en même temps, de l'acide benzoïque ou cinnamique, et *térébenthines* quand elle n'en renferme pas.

Si les résines, au lieu d'être associées à une huile essentielle, sont intimement mélangées à une substance gommeuse, le suc sort de la plante sous forme d'une émulsion d'un blanc laiteux, ou diversement colorée ; cette émulsion, desséchée à l'air, laisse, comme résidu, les *gommes-résines*, ces substances ne se dissolvent entièrement ni dans l'alcool absolu, ni dans l'eau, mais l'alcool étendu et bouillant les dissout facilement.

Pour séparer les résines des essences qui les accompagnent souvent, on fait bouillir les térébenthines ou les baumes avec de l'eau, de manière à chasser toute la partie volatile et liquide, et n'avoir pour résidu que la partie résineuse solide.

Beaucoup de végétaux renferment les résines à l'état solide (racine de Jalap, bois de Gayac, etc). On met alors la partie végétale qui les contient, convenablement divisée, en digestion avec de l'alcool à 90° qui les dissout. On ajoute de l'eau à la teinture alcoolique, on distille l'alcool, la résine vient surnager l'eau du résidu de la distillation, à l'état fondu.

On obtient encore des espèces de résines en faisant agir l'acide azotique étendu sur certaines essences, telles que l'essence de térébenthine, de girofle, de citron, de cubèbe, etc. Ces essences se résinifient ; mais les produits diffèrent de composition des résines naturelles ; ce sont des composés nitrés dans lesquels l'ypoazotide $AzO^4$ remplace l'hydrogène de l'essence ; en soumettant ces résines factices à la distillation, elles dégagent des vapeurs nitreuses.

On a trouvé également un certain nombre de résines fossiles provenant probablement de végétaux antédiluviens ; les plus importantes de ces résines sont : le succin ou ambre jaune, qu'on trouve en abondance sur les bords de la Baltique. La *Schereerite*, cristallisant en feuilles incolores, on la trouve dans les lignites d'*Utznach*, près de *Zurich*. L'*Ozockerite* a une structure foliacée et une cassure conchoïde, elle est translucide et présente un fond rouge brun à reflet verdâtre ; elle se rencontre en Moldavie et en Galicie. Les tourbières du *Danemarck* renferment plusieurs espèces de résine fossiles, telles sont : la *bolorétine*, la *tékorétine*, la *phyllorétine*, la *xylorétine*. On trouve encore, en quantité considérable, à *Giron* (Nouvelle-Grenade) une résine fossile, ressemblant au succin, mais ne donnant pas d'acide succinique à la distillation.

Les résines sont complétement insolubles dans l'eau, mais solubles dans l'alcool; l'eau rend laiteuse cette solution alcoolique. Elles sont solubles dans l'éther, les huiles essentielles, le sulfure de carbone. Un certain nombre de résines se déposent à l'état cristallin par l'évaporation spontanée du dissolvant; elles sont quelquefois incolores, le plus souvent elles sont colorées en jaune ou en brun. Une chaleur modérée les fait entrer en fusion, une température plus élevée les décompose sans les volatiliser.

La plupart des résines se comportent comme des acides faibles, ce sont les *résines négatives*, elles forment des composés définis avec les alcalis et les oxydes métalliques (savons de résine, ou *résinates*). D'autres résines sont neutres. Les savons de résine s'obtiennent en faisant dissoudre les résines dans une lessive de potasse ou de soude caustique; le savon qui en résulte est soluble dans l'eau, et la solution mousse comme l'eau de savon ordinaire; les acides les décomposent, mais le sel marin ne les précipite pas, comme il le fait pour le savon préparé avec les corps gras. Les autres résinates métalliques sont insolubles; on les prépare par double décomposition. Lutz.

**RÉSINIER D'AMÉRIQUE.** Nom donné au *Bursera gummifera* ou *Gomart* (*voy.* Gomart).

**RÉSOLUTIFS.** De *Resolvere*, résoudre, diviser un corps en ses parties constituantes, agents capables de provoquer la résolution. All. *Auflösend;* angl. *Resolvent*; ital. *Risolutivo*; esp. *Resolutivo*.

Le sens de ce mot, quelque peu vieilli, variable, d'ailleurs, à différentes époques, suivant la fortune des diverses théories médicales, n'est pas actuellement très-nettement déterminé; on serait même tenté de croire qu'il n'offre plus qu'un intérêt archéologique; nous pensons, cependant, qu'il mérite d'être conservé, à condition qu'on aura d'abord précisé la valeur du terme résolution.

Mais la résolution n'est pas elle-même beaucoup mieux définie. Pour les uns, c'est un des modes de terminaison des phlegmasies aiguës ou chroniques, mode qu'on oppose généralement à la suppuration; c'est le retour à l'état normal, qui s'opère dans une région enflammée, *restitutio ad integrum;* d'autres étendent le mot, d'une façon générale, à la disparition de ce qu'on désigne, d'une façon assez vague, sous le nom d'engorgements; enfin, dans son sens le plus général, la résolution est la *disparition par résorption* des tissus qui résultent d'un trouble de nutrition *hyper-* ou *hétérotrophique*, que l'inflammation soit ou non la cause de ce trouble nutritif: phlegmasies aiguë et chronique, indurations, tumeurs solides ou kystiques, etc.. C'est dans ce sens qu'A. Paré employait le mot résolution, lorsqu'il disait : « Quelques tumeurs se terminent insensiblement par *transpiration*, qu'on appelle résolution. » Et il ajoutait : « Ce qui se fait par le seul bénéfice de nature ou aidé de médicaments résolutifs. »

La même idée est exprimée par Trousseau et Pidoux, lorsqu'ils disent :

« La résolution n'est que la résorption interstitielle dans un organe en particulier, comme l'amaigrissement est la résorption interstitielle dans tous les organes de l'économie » (Trousseau et Pidoux, *Traité de Thérapeutique*).

C'est au point de vue de cette dernière acception du mot, que nous nous placerons.

Les Résolutifs sont donc les procédés empruntés ou non à la matière médicale, au moyen desquels on cherche à obtenir cette résorption. On comprend combien ces procédés sont variés et complexes; faire l'histoire de chacun d'eux, ce serait embrasser toute la thérapeutique, car il n'est aucune des armes que le médecin a sous la main, qui ne puisse, maniée d'une certaine façon, devenir, dans certains cas, un agent résolutif.

Parmi les résolutifs ainsi compris, figurent ce qu'on appelait jadis les *fondants*, certains *altérants*, les *apéritifs*, les *incisifs*, les *discussifs*, *délayants*, *désobstruants*, *désopilants*. L'acception triviale qu'on donne encore à ce mot dans un langage extra-scientifique, en l'appliquant à la *rate*, n'est qu'un vestige populaire des doctrines humorales qui voyaient dans la tristesse l'effet de l'engorgement produit par une humeur noire dans la rate, qu'il s'agissait dès lors de désobstruer, de *désopiler*.

Du reste, tous les médicaments, les *excitants* aussi bien que les *émollients*, les *évacuants* comme les *toniques* peuvent faire œuvre résolutive. Ce n'est donc qu'arbitrairement qu'on pourrait dresser une liste toujours incomplète d'agents résolutifs. Il existe une médication résolutive; elle a pour but d'amener la résolution; mais les moyens qu'elle emploie sont multiples, et c'est par des procédés souvent opposés et qu'elle doit savoir choisir, qu'elle arrive à son but. Les agents capables de servir les visées de la médication résolutive, que nous nommerons les *résolutifs*, n'agissent pas en vertu de propriétés spéciales dites *fondantes*, *désobstruantes*, etc.; ils ne peuvent exercer leur action physiologique dans le sens de la résolution, qu'autant que le permettent les lois imprescriptibles de la nutrition et de la dénutrition des tissus; c'est, en somme, comme toujours, l'organisme qui fera les frais de la résolution, conformément aux propriétés de ses tissus. C'est donc uniquement à modifier la nutrition et la dénutrition des éléments cellulaires que peut tendre la médication résolutive, et ces modifications sont restreintes dans le même cercle que les phénomènes de nutrition ou de dénutrition spontanément mis en œuvre par la nature.

Le processus inflammatoire, bien qu'il ne soit pas le seul auquel la médication résolutive puisse s'attaquer, peut servir de type pour montrer quels sont les procédés que l'organisme met en usage pour arriver spontanément à la résolution et quels sont, au contraire, les obstacles que le médecin rencontrera dans l'organisme même, au succès de la médication résolutive.

L'inflammation a été définie : une suractivité de la nutrition et de la formation des éléments anatomiques : retour de la cellule à l'état embryonnaire, tuméfaction du protoplasma, prolifération sous forme de simple hyperplasie ou même d'hétéroplasie inflammatoire. Ces phénomènes de nutrition et de prolifération cellulaires sont aujourd'hui bien connus; ils sont précédés, accompagnés ou suivis d'un certain nombre d'autres phénomènes connexes : la simple hypérémie caractérisée par l'état de réplétion des vaisseaux, puis la stase; ce sont là les conditions d'apport nutritif exagéré, d'état *succulent* de la partie malade, qui favorisent la nutrition des cellules et leur développement exagéré ainsi que leur multiplication. En même temps que par intussusception l'élément cellulaire s'accroît, les espaces intercellulaires se remplissent d'*exsudat* fibrineux, séro-fibrineux, fibrinogène; l'abondance de cette sécrétion interstitielle varie avec les organes : dans les séreuses, dans le tissu cellulaire elle atteint un degré considérable qui augmente l'intumescence et les phénomènes de compression.

Si les conditions d'irritation de la partie malade viennent à cesser ou ont, à ce moment, épuisé leur action, la reprise, par les vaisseaux, des matériaux qu'ils ont apportés est encore possible ; ils rentrent alors graduellement dans l'économie qui, après les avoir pour ainsi dire sécrétés, les absorbe au contraire et les assimile.

D'après Liebig, la fibrine, une fois reprise par les vaisseaux, se convertirait par oxygénation en urate d'ammoniaque, en acide choléique, en soufre, en phosphore, qui donneraient à leur tour, sous l'action croissante de l'oxygène, de l'urée, de l'acide carbonique, du carbonate d'ammoniaque, des sulfates et des phosphates.

Si l'inflammation poursuit son cours, elle peut aboutir à la suppuration, et alors les résolutifs viennent trop tard.

On peut, au contraire, voir survenir l'*induration* caractérisée par le développement irritatif du tissu conjonctif interstitiel, ainsi que cela se voit dans les organes glandulaires (amygdales, testicules), ou des *formations conjonctives* nouvelles, telles que les néo-membranes des séreuses ou les scléroses interstitielles.

La formation de vaisseaux nouveaux qui a lieu dans toute inflammation qui a parcouru toutes ses périodes et qui se fait par suite de l'extension aux cellules épithéliales des capillaires, des phénomènes de retour à l'état embryonnaire, peut aider dans leur développement les néo-formations dont nous venons de parler ; mais elle peut aussi, quoique moins souvent, favoriser leur résorption.

Ce dernier phénomène a plus souvent pour intermédiaire les dégénérescences régressives des néo-formations inflammatoires, dégénérescences qui, faisant baisser la vitalité dans les éléments anatomiques, peuvent les livrer en pâture à l'absorption interstitielle favorablement préparée. Encore faut-il que ces dégénérescences soient de nature à se prêter aux phénomènes de désintégration organique qui sont nécessaires à leur reprise par l'absorption, et que les éléments embryonnaires produits par l'inflammation ne se soient pas encore organisés en tissus adultes : os, scléroses parfaites. C'est ainsi que se prêtent moins facilement à être reprises par l'absorption les granulations calcaires et les plaques de pétrification qui incrustent les tissus au voisinage des arthrites chroniques, ainsi que les cristallisations d'urate qui se déposent dans les tissus des goutteux.

Un processus analogue à celui de l'inflammation, mais plus lent, préside à la formation d'un grand nombre de tumeurs solides. Elles diffèrent, cependant, des produits inflammatoires par la persistance et la tendance à l'accroissement.

Mais la nutrition cellulaire n'est pas uniquement soumise à des lois physiques d'intégration et de désintégration organiques, par voie d'échanges réciproques entre le sang et les éléments anatomiques ; à défaut de l'action des nerfs trophiques encore à démontrer, au moins l'action trophique des nerfs joue tour à tour le rôle d'excitant et de régulateur, et ce dernier facteur des phénomènes nutritifs intimes n'est pas celui sur lequel la médication résolutive a le moins de prise.

Sans qu'on puisse encore préciser en théorie, comment le médecin agit sur la nutrition par l'intermédiaire du système nerveux, on ne peut oublier que, dans les productions qu'on désigne sous le nom de *tumeurs*, les nerfs sont absents, et que, dans une expérience célèbre où Schrœder Van der Kolk avait coupé tous les nerfs de la patte d'un chien, puis fracturé les os de cette patte, il a assisté à la formation d'un cal exubérant, se développant sous forme d'une sorte de tumeur fongueuse.

Sans pouvoir encore tirer de cette expérience aucune conclusion rigoureuse,

il est permis de voir une relation entre ces résultats expérimentaux et les phénomènes opposés que prétend obtenir la méthode résolutive, lorsqu'elle s'adresse
aux tissus par l'intermédiaire du système nerveux.

Cet exposé succinct des actes nutritifs et dénutritifs, d'ordre pathologique,
qui se passent au sein de l'organisme, permet de comprendre pourquoi les procédés résolutifs dont dispose la thérapeutique, sont, comme nous le disions,
variés et complexes ; variés, car la résolution peut également s'obtenir en s'opposant à la nutrition et en favorisant la dénutrition ; complexes, car c'est souvent
simultanément qu'on poursuivra ces deux buts en apparence opposés, mais convergents au même résultat ; et c'est toujours en s'adressant à la fois, aux solides
et aux liquides, aux éléments anatomiques intéressés, au sang et au système
nerveux, à l'état local et à l'état général, qu'on fera de la médication résolutive.

Quelle que soit la variété des situations qui peuvent se présenter, on peut,
cependant, tenter une classification des procédés qui ont prise sur l'évolution
des tissus et qui peuvent la pousser dans le sens de la résolution. N'aurait-elle
d'autre effet que de combattre la croyance empirique aux fondants, cette classification ne serait pas inutile ; les résolutifs peuvent se classer ainsi :

1° Résolutifs qui répriment la nutrition des tissus : révulsifs, sédatifs, astringents, antiplastiques, antiphlogistiques, quelques altérants.

2° Résolutifs qui activent la dénutrition des tissus : spoliateurs, excitants,
irritants, toniques, altérants.

3° Résolutifs par action physico-chimique.

Le choix de la direction à suivre, pour arriver à produire la résolution, n'est pas arbitraire ; on sera guidé tant par la nature que par la période
plus ou moins avancée du trouble nutritif et par la considération des diverses
indications et contre-indications que nous rencontrerons, chemin faisant. Pour
ne parler que des phlegmasies, il est évident que pour obtenir la résolution des
inflammations *congestives* : érythème, érysipèle, catarrhe des muqueuses, inflammations rhumatismales des jointures, etc., l'indication sera favorable aux
agents de la première catégorie, tandis que, dans les inflammations *hyperpla-
siques, interstitielles* et *caséeuses*, on aura plus de chances d'arriver au but, en
hâtant la dénutrition des tissus.

1° RÉSOLUTIFS QUI RÉPRIMENT LA NUTRITION. Les résolutifs qui tendent à réprimer la nutrition peuvent être appliqués localement ou livrés à l'absorption
générale de l'économie. On réunit souvent ces deux modes d'intervention.

Ils ont surtout leur application, ainsi que je l'ai dit plus haut, dans les
phlegmasies aiguës, dans les simples fluxions congestives.

Ils tendent à modérer l'éréthisme vasculaire, à anémier localement la partie
malade, à lui enlever soit directement, soit par l'intermédiaire de l'organisme
tout entier, une partie plus ou moins grande de sucs, à modifier, en les diminuant, les qualités plastiques du sang, enfin, à mettre les tissus dans les conditions précisément opposées à celles qui caractérisent l'augmentation de vitalité
organique. Ce sont :

Les *révulsifs* qui tendent à faire à eux un appel de sang destiné à amoindrir
la turgescence de la partie malade (sinapismes, ventouses), ou joignent à cet
appel, à cette fluxion dérivative, une véritable spoliation séreuse (vésicatoire) ou
purulente (cautère, pommades stibiées).

La révulsion a surtout chance de réussir dans les premières périodes des phlegmasies, lorsque la fluxion sanguine n'est pas devenue permanente, et que les exsudats épanchés n'ont pas encore eu le temps de s'organiser; elle réussit surtout dans les affections fugaces, superficielles, telles que les phlegmasies catarrhales des muqueuses.

Dans les phlegmasies plus sévères, mais encore à leur début, elle peut, cependant, réussir, mais à la condition d'être intense; c'est ainsi que Velpeau faisait avorter le phlegmon diffus par l'application d'un large vésicatoire sur toute la partie malade; j'ai vu, moi-même, ce moyen réussir à faire avorter un anthrax de la nuque chez un diabétique. L'action atrophiante des cautères, des vésicatoires suppurants sur le bras où on les avait appliqués dans un but préventif, comme cela se faisait autrefois, est souvent manifeste. Les pommades stibiées ou les frictions stibiées (Scherwen, Duparcque), la méthode stibio-dermique de J. Guérin, doivent à la révulsion leurs effets résolutifs.

Les vomitifs, en dehors de leurs autres modes d'action sur l'organisme, peuvent devenir ainsi de puissants révulsifs, par la congestion simultanée qu'ils déterminent sur le foie, la rate, le pancréas et l'estomac.

Les purgatifs végétaux produisent sur l'intestin une révulsion qui peut être utilisée avec avantage dans les congestions et les phlegmasies encéphaliques. Dans les inflammations qui ont pour siége l'appareil oculaire, dans l'iritis surtout, les sialagogues peuvent intervenir utilement et assurer la résolution. La pyrèthre, le calomel sont bien connus; le jaborandi, ce puissant sialagogue, a déjà été utilisé avec succès dans ce sens (Gubler, Abadie).

Enfin, les procédés hydrothérapiques au moyen desquels on applique immédiatement le froid sur la peau en transpiration, dans les engorgements pulmonaires chroniques (Beni-Barde) rentrent par la révulsion, dans la méthode résolutive, mais demandent à être maniés avec une extrême prudence.

Les *Sédatifs* sont les meilleurs moyens que possède la thérapeutique d'amoindrir l'activité fonctionnelle des tissus.

A leur tête, il faut placer le froid, à condition toutefois que son action sera continue, sans quoi on obtiendrait des effets diamétralement opposés à ceux qui sont nécessaires à la résolution; les bains froids partiels dans les entorses, l'irrigation continue dans les plaies contuses sont bien connus dans leurs effets résolutifs. Le froid resserre les vaisseaux, anémie les tissus, modère les échanges moléculaires; c'est pour cela même que le froid qui hâte la résolution dans les périodes congestives des inflammations, devient intempestif plus tard, c'est-à-dire dans la période nutritive, et toutes les fois qu'on se trouve en présence, non plus d'une évolution formatrice, mais d'une formation déjà existante. Il ne peut plus rien contre le fait accompli.

L'emploi de la glace sur le ventre dans la péritonite, des compresses imbibées d'eau fraîche sur les jointures enflammées des rhumatisants, donne, chaque jour, la preuve des propriétés résolutives du froid.

Du froid il faut rapprocher la compression, qui rend chaque jour des services dans le traitement des arthrites, et à laquelle il faut joindre l'action de la pesanteur : tout le monde sait que la déclivité des parties malades est une des causes qui favorisent l'afflux des liquides ; tous les chirurgiens ont soin de placer les panaris, les phlegmons, etc., de telle façon que la partie malade soit soustraite par les lois de la pesanteur à l'arrivée du sang artériel et au séjour du sang veineux. Tous ces moyens peuvent servir, au moins à titre d'adjuvants, la médication résolutive.

Nous en dirons autant de l'état syncopal et nauséeux, qu'ils soient produits par un vomitif ou par le mal de mer, ou que l'anémie cérébrale soit due à des influences psychiques ou à l'action des médicaments qui agissent sur les capillaires en diminuant leur calibre, en provoquant l'ischémie des tissus, l'ergot, le sulfate de quinine, la digitale. L'ischémie produite par la digitale sur les tissus si vasculaires du poumon a été utilisée comme résolutif dans la pneumonie (Duclos, Hirtz). A cette action se joignent en outre les effets diurétiques de cette plante, effets sur lesquels nous reviendrons tout à l'heure.

*Astringents.* Les conditions de turgescence propres à la prolifération des tissus et à l'entretien des néoformations sont encore combattues avec avantage par les astringents. Leur emploi est le plus souvent local, et il a sa raison d'être dans les inflammations superficielles à leur début ou dans les phlegmasies chroniques qui se caractérisent moins par des proliférations ou des dégénérescences de tissus, que par ce que Trousseau et Pidoux nomment : « Une habitude d'hypérémie inflammatoire. » La congestion dans ces cas, est empreinte d'une certaine passivité ; les tissus manquent, selon l'expression des auteurs du traité de thérapeutique, du *sufficiens robur* de Sthal, mais à défaut de stimulus franc, la nutrition exagérée des éléments anatomiques n'en a pas moins lieu, par suite d'un apport excessif de matériaux. Dans ces cas, les astringents tels que l'alun, le sulfate de zinc, le borax, le tannin, sont indiqués ; ils resserrent pour ainsi dire, mécaniquement, les capillaires, produisent, l'astriction, le ratatinement des tissus ; ils tarissent les exhalations, amènent le refroidissement, la pâleur, le froncement et l'amoindrissement des parties. Ces indications sont souvent remplies par les eaux minérales sulfatées ferriques et alunées. Les angines, les catarrhes des muqueuses accessibles à nos topiques sont tous les jours traités avec succès par ces moyens.

Quelques autres astringents, tels que les sels de plomb doivent à ces propriétés d'astriction des tissus avec diminution de l'éréthisme vasculaire, ainsi qu'au pouvoir de coaguler l'albumine, leur emploi fréquent à l'extérieur comme résolutifs et fondants : l'*onguent de la mère Thècle*, le *diachylum*, l'*emplâtre de Vigo*, l'*emplâtre rouge*, la *pommade résolutive de Biett*, et les nombreux onguents, pommades, topiques de tout genre qui, déposés sur les indurations glandulaires ou autres, prouvent la croyance qu'on a eue de tout temps au pouvoir de ces astringents ; il est juste d'ajouter que les faits ne confirment que rarement cette croyance ; tous ces agents ont sans doute la propriété qu'on recherche en eux, mais dans un grand nombre de cas, il manque à la mise en jeu de ce pouvoir, un point absolument indispensable, l'absorption par la peau intacte.

Là même se trouve, soit dit en passant, la cause des nombreux échecs de la médication résolutive et du discrédit dans lequel tombent chaque jour davantage la plupart des substances dites résolutives. On se préoccupe trop peu de leur absorption et l'on croit trop souvent avoir tout fait pour la résolution, alors qu'on n'a fait que déposer sur la peau des substances absolument inertes, qui eussent été actives si on eût assuré leur absorption.

Lorsque les astringents sont donnés à l'intérieur, leurs effets résolutifs se font sentir par la petitesse des battements du cœur qui en résulte, l'assèchement des sécrétions pathologiques et l'amaigrissement.

*Antiplastiques.* En tête de cette liste vient le mercure ; qu'on l'emploie à l'intérieur ou comme topique, on n'a plus à redouter, comme tout à l'heure, que non absorbé, il reste sans effets. Il émet à la température ordinaire et *a fortiori* à la température du corps des vapeurs dont la force de diffusion est considérable ; ces vapeurs pénètrent facilement par la peau intacte à travers les conduits et les cavités glandulaires des organes de la sécrétion sudorale (Gubler.) Son absorption par les voies pulmonaires est en outre assurée pour les mêmes raisons.

De là le grand nombre de topiques où il entre associé à des substances plus ou moins utiles : nous citerons la *pommade fondante* de Ricord, conseillée par son auteur dans l'epididymite chronique, et qui n'est autre chose que de l'onguent mercuriel double ; la *pommade résolutive* de Dupuytren également composée d'onguent mercuriel ; l'*emplâtre résolutif*, et enfin les simples *frictions* d'onguent mercuriel.

A l'inverse des substances ou des moyens dont nous avons parlé jusqu'ici, et qui s'adressent surtout à l'élément fluxionnaire des troubles trophiques qu'il s'agit de *résoudre*, et qui trouvent par conséquent leur application dans les phases premières des altérations qu'ils doivent combattre, le mercure s'adresse aux phlegmasies plastiques, avec tendance à un dépôt facilement organisable; c'est le *fondant* par excellence.

S'adressant à plusieurs éléments à la fois, il dépouille le sang d'une certaine partie de sa substance plastique ; il rend la fibrine déliquescente, il s'oppose à la génération des globules du sang, rend en outre leurs surfaces moins adhérentes aux parois des vaisseaux; en même temps, il semble frapper d'un temps d'arrêt le mouvement organique; on l'a nommé *anti-vital*, comparant son action sur les tissus animaux à celle qu'il exerce sur les cellules de chlorophylle qu'il rend inaptes à réduire l'acide carbonique sous l'influence de la lumière (Boussingault). Il semble arrêter le mouvement de composition des tissus (Gubler).

De là son indication dans les phlegmasies aiguës : on sait quel usage, j'allais dire quel abus, en font les médecins anglais.

En même temps qu'il frappe d'arrêt le mouvement de composition, il semble activer le mouvement de décomposition, remplissant ainsi toutes les indications que peut comporter la méthode résolutive. Son emploi dans les engorgements du foie repose sur ce double pouvoir aplastique et dénutritif, auquel s'ajoutent dans ce cas particulier, ses propriétés cholagogues et par conséquent spoliatrices et dérivatives.

Est-ce à l'arrêt du mouvement de composition avec augmentation du mouvement inverse de décomposition, est-ce à son action fluidifiante qu'il faudrait rattacher la résolution de cataractes au début, sous l'influence du mercure (Boerhave, Chélius, Demours, Perruzzi); avant d'être expliqués, de pareils faits auraient besoin d'être vérifiés.

On a rapproché de son pouvoir dénutritif l'action stimulante qu'il imprimerait au système lymphatique (James Ross) : C'est en stimulant le système lymphatique qu'il éliminerait rapidement les matériaux de décomposition, épuisant ainsi l'organisme, puisqu'il arrête du même coup le mouvement réparateur ; c'est en s'opposant aux tendances de la syphilis aux formations plastiques (induration des chancres, gommes, exostoses, etc.), qu'il a pu mériter le nom d'antisyphilitique.

Les propriétés résolutives du mercure ne sont plus à prouver et n'ont de comparables que celles des alcalins.

Les propriétés antiplastiques des alcalins sont dues également à la perte de coagulabilité du sang, à l'action dissolvante qu'ils exerceraient directement sur l'albumine et sur la fibrine, action qui se manifeste par le peu de tendance de l'organisme débilité par eux aux néoformations inflammatoires, et qui, poussée à l'excès, déterminerait une véritable cachexie alcaline caractérisée par l'amaigrissement, la pâleur et la bouffissure des tissus ainsi que par des hémorrhagies passives.

Les engorgements viscéraux, les arthrites déformantes de la goutte et des rhumatismes, les états de pléthore qui n'attendent qu'une occasion pour devenir franchement pathologiques et qui s'accompagnent d'une sorte de succulence exagérée des tissus, trouvent dans les alcalins de quoi remplir les indications de la médication résolutive.

*Altérants.* Un certain nombre d'altérants peuvent joindre leurs efforts à ceux de la médication résolutive, en arrêtant le mouvement de composition, en arrêtant d'une façon générale l'hématocausie, et les échanges organiques qu'ils semblent à un certain point de vue immobiliser. Telle est l'action de l'arsenic, caractérisée par la réfrigération, la sédation générale, peut-être par l'altération des globules sanguins ou bien par une action sthénique sur l'appareil nerveux vaso-moteur (Gubler). C'est, en somme, un modérateur des combustions organiques.

Son action convient dans les phlegmasies subaiguës ou chroniques, d'origine diathésique, lorsqu'en un mot la cause est générale et qu'une action métacrasique est nécessaire. Les eaux arsénicales, le Mont-Dore, la Bourboule, etc., conviennent à cet égard à certains côtés de la médication résolutive. Il en faut rapprocher les cyaniques, le quinquina, les bromures alcalins.

La division que nous avons établie au point de vue de l'action des résolutifs, en agents qui diminuent la nutrition et agents qui augmentent la dénutrition n'est pas absolue ; il en est ainsi de la plupart des classifications auxquelles on est forcé d'avoir recours pour faire une exposition quelque peu méthodique ; les mercuriaux, par exemple, et les alcalins pourraient à la rigueur être classés dans l'une et dans l'autre des deux catégories que nous avons faites. L'arrêt dont ils frappent la nutrition, semble cependant primer l'impulsion qu'ils impriment à la dénutrition. Le contraire est vrai des médicaments que nous allons maintenant considérer.

2° Résolutifs qui excitent la dénutrition : *Spoliateurs.* Ces agents qui peuvent produire d'une manière ou d'une autre la spoliation dans l'économie font forcément appel pour combler le vide qui s'est produit dans l'organisme, à une absorption interstitielle que les tissus font aux dépens de leur propre substance, plutôt que de ne le faire point. L'amaigrissement général produit par un travail excessif lorsqu'une nourriture réparatrice fait défaut, en est un exemple : l'organisme se nourrit de sa propre substance, à défaut de substance étrangère ; c'est ainsi que la privation plus ou moins complète d'aliments est un moyen important dans les cures de réduction.

La vieille expérience clinique eût pu montrer, par l'observation des crises, comment la résolution dans les maladies, semblait parfois coïncider avec une spoliation spontanée : hémorrhagie, diarrhée, sueurs, flux urinaire, etc. ; d'une façon moins générale, le flux des larmes succédant à la période d'assèchement de la conjonctivite, l'écoulement séreux succédant dans le coryza à la sécheresse des fosses nasales, l'épanchement pleurétique jugeant, pour ainsi dire, l'in-

flammation aiguë de la plèvre, enfin la sécrétion bronchique qui facilite
l'expectoration à la période de résolution de la pneumonie, sont des crises au
petit pied et nous ne faisons pas autre chose qu'imiter la nature et les phénomènes critiques dont elle nous rend témoins, lorsque par la soustraction d'une
certaine quantité de tel ou tel liquide de l'économie, nous espérons produire et
produisons souvent la résolution. La spoliation locale peut être, nous l'avons dit,
un des modes d'action de la vésication.

De moins en moins usitée chez nous, la saignée était une spoliation directe,
souvent souveraine dans les phlegmasies intenses; pratiquée, comme on disait
alors, *larga manu*, elle était certainement un moyen héroïque, mais cette condition était nécessaire; dans la pneumonie, par exemple, Trousseau et Pidoux
veulent qu'on aille jusqu'à l'affaiblissement du pouls et à la syncope « de manière à entraîner dans cette sédation extrême, le parenchyme pulmonaire. »
C'était là l'action immédiate de la saignée, action que nous remplaçons, peut-
être à moins de frais, et à moins grand appareil, au moyen du tartre stibié; l'effet
spoliateur ne se faisait sentir que plus tard : Trousseau et Pidoux ont d'ailleurs décrit de main de maître l'action résolutive de la saignée, en montrant qu'on n'enlève pas ainsi le sang en excès dans les poumons, mais que « la saignée faite,
un obstacle à l'accomplissement des fonctions nutritives du poumon se trouve
levé et la résolution s'opère en vertu des propriétés inhérentes au tissu pulmonaire; les propriétés du tissu reprennent alors leur rôle »; c'est une façon, comme
ils le disent ailleurs, « d'affamer les tissus », qui reprennent alors avec avidité les
*blastèmes*, la *lymphe plastique*, les *exsudats*, de quelque nom qu'on veuille se
servir, épanchés par le fait de l'inflammation.

Les exutoires dans les engorgements chroniques n'agissent pas autrement
qu'une saignée à chaque instant renouvelée, pour ainsi dire. Grâce à cet écoulement continu des liquides, l'absorption interstitielle à chaque instant sollicitée
fait, à chaque instant, rentrer dans le torrent circulatoire où ils sont brûlés, les
débris résorbés des tissus pathologiques, dont on cherche à obtenir la résolution.

Les vomitifs et surtout les purgatifs sont les moyens de spoliation qui nous
sont aujourd'hui le plus familiers : les sels neutres ne se bornent pas à donner à
la résolution le concours de la spoliation qu'ils opèrent dans l'organisme : absorbés eux-mêmes pour une part et admis dans la circulation, ils diminuent la
coagulabilité de la fibrine, facilitent le conflit des globules et de l'oxygène
(Gubler), augmentent ainsi la combustion interstitielle, en même temps qu'ils
exercent leurs effets drastiques.

C'est à ce titre que les cures hydriatiques peuvent être utilisées avec avantage par la médication résolutive. C'est ainsi que les engorgements du foie
peuvent obtenir une tendance à la résolution aux eaux de Brides, Chatel-
Guyon, Santenay, aux eaux chlorurées sodiques de Balaruc et de Bourbonne. Les
cures dites de *réduction*, utilisent encore la méthode résolutive à Dryburg, à
Ems, à Kissingen en Allemagne, à Marienbad en Bohême; les mêmes succès
seraient obtenues chez nous pour les eaux laxatives et purgatives de Brides,
Miers, Santenay, Vacqueyras-Montmirail, ou par celles de Châtel-Guyon, Saint-
Maurice, Saint-Myon, Médague, Rouzat et Saint-Nectaire (Gubler).

A la spoliation se rattachent les diurétiques : la digitale, le nitrate de potasse, etc. Ce dernier sel jouit, en outre, de propriétés antiplastiques; il re-
tarde la coagulation du sang extrait de la veine, et entrave l'hématose, en
fixant plus intimement l'oxygène aux globules; à ce titre il pourrait figurer

au milieu des médicaments que nous avons qualifiés d'obstacles à la nutrition.

Les sudorifiques, les sialagogues sont aussi des spoliateurs, et à ce double titre il est difficile de ne pas citer un médicament d'importation récente, qui semble appelé à un grand avenir, le *Pilocarpus pinnatus* ou *Jaborandi*. Des phénomènes inflammatoires du côté de l'appareil respiratoire et brusquement apparus au milieu d'une épidémie de grippe, ont pu être enrayés et amenés à délitescence, plutôt peut-être qu'à résolution (Gubler). La sudation provoquée par la chaleur seule (fumigations, bains de vapeur, etc.), remplit un but analogue.

Enfin, en dehors même de la sudation qu'elle peut provoquer, la chaleur par elle-même place les tissus dans un milieu favorable aux échanges intra-cellulaires, en même temps que par un effet physique, surtout si on y joint l'humidité, elle permet l'expansion des tissus et les soulage au milieu de la réplétion de tous les éléments, qui sont comme gorgés, et qu'elle hâte l'activité des circulations locales.

Tel est le rôle des cataplasmes émollients qui sont un des moyens de résolution les plus journellement employés ; telle est l'indication, dans les phlegmasies chroniques articulaires, des bains, douches, etc., dans les eaux thermales sulfureuses de Bagnols, Aix en Savoie, Luchon, Baréges, Gréoulx et même dans les eaux simplement inermes : Plombières, Luxeuil, Néris, etc. Tel est encore le but des cures dites d'*illutation* dans les *boues minérales*. Tous ces moyens en diminuant la raideur des tissus, en activant les fonctions cutanées et en facilitant la nutrition ainsi que la dénutrition des tissus, rendent des services à la méthode résolutive.

Selon la façon dont ces moyens sont employés, selon le degré de susceptibilité de l'organisme auquel ils s'adressent, ces moyens peuvent amener la résolution en jouant le rôle d'excitants.

*Excitants.* C'est à titre d'excitants, que certains astringents figurent dans la médication résolutive : ils réveillent la contractilité des capillaires et favorisent ainsi la résorption des humeurs épanchées ; ils réveillent la tonicité (Stahl), la sensibilité et la contraction organiques (Bichat), l'orgasme des tissus (Lamark), l'érection vitale (Broussais). La médication dite substitutive n'a souvent pas d'autre arme que ces médicaments.

Les irritants de toute nature jouent, appliqués à l'extérieur, un rôle important dont nous avons déjà dit un mot à propos de la révulsion et de la spoliation, qui sont deux des formes de leur action complexe : les cautères, les moxas appliqués sur les tumeurs indolentes amènent souvent une légère irritation qui active la résorption, en hâtant les phénomènes de digestion interstitielle, qui n'avaient plus lieu faute de stimulus, « comme un estomac qui ne digère plus, faute d'excitants » (Trousseau et Pidoux) ; beaucoup de fomentations résolutives, la mixture résolutive de Carus, les sachets résolutifs n'agissent ou n'ont la prétention d'agir qu'en excitant les phénomènes d'absorption interstitielle.

Beaucoup plus efficace est la méthode dite d'injection parenchymateuse (Luton), qui consiste à provoquer la résolution des engorgements chroniques et des tumeurs, en injectant dans la profondeur même des tissus des irritants dont l'effet est alors beaucoup plus assuré et beaucoup plus actif que lorsqu'on se borne à les déposer sur la peau. C'est là un des côtés des injections parenchymateuses, celui par lequel elles se rattachent aux irritants ; nous verrons tout à l'heure qu'elles en ont un autre plus physiologique.

Les injections d'acide phénique dans les tissus au niveau des arthrites graves,

des adénites et des phlegmasies (Hüter) rentrent dans cette méthode. Il en faut
rapprocher les injections de nitrate d'argent (Luton) ou d'alcool (Luton, Schwalle,
Haase), dans le parenchyme des lipomes ou de différentes tumeurs. On peut de
même pratiquer les injections de teinture d'iode dans les ganglions dégénérés,
dans le goître : sur 69 cas de goître ainsi traités, Luton compte 25 améliorés,
40 guéris et 4 insuccès.

Mais encore ne faut-il pas appliquer indistinctement cette méthode à tous les
goîtres ou à toutes les indurations, hypertrophies ou dégénérescences. Si l'élément phlogose, l'éréthisme vasculaire étaient prédominants, on risquerait de
dépasser le but et de provoquer des phénomènes nutritifs plutôt que de la dénutrition. Les applications d'iode ont, au contraire leur raison d'être sur ou dans les
engorgements froids.

L'iode a été employé ainsi avec succès par Tuske, par Bertin, dans une tumeur
bénigne du sein, par Antonin Lavat ; ce dernier (Th. Strasbourg, 1869), précise
la nécessité de n'employer les injections parenchymateuses d'iode que dans les
adénites indolentes, lorsqu'on veut *exciter* dans la masse un travail de transformation radicale.

Le procédé d'injection parenchymateuse n'est, en somme, qu'un moyen d'assurer le contact pour ainsi dire moléculaire des substances irritantes et de l'iode
en particulier avec des tissus : on a tenté, mais jusqu'ici sans beaucoup de
succès, de provoquer le dépôt moléculaire au sein des tissus par la force élec-
trolytique du courant, ainsi qu'on le fait pour la galvanoplastie (Beér); on place
pour cela de l'iodure de potassium au pôle positif, et de l'eau distillée au pôle
négatif. Les tissus se trouvent alors traversés par un courant d'iode qui les imbibe. On a cherché à rendre l'électrolyse plus efficace au moyen de l'électroponc-
ture (Wilhelm, Eulenberg); mais ces procédés, douloureux, compliqués, sur la
valeur desquels nous sommes loin, d'ailleurs, d'être fixés, ne sont pas encore
passés dans la pratique. Ils méritent néanmoins de fixer l'attention. Récemment
Hermann Munk aurait réussi à faire absorber de l'iode déposé sur la peau ; il
emploie 10 à 18 éléments de Grove. Il se sert d'électrodes discoïdes à surface
plate, de 10 à 15 millimètres de diamètre, et renverse de temps en temps le
sens du courant qu'il nomme *cataphorique.*

La méthode, excitante à l'intérieur, est chaque jour employée ; l'alcool, dans
la pneumonie qui s'accompagne d'une tendance au collapsus, hâte la résolution en donnant à l'organisme le stimulant nécessaire pour arriver de lui-même
à la coction des produits inflammatoires.

Ici doit trouver place la médication sulfureuse dans les catarrhes chroniques,
dans les inflammations chroniques de nature diathésique. Le séjour aux eaux
pyrénéennes a pour but de remplir cette indication. La poussée thermale bien
connue des médecins et des baigneurs est le gage de cette excitation nécessaire
et salutaire que les eaux sulfureuses ont pour but de provoquer.

Dans d'autres cas, c'est à l'hydrothérapie pratiquée de façon, non plus, comme
dans la médication réfrigérante, à amener la sédation, mais plutôt à provoquer la
réaction vive et franche, c'est aux phénomènes d'excitation qui l'accompagnent,
qu'on demande cette sorte d'entraînement des tissus nécessaire à leur rapide
évolution dans l'organisme ; le circulus de la matière ainsi hâté emmène avec lui
les produits pathologiques qui tendaient à s'immobiliser et à dégénérer dans
l'économie. Beni-Barde cite le fait d'un malade porteur de trente-deux lipomes
disséminés sur tout le corps, qui disparurent tous après un traitement de deux

mois par les douches froides excitantes. Maniées prudemment, les douches peuvent même être appliquées sur les jointures incrustées des goutteux. A l'hydrothérapie proprement dite se joignent d'ailleurs les effets de la projection plus ou moins forte de l'eau, sorte de percussion, qui trouve un puissant auxiliaire dans le massage et dans les manipulations isolées ou mieux encore combinées avec la gymnastique.

Si l'on veut, au moins à titre d'adjuvant, exciter par tous les moyens l'économie à se dénourrir, on pourra joindre aux autres moyens que les circonstances particulières auraient fait choisir, les inhalations d'oxygène, qui hâtent la combustion organique ou l'emploi du phosphore à petite dose, qui par son pouvoir ozonifiant accélère également la dénutrition, jusqu'au point même, si la dose est trop élevée ou continuée trop longtemps, d'encombrer les tissus de déchets incomburés. (Gubler).

Est-ce en raison de son pouvoir comburant que le phosphore aurait pu, dans certains cas, faire disparaître l'opacité du cristallin (Tavignot)? Le fait en lui-même est loin d'être démontré; Gosselin et Maisonneuve n'ont, du moins, jamais pu le constater; peut-être est-ce en déversant de l'oxygène dans les tissus (Gubler), que le chlorate de potasse hâte la combustion interstitielle, auquel cas ce serait à ce pouvoir qu'il faudrait rattacher les guérisons de cancroïde obtenues par l'usage du chlorate de potasse à l'intérieur (Millon, Bergeron, Leblanc).

Les *Toniques* peuvent être appelés au rôle de résolutifs, s'ils peuvent donner au système nerveux l'excitation suffisante pour activer les phénomènes de l'animalité (Trousseau et Pidoux), et activer la désassimilation. C'est à titre de résolutif, que les toniques sont si souvent indiqués dans la convalescence des maladies aiguës, ils hâtent la résorption des produits épanchés, en permettant aux tissus de faire cet effort; ils s'opposent aux régressions caséeuses qui, si on les laissait se produire, demanderaient plus tard d'autres moyens, souvent moins efficaces, pour être amenées à résolution.

Aucun tonique n'a semblé plus prédestiné à jouer ce rôle que l'électricité. Malheureusement les faits qu'on peut actuellement citer en sa faveur ne sont pas encore assez probants ni assez nombreux. Cependant, à en juger par quelques-uns de ceux qui sont publiés, il y aurait là un moyen puissant qui mérite d'être étudié.

Zancopulos a montré, non sans enthousiasme, tout ce qu'on pouvait attendre des courants continus pour la disparition des produits pathologiques qui sont dus à une hypergenèse cellulaire : hyperplasies, lymphomes, exsudats, tumeurs, hydropisies, infiltrations plastiques, etc.; on pourrait être exigeant et se contenter cependant à moins. Les carcinomes eux-mêmes ne seraient pas au-dessus des prétentions de l'électricité : on les soumet pendant une heure au moins à des courants continus; moyen extrêmement douloureux et dont nous ne connaissons pas encore peut-être tous les inconvénients. Il n'a pas fallu moins de 273 séances et de 3 années au docteur Morin-Meyer pour obtenir par la résolution la guérison d'une tumeur du cou.

Quoi qu'il en soit, il y a là une méthode encore trop peu exploitée, et des succès, sinon nombreux, au moins réels.

Le docteur Lefort emploie actuellement les courants continus, mais faibles, à la résolution des troubles trophiques; il aurait réussi, par ce moyen, à faire disparaître l'opacité du cristallin; mais ces faits sont encore trop récents et trop peu nombreux pour que nous nous croyions autorisés à conclure.

L'électrisation généralisée a été conseillée par M. Gubler et appliquée par lui avec
succès dans un cas où il s'agissait de hâter la dénutrition et la combustion organiques ; l'acidité des urines, due à la présence des acides urique et phospho-
rique, succéda à l'alcalinité qu'elles présentaient avant ; ces acides, versés par la
dénutrition, vinrent masquer l'action jusqu'alors prédominante exercée par la
soude et résultant du peu d'activité du mouvement de décomposition.

*Altérants*. L'iodure de potassium est de tous les altérants celui qui se
prête le mieux aux différents besoins de la médication résolutive. Kaltenbrunner
avait nettement indiqué l'accélération de la circulation, comme un puissant
moyen de favoriser la résolution ; l'iode remplit cette condition, en vertu de
propriétés d'ordre physique ; les solutions iodées cheminent plus rapidement
que les autres dans un tube de verre capillaire (Poiseuille). Dans les vaisseaux
sanguins, les globules, sous l'influence de l'iode, sont moins adhérents aux parois ; la fonte du tissu adipeux, et notamment des seins chez les femmes qu'on
soumet aux préparations d'iodure de potassium, montre l'intensité de l'impulsion dénutritive imprimée à l'organisme. L'augmentation dans les sécrétions
et dans les organes caducs (cheveux, épiderme, etc.) que subit, sous l'influence
de l'iodure de potassium, l'élimination des poisons métalliques incorporés dans
les tissus (arsenic, plomb, etc.), est encore la conséquence du pouvoir dénutritif
de l'iodure de potassium (Gubler).

Les propriétés fondantes exercées par l'iodure de potassium sur les tissus normaux ou sur les substances étrangères incorporées pour un temps dans l'organisme peuvent être utilisées pour éliminer les néoformations pathologiques :
De là son emploi comme résolutif dans le goître, dans la résorption des fausses
membranes (Gubler, Bouillaud), dans la tuberculose des méninges (Fonssagrives),
dans le catarrhe chronique de l'utérus (de Beaufort), dans les engorgements ganglionnaires propres à certaines formes de la scrofule, et contre les formations
plastiques de la troisième et même de la seconde période de la syphilis.

Malgré son pouvoir dénutritif, il serait contre-indiqué dans les phlegmasies
franches, parce qu'il stimule trop l'économie ; il amène des congestions, de l'éréthisme vasculaire, et ne rendrait pas, ailleurs que dans les engorgements plus
ou moins froids, les services qu'on peut en attendre.

Son action lente et générale dans la scrofule, par exemple, peut être de-
mandée avec avantage aux eaux iodurées, iodo-bromurées, etc.

On l'a également injecté dans les tissus, dans le but d'unir ses propriétés
altérantes à l'irritation locale qu'il détermine. Dans 7 cas d'amygdalite avec induration, Menzel aurait injecté avec succès dans le tissu même de cette glande,
une solution d'iodure de potassium ioduré.

Faut-il parler ici des propriétés fondantes et résolutives de la ciguë ainsi que de
la vertu des nombreux topiques de ciguë qui sont, de temps immémorial, appliqués sur les cancers et les tumeurs de diverse nature? Leur nullité à peu près
complète nous engage à ne le pas faire. Leur excuse est du moins dans l'action anesthésique, s'exerçant par absorption, même à travers la peau intacte,
ainsi que le prouverait le remarquable exemple cité à la Société de thérapeutique par M. Gubler, d'une dame qui, pratiquant à son mari des frictions avec
une pommade à la ciguë, présenta de l'anesthésie des doigts de la main droite,
employés à cet office, anesthésie qui passa à la main gauche, en disparaissant
du côté droit, lorsque cette dame, gênée par son infirmité passagère, employa la
main gauche pour faire les frictions.

3° RÉSOLUTIFS PAR ACTION PHYSICO-CHIMIQUE. Nous ne faisons pas entrer dans la méthode résolutive les divers agents qui exercent une action physico-chimique à titre de caustiques avec formation d'eschare, ni l'électrolyse elle-même avec formation, aux dépens des tissus, de produits gazeux ; les eschares ou les gaz ne sont pas destinés à être résorbés, ils sont éliminés directement ; cela n'est donc plus de la résolution, pas plus que l'ablation d'une tumeur avec le couteau.

Nous pensons cependant que, bien que ce ne soit plus ici tout à fait de la résolution, il y a lieu de terminer cette énumération des moyens dont dispose la méthode résolutive, en citant les applications légères d'iode sur la cornée opacifiée (Hermann-Kammerer). L'iode agirait ici par son action destructive sur les tissus organiques, en faisant rentrer dans la circulation les granulations opaques déposées dans les cellules de la cornée.

Nous citerons au même titre l'emploi de l'acétate de soude pour dissoudre les gisements de plomb laissés dans la cornée par l'emploi d'un collyre intempestif (Heckel), et de l'hyposulfite de soude pour opérer de la même façon sur les gisements d'argent de même origine (Heckel) ; enfin le même auteur a donné l'alcool étendu d'eau comme un moyen de dissolution des taches résineuses laissées dans la cornée par l'emploi, de plus en plus délaissé du reste, des substances résineuses en collyre.

Peut-être, et je ne crois pas que la chose ait encore été tentée, pourrait-on injecter dans le parenchyme de certaines tumeurs de petit volume le suc du *Carica Papaya*, ou des *Drosera longifolia*, *Sarracenia variolaris*, *Nepenthes rafflesiena;* on sait que ces plantes sécrètent par quelques-uns de leurs tissus des sucs qui digèrent les substances animales, qui tombent accidentellement ou sont déposées sur la surface de leurs organes sécrétants (insectes, morceaux de viande). Ces substances sont ainsi rendues solubles dans un liquide transparent. Il y a lieu, selon nous, de se demander si de petites tumeurs livrées à l'action de ces sucs injectés dans leur parenchyme, ne rentreraient pas par l'absoption dans la circulation générale, après avoir subi une sorte de digestion. La tentative semble au moins devoir être inoffensive.

Nous sommes loin d'avoir passé en revue tous les médicaments résolutifs ; j'ai montré suffisamment, je crois, combien une pareille tentative serait en dehors des limites d'un article général. Il serait aisé de donner ici la formule, ou au moins le nom, d'une foule de topiques que la routine a fait plus ou moins conserver, mais que leur inutilité, mille fois démontrée, fait chaque jour abandonner davantage. Nous ne le tenterons même pas. Il nous suffira d'avoir essayé de montrer que si la médication résolutive, celle qui a dû venir la première à l'esprit des médecins comme la plus utile et la plus favorable en ses effets, à été encombrée d'une foule de non-valeurs, la matière médicale et la thérapeutique tiennent cependant à la disposition du médecin des agents réellement résolutifs. Mais ce n'est qu'en substituant à une sorte de foi aux vertus résolutives, la connaissance raisonnée des modes divers et complexes par lesquels une foule de moyens peuvent modifier dans le sens favorable à la résolution les actes intimes de l'organisme, qu'on pourra avec quelque chance de succès manier les résolutifs.                                        A. BORDIER.

BIBLIOGRAPHIE. — HAMBERGER. *Diss. de medicamentis resolventibus.* Iéna, 1746, in-4°. — JUNCKER. *Diss. de resolventibus eorumque operandi modo.* Halle, 1750, in-8°. — TITIUS. *De virtute medicamentorum resolventium.* Vittemberg, 1793, in-4°. — FOURCROY. *L'art de con-*

*naître et d'employer les médicaments dans les maladies qui attaquent le corps humain.* Paris, 1785. — FERREIN. *Traité de matière médicale.* Paris, 1770. — CULLEN. *Matière méd.* Trad. de BOSQUILLON. — MÉRAT et DELENS. *Dict. univ. de mat. méd.* Paris, 1829. — PEREIRA. *The Elements of Materia Medica and Therapeutics.* Lond., 1854.— MIALHE. *Chimie appliquée à la physiologie et à la thérapeutique.* Paris, 1856. — MULLER. *Manuel de physiologie;* éd. de Littré. Paris, 1851. — TROUSSEAU et PIDOUX. *Traité de thérapeutique.* — GUBLER. *Commentaires thérapeutiques du Codex.* — BECQUEREL. *Application de l'électricité à la pathologie,* 1856. — DROPSY. *Électrothérapie.* — LUTON. *Traité des injections sous-cutanées à effet local,* 1875. — LAVAT (Antonin). *De l'emploi des injections iodées dans le traitement des adénites.* Th. de Strasbourg, 1869. — BENI-BARDE. *Traité d'hydrothérapie,* 1874.

Consultez aussi: HECKEL. *Journal de thérap.,* n° 8 et 9, 1874. — ZANCOPULOS. *Deutsches Archiv für klin. Med.,* t. XII. A. B.

**RÉSORPTION.** Le mot *résorption* sert à désigner des phénomènes qui surviennent dans des conditions très-différentes : la disparition d'un élément anatomique (graisse), l'atrophie d'un organe (cristallin), la disparition spontanée d'un épanchement séreux, pleural ou interstitiel, la résolution spontanée de certaines tumeurs, le passage dans le sang de certains principes (urine, bile, pus, etc.), sont expliqués par des phénomènes de résorption. D'où la difficulté de donner, du mot résorption, une définition qui embrasse tous les cas particuliers dans lesquels on l'emploie. Quoi qu'il en soit, on désigne généralement par résorption *un phénomène qui survient dans le cours ou par le fait de conditions morbides, et consiste dans le passage dans le torrent circulatoire d'éléments qui, produits ou secrétés par l'organisme, sont ultérieurement repris par le sang ou la lymphe, et ainsi disparaissent en partie ou en totalité.*

La nécessité de spécifier que la résorption, telle que nous l'envisageons, se produit dans le cours ou par le fait d'une maladie fait pressentir qu'il existe une résorption *physiologique*, et que des phémonènes de résorption se produisent normalement et d'une façon constante dans l'organisme. C'est ainsi qu'une portion notable des principes de la bile versée dans le tube digestif est ultérieurement résorbée par les parois intestinales. C'est par le fait d'une résorption (bien qu'à ce terme, employé d'habitude, nous préférions celui de désassimilation non compensée) du tissu compact des os, non suffisamment compensée par la production de couches osseuses à la périphérie, que, chez le vieillard, les couches les plus centrales du tissu compact des os disparaissent, d'où la diminution d'épaisseur de ce tissu, d'où l'augmentation de diamètre de la cavité médullaire, d'où la fragilité des os, cause si fréquente de fractures. C'est par suite de résorption que, pendant et surtout après les maladies, disparaît la graisse interstitielle déposée dans les tissus. La graisse, élément normal, survient dans les organes, ou autour d'eux, pendant l'état de santé ou de maladie; mais elle est susceptible de disparaître par résorption, soit pendant l'état physiologique, par suite de l'action de certains modificateurs hygiéniques, soit par suite d'un état morbide ; la graisse donc, par le fait de sa résorption, établit, à plus d'un titre, la transition entre la résorption physiologique et la résorption *morbide*.

Bien que servant à désigner des ordres de faits analogues et quelquefois employés l'un pour l'autre, les termes de résorption et *absorption* nous semblent devoir chacun conserver leur signification propre. Tandis que la résorption porte sur des éléments provenant de l'organisme, produits ou secrétés par lui (second terme de notre définition sur lequel il nous paraît utile d'insister), le mot absorption est plus spécialement réservé pour indiquer le passage dans les réseaux ou vaisseaux sanguins, lymphathiques ou chylifères, de corps liquides étrangers à l'économie et non produits par elle, qui, dans certaines conditions, ont été mis en contact avec l'organisme; par exemple : déposés sur une portion de peau privée ou non (paume de la main, plante du pied) de son épiderme, sur une muqueuse privée ou non de son revêtement épithélial, ou introduits dans le tissu cellulaire sous-cutané. Un liquide virulent ou un venin placé dans ces conditions, un liquide introduit sous la peau par une injection hypodermique sont absorbés. Les liquides ou les aliments convenablement préparés, mis en contact avec la muqueuse qui tapisse le tube digestif, sont absorbés par elle. Cependant, par une anomalie de langage, on emploie le mot de résorption pour désigner la disparition de l'air qui, introduit du dehors dans la cavité pleurale, constitue le pneumothorax.

Les phénomènes de résorption, avons-nous dit plus haut, s'observent à l'état physiologique comme à l'état pathologique, par l'effet des mêmes causes, et à l'aide des mêmes agents. En effet, tout corps liquide ou semi-liquide épanché dans une cavité séreuse ou dans le tissu cellulaire, ou accumulé dans une cavité tapissée d'une muqueuse, tout en ne faisant plus partie intégrante des organes qui ont contribué à sa production ou qui l'ont secrété, conserve avec l'organisme des rapports constants et nécessaires. Les manifestations morbides par lesquelles il manifeste sa présence, les modifications qu'il subit dans sa composition par suite des échanges qu'il entretient avec l'économie le prouvent surabondamment. On sait que, par suite de leur accumulation et de leur séjour plus ou moins prolongé dans les canaux ou réservoirs qui font suite aux appareils secréteurs, les liquides se concentrent, une partie de leurs principes constitutifs et surtout leux éléments liquides sont repris par voie de résorption. A l'état physiologique, la la bile cystique est plus amère, plus colorée, plus épaisse que la bile hépatique. L'urine qui a séjourné dans la vessie a une couleur plus foncée, une odeur plus forte que celle qui est expulsée peu de temps après son arrivée dans ce réservoir. (Des observations récentes de Treskin infirmeraient ce fait?) Le sperme acquiert, dans les vésicules séminales, une consistance et une viscosité plus grandes. Les matières fécales, par suite de leur séjour prolongé dans le rectum, augmentent en dureté et en densité. A l'état pathologique, les larmes accumulées dans le sac lacrymal et les tumeurs lacrymales commençantes non encore accompagnées d'inflammation des parois du sac, deviennent plus consistantes. Dans la grenouillette, qui reconnaît quelquefois pour cause une oblitération du canal de Warthon, le liquide accumulé dans la tumeur a la consistance du blanc d'œuf. Toutes ces modifications sont un effet de la résorption.

C'est encore par suite de phénomènes de résorption que nous voyons, au bout d'un temps plus ou moins long, disparaître en totalité ou en partie : le sang épanché dans les aréoles du tissu cellulaire (ecchymose sous-cutanée), dans le parenchyme des organes (hémorrhagie cérébrale), la sérosité qui constitue l'hydrothorax, l'ascite, l'anasarque, les épanchements articulaires (hydarthrose), les liquides des bourses séreuses, des gaines tendineuses, etc. Enfin, c'est par le fait de la résorption de principes normaux excrémentitiels (bile, urine), ou de principes anormaux (pus), que surviennent des altérations du sang redoutables.

La résorption intervient donc comme élément toujours important, quelquefois prépondérant dans un très-grand nombre de processus morbides : elle agit et apparaît tantôt comme élément modificateur, comme procédé curateur puissant qui a pour résultat final la guérison de lésions graves (épanchements séreux, sanguins, gazeux dans les cavités, les organes ou le tissu cellulaire, etc.), tantôt comme élément initial de maladie, comme cause prochaine d'altérations humorales graves (urémie, pyohémie, etc.) ; selon la nature de l'élément résorbé, la résorption aboutit à des résultats diamétralement opposés, souvent favorables, d'autres fois funestes à l'économie.

Dans l'étude que nous ferons de la résorption, nous l'envisagerons surtout au point de vue du rôle qu'elle joue dans l'évolution morbide ; après avoir indiqué ses causes et ses agents, nous passerons en revue les maladies dans lesquelles se produisent des éléments susceptibles d'être résorbés, et nous serons ainsi amenés à en indiquer l'état physique, la composition, la nature, le siége ; enfin nous signalerons les conditions favorables ou défavorables à la résorption.

*Causes de la résorption.* La résorption dépend, pour une large part, de la réalisation de phénomènes chimiques et surtout physiques : elle est donc soumise aux lois qui régissent cet ordre de phénomènes. Les propriétés des tissus organiques qui rendent possible la production de ces phénomènes physiques sont : la perméabilité qui résulte elle-même de la porosité et le pouvoir endosmotique et exosmotique. Ces propriétés fondamentales nous permettent de comprendre comment s'accomplissent : l'imbibition, l'endosmose et l'exosmose, et, comme conséquence de celles-ci, la diffusion des liquides et des gaz, l'établissement d'un équilibre de pression.

L'*imbibition*, ou pénétration progressive d'un liquide dans une trame organique, constitue l'élément initial de toute résorption, celle-ci consistant essentiellement dans le passage à travers les parois vasculaires des fluides placés en dehors de ces parois. L'imbibition varie d'énergie et de rapidité suivant la nature des tissus et des liquides mis en présence, la durée du contact. Mais si l'imbibition joue un rôle dans l'accomplissement des phénomènes de résorption, il s'en faut de beaucoup qu'elle constitue toute la résorption ; elle n'en est que le prélude. Après elle intervient en première ligne l'influence de la différence de *pression* supportée par les deux liquides, son action est considérable ; puis le *pouvoir endosmotique et exosmotique* en vertu duquel deux liquides de nature et de densité différentes, et susceptibles de se dissoudre réciproquement, et séparés par une membrane qu'ils mouilleront tous deux, tendront, en vertu de l'attraction qu'ils exercent l'un sur l'autre, à se mélanger. Il se produira, à cet effet, un double courant en sens inverse, l'un endosmotique, qui a lieu du liquide le plus dense vers le liquide le moins dense, ayant sa prédominance sur le second (exosmotique), qui, moins intense, en général, s'établit du liquide le plus dense vers le liquide le moins dense. Ces phénomènes d'endosmose et d'exosmose, leur production et leur rapidité, sont manifestement influencés par la température, la différence de nature et de composition chimique entre les deux liquides, leur densité relative, leur degré de miscibilité, leur état de repos ou de mouvement plus ou moins rapide réalisé par la circulation, et d'autre part par l'épaisseur, la laxité, la perméabilité, la sécheresse ou l'humidité plus ou moins grande de la membrane organique qui les sépare. La différence d'intensité entre les deux courants constitue l'équivalent osmotique.

Toutes circonstances égales d'ailleurs, l'intensité des phénomènes osmotiques est en rapport direct avec la rapidité de la circulation des liquides renfermés dans les vaisseaux ; il suffit d'en ralentir ou d'en accélérer le cours pour diminuer ou accélérer l'activité avec laquelle l'osmose et par conséquent la résorption qui en dépend se produit. Or, parmi les causes qui ralentissent ou accélèrent le cours des liquides intra-vasculaires figurent, comme éléments importants, la dilatation ou le resserrement des vaisseaux, états qui eux-mêmes sont sous la dépendance du système nerveux vaso-moteur et de l'action qu'il exerce sur les éléments contractiles des parois vasculaires. M. Claude Bernard a fait ressortir (*Leçons de pathologie expérimentale*) le rôle que joue le système nerveux dans l'acte mécanique de l'absorption, par l'influence directe qu'il exerce sur l'état des parois vasculaires : ce qu'il en dit nous paraît s'appliquer à bon nombre de faits de résorption.

A toutes ces causes physiques de la résorption, vient s'ajouter quand, par exemple, la résorption s'opère par des canaux ouverts, l'action de la *capillarité* et les phénomènes d'attraction qui en dépendent. Terminons, en signalant le rôle que pourrait jouer, dans la résorption, la possibilité du passage d'éléments morphologiques à travers l'épaisseur des parois vasculaires (Expériences de Cohnheim, Recklinghausen et Hoffmann). Il est rare que l'une de ces causes agisse exclusivement : le plus souvent la diffusion, par suite d'imbibition, la différence de pression, la filtration par suite d'un courant osmotique à travers une paroi organique, plus rarement l'attraction capillaire agissent synergiquement pour concourir au fait de la résorption.

*Agents de la résorption.* Les résultats de l'expérimentation sur les animaux, les faits empruntés à la clinique prouvent que la résorption peut s'opérer par deux voies différentes : 1° directement par le *système veineux* et les capillaires afférents aux veines ; 2° indirectement par le *système lymphatique :* réseaux ou plexus lymphatiques, et les lymphatiques généraux. Chacun sait que les lymphatiques spéciaux (chilifères) servent à soutirer aux éléments contenus dans le tube intestinal quelques-uns des principes nutritifs qu'ils renferment ; ils jouent par conséquent un rôle important dans l'absorption proprement dite. Les chilifères peuvent cependant aussi servir d'agents de résorption. Les altérations si fréquentes des ganglions mésentériques, dans les cas d'ulcérations ou de production de pus sur la surface des parois intestinales, autorisent à le penser. Si ces altérations n'étaient que le résultat d'une inflammation propagée par continuité de tissu, de la paroi intestinale à la glande par l'intermédiaire d'un vaisseau, on les observerait également dans les cas d'entérite simple, ce qui n'est que rarement le cas.

Il nous paraît difficile, dans l'état actuel de la science, de spécifier la part relative qui revient aux veines et aux lymphatiques dans l'acte de la résorption en général et dans celle de tel ou tel produit en particulier.

La disposition des lymphatiques autour de certains vaisseaux sanguins, l'existence des *espaces périvasculaires* décrits par M. Robin autour des vaisseaux de l'encéphale (gaîne lymphatique de Robin), comme aussi l'incertitude qui règne encore sur le mode réel d'origine des lymphatiques dans les organes, rendent difficile la solution de cette question : toutefois la rapidité avec laquelle se produit la résorption par les veines, la présence sur le trajet des lymphatiques de ganglions qui retardent les effets de la résorption permettent d'attribuer à la résorption veineuse un rôle prépondérant.

*Produits résorbés.* Les éléments ou produits susceptibles d'être résorbés peuvent être *divisés* à un certain nombre de points de vue ; quant à leur *état physique*, ils peuvent avoir été primitivement solides (ce sont les moins nombreux) ou fluides, et ceux-ci liquides ou gazeux. Relativement à leur *composition*, les uns sont de structure et d'organisation complexe (fœtus, placenta, tumeurs, etc.), les autres sont des composés organiques d'une simplicité plus grande (sang, sérosité, mucus, etc.).

Considérés quant à leur *nature*, les corps susceptibles de résorption peuvent être divisés en normaux : la graisse, le sang, la lymphe, la sérosité, le mucus, le lait, la bile, l'urine, l'air atmosphérique; et anormaux : le pus, etc.

Quant à leur *siège*, nous voyons que certains produits susceptibles d'être résorbés, tout en étant normaux, donnent lieu à un processus morbide parce qu'ils réalisent une hétérotopie, c'est-à-dire qu'ils se trouvent anormalement dans certains organes ou certains liquides de l'économie : à ne citer pour exemple, que les hémorrhagies survenues dans les organes.

Il en est d'autres qui, tout en occupant dans l'organisme leur siége habituel, ne produisent des troubles morbides que par l'exagération de leur production ; telles sont la sérosité et la synovie, qui donnent lieu par leur production exagérée aux épanchements ascitiques, pleuraux, péricardiques, etc., et aux hydarthroses. En effet, les surfaces internes des membranes séreuses viscérales et articulaires sont normalement lubréfiées par un liquide (sérosité ou synovie) dont la quantité est réglée par l'équilibre et l'antagonisme de deux fonctions : la sécrétion ou exhalaison et la résorption. Que l'exhalaison augmente ou que la résorption physiologique de ce liquide diminue, il résulte de ce trouble dans l'équilibre fonctionnel, l'accumulation d'un liquide qui, pour disparaître, devra être ultérieurement repris par voie de résorption.

*Éléments normaux. Solides.* Le *cristallin* disparaît par résorption, quand après l'opération de la cataracte par abaissement ou par broiement, il est abandonné en entier ou par fragments dans le fond de l'œil. Les *corps étrangers mobiles* dans les articulations peuvent être résorbés, de même aussi dans certains cas les dépôts d'urate de soude et de chaux qui, chez les goutteux, se produisent autour des petites articulations (*tophus*).

La diminution de volume qui s'observe consécutivement sur les os dans les moignons des amputés est due à une résorption associée à une diminution dans la nutrition d'un os qui ne fonctionne plus ; comme aussi la disparition de certains calculs urinaires doit être considérée non pas comme une résorption, mais comme une dissolution combinée avec une désagrégation des éléments qui les constituaient. Faut-il mentionner ici les exemples de la résorption la plus complète que nous puissions concevoir : nous voulons parler des faits de *résorption du fœtus* qui s'est développé dans la cavité abdominale dans les cas de grossesse extra-utérine. Tantôt la résorption a été incomplète et n'a eu pour effet qu'une diminution notable du volume du corps du fœtus qui s'est desséché et comme momifié ; tantôt la résorption plus absolue a porté sur les solides et les liquides du corps fœtal dont on ne retrouve que les parties osseuses.

*Graisse.* La résorption de la graisse observée quelquefois dans l'état de santé par suite de l'action plus ou moins prolongée de modificateurs hygiéniques (alimentation, genre de vie, habitat, etc.), survient plus souvent sous l'influence d'états morbides. C'est à une résorption de la graisse déposée dans les mailles du tissu cellulaire sous-cutané, interstitiel et sous-séreux (péritoine) que doit être attribué l'amaigrissement qui se produit plus ou moins rapidement pendant et à la suite des maladies. L'amaigrissement se constate le plus souvent en même temps que l'affaiblissement général et la décoloration des tissus (peau et muqueuses). Il survient dans les mêmes circonstances, parce qu'il est dû aux mêmes causes et résulte essentiellement de l'usure organique par suite de combustion, qui se produit nécessairement dans l'économie, quand celle-ci, tout en maintenant sa chaleur normale, ne reçoit plus d'éléments nouveaux pour réparer les pertes qu'elle fait incessamment. *A fortiori*, l'amaigrissement dû à la résorption de la graisse est-il prononcé et rapide, quand la quantité de chaleur produite est supérieure à la normale ou que les sécrétions organiques sont augmentées. On appelle *autophagie* cet état dans lequel l'organisme réduit, par des causes diverses, à ses propres ressources, est obligé de faire appel aux éléments graisseux déposés et parfois accumulés, comme en réserve, dans certaines de ses parties. La clinique démontre que l'amaigrissement est en rapport direct avec l'intensité, la continuité et la prolongation de la fièvre, la diète plus ou moins rigoureuse d'aliments et de boissons qui aura dû être instituée, l'abondance des sécrétions alvines, urinaire, sudorale.

L'amaigrissement, quand il survient rapidement, porté sur la graisse accumulée normalement dans certains points de l'économie et notamment sur celle qui remplit les cavités orbitaires ; sa disparition a pour effet l'enfoncement des globes oculaires qui s'observe si tôt, surtout chez les enfants, dans les maladies abdominales caractérisées par des selles nombreuses : choléra, dysenterie, diarrhée. L'amaigrissement progressif qui se produit pendant ou après les maladies subaiguës ou chroniques se répartit d'une manière plus uniforme ; ses causes, en effet, sont plus complexes. L'amaigrissement n'est plus dû uniquement à une résorption de la graisse, mais encore à une diminution du volume des masses musculaires, par suite des troubles survenus dans leur nutrition, et de la perte des éléments qu'à leur tour elles fournissent à la combustion. Quelqu'absolue qu'ait été la résorption de la graisse et par conséquent quelque prononcé que soit l'amaigrissement (comme dans la période ultime de la phthisie pulmonaire, ou des rétrécissements cancéreux infranchissables de l'œsophage), il reste des points de l'organisme où les éléments graisseux, bien que diminués en nombre et en volume persistent : par exemple, sous la peau de la paume de la main et de la plante du pied, quelquefois entre les lames de l'aponévrose temporale.

La résorption ne s'exerce pas sur les éléments graisseux qui constituent les *lipômes* ; la médecine opératoire doit intervenir pour pratiquer l'extirpation de ces tumeurs souvent considérables (Nélaton).

*Sang.* La résorption intervient comme processus curateur pour faire disparaître le sang extravasé dans le tissu cellulaire, dans les organes, dans les cavités séreuses.

Une hémorrhagie, par suite de contusion au premier ou au deuxième degré, ayant donné lieu, dans le tissu cellulaire sous-cutané ou intermusculaire, à une *ecchymose* ou à une *collection sanguine*, les éléments sanguins extravasés, la partie séreuse d'abord, plus tard les éléments fibrineux disparaissent par résorption. Il reste au siége de l'ecchymose des corpuscules et cristaux pigmentaires provenant de l'hématine et de sa transformation en hématoïdine.

Les *foyers hémorrhagiques* dans la pulpe cérébrale, les *hémorrhagies punctiformes* (apoplexies capillaires) disparaissent par résorption, ne laissant quelquefois après elles qu'une cicatrice constituée par une traînée de tissu néo-conjonctif. Le tissu cérébral ambiant, détruit et déchiré, se liquéfie par métamorphose graisseuse, se résorbe, ainsi que l'hématine dissoute qui l'imbibait. C'est encore par résorption que disparaissent les hémorrhagies interstitielles survenues par les vaisseaux élargis et à parois très-minces des *néomembranes de la pacchyméningite*. Les *hématomes de la dure-mère*, qui résultent de ces hémorrhagies quand elles sont considérables, peuvent diminuer de volume en raison de la résorption partielle de leurs éléments.

L'épanchement sanguin dans la cavité pleurale (*hémothorax*) quand il est peu

abondant et non compliqué de pneumo-thorax, s'accumule dans la partie déclive
du thorax et peut être rapidement résorbé. La perméabilité de la plèvre et les
phénomènes d'imbibition qui en résultent sont démontrés par la tache ecchymotique qui apparaît sous les téguments de la région lombaire. La résorption s'opère
beaucoup plus lentement, quand des adhérences anciennes circonscrivent l'épanchement sanguin ou que celui-ci a provoqué, par sa présence, une pleurite
adhésive.

L'*hématocèle rétro-utérine*, constituée par un épanchement sanguin enkysté
dans le cul de sac utéro-rectal, après être restée liquide pendant quelque temps,
peut devenir plus consistante, plus dure, ne plus offrir de fluctation, diminuer
progressivement et enfin disparaître par résorption.

Quand le sang épanché dans la *cavité péritonéale* ne détermine pas une péritonite qui devient alors rapidement mortelle, il peut ne pas déterminer d'accidents grâce à la résorption qui survient. Que le sang soit étalé en nappe ou réuni
en foyer, sa partie liquide est résorbée, le caillot seul reste et provoque une péritonite adhésive, d'où la formation d'une cavité qui circonscrit le foyer sanguin,
qui finit, au bout d'un temps très-long, par être résorbé à son tour. Des reliquats
de caillots sanguins ont été trouvés dans divers points du péritoine quelques
années après l'épanchement (Pelletan).

L'*hématocèle funiculaire du cordon spermatique*, surtout dans la forme par
infiltration, peut disparaître complètement ou incomplètement par résorption.

Nous retrouvons la résorption comme cause de la disparition des extravasats
sanguins qui se produisent dans les bourses séreuses sous-cutanées, dans la
chambre antérieure de l'œil (*hypohœma*). C'est enfin par un effet de la résorption
qui s'exerce sur les circonvolutions du feuillet interne vasculaire de la vésicule
de Graaf et sur le sang qui s'extravase après la rupture de ses parois et la chute
de l'ovule, que se produisent d'abord les *corps jaunes* (*corpus luteum*), puis les
cicatrices qui se remarquent à la surface de l'ovaire.

Dans ces états morbides, la résorption de l'eau et des sels qu'elle tient en dissolution se fait directement ; la résorption de la fibrine et des éléments cellulaires
qu'elle emprisonne est précédée et rendue possible par une *métamorphose graisseuse*.

Terminons en mentionnant l'intervention de la résorption dans les transformations que subissent les *thrombus intra-vasculaires* qui, après s'être ramollis,
subissent la *métamorphose caverneuse* (Rindfleisch).

*Sérosité.* Les liquides séreux infiltrés dans les mailles du tissu cellulaire
sous-cutané et interstitiel (*anasarque, hydropisie généralisée*) peuvent disparaître par le fait d'une résorption qui dépend du retour, à leur état normal, de
la tension intra-vasculaire, de la pression supportée par les parois des vaisseaux,
et de la composition du sang.

La sérosité transsudée dans la cavité des alvéoles pulmonaires( *œdème pulmonaire*) peut également disparaître par résorption, tant que l'œdème n'est pas
invétéré et n'a pas, par la pression qu'il exerce sur les vaisseaux, chassé le sang
qu'ils contenaient.

L'*épanchement pleurétique*, suite de pleurite, peut être résorbé plus ou moins
rapidement selon son abondance et sa richesse en éléments fibrineux. La partie
liquide de l'épanchement est résorbée la première ; puis les précipités fibrineux
déposés sur les feuillets pleuraux subissent la désintégration granuleuse, ou la
métamorphose graisseuse, se liquéfient et deviennent ainsi aptes à être résorbés.

Après quoi les végétations conjonctives et néo-membranes pleurales, se trouvant en contact, peuvent contracter des adhérences, à moins que, ce qui est rare, elles ne subissent la dégénérescence graisseuse et ne soient résorbées à leur tour (Rokitansky). De la rapidité et de l'époque de la résorption dépend, dans ces cas, la possibilité pour le poumon, de pouvoir de nouveau se dilater et de reprendre ses fonctions. En est-il empêché par les néo-membranes qui l'emprisonnent, la résorption est suivie d'un affaissement des parois thoraciques et d'une scoliose consécutive. Le liquide purement séreux de l'*hydrothorax* n'est que rarement résorbé en raison de la persistance des causes morbides qui en déterminent la production.

Ces notions s'appliquent à la résorption du liquide qui distend le péricarde dans la *péricardite avec épanchement* et dans l'*hydropéricarde*.

Les épanchements liquides dans la cavité péritonéale, qu'ils dépendent d'une *péritonite* ou de lésions physico-chimiques (*ascite mécanique, dyscrasique*) peuvent être résorbés. La résorption est complète ou incomplète, des portions de liquide restant enfermées dans des loges circonscrites par des adhérences (péritonite chronique) ; les tumeurs ainsi constituées résistent le plus souvent à la résorption. La possibilité et la rapidité de la résorption du liquide ascitique dépendent de la nature et de la durée de la maladie qui l'a produite. Elle est presque toujours lente et coïncide quelquefois avec une hypersécrétion intestinale ou urinaire. Bien souvent, la résorption seule est impuissante à faire disparaître l'ascite ; force est de recourir à la paracentèse.

Les épanchements séreux ou séro-fibrineux qui, dans la *méningite simple aiguë*, surviennent dans le tissu cellulaire sous-arachnoïdien, paraissent quelquefois susceptibles de résorption. Dans l'*hydrocéphalie aiguë acquise*, qu'elle soit anatomiquement caractérisée par une *hydropisie sus-arachnoïdienne* ou *externe*, une *hydropisie sous-arachnoïdienne*, un *œdème de la pie-mère*, un *œdème cérébral* ou une *hydrocéphalie ventriculaire* ou *interne*, le liquide, produit dans les méninges par l'exosmose vasculaire, ne se résorbe que dans des cas très-exceptionnels. La résorption peut cependant être absolue, au point que les malades ne conservent de troubles ni de l'intelligence, ni de la motilité. L'épanchement de liquide séreux (*hydrorachis aigu*) qui, dans la méningite spinale aiguë, survient dans l'espace sous-arachnoïdien des méninges rachidiennes, peut quelquefois avec une très-grande rapidité disparaître par résorption.

Le liquide séro-albumineux qui, en s'accumulant dans la cavité vaginale du testicule, constitue l'*hydrocèle de la tunique vaginale*, n'est susceptible de résorption que chez les enfants, par suite d'un traitement approprié. On l'a vu, par exception, s'être résorbé spontanément au bout d'un temps très-long (Nélaton). La petite quantité de liquide qui, dans l'immense majorité des cas d'*orchite blennorrhagique* (Rochoux, Velpeau), se produit dans la tunique vaginale et augmente le volume de la tumeur formée par le testicule, disparaît par résorption. Au contraire, les collections liquides qui, situées dans la portion de la tunique vaginale recouvrant l'épididyme ou, comme il arrive plus souvent, entre la tunique vaginale et la tunique albuginée, constituent l'*hydrocèle enkystée du testicule*, résistent à la résorption à moins d'être d'un volume minime et exigent une intervention active. La sérosité de l'*hydrocèle diffuse du cordon spermatique* n'est guère résorbée chez les adultes, probablement en raison de la persistance de la cause organique qui la détermine (Malgaigne). Le liquide contenu dans une cavité kystique de petite dimension de l'ovaire peut être résorbé.

*Mucus.* Les mucosités, souvent si abondantes dans les *bronches* et la *trachée*, sont en partie expectorées, en partie aussi résorbées par la muqueuse bronchique. Grâce à cette résorption, nous pouvons comprendre la disparition relativement rapide de la quantité considérable de mucosités qui, à certains moments, remplissent l'arbre aérien, disparition que n'expliquerait pas suffisamment la quantité de crachats éliminés. Le pouvoir absorbant de la muqueuse bronchique est démontré par les expériences sur les animaux et par quelques faits cliniques. Ce fait est en rapport avec la faiblesse relative de la pression dans la petite circulation; il montre toute l'importance que les phénomènes de pression exercent sur la résorption. ·

La muqueuse de l'*oreille* ne paraît pas jouir des mêmes propriétés. D'après Politzer, les exemples de résorption spontanée des sécrétions morbides muqueuses ou séreuses de l'oreille moyenne sont fort rares. Le plus souvent, elles persistent des semaines et des mois sans la moindre tendance à la résorption.

*Synovie.* La plupart des maladies articulaires donnent lieu à l'*hydarthrose,* c'est-à-dire à l'accumulation dans les cavités articulaires d'un liquide plus ou moins abondant qui, par ses caractères variables, se rapproche tantôt de la sérosité, tantôt de la synovie normale. La possibilité, la rapidité et la spontanéité de sa résorption dépendent de la lenteur, de la durée, et de l'abondance de sa production. Les épanchements articulaires, reliés au rhumatisme articulaire, aigu peuvent disparaître aussi rapidement qu'ils sont survenus.

Les cavités closes qui, sous le nom de bourses séreuses, synoviales, muqueuses, existent normalement sous la peau et certaines insertions musculaires, ou anormalement au niveau des gibbosités, saillies des pieds bots, moignons des amputés, etc., peuvent devenir le siége d'épanchements de densité variable (*hygroma, hydropisie des bourses muqueuses*). Ils disparaissent fréquemment par résorption, soit que celle-ci s'exerce sur le liquide contenu dans la bourse séreuse encore intacte, soit que, par suite d'une rupture ou d'une incision sous-cutanée des parois de la cavité, le liquide ait pu s'infiltrer dans le tissu cellulaire ambiant. La résorption se remarque le plus souvent sur les épanchements séreux qui, sous l'influence d'une cause interne, rhumatisme ou goutte, se sont développés rapidement. Des liquides analogues donnent lieu aux tumeurs qui, siégeant dans les *gaînes péritendineuses,* notamment sur la surface dorsale du poignet et du pied, sont désignées vulgairement sous le nom de ganglions. Ces tumeurs ont une grande tendance à rester stationnaires : la résorption en est difficile.

*Lait.* La rétention et l'accumulation du lait, chez les femmes enceintes ou récemment accouchées, donne lieu à l'*engorgement des canaux galactophores.* Les tumeurs qui en résultent peuvent disparaître spontanément par la résorption du lait contenu dans le conduit galactophore dilaté. Cette résorption est facilitée par les propriétés physiques du lait qui constitue une émulsion.

*Gaz.* L'air atmosphérique qui a pénétré dans la cavité pleurale (*pneumothorax*) peut, quand il est peu abondant, qu'il cesse de s'accroître grâce à l'occlusion rapide de la perforation qui l'a produit, et qu'il n'existe pas de lésions organiques antérieures de la plèvre, disparaître par résorption. La résorption des gaz est favorisée par l'augmentation de pression qu'ils subissent, par suite de la production d'un épanchement pleurétique, liquide, consécutif au pneumothorax. Cette terminaison favorable est habituelle dans les cas de pneumo-thorax traumatique. La possibilité de la résorption du pneumo-thorax est démontrée par les modifications que subit l'air atmosphérique qui a pénétré dans la plèvre, par suite des échanges qui s'opèrent à la surface des plèvres (Demarquay). Dans les gaz du pneumo-thorax, l'azote domine, s'élève parfois à 92 p. 100, l'acide carbonique oscille de 6 à 16 p. 100 (Wintrich), l'oxygène ne s'y retrouve plus qu'en faible quantité. Dans les cas de *pneumothorax spontané secondaire*, suite de la décomposition putride des liquides épanchés dans la cavité pleurale (Wunderlich, Benett, Biermer), la mort ne laisse pas à la résorption le temps de se produire. En s'opérant, elle ne ferait qu'augmenter la gravité des phénomènes infectieux. Dans la cavité péricardique, la résorption des gaz s'effectue beaucoup plus difficilement. La mort est presque constante dans les cas de *pneumo-péricarde*, d'*hydropneumo-péricarde* et de *pyopneumo-péricarde*. On a cependant des exemples de guérison, par résorption des gaz, de pneumo-péricarde simple (Stokes, Sorauer) et traumatique (Aran).

Les gaz épanchés dans la cavité péritonéale peuvent disparaître par résorption, à condition qu'en même temps qu'eux n'ait pas pénétré dans la cavité péritonéale le contenu du tube intestinal : d'où une péritonite suraiguë rapidement mortelle. Les faits de disparition rapide de tympanite intestinale, sans émission de gaz, ne peuvent s'expliquer que par la résorption des gaz par les parois intestinales qui étaient distendues par eux.

L'air atmophérique qui s'accumule dans le fond de la *vessie*, après des injections intravésicales, peut disparaître par résorption, non sans avoir manifesté son action sur l'urine en en favorisant la décomposition ammoniacale. L'air qui pendant la coqueluche, la broncho-pneumonie, etc. (Roger), s'infiltre dans les aréoles du tissu cellulaire (*emphysème sous-cutané*), finit par être résorbé chez les hommes dans un intervalle qui varie de quelques jours à trois semaines. Les expériences sur les animaux (Demarquay) démontrent les échanges entre cet air et le sang contenu dans les vaisseaux : l'oxygène de l'air passe dans le sang qui cède son acide carbonique, mais la quantité d'acide carbonique exhalé est moindre que celle de l'oxygène résorbé.

La résorption peut s'opérer sur des éléments qui, tout en étant normaux, constituent cependant, par l'augmentation de leur volume et de leur nombre ou par le siége où ils se multiplient, des productions anormales. Nous voulons parler des *tumeurs* à éléments complexes et variés, dont le volume diminue d'une façon plus ou moins notable par suite d'un travail de résorption. Survenant quelquefois sans cause appréciable (guérison spontanée de polype naso-pharyngien, Gosselin, Lafont), la résorption semble reliée parfois à des modifications survenues dans les organes voisins. (Résorption d'une tumeur à la suite d'un érisypèle survenu dans la peau qui la recouvrait, Billroth, Busch.). L'expérience a appris qu'après la ménaupose, les *tumeurs utéro-ovariques* diminuent souvent notablement de volume : faut-il l'attribuer à une résorption partielle ou ne serait-ce pas plutôt le résultat direct de l'atrophie qui se manifeste dans les organes sur lesquels siégent ces tumeurs. C'est ici le lieu de rappeler la *résorption complète du placenta* qui, bien que pendant longtemps révoquée en doute, paraît cependant admise par quelques auteurs (Naegele, Velpeau, Cazeaux). C'est notamment à la suite d'avortements (placentas peu volumineux, incomplétement développés), que des exemples en auraient été observés.

*Signes de la résorption.* D'une manière générale, on peut dire que les épanchements de sang, sérosité, synovie, air, etc., dans les cavités ou les organes, déterminent des manifestations morbides essentiellement caractérisées :

1° par l'augmentation de volume des parties ou cavités dans lesquelles s'est fait l'épanchement, 2° par la compression qu'ils exercent sur les organes voisins qu'ils déplacent, 3° par les déchirures qu'ils produisent dans les organes dont les parties rompues ne peuvent plus fonctionner. Quelquefois ces deux mécanismes se combinent (hémorrhagie cérébrale). D'où il suit que :

Les signes de la résorption seront : la diminution de volume des cavités envahies par un épanchement, la cessation de la compression et du déplacement des organes voisins, le retour progressif des fonctions des organes où se fera la résorption.

La résorption de la bile et l'urine et leur passage dans le sang déterminent un ensemble de troubles fonctionnels graves du côté du système nerveux, dus à l'action nocive sur cet appareil d'un sang profondément altéré.

La résorption des corps normaux jusqu'ici passés en revue présente un certain nombre de caractères sur lesquels nous ne croyons pas inutile d'insister : le sang, la sérosité, etc., en rentrant dans le torrent circulatoire, y retrouvent des éléments semblables à eux-mêmes et au milieu desquels ils se perdent; ils ne modifient donc pas la composition du sang dans lequel leur apparition ne peut être démontrée ni directement prouvée, ni indirectement démontrée par les manifestations qu'elle susciterait dans les organes (la diurhèse ou les sueurs abondantes qui accompagnent la résorption de la sérosité en sont la cause et non l'effet). Par le fait de leur résorption, ces corps peuvent, à la longue, disparaître d'une façon absolue et sans y laisser de traces, de leur siége primitif.

Tout différemment nous apparaît la résorption des corps ou produits qui, à un certain point de vue, peuvent être appelés *anormaux*, en raison de leur non-existence à l'état normal dans le torrent circulatoire (bile, urine, pus). Dès qu'ils sont résorbés, en certaines proportions, ils modifient les qualités physiques et chimiques du sang et produisent une altération de ce liquide qui a pour conséquence des manifestations morbides des organes et notamment du système nerveux.

D'autre part ces corps, en raison même de leur origine et de la continuité de leur sécrétion (bile, urine) ou de leur formation (pus), tout en étant résorbés en partie, ne disparaissent jamais complétement du lieu d'où ils proviennent. Les phénomènes qu'ils déterminent sont dissemblables : selon leur nature et leurs éléments, les uns se répandent uniformément dans toute la masse du sang (urine, bile), les autres (cellules de pus), arrêtés au passage dans les capillaires des organes, s'y accumulent et y produisent des lésions graves (inflammations, abcès, etc).

L'arrivée et la pénétration dans le sang de certains corps, tels que les liquides septiques, les cellules dites cancéreuses, constitue-t-elle une résorption dans le sens que nous attachons à ce terme. En restant fidèle à notre définition du mot résorption, nous croyons être autorisé à répondre par la négative.

Et d'abord, pour ce qui regarde les *liquides septiques*, ils sont caractérisés par la présence d'organismes inférieurs, *bactéries* (Pasteur, Davaine, Coze et Feltz) provenant de l'air extérieur (Lemaire). Ces organismes impriment aux liquides dans lesquels on les rencontre des propriétés spéciales, les rendent putrescibles, favorisent et déterminent leur décomposition. Mais, primitivement étrangers à l'organisme, ils ne sauraient y rentrer. D'où il suit que l'expression de *résorption putride*, bien que consacrée par un usage qui lui a valu droit de cité dans le langage médical, ne nous semble pas juste, en tant qu'impliquant l'idée d'un retour dans l'économie. Aussi semble-t-on y renoncer pour lui préférer, avec raison, celle d'*infection putride* ou *septicémie* qui caractérise la nature de l'altération humorale sans en préjuger le mécanisme. Ce qui milite en faveur de notre opinion, c'est qu'en admettant une résorption putride on serait logiquement forcé d'adopter un terme analogue pour toutes les maladies infectieuses qui résultent de la pénétration, dans l'organisme, des mycrozymas, spores, germes, etc., dont les recherches modernes agrandissent chaque jour l'importance pathogénique. On serait ainsi conduit à admettre une résorption typhique, varioleuse, scarlatineuse, morbilleuse, charbonneuse, diphtéritique, etc. Pour ne parler que de la diphtérie, les travaux de Letzerich, Hueter, Tommasi ont démontré la possibilité de la pénétration progressive des spores du champignon de la diphtérie (*Zygodesmus fuscus*) depuis la muqueuse du pharynx à travers le tissu sous-muqueux jusque dans les vaisseaux lymphatiques et sanguins. Oertel a signalé la présence de ces champignons dans les reins; Labadie-Lagrave a décrit les endocardites et myocardites qui se développent sous l'influence de la diphtérie infectieuse. Autant de faits qui dépendent, non d'une résorption, mais de la diffusion d'un organisme végétal étranger à l'économie par l'intermédiaire de la circulation.

On pourrait tout aussi peu considérer, comme résultant d'une résorption, les *cellules* dites *cancéreuses*, qui se rencontrent parfois dans les lymphatiques voisins des tumeurs cancéreuses. Ces cellules en effet, qui ont mécaniquement pénétré dans les vaisseaux à parois ouvertes, et détruites par la maladie elle-même, conservent leur individualité et leurs caractères propres, elles sont identiques à celles qu'on rencontre dans l'organe où siége la lésion primitive. Elles subissent un transport, un charriage, dont les recherches cadavériques permettent dans certains cas de reconnaître le point de départ, le chemin parcouru, les points d'arrivée. Or l'ensemble de ces caractères constitue non pas une résorption, mais une *métastase* dans l'acception moderne de ce mot: la métastase désignant le déplacement non de la maladie, mais d'une partie des produits morbides, auxquels celle-ci a donné lieu.

Ces réserves faites, étudions les conditions, dans lesquelles par le fait d'une résorption, la bile, l'urine, ou le pus peuvent pénétrer dans le sang.

*Bile.* La présence dans le sang des éléments de la bile peut être due : 1° à la résorption, c'est-à-dire au passage dans le sang des éléments de la bile déjà sécrétée et qui, par suite d'obstacles à son libre écoulement, est retenue dans les canaux biliaires où se produit une stase biliaire; 2° à une exagération de la sécrétion biliaire (polycholie), dont l'élimination est insuffisante, bien que les voies d'excrétion restent libres ; 3° à une rétention dans le sang des principes qui doivent être normalement soustraits par le foie pour servir à la sécrétion de la bile: rétention qui est la conséquence de la suppression de la sécrétion biliaire (acholie).

La résorption d'une partie des éléments biliaires (pigments), suite de la stase biliaire que déterminent des obstacles au libre écoulement de la bile, se produit le plus souvent dans les maladies des voies biliaires : l'inflammation catarrhale des voies biliaires, la cholélithiase avec obturation plus ou moins absolue du canal cholédoque, hépatique ou de ses divisions par des calculs. L'ictère survient avec des caractères moins prononcés et d'une façon moins constante : dans la congestion du foie, quand, par suite de la dilatation des vaisseaux fluxionnés et de l'augmentation de pression du sang,

les canalicules biliaires étant comprimés, la pénétration de la bile dans leur
intérieur est entravée ; dans l'hépatite suppurée par suite de la compression des
canalicules biliaires par l'abcès ; dans le cancer du foie, quand les tumeurs compriment des canalicules d'un certain calibre ; au début de l'hépatite interstitielle
(cirrhose). Rappelons que souvent, dans ces maladies, existe un catarrhe conco-
mitant des voies biliaires auquel la résorption de la bile et l'ictère qui en résultent
doivent être rapportées.

La résorption de la bile par insuffisance d'excrétion coexiste et combine ses
effets avec ceux de la suppression de la sécrétion biliaire dans l'hépatite parenchymateuse ou atrophie jaune aiguë du foie. Il se produit une résorption de la
bile par suite de la compression de l'origine des canalicules biliaires, par un
exsudat interstitiel qui occupe la périphérie des globules hépatiques (Frerichs).
Plus tard, et très-rapidement, peut survenir l'acholie par suite de la suppression de l'activité fonctionnelle des cellules hépatiques remplies et distendues
par un exsudat inflammatoire parenchymateux.

*Urine.* La résorption par le sang des principes de l'urine déjà constituée et
sécrétée, donne lieu à l'*urémie*. 1° Les maladies des uretères, de la vessie, de la
prostate, de l'urèthre, de la matrice, les tumeurs pelviennes, les collections de
liquides (sang, pus, urine) infiltrés ou accumulés au voisinage du col de la
vessie ou de l'urèthre et, en général, toutes les lésions qui entravent l'excrétion
urinaire, peuvent avoir pour conséquence la résorption de l'urine d'où : l'urémie par insuffisance excrétoire. Dans ces maladies, la résorption peut porter
directement sur l'urine encore renfermée dans ses réservoirs naturels, ou sur
l'urine qui s'en est échappée pour s'infiltrer dans le tissu cellulaire ambiant
(tumeurs, infiltration urineuse à la suite de rupture des uretères, du bas-fond
de la vessie, de l'urèthre, etc.). La rapidité de la résorption dépend de l'importance et de l'étendue de l'épanchement urineux. 2° La résorption de l'urine
est encore possible, chaque fois qu'est exposée au contact de l'urine une plaie
accidentelle, ou artificiellement pratiquée dans un but thérapeutique (taille,
uréthrotomie).

Ne signalons que pour mémoire l'urémie par insuffisance sécrétoire, due à
une rétention dans le sang des matériaux générateurs de l'urine. Elle est étrangère à notre sujet.

*Pus.* La résorption du pus a pour conséquence l'*infection purulente, pyémie*
ou *pyohémie* (Sédillot). Elle peut survenir à la suite d'une plaie suppurante traumatique ou chirurgicale, de l'inflammation de l'utérus après l'accouchement,
des plaies des veines, des opérations pratiquées sur ces vaisseaux ou sur des
tissus riches en veines, d'abcès non circonscrits par une inflammation des tissus
voisins, ou par une membrane ou des adhérences protectrices. Anatomiquement
l'infection purulente est caractérisée : 1° par la présence dans le sang de nombreuses cellules de pus, dont les caractères morphologiques, on le sait, sont identiques à ceux des leucocytes ; 2° par des collections purulentes multiples (*abcès
dits métastatiques*), qui se rencontrent par ordre de fréquence dans les viscères :
poumons, foie, rate, cerveau, reins, cœur ; puis encore dans le tissu cellulaire,
les cavités des membranes séreuses, synoviales, les gaines tendineuses, plus
rarement dans les muscles, autour des articulations, et le tissu spongieux des
os ; 3° par des éruptions cutanées (Verneuil). Cliniquement, la résorption purulente est annoncée par un frisson souvent violent, auquel succèdent des frissons
erratiques, suivis de chaleur et de sueurs, qui se répètent à intervalles irréguliers.

Le pouls devient petit, fréquent, facilement dépressible ; les traits pâlissent et s'altèrent, la peau devient jaune. Le malade, en proie à la faiblesse, à la prostration, tombe dans un état typhoïde, caractérisé par de la somnolence, du subdélire, etc. A ces symptômes généraux se joignent des symptômes locaux variables selon les organes où siégent les abcès métastatiques. La vie se prolonge rarement au delà du douzième jour après l'époque où s'est montré le premier frisson. Nous ne terminerons pas cette rapide esquisse de la pyohémie, sans rappeler qu'elle peut dépendre non plus d'une résorption, mais de la pénétration directe du pus dans l'appareil circulatoire, par suite de ruptures d'abcès dans le cœur (Innman), ou dans les vaisseaux (aortite suppurée, Leudet.)

En opposition avec la résorption du pus cause de la pyohémie, plaçons la résorption par laquelle le pus, dans les cas favorables, peut disparaître. « Avant d'être résorbé, dit Virchow, le pus subit une métamorphose graisseuse ; dans l'intérieur de chaque cellule de pus, des particules graisseuses deviennent libres, la cellule se décompose et il ne reste plus que des granulations graisseuses et une substance intergranuleuse. Le pus est remplacé par un liquide laiteux, émulsif, composé d'eau, de substances albuminoïdes et de graisse. » Cette disparition du pus par le fait de la résorption s'observe assez souvent ; elle a été constatée, même sur des abcès très-anciens, qui, après avoir subi la *dégénérescence caséeuse* par suite d'une résorption incomplète, portant surtout sur leurs éléments liquides, et être restés longtemps stationnaires, ont cependant fini par se résorber (Rindfleisch). La pénétration de particules très-ténues de matière caséeuse dans les vaisseaux sanguins ou lymphatiques peut, dans ces cas, engendrer la tuberculose miliaire.

*Conditions favorables ou défavorables à la résorption.* Elles résultent des caractères spéciaux présentés : 1° par l'organisme malade, 2° par la maladie elle-même. Dans ces deux ordres de conditions, nous cherchons à produire, modifier ou supprimer celles qui sont favorables ou défavorables à la résorption et pour y arriver, nous avons recours à l'action d'un certain nombre de moyens thérapeutiques que le raisonnement ou l'expérience nous ont fait connaître, comme réalisant des conditions nouvelles favorables à la résorption.

1° *Conditions dépendant de l'organisme.* La résorption résultant d'une succession d'échanges d'activité inégale entre le produit à résorber et l'organisme et ces échanges s'opérant par l'intermédiaire des liquides contenus dans les vaisseaux, il s'en suit que : plus dans un organisme la circulation des liquides et notamment du sang est active, et plus la résorption est facile et rapide. D'où la conséquence que l'âge, le sexe, la constitution, le tempérament, etc., figurent au nombre des conditions favorables ou défavorables à la résorption. Celle-ci étant, toutes circonstances égales d'ailleurs, plus facile chez l'enfant que chez le vieillard, chez les personnes à constitution forte, à tempérament sanguin que chez les individus à tempérament lymphatique, à constitution faible ou débilitée, chez les convalescents. La résorption exige souvent, pour s'opérer d'une façon complète, un temps très-long qu'il faut savoir gagner en soutenant l'organisme par un traitement général approprié.

2° *Conditions dépendant de la maladie.* Celle-ci exerce son action en raison de sa nature, de l'organe qu'elle affecte. Ce que nous avons dit plus haut des causes de la résorption en général s'applique à l'organisme, à chacune de ses parties et à chaque organe en particulier. La rapidité de la résorption dépend : de la richesse vasculaire d'un tissu ou d'un organe ; de l'activité de la circula-

tion dans l'intérieur des vaisseaux, et par conséquent de l'éloignement plus ou
moins grand qui existe entre le siége de la résorption et l'organe central de la
circulation. La résorption ne se produit que peu ou point dans une portion
d'organe dans laquelle la circulation serait interrompue; elle est lente dans un
organe périphérique où la circulation est gênée. La résorption dépend encore du
rapport entre la quantité des liquides contenus dans les vaisseaux et le volume
ou la quantité du corps destiné à être résorbé : plus celle-ci sera considérable,
plus la résorption sera difficile et inversement; du rapport entre la composition
chimique et par conséquent la densité des liquides intra-vasculaires et celle des
corps qui devront être résorbés. A l'influence de ces conditions résultant des
propriétés physico-chimiques, ajoutons celle de la différence de pression supportée par les liquides intra-vasculaires et le liquide à résorber; elle agira en
déterminant entre eux des courants qui tendront à établir un équilibre de pression.

Toutes ces conditions favorables ou défavorables à la résorption résultent des
rapports entre la tension, le mouvement, la masse et la composition des liquides
intra-vasculaires et de ceux qui doivent être résorbés. Mais entre eux sont interposés des tissus organiques dont l'influence intervient à son tour. La facilité de
la résorption est en rapport avec l'épaisseur, la perméabilité, la densité du tissu
organique placé entre le liquide à résorber et les liquides intra-vasculaires.
Arrive-t-il que, par suite de la prolongation d'un processus morbide, ces tissus
soient modifiés dans leur texture, ils le seront aussi dans leurs propriétés fondamentales, et la résorption ne pourra plus s'opérer. La lenteur de la résorption
des épanchements pleurétiques anciens le prouve tous les jours ; plus un liquide
dont on espère la résorption est ancien et plus celle-ci est difficile. Il arrive
quelquefois que, pendant qu'un épanchement se produit, les parois de la cavité
qui le contient subissent déjà des modifications qui les rendront peu aptes à
reprendre par résorption le liquide épanché, d'où il résulte que les épanchements survenus rapidement sont aussi susceptibles d'une résorption rapide.
Outre l'influence de l'épaisseur, signalons celle de l'étendue des membranes
organiques par lesquelles s'opère la résorption. Celle-ci, en effet, est en relation
directe avec l'étendue des rapports qui existent entre les organes et les produits
à résorber. Ceux-ci sont-ils répandus sur une large surface ou infiltrés dans les
organes, ils sont plus rapidement absorbés que les produits agglomérés en masse
dont les points de contact avec l'organisme sont, par conséquent, moins nombreux. C'est à l'action de ces causes réunies que peut être attribué ce fait, que la
résorption s'opère en général plus facilement à la surface des membranes que
dans le parenchyme des organes.

Au point de vue pratique, l'élément étiologique prédétermine souvent les
conditions favorables ou défavorables à la résorption. En effet, parmi les produits qui en sont susceptibles, les uns sont le résultat de traumatismes; ils
sont en rapport avec des tissus qui se trouvent dans un état d'intégrité parfait,
leur résorption est le plus souvent facile. Les autres reconnaissent pour cause
de leur apparition des lésions inflammatoires, leur résorption est relativement
rapide; d'autres des lésions physiques, troubles mécaniques dans la circulation;
d'autres enfin des lésions dyscrasiques, altérations du sang. La possibilité de
réaliser des conditions favorables à la résorption dépendra, selon les cas, de la
possibilité de modifier ou faire disparaître les causes qui ont donné lieu aux pro
duits dont on désire la résorption.

Terminons en passant rapidement en revue les nombreux *moyens et agents thérapeutiques* employés pour réaliser des conditions favorables à la résorption.

Les uns ont pour but d'agir mécaniquement sur les tissus et les liquides en les comprimant, en déplaçant les liquides ou en empêchant leur afflux : tels sont certaines positions spéciales imposées aux organes ou aux membres, le massage, la compression par les bandages, les bains de boues, de sable, les applications de collodion, etc. La chaleur humide accélère les mouvements des cellules amiboïdes, les répand sur une surface plus considérable, les fait passer peu à peu dans les vaisseaux lymphatiques, et favorise ainsi la résorption. Dans d'autres cas, la chaleur humide favorise la dégénérescence graisseuse des éléments cellulaires, qui, réduits en un détritus laiteux, sont plus facilement résorbés. D'autres agents thérapeutiques, tout en exerçant une action mécanique sur la peau, déterminent en outre et favorisent une activité plus grande de la circulation, en provoquant des contractions et des relâchements alternatifs des parois vasculaires : le froid, l'hydrothérapie, les bains de mer, les liquides astringents, l'électricité, agissent dans ce sens. Il en est d'autres, enfin, que l'on emploie en vue : de modifier directement ou indirectement la composition du sang et des humeurs (altérants, mercuriaux, alcalins; iode, arsenic, plomb, etc.), de diminuer l'apport de liquides nouveaux à l'organisme : diète sèche; ou d'augmenter la quantité des liquides soustraits à l'organisme, par les sécrétions : diurétiques, purgatifs, diaphorétiques; ou directement par les émissions sanguines. D'après ce qui survient dans les organismes chez lesquels on a artificiellement et rapidement diminué la masse du sang, on explique l'effet de la diète sèche, des diurétiques, purgatifs, etc., en admettant que ces moyens thérapeutiques en spoliant le sang de ses éléments liquides en augmentent la densité. Ils favorisent, par conséquent, un appel puissant de liquides destinés à remplacer par compensation ceux qui manquent ou ont été éliminés par le fait d'une suractivité glandulaire. Cet appel s'exerce tant sur les liquides normaux de l'économie que sur ceux qui, anormalement, peuvent être épanchés dans les organes ou les cavités, il en détermine la résorption.　　　　L. HÉCHT.

**RESPIRATION** (de *spirare*, respirer).　La respiration est une fonction commune à tous les êtres *vivants*. Elle consiste essentiellement dans une absorption d'oxygène par les principes constituants du corps, et dans une exhalation correspondante d'acide carbonique et de vapeur d'eau.

Il résulte de cette définition que la respiration est, en dernière analyse, un phénomène physico-chimique caractéristique de l'état de vie. La suppression de cette fonction amène, en effet, rapidement la mort.

L'importance de la fonction respiratoire chez les végétaux, les rapports intimes qu'elle affecte avec la respiration des animaux, enfin l'impossibilité où l'on se trouve de séparer, dans l'historique, les recherches portant sur l'un ou l'autre règne de la vie, sont autant de considérations qui nous engagent à étudier ici, mais d'une manière sommaire, la respiration dans le règne végétal. C'est là d'ailleurs une marche naturelle, car, chez les végétaux, les phénomènes respiratoires se trouvent, pour ainsi dire, réduits à leur expression physico-chimique. Si l'on fait abstraction du mouvement très-obscur des stomates, aucun mécanisme n'intervient pour faciliter les échanges gazeux entre la plante et l'atmosphère.

Il en est à peu près de même chez beaucoup d'animaux inférieurs, qui respirent sans appareil respiratoire proprement dit, et chez lesquels la substance du corps remplit elle-même la fonction qui nous occupe. Mais les animaux d'un rang plus élevé possèdent un véritable appareil respiratoire dont nous aurons à étudier la composition et le fonctionnement.

Pour tout ce qui concerne l'anatomie des organes respiratoires de l'homme, nous renverrons aux mots Bronches, Poumons, etc. On trouvera, à l'article Absorption, la manière dont les fluides se comportent vis-à-vis des tissus, soit pour y pénétrer, soit, au contraire, pour en sortir. Les conséquences du manque d'oxygène ou du défaut d'élimination de l'acide carbonique ont été exposées au mot Asphyxie. Tous les phénomènes calorifiques et une partie des phénomènes physico-chimiques qu'entraîne avec elle la fonction respiratoire ont été étudiés, avec beaucoup de soin, dans l'article relatif à la Chaleur animale. Enfin le mot Sang contient la majorité des faits qui ont rapport aux gaz de ce fluide, dont nous ne dirons ici que quelques mots.

Notre tâche se trouve donc singulièrement réduite. Néanmoins, pour ne pas trop désarticuler notre travail et, en même temps, pour lui conserver un certain ensemble, nous nous efforcerons d'en réunir les diverses parties par un résumé très-court qui permettra de relier facilement entre eux les développements dans lesquels nous aurons à entrer et ceux auxquels nous renverrons le lecteur. Mais, avant de remplir ce programme, nous croyons devoir esquisser rapidement l'historique de la question.

Historique. De toutes les fonctions de la vie, la respiration est, à la fois, l'une des plus anciennement connues et l'une des plus récemment expliquées. Les anciens savaient que l'homme ne peut, sans risquer de mourir, cesser d'aspirer l'air; mais il y avait, dans le phénomène même de la respiration, deux facteurs qu'ils ne connaissaient pas, savoir : la structure de l'organe respiratoire et la composition de l'air atmosphérique.

Aristote avait des idées tout à fait erronées au sujet de la fonction respiratoire. Il la supposait destinée à refroidir le sang et croyait que l'air insufflé dans les poumons pénétrait dans le cœur. Il niait la respiration chez les insectes et attribuait la mort des animaux en vases clos à l'échauffement de l'air emprisonné.

Erasistrate supposait que les artères étaient remplies d'air, et il faut arriver à Galien pour voir renverser cette erreur.

Avec Van Helmont (1600) commence l'ère véritablement scientifique de la respiration. Il découvrit le gaz qui se dégage dans la combustion du charbon et dans la fermentation du vin. Il démontra que ce gaz, qu'il appelait le *gaz sylvestre*, et que nous appelons maintenant l'acide carbonique, est impropre à l'entretien de la flamme et de la vie animale.

Quelques années après, Robert Boyle profita de la machine pneumatique, qui venait d'être inventée par Otto de Guéricke, pour étudier la respiration des animaux. Il démontra que les insectes ont besoin d'air pour vivre, et les physiciens de l'Académie del Cimento montrèrent qu'il en est de même pour tous les autres animaux. Jean Bernouilli (1690) fit voir que les poissons meurent rapidement dans l'eau dont on a chassé l'air par l'ébullition. Boyle énonça encore ce fait très-important, que la présence de l'air ne suffit pas à l'entretien de la vie, mais qu'il est nécessaire que cet air soit constamment *renouvelé*.

La théorie d'Aristote était donc renversée de fond en comble. D'abord la respiration est une fonction commune à *tous* les animaux; ensuite cette fonction est un phénomène *chimique*, car si l'air n'agissait que comme réfrigérant, le gaz découvert par Van Helmont devrait entretenir la vie. Enfin la mort des animaux enfermés dans des vases clos ne tient pas à l'échauffement de l'air confiné, car alors elle n'aurait pas lieu si l'on refroidissait convenablement cet air, et Boyle a fait voir que l'expérience donne un résultat contraire.

Mayow doit être considéré comme ayant, le premier, étudié le genre d'altération que la respiration fait éprouver à l'air. Suivant lui, l'air atmosphérique contenait un principe vivifiant que la respiration lui enlevait. Mayow appelait ce principe l'esprit *nitro-aérien* ou *igno-aérien*, et il le regardait comme l'aliment nécessaire de la respiration et de la combustion. Il disait que, dans le poumon, l'air cédait au sang une partie de son esprit nitro-aérien, pour transformer le sang noirâtre en sang rouge. L'air expiré ayant perdu son esprit nitro-aérien, était, par suite, impropre à entretenir la vie. Mayow alla plus loin encore. Il affirma que le fœtus respirait dans le sein de sa mère et que le placenta était un véritable appareil respiratoire « *pulmo uterinus.* »

Telles étaient les idées de Mayow sur la respiration. Malheureusement il ne prouva pas ce qu'il avançait. Il n'avait pu isoler son principe igno-aérien, ni montrer ce que devenait ce principe après sa disparition de l'air. Mayow avait donc seulement entrevu le problème auquel d'autres allaient ajouter des données et dont Lavoisier devait trouver la solution. Le traité de Mayow fut publié en 1674, et c'est seulement un siècle plus tard qu'on revint à ses idées sur la respiration.

En 1757, Black démontra que le gaz sylvestre de Van Helmont est un des produits de la respiration, et, quelques années après, Bergmann découvrit ce gaz dans l'air atmosphérique.

À l'époque où vivait Priestley (1770), une question des plus importantes préoccupait les esprits. Les travaux de Black avaient montré que la respiration des animaux viciait l'air à chaque instant: et cependant l'atmosphère alimentait, toujours de la même manière, la fonction respiratoire. Il fallait forcément admettre que l'air se trouvait purifié, à mesure qu'il était altéré par la respiration.

Un Italien, le comte Saluces, avait publié des recherches, d'où il ressortait que l'air vicié devait être ramené à sa pureté primitive par les froids de l'hiver. Il appuyait son dire sur une expérience qu'il prétendait avoir faite, à savoir que l'air dans lequel on avait fait brûler des chandelles entretenait de nouveau la combustion lorsqu'on l'avait suffisamment refroidi.

Priestley répéta l'expérience du comte Saluces, mais il obtint un résultat diamétralement opposé. L'air confiné, dans lequel des chandelles se sont éteintes ou dans lequel des animaux ont vécu, est toujours impropre à l'entretien de la combustion et de la vie animale, bien qu'il ait été soumis à l'influence des plus fortes gelées. Se basant sur ce fait, Priestley eut l'idée de chercher si les plantes se comportaient comme les animaux, en présence de l'air altéré par la combustion ou par la respiration animale. Il vit que l'atmosphère mortelle aux animaux est, au contraire, très-salutaire aux végétaux, et que ceux-ci prospèrent à son contact. Bien plus, si, au bout de quelque temps, on retire la plante de la cloche où elle est enfermée pour y mettre un animal, ce dernier, au lieu d'être asphyxié presque aussitôt, continue à vivre, comme si on l'avait emprisonné sous une cloche remplie d'air pur. Priestley avait donc démontré que les plantes purifient l'air, en lui rendant les propriétés que la respiration animale et la combustion lui ont fait perdre. On verra, dans un instant, que les plantes n'agissent ainsi que sous l'influence de la lumière solaire, et que les parties vertes jouissent seules de cette propriété.

Quelque temps après que Priestley eut posé la grande loi qui règle les rapports inverses de l'atmosphère avec les deux règnes organisés, ce grand homme découvrit l'oxygène et l'azote; mais, imbu de la théorie du phlogistique qui régnait alors, il ne sut pas établir la véritable théorie de la respiration, et cette fonction ne fut jamais, pour lui, qu'un « *procédé phlogistique.* » Il avait cependant expliqué l'influence de l'air sur le sang, qui n'avait été qu'entrevue avant lui. Fracassati avait remarqué qu'un caillot sanguin rougit au contact de l'air, et Lower avait démontré que le sang noir se convertit en sang rouge dans le poumon; mais ni l'un ni l'autre ne se rendaient compte de l'action de l'air, dans cette circonstance. Priestley prouva que ce changement dans la coloration du sang est dû à l'influence du seul gaz oxygène, et que le sang, mis au contact de l'air enlève à ce fluide la propriété d'entretenir la combustion ou la respiration. Il fit plus et montra que les mêmes phénomènes se passent, si le sang est renfermé dans une vessie à parois humides. Un échange gazeux entre l'air et le sang a donc lieu à l'intérieur des vaisseaux pulmonaires. Ainsi, Priestley avait entre les mains tous les éléments du problème que, quelques années plus tard, Lavoisier allait résoudre.

Lavoisier commença par renverser de fond en comble la théorie du phlogistique. Il démontra que l'air est un mélange de deux gaz, dont l'un, *l'air vital* ou *l'oxygène*, est nécessaire à la combustion et à la respiration, tandis que l'autre est impropre à entretenir la flamme et la vie. Il fit voir aussi que les métaux forment des oxydes en fixant l'oxygène, et que le charbon, quand il brûle, consomme cet élément de l'air atmosphérique. Pour lui, la respiration n'est qu'une combustion lente de carbone et d'hydrogène. C'est l'air atmosphérique qui fournit l'oxygène, et la substance même de l'animal, le sang, qui fournit le combustible. Les résultats de la combustion sont, tout à la fois, de l'acide carbonique et une certaine quantité de vapeur d'eau. Cette double combustion produit un dégagement de calorique absolument nécessaire à l'entretien de la chaleur animale (*voy.* ce mot).

Telles étaient les idées de Lavoisier sur la respiration, et ce sont celles qui règnent encore aujourd'hui dans la science. L'illustre chimiste n'avait expérimenté que sur les mammifères et les oiseaux. D'autres savants firent porter leurs expériences sur un grand nombre d'animaux terrestres ou aquatiques, et toujours, et partout, la théorie de Lavoisier fut trouvée exacte. Cependant il restait, dans cette théorie, un point douteux. Lavoisier avait dit lui-même qu'il pouvait arriver de deux choses l'une, par l'effet de la respiration : Ou bien l'oxygène de l'air était converti en acide carbonique dans l'épaisseur même du poumon, ou bien il se faisait, à travers cet organe, un simple échange gazeux entre l'oxygène de l'atmosphère et l'acide carbonique du sang.

Lavoisier hésita longtemps entre ces deux opinions, allant de l'une à l'autre, et disant même qu'il était assez porté à croire que ces deux effets avaient lieu pendant la respiration. Cependant, après qu'il eut pris Laplace comme collaborateur, Lavoisier adopta nettement l'hypothèse de l'origine pulmonaire de l'acide carbonique, et le poumon devint, pour lui, un véritable foyer de combustion, dans lequel chaque inspiration amenait de l'air pour activer le feu et produire de l'acide carbonique.

Cette manière de voir fut vivement attaquée. On fit observer que si le poumon était le foyer de la combustion, la température de cet organe devrait être plus élevée que celle des autres parties intérieures de l'organisme, ce qui, cependant, n'a pas lieu. Lagrange émit alors l'hypothèse que l'acide carbonique et l'eau, qui se dégagent dans les poumons, devaient se former dans toutes les parties du corps où le sang circule. Suivant cet illustre géomètre, l'oxygène serait absorbé par le sang au moment où il traverse les poumons, et il se combinerait peu à peu avec le carbone et l'hydrogène contenus dans ce fluide. Cette hypothèse n'était qu'une vue de l'esprit; Lagrange raisonnait et n'expérimentait pas, mais l'exactitude de ses idées fut démontrée par les expériences de Spallanzani et surtout par celles de William Edwards.

Le professeur de Pavie avait enfermé des limaçons dans des atmosphères d'azote ou d'hydrogène, et il vit que, dans ces conditions, ces animaux continuent à exhaler de l'acide carbonique, comme lorsqu'ils sont renfermés dans un vase rempli d'air. L'acide carbonique préexiste donc dans le corps des animaux, et il ne se forme pas dans la cavité pulmonaire, au contact de l'oxygène inspiré. Cependant les résultats de Spallanzani ne fixèrent pas l'attention, car il disait avoir observé le même dégagement d'acide carbonique en opérant sur des animaux morts, et on pouvait penser que, dans les deux cas, la formation de ce gaz était due à un phénomène de putréfaction.

On ne conserva plus de doute sur le lieu de la formation de l'acide carbonique, après les expériences de William Edwards. Ce physiologiste fit d'abord porter ses recherches sur les grenouilles. Après avoir comprimé les flancs d'un de ces animaux, pour expulser l'air des poumons, il le plaça dans une atmosphère d'hydrogène pur. Au bout de quelques heures, cette grenouille avait produit une quantité d'acide carbonique à peu près égale au volume de son corps. William Edwards opéra ensuite sur des poissons, et montra que l'acide carbonique exhalé ne se forme pas non plus à la surface des branchies. Enfin, pour généraliser ses résultats et se rapprocher des conditions respiratoires de l'homme, le même physiologiste s'adressa aux mammifères nouveau-nés. Ces derniers animaux, en effet, présentent à l'asphyxie une résistance assez considérable pour pouvoir vivre, pendant un certain temps, dans une atmosphère d'hydrogène. Ils continuèrent, comme les autres animaux, à exhaler de l'acide carbonique, tout en ne recevant plus d'oxygène dans leurs poumons. Suivant nous, la seule objection à faire à ces expériences, c'est qu'elles peuvent laisser supposer que l'oxygène et le carbone renfermés dans le sang pourraient bien se combiner seulement pendant leur passage à travers le poumon, et nulle part ailleurs. Mais l'expérience permet de lever cette objection. Si, en effet, le poumon était le siége de la combustion du carbone et de l'oxygène, le sang qui sort de ce foyer devrait avoir une température plus élevée que celui qui y entre. Or Cl. Bernard a prouvé que c'est le contraire qui a lieu. La température du sang contenu dans le cœur est, en effet, plus élevée dans les cavités droites que dans les cavités gauches.

Ainsi les phénomènes respiratoires sont de deux ordres : les uns se passent dans tous les tissus et donnent lieu à la formation de l'acide carbonique; les autres ont pour théâtre un appareil spécial et servent à l'absorption de l'oxygène, en même temps qu'à l'exhalation de l'acide carbonique.

C'est ici que nous arrêterons cet historique de la respiration, car, si nous le poussions plus loin, nous ferions, par cela même, la théorie complète de la fonction qui nous occupe. Maintenant que la question est nettement posée, voyons comment elle a été étudiée dans ses détails. Ainsi que nous l'avons déjà dit,

nous commencerons cette étude par l'examen de la respiration dans le règne
végétal.

RESPIRATION DES VÉGÉTAUX. On a voulu pendant longtemps, et quelques
auteurs veulent encore, se servir de la fonction respiratoire pour séparer les
animaux des végétaux; mais c'est aujourd'hui un fait bien établi, que l'animal
et le végétal respirent de même, c'est-à-dire que tous deux absorbent de l'oxygène
et exhalent de l'acide carbonique ainsi que de la vapeur d'eau.

Tant que l'on a désigné sous le nom de respiration végétale les échanges
gazeux entre les plantes et le fluide ambiant, on a confondu deux ordres de
phénomènes entièrement distincts, savoir : l'*assimilation* et la *respiration proprement dite*, telle que nous l'avons définie. Les végétaux, en effet, agissent de
deux manières diamétralement opposées sur le milieu qui les entoure. Ils peuvent lui prendre de l'acide carbonique et lui rendre de l'oxygène, ou bien, au
contraire, lui prendre de l'oxygène et lui rendre de l'acide carbonique. Ces deux
manières d'opérer constituent, pour la plante, deux fonctions distinctes.

A. *Différence à établir entre la respiration et la fonction chlorophyllienne.*
Quand la plante absorbe de l'acide carbonique et restitue de l'oxygène, il se
fait un dépôt de carbone qui sert à l'accroissement du végétal. C'est là un phénomène de nutrition. Inversement, quand la plante absorbe de l'oxygène et
exhale de l'acide carbonique, elle éprouve une perte de substance, et il se produit alors une combustion analogue à celle qui constitue la respiration chez les
animaux. C'est aussi cette combustion qu'on désigne maintenant sous le nom
de respiration chez les végétaux.

Le premier phénomène, celui de nutrition, avait reçu le nom de *respiration
chlorophyllienne* ou *diurne*, parce qu'il n'a lieu qu'en présence de la matière
verte et sous l'influence de la lumière solaire. Mais le mot respiration est impropre pour désigner cet acte, et il vaut mieux lui donner, avec Cl. Bernard, le
nom de *fonction chlorophyllienne* qui lui convient à tous égards. Nous n'avons
pas à nous en occuper ici.

Le second phénomène, qui n'est autre que la respiration proprement dite, s'est
appelé pendant longtemps la *respiration nocturne* ou la *respiration à l'ombre*,
parce qu'on croyait qu'elle ne s'effectuait qu'en l'absence des rayons solaires ;
mais nous allons voir qu'elle s'exerce le jour comme la nuit, et qu'elle n'est pas
limitée aux parties vertes, comme la fonction chlorophyllienne.

B. *Absorption de l'oxygène.* La respiration s'exerce dans tous les tissus en
général et dans chaque cellule en particulier, car la présence de l'oxygène est
indispensable à leur fonctionnement.

De Saussure a prouvé que les plantes dépourvues de chlorophylle ne
peuvent vivre dans une atmosphère privée d'oxygène, et qu'il en est de
même des plantes vertes, si on les maintient constamment dans l'obscurité.
Mais ces dernières peuvent végéter pendant un certain temps, si on les soumet
chaque jour à l'action de la lumière solaire. Dans ce cas, en effet, la végétation peut durer quelques jours dans une atmosphère d'azote, d'hydrogène,
d'oxyde de carbone, et même dans le vide ; mais c'est qu'alors, comme le
disait de Saussure, ces plantes produisent de l'oxygène sous l'influence des
rayons solaires, ou, comme on dirait maintenant, c'est que la fonction chlorophyllienne s'exerce et produit l'oxygène nécessaire à la respiration. Si l'on
enlève l'oxygène à mesure qu'il se dégage, la végétation cesse aussitôt.

Il est clair que si les parties vertes de la plante sont rudimentaires, la végétation dans une atmosphère privée d'oxygène pourra ne pas se produire, même sous l'influence de la lumière la plus vive. Ch. de Saussure exposa au soleil, dans une atmosphère d'azote, des rameaux de peuplier et de saule dont les feuilles étaient sur le point de s'épanouir : elles furent presque aussitôt arrêtées dans leur développement. Des boutons de fleurs mis dans une atmosphère d'azote ne tardent pas à pourrir, et les moisissures elles-mêmes cessent bientôt de croître dans cette atmosphère asphyxiante.

La présence de l'oxygène n'est pas moins nécessaire à l'accomplissement des mouvements extérieurs qu'on observe chez certains végétaux. Dutrochet a démontré que les feuilles de *Mimosa* perdent leur irritabilité dans l'air raréfié du récipient de la machine pneumatique, mais qu'elles recouvrent cette irritabilité lorsqu'on laisse rentrer l'air. Il résulte des expériences de Kabsch que les étamines de *Berberis* et de *Mahonia* cessent d'être irritables sous une pression d'environ 22 millimètres de mercure. Ces phénomènes ne sont pas dus à l'abaissement de pression, mais bien à la faible tension de l'oxygène. En effet, Kabsch a vu que, dans l'azote et sous la pression normale, les étamines de *Berberis* ne tardent pas à perdre complétement leur motilité. D'autre part, ce savant a montré qu'une trop forte tension était également nuisible à ces étamines, car, au bout de quelque temps, leur irritabilité cesse de se manifester dans l'oxygène pur.

Tout récemment, Paul Bert a étudié l'influence que les changements dans la pression barométrique exercent sur les phénomènes de la vie chez les animaux et chez les végétaux. En ce qui concerne le règne végétal, il a fait voir que, sous une diminution de pression, la germination se fait d'autant plus lentement que la pression est plus basse, et qu'enfin elle s'arrête, entre 4 et 10 centimètres, sans que cependant les graines périssent. P. Bert attribue cet arrêt de végétation à la trop faible tension de l'oxygène. En effet, il a fait voir, ainsi que l'avaient déjà dit Huber et Senebier, que la germination dans un air pauvre en oxygène, et à la pression normale, se fait moins vite que dans l'air ordinaire. Il a montré, de plus, que la germination peut s'effectuer, même à la pression de 4 centimètres, si l'on emploie une atmosphère suroxygénée.

Le même physiologiste a aussi examiné les conséquences de l'augmentation de pression. A 2 ou 3 atmosphères, la germination semble s'effectuer un peu mieux qu'à la pression normale ; mais à partir de 4 ou 5 atmosphères, c'est le contraire qui a lieu. Enfin, vers 10 atmosphères, la germination est arrêtée. Cet arrêt de développement est dû à la trop grande tension de l'oxygène. En effet, la germination s'effectue très-régulièrement dans une atmosphère pauvre en oxygène, mais comprimée de manière que la tension de ce gaz soit à peu près celle de l'air ordinaire à la pression de 2 ou 3 atmosphères. De plus, si l'on examine les altérations par la germination, d'une part d'un air comprimé, d'autre part de l'air à la pression normale, on trouve que le premier contient plus d'oxygène que le second. Les plantes qui végètent dans l'air ordinaire usent donc plus d'oxygène que celles qui vivent dans l'air comprimé.

Il résulte de ce qui précède immédiatement, que la trop grande tension de l'oxygène ralentit les oxydations et, par suite, amène la mort. Mais il est bien certain aussi que, sous l'influence de l'oxygène, les phénomènes de nutrition ne sont pas seulement ralentis, mais encore profondément modifiés dans leur essence. Ainsi la germination de l'orge s'arrête dans le vide sans que les graines périssent, tandis qu'elles meurent dans l'air comprimé. L'oxygène agit donc ici

comme un véritable agent toxique. Ce que nous venons de dire pour la graine
est tout aussi vrai pour la plante entière. Bert a constaté que les sensitives
meurent à la pression de 6 atmosphères dans l'air ordinaire et à celle de
2 atmosphères seulement dans l'air suroxygéné.

Si l'on examine l'action de l'oxygène sur la cellule elle-même, ainsi que l'a
fait Kühne, on reconnaît que ce gaz est nécessaire à l'entretien des courants du
protoplasma. Cela est surtout net et facile à observer dans les poils staminaux
des *Tradescantia*. Quand on les entoure d'une couche d'huile, tout mouvement
cesse bientôt dans le protoplasma, car l'huile isole les cellules de l'air atmosphérique ; mais, quand on remplace l'huile par une couche d'eau, on ne
tarde pas à voir le courant de protoplasma se rétablir. Ce courant cesse également de se manifester dans une atmosphère d'hydrogène et peut reparaître, au
bout de peu de temps, au contact de l'air.

En résumé, l'action de l'oxygène est indispensable pour l'entretien de la vie ;
mais il faut que cette action soit maintenue dans de certaines limites. Une
tension trop forte, comme aussi une tension trop faible de ce gaz, ne tarde pas à
entraver les phénomènes d'oxydation qui constituent, dans son essence, la fonction respiratoire. L'azote intervient dans l'air atmosphérique, pour donner à
l'oxygène la tension nécessaire et suffisante à l'accomplissement des fonctions
de la vie.

C. *Exhalation de l'acide carbonique.* L'acide carbonique qu'exhalent les
plantes tire son carbone des composés organiques végétaux, et son oxygène, en
général, de celui qui est absorbé. Ce serait une erreur de croire, avec quelques
chimistes, que l'acide carbonique éliminé provient de l'extérieur et s'échappe
de la plante qu'il ne ferait que traverser. Les expériences les plus concluantes
ont fait justice de cette manière de voir qui tendait à nier l'existence de la respiration chez les végétaux.

Dehérain et Moissan ont cherché le rapport entre la quantité d'oxygène absorbé
et celle d'acide carbonique exhalé pendant la respiration. La différence est
toujours à l'avantage de l'oxygène, et cela d'autant plus que la température
est plus basse. Suivant ces auteurs, l'oxygène en excès est employé à oxyder,
d'une manière incomplète, les principes immédiats de la plante, à former, par
exemple, les acides végétaux : ce qui expliquerait pourquoi les produits du
règne végétal sont plus acides dans les régions froides que dans les régions
chaudes.

Voyons maintenant, d'un peu plus près, comment s'accomplit la fonction
respiratoire examinée successivement dans les organes sans chlorophylle et dans
les organes verts.

D. *Respiration des organes sans chlorophylle.* Il est aujourd'hui parfaitement établi que les végétaux dépourvus de chlorophylle se comportent le jour
comme la nuit, qu'ils absorbent de l'oxygène et dégagent de l'acide carbonique.
L'activité de la fonction respiratoire ne dépend nullement de la lumière, mais
uniquement de la chaleur des rayons solaires.

a. *Cryptogames.* Les principales expériences sur ces végétaux sont dues à
Grischow et à Marcet. On doit conclure des recherches de ce dernier expérimentateur que, soit à la lumière, soit dans l'obscurité, il y a une absorption
d'oxygène et une élimination d'acide carbonique, les proportions de l'oxygène
disparu étant égales à celles du gaz acide produit. D'après Pasteur, les moisissures se comportent comme les gros champignons.

b. *Phanérogames*. Les recherches de Lory, sur la respiration des Orobanches, l'ont amené à conclure que, le jour comme la nuit, toutes les parties de ces plantes absorbent de l'oxygène et exhalent de l'acide carbonique. La lumière solaire n'influence leur respiration qu'en vertu de l'élévation de température qui rend plus active la production de l'acide carbonique.

Voyons à présent comment se comportent les organes dépourvus de chlorophylle, chez les plantes vertes.

1° *Bourgeons*. La respiration des bourgeons a été étudiée par Garreau. Les feuilles de ces bourgeons n'étaient pas encore épanouies ou étaient sur le point de s'épanouir. Garreau obtint un dégagement abondant d'acide carbonique et ce dégagement fut à peu près le même, à poids sec égal, quand, les bourgeons s'étant épanouis, les jeunes pousses furent traitées comme les bourgeons.

2° *Fleurs*. Nous ne pouvons entrer ici dans le détail des expériences de Saussure à ce sujet. L'illustre genevois a montré que la respiration des fleurs d'une plante est plus énergique que celle de ses feuilles placées dans les mêmes conditions. D'après ce savant, l'activité respiratoire des organes sexuels et surtout des étamines l'emporte sur celle des enveloppes florales. On peut déduire de là que, toutes choses égales d'ailleurs, les fleurs doubles auront une respiration moins énergique que les fleurs simples et que les fleurs mâles en auront une plus énergique que les fleurs femelles. Ch. de Saussure a vérifié expérimentalement ces conséquences, et il a, de plus, trouvé que la respiration de la fleur était à son maximum d'énergie au moment de la floraison complète.

Il est presque inutile de faire remarquer les conséquences que peut avoir, au point de vue de l'hygiène, la culture des fleurs dans une pièce étroite et peu aérée.

3° *Graines en voie de germination*. Il résulte des expériences de Saussure, que, dans l'air atmosphérique, la quantité de l'acide carbonique exhalé peut être égale, supérieure ou inférieure à celle de l'oxygène absorbé.

Le rapport entre la quantité de l'acide carbonique éliminé et celle de l'oxygène absorbé varie, pour la même graine, aux différentes périodes de la germination. Ce rapport va en croissant à mesure que la germination s'avance.

4° *Organes souterrains et tiges ligneuses*. Les uns et les autres, isolés des organes aériens contenant de la chlorophylle, dégagent, d'après de Saussure, à peu près autant d'acide carbonique qu'ils absorbent d'oxygène.

E. *Respiration des organes verts*. Garreau s'exprime, à ce sujet, de la manière suivante : « Les feuilles, pendant le jour, au soleil et à l'ombre, exhalent de l'acide carbonique en quantité d'autant plus grande, que la température est plus élevée. L'acide trouvé dans les appareils ne représente pas, à beaucoup près, tout celui qui a été expiré, la majeure partie étant réduite à mesure de l'expiration. Il existe dans les feuilles, à l'ombre et au soleil, deux actions simultanées et inverses, l'une comburante, l'autre réductrice, et c'est à la prédominance de l'effet de la seconde sur celui de la première qu'est due l'accumulation du carbone dans les plantes. En raison de la simultanéité de ces deux actes opposés, on doit considérer le premier comme constituant la respiration des plantes, et le second comme faisant partie des fonctions plus spécialement nutritives. »

Les conclusions de Garreau ont été attaquées par quelques physiologistes ; mais le fait n'en est pas moins démontré, et une expérience très-simple de Boussingault nous semble le mettre à l'abri de toute attaque. Si l'on expose au soleil des feuilles vertes, dans une atmosphère d'acide carbonique, aucun dégagement gazeux ne se produit. La chlorophylle a, en effet, perdu sa propriété décomposante, sous l'influence de l'acide carbonique, et, pour la lui rendre, il suffit de laisser entrer sous la cloche un peu d'air ou d'oxygène. Aussitôt, la molécule chlorophyllienne respire et se met à fonctionner, c'est-à-dire que l'acide carbonique de la cloche ne tarde pas à être absorbé, puis décomposé.

Ainsi, la fonction chlorophyllienne ne peut s'exercer en l'absence de la respiration. Il faut donc admettre, avec Garreau, que les feuilles vertes, à la lumière la plus intense, absorbent de l'oxygène et dégagent de l'acide carbonique, en même temps qu'elles absorbent de l'acide carbonique et exhalent de l'oxygène.

Quand la respiration des plantes l'emporte sur la fonction chlorophyllienne, la proportion de substance organique de la plante diminue; si la fonction chlorophyllienne est, au contraire, la plus forte, cette proportion augmente et la plante s'accroît. Dans les conditions normales de l'existence, pour les plantes vertes, c'est toujours la fonction chlorophyllienne qui l'emporte. Boussingault a, en effet, démontré qu'à surfaces égales et dans des temps égaux, une feuille décompose plus d'acide carbonique au soleil qu'elle n'en forme dans l'obscurité. Corenwinder prétend même qu'il suffit quelquefois, à une plante, d'une demi- heure d'insolation, pour qu'elle répare la perte en carbone de toute une nuit.

Comment se fait-il que l'acide carbonique, qui existe en si petite quantité dans l'atmosphère, soit absorbé assez rapidement pour suffire au développement des végétaux et en particulier de ceux qui, comme le bambou, peuvent croître, quelquefois, de près d'un centimètre par heure? Corenwinder a démontré que l'acide carbonique du sol est insuffisant à entretenir une pareille croissance, et Barthélemy a fait voir que cette introduction de l'acide carbonique de l'atmosphère ne se fait pas, en général, par les stomates des feuilles, ceux-ci étant disposés de manière à faciliter la sortie des gaz et à empêcher, au contraire, leur entrée dans le végétal. C'est, ainsi que l'a fait voir Barthélemy, par la cuticule que se fait le passage de l'acide carbonique. Cette membrane a, en effet, une grande analogie de composition physique et chimique avec le caoutchouc, et Graham a démontré que l'azote est le gaz qui passe le plus lentement à travers une membrane de caoutchouc, tandis que l'acide carbonique est celui qui la traverse avec la plus grande vitesse. En représentant par 1 la vitesse du passage de l'azote, celle de l'oxygène sera 2,5 et celle de l'acide carbonique 13,5.

Barthélemy s'est assuré que les lames cuticulaires des feuilles des Bégoniacées agissent, à très-peu près, de la même manière qu'une mince membrane de caoutchouc, et l'osmose *cuticulaire* est, par ce fait, suffisamment démontrée.

On doit à Merget des expériences qui prouvent que l'échauffement du limbe des feuilles met en jeu les forces thermo-diffusives et, que, si cet échauffement ne se produit pas uniformément sur tous les points du limbe, ce qui est le cas ordinaire, l'air intérieur comprimé se détend sur celui des parties froides qui s'échappe alors par les stomates correspondants, pendant que l'air extérieur afflue par les *stomates* des surfaces solarisées. Il y a donc ici une véritable aspiration au soleil et une véritable expiration à l'ombre. Ce sont là des phénomènes d'ordre physique qui montrent, dans les végétaux, la transformation de la chaleur en travail mécanique.

Nous venons de voir que la fonction chlorophyllienne, chez les végétaux, et
la respiration chez *tous* les êtres vivants, agissent d'une manière inverse sur
l'air atmosphérique. Or la composition de cet air, d'après les données de la
chimie, reste constante. Il faut donc qu'il y ait un équilibre parfait entre la
fonction chlorophyllienne et la respiration de tous les êtres vivants, animaux et
végétaux.

F. *Phénomènes secondaires de la respiration.* En même temps que se dégage l'acide carbonique dû à la combustion respiratoire, il y a production d'une
petite quantité de vapeur d'eau, et cette double combustion de carbone et d'hydrogène ne s'effectue pas sans qu'il y ait, en même temps, un dégagement de
chaleur souvent, il est vrai, assez difficile à constater.

Enfin on a signalé divers cas de phosphorescence, et en particulier celui de
l'*Agaricus olearius*, observé par Fabre. Cette phosphorescence cesse dès que le
végétal n'est plus au contact de l'oxygène; mais Fabre convient lui-même que
les causes qu'on a invoquées pour expliquer la production de chaleur ne suffisent
pas à rendre compte de la phosphorescence. En effet, les fleurs d'Aroïdées et
de *Cucurbita* absorbent plus d'oxygène que l'*Agaricus olearius*, et néanmoins
elles ne sont pas phosphorescentes.

Respiration chez les animaux. Nous voici arrivé au moment d'envisager la
fonction respiratoire chez les animaux, et nous savons déjà que certains d'entre
eux ont une respiration rudimentaire, en ce sens qu'elle s'effectue dans toutes
les parties du corps. Mais, à mesure que les tissus se différencient, la fonction
se complique, se dédoublant, pour ainsi dire, en deux sortes de respiration :
l'une *externe*, désignée encore sous le nom d'*hématose*, qui se fait directement
au contact de l'air, entre ce fluide et les gaz du sang; l'autre *interne* ou *générale*, qui s'effectue entre les gaz des tissus et ceux du liquide sanguin. Nous
commencerons par étudier cette dernière.

I. Respiration interne. Elle est l'apanage de tous les tissus vivants, et se
montre, chez les animaux, l'analogue de la respiration proprement dite chez les
végétaux.

On trouve, dans le règne animal, quelques êtres tels que l'euglène et l'hydre
verte, qui, en vertu de la matière colorante qu'ils contiennent, sont doués d'une
véritable fonction chlorophyllienne, et décomposent l'acide carbonique sous l'influence des rayons solaires. Mais les animalcules colorés en vert sont de véritables exceptions, et, si l'on en fait abstraction, on peut dire qu'à la lumière
comme à l'obscurité, *toutes les parties du corps des animaux absorbent de
l'oxygène et exhalent de l'acide carbonique.*

La respiration générale a été étudiée dans les tissus soustraits à l'influence
du sang, dans le sang lui-même, et enfin dans les tissus où circule le sang.

A. *Respiration des tissus en dehors du sang.* On doit à Spallanzani un grand
nombre d'expériences sur cette question. G. Liebig s'est aussi occupé de la respiration des tissus, et, en particulier, du tissu musculaire, qu'avait négligé le
savant italien. Matteucci fit ensuite intervenir dans la question le rôle de la contraction musculaire, et il montra que le muscle absorbe plus d'oxygène et dégage
plus d'acide carbonique à l'état dynamique qu'à l'état statique. Valentin fixa
plus spécialement son attention sur l'azote de l'air qui se trouve confiné en présence d'un muscle. Il observa que la proportion de ce gaz n'augmente qu'après
la perte de la contractilité musculaire, et il attribua l'exhalation d'azote par
les muscles à un commencement de désorganisation.

Enfin P. Bert a fait, sur ce sujet, des expériences intéressantes. Il emprunta les tissus dont il voulait étudier la respiration à des animaux tués par hémorrhagie, et il fit varier successivement les trois facteurs du problème, à savoir : le tissu, l'atmosphère où il respirait, et l'animal qui l'avait fourni. Il obtint ainsi les résultats que nous allons maintenant faire connaître.

1° Les divers tissus d'un même animal absorbent des quantités inégales d'oxygène, et exhalent des quantités inégales d'acide carbonique.

En ce qui concerne l'absorption de l'oxygène, le tissu musculaire occupe le premier rang. Le cœur en consomme quelquefois plus que les muscles de la vie de relation ; mais il ne faut pas attribuer ce fait au sang que peuvent contenir ses fragments. En effet, Spallanzani et, après lui, G. Liebig, ont montré que la rétention de ce fluide dans les tissus n'avait que peu d'influence sur l'intensité des échanges respiratoires.

Quant à l'exhalation de l'acide carbonique, elle ne varie pas dans un rapport constant avec l'absorption de l'oxygène. La valeur de ce rapport est tantôt supérieure, tantôt inférieure à l'unité, ce qui laisse supposer que l'oxygène absorbé par un tissu n'est pas immédiatement employé à la combustion du carbone et de l'hydrogène qu'il contient, mais que l'acide carbonique et l'eau, qui résultent de cette combustion, ne se forment qu'à la longue, dans une période de temps d'ailleurs tout à fait indéterminée.

2° La richesse oxygénée du milieu dans lequel respire un tissu augmente l'absorption de l'oxygène et paraît sans influence sur l'exhalation de l'acide carbonique par ce tissu.

Ces faits avaient déjà été observés par Spallanzani. Il avait aussi remarqué que l'absorption de l'oxygène augmente avec la température, et il avait même vu que l'exhalation de l'acide carbonique continue à s'effectuer dans une atmosphère dépourvue d'oxygène, telle qu'une atmosphère d'azote ou d'hydrogène.

P. Bert expérimenta dans des atmosphères d'acide carbonique et d'oxyde de carbone. D'après lui, ce dernier gaz n'entrave nullement la respiration des tissus ; mais il n'en est pas de même du premier. En effet, quand l'air qui entoure les tissus contient une proportion suffisamment considérable d'acide carbonique, ce gaz est absorbé, et l'absorption l'emporte sur l'exhalation concomitante.

Si l'on soumet les tissus à l'influence du vide, et qu'ensuite on les expose à l'air, on trouve qu'ils absorbent beaucoup plus d'oxygène, sans exhaler beaucoup plus d'acide carbonique. Enfin si, après les avoir soumis à l'action du vide, on les maintient dans une atmosphère d'azote ou d'hydrogène, la production d'acide carbonique est affaiblie, mais elle continue néanmoins. On peut donc supposer que la formation de l'acide carbonique est le dernier terme d'une série de phénomènes dont l'oxygène marque le début, et qui s'accomplissent plus ou moins lentement dans le milieu du tissu, sans que l'oxygène soit, pour cela, nécessaire dans le milieu ambiant.

3° A la même température et sous la même pression, les muscles des animaux à sang chaud absorbent plus d'oxygène que ceux des animaux à sang froid. Dans ces conditions, les muscles des mammifères nouveau-nés consomment moins d'oxygène que les muscles de ces mêmes animaux à l'âge adulte.

Il faut vraisemblablement chercher, dans ces deux résultats de l'expérience, la cause de la résistance remarquable que présentent à l'asphyxie les animaux à sang froid et les mammifères nouveau-nés.

B. *Respiration du sang.* *Absorption des gaz par le sang.* En parlant des phénomènes respiratoires que présentent les tissus en contact avec un milieu gazeux oxygéné, nous nous sommes placé dans des conditions qui ne sont pas celles de la nature. Effectivement, sauf les cas exceptionnels où l'oxygène, en dissolution dans l'eau, pénètre directement à travers l'organisme alors très-simple, on voit un liquide particulier, le sang, qui baigne les tissus, et c'est alors entre lui et eux que s'effectuent les échanges gazeux de la respiration. Mais, pour bien comprendre ce qui se passe entre le sang et les tissus, il est indispensable de savoir comment se comporte ce fluide en présence de l'oxygène, comment il respire lui-même, avant de servir à la respiration des tissus.

La physique nous enseigne les lois suivant lesquelles se fait l'absorption des gaz dans les liquides qui n'exercent sur eux aucune action chimique.

1° Pour un même gaz, un même liquide et une même température, le *poids* de gaz absorbé est proportionnel à la pression que ce gaz exerce à la surface du liquide. D'où il est aisé de conclure que, la température restant constante, le *volume* d'un gaz admis par un liquide est toujours le même, quelle que soit la pression.

2° Lorsqu'un mélange de plusieurs gaz est en contact avec un liquide, chacun d'eux s'y dissout comme s'il était seul.

3° Le poids du gaz absorbé est d'autant plus grand que la température est plus basse. Ce poids devient nul au point d'ébullition du liquide.

Ces lois résultent des recherches successives de Henry (de Manchester), de Dalton et de Bunsen. Elles ont des conséquences immédiates que nous ne saurions omettre pour l'intelligence du rôle des gaz vis-à-vis du sang.

1° Quand un liquide saturé d'un gaz est plongé dans une atmosphère de ce fluide, si la pression diminue ou devient nulle, une partie ou la totalité du gaz dissous se dégage.

2° Si on place ce liquide dans une atmosphère *limitée* d'un autre gaz, le fluide dissous s'échappe du liquide, jusqu'à ce que l'atmosphère qu'il forme ait une force élastique égale à celle du gaz qui reste dissous. Si l'atmosphère gazeuse est *illimitée*, le gaz dissous se dégage complétement et est remplacé par le gaz de l'atmosphère superposée.

Telles sont, avec leurs principales conséquences, les lois qui président à l'absorption des gaz par les liquides; mais il faut se rappeler que le sang ne doit pas être assimilé à un liquide pur et simple. Il contient des corpuscules en suspension (globules), des matières organiques, des sels et des gaz en dissolution, qui font de lui un liquide de nature spéciale. En présence des gaz, il ne suit pas exactement les lois que nous venons d'indiquer, et le problème est ici plus compliqué.

On trouvera, au mot Sang, tous les détails relatifs à la composition et aux usages du fluide sanguin; mais nous devons, ici, dire quelques mots de l'absorption des gaz par le sang.

Magnus est le premier qui ait institué une analyse quantitative des gaz du sang. Malgré l'imperfection de son procédé (emploi du vide partiel), il démontra que le sang est plus riche en oxygène que ne le comporte la valeur du coefficient de solubilité de ce gaz dans les liquides salins ou albumineux. Il en conclut que l'oxygène doit être fixé par un des éléments du fluide sanguin, et il supposa que cet élément était le globule rouge.

Fernet, en employant le vide pneumatique et un courant d'hydrogène, purgea le sang des gaz qu'il contenait, et le mit ensuite en contact avec des atmosphères d'acide carbonique, d'oxygène et d'azote, afin d'étudier comment il se comportait vis-à-vis de chacun de ces gaz.

Il résulte de ces dernières recherches, que la présence des carbonates et des phosphates alcalins en dissolution dans le sérum augmente la quantité d'acide carbonique absorbée par ce liquide. Ce fait tient à une combinaison chimique d'une partie du gaz avec les sels alcalins, et quand cette affinité chimique est satisfaite dans le sérum, ce liquide possède, vis-à-vis de l'acide carbonique, un coefficient d'absorption moindre que l'eau distillée. C'est la valeur de ce coefficient qui détermine la quantité d'acide carbonique *dissoute* qui obéit à la loi de Dalton. L'action de l'acide carbonique sur les sels du sérum a pour résultat la formation de bicarbonates alcalins et d'un phospho-carbonate de soude, désigné sous le nom de *sel de Fernet*.

Les résultats de Fernet, au sujet de l'oxygène, sont les suivants : le sérum *seul* dissout, à très-peu près, la même proportion de gaz que l'eau distillée, et cette proportion est très-faible; mais si l'on ajoute les globules au sérum, la quantité d'oxygène absorbée devient beaucoup plus considérable. D'où il est facile de conclure que l'oxygène du sang est, presque tout entier, combiné avec les globules sanguins. On sait, d'ailleurs, par l'analyse spectrale (*voy.* Sang) que cette combinaison se fait avec l'hémoglobine des globules rouges.

Enfin, d'après Fernet, l'azote mis en présence du sérum ou de l'eau distillée, se comporte à peu près de la même manière, qu'en présence du sang complet. Il est donc simplement dissous dans le plasma sanguin et obéit à la loi de Dalton.

Lothar Meyer, Ludwig, puis Setschenow et Schœffer reprirent, d'une manière plus complète encore, la question des gaz du sang, et, au lieu de se mettre dans les conditions artificielles de Fernet, cherchèrent à résoudre le problème avec ses données naturelles. Les chiffres suivants sont empruntés à Setschenow et Schœffer :

100 volumes de sang artériel, chez le chien, contiennent, abstraction faite des décimales :

Oxygène . . . . . . . . . . . . . . . . . .        20
Acide carbonique libre . . . . . . . . . . . .     51
Acide carbonique combiné . . . . . . . . . .       0,4

100 volumes de sang veineux, dans les mêmes conditions, renferment :

Oxygène . . . . . . . . . . . . . . . . . .        12
Acide carbonique libre . . . . . . . . . . .       43
Acide carbonique combiné . . . . . . . . . .        4

L'acide carbonique libre est celui qui est dégageable par la seule action du vide.

Si l'on cherche la quantité d'acide carbonique combiné, dans le sérum *seul* et dans le sang complet, on trouve que cette quantité est plus forte dans le sérum.

Il se forme donc de l'acide carbonique dans le sang lui-même, et nous verrons, plus loin, qu'une certaine quantité de vapeur d'eau prend aussi naissance dans ce fluide.

Ainsi le sang respire, comme nous l'avons annoncé, puisqu'il y a, dans sa propre substance, absorption d'oxygène et formation d'acide carbonique et de vapeur d'eau.

Il ne faudrait pas néanmoins attacher une trop grande importance à la respiration du fluide sanguin et croire, avec Estor et Saint-Pierre, que la combustion respiratoire se fasse dans le liquide sanguin et non dans les tissus. Les recherches des deux physiologistes de Montpellier ont été démontrées inexactes par les expériences plus précises de Hirschmann et Sczelkow, puis par celles de Mathieu et Urbain. Il n'est pas vrai de dire, comme l'ont avancé Estor et Saint-Pierre, que l'oxygène diminue rapidement dans le sang artériel, à mesure que celui-ci s'éloigne du cœur. La vérité est que plus un vaisseau est volumineux, plus son sang contient d'oxygène, car il renferme davantage de globules rouges, ceux-ci pénétrant plus facilement dans les grosses artères que dans les petites.

Nous allons d'ailleurs donner, tout de suite, des preuves de la respiration des tissus eux-mêmes.

C. *Respiration des tissus dans le sang.* Nous venons de voir que l'oxygène n'existe qu'en très-petite quantité à l'état de dissolution dans le sang, et qu'il y est, en grande partie, à l'état de combinaison chimique. Les tissus, pour respirer, devront donc détruire cette combinaison. Il se passe là quelque chose d'analogue à ce que Pasteur a observé chez certains infusoires qui vivent dans des solutions privées d'oxygène libre. Ils décomposent, pour respirer, des combinaisons oxygénées qui leur fournissent le gaz dont ils ont besoin.

Nul doute que du carbone ne soit brûlé dans les tissus mêmes. Si l'on pose, comme l'a fait Hoppe-Seyler, deux ligatures sur une artère, le sang devient rapidement noir à l'intérieur ; mais il n'en est pas de même si on remplace le segment d'artère lié par un tube de verre. L'acide carbonique qui a noirci le sang a donc été produit, dans le premier cas, par la combustion de la paroi même du vaisseau. D'ailleurs les expériences de Pflüger semblent localiser plutôt dans les tissus que dans le sang la production de l'acide carbonique. Cette opinion se base sur ce que les sécrétions normales de l'économie, qu'on peut supposer en équilibre de tension gazeuse avec les tissus, contiennent plus d'acide carbonique que le sang veineux. D'où on peut conclure que l'acide carbonique diffuse des tissus vers les capillaires et qu'alors ce gaz se forme en dehors des vaisseaux.

Cl. Bernard a mesuré l'intensité de la respiration des tissus en comparant la composition du sang artériel qui y arrive et celle du sang veineux qui en sort. Il a vu ainsi que la combustion est plus intense dans un muscle sain que dans un muscle paralysé, et qu'elle l'est aussi davantage dans un muscle en mouvement que dans un muscle en repos.

II. RESPIRATION EXTERNE. Nous savons déjà qu'on désigne, sous ce nom, la respiration superficielle, celle qui préside aux échanges gazeux entre l'atmosphère et le sang. Elle se fait directement au contact de l'air, ou par l'intermédiaire d'un liquide tenant ce gaz en dissolution. Ce liquide est habituellement de l'eau ; mais il peut être exceptionnellement, chez divers parasites, le fluide nourricier de l'animal sur lequel ils vivent.

Une condition essentielle, c'est la perméabilité de la membrane qui sépare le fluide respirant du fluide respirable. Cette membrane limitante est continue et imperforée, mais elle est toujours mince et humide, conditions qui favorisent singulièrement les échanges gazeux.

A. *Considérations générales.* Chez beaucoup d'animaux, la peau remplit les fonctions d'appareil respiratoire. C'est ainsi que des grenouilles peuvent vivre longtemps soit dans l'air, soit dans l'eau renouvelée, après qu'on leur a lié la trachée. Elles absorbent alors de l'oxygène et exhalent de l'acide carbonique, comme elles le feraient si elles respiraient par les poumons. Il ne faut cependant pas, poussant les choses à l'excès, voir dans l'enveloppe cutanée de tous les animaux un organe de respiration. Pour que la peau puisse jouer ce rôle, il faut qu'elle soit perméable, et que, de plus, la circulation sanguine s'y fasse remarquer par la richesse de son lacis vasculaire. Enfin si, l'appareil respiratoire proprement dit étant enlevé, la vie continue à s'entretenir par la voie cutanée, comme cela arrive chez les grenouilles, la peau sera, dans ces conditions, un appareil respiratoire. Chez l'homme, où la mort suit immédiatement la cessation de la fonction pulmonaire, on ne peut donc songer à regarder la peau comme un organe de respiration.

Les considérations qui précèdent s'appliquent non-seulement à la peau, mais encore aux muqueuses. Un certain poisson, le *Cobitis fossilis*, avale de l'air qu'il rend par l'anus, et cette respiration intestinale suffit à entretenir sa vie. L'intestin du *Cobitis fossilis* doit donc être considéré comme un organe de respiration. Mais il n'en est pas de même de l'intestin des mammifères, par exemple. Ainsi P. Bert, après avoir lié la trachée de plusieurs petits chats, fit passer un courant d'air qui se rendait de l'estomac à l'anus et entretint leur vie pendant une moyenne de vingt et une minutes, tandis que d'autres animaux de la même portée auxquels il avait simplement lié la trachée n'ont vécu que pendant une moyenne de treize minutes. Cette prolongation de la vie pendant huit minutes, par suite de la respiration intestinale, ne saurait faire considérer l'intestin comme un organe respiratoire.

Chez beaucoup d'animaux inférieurs, la respiration est uniquement cutanée, et on conçoit que, dans ce cas, l'activité de la respiration est proportionnelle à la surface du corps.

Chez les animaux plus élevés, la respiration se localise dans des appareils spéciaux qu'on désigne sous le nom de *branchies, de canaux aquifères*, de *trachées* et de *poumons*.

Les poumons et les trachées sont toujours des organes de respiration aérienne; mais les branchies ne sont pas exclusivement réservées à la vie aquatique, et il n'est pas rare de voir des animaux uniquement pourvus de branchies, respirer dans l'air. Les canaux aquifères ne contiennent jamais que de l'eau.

En dernière analyse, tous ces appareils respiratoires sont constitués par une membrane perméable qui sépare le fluide respirant du fluide respirable; mais, dans les branchies, le fluide respirant est intérieur et le fluide respirable extérieur, au lieu que, dans les poumons, les trachées et les canaux aquifères, c'est l'inverse qui a lieu. Cela tient à la disposition des organes de la respiration qui sont, les uns saillants, les autres rentrants.

Tout organe respiratoire formé par des parties saillantes est une *branchie*. Tout organe respiratoire constitué par des cavités intérieures est un poumon, une trachée ou un canal aquifère.

Les *poumons* ont une forme plus ou moins vésiculaire; ils sont toujours localisés dans une partie du corps et n'offrent qu'une seule ouverture (la *glotte*).

Les *trachées* ont une forme plus ou moins tubulaire; elles sont généralisées dans toutes les parties du corps et s'ouvrent au dehors par plusieurs orifices (les *stigmates*). De plus, elles sont formées de deux tuniques entre lesquelles se trouve presque toujours interposé un fil spiral de consistance semi-cornée.

Les *canaux aquifères* sont, si l'on peut ainsi dire, des branchies rentrées, où

les parties saillantes sont devenues rentrantes et où, par suite, le liquide intérieur est devenu extérieur. Ce sont donc de vrais *poumons à eau*.

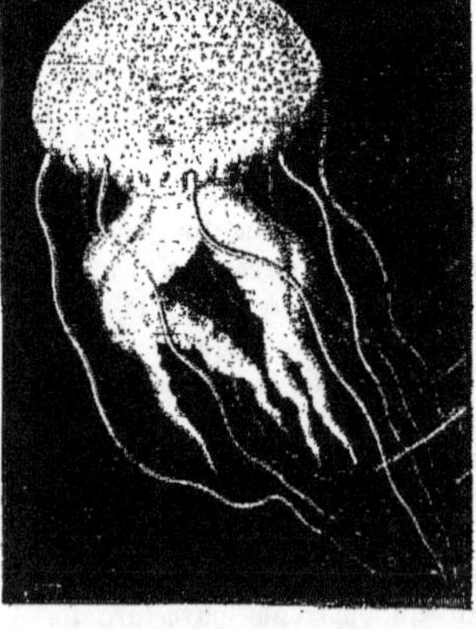

Fig. 1.
Schéma du poumon et de la branchie.
P, poumon ; B, branchie.( G. C.).

Dans la figure 1 nous avons représenté, d'une
manière très-schématique, une branchie B et un
poumon P qui simule également, par la disposition
générale des fluides respirant et respirable, une
trachée ou un canal aquifère.

Le fluide nourricier ou respirant est figuré par
un large trait noir, et le fluide respirable par une
série de traits parallèles. La bande blanche interposée entre ces deux fluides représente la membrane perméable.

En résumé, la respiration peut avoir lieu par
cinq sortes d'organes, à savoir : la peau, les branchies, les canaux aquifères, les trachées et les
poumons. Étudions maintenant la disposition et
le mécanisme de l'appareil respiratoire dans les
divers groupes du règne animal.

B. *Organes et mécanismes respiratoires dans la série animale.* Nous examinerons cette question dans les divers groupes du règne animal, glissant légèrement sur certains points, insistant sur d'autres plus importants, et écartant
beaucoup de détails anatomiques pour nous étendre plus longuement sur la physiologie comparée de la respiration.

a. *Protozoaires.* 1° Chez les *Rhizopodes*, la formation des pseudopodes a
une certaine importance pour la res-
piration, car elle met le corps en contact avec de nouvelles parties du fluide
ambiant.

2° Chez les *Infusoires*, les cils vibratiles, quand ils existent, fouettent
le liquide environnant et le renouvellent à la surface du corps.

b. *Zoophytes.* 1° Chez les *Spon-
giaires*, des courants d'eau traversent
constamment l'organisme dans des canaux couverts de cils vibratiles. Ces
courants ont toujours la même direction ; ils entrent par de petits pertuis
désignés sous le nom de *pores*, et sortent par des ouvertures plus larges
auxquelles on a réservé le nom d'*orifices fécaux*.

2° Chez les *Coralliaires*, le corps,
lorsqu'il est à l'état de larve, est couvert de cils vibratiles qui renouvellent

Fig. 2. — Méduse *(Pélagie)*.

l'eau à sa surface. Plus tard, la cavité intérieure du corps, et surtout les tentacules creux dont la bouche est entourée interviennent dans l'acte de la respiration.

3° Dans la classe des *Acalèphes*, la respiration est encore essentiellement cutanée et les franges marginales (fig. 2) semblent favoriser l'exercice de cette fonction.

4° Dans la classe des *Echinodermes*, la respiration cutanée perd beaucoup de son importance et, outre les tentacules péribuccaux (fig. 3), on voit apparaître des appareils spéciaux pour l'exercice de la fonction respiratoire. Ce sont d'abord les organes locomoteurs qui sont chargés de ce soin ; mais, chez les Holothuries,

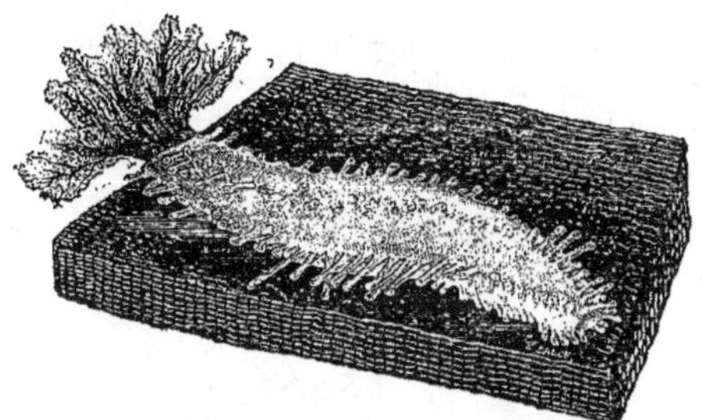

Fig. 3. — Holothurie montrant ses tentacules péribuccaux.

on trouve des canaux aquifères qui naissent du cloaque et se ramifient à l'intérieur de la cavité viscérale. Sous l'influence de mouvements de dilatation ou de contraction du corps, l'animal peut remplir ou vider ce réservoir, qu'on désigne généralement sous le nom impropre de *trachée aquifère*.

c. *Mollusques.* Le grand embranchement des Mollusques offre à étudier les Molluscoïdes et les Mollusques proprement dits.

α. *Molluscoïdes.* Chez ces animaux, la respiration ne se fait par des organes spéciaux qu'à l'âge adulte. Elle est uniquement cutanée quand ils sont à l'état de larve.

1° *Bryozoaires.* Ces animaux sont quelquefois désignés sous le nom de

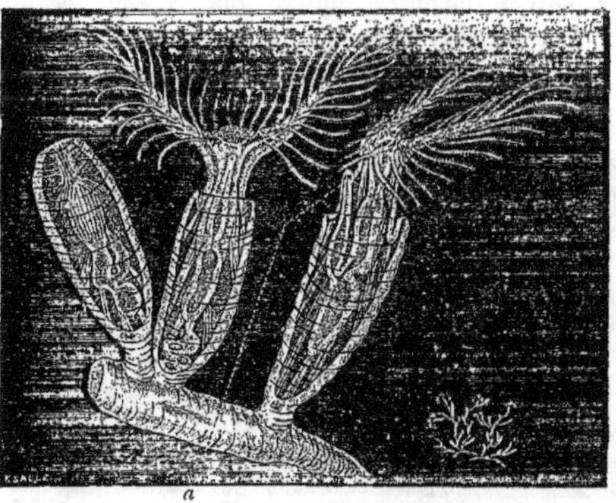

Fig. 4. — Plumatelles. — *a,* anus. (Milne Edwards).

*Ciliobranches*, à cause de la disposition de leur appareil respiratoire. Ils portent, en effet, autour de la bouche, une couronne de tentacules *ciliés* qui président à l'accomplissement de la respiration. Ces tentacules grêles et allongés sont situés sur un support qui est bilobé dans la plupart des Bryozoaires d'eau

douce (fig. 4), et annulaire chez les Bryozoaires marins (fig. 5). L'animal peut,
à son gré, faire saillir cet appareil tentaculaire au dehors ou bien, au contraire,
le faire rentrer à l'intérieur du corps qui lui forme alors une gaîne protectrice
(fig. 4). Les cils vibratiles qui couvrent les tentacules renouvellent incessamment l'eau à leur surface.

2° *Tuniciers.* — Il n'y a, pour ainsi dire, qu'un pas à faire de l'appareil respiratoire des Bryozoaires à celui des Tuniciers. Effectivement, que l'on imagine
un Bryozoaire marin dont les tentacules soient enveloppés par un prolongement
des téguments de la partie antérieure du corps, et on aura la représentation de la
chambre branchiale des Ascidies.

La figure 5 empruntée à van Beneden est la réalisation schématique de cette
idée. Dans ces conditions, l'ouverture antérieure du sac branchial devient la

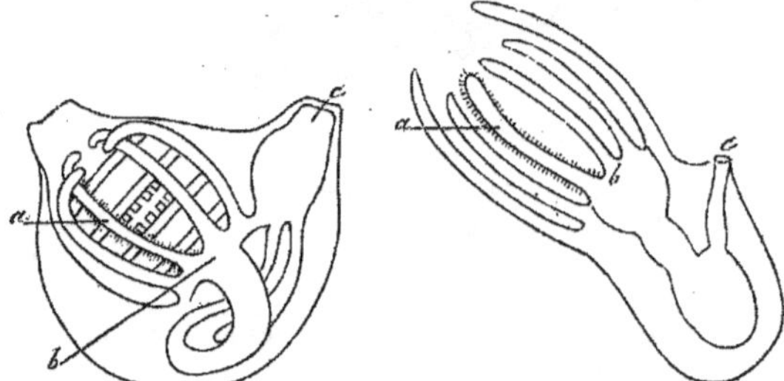

Fig. 5. — Schéma d'une Ascidie et d'un Bryozoaire. — *a*, tigelle de l'Ascidie qui correspond au
tentacule du Bryozoaire; *b*, entrée du tube digestif; *c*, orifice de sortie. (Van Beneden).

bouche de l'Ascidie, et son ouverture postérieure l'orifice de l'œsophage. La
même figure indique le mode de composition des parois de l'appareil respiratoire. Les éléments longitudinaux de cet appareil sont reliés les uns aux autres
par des rameaux transversaux, également couverts de cils vibratiles, et il en résulte une sorte de treillage branchial. La cage ainsi formée est à claire-voie,
comme l'a démontré Milne Edwards. Le fluide sanguin circule dans les barreaux,

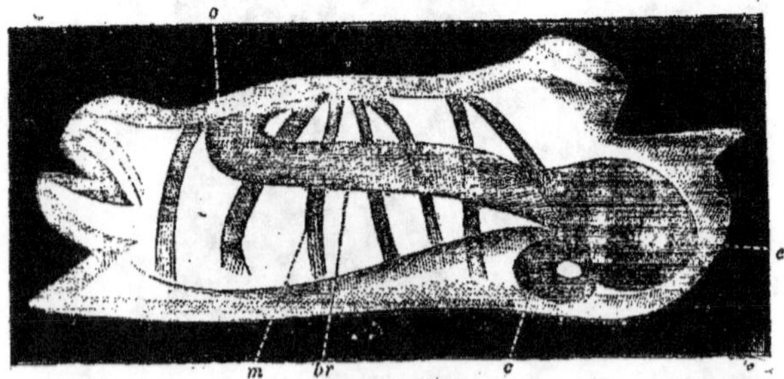

Fig. 6. — Biphore.
*br*, branchie; *c*, cœur; *e*, estomac; *m*, bandes musculaires; *o*, point oculiforme. (Milne Edwards).

et l'eau qui a servi à l'hématose traverse les fentes ou *stigmates* du réseau respiratoire pour être rejetée ensuite, avec les excréments, par l'anus.

Chez les Biphores (fig. 6), l'appareil branchial a la forme d'une écharpe qu occupe la partie supérieure de la chambre pharyngienne, et les cils vibratiles ne sont pas les seuls agents destinés à amener le renouvellement de l'eau. L'animal peut, en effet, par une contraction brusque de son corps, rejeter une partie de l'eau que contient la cavité pharyngienne.

β. *Mollusques proprement dits.* Ils comprennent les Acéphales, les Céphalophores et les Céphalopodes.

1° *Acéphales.* Chez les *Brachiopodes*, le manteau est très-mince et sa surface interne présente un grand nombre de vaisseaux. Cet organe est donc parfaitement approprié à l'hématose, et c'est même de cette particularité que vient le nom de *Palliobranches* proposé par Blainville, pour désigner le groupe des Brachiopodes. Suivant beaucoup d'anatomistes, les bras seraient aussi des organes de respiration; mais ils n'ont certainement pas la même importance que le manteau. Des cils vibratiles, disposés au bord du manteau et sur les cirrhes, servent à opérer le renouvellement de l'eau.

Dans le premier âge, les *Lamellibranches* respirent par la surface interne du manteau; mais bientôt on voit apparaître des branchies. Celles-ci sont au nombre de quatre, situées deux à droite et deux à gauche du plan médian, dans les angles que forme l'abdomen ou pied avec les faces internes du manteau. Il y a donc deux branchies externes et deux internes.

Pour expliquer la disposition de l'appareil respiratoire des Lamellibranches, nous prendrons, pour exemple, la Moule de nos marchés, très-bien étudiée, à ce point de vue, par de Lacaze-Duthiers. Chacune des branchies de la Moule se compose de deux feuillets, l'un *direct et adhérent*, l'autre *réfléchi et libre*, qui, à eux deux, figurent assez bien une lame pliée par le milieu de sa longueur. Le feuillet direct est uni au corps par son bord supérieur, et le feuillet réfléchi est interne ou externe par rapport à lui, suivant que la branchie est elle-même interne ou externe. Il en résulte que chaque moitié de l'appareil respiratoire comprend deux feuillets moyens ou adhérents, et deux feuillets extrêmes ou réfléchis (fig. 7). Les branchies internes se développent avant les externes et sont plus longues que celles-ci, qui avortent même quelquefois. Chaque lame branchiale est constituée par une série de filaments cylindriques canaliculés à l'intérieur et couverts de cils vibratiles. Ces filaments sont, le plus souvent, maintenus en rapport par des traverses qui convertissent la lame en une espèce de treillis.

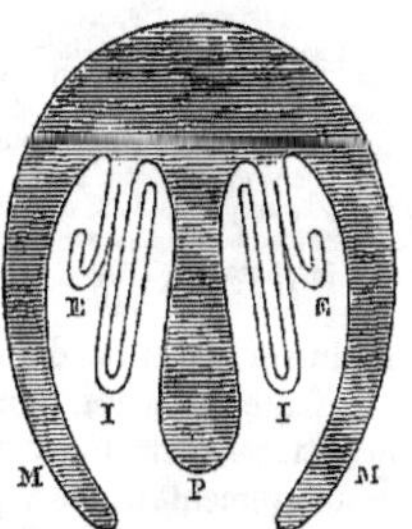

Fig. 7. — Schéma des branchies en voie de développement chez les Lamellibranches. — E et I, branchies externes et internes; M, M, manteau; P, pied (G. C.).

Chaque branchie contient, entre ses deux feuillets, une cavité intrabranchiale, et celle-ci communique avec l'extérieur, au moyen des espaces circonscrits par les traverses et les rayons branchiaux.

Ceci posé, il est facile de ramener au type précédent les appareils respiratoires des autres Lamellibranches, si différents qu'ils en paraissent au premier abord.

Chez les Huîtres, les Anodontes, etc., les feuillets réfléchis internes sont soudés entre eux par leurs bords libres, tandis que les externes le sont avec le manteau, et la masse viscérale est alors renfermée dans un véritable sac branchial. Enfin, chez les Tarets, les deux feuillets de chaque branchie se soudent entre eux, au point de faire disparaître la chambre intrabranchiale.

Pour comprendre le mécanisme de la respiration chez les Mollusques, il est nécessaire de se rappeler le mode de conformation du manteau dans les divers groupes.

Chez les Ostracés, les deux lobes du manteau ne sont adhérents que dans le voisinage de la charnière, et ils laissent entre eux une large ouverture par laquelle se font l'entrée et la sortie de l'eau (fig. 8, A).

Chez les autres Lamellibranches, les lobes palléaux se soudent de manière à délimiter tantôt deux ouvertures, comme chez les Mytilacés (fig. 8, B), tantôt trois comme chez les Camacés (fig. 8, C). Dans ce dernier cas, il y a une fente antérieure par laquelle sort le pied et qui peut aussi laisser passer l'eau ; les deux autres ouvertures sont situées en arrière et servent, l'inférieure à l'inspiration, la supérieure à la sortie des excréments et à l'expiration.

Chez les Lamellibranches siphonophores, les deux ouvertures postérieures jouent encore le même rôle ; mais chacune d'elles est munie d'un tube désigné sous le nom de *siphon*. Ces tubes permettent à l'animal de continuer à respirer quand il s'enfonce dans le sable, car il peut, à volonté, faire saillir plus ou moins ses siphons à la surface du sol. Chez les Cardiacés (fig. 8, D), l'eau peut bien encore pénétrer par la fente pédieuse, quand la coquille s'ouvre ; mais, dans les circonstances ordinaires, ces animaux sont enfouis dans leur trou, et l'inspiration se fait exclusivement par le siphon inférieur. Enfin les Pholades et, en général, les Enfermés (fig. 8, E) ont un orifice pédieux très-étroit, qui ne sert jamais au passage de l'eau ; la respiration s'effectue alors uniquement par les siphons.

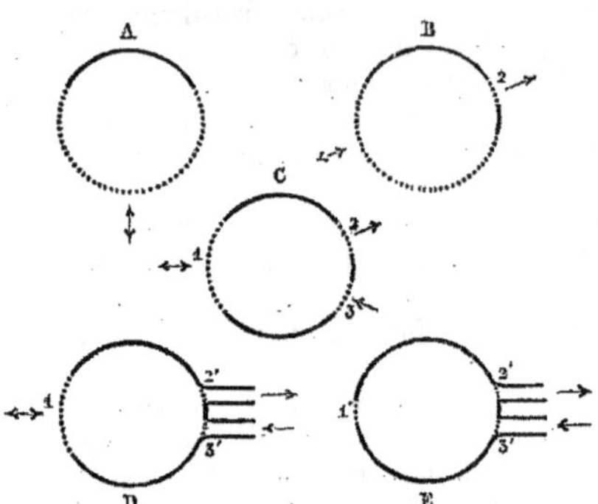

Fig. 8. — Schéma de la disposition du manteau chez les Lamellibranches.

Les traits pleins indiquent l'adhérence des deux lobes du manteau. Ceux-ci sont, au contraire, libres aux endroits où le trait est ponctué. A, Ostracés ; B, Mytilacés ; C, Camacés ; D, Cardiacés ; E, Enfermés. Les flèches simples indiquent la direction des courants ; les flèches doubles sont destinées à montrer que l'eau peut entrer et sortir dans les points où elles sont placées. 1, 1', fente pédieuse ; 2, orifice expirateur ; 3, orifice inspirateur ; 2', siphon supérieur ou expirateur ; 3', siphon inférieur ou inspirateur. (G. Carlet).

Le mode de progression de l'eau dans l'appareil respiratoire a été étudié par Alder et Hancock, qui se sont servis de matières colorantes pour rendre les courants visibles. Sous l'influence des cils vibratiles dont cet appareil est muni, l'eau pénètre par le siphon inférieur, traverse le treillage branchial et arrive ensuite dans la chambre anale qui est située directement au-dessus des branchies. Le courant expiratoire emporte les matières fécales, qu'il rejette au dehors par le siphon supérieur.

Les *Solénoconques* ne sont représentés que par le seul genre Dentale, et n'ont pas de branchies proprement dites. Suivant de Lacaze-Duthiers, la portion terminale de l'intestin se dilate en une poche qui se contracte et se dilate alternativement, de manière à recevoir et à rejeter de l'eau à chaque instant.

2° *Céphalophores.* Chez les *Céphalophores*, la respiration n'est aérienne que dans la section des Pulmonés de l'ordre des Gastéropodes.

Les Ptéropodes sont souvent dépourvus de branchies distinctes, et alors la respiration est cutanée. Tel est le cas des Ptéropodes nus. Ceux qui ont une coquille offrent une ou deux branchies renfermées dans une cavité palléale, qui est située à la face inférieure du corps et qui présente un orifice antérieur.

Certains Gastéropodes dégradés sont, comme les Ptéropodes inférieurs, complétement abranches; mais, à l'exception des Pulmonés, tous les autres sont

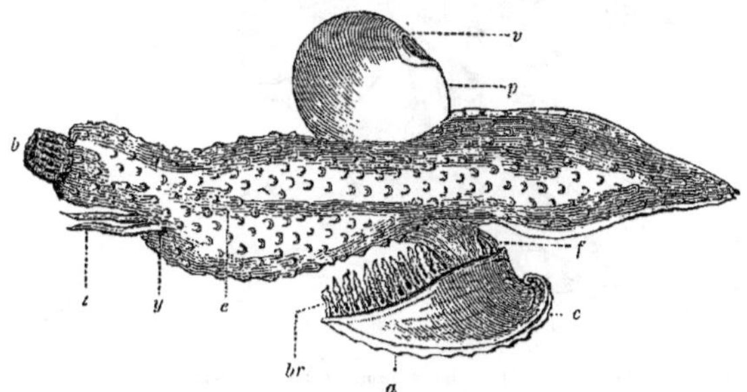

Fig. 9. — Carinaire nageant. — *a,* anus; *b,* bouche; *br,* branchies; *c,* coquille; *e,* estomac; *f,* foie; *p,* pied; *t,* tentacules; *v,* ventouse pédieuse; *y,* yeux.

pourvus de branchies, et ces organes sont situés soit sur les côtés du corps, soit sur la région dorsale.

La plupart des Hétéropodes portent, sur la partie postérieure du dos, un appareil branchial pectiné ou plumeux (fig. 9).

Chez les Opisthobranches, les branchies sont à nu (Nudibranches) (fig. 10) ou, au contraire, recouvertes par le manteau (Tectibranches) (fig. 11).

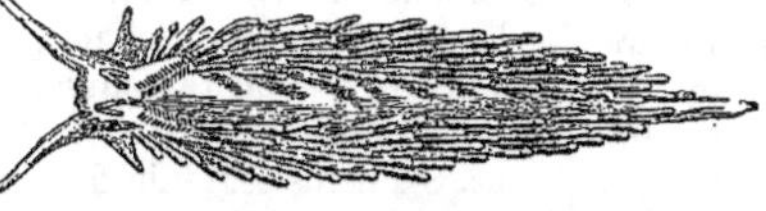

Fig. 10. — Eolide.

Chez les Prosobranches, les branchies sont logées dans une cavité palléale située au-dessus de la région cervicale (fig. 12). Cette cavité s'ouvre en avant, par une fente transversale située entre la nuque et le bord du manteau. Elle offre souvent, à sa commissure gauche, un tube aspirateur protractile, qui a reçu le nom de *siphon.* Ce tube est un prolongement du bord libre du manteau, et il est reçu dans une échancrure ou dans un canal que présente la coquille. Quant aux branchies, elles sont au nombre de deux, et peuvent se réduire à une seule, située alors du côté gauche. La structure de ces organes rappelle un peigne dont la tige irait en

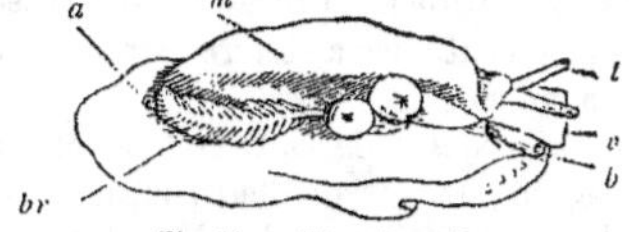

Fig. 11. — Pleurobranche.
*a,* anus; *b,* bouche; *br,* branchie; *m,* le manteau relevé pour la faire voir; *t,* tentacules; *v,* voile.

s'élargissant et serait fixée à la voûte de la cavité respiratoire, tandis que les
dents élargies en forme de feuillets triangulaires seraient libres à leur partie
inférieure ou sommet du triangle.

Le mécanisme de la respiration des Prosobranches a été surtout étudié par
Sharpey. Les cils vibratiles dont les branchies sont couvertes établissent un cou-

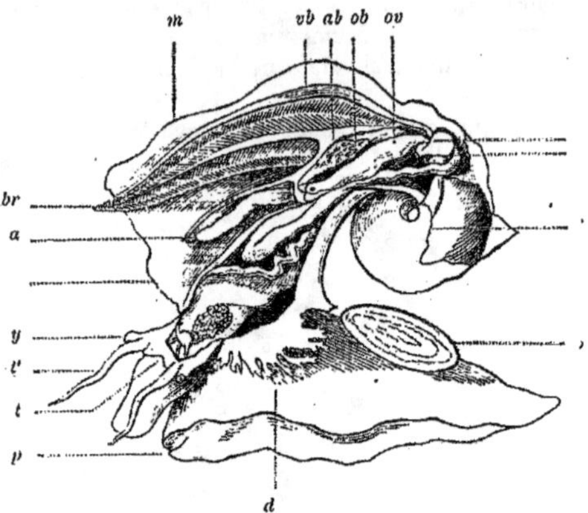



Fig. 12. — Disposition de la cavité respiratoire d'un Prosobranche.

*a*, Anus; *ab*, artère branchiale; *br*, branchie; *c*, cœur; *d*, membrane frangée qui borde en dessous le
côté gauche de l'ouverture de la cavité respiratoire; *e*, estomac et foie; *f*, bord antérieur du manteau
qui, dans la position naturelle, recouvre le dos de l'animal et y forme la fente par laquelle l'eau arrive
à la branchie; *i*, intestin; *m*, le manteau fendu longitudinalement, pour montrer la cavité respiratoire; *o*, opercule; *ov*, oviducte; *p*, pied; *t*, trompe; *t'*, tentacules; *vb*, veine branchiale; *y*, yeux.
(Milne Edwards).

rant qui part de l'ouverture siphonale, baigne les branchies, et sort par la commissure opposée, dans le voisinage de laquelle se trouve l'anus.

Chez les Gastéropodes pulmonifères, la cavité pulmonaire n'est autre que la
chambre respiratoire des Prosobranches, d'où les branchies ont disparu, et dont
la paroi se revêt d'un réseau vasculaire couvert lui-même de cils vibratiles.
L'orifice respiratoire est contractile et très-étroit; il a la forme d'un trou et porte
le nom de *pneumostome*. Ses bords sont lubrifiés par des liquides sécrétés dans
leur épaisseur ou dans l'intérieur de la chambre respiratoire, et la surface pulmonaire se trouve ainsi à l'abri de l'action dessiccante de l'air.

Le mécanisme de la respiration s'effectue au moyen des mouvements du
plancher (*diaphragme*) de la cavité pulmonaire, auxquels vient en aide la contractilité des parois de cette cavité. C'est grâce à cette contractilité que
l'animal peut continuer à respirer, quand la partie de la coquille qui recouvre le
poumon a été enlevée.

3° *Céphalopodes.* Ce sont, de tous les Mollusques, ceux dont l'appareil respiratoire est le plus parfait. Chez eux, le renouvellement de l'eau ne se fait pas au
moyen de cils vibratiles, et les branchies sont entièrement dépourvues de ces
agents moteurs; mais les parois de la chambre respiratoire sont contractiles et
agissent sur l'eau à la manière d'une pompe aspirante et foulante. Cette cavité a
la forme d'un sac et est située à la partie inférieure du corps. Elle s'ouvre en

avant par une grande fente transversale dont les lèvres sont constituées par le bord antérieur du manteau et le cou de l'animal. De plus, la chambre respira-. toire communique avec une espèce d'*entonnoir* (*t*, fig. 13) dont la base débouche dans sa cavité, et dont le sommet se dirige en avant pour s'ouvrir sous la tête.

Les branchies sont disposées dans le sac palléal, de chaque côté de la ligne médiane, au nombre d'une paire chez les Céphalopodes dibranchiaux (fig. 13) et de deux paires chez les Céphalopo-des tétrabranchiaux. Chaque bran-chie a la forme d'une pyramide composée de deux tiges opposées que relient des feuillets transverses.

Le mécanisme de la respiration s'effectue toujours de manière que l'eau entre par la fente palléale et sorte par l'entonnoir. Pour cela, au moment de l'inspiration, la fente palléale s'ouvre largement et l'eau se précipite par cette ouver-ture, tandis qu'au moment de l'expiration, un système de valvu-les, variable suivant les genres, oblitère la voie d'entrée pour ne laisser d'autre issue que l'enton-noir.

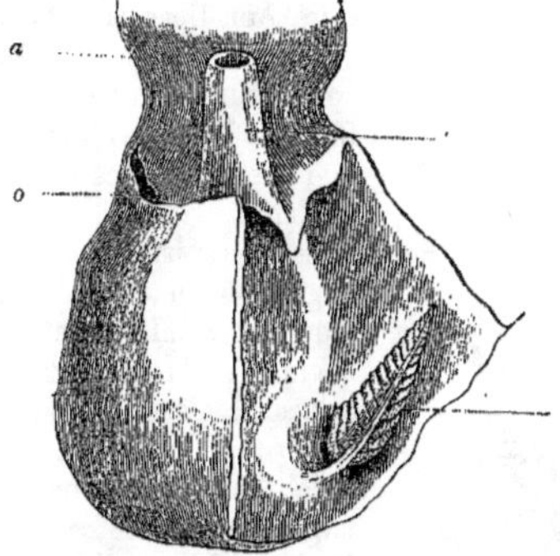

Fig. 13. — Corps d'un poulpe vu par la face inférieure Le manteau est fendu sur la ligne médiane, et, d'un côté, rejeté en dehors pour montrer l'intérieur de la cavité respiratoire. — *a*, base de la tête; *b*, l'une des deux branchies; *o*, l'une des deux ouvertures latérales par lesquelles l'eau pénètre dans la cavité respiratoire; *t*, tube expirateur (Milne Edwards).

d. *Annelés.* Nous avons à étu-dier, sous ce chef, les Vers et les Arthropodes.

α. *Vers.* Nous considérerons, dans ce sous-embranchement, les trois classes des Helminthes, des Rotateurs et des Annélides.

Chez les *Rotateurs* et les *Helminthes*, la respiration est toujours essentielle-ment cutanée.

Chez les *Annélides*, il y a deux sortes de liquides nourriciers bien distincts : le *sang*, ordinairement coloré, qui circule dans un système de vaisseaux clos, et le *liquide cavitaire*, qui remplit les espaces lacunaires. Chacun de ces fluides respire pour son propre compte, et de Quatrefages a distingué deux espèces de branchies, savoir: des *branchies sanguines* dans lesquelles circule le sang, et des *branchies lymphatiques* où se rend le liquide de la cavité générale. Quelques

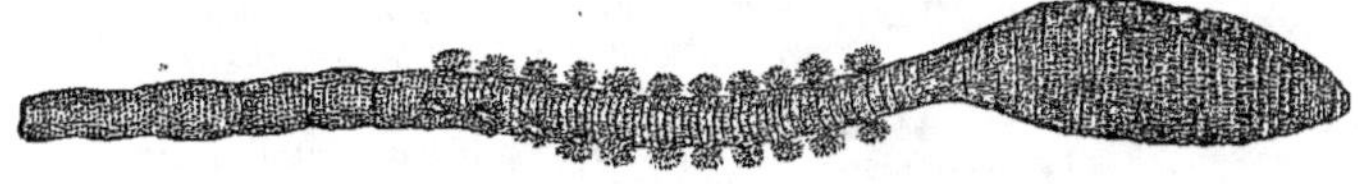

Fig. 14. — Arénicole.

Annélides possèdent les deux espèces de branchies; d'autres n'en ont que d'une sorte. Enfin, beaucoup respirent uniquement par la peau (Sangsues, Lombrics), et quelquefois même aussi par l'intestin (Naïs).

Les branchies sanguines peuvent être dendroïdes (Arénicoles) (fig. 14),

pectinées (Eunices) ou réduites à de simples filaments (Cirratules). Elles sont nues ou couvertes de cils vibratiles.

Les branchies lymphatiques sont quelquefois simplement constituées par les pieds ; mais elles peuvent être indépendantes de l'appareil locomoteur, ainsi que cela s'observe chez le Branchellion qui est un Annélide apode. Elles sont toujours munies de cils vibratiles.

Quoi qu'il en soit de la nature des branchies, elles ont une situation très-variable à la surface du corps. Elles sont implantées de chaque côté du dos, au-dessus des pattes, chez les Annélides errants ou Dorsibranches (fig. 14) ; et, chez les Tubicoles ou Céphalobranches (fig. 15), on les voit autour de la bouche, à la partie antérieure du corps. Chez les *Dero*, les branchies sont représentées par quatre digitations revêtues de cils vibratiles et disposées autour de l'anus.

Le mécanisme de la respiration s'effectue soit par l'agitation du corps de l'Annélide (Sangsue), soit par le moyen des cils vibratiles (Eunices), auxquels s'ajoute quelquefois la contraction d'éléments musculaires situés à la surface des branchies. L'eau se renouvelle par une disposition très-simple, dans le tuyau des Tubicoles. Ainsi, chez les Serpules, d'après de Quatrefages, une large bande ciliée occupe le milieu de la face ventrale et détermine un double courant ascendant et descendant à l'intérieur du tube.

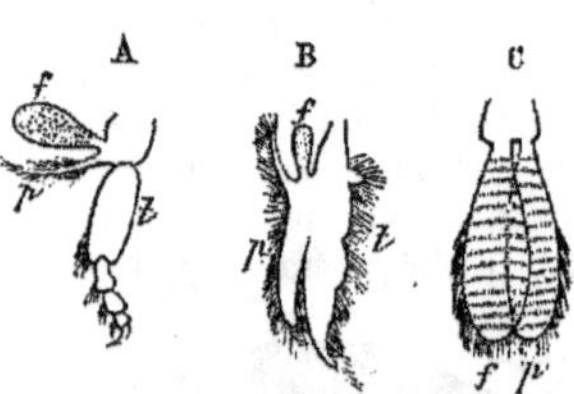

Fig. 15.
Groupe de Serpules.

β. *Arthropodes.* On range dans ce groupe les Crustacés, les Arachnides, les Myriapodes et les Insectes, tous animaux sur les organes respiratoires desquels on ne trouve jamais de cils vibratiles, non plus que dans le reste de leur organisme.

1° *Crustacés.* Dans cette classe, la respiration aquatique est la règle et la respiration aérienne l'exception ; nous commencerons donc par étudier la première.

Chez la plupart des Crustacés inférieurs, la respiration aquatique est purement cutanée, et il en est de même chez les larves de beaucoup de Crustacés supérieurs. Mais, à mesure que l'organisme se perfectionne, on voit apparaître des organes de respiration. Ceux-ci sont tantôt de simples *appendices branchiaux*, tantôt des *branchies* proprement dites.

Les appendices branchiaux sont toujours empruntés à l'appareil locomoteur et consistent dans des pattes modifiées soit en totalité (*pattes branchiales*), soit en partie (*vésicules branchiales*).

Les pattes branchiales sont l'apanage des Branchiopodes, qui doivent même leur nom à cette particularité. Chez ces animaux, quand la respiration n'est pas uniquement cutanée, elle se fait par toutes les pattes, et celles-ci ont la forme de lamelles plus ou moins divisées en lanières à bords ciliés (B, fig. 16). Seulement, la branche la plus externe de ces appendices (le *fouet*) paraît affectée plus spécialement au service de l'hématose.

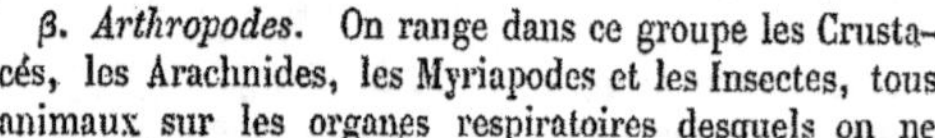



Fig. 16. — A, patte thoracique d'un Amphipode ; B, patte de Branchiopode ; C, patte abdominale d'un Isopode. *f*, fouet ; *p*, palpe ; *t*, tige.

Chez les Edriophthalmes, les pattes prennent plus de consistance, et ce ne sont que les membres du thorax (Amphipodes) ou de l'abdomen (Isopodes) qui servent à la respiration. Pour cela, les parties qui correspondent aux fouets de ces organes deviennent vésiculeuses (*f*, fig. 16), et les pattes qui sont restées natatoires déterminent un courant qui renouvelle l'eau à la surface des vésicules respiratoires.

Les branchies proprement dites ne se rencontrent que chez les Décapodes et les Stomapodes ; mais leur siége et leur structure varient dans ces deux ordres.

Les branchies des Stomapodes sont abdominales, extérieures (fig. 17) et à filaments ramifiés. Celles des Décapodes sont thoraciques, intérieures et composées d'une tige qui donne naissance à des lamelles ou à des filaments toujours simples.

Les branchies des Décapodes sont reçues et protégées dans deux cavités latérales

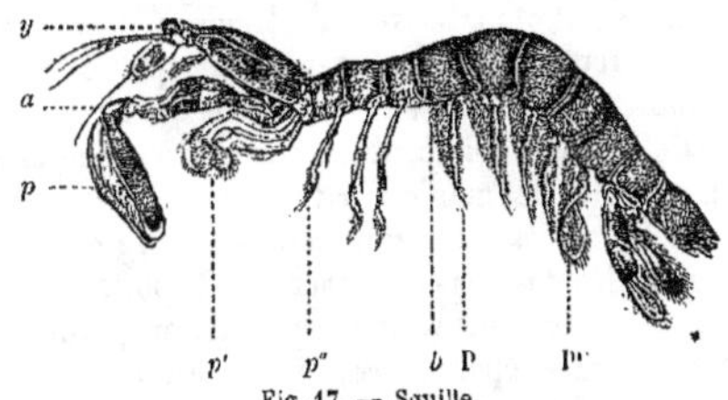

Fig. 17. — Squille.
*a*, antennes; *b*, branchies; *p*, *p'*, *p"*, pattes thoraciques; P, P', fausses pattes abdominales; *y*, yeux.

(fig. 18). Ces cavités sont limitées en dedans par la voûte des flancs, en dehors et en haut par un repli de la carapace, en arrière par la base de l'abdomen. Chacune d'elles s'ouvre en bas par une fente plus ou moins étendue, située au-dessus de la base des pattes et se continue, en avant, par un canal (*c*, fig. 18)

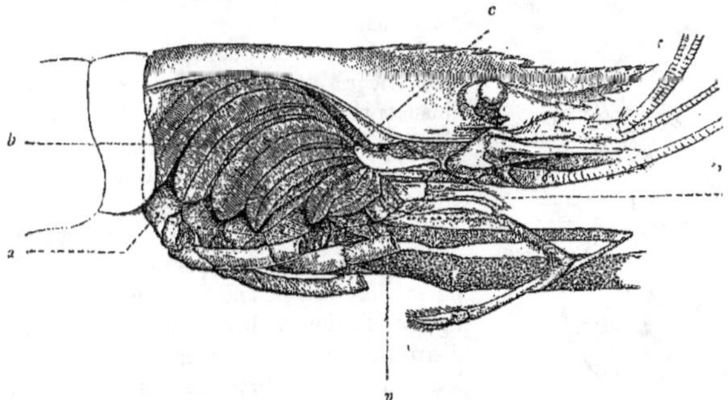

Fig. 18. — Appareil respiratoire d'un Palémon. — *b*, branchies; *c*, canal efférent de la cavité respiratoire; *v*, valvule de Milne Edwards; *x*, bord inférieur de la partie de la carapace qui a été enlevée pour montrer l'appareil respiratoire.

dont l'orifice extérieur se trouve à côté de la bouche. Les branchies sont pyramidales et portées sur un pédoncule qui s'insère soit sur les flancs, soit sur la base des pattes.

Le renouvellement de l'eau dans la chambre branchiale des Décapodes se fait par un courant qui est toujours dirigé de la fente inférieure à l'orifice antérieur de cette cavité. Ce courant est déterminé par une valvule dont la découverte est due à Milne Edwards et Audouin. Cette valvule (*v*, fig. 18) est légèrement creusée en forme de cuiller, et, par le moyen d'un mouvement de bascule, elle rejette, à chaque instant, une certaine quantité d'eau en dehors de la cavité branchiale. Il se produit ainsi un nouvel appel de liquide par la fente inférieure Outre la valvule de Milne Edwards, qu'on rencontre chez tous les Décapodes, on trouve, chez la plupart d'entre eux, des appendices flabelliformes qui, par leurs mouvements incessants, balayent la surface des branchies ou en fouettent les lanières.

La respiration aérienne, chez les Crustacés, peut être branchiale ou pulmonaire.

La respiration branchiale se rencontre chez quelques Crabes qui habitent les lieux humides, et vont souvent se tremper dans l'eau. Les branchies de ces animaux offrent la même disposition que celles des Crabes aquatiques ; mais la voûte de leur chambre branchiale est le siége d'une sécrétion aqueuse, et la partie inférieure de cette chambre forme une espèce d'auge où cette sécrétion s'accumule, de manière à toujours saturer d'humidité l'air qui circule autour des branchies. La respiration est encore branchiale et aérienne dans une partie de l'ordre des Isopodes, chez les Cloportes.

Enfin, on trouve une véritable respiration pulmonaire chez les Porcellions, car leurs lamelles operculaires sont creusées de cavités intérieures dans lesquelles l'air pénètre en nature.

2° *Arachnides.* La respiration des Arachnides est exclusivement aérienne, même chez les espèces aquatiques.

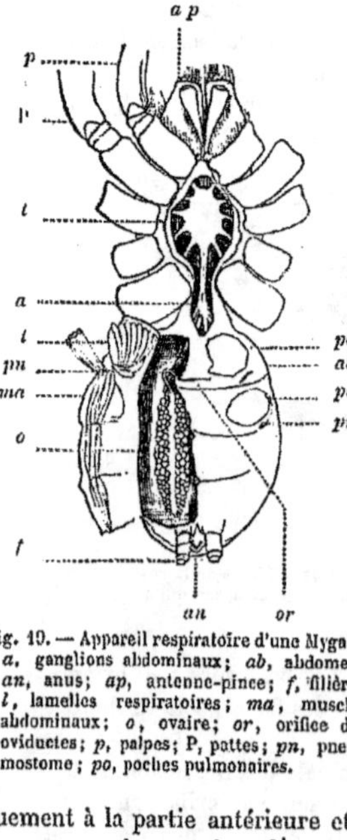

La plupart des Acarides respirent uniquement par la peau ; mais, chez les Aranéides, on trouve soit des trachées, soit des poumons, soit à la fois des trachées et des poumons.

En général, les trachées des Arachnides n'offrent pas de fil spiral à leur intérieur. Quant aux poumons, leur structure ne diffère pas de celle des trachées, et on doit les considérer comme des assemblages de petits tubes trachéens aplatis.

On aura une idée juste d'un poumon d'Arachnide, en le comparant à une série de sacs ordinaires, aplatis et superposés (*l*, fig, 19). Seulement la paroi des sacs, au lieu d'être simple, est composée de deux feuillets, et ceux-ci sont accolés sur divers points, de manière à former des lacunes pour le passage du sang. Toutes ces lamelles pulmonaires reçoivent de l'air à leur intérieur, et viennent déboucher dans un vestibule qui s'ouvre au dehors par un orifice stigmatique, désigné sous le nom de *pneumostome.* Ces poumons, au nombre de deux ou de quatre, sont disposés symétriquement à la partie antérieure et inférieure de l'abdomen. Ils sont enveloppés par une membrane mince formant, autour de chacun d'eux, une espèce de poche remplie de sang.

Fig. 19. — Appareil respiratoire d'une Mygale. *a*, ganglions abdominaux ; *ab*, abdomen ; *an*, anus ; *ap*, antenne-pince ; *f*, filière ; *l*, lamelles respiratoires ; *ma*, muscles abdominaux ; *o*, ovaire ; *or*, orifice des oviductes ; *p*, palpes ; P, pattes ; *pn*, pneumostome ; *po*, poches pulmonaires.

Chez les Scorpionides, on trouve tantôt quatre paires de poumons (Scorpions), tantôt deux paires seulement (Phrynes); mais il y a, chez eux, absence complète de trachées. Au contraire, les Galéodes et les Phalangides n'offrent que des trachées.

Le renouvellement de l'air dans l'appareil respiratoire des Arachnides se fait au moyen des muscles abdominaux qui, par leur contraction, dépriment la cavité abdominale et la laissent, au contraire, se dilater lorsqu'ils se relâchent.

3° *Myriapodes*. Chez ces animaux, la respiration est trachéenne et offre beaucoup d'analogie avec celle que nous allons étudier, en détail, chez les Insectes.

4° *Insectes*. Tous les Insectes respirent par des trachées; mais celles-ci sont de deux sortes. Les unes communiquent avec l'extérieur par des orifices appelés *stigmates;* les autres n'ont aucune communication avec le dehors et constituent un système trachéen fermé. On pourrait nommer les premières des *trachées stigmatiques* et les secondes des *trachées astigmatiques*. Ces dernières sont les plus simples et ne se rencontrent que chez quelques larves aquatiques.

On peut distinguer trois formes de trachées astigmatiques : 1° Le maximum de simplicité se rencontre chez un grand nombre de larves de la famille des Tipulides. Leurs trachées sont, en effet, situées directement sous la peau, et un échange gazeux se fait entre l'oxygène extérieur tenu en dissolution dans l'eau et l'acide carbonique renfermé dans le système trachéen clos. 2° Certaines larves sont pourvues d'appendices foliacés, simples ou composés, à l'intérieur desquels viennent se ramifier les trachées. Ces appendices ont été désignés sous le nom de *trachées branchiales* ou de *branchies trachéales*. On les rencontre, entre autres, chez les larves des Éphémères. 3° Enfin Réaumur a découvert, dans les larves des Libellules, une véritable respiration anale. Le rectum de ces animaux est très-développé et pourvu, à son intérieur, de nombreux appendices en rapport avec les trachées, ceux-ci constituant des branchies trachéennes intérieures, analogues aux trachées branchiales externes. L'intestin, en s'agrandissant et se resserrant alternativement, appelle l'eau à son intérieur et la rejette.

Le système trachéen ouvert ne se rencontre que rarement chez les Insectes aquatiques; il est l'apanage des

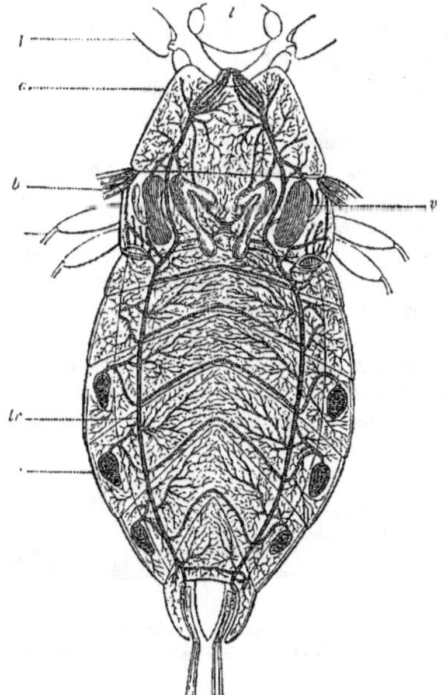

Fig. 20. — Appareil respiratoire d'un Insecte (*la Nèpe*). *a*, premier anneau du thorax; *b*, base des ailes; *p*, pattes de la première paire; *s*, stigmate; *t*, tête; *tr*, trachée; *v*, vésicule aérienne.

insectes aériens. Ceux-ci présentent, dans la disposition des trachées, une foule de variétés que nous ne pouvons songer à examiner ici. Qu'il nous suffise de savoir que ces trachées sont *tubulaires* ou *vésiculaires*, les vésiculaires n'étant que des tubulaires dilatées. En effet, les vésicules (*v*, fig. 20) ne diffèrent des trachées que par l'absence plus ou moins complète du fil spiral. Elles sont, en général, plus développées chez les Insectes au vol puissant que chez les autres, où elles peuvent même manquer tout à fait.

Les trachées s'ouvrent au dehors par des stigmates, le plus souvent au nombre de neuf, occupant tantôt les côtés, tantôt la face dorsale ou ventrale de l'abdomen. Ces ouvertures sont pourvues d'un cadre corné, auquel on a donné le nom de *péritrème*. Celui-ci entoure une membrane ordinairement en forme de boutonnière, dont les bords sont entiers ou frangés. L'Insecte peut, à son gré, ouvrir ou fermer ses stigmates, et les franges des lèvres stigmatiques tamisent l'air au passage.

Les trachées affectent la forme de tubes longitudinaux qui sont en rapport avec les stigmates par de courts tubes transversaux. Elles s'anastomosent entre elles par des canaux transverses (fig. 20) et souvent aussi par des canaux longitudinaux.

Le mécanisme de la respiration est très-simple. Chez les larves pourvues de branchies trachéennes, le mouvement de ces organes renouvelle l'eau à leur surface. Chez les Insectes parfaits, l'abdomen est susceptible de mouvements d'inspiration et d'expiration. Ce sont les parois supérieure et inférieure de cette cavité qui se rapprochent et s'éloignent alternativement, comme chez le Hanneton ; ou bien encore, c'est l'abdomen qui s'allonge et se raccourcit tour à tour, comme chez l'Abeille.

c. *Vertébrés.* Les *Anallantoïdiens*, c'est-à-dire les Poissons et les Batraciens, sont les seuls Vertébrés qui respirent par des branchies, du moins pendant un certain temps de leur vie. Les *Allantoïdiens*, qui forment les trois classes des Reptiles, des Oiseaux et des Mammifères, respirent toujours par des poumons.

1° *Poissons.* On doit considérer, chez ces animaux, deux sortes d'organes respiratoires : des *branchies* et des *organes accessoires*. A l'exception des Dipnoï, les poissons possèdent tous une respiration exclusivement branchiale, et c'est de celle-ci que nous allons d'abord nous occuper.

Seul entre tous les poissons, l'*Amphioxus* a des branchies couvertes de cils vibratiles et dépourvues de feuillets branchiaux. Il est, de plus, entièrement privé

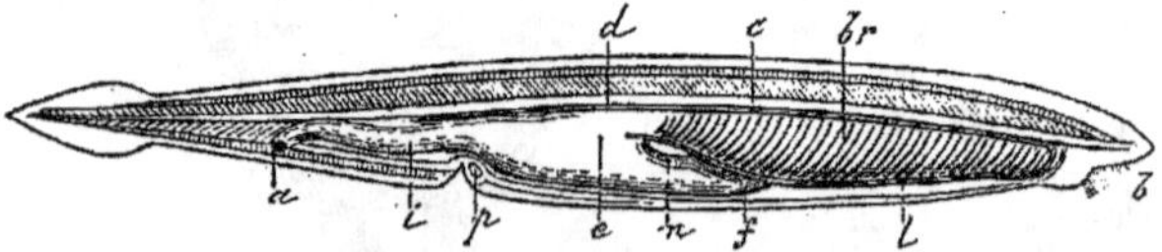

Fig. 21. — Amphioxus. — *a*, anus; *b*, bouche; *br*, branchies; *c*, corde dorsale; *d*, aorte; *e*, estomac; *f*, foie; *i*, intestin; *l*, cœur artériel; *n*, cœur de la veine cave; *p*, pore abdominal. (de Quatrefages).

d'os hyoïde, et ses branchies font partie des parois de la cavité buccale. Le squelette de son appareil branchial (fig. 21) est constitué par des rayons costiformes, unis entre eux à la partie inférieure, et s'insérant en haut sur la corde dorsale. Ils sont réunis entre eux, d'espace en espace, par des barreaux transverses, de manière à constituer une cage à claire-voie qui supporte les vaisseaux branchiaux

et qui est elle-même suspendue dans la cavité viscérale. L'eau destinée à la
respiration entre par la bouche, traverse les fentes du treillage branchial,
arrive dans la chambre viscérale et en est expulsée par le *pore abdominal*
(*p*, fig. 21) sous l'influence de la contraction des parois musculaires du ventre.

L'appareil respiratoire des Cyclostomes se présente dans des conditions
moins simples. Chez les Myxines, on trouve, de chaque côté, six sacs branchiaux
munis de feuillets dans lesquels se distribue le réseau vasculaire de la respiration. Chacun de ces sacs communique avec l'œsophage par un tube membraneux
inspirateur, et donne naissance, du côté externe, à un tube expirateur qui va
déboucher dans un canal longitudinal où se rendent également les tubes
externes des cinq autres sacs. Les deux canaux longitudinaux ainsi formés vont
s'ouvrir à la face inférieure du corps, tout près de la ligne médiane et très-loin
en arrière, de façon à simuler le pore abdominal de l'Amphioxus. Un muscle
particulier règle le passage de l'eau dans l'œsophage, et celle-ci est rejetée en
dehors par un *canal œsophagien cutané*. Chez les Bdellostomes, les canaux
externes des sacs branchiaux s'ouvrent directement à l'extérieur sur les côtés du

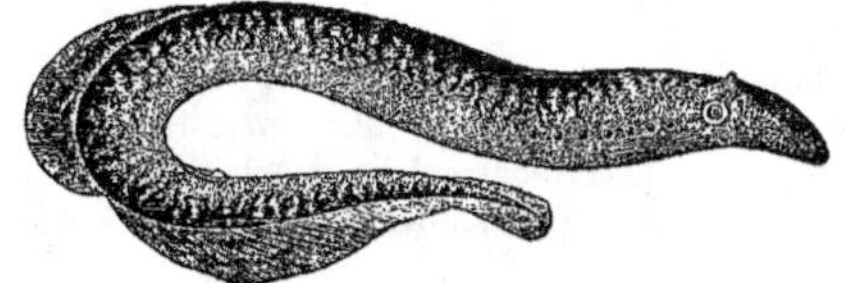

Fig. 22. — Lamproie.

corps. Enfin, chez les Lamproies, il y a sept paires de poches branchiales. Celles-
ci débouchent à l'extérieur par autant de trous (fig. 22) ; mais les tubes internes
s'ouvrent dans un canal longitudinal sous-œsophagien terminé en cul-de-sac à
sa partie postérieure et garni, à son orifice, d'un appareil valvulaire assez compliqué.

Le mécanisme de la respiration, chez la Lamproie, mérite d'être étudié. Lorsqu'on examine un de ces animaux à l'état de vie, on le voit dilater et resserrer
alternativement la région branchiale. Si un petit corps se trouve en suspension
dans l'eau ambiante, il ne tarde pas à entrer par l'un des quatorze trous et à ressortir, le plus souvent, par le même orifice, mais quelquefois aussi par l'une des
autres ouvertures. L'eau se comporte de même ; elle entre et sort par les orifices
branchiaux, ne pénétrant que très-exceptionnellement par la bouche. On s'explique
ainsi pourquoi la respiration continue à s'effectuer quand la Lamproie est fixée
par la ventouse buccale.

Les poissons que nous venons d'étudier ont un appareil hyoïdien rudimentaire
ou nul ; chez les autres, cet appareil se développe énormément, et c'est toujours
lui qui est chargé de soutenir les branchies.

Les Plagiostomes ont cinq paires de poches branchiales s'ouvrant en dedans par
des fentes *hyoïdiennes* et en dehors par des fentes dites *operculaires* (fig. 23). Chez
certains d'entre eux, on trouve, en arrière des yeux, deux orifices qu'on nomme
les *évents* et qui représentent les ouvertures de poches branchiales atrophiées.
Celles-ci sont situées entre le maxillaire et l'hyoïde ; elles contiennent souvent
une branchie accessoire fixée à leur paroi antérieure. Les évents sont des orifices
inspiratoires ; ils permettent, chez les Raies, l'introduction de l'eau nécessaire à

la respiration, quand l'animal est à-demi enfoui dans le sable. Les orifices extérieurs des sacs branchiaux sont situés sur les côtés, chez les Squales, tandis que, chez les Raies, ils occupent la face inférieure du corps.

Le mécanisme de la respiration s'effectue de la manière suivante : L'eau entre par la bouche, sous l'influence de la dilatation de la cavité buccale; elle passe, de là, dans les poches branchiales d'où elle est expulsée par l'action d'un

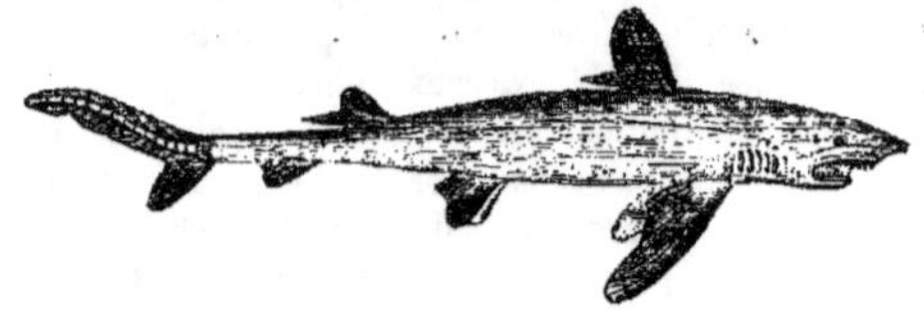

Fig. 23. — Requin.

muscle sous-cutané très-puissant ou constricteur commun qui enveloppe l'appareil respiratoire. Des muscles particuliers ferment les orifices branchiaux au moment de l'inspiration.

Chez les Ganoïdes, on ne trouve plus, de chaque côté, qu'une seule chambre respiratoire qui communique avec le dehors par une ouverture expiratrice. Les branchies sont protégées par un appareil operculaire mobile qui, chez les Esturgeons, porte une branchie accessoire. D'ailleurs, l'appareil branchial des

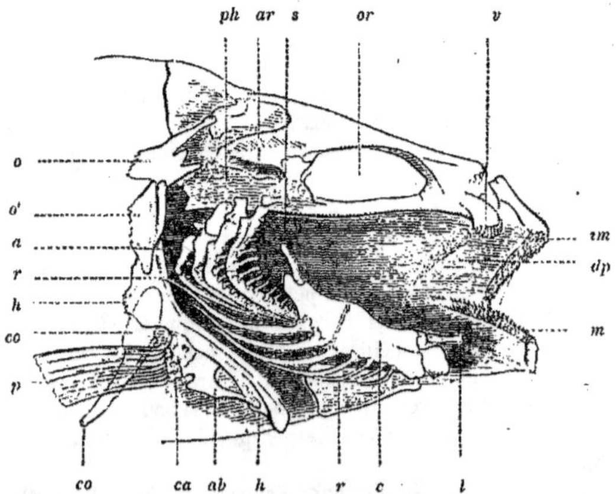


Fig. 24. — Tête osseuse de la Perche. — On a enlevé, d'un côté, les mâchoires, la cloison jugale et l'opercule, pour montrer l'appareil hyoïdien. a, arcs branchiaux; ab, os de l'avant-bras; ar, surface articulaire de la cloison jugale; c, cornes de l'hyoïde; ca, os du carpe; co, os coracoïdien; dp, dents de l'arcade palatine; h, humérus; im, intermaxillaire; l, os lingual; m, mâchoire inférieure; o et o', omoplate; p, nageoire pectorale; ph, os pharyngiens supérieurs; r, rayons branchiostéges; s, stylet suspenseur des cornes de l'hyoïde; v, vomer.

Ganoïdes ne diffère que peu de celui des Téléostéens que nous allons maintenant décrire.

Nous prendrons comme type de l'appareil respiratoire des Téléostéens, celui de la Perche qui a été étudié et figuré avec beaucoup de soin par Cuvier.

Soit (fig. 24) une tête de Perche dont on a enlevé, à droite, les mâchoires et les os de l'opercule. De chaque côté de la ligne médiane montent cinq arcs parallèles qui forment le squelette de l'appareil respiratoire, et qui sont eux-mêmes composés de plusieurs pièces. L'arc antérieur est généralement désigné sous le nom d'*hyoïde*. Il est constitué par un corps ou *basihyal* et par deux branches latérales ou *cornes de l'hyoïde* (c). Ces dernières portent à leur bord inférieur un certain nombre de rayons aplatis et recourbés (r) qui sont décrits sous le nom de *rayons branchiostéges*. Les quatre arceaux suivants sont les *arcs branchiaux*, ainsi nommés parce qu'ils portent les branchies. Ils naissent d'un prolongement du corps de l'hyoïde et vont se fixer sous la base du crâne par l'intermédiaire des *os pharyngiens supérieurs* (ph). Derrière les arcs branchiaux, on trouve un sixième arc garni de dents, et qui, ne faisant pas partie de l'appareil respiratoire, n'a pas été représenté sur la figure. On le désigne sous le nom d'*os pharyngien inférieur*.

Chacun des arcs branchiaux forme deux branches articulées qui peuvent s'écarter ou se rapprocher, de manière à produire la dilatation ou le resserrement de la cavité buccale. Tous ces arcs tournent leur concavité en dedans et sont recouverts par la muqueuse du pharynx. Ils portent, sur leur bord antérieur, une série de crochets ou de tubercules cornés qui s'opposent au passage des aliments dans les intervalles qui les séparent. Ces intervalles ou *fentes branchiales* sont au nombre de cinq. La première fente est située entre l'hyoïde et le premier arc branchial, la deuxième entre celui-ci et le second arc branchial, et ainsi de suite jusqu'à la dernière qui est comprise entre le quatrième arc branchial et l'os pharyngien inférieur. Le nombre des fentes branchiales et des arcs branchiaux varie dans les divers genres; mais nous n'avons pas à entrer ici dans ces détails.

Le bord convexe des arcs branchiaux est creusé d'une gouttière sur les bords de laquelle s'implantent les lamelles branchiales. Celles-ci sont parallèles les unes aux autres et ont la forme de feuillets triangulaires fixés par leur base. Le bord externe de chaque triangle est parcouru par l'artère branchiale et son bord interne par la veine correspondante.

Chez la plupart des Téléostéens, les deux rangées de feuillets branchiaux sont libres jusqu'à la base; mais, dans quelques genres, ces deux séries sont réunies jusqu'à une certaine hauteur, et Duvernoy a désigné cette cloison intermédiaire sous le nom de *diaphragme branchial*. Celui-ci contient, à son intérieur, de petits muscles qui agissent sur les lamelles respiratoires.

Les cornes de l'os hyoïde ne portent qu'exceptionnellement des feuillets branchiaux, et encore ce n'est jamais que la série postérieure qu'on rencontre à leur surface. Mais le diaphragme branchial y est représenté par une membrane résistante qui unit les rayons branchiostéges, lesquels

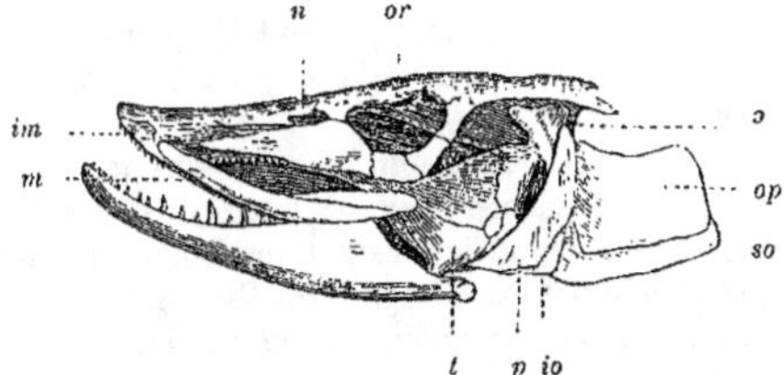

Fig. 25. — Tête osseuse du Brochet, pour montrer l'appareil operculaire. — *c*, crâne; *im*, intermaxillaire; *io*, interopercule; *m* maxillaire supérieur; *n*, fosses nasales; *op*, opercule; *or*, orbite; *p*, préopercule; *so*, sous-opercule; *t*, cloison qui sépare la joue de la bouche.

sont eux-mêmes reliés ensemble par quelques fibres musculaires. Ces rayons sont de simples stylets, à la base de l'arceau hyoïdien; mais ils s'élargissent et se transforment en s'approchant du crâne. Ce sont eux qui forment les os désignés sous les noms d'*opercule* et de *sous-opercule*. Ceux-ci se réunissent avec le *préopercule* et l'*interopercule* pour constituer l'appareil operculaire (fig. 25). L'espace compris entre cet appareil et le corps même de l'animal forme l'ouverture des *ouïes*. Ajoutons à cela que le battant operculaire offre généralement à son bord libre une membrane flottante, dont nous verrons l'usage dans un instant. Enfin l'entrée de la bouche est presque toujours garnie d'un système valvulaire qui laisse entrer l'eau dans la cavité buccale, mais s'oppose à son retour avec une force plus ou moins considérable.

Le mécanisme de la respiration des Téléostéens a été, pendant longtemps, l'objet de contestations. Tout le monde sait qu'un courant d'eau se dirige de la bouche vers les ouïes, à travers l'appareil branchial; mais, d'après Duverney et Flourens, la bouche et les opercules s'ouvriraient et se fermeraient simultanément pour produire ce résultat, tandis que, suivant Duméril et beaucoup d'autres, il y aurait, au contraire, antagonisme entre l'ouverture et la fermeture de la bouche et des ouïes. La question en était là quand P. Bert soumit le point litigieux au contrôle de la méthode graphique. Il expérimenta sur un Barbeau, dont la bouche sans dents et les branchies inermes ne risquaient pas de déchirer les appareils explorateurs. Ceux-ci consistaient dans des ampoules de caoutchouc construites et disposées de manière à ne pas gêner les mouvements respiratoires. Ces ampoules étaient mises en communication avec des tambours à levier qui enregistraient les mouvements des ouïes, du pharynx et de la bouche. Le résultat fut que tous ces mouvements sont simultanés. Dans un seul et même temps, la bouche s'ouvre, le pharynx se dilate et les opercules se soulèvent; puis, simultanément encore, la bouche se ferme, le pharynx se resserre et les opercules se rabattent. On pourrait croire alors qu'à chaque inspiration l'eau devrait entrer, à la fois, par la bouche et par les ouïes, de même qu'à chaque expiration elle devrait s'échapper par toutes ces ouvertures. Cependant il n'en est rien; car, dans les conditions ordinaires, l'eau n'entre que par la bouche et ne sort que par les ouïes. Cela tient à ce que la membrane operculaire, au moment de l'inspiration, fait valvule sous la pression de l'eau extérieure et empêche celle-ci de pénétrer par les ouïes; tandis que, pendant l'expiration, l'appareil valvulaire de la bouche s'oppose à la sortie de l'eau qui est alors refoulée vers les ouïes et s'échappe en soulevant leur portion membraneuse.

Il est facile de réaliser, dans un appareil schématique, l'ensemble des conditions précédentes, de manière à imiter le mécanisme de la respiration des Téléotéens. Nous avons employé, dans ce but, une boîte prismatique et quadrangulaire représentée en élévation par la figure 26. Cette boîte porte, sur deux de ses faces parallèles, un volet mobile autour d'une charnière verticale fixée à son bord antérieur. Chaque volet est reçu dans un chambranle et peut s'ouvrir ou se fermer, à la manière d'une porte, au moyen d'un bouton situé sur la face extérieure. La boîte est munie en avant d'un court tube qui offre à sa partie postérieure une soupape mobile d'avant en arrière. Une membrane de caoutchouc est sanglée tout autour de la boîte et s'étend depuis la charnière jusqu'à l'extrémité libre des volets qu'elle dépasse légèrement. Deux ouvertures de cette membrane laissent passer, sur les côtés, les boutons des volets. Cette boîte est l'analogue de la cavité branchiale et ses volets en sont les opercules. L'ouverture antérieure

représente la bouche munie de son appareil valvulaire. Le prolongement de la
bande de caoutchouc au delà des volets figure le bord membraneux des opercules.
Maintenant, remplissons la boîte d'un liquide coloré et plongeons-la dans l'eau ;
puis, au moyen, des deux boutons, faisons mouvoir les volets en imitant les effets
des muscles abducteurs et adducteurs des
opercules. Chaque fois que les volets s'ouvrent, l'eau pénètre dans la boîte par le tube
antérieur ; chaque fois que les volets se ferment, le liquide coloré s'échappe en arrière
par-dessous les prolongements de la membrane de caoutchouc.

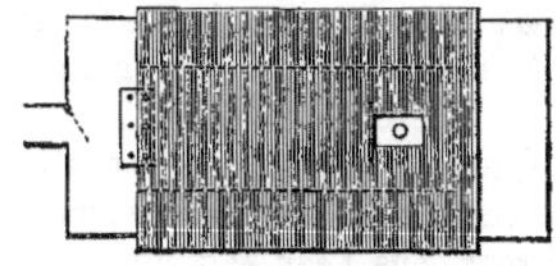

Fig. 26. — Appareil schématique destiné à
reproduire le mécanisme de la respiration
des poissons Téléostéens (G. C.).

Outre les mouvements de l'opercule, il faut
encore signaler l'écartement des arcs branchiaux et de leurs lamelles au moment de
l'inspiration. L'appareil respiratoire offre ainsi une plus large surface de contact
à l'eau ambiante. Pendant l'expiration, les arcs branchifères se rapprochent,
et il en est de même des lamelles branchiales.

Voyons maintenant en quoi consistent les *organes accessoires* de la respiration
chez les poissons. Citons d'abord les labyrinthes dont sont creusés les os pharyngiens supérieurs chez les poissons que
Cuvier a désignés sous le nom de Pharyngiens labyrinthiformes. Ces os sont tapissés par la muqueuse qui forme, à leur
surface, des saillies spongieuses et vasculaires. Celles-ci, en même temps
qu'elles servent directement à la respiration, retiennent aussi une certaine
quantité d'eau. Les branchies se trouvent ainsi maintenues dans un état
d'humidité suffisant pour que le poisson puisse rester assez longtemps à
l'air sans en être incommodé. L'Anabas

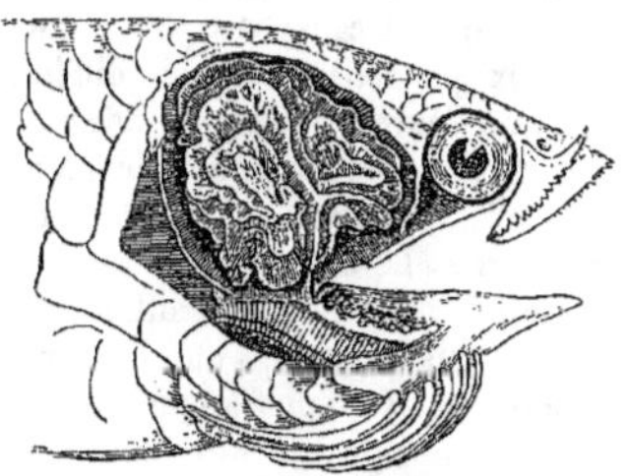

Fig. 27. — Anabas.

(fig. 27) offre cet appareil labyrinthiforme à son maximum de complication.

Il faut encore considérer comme des organes de respiration les *sacs appendi-
culaires de la cavité branchiale*, qu'on observe chez le Saccobranche et l'Am-
phipnous. Ces sacs sont remplis d'air et ont les mêmes rapports vasculaires que
les branchies.

Enfin, chez les Dipnoï, on trouve de véritables poumons qui s'ouvrent, au
moyen d'une glotte, à la partie inférieure de l'œsophage.

Quant à la question de savoir si la vessie natatoire des poissons représente les
poumons des vertébrés aériens, nous dirons simplement ici que, par sa forme et
sa structure, elle se rapproche des poumons, mais que, par ses connexions vasculaires et nerveuses, elle s'en éloigne sensiblement. Elle reçoit, en effet, du
sang oxygéné et n'est pas innervée par le pneumogastrique. Néanmoins la vessie
natatoire constitue un organe de respiration, car Armand Moreau a montré que
quand on laisse des poissons s'asphyxier, ils consomment l'oxygène contenu
dans ce réservoir. Il suit de là que lorsqu'un poisson éprouve quelques difficultés
à respirer par les branchies, il peut suppléer à cette respiration insuffisante au
moyen de l'oxygène contenu dans la vessie natatoire. Armand Moreau a encore

démontré qu'il se fait, dans cet organe, un véritable dégagement d'oxygène aux dépens du sang des capillaires qui rampent à sa surface.

Il faut aussi noter que beaucoup de poissons ont besoin de venir souvent à la surface de l'eau pour mettre leurs branchies en contact avec l'air atmosphérique. On peut conserver ces poissons dans l'eau bouillie, à la condition de les laisser venir à la surface, tandis qu'on les fait mourir rapidement dans de l'eau ordinaire, si, par le moyen d'un diaphragme, on les retient au-dessous du niveau de l'eau.

La respiration exclusivement aquatique ne suffit donc pas à tous les poissons, et cela tient à ce qu'elle ne leur fournit pas assez d'oxygène. En effet, bien que l'air dissous dans l'eau soit plus riche en oxygène que l'air atmosphérique, il n'en est pas moins vrai que la quantité d'oxygène contenue dans un litre d'air est énormément plus grande que celle qui est renfermée dans un litre d'eau.

Ces considérations expliquent comment il se fait que, de deux poissons de même espèce qu'on expose à l'air, l'un avec les ouïes fermées et l'autre avec les ouïes ouvertes, celui-là vit le moins longtemps qui a les ouïes fermées. Cette expérience, due à William Edwards, montre qu'il ne faut pas attacher une trop grande importance à l'influence dessiccante de l'air pour expliquer la mort *rapide* des poissons dans ce fluide. Suivant Flourens, l'affaissement des lamelles branchiales et la diminution de la surface respiratoire qu'il entraîne à sa suite, serait une cause d'asphyxie bien autrement puissante. Mais, encore pourquoi deux poissons d'espèces différentes ne vivent-ils pas, aussi long-temps l'un que l'autre, au contact de l'air? Pourquoi, par exemple, un Goujon vit-il bien moins longtemps à l'air qu'une Anguille de même taille? On a d'abord cherché, la raison de ce fait dans la disposition différente des appareils respiratoires. Le Goujon a les ouïes largement ouvertes, et elles sont, au contraire, très-étroites chez l'Anguille. On a cru alors que les branchies de l'Anguille restant plus longtemps humides, pouvaient fonctionner plus longtemps. Mais Bert a démontré qu'une Anguille dont on met les branchies à nu vit à peu près le même temps qu'une autre chez laquelle le sac branchial reste fermé. Il a aussi fait voir qu'un Goujon consomme, dans le même temps, plus d'oxygène qu'une Anguille du même poids. Bert conclut de cette expérience et de beaucoup d'autres que la cause principale de la longue survie de certains poissons dans l'air réside dans les propriétés de leurs éléments anatomiques.

2° *Batraciens.* L'appareil respiratoire des Batraciens varie avec les métamorphoses qu'ils éprouvent. A l'état de larve, ils respirent tous par des branchies; à l'âge adulte, ils ont tous des poumons, mais ils conservent ou perdent leurs branchies.

Chez les Anoures, nous prendrons comme type de description la grenouille ordinaire. A la sortie de l'œuf, le têtard ne porte aucun instrument spécial de respiration, et celle-ci est alors uniquement *cutanée*. Mais, dès le deuxième jour, des organes branchiaux se développent de chaque côté la tête, formant trois troncs rameux munis chacun d'une anse vasculaire et couverts de cils vibratiles. Cette respiration *branchiale externe* n'est que de courte durée; elle disparaît vers le dixième jour, quand déjà d'autres branchies se sont développées à l'intérieur du corps, sur quatre arcs branchiaux analogues à ceux des poissons. Ces branchies internes sont dépourvues de cils vibratiles et protégées par des replis de la peau en forme d'opercules. Elles sont renfermées dans une chambre branchiale que l'eau traverse en allant de la bouche à l'ouverture des ouïes. La respiration

branchiale interne est caractéristique de l'ordre des Anoures; les autres ordres
ne possèdent jamais que des branchies externes.

Quand le têtard acquiert des pattes, l'appareil pulmonaire se développe et
prend de plus en plus d'importance, pendant que les branchies diminuent pour
disparaître bientôt complétement. Cet appareil pulmonaire est constitué par deux
sacs ovales ou poumons qui débouchent directement dans la glotte. La structure
de ces poumons est très-simple; ils n'offrent, à l'intérieur, que quelques replis
cloisonnaires.

Le mécanisme de la respiration aérienne s'effectue par une véritable déglutition d'air dans les poumons, et on a cru pendant longtemps que l'oblitération
des narines était nécessaire pour que cette déglutition pût s'effectuer. L'oblitération serait produite, suivant Townson, par un sphincter externe, et suivant d'autres par un sphincter interne; enfin, l'exhaussement de la langue viendrait en
aide aux valvules, s'il ne suffisait pas à lui seul. Or ces valvules sont tout à fait
insuffisantes à oblitérer les ouvertures nasales, et on peut les détruire sans que
la respiration s'en trouve gênée. Quant à la langue, si on la coupe à la base, les
poumons continuent à se remplir et à se vider d'air comme auparavant. Bert a
fait voir, par la méthode graphique, que les narines restent ouvertes pendant
tout le temps que s'effectue la respiration; à peine sont-elles un peu rétrécies
au moment de la déglutition de l'air. Voici, d'après Bert, comment les choses se passent :

La grenouille qui va respirer a la bouche close, la glotte fermée et les narines
béantes; elle abaisse brusquement le plancher de la cavité buccale, et aussitôt
l'air se précipite dans cette cavité par les narines. Alors la glotte s'ouvre, et le
gaz renfermé dans les poumons s'échappe par les narines. À peine l'expiration
a-t-elle eu lieu que la gorge se soulève rapidement, en même temps que les
narines se rétrécissent légèrement par le jeu des sphincters nasaux. La plus
grande partie de l'air contenu dans la cavité buccale est alors poussée à travers
la glotte dans les poumons, et une proportion très-petite sort par les orifices
nasaux. Ainsi se fait la déglutition
inspiratoire. Après celle-ci la glotte
se ferme, et le poumon reste au
repos jusqu'à ce que les phénomènes précédents recommencent.

Nous avons construit un appareil
(fig. 28), qui reproduit schématiquement toutes les particularités
de la respiration chez la grenouille.
Il se compose d'une cloche à deux
tubulures qui représente la cavité
buccale. Cette cloche est fermée, à

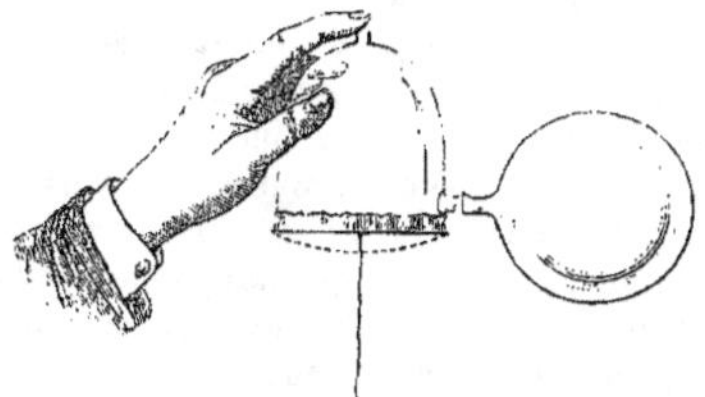

Fig. 28. — Schéma du mécanisme de la respiration
de la Grenouille (G. C.).

sa base, par une membrane de caoutchouc qui, au moyen de la traction ou du
relâchement d'un fil fixé en son milieu, imite les mouvements de la gorge de
l'animal. Des deux tubulures, l'une est supérieure et figure le canal nasal;
l'autre est latérale et se continue avec une ampoule de caoutchouc très-mince qui
simule le poumon. Au moyen d'une serrefine située au col de l'ampoule, on peut
imiter l'ouverture et la fermeture de la glotte. Le fonctionnement de l'appareil
se comprend sans qu'il soit nécessaire d'insister davantage. La figure 28 montre
l'instant de la déglutition inspiratoire. A ce moment, l'on s'aide du doigt pour

rétrécir un peu la tubulure supérieure, pendant que la membrane, en revenant sur elle-même, déplace l'air de la cloche et produit le gonflement de l'ampoule pulmonaire.

Remplissons maintenant l'ampoule de fumée de tabac, et effectuons la série des opérations qui constituent le travail respiratoire de la grenouille. Nous verrons que toujours une certaine quantité de fumée restera dans la cloche, ce qui revient à dire que, sur l'animal vivant, la cavité buccale contient toujours un peu d'air expiré, et que, par suite, l'air dégluti n'est jamais parfaitement pur. C'est là une condition défavorable à l'hématose, condition assez analogue d'ailleurs à celle du mélange partiel des deux sangs, qui, si restreint qu'il soit, nuit certainement à la nutrition des tissus. Suivant nous, la respiration cutanée des Batraciens a pour but de remédier à ces deux imperfections des appareils respiratoire et circulatoire.

La respiration cutanée, chez les Batraciens, joue, en effet, un rôle considérable. On peut même, avec Gratiolet, considérer la peau comme un démembrement de l'appareil respiratoire; car elle reçoit une branche du vaisseau afférent respiratoire, branchial ou pulmonaire, et le sang qui a irrigué cette membrane retourne directement au cœur.

D'après W. Edwards, à une température moyenne, les grenouilles meurent, au bout de quatre heures, dans l'eau bouillie; tandis que, toutes choses égales d'ailleurs, elles vivent environ huit heures dans l'eau ordinaire. A l'air, des grenouilles auxquelles on a retranché les poumons peuvent vivre plus de trois mois. La peau suffit, en hiver, à l'entretien de la vie chez ces animaux; mais, pendant l'été, il n'en est plus de même à cause de l'accroissement de l'activité nutritive des tissus.

Chez les Urodèles, il n'y a que des branchies externes, et celles-ci sont caduques (Caducibranches) ou persistantes (Pérennibranches). Les Caducibranches conservent quelquefois des orifices branchiaux après la perte de leurs branchies, comme, par exemple, les Ménopomes; mais d'autres, comme les Salamandres et les Tritons, ne gardent aucun orifice qui révèle l'ancienne existence des branchies. Comme exemples de Pérennibranches, nous citerons la Sirène et le Protée; l'Axolotl, qu'on a cru pendant longtemps faire partie de ce groupe, perd ses branchies à l'âge adulte, ainsi que l'a fait voir Aug. Duméril. Les branchies des Urodèles présentent des cils vibratiles, dans leur jeunesse; mais ceux-ci ne tardent pas à disparaître, soit que les branchies persistent, soit qu'elles cessent d'exister.

Les Gymnophiones n'ont que des poumons à l'âge adulte, et alors ils n'offrent pas de fentes branchiales. Ces animaux sont munis d'une trachée et ont le poumon droit plus petit que le gauche.

Chez les autres Batraciens, les deux poumons ont des dimensions à peu près égales, et la forme de ceux-ci est en rapport avec celle du corps. Ils sont globuleux chez les Anoures et allongés chez les Urodèles. Au point de vue de la structure, ces organes sont tout à fait lisses, comme chez les Protées, ou garnis de cellules, comme on l'observe chez les grenouilles.

Le système trachéen (trachée et bronches) des Batraciens est ordinairement rudimentaire. Quand il existe, il porte des cils vibratiles, mais ces organes font complétement défaut sur le parenchyme même du poumon.

3° *Reptiles.* Chez les Reptiles, les poumons, au lieu d'être, comme chez les Batraciens, situés directement sous la peau et les muscles sont, au contraire, renfermés dans une cage articulée, à barreaux osseux, qui les met à l'abri de la pression qu'exerce l'atmosphère au dehors; mais, de même que chez les Batraciens, ces organes sont compris avec tous les viscères dans une seule cavité.

Le système trachéen est très-développé; mais, en revanche, le système hyoïdien perd de son importance. Ce dernier se trouve réduit à un arc suspenseur qui rattache au crâne l'appareil respiratoire, et qui manque même complétement chez quelques Ophidiens. Le conduit trachéen est toujours béant grâce à des anneaux cartilagineux complets ou incomplets qui se trouvent dans ses

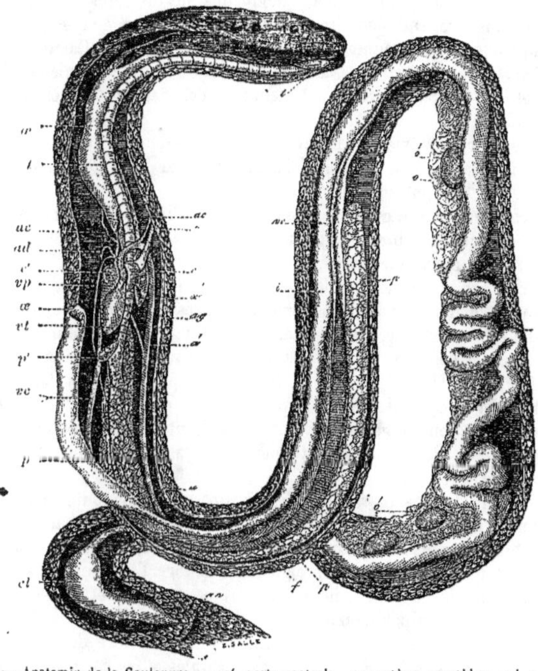

Fig. 29. — Anatomie de la Couleuvre. — *a'*, aorte ventrale, *ac*, artères carotides; *ad*, aorte droite ; *ag*, aorte gauche; *an*, anus; *c* et *c'*, oreillettes gauche et droite du cœur; *cl*, cloaque ; *f*, foie ; *i*, estomac; *i'*, intestin; *l*, langue et glotte; *o*, ovaire; *o'*, œufs; *œ*, œsophage; *p*, grand poumon; *p'*, petit poumon; *t*, trachée; *v*, veine cave supérieure; *vc*, veine cave inférieure; *vp*, veine pulmonaire.

parois, et il offre une certaine flexibilité due au tissu élastique qui relie les anneaux entre eux. Cette double condition de béance et de flexibilité est, on le conçoit, nécessaire à l'exercice de la fonction respiratoire. Souvent la trachée s'ouvre directement dans les poumons, ainsi que cela s'observe chez les Ophidiens.

Quand les bronches existent, elles débouchent dans les sacs pulmonaires par de simples orifices (Lacertiens), ou se continuent sur la paroi en forme de gouttières, ou enfin fournissent des rameaux à l'intérieur du poumon; mais elles ne se ramifient jamais à l'infini comme chez les Mammifères. L'intérieur du système trachéo-bronchique est tapissé par un épithélium vibratile qu'on peut suivre jusque sur les saillies de séparation des cellules. Quant au parenchyme pulmonaire, il est toujours dépourvu de ces agents moteurs.

Chez la plupart des Sauriens, les poumons constituent deux sacs à cavité unique dont la paroi est alvéolée; mais, chez les Caméléons, ces organes sont munis de renflements vésiculeux qui s'avancent entre les viscères, offrant ainsi une disposition un peu analogue à celle que nous allons trouver dans les oiseaux.

Les Ophidiens ont, en général, des poumons très-inégaux, l'un étant extraordinairement développé, au point d'aller quelquefois jusque près de l'anus, l'autre étant, au contraire, rudimentaire (fig. 29) et pouvant même quelquefois disparaître complétement. Le poumon des Ophidiens n'est qu'une dilatation du système trachéen; il n'est pas alvéolé dans toute sa longueur : la partie postérieure est lisse et irriguée par l'aorte; l'antérieure est celluleuse, et l'artère pulmonaire s'y ramifie.

Les Chéloniens offrent deux poumons divisés transversalement en un certain nombre de compartiments dont chacun débouche dans la bronche correspondante. Celle-ci suit le bord interne du poumon.

Enfin les Crocodiliens présentent des poumons plus parfaits, en ce sens que les divisions de ces organes sont plus nombreuses et que chacune d'elles est desservie par un rameau bronchique intérieur.

Arrivons maintenant au mécanisme de la respiration chez les Reptiles.

Ce sont les mouvements de la cage thoracique qui président à l'entrée et à la sortie de l'air, en dilatant et rétrécissant alternativement la cavité pulmonaire. L'air contenu dans les poumons se trouve ainsi successivement raréfié et comprimé. Il en résulte que chaque diastole de la poitrine appelle de l'air dans les poumons, tandis que chaque systole en expulse de ces organes. Du reste, ce mode de respiration est commun à tous les vertébrés allantoïdiens ou pulmonés. La cavité respiratoire de ces animaux fonctionne donc à la manière d'une pompe aspirante et foulante.

Chez les Ophidiens, la cage thoracique n'est pas osseuse dans toute sa périphérie. Les côtes en effet ne sont pas réunies par un sternum; mais leur mode d'articulation est tel, que deux côtes consécutives tirées en avant s'écartent l'une de l'autre en même temps qu'elles sont projetées au dehors. Chaque inspiration amène donc l'augmentation des deux diamètres antéro-postérieur et transversal de la cavité qui renferme les poumons.

Chez les Sauriens, la présence d'un sternum amène la clôture des arceaux osseux de la cage thoracique. De plus, les côtes vertébrales et les côtes sternales sont dirigées de telle sorte, qu'elles forment des espèces de compas à angle antérieur dont les deux branches peuvent s'écarter l'une de l'autre en tournant autour de l'articulation du sommet. L'action des muscles inspirateurs a pour effet d'agrandir tous ces angles et d'augmenter, en même temps, le diamètre sterno-vertébral. Mais cette augmentation, très-sensible dans les Caméléons, l'est assez peu chez les Reptiles à ventre traînant. Ces derniers respirent surtout par la dilatation et le raccourcissement alternatifs du diamètre transversal de la cavité viscérale.

On a cru, pendant longtemps, que les Chéloniens ne respiraient pas au moyen des mouvements de la cavité thoracique, et l'on supposait que ces animaux déglutissaient l'air comme les Batraciens. Mais on sait maintenant, à n'en pouvoir douter, que l'inspiration s'effectue chez les Tortues comme chez les autres Reptiles. Panizza, puis Weir Mitchell et Morehouse avaient déjà institué des expériences qui militaient en faveur des changements de volume de la cavité thoracique; mais Bert en donna une démonstration frappante par la méthode graphique. Il fit voir ainsi que l'inspiration, chez la Tortue, se fait par une dilatation véritable du thorax et non par déglutition. Il trouva, de plus, que les mouvements respiratoires peuvent s'exécuter indépendamment de ceux des membres, mais que ces derniers interviennent dans les inspirations et les expirations énergiques. Le muscle inspirateur de la Tortue est situé entre la carapace et le bouclier sternal.

Une observation générale mise en lumière par Bert, c'est que, chez les Reptiles, les deux temps de la respiration ne se succèdent pas sans repos marqué, comme cela a lieu chez la grenouille et comme nous verrons, dans un instant, que cela se passe chez les Oiseaux et les Mammifères.

4º *Oiseaux*.   Cuvier disait que les oiseaux avaient une respiration *double*. On trouve, en effet, chez eux, non seulement des poumons, mais encore des réservoirs membraneux, communiquant avec ces organes et transmettant l'air dans diverses parties du corps. Ces réservoirs sont désignés sous les noms de *sacs aériens* ou simplement de *réceptacles* (fig. 50); mais il ne faut pas s'exagérer leur importance comme instruments de respiration, car ils sont à peine vasculaires et leurs vaisseaux appartiennent à la grande circulation. Il résulte des recherches récentes de Campana que l'ensemble de ces réceptacles pneumatiques représente le prolongement de l'arbre trachéo-bronchique des Mammifères.

Abstraction faite des larynx, l'appareil respiratoire des oiseaux se compose d'une trachée, de deux bronches, de deux poumons et de neuf sacs aérifères.

La trachée est longue, souvent flexueuse, à anneaux nombreux et complets, osseux ou cartilagineux. Les bronches sont ordinairement courtes et à anneaux incomplets. Chacune d'elles pénètre obliquement à la face inférieure du poumon et perd presque aussitôt ses anneaux pour former un canal membraneux. Celui-ci traverse, presque en ligne droite, le poumon, pour aller s'ouvrir à la partie postérieure du bord externe de cet organe au sommet du réceptacle inférieur. Durant son trajet, il fournit les bronches secondaires, sur lesquelles nous allons revenir dans un instant.

Les poumons sont deux petites masses spongieuses semi-ellipsoïdes situées à la partie supérieure du thorax et adhérentes à la paroi dorsale de cette cavité. Leur face inférieure est plane et présente cinq orifices, destinés à faire communiquer les poumons avec les réceptacles. D'après Campana, dans l'interstice dorso-pulmonaire, il existe une *bourse pleurale*, déjà développée chez l'embryon, avant que les poumons aient respiré. Ce serait là l'unique représentant de la plèvre chez les oiseaux. La face supérieure du poumon est convexe et imperforée ; elle est, pour ainsi dire, moulée sur la voûte du thorax (fig. 50).

Le bronche primaire fournit latéralement quatre systèmes de bronches secondaires qui représentent la charpente de l'édifice pulmonaire ; les bronches tertiaires qui constituent la masse de l'organe ne font que remplir les vides laissés par les bronches secondaires. D'après Campana, la disposition du système bronchique est assimilable à celle du réseau capillaire sanguin, en ce sens que toute bronche tertiaire part d'une bronche secondaire appartenant à un système quelconque, pour aboutir à une deuxième bronche secondaire faisant partie d'un autre système. Autrement dit, la bronche tertiaire est la partie médiane et rétrécie d'un circuit complet ayant son point d'origine et son point de terminaison sur la bronche primaire. Le parenchyme pulmonaire occupe les espaces interstitiels

.compris entre les bronches tertiaires ; il est formé par un ensemble de canaux pneumatiques très-petits (0,012 millimètres de diamètre) laissant entre eux des interstices à travers lesquels passent les dernières ramifications des vaisseaux pulmonaires.

Les bronches ne se divisent pas suivant le mode dichotomique que l'on observe chez les Mammifères ; elles naissent à la manière des poils du velours sur sa trame. Enfin, chez les oiseaux, les capillaires du poumon ne sont pas seulement compris entre les membranes respiratoires ; ils en sont, de plus, entourés. En effet, les vaisseaux capillaires pénètrent entre les mailles du treillage respiratoire, de sorte que, suivant l'expression de Campana, les mailles de l'un des réseaux sanguin ou pneumatique enferment les ramifications de l'autre, et l'enchevêtrement est tel, que chaque maille de l'un est complétement remplie par une ramification de l'autre.

La synonymie des sacs aériens est très-compliquée, mais nous n'entrerons dans aucun détail à ce sujet. Nous préférons à toutes les dénominations celles de Campana. Si l'on donne au corps de l'oiseau la situation de celui de l'homme, on peut diviser les réceptacles en trois étages superposés : *supérieur*, *moyen*, *inférieur*, et l'on a : 1° un *sac supérieur-antérieur* impair et médian; 2° deux *sacs supérieurs-postérieurs* formant une paire et réunis en un seul chez quelques espèces ; 3° une paire de *sacs moyens-supérieurs* ; 4° une paire de *sacs moyens-inférieurs*; enfin 5° une paire de *sacs inférieurs* ou *abdominaux*.

Au point de vue physiologique, on peut diviser les réceptacles pneumatiques en sacs *intra-thoraciques* et sacs *extra-thoraciques*. Mais il ne faut pas attacher à ces mots une rigueur qu'ils ne comportent pas, car Campana a parfaitement démontré qu'il n'y a, chez les oiseaux, qu'une seule cavité splanchnique et que celle-ci correspond exclusivement à la cavité abdominale des Mammifères. Ce qu'on a appelé, jusqu'à ce jour, le diaphragme des oiseaux n'est nullement comparable à la cloison musculaire des Mammifères, suivant Campana. En effet, cet anatomiste a démontré que la portion rachidienne de ce diaphragme ne contient que des fibres *lisses*, et que sa portion costale se contracte pendant l'expiration, contrairement à ce qui s'observe chez les Mammifères, ainsi que nous le verrons dans la suite de cet article. L'action du diaphragme, chez les oiseaux, dilaterait donc partiellement la surface ventrale des poumons, pendant que l'enceinte costale en expiration comprime la surface dorsale. De plus, ce faux diaphragme serait peut-être destiné à soustraire l'air intra-pulmonaire à la dépression barométrique, dans le cas du vol hauturier.

Il y a deux paires de sacs intra-thoraciques constituées par les sacs moyen-supérieur et moyen-inférieur. Chacun de ces réservoirs n'offre pas d'autre ouverture que celle par laquelle il communique avec le poumon correspondant.

Les sacs extra-thoraciques sont au nombre de cinq : un impair et deux pairs. Le sac impair est le sac supérieur-antérieur. Sa position entre les deux branches de la fourchette l'a aussi fait nommer *sac interclaviculaire;* c'est ordinairement le seul qui communique avec les deux poumons. Quant aux sacs pairs, les uns sont situés de chaque côté de la base du cou, et ce sont les sacs supérieurs-postérieurs; les autres occupent les deux côtés de la cavité abdominale, et ce sont les sacs inférieurs ou abdominaux. Les sacs extra-thoraciques ne communiquent pas seulement avec les poumons, mais encore avec les os; ils envoient des prolongements entre les muscles et quelquefois même jusque sous la peau. Ainsi, le sac supérieur-antérieur émet, de chaque côté, un *prolongement brachial* qui s'épanouit entre les muscles moteurs de l'aile. Ce dernier forme une sorte de croissant placé dans l'aisselle qu'il embrasse par son bord concave. Le même sac interclaviculaire offre des communications avec le sternum, l'os coracoïde et l'humérus ; c'est encore lui qui, chez les Pélicans, laisse l'air s'introduire entre la peau et les muscles, sur toute la surface du corps. Les sacs supérieurs-postérieurs conduisent l'air dans les vertèbres cervicales et dorsales ; les sacs abdominaux communiquent avec les os du bassin et le fémur.

Campana a démontré, par l'étude du développement embryonnaire, que la paroi des sacs pneumatiques n'a rien de commun avec les séreuses, mais qu'elle fait partie intégrante des parois bronchiques. L'examen histologique a révélé dans ces sacs deux couches : l'une interne épithélo-pavimenteuse simple, l'autre externe, de nature conjonctive, plus ou moins fibreuse et élastique.

Voyons comment s'effectue le mécanisme de la respiration chez les oiseaux. Il est clair que les poumons de ces animaux, situés dans une loge ostéo-membraneuse à laquelle ils adhèrent par toute leur surface, ne varient pas notablement de volume, ni pendant l'agrandissement, ni pendant le rétrécissement de l'enceinte costale. Mais il n'en est pas de même des sacs intra-thoraciques qui se dilatent au contraire beaucoup sous l'influence de l'expansion de la cage qui les renferme. Cette dilatation appelle dans leur cavité non-seulement de l'air extérieur, mais

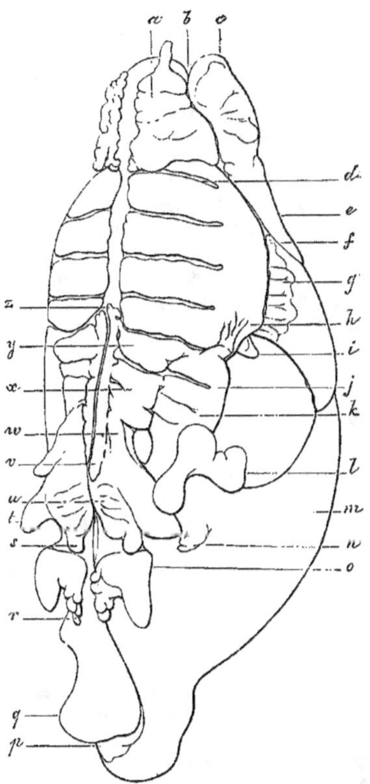

Fig. 30. — Injection corrodée montrant, dans leur ensemble, les réceptacles pneumatiques du Poulet. Orientation postéro-latérale droite. Demi-grandeur naturelle. *a*, portion latérale du réceptacle supérieur-postérieur ; *b*, échancrure médiane interlobaire du réceptacle supérieur-antérieur ; *c*, son lobe latéral droit ; *d*, sillon pulmonaire de la deuxième côte vertébrale ; *e*, repli du réceptacle supérieur antérieur ; *f*, sommet postéro-supérieur du réceptacle moyen-supérieur ; *g*, face sterno-costale du réceptacle moyen-supérieur et empreintes des faisceaux contractiles du diaphragme pulmonaire ; *h*, infundibulum broncho-réceptaculaire du réceptacle inférieur ; *i*, infundibulum broncho-réceptaculaire du réceptacle moyen-inférieur ; *j*, sillon de la septième côte vertébrale ; *k*, sillon du septième nerf intercostal ; *l*, prolongement crural du réceptacle inférieur ; *m*, corps du réceptacle inférieur droit *n*, origine du prolongement ischiatique ; *o*, appendice de l'excavation iliaque ; *p*, orifice inférieur du canal fourni au rectum ; *q*, bosselure pour la bourse de Fabricius ; *r*, petits appendices inter-transversaires sacrés sous-rénaux ; *s*, *t*, terminaison bifurquée de l'expansion ischiatique ; *u*, portion interne-postérieure de l'expansion ischiatique ; *v*, extrémité inférieure du canal pneumatique iléo-lombaire ; *w*, troisième expansion périrénale ; *x*, deuxième expansion périrénale ; *y*, première expansion périrénale ; *z*, extrémité supérieure du canal pneumatique iléo-lombaire droit. (Campana).

encore de l'air intérieur qui provient des réservoirs extra-thoraciques. Ces derniers ne sont recouverts que par des parties molles et se comportent alors comme le ferait une vessie fixée à la douille d'un soufflet, au moment où l'on ouvre l'instrument, sans compter que la contraction musculaire peut les aider à se vider. A chaque inspiration, le poumon est donc traversé par l'air extérieur et par une partie de l'air contenu dans les sacs extra-thoraciques. C'est ce mélange dont une partie a déjà servi à l'hématose qui arrive dans les cellules intra-thoraciques. Pendant l'expiration, le thorax se resserre et expulse l'air des réservoirs moyens. La plus grande partie de cet air s'échappe par la trachée après avoir traversé le parenchyme pulmonaire; une autre partie reflue dans les sacs extra-thoraciques. Ainsi, il y a toujours antagonisme entre les sacs intra-thoraciques et les extra-thoraciques; les uns se remplissent quand les autres se vident, et les poumons sont alors insufflés, sans intermittence, par les deux groupes antagonistes de réceptacle. Il est clair que l'air des réceptacles moyens est plus riche en oxygène que celui des réceptacles extrêmes.

Les mouvements de la cage thoracique, chez les oiseaux, se font uniquement par le jeu des côtes; sa dilatation s'effectue suivant les deux diamètres sterno-thoracique et transversal. Les espèces de compas, formés par les côtes sternales et vertébrales, s'ouvrent par l'action des muscles inspirateurs, et le sternum est projeté en avant, en même temps que les côtes s'écartent de la ligne médiane.

Bert a reproduit schématiquement le fonctionnement de l'appareil respiratoire de l'oiseau. Son appareil est aussi simple que saisissant. Une vessie gonflée est fixée à la douille d'un soufflet dont la prise d'air n'a pas de soupape. Une éponge est placée dans ce soufflet qu'elle ne remplit qu'en partie et s'étend de la prise d'air à l'orifice intérieur de la douille. La prise d'air représente la trachée; la vessie, les sacs extra-thoraciques; l'éponge, le poumon; la cavité libre du soufflet, les sacs intra-thoraciques. Quand on ouvre le soufflet, l'air pénètre par l'orifice latéral, en même temps que la vessie s'affaisse et qu'une partie de son contenu rentre dans l'instrument. Quand on ferme le soufflet, une partie de l'air s'échappe au dehors pendant que l'autre est refoulée dans la vessie qui se gonfle aussitôt.

On doit à Campana d'avoir réfuté expérimentalement l'ancienne physiologie du pneumatisme en montrant que l'appareil réceptaculaire ne doit pas être assimilé à un appareil aérostatique. Il a fait voir qu'en général le squelette d'un oiseau est moins lourd que son plumage et que l'allégement de poids, résultant de la pneumatisation des os est tout à fait insignifiant au point de vue mécanique de la locomotion aérienne.

P. Bert a signalé un usage spécial des sacs aériens, en rapport avec la fonction respiratoire. Le mélange de l'air extérieur avec celui des sacs extra-thoraciques, au moment de l'inspiration, doit atténuer, dans certains cas, l'action fâcheuse que pourrait avoir l'air ambiant sur le parenchyme pulmonaire. L'air extérieur, froid et sec, par exemple, sera modéré par l'air chaud et humide qui afflue des sacs abdominaux.

Enfin, Campana a confirmé anatomiquement les résultats graphiques de Marey au sujet du synchronisme des mouvements alaires et des mouvements réceptaculaires. Pendant le vol, l'élévation de l'aile amène l'expansion et, par suite, la réplétion des prolongements brachiaux, tandis que son abaissement produit la compression et l'évacuation plus ou moins complète de l'air contenu dans ces prolongements. Tous les réservoirs extra-thoraciques se comportent de même, et l'abaissement de l'aile coïncide avec l'élévation des côtes ou l'inspiration, tandis que son ascension arrive en même temps que l'affaissement de la cage thoracique ou l'expiration.

On a assigné d'autres fonctions aux réceptacles; mais nous nous sommes suffisamment étendu sur ce sujet, et nous avons hâte d'arriver à l'étude de la respiration envisagée chez les Mammifères. Disons, pour en finir avec la classe des oiseaux, que, chez les Pingouins et l'Aptéryx, aucun os ne communique avec les sacs aériens, au lieu que, chez le Calao, tous les os sont pneumatisés. La plupart des os, mais non pas tous, sont, chez les autres espèces, pourvus de pertuis pneumatiques.

5° *Mammifères*.   Chez les Mammifères, les organes respiratoires sont constitués par les poumons, le tube aérien qui les précède et les cavités nasales. Ici l'appareil respiratoire devient tout à fait indépendant de l'appareil digestif, en ce sens qu'un prolongement de la muqueuse du palais descend jusque sur la base de la langue et sépare les arrière-narines de la cavité buccale. Ce prolongement est désigné sous le nom de *voile du palais*. Il existe à l'état rudimentaire, chez quelques Reptiles, et prend un développement souvent considérable chez les Mammifères. On ne le rencontre pas chez les Oiseaux.

Les cavités nasales des Mammifères sont au nombre de deux et présentent un orifice externe (*narines* ou *naseaux*), des *fosses* proprement dites, et des diverticules en forme de cavités anfractueuses (*sinus*) creusées dans les os de la tête. Les narines sont la porte d'entrée de l'air qui doit servir à la respiration, et c'est quelquefois la seule voie ouverte à ce fluide, comme, par exemple, chez les Jumentés et les Cétacés, où l'arrivée de l'air par la bouche est rendue presque impossible par la disposition du voile du palais. D'autres fois, comme chez l'Homme et le Chien, la bouche sert aussi à l'introduction de l'air; mais les cavités nasales sont mieux appropriées au service de la respiration. Elles présentent, en effet, des replis (*cornets*) séparés par des excavations (*méats*), et elles sont tapissées par une couche muqueuse très-vasculaire (*membrane pituitaire*). On comprend que l'air, en circulant dans ces méandres, prenne un degré de température et d'humidité assez voisin de celui des poumons. C'est donc par les narines, et non par la bouche, que l'homme devra surtout respirer, quand il sera soumis à l'influence d'un air très-froid ou très-sec. Il y a, de plus, une preuve anatomique très-saisissante que les cavités nasales appartiennent bien à l'appareil respiratoire; c'est qu'elles sont revêtues d'épithélium vibratile, comme le reste des voies aériennes.

Le trajet aérien, qui fait suite aux cavités nasale et buccale comprend le *pharynx*, le *larynx*, la *trachée* et les *bronches*.

Le pharynx (*voy.* ce mot) est un conduit qui sert à la fois au passage de l'air et des aliments. Il est toujours béant, et ce n'est que pendant les très-courts instants des mouvements de déglutition qu'il cesse de fonctionner comme canal aérifère.

Le larynx (*voy.* ce mot) est l'organe de la phonation et ne doit pas être étudié ici. Qu'il nous suffise de savoir que le larynx présente une partie rétrécie (*glotte*) qui peut se dilater ou se resserrer à certains moments.

La trachée est un tube qui fait suite au larynx. Elle est formée d'une série d'anneaux cartilagineux reliés les uns aux autres par des ligaments. Ces anneaux sont incomplets en arrière chez les animaux, en haut chez l'homme, et réunis à leurs extrémités libres par des fibres musculaires transversales qui peuvent, en se contractant, diminuer le calibre de la trachée. Celle-ci se termine au-dessus de la base du cœur et donne naissance aux bronches. Elle est tapissée, à l'intérieur, par une membrane muqueuse revêtue d'un épithélium vibratile.

Les bronches (*voy.* ce mot) sont au nombre de deux, exceptionnellement de trois, comme chez les Ruminants et les Porcins. Elles figurent chacune un arbre aérien qui se divise en une multitude de rameaux successivement centrifuges, et de plus en plus petits. Elles sont pourvues d'anneaux cartilagineux complets, qui ne tardent pas à dégénérer en petits noyaux, et même qui disparaissent complétement, quand les divisions bronchiques pénètrent dans les lobules pulmonaires. Mais les éléments musculaires persistent jusqu'au bout et forment une tunique contractile aux bronches capillaires.

Les poumons (*voy.* ce mot) sont des organes spongieux, le plus souvent divisés en deux ou plusieurs lobes. Chez l'Homme, le poumon gauche a deux lobes et le poumon droit en présente trois. A l'examen microscopique, les poumons se montrent composés d'une grande quantité de *lobules* en forme d'ampoules, à l'intérieur desquelles viennent s'ouvrir les divisions bronchiques extrêmes. Chaque lobule est lui-même divisé en un certain nombre de *vésicules* ou *alvéoles pulmonaires*.

Les vésicules pulmonaires se composent d'un épithélium simple et pavimenteux supporté par une membrane. Celle-ci est constituée par un tissu connectif riche en fibres élastiques et présentant aussi des éléments musculaires. Des vaisseaux capillaires intermédiaires aux artères et aux veines pulmonaires rampent dans les parois des alvéoles et y forment un lacis très-serré.

Les poumons sont renfermés dans la cavité pectorale, et ils occupent la partie de cette cavité qui est laissée libre par le cœur et les gros vaisseaux. Le sternum, ou colonne sternébrale, les côtes et la colonne vertébrale, forment le squelette de cette cavité. Les espaces à claire-voie situés entre les côtes sont fermés par les muscles intercostaux, et la cage thoracique est séparée de l'abdomen par une cloison musculaire (le *diaphragme*). A l'intérieur, la cage ainsi constituée est revêtue de deux membranes séreuses distinctes désignées sous le nom de *plèvres*. Celles-ci forment deux sacs adossés l'un à l'autre sur la ligne médiane et constituent ainsi une cloison dite *médiastine*. Chaque plèvre enveloppe un poumon et a deux feuillets : l'un, pariétal, qui tapisse une moitié de la cavité thoracique; l'autre, *viscéral*, continu au précédent et qui revêt le poumon.

Jetons un coup d'œil général sur la fonction respiratoire, avant d'en examiner les détails.

Nous savons déjà que la respiration est une fonction complexe, où des phénomènes mécaniques s'associent à des phénomènes physico-chimiques, pour produire finalement une absorption d'oxygène et une exhalation d'acide carbonique. Les phénomènes mécaniques ont pour but le renouvellement du fluide respirable; les phénomènes physiques président aux échanges gazeux entre l'atmosphère et le sang; enfin les phénomènes chimiques entraînent la formation du gaz acide carbonique.

Nous avons voulu, dans l'appareil représenté par la figure 31, séparer ces trois ordres de phénomènes, et montrer diverses particularités de la respiration chez les Mammifères. Le soufflet S est chargé d'effectuer le mécanisme de la respiration; il représente, à la fois, la cage thoracique et le poumon, qui s'accompagnent toujours dans leurs mouvements, ainsi que nous le verrons bientôt.

La tuyère du soufflet est l'analogue de la trachée, qui sert à l'entrée et à la sortie de l'air. Le flacon F et le charbon incandescent C figurent le système capillaire et les matières carbonées de l'organisme. Les deux tubes de caoutchouc qui vont du soufflet au flacon correspondent aux vaisseaux qui sont interposés entre le poumon et les capillaires généraux. Ce sont les deux demi-cercles du cycle circulatoire : l'un à sang rouge R qui amène l'oxygène aux tissus, et l'autre à sang noir N qui leur enlève l'acide carbonique produit.

Ainsi que nous le verrons plus loin, au moment de l'inspiration, il y a, à la fois, sous l'influence du vide produit, entrée de l'air atmosphérique dans le poumon et sortie de l'acide carbonique du sang, à l'intérieur de cet organe. Pendant l'expiration, au contraire, l'air intra-pulmonaire se trouve comprimé; et, en même temps que l'acide carbonique est chassé au dehors, il y a pénétration, dans le sang, d'une partie de l'oxygène inspiré. C'est ce phénomène que nous essayé de représenter au moyen des deux soupapes s et s', dont la première s'ouvre de dehors en dedans, et la seconde de dedans en

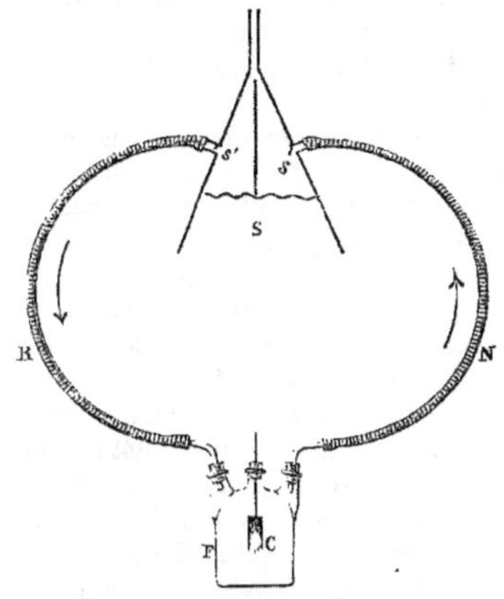

Fig. 51. — Schéma de la circulation gazeuse dans l'organisme. — C, charbon incandescent figurant les matières carbonées de l'organisme; F, flacon simulant le système capillaire; N, demi-cercle à sang noir de l'appareil circulatoire; R, demi-cercle à sang rouge du même appareil; S, soufflet représentant le poumon et la cage thoracique; s et s', soupapes. (C. Carlet).

dehors. La soupape s laisse sortir de l'acide carbonique du tube N, au moment où l'on ouvre le soufflet; au lieu que la soupape s' laisse entrer de l'air oxygéné dans le tube R, quand on ferme l'instrument. Il va sans dire que, dans un schéma, on ne peut songer à réaliser les conditions naturelles de l'hématose; mais il suffit que les soupapes s et s', qui remplacent la membrane pulmonaire, agissent dans le même sens qu'elle, laissant entrer l'oxygène dans le torrent circulatoire et permettant à l'acide carbonique de s'en échapper. Il fallait aussi éviter que l'acide carbonique exhalé dans le soufflet, pendant l'inspiration, ne s'introduisît dans les vaisseaux, pendant l'expiration; et c'est dans ce but qu'est disposée la cloison médiane qui divise la cavité du soufflet en deux loges incomplètes.

Le schéma de la figure 51 est donc celui de la circulation gazeuse dans l'organisme. Il montre que constamment un courant d'oxygène va, dans les artères, du poumon aux tissus, tandis que toujours un courant d'acide carbonique se dirige, dans les veines, des tissus vers le poumon. Il sépare nettement la respiration externe ou l'hématose, qui se fait dans le poumon, de la respiration interne qui a lieu dans les tissus. Il fait voir que l'hématose est un phénomène physique, un échange gazeux, tandis que la respiration interne est un phénomène chimique, une combinaison, une combustion. Il montre encore que l'entrée et la sortie de l'air se font par un *mécanisme* analogue au jeu d'un soufflet. Enfin, il permet d'assister à l'entrée de l'air dans la trachée, et laisse aussi très-bien voir la sortie de l'acide carbonique par ce conduit; car si l'on met la buse du soufflet en communication avec un flacon d'eau de chaux, on voit celle-ci se troubler aussitôt. Cela posé, étudions, d'une manière analytique, les phénomènes complexes dont nous venons de présenter une rapide synthèse.

C. *Phénomènes mécaniques de la respiration chez l'homme.* Pour bien comprendre le mécanisme respiratoire de l'Homme et des Mammifères, il est indispensable d'avoir des idées nettes sur l'élasticité et la contractilité pulmonaires.

a. *Élasticité et contractilité pulmonaires.* Si l'on enlève les poumons de la poitrine d'un animal et qu'on les insuffle par la trachée, on les voit se gonfler énormément ; mais, aussitôt que l'insufflation cesse, ils reviennent à leur volume primitif. Ce phénomène est dû à la seule *elasticité* du poumon. On peut mesurer cette force élastique, ainsi que l'a fait le physiologiste anglais Carson. Il suffit, pour cela, de couper en travers la trachée d'un animal récemment mort, et d'introduire, dans le tronçon qui tient aux poumons, un manomètre à eau solidement fixé par une ligature. Le niveau de l'eau étant le même dans les deux branches de l'instrument, si l'on ouvre les parois du thorax sans léser les poumons, on voit aussitôt ces organes revenir sur eux-mêmes, et la colonne d'eau s'élever dans la branche libre du manomètre. Il est clair que la hauteur de la colonne soulevée au-dessus du niveau de l'eau dans la branche trachéenne fait équilibre à l'élasticité pulmonaire et peut lui servir de mesure. Carson exagéra un peu la valeur de cette force; mais Donders la ramena à sa juste valeur. Il résulte d'une série d'expériences tentées par ce dernier physiologiste sur des cadavres humains, que la force élastique du poumon, après l'expiration, fait encore équilibre à une colonne mercurielle de 6 millimètres de hauteur. Quand le poumon est distendu par de l'air insufflé, cette hauteur peut être beaucoup plus considérable.

Si, comme l'a fait Williams, on répète l'expérience de Carson, et qu'après avoir noté la valeur de la force élastique des poumons, on excite ces organes à l'aide d'un courant électrique, on voit l'eau s'élever *lentement* dans la branche libre du manomètre. Cette nouvelle élévation est due à la seule *contractilité* du poumon.

Bert a pu enregistrer la contraction pulmonaire, et il a reconnu qu'elle est sous la dépendance du nerf pneumogastrique. Elle disparaît après la section de ce nerf; mais le poumon reste néanmoins sain et peut continuer à remplir ses fonctions.

En résumé, le poumon est à la fois élastique et contractile. Nous étudierons, dans un instant, le rôle de l'élasticité; mais celui de la contractilité est très-secondaire. On ne peut guère admettre, en effet, que les fibres lisses qui constituent la musculature de l'appareil pulmonaire se contractent à chaque mouvement expiratoire.

b. *Inspiration.* On donne le nom d'*inspiration* à l'acte qui détermine l'introduction de l'air dans les voies respiratoires. Son mécanisme est assez compliqué; mais tout, dans cet acte, concourt à l'agrandissement de l'appareil de la respiration. Il en résulte une diminution de pression à l'intérieur de celui-ci, et l'air extérieur se précipite dans le poumon. En quelques mots, voici comment les choses se passent :

Pendant l'inspiration, la cage thoracique se dilate; mais le poumon n'est séparé de cette cage que par la plèvre, sac sans ouverture et vide d'air. Il en résulte que le poumon suit les parois thoraciques, car son élasticité, qui tend à le ramener, ne saurait vaincre la pression atmosphérique qui lui est opposée et l'applique contre le thorax. Nous pouvons donc, dès à présent, poser en principe que le poumon et le thorax sont solidaires de tous points et s'accompagnent toujours dans leurs mouvements. Nous voyons, de plus, que le poumon est tout à fait passif pendant l'inspiration.

Chez l'Homme, la dilatation de la poitrine se fait suivant les trois diamètres *vertical, transversal* et *antéro-postérieur ;* mais il n'en est pas de même chez la plupart des Mammifères, où les membres antérieurs forment au thorax une ceinture qui s'oppose à l'agrandissement sensible du diamètre sterno-vertébral. Nous examinerons ici la dilatation de la cage thoracique chez l'homme.

α. *Agrandissement des deux diamètres horizontaux du thorax.* Les dilatations antéro-postérieure et transversale du thorax se font par le jeu simultané des côtes et du sternum.

En effet, pendant l'inspiration, les côtes s'élèvent et, en même temps, tournent autour de la corde fictive qui sous-tend leur arc, de telle sorte que leur jeu consiste dans une double projection en avant et en dehors. Borelli a posé comme axiome que toute côte qui s'élève se porte en dehors, et réciproquement.

Il est facile de voir que : 1° l'*élévation* des côtes agrandit le diamètre antéro-postérieur de la poitrine, et que: 2° la *rotation* des côtes autour de leurs deux extrémités augmente le diamètre transversal de cette cavité.

Soient (fig. 32) VV la colonne vertébrale, BC et DE deux côtes superposées, vues de profil, et que, pour plus de simplicité, nous supposerons rectilignes, parallèles et égales. On voit immédiatement que l'élévation de ces côtes en B'C et D'E augmente le diamètre antéro-postérieur d'une longueur égale à la distance qui sépare les deux parallèles BD et B'D'.

On voit aussi, comme conséquence du mouvement d'élévation des côtes, que les espaces intercostaux augmentent; car si l'on abaisse du point C, des perpendiculaires CP et CP' sur les deux lignes DE et D'E, les points P et P' sont situés sur la demi-circonférence décrite sur CE comme diamètre, et la corde CP' est plus grande que la corde CP.

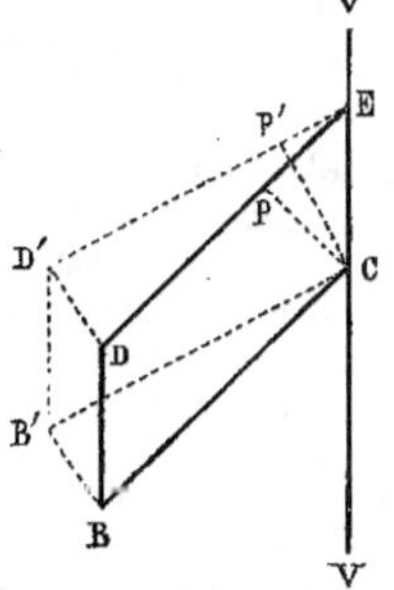


Fig. 32. — Schéma de l'agrandissement du diamètre antéropostérieur du thorax et de la dilatation des espaces intercostaux, pendant l'inspiration. (G. C.)

Enfin, considérons la figure 33 où VV représente la colonne vertébrale vue de face et OA la distance de l'articulation d'une côte au sommet de sa convexité, OB étant la distance correspondante pour la côte opposée. Il est clair que quand les lignes OA et OB se sont élevées en OA' et OB', le diamètre transversal de la cage thoracique s'est accru de la différence entre A'B' et AB.

Les choses ne se passent pas, en réalité, aussi schématiquement que nous venons de le supposer, mais les résultats sont de même sens.

On comprend aussi que le sternum est projeté en avant pendant l'élévation des côtes; mais il s'éloigne davantage de la colonne vertébrale en bas qu'en haut, par suite de la plus grande longueur des côtes sternales inférieures.

Sibson a fait voir que l'angle formé par la côte avec son cartilage s'ouvre par l'effet de l'inspiration. Chez certains Mammifères, tels que le Mouton, le Bœuf, le Cochon, les cartilages costaux sont unis au sternum et à la côte correspondante par une véritable articulation, et ils se comportent alors comme les côtes sternales des Oiseaux.

β. *Agrandissement du diamètre vertical du thorax.* En même temps que les diamètres horizontaux du thorax s'agrandissent par le jeu des côtes et du sternum, le diamètre vertical de cette cavité augmente par suite de la contraction du muscle diaphragme. Marey, après avoir recueilli, avec deux pneumographes, les courbes fournies par les mouvements du thorax et ceux de l'abdomen, obtint des tracés parallèles et démontra ainsi la simultanéité d'action du diaphragme et des muscles moteurs des côtes; mais il ajouta que le parallélisme des mouvements thoraciques et abdominaux n'est peut-être pas constant, même à l'état physiologique.

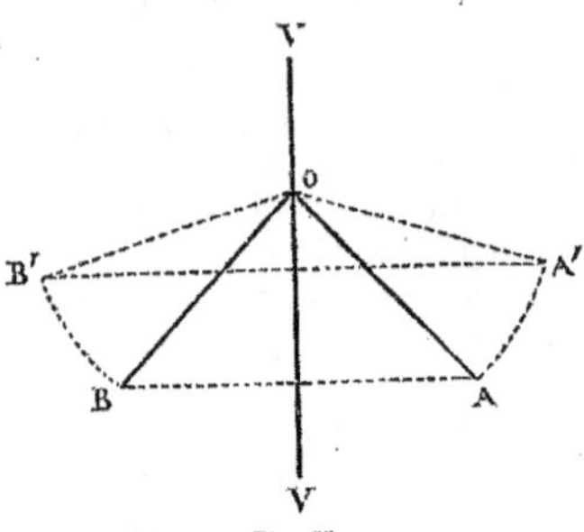



Fig. 35.
Schéma de l'agrandissement du diamètre transversal du thorax pendant l'inspiration (G. C.).

Nous avons multiplié les recherches à cet égard, et nous avons trouvé, chez l'Homme, trois types distincts : l'un, que nous nommerons le type *thoraco-diaphragmatique*, où les muscles du thorax commencent à se contracter un peu avant le diaphragme, un autre que nous appellerons le type *diaphragmo-thoracique*, où le diaphragme commence, au contraire, le mouvement d'inspiration; enfin, un troisième et dernier type, où les muscles du thorax et le diaphragme se contractent simultanément. C'est le type *régulier*.

Quoi qu'il en soit, le diaphragme se contracte, pendant *la plus grande partie* de son action, d'une manière synergique avec les muscles des parois thoraciques et on peut dire, sans erreur sensible, que les trois diamètres du thorax s'agrandissent simultanément.

Le diaphragme est un muscle d'une grande importance physiologique, et nous devons nous arrêter, un instant, sur son mode de fonctionnement qui constitue un des problèmes les plus difficiles de la mécanique animale. On sait que ce muscle constitue une cloison mince, aponévrotique au centre (*centre phrénique*) et charnue à la circonférence. Il est composé de deux parties, l'une costale, ou *voûte* du diaphragme, et l'autre rachidienne, formant les *piliers* du muscle. Ceux-ci se présentent sous la forme de deux énormes faisceaux musculaires, qui vont des vertèbres lombaires au centre phrénique. Par sa circonférence, la voûte s'insère à toute la base de la poitrine et sépare complétement les deux cavités thoracique et abdominale. Elle est toujours convexe du côté de la poitrine et concave du côté de l'abdomen.

Une première question à se poser est de savoir si le diaphragme se contracte *simultanément* dans ses deux parties rachidienne et costale, ou si, au contraire, la contraction d'une de ces parties précède un peu celle de l'autre. Nous croyons avoir pleinement résolu cette question en mettant à profit une disposition particulière des fibres du diaphragme chez le Lapin.

Chez la plupart des Mammifères, la séparation entre les deux portions de ce muscle n'est pas nette; il y a, au contraire, enchevêtrement des fibres musculaires au point de réunion de la voûte et des piliers. Chez le Lapin, une inter-section tendineuse sépare ces deux parties, ainsi que l'a montré Rouget, de manière à transformer le diaphragme en un véritable muscle digastrique. Nous avons fait, sur un lapin vivant, une incision dans l'axe de cette intersection, et nous avons ainsi obtenu une fente en forme de boutonnière, sur les deux lèvres de laquelle venaient s'insérer, en avant, les fibres de la voûte, en arrière celles des piliers. Or, on voit cette boutonnière s'ouvrir et se fermer à la manière d'une bouche dont les deux lèvres s'écartent et se rapprochent. Pendant la contraction du muscle, l'incision a une forme presque circulaire, et, pendant son relâche-ment, elle devient une simple fente. Il faut absolument déduire de là que la voûte et les piliers du diaphragme se contractent puis se relâchent simultanément.

Ceci posé, voyons comment se comporte la voûte, au moment de sa contrac-tion. Et d'abord cette forme de voûte est commandée par l'élasticité pulmonaire qui exerce une sorte de succion et entraîne, en manière de dôme, le diaphragme vers le thorax. Pendant la contraction du muscle, la courbure du dôme diminue beaucoup, sans cependant devenir jamais plane. En même temps, les viscères abdominaux sont refoulés et produisent aussitôt un gonflement du ventre.

L'abaissement de la voûte qui constitue le plancher de la chambre thoracique ne se borne pas à agrandir le diamètre vertical de cette cavité.

Galien, après avoir paralysé les muscles moteurs des côtes, a vu, pendant l'in-spiration, le diaphragme porter en dehors les dernières côtes et élargir ainsi la base de la poitrine. Magendie, puis, plus tard, Beau et Maissiat, et enfin Du-chenne (de Boulogne) firent diverses expériences qui les amenèrent à la même conclusion. Ces expériences prêtaient à la critique; aussi les résultats qu'elles donnaient ne furent-ils pas admis par tous les physiologistes. P. Bert a soumis dernièrement la question à l'épreuve de la méthode graphique, et il a fait voir l'exactitude du fait énoncé par Galien. Il est donc bien démontré que la contrac-tion du diaphragme agrandit le diamètre transversal du thorax à sa partie infé-rieure. Comment cela se fait-il? Suivant Magendie, Duchenne (de Boulogne) et Bert, les fibres périphériques du diaphragme prendraient un point d'appui supérieur sur les viscères abdominaux contenus par les parois du ventre. Les côtes inférieures seraient ainsi soulevées, et alors elles se porteraient forcément en dehors, d'après l'axiome de Borelli, que nous avons énoncé plus haut.

Colin n'admet pas cette explication. Pour lui, ce seraient les viscères abdo-minaux refoulés qui, par leur réaction, soulèveraient les hypochondres et écar-teraient les dernières côtes, comme ils soulèvent et écartent les parois latérales et antérieures de l'abdomen.

γ. *Muscles inspirateurs.* Le diaphragme est le muscle inspirateur par excel-lence. Il agit souvent seul ou presque seul; mais, dans les inspirations larges ou forcées, un grand nombre de muscles font mouvoir les côtes et le sternum pour amener la dilatation de la cage thoracique.

On conçoit que nous n'entrions pas ici dans les détails anatomiques qui sont relatifs aux muscles inspirateurs. Nous ne devons nous occuper ici que de phy-siologie, et nous emprunterons au traité de Béclard les figures schématiques 34, 35 et 36, qui font très-bien voir les résultantes des fibres musculaires qui mettent en mouvement la cage sterno-costale.

Les *surcostaux* (c, fig. 34) sont élévateurs et rotateurs des côtes.

Les *scalènes*, l'un antérieur (b, fig. 35), et l'autre postérieur (c, fig. 35), ont pour fonction d'élever et de fixer les premières côtes.

Le *cervical descendant* (*a*, fig. 34), qui n'est autre que la portion cervicale du *sacro-lombaire* est un élévateur des côtes. Il en est de même du *petit dentelé postérieur et supérieur* (*b*, fig. 34).

D'autres muscles, moins importants et n'agissant que dans les inspirations profondes, sont : le *sous-clavier*, le *grand dentelé* (*d*. fig. 35), le *grand pectoral*

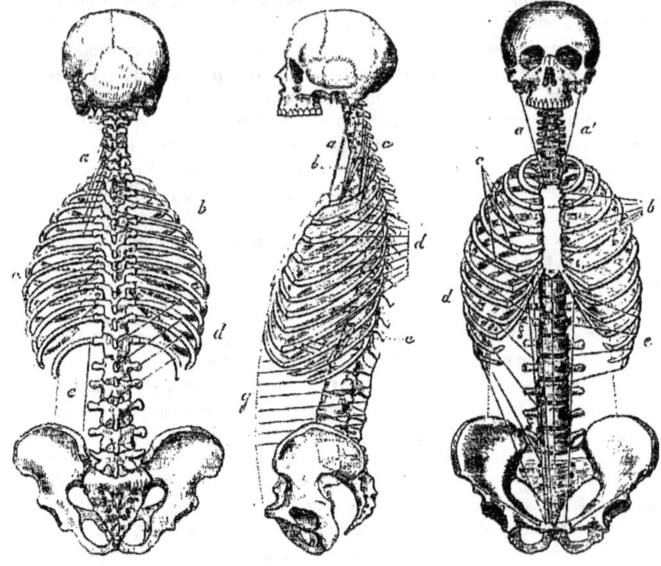


Schémas de l'action des principaux muscles affectés au service de la respiration (Les lignes figurent les résultantes des fibres musculaires. (J. Béclard).

Fig. 34. — *a*, Cervical descendant; *b*, petit dentelé postérieur et supérieur; *c*, cinq muscles surcostaux; *d*, petit dentelé postérieur et inférieur; *e*, carré des lombes.

Fig. 35. — *a*, Sterno-cléido-mastoïdien; *b*, scalène antérieur; *c*, scalène postérieur; *d*, grand dentelé; *e*, trois fibres d'un intercostal externe; *f*, trois fibres d'un intercostal interne; *g*, transverse de l'abdomen.

Fig. 36. — *a*, *a'*, Sterno-cléido-mastoïdien; *b*, grand pectoral; *c*, petit pectoral; *d*, grand oblique; *e*, petit oblique; *f*, grand droit de l'abdomen.

(*b*, fig. 36), le *petit pectoral* (*c*, fig. 36), le *sterno-cléido-mastoïdien* (*a*, *a'*, fig. 36), les *sterno-hyoïdiens* et les *sterno-thyroïdiens*.

Enfin, un grand nombre d'autres muscles agissent pour maintenir en place les leviers sur lesquels les muscles cités plus haut viennent s'insérer. Ce sont le *trapèze*, le *rhomboïde*, l'*angulaire de l'omoplate*, le *splénius*, les *complexus*, etc.

Nous avons, laissé pour la fin l'étude du rôle des muscles intercostaux. Il y a peu de muscles sur lesquels on ait autant disserté. ; mais nous n'entrerons pas ici dans le détail des discussions, car le problème nous paraît parfaitement résolu.

Les recherches de Spigel, Hamberger, Sibson peuvent se résumer dans l'énoncé suivant : les intercostaux externes sont inspirateurs entre les côtes et expirateurs

entre les cartilages des côtes ; les intercostaux internes sont, au contraire, expirateurs entre les côtes et inspirateurs entre leurs cartilages.

Soient (fig. 37) XY la colonne vertébrale vue de face, AM et IN deux côtes
superposées en inspiration, AM′ et IN′ étant les deux côtes symétriques en expiration. MN et M′N′ représentent deux muscles intercostaux externes.

Cela posé, si MN est plus court que M′N′, ces deux muscles seront inspirateurs, car tout muscle qui se contracte se rac-
courcit. Or, tirons les deux lignes AB et AB′
respectivement parallèles à MN et M′N′ ; on a :
AB = MN et AB′ = M′N′. Mais les deux trian-
gles AIB et AIB′ ont un angle inégal compris
entre deux côtés égaux, et l'on sait que, dans
ce cas, le côté AB opposé au plus petit angle
est plus petit que le côté AB′ opposé au plus
grand. Donc MN est plus court que M′N′, et, par
suite, les intercostaux externes sont inspirateurs
entre les côtes.

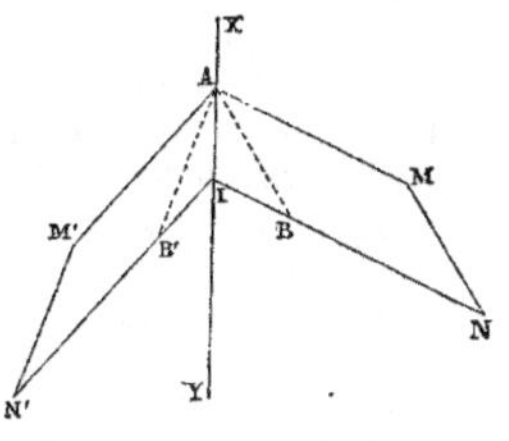

Fig. 37. — Schéma de l'action des muscles
intercostaux (G. C.).

Si XY, au lieu d'être la colonne vertébrale,
était le sternum, les muscles MN et M′N′ seraient alors des intercostaux internes
situés entre les cartilages costaux et seraient aussi inspirateurs.

On démontrerait de même que, près de la colonne vertébrale, les intercostaux
internes sont expirateurs, au lieu que, près du sternum, ce sont les intercostaux
externes qui le deviennent.

Si maintenant l'on veut bien remarquer que le maximum d'action des intercostaux externes est près du rachis, et le maximum d'action des intercostaux
internes près du sternum, on conclura, avec Hermann, que les muscles intercostaux, *considérés dans leur ensemble*, sont des muscles *inspirateurs*. Ce qui
n'empêche nullement d'admettre, avec Küss et Duval, que ces muscles, en se
contractant, résistent aux pressions que subit le thorax, savoir : la pression
atmosphérique pendant l'inspiration et la pression intra-thoracique pendant l'expiration, pressions que nous allons étudier dans un instant.

δ. *Du poumon pendant l'inspiration.* Nous avons déjà dit que, durant l'inspiration, le poumon est passif, et nous avons vu que si cet organe suit les
parois du thorax, cela tient au vide intra-pleural. Il n'y a, en effet, ni air, ni
aucun autre gaz dans le sac de la plèvre, qui contient seulement un peu de sérosité
destinée à lubrifier sa surface. Haller, le premier, réfuta l'erreur de Galien et des
anciens physiologistes qui croyaient à la présence de l'air dans les plèvres. Il
ouvrit sous l'eau la cavité pleurale d'un animal, et fit voir qu'aucune bulle de
gaz ne se dégage dans ces conditions.

Pendant que le poumon se dilate, il glisse sur la plèvre costale, ainsi que l'on
peut s'en assurer en enlevant les muscles de quelques espaces intercostaux. La
transparence de la plèvre permet alors d'assister au glissement du poumon, et les
vaisseaux situés à la surface du poumon peuvent servir de point de repère pour
apprécier l'étendue du déplacement. Au début de l'inspiration, la plèvre diaphragmatique est, sur les côtés, en contact avec la plèvre costale, sans qu'il y ait
interposition du poumon ; mais, à la fin de ce mouvement, il n'en est plus de même,
et le poumon descend jusqu'aux insertions du diaphragme. Il en résulte que,
suivant la remarque de J. Cloquet, un instrument piquant, introduit dans un
espace intercostal inférieur avant l'inspiration, peut traverser la plèvre sans léser

le poumon, tandis que, pendant la dilatation pulmonaire, le poumon sera trans-
percé vers sa base. Le chirurgien doit avoir cette remarque présente à l'esprit,
quand il pratique l'opération de l'empyème.

Enfin, il faut noter que, pendant l'inspiration, l'orifice glottique est trop
étroit pour qu'il puisse entrer, dans le poumon, la quantité d'air suffisante pour
établir l'égalité de pression entre l'atmosphère et l'air intra-pulmonaire. En
d'autres termes, durant l'inspiration, la pression de l'air du poumon est toujours inférieure à la pression atmosphérique.

Pour le démontrer, Bert enferme un animal sous une cloche soigneusement
rodée et hermétiquement fermée par adhérence sur une plaque de verre. En
haut, la cloche communique, par une tubulure, avec un tambour à levier.
Il est clair que si la glotte suffit au débit de la pompe respiratoire, aucun changement n'aura lieu dans la pression de l'air contenu sous la cloche, car peu
importe que l'air soit au dedans ou au dehors de l'animal. Mais si la glotte ne
peut laisser entrer l'air dans le poumon en quantité suffisante pour y établir
la pression extérieure, il y aura compression de l'air en excès de la cloche,
pendant l'inspiration, par suite de la dilatation thoracique de l'animal. C'est, en
effet, ce qu'on observe en enregistrant les indications du tambour à levier.

Pendant l'expiration, le contraire a lieu et la dilatation de l'air de la cloche
indique la compression de l'air intra-pulmonaire.

ɛ. *Dilatation des conduits aériens.* Nous savons déjà que les voies respiratoires sont toujours béantes. C'est là, en effet, une condition essentielle à l'entretien de la respiration. Il faut voir maintenant comment cette béance est entretenue, et peut même s'accroître, au moment de l'inspiration.

Quand l'air est attiré dans les narines, les fibro-cartilages de ces orifices n'offrent pas toujours une force suffisante pour pouvoir résister à la pression atmosphérique qui tend à les oblitérer en les déprimant, et il faut, dans ce cas,
l'intervention des myrtiformes pour lutter contre la pression extérieure. Bérard
a rapporté le cas d'un homme qui, atteint de paralysie faciale, était obligé
de soulever avec le doigt la narine paralysée, lorsqu'il voulait s'en servir pour
respirer.

Les narines ne se bornent pas à rester béantes; elles se dilatent encore, au
moment de l'inspiration. Cette dilatation est isochrone avec celle du thorax, et
a lieu, même quand l'air ne traverse plus les voies nasales. C'est ainsi qu'elle
continue à s'effectuer chez les chevaux dont on a coupé la trachée, et qui respirent par le bout inférieur de ce conduit. Bérard a observé un cas semblable chez
l'homme, après une tentative de suicide. Quant au diamètre des fosses nasales,
il reste invariable à cause de la constitution osseuse de leurs parois.

Le pharynx reste toujours béant dans sa portion respiratoire; ce n'est que plus
bas, dans sa portion alimentaire, que ses parois sont au contact. Il est maintenu
par des plans aponévrotiques résistants, par les ailes internes des apophyses ptéry-
goïdes, les grandes cornes de l'os hyoïde, etc., et ne paraît pas se dilater sensiblement. Il ne revient activement sur lui-même qu'au moment de la déglutition; mais le temps très-court que nécessite cet acte n'entraîne pas de gêne
dans la fonction respiratoire.

Au moment de l'inspiration, la glotte s'agrandit en prenant une forme à peu
près losangique due à la contraction des muscles crico-aryténoïdiens postérieurs.

La trachée résiste à la pression extérieure au moyen des cerceaux cartilagineux qui entrent dans sa composition ; elle descend un peu lors de l'inspiration, mais ne se dilate pas.

Quant aux bronches, elles se dilatent, à n'en pas douter, lors de l'inspiration ; mais leur dilatation est purement passive, comme celle du poumon, pendant cette partie de l'acte respiratoire.

c. *Expiration*. L'expiration est l'acte qui a pour but d'expulser du poumon une quantité d'air sensiblement égale à celle que l'inspiration y a introduite. Il se fait par le rétrécissement de l'appareil respiratoire.

Nous avons vu que l'inspiration exige le déploiement de forces musculaires assez considérables et que, pendant cet acte, le poumon est absolument passif. Il n'en est plus de même dans l'expiration. Ici l'élasticité du poumon a le rôle prépondérant, tandis que la contraction musculaire peut, jusqu'à un certain point, faire complétement défaut, puisque le cadavre, où toute force musculaire est anéantie, est à l'état d'expiration. Cependant les expirations énergiques nécessitent l'intervention d'un certain nombre de muscles dits *expirateurs* et qui tous ont pour but de comprimer le réservoir thoracique.

Mais prouvons d'abord ce que nous avons annoncé, à savoir que l'élasticité pulmonaire est le principal agent de l'expiration. C'est à P. Bert qu'on doit la démonstration de ce fait. Sur un chien qu'il venait de sacrifier, il mit la trachée en communication avec un tambour à levier. De plus, il appliqua contre les côtes postérieures un petit tambour explorateur relié à un tambour enregistreur par un tube de caoutchouc. Les choses étant ainsi disposées, il ouvrit le thorax avec précaution, et aussitôt les deux leviers enregistreurs se mirent en mouvement, traçant chacun leurs indications sur un cylindre tournant. L'analyse des deux tracés montre qu'au moment où l'air s'échappe par la trachée, sous l'influence de l'élasticité pulmonaire, il y a projection en dehors des côtes postérieures. Il faut absolument déduire de là qu'après une forte expiration (celle qui suit la mort), les parois thoraciques sont tirées en dedans et maintenues avec une force qui triomphe en partie de leur élasticité, celle-ci faisant effort pour les ramener en dehors. Cette force est l'élasticité pulmonaire. A la fin de l'expiration, l'équilibre s'établit donc entre l'élasticité des poumons et celle du thorax. Celle-ci est même obligée, dans une certaine mesure, de céder à celle-là, et, par suite, dans l'expiration, l'élasticité du poumon commande à celle du thorax.

Cependant, il ne faut pas conclure de là que l'élasticité du thorax soit négligeable, car les côtes et les cartilages, violentés pendant l'inspiration, peuvent revenir à leur position primitive par le seul effet de leur élasticité.

Lorsque cette élasticité expiratoire de la cage thoracique a été dépassée, elle peut donner lieu à une sorte d'inspiration. Si, en effet, on vient à comprimer la poitrine, de façon à la resserrer plus que ne le fait une expiration ordinaire ; dès que la compression aura cessé, le thorax pourra revenir et reviendra à ses dimensions normales par sa seule élasticité. Mais ce retour ne s'effectuera pas sans un agrandissement consécutif de la cage thoracique, lequel sera immédiatement suivi d'une inspiration à laquelle les muscles inspirateurs ne prendront aucune part.

C'est sur cette inspiration par élasticité du thorax qu'est fondé l'appareil construit par Hutchinson et Sibson, pour rappeler les noyés à la vie. Il consiste essentiellement dans un bandage au moyen duquel on peut comprimer fortement la poitrine par toute sa circonférence. Aussitôt que la constriction cesse, le thorax revient sur lui-même, par l'effet de son élasticité, et aspire une certaine quantité d'air. La respiration peut ainsi être rétablie artificiellement.

Voyons comment s'opère le rétrécissement de l'appareil respiratoire, au moment de l'expiration.

α. *Diminution des deux diamètres horizontaux du thorax.* Ce double effet est produit par les côtes et le sternum, qui exécutent des mouvements inverses de ceux dont ils sont le siége pendant l'inspiration. Les côtes s'abaissent et en même temps se portent en dedans, pendant que le sternum descend et se rapproche de la colonne vertébrale. Pendant ce temps, les espaces intercostaux se rétrécissent.

β. *Diminution du diamètre vertical du thorax.* Dès que la contraction du diaphragme a cessé, sa voussure augmente, et, ainsi que nous l'avons dit, il est entraîné du côté de la poitrine par l'élasticité pulmonaire. Une autre cause d'ascension du diaphragme, qui agit certainement, bien qu'elle soit très-accessoire, a été signalée par Maissiat. Suivant ce physiologiste, les gaz de la portion sous-diaphragmatique du tube digestif comprimés par le diaphragme, pendant l'inspiration, réagissent contre ce muscle, pendant l'expiration. Chez les animaux de grande taille, la résistance des parois de l'abdomen suffit quelquefois à empêcher leur gonflement pendant l'inspiration ; mais le diaphragme peut néanmoins très-bien se contracter, car la compression des gaz intestinaux assure le jeu du muscle.

Le gonflement du ventre, qui signale au dehors l'inspiration, est remplacé, pendant l'expiration, par un affaissement des parois abdominales.

γ. *Muscles expirateurs.* Nous nous sommes déjà expliqué au sujet de l'action des muscles intercostaux. On doit regarder comme expirateurs les intercostaux internes entre les côtes, et les externes entre les cartilages costaux.

Les muscles *sous-costaux* ont la direction et l'action des intercostaux internes. Le *triangulaire du sternum*, le *petit dentelé postérieur et inférieur* (*d*, fig. 34), la portion supérieure du *grand dentelé* (*d*, fig. 35), doivent être considérés comme des muscles expirateurs.

Les muscles de l'abdomen, à savoir le *grand oblique* (*d*, fig. 36), le *petit oblique* (*e*, fig. 36), le *transverse* (*g*, fig. 36), et le *grand droit* (*f*, fig. 36), agissent à des degrés très-divers dans les mouvements d'expiration. Ils réagissent, en effet, simplement par leur élasticité, dans les expirations ordinaires ; mais, dans les expirations forcées, ils peuvent se contracter avec une assez grande énergie.

Le *carré des lombes* (*e*, fig. 34) serait, d'après Haller, un muscle expirateur. Beau et Maissiat lui refusent ce rôle ; mais, en tous cas, on pent le considérer comme un muscle fixateur de la dernière côte.

Les muscles *long dorsal* et *transversaire épineux* sont, jusqu'à un certain point, expirateurs. Enfin nous laisserons ici de côté beaucoup de muscles qui n'agissent que dans certains cas d'expiration violente.

δ. *Du poumon pendant l'expiration.* Nous avons déjà dit que c'est l'élasticité pulmonaire qui préside à l'expiration. Cette élasticité n'est jamais satisfaite, car si l'on ouvre la poitrine d'un cadavre, le poumon se rétracte encore d'une certaine quantité. Il en résulte, pour l'expiration, un mouvement régulier et énergique, car le poumon se comporte comme un ressort qui n'agit avec uniformité et précision que si on ne le laisse jamais atteindre sa limite d'élasticité.

Suivant Küss et Duval, le tissu musculaire du poumon représente un élément

élastique qu'il faut physiologiquement rapprocher du tissu élastique proprement
dit. En effet, si l'on ouvre la cage thoracique d'un lapin vivant, le poumon se
rétracte beaucoup plus que sur l'animal mort. Dans le premier cas, le tissu musculaire du poumon a conservé son élasticité ; dans le second, il l'a complétement
perdue, et cet organe ne revient sur lui-même qu'en vertu de ses éléments élastiques proprement dits.

Nous avons déjà insisté sur le peu d'importance de la contractilité pulmonaire ;
elle ne saurait jouer aucun rôle dans l'expiration. Tout au plus intervient-elle
pour opérer l'expulsion des mucosités bronchiques et pour amener le renouvellement plus complet de l'air contenu dans le poumon.

ε. *Resserrement des conduits aériens.* La trachée éprouve un léger mouvement d'ascension lors de l'expiration, et les bronches se rétrécissent un peu. La
glotte se resserre aussi ; mais le pharynx et les portions supérieures des voies
aériennes n'éprouvent que de légères modifications.

d. *Rhythme respiratoire.* Chez les Mammifères et les Oiseaux, l'inspiration et l'expiration se succèdent sans repos intermédiaire. En d'autres termes,
il n'y a, chez eux, ni pause inspiratoire ni pause expiratoire. Cependant beaucoup d'auteurs admettent encore, d'après les travaux déjà anciens de Vierordt

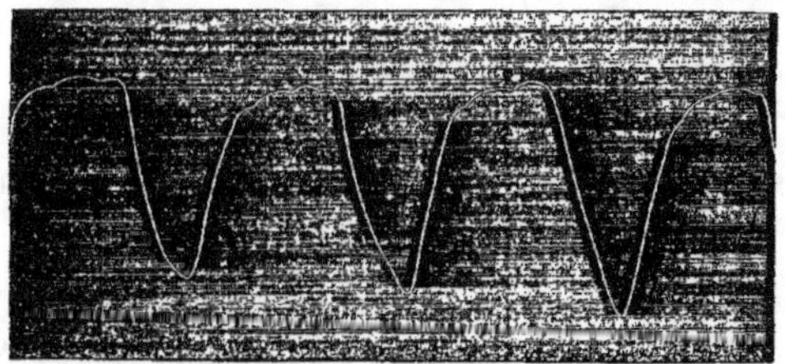

Fig. 38. — Tracé des mouvements respiratoires obtenu au moyen du pneumographe de Marey.

et de Ludwig, l'existence de ces pauses. On doit à Marey d'avoir fait justice
de cette erreur, au moyen du pneumographe (*voy.* ce mot). Cet appareil est
construit de telle sorte, que le levier enregistreur se comporte comme la colonne
d'un manomètre qui serait mis en communication avec la trachée. La descente
de la courbe correspond donc à l'inspiration et sa montée à l'expiration. Le
tracé représenté par la figure 38 a été obtenu sur l'homme.

On voit, à l'inspection de ce tracé, que la courbe qui le représente n'offre pas
de ligne horizontale et que, par suite, il n'y a pas de pause respiratoire. Le
tracé montre clairement aussi que la durée de l'expiration est plus longue que
celle de l'inspiration. Nous ne saurions trop insister sur ce dernier point, car
on entend trop souvent les médecins confondre la durée des *mouvements* respiratoires avec celle de leurs *bruits.*

Si la durée du *bruit* inspiratoire est plus longue que celle du *bruit* expiratoire (*voy.* AUSCULTATION), il est parfaitement établi que la durée du *mouvement*
inspiratoire est plus courte que celle du *mouvement* expiratoire.

La raison de ce fait est expliquée par le tracé lui-même. L'inspiration est un
acte brusque pendant tout le temps qu'il s'accomplit, et elle se traduit par
une ligne dont tous les éléments sont fortement inclinés ; l'expiration est, au
contraire, brusque au début et lente à la fin, ainsi que l'exprime la courbe

qui la représente. Celle-ci se compose, en effet, de deux parties, dont l'une est presque verticale tandis que l'autre *tend* à devenir, mais ne devient jamais absolument horizontale. Or, pendant que s'accomplit cette dernière phase de l'expiration, le courant d'air est trop lent pour que ses vibrations se fassent entendre, et voilà pourquoi, à l'auscultation, la durée de l'expiration *semble* plus courte que celle de l'inspiration qui, pour les raisons que nous avons données, est bruyante pendant tout le temps qu'elle s'accomplit. Pourquoi maintenant l'expiration n'a-t-elle pas la même allure pendant toute sa durée? Cela tient simplement à ce que l'expiration est sous la dépendance de l'élasticité pulmonaire qui lui imprime son cachet, commun à tous les corps élastiques, c'est-à-dire la brusquerie du mouvement au début et sa lenteur à la fin.

A l'état normal, la durée de l'expiration est à peu près le double de celle de l'inspiration; mais ce rapport peut varier beaucoup suivant les circonstances.

Ainsi, dans la lecture à haute voix, on inspire le plus vite possible et on ralentit, autant qu'on le peut, la durée de l'expiration qui est le seul temps actif pour la phonation. Dans ce cas, la durée des inspirations étant représentée par 1, celle des expirations est environ égale à 7. Le chant peut modifier encore plus le rhythme respiratoire, et faire varier les durées de l'inspiration et de l'expiration dans le rapport de 1 à 16.

Marey a étudié, sur l'homme, l'influence des obstacles au cours de l'air sur le rhythme respiratoire, quand ces obstacles s'opposent soit à l'inspiration, soit à l'expiration, ou quand ils agissent, à la fois, sur ces deux phases de l'acte respiratoire. Ses conclusions sont les suivantes :

Si l'on respire par un tube étroit, on diminue la fréquence de la respiration, on augmente son amplitude, et l'on change son rhythme en allongeant la période d'inspiration.

Si l'obstacle à la respiration n'existe que dans un sens, ce qui arrive lorsqu'on met une soupape dans le tube, on voit que l'obstacle allonge la période de la respiration pendant laquelle il agit.

Ces conclusions se rapportent à l'homme chez lequel les obstacles ont été prudemment mesurés. Mais, chez les animaux, où l'on peut amener l'angoisse, Bert a vu qu'à ce moment l'amplitude des oscillations diminue au lieu d'augmenter, dans le cas d'obstacles aux deux mouvements. Si l'obstacle n'agit que dans l'un des deux sens, le rhythme se ralentit et l'amplitude augmente; mais l'anxiété de l'animal est beaucoup plus grande lorsque l'obstacle s'oppose à l'expiration que lorsqu'il gêne l'inspiration. La poitrine de l'animal est alors gonflée, et il ne peut expirer autant d'air qu'il en inspire.

Le rhythme des mouvements respiratoires est profondément modifié, chez le Cheval, par l'affection qu'on appelle la *pousse*. L'expiration se fait alors en deux temps bien distincts, séparés par un arrêt ou un soubresaut particulier. Cela tient à ce que, dans la pousse, l'élasticité pulmonaire a considérablement diminué, et, par suite, les muscles expirateurs sont obligés de venir au secours du poumon, qui ne peut, à lui seul, effectuer toute l'expiration. D'après Colin, cet organe arrêterait, par sa résistance, l'abaissement des parois thoraciques et même pourrait les repousser : de là les deux temps de l'expiration et le soubresaut qui les sépare.

e. *Nombre des mouvements respiratoires.* La vitesse avec laquelle se succèdent les mouvements respiratoires varie beaucoup suivant les animaux, et chez les divers individus, selon les conditions particulières dans lesquelles ils se trouvent. Mais, dans les circonstances ordinaires, chaque animal effectue des mouvements respiratoires dont le nombre, dans un temps donné, est à peu près invariable.

Chez l'homme adulte, le nombre des mouvements respiratoires est d'environ 18 par minutes, ainsi que cela résulte d'une grande quantité de moyennes prises par divers observateurs.

L'âge exerce une influence assez considérable sur ce nombre. Suivant Quetelet, on compte 44 respirations après la naissance, 26 à l'âge de cinq ans, 20 de quinze à vingt ans, et 18 de vingt à vingt-cinq ans. Cette influence de l'âge s'observe aussi chez les espèces animales.

Sous l'influence du sommeil, la respiration se ralentit et le nombre des mouvements respiratoires diminue environ d'un quart.

L'attitude du sujet exerce aussi une certaine action. Gay a observé, sur lui-même, que le nombre des respirations était de 15 quand il était couché, de 19 quand il était assis, et de 22 quand il se tenait debout.

Tout le monde sait que l'exercice musculaire accélère la respiration. Il en est de même d'une excitation quelconque, d'un trouble apporté à l'état d'équilibre des facultés, de la joie, de la peur, etc.

La température exerce une influence assez marquée sur la fréquence de la respiration. Celle-ci est accélérée par l'augmentation de la température et diminuée par son abaissement.

L'hibernation fait varier considérablement le nombre des mouvements respiratoires. Un hérisson complétement engourdi ne respire qu'une fois ou deux par minute, tandis qu'au réveil il peut effectuer plus de soixante mouvements respiratoires, dans le même temps.

Nous devons aussi étudier l'influence de l'espèce et de la taille. De nombreuses observations à ce sujet ont été faites par Colin, Bert et quelques autres. Chez les animaux à sang chaud, en comparant les mammifères et les oiseaux, Bert a vu que, d'une manière générale, les mammifères respirent plus fréquemment que les oiseaux.

Dans un même groupe naturel, la respiration est d'autant plus fréquente, que la taille est plus petite. Entre les différents groupes, la taille ne permet pas de préjuger. Ainsi, à égalité de taille, les carnivores respirent moins vite que les herbivores. Chez les animaux à sang froid, l'influence de la taille se fait aussi sentir, dans le même sens.

Enfin, le rapport de fréquence des battements du cœur avec celui des mouvements respiratoires mérite de fixer l'attention. Pendant longtemps, on a admis que ces deux nombres croissaient et décroissaient toujours parallèlement. On croyait que toute accélération des battements du cœur produisait une accélération correspondante des mouvements respiratoires, et *vice versa*. Cela est vrai, en général ; mais on sait cependant que la section du pneumogastrique ralentit la respiration, en même temps qu'elle accélère les battements du cœur. Marey a trouvé que le rapport de fréquence des battements du cœur et des mouvements respiratoires est altéré toutes les fois qu'il existe un obstacle au passage de l'air. Dans ce cas, en même temps que la respiration devient plus rare, les battements du cœur deviennent plus fréquents.

f. *Modes divers de respiration.* La manière dont s'accomplissent l'inspiration et l'expiration, chez les divers individus et aux divers âges, a, depuis longtemps, frappé l'attention. Haller admettait deux modes de respiration, l'un *pectoral* et l'autre *abdominal*, suivant que l'action des muscles thoraciques ou celle du diaphragme dominait dans la respiration. Beau et Maissiat ont précisé davantage : ils admettent trois types distincts.

Le premier type ou *type abdominal* est caractérisé par l'immobilité presque absolue de la cage thoracique et les mouvements très-accentués de l'abdomen, consistant dans un gonflement inspiratoire suivi aussitôt d'un affaissement expiratoire. On trouve ce type chez les petits enfants des deux sexes ; il est assez commun chez l'homme et très-fréquent chez les herbivores, tels que les Ruminants, les Jumentés, etc.

Dans le second type, ou type *costo-inférieur*, l'abdomen reste presque immobile, et il en est de même des côtes supérieures. Mais les côtes inférieures jouissent au contraire d'une grande mobilité, et se soulèvent pendant l'inspiration, au lieu qu'elles s'abaissent pendant l'expiration. Ce genre de respiration se rencontre chez l'homme adulte et chez la plupart des carnivores.

Enfin, le troisième type, ou type *costo-supérieur*, est caractérisé, comme l'indique son nom, par la mobilité presque exclusive de la région costale supérieure. Il s'accuse surtout par le soulèvement de la première côte et de la clavicule. On conçoit que la disposition de la ceinture scapulaire, chez les animaux, empêche ce mode de respiration de se produire ; aussi est-il propre à l'espèce humaine, et spécial au sexe féminin. On a accusé le corset de le produire ; mais on peut s'assurer que ce genre de respiration existe chez les femmes qui n'ont jamais porté cet accessoire du vêtement. En tous cas, le corset exagère la respiration costo-supérieure.

Il convient de rapprocher de ces divers modes de respiration quelques considérations relatives à la mobilité des côtes. On peut dire, d'une manière générale, que la mobilité des côtes va en croissant de la première à la dernière ; mais, chez l'homme et les animaux, la première côte est presque complètement immobile pendant la respiration (types abdominal et costo-inférieur), tandis que, chez la femme (type costo-supérieur), cette côte jouit d'une grande mobilité.

D. *Divers phénomènes physiques de la respiration.* Nous étudierons, sous ce chef, quelques questions de physique relatives à la respiration. Et d'abord, voyons comment l'on peut mesurer le volume d'air que contiennent les poumons, dans les diverses circonstances de leur fonctionnement.

a. *Mesure du volume d'air contenu dans les poumons.* Pour comprendre ce qu'il faut entendre par là, il importe de définir nettement les expressions d'*air courant*, d'*air complémentaire*, d'*air supplémentaire* et d'*air résidual*, qu'on rencontre, à chaque instant, dans les auteurs.

L'*air courant* est celui qui entre et sort dans la respiration habituelle.

L'*air complémentaire* est celui qu'on peut ajouter, par une inspiration aussi profonde que possible, à l'air contenu dans les poumons après une inspiration normale.

L'*air supplémentaire* est la quantité de gaz qu'on peut expulser, en faisant une expiration aussi profonde que possible après une expiration normale.

L'*air résidual* est mesuré par le volume gazeux qui reste dans le poumon après l'effort expiratoire maximum, c'est-à-dire quand on a expulsé l'air courant et l'air supplémentaire. Nous savons, en effet, que le poumon ne peut revenir complétement sur lui-même, et par conséquent ne se vide jamais entièrement de l'air qu'il renferme.

Il est aujourd'hui parfaitement démontré que la quantité d'air qui entre dans le poumon, à chaque mouvement respiratoire, est un peu plus grande que celle qui en sort. Nous verrons, plus loin, quelle est la cause de cette différence; mais la valeur de celle-ci est minime. Nous en ferons abstraction, pour le moment, en admettant une égalité parfaite entre les volumes de l'air inspiré et de l'air expiré, dans la respiration normale.

Pour mesurer le volume de l'*air courant*, on n'a qu'à recueillir le gaz provenant d'un certain nombre d'expirations ordinaires, et à diviser le volume ainsi obtenu par le nombre des expirations. Les résultats varient avec les individus ; mais on peut néanmoins leur assigner une limite suffisamment exacte. Dumas a trouvé, sur lui-même, une capacité d'environ $\frac{1}{3}$ de litre. Dalton, Vierordt, Valentin ont évalué cette quantité à un peu plus de $\frac{1}{2}$ litre. Enfin, Gréhant, en opérant dans des conditions meilleures, a trouvé la valeur moyenne de $\frac{1}{2}$ litre. Ce chiffre doit rester classique; cependant il faut savoir que, sur le même individu, la quantité d'air courant augmente un peu avec l'âge et avec la taille, tandis qu'elle diminue, au contraire, dans l'état d'obésité et dans les diverses affections des poumons.

Quand on connaît la valeur de l'air courant, il est facile, en opérant comme ci-dessus, d'avoir celle de l'*air complémentaire*. On trouve alors une moyenne de $1^l,5$. Mais cette quantité diminue avec l'âge, et on comprend alors pourquoi le vieillard s'essouffle plus facilement que l'adulte. C'est que celui-ci, par une seule inspiration, peut introduire dans ses poumons une quantité d'air complémentaire plus considérable que ne peut le faire le vieillard. Toutes les fois que, pour une raison quelconque, le besoin d'air augmentera, la respiration du vieillard sera donc plus fréquente que celle de l'adulte.

On désigne sous le nom de *capacité pulmonaire* le volume de gaz renfermé dans l'appareil respiratoire, après une expiration ordinaire. On a cherché à mesurer la capacité pulmonaire sur le cadavre. Pour cela, on mettait dans la trachée un tube recourbé qui allait se rendre sous une cloche remplie d'eau ; puis on ouvrait la poitrine, et on comprimait les poumons à la main. L'air contenu dans les poumons passait dans la cloche ; mais on ne pouvait ainsi expulser entièrement l'air renfermé dans la trachée et les bronches.

Gréhant a résolu, d'une manière plus rationnelle, la question sur le vivant. Son procédé est basé sur les faits suivants :

1° L'hydrogène est très-peu absorbé dans les poumons, et il se comporte, à leur intérieur, comme un gaz inerte.

2° Si l'on respire dans une cloche qui contient un demi-litre d'hydrogène pur, l'hydrogène est distribué uniformément, dans les poumons et la cloche, au bout de cinq mouvements respiratoires complets.

La cloche employée par Gréhant était munie d'un robinet à trois voies qui permettait de la fermer ou de la faire communiquer, soit avec un embout de verre, soit avec l'air extérieur. Il introduisait dans la cloche remplie d'eau un demi-litre d'hydrogène, et le sujet en expérience, après s'être fermé les narines, appliquait la bouche sur l'embout. Quand le sujet avait fait un certain nombre de mouvements égaux d'inspiration et d'expiration dans l'air, en orientant convenablement le robinet, on saisissait la fin d'une expiration pour tourner celui-ci et mettre en communication la bouche avec la cloche. Après cinq mouvements respiratoires complets, on fermait la cloche. Celle-ci renfermait alors un mélange homogène des gaz hydrogène, oxygène, azote et acide carbonique. En analysant ce mélange, on trouvait, par exemple, que 100 centimètres cubes du mélange renfermaient 17,6 centimètres d'hydrogène. Le problème à résoudre était alors celui-ci : Quel est le volume inconnu du mélange qui contient les 500 centimètres cubes d'hydrogène inspirés? Ce volume est évidemment donné par la proportion : $x : 500 :: 100 : 17,6$; d'où l'on tire : $x = 2^l,84$. Le gaz qui remplit l'appareil respiratoire, après une inspiration d'un demi-litre, occupe donc un volume de $2^l,84$. En retranchant de ce volume celui de l'air

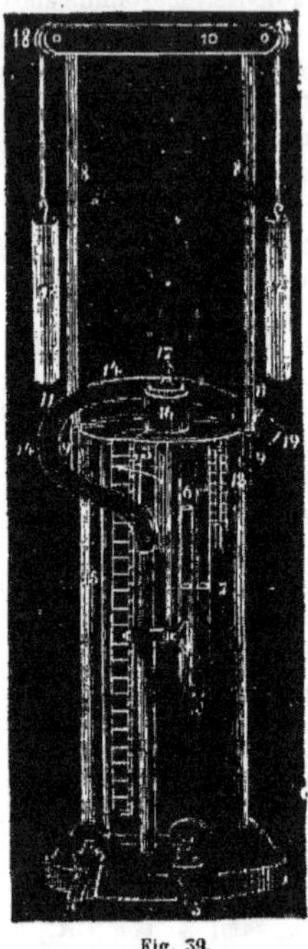

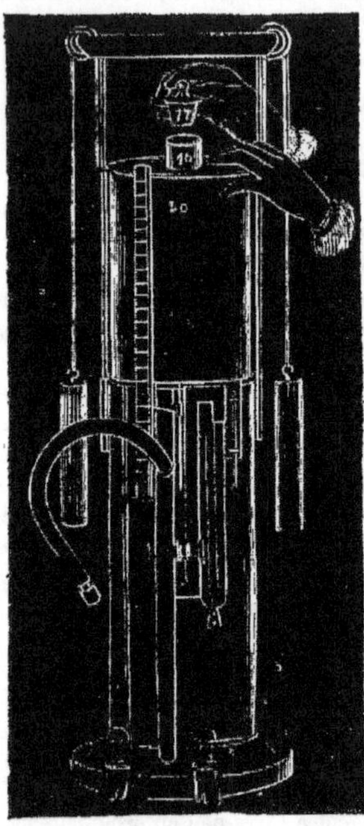

Fig. 39.                              Fig. 40.

Spiromètre de Hutchinson au début et à la fin d'une expérience. — 2, aiguille indicatrice fixée au réservoir inférieur 3; 4 et 5, robinets pour vider le réservoir et le tube respiratoire, si un peu d'eau tombait accidentellement dans ce dernier; 6 et 7, manomètre; 8 et 9, tiges servant de guides à l'ascension du gazomètre; 10, traverse terminée par une poulie à chacune de ses extrémités; 11, cordes qui soulèvent la cloche équilibrée par les poids 12; 13, thermomètre; 14, tube de caoutchouc; 15, règle graduée; 16, ouverture pouvant se fermer avec le bouchon 17; 18, poulies; 19, embout du tube respiratoire; 20, gazomètre à la fin de l'expérience.

inspiré, c'est-à-dire $0^l,500$, on a $2^l, 34$ comme expression de la capacité pulmonaire.

Maintenant que nous connaissons la valeur de la capacité pulmonaire, il est clair que si nous pouvons déterminer le volume de l'air supplémentaire, nous en déduirons, par différence, la valeur de l'air résidual.

Pour trouver le volume de l'air supplémentaire, Gréhant introduisit dans la cloche décrite plus haut un demi-litre d'air ; puis il inspira ce gaz et fit ensuite, dans la cloche, une expiration aussi profonde que possible. En retranchant du volume de gaz expiré le demi-litre d'air courant, il trouva que l'air supplémentaire avait une valeur moyenne de $1^l,3$.

Quant à l'air résidual, la différence entre la capacité pulmonaire $2^l,34$ et l'air supplémentaire $1^l,3$ donne sa valeur qui est de $1^l,04$.

En résumé et en chiffres ronds, on peut représenter l'air courant par une valeur moyenne de $\frac{1}{2}$ litre, l'air complémentaire et l'air supplémentaire chacun par une valeur approximative de 1 litre $\frac{1}{2}$, enfin l'air résidual par un volume d'environ 1 litre.

On appelle, avec Hutchinson, *capacité vitale*, la plus grande quantité d'air qu'on puisse mettre en circulation dans l'appareil respiratoire. Il faut, pour cela, que l'inspiration la plus grande que l'on puisse exécuter succède à l'expiration la plus complète possible. Hutchinson assigne la valeur de $5^l,5$ à la capacité vitale. Ce chiffre se trouve d'accord avec ceux que nous venons de donner, car si l'on fait le total des airs courant, complémentaire et supplémentaire, on obtient la somme $0^l,5 + 1^l,5 + 1^l,5 = 5^l,5$.

On s'est beaucoup occupé de mesurer la capacité vitale, dans le but d'en faire des applications à la pathologie ; mais l'expérience a montré que, sur ce point, on s'était exagéré l'importance de la *pnéométrie*. Néanmoins nous devons ici faire connaître les principaux résultats de Hutchinson et de ceux qui ont fait des recherches sur ce sujet.

L'appareil de Hutchinson consiste dans une sorte de gazomètre dont le récipient à air est muni de contre-poids, et peut être mis en communication, par le moyen d'un tube flexible, avec la bouche du sujet à examiner. Ce récipient porte une échelle graduée qui se meut avec lui devant un indicateur fixé au réservoir inférieur, lequel est rempli d'eau.

Les figures 39 et 40 représentent le spiromètre de Hutchinson au début et à la fin d'une expérience. La légende qui accompagne ces figures donnera au lecteur l'explication des détails accessoires dans lesquels nous ne sommes pas entré.

En opérant avec son spiromètre, sur un grand nombre d'individus, Hutchinson a cru pouvoir poser, comme loi, que la capacité vitale croît en proportion régulière, sinon mathématique, avec la taille du sujet. De plus, ce rapport entre la stature et la capacité vitale ne tiendrait pas, comme on serait tenté de le croire, à la hauteur du thorax. En effet, Hutchinson a comparé la capacité vitale de deux hommes, dont l'un était plus grand que l'autre lorsqu'il était debout ; mais était, au contraire, plus petit que celui-ci, lorsqu'ils étaient assis tous deux, et il a trouvé que, dans ces conditions, l'avantage appartenait à la grande taille, c'est-à-dire aux longues jambes et non au long thorax. Nous croyons qu'ici le nombre des expériences n'a pas été suffisant, et il peut aussi se faire que deux hommes assis, qui ont la même taille au-dessus du siége, n'aient pas néanmoins deux cages thoraciques de même hauteur.

Il faut encore tenir compte de la mobilité des parois thoraciques, car il y a des individus à poitrine étroite, qui, par une grande mobilité du thorax, peuvent dilater cette cavité plus que d'autres à poitrine mieux développée mais à cage plus rigide. On s'explique ainsi que les vieillards aient une capacité vitale moindre que les adultes, car les cartilages costaux de ces derniers possèdent une élasticité que n'ont pas ceux des vieillards. Bourgery a montré que la capacité vitale augmente de l'enfance à l'âge viril, pour décroître à l'âge sénile.

D'après Hutchinson, la circonférence de la poitrine n'aurait pas d'influence sur le volume d'air expiré maximum; mais Arnold a trouvé, au contraire, qu'en général une capacité vitale plus grande correspond à une circonférence thoracique également plus grande.

Bonnet et Pomiès ont employé le compteur à gaz dans leurs recherches pneumatométriques, et ils ont trouvé que la capacité vitale varie avec l'âge et la taille. D'après leurs expériences, de vingt à trente-cinq ans, la capacité vitale est de 3 litres pour une petite taille, de 3 litres et demi (chiffre de Hutchinson) pour une taille moyenne, et de 4 litres pour une grande taille. Si le sujet dépasse trente-cinq ans, il faut retrancher du chiffre obtenu, d'après les considérations de la taille, autant de fois 33 millimètres que le nombre de ses années s'élève au-dessus de trente-cinq ans.

Schneevogt et Wintrich ont fait voir que, chez la femme, la capacité vitale est un peu moindre que chez l'homme, et égale à environ 3 litres.

Schnepf a vérifié la plupart des résultats précédents avec un spiromètre de son invention qui diffère peu de celui de Hutchinson. Enfin, d'une manière générale, les affections pulmonaires diminuent la capacité vitale.

b. *Renouvellement de l'air dans les poumons.* Nous savons que l'inspiration introduit dans le poumon de l'air pur et que l'expiration en expulse de l'air vicié. Gréhant s'est demandé quelles sont les proportions d'air pur et d'air vicié que renferme l'air expiré. Pour le savoir, il a introduit, dans la cloche déjà décrite, un demi-litre d'hydrogène. Après une expiration ordinaire, il aspira ce gaz et rejeta dans la cloche un volume expiré égal. Or, ce gaz expiré contenait 170 cent. cubes d'hydrogène; par conséquent, 330 cent. cubes d'hydrogène étaient restés dans les poumons. Remplaçons l'hydrogène par l'air dont il tient la place, et nous voyons que lorsqu'on inspire un demi-litre d'air, 170 cent. cubes d'air pur mélangés à 330 cent. cubes d'air vicié, sont rejetés par une expiration ordinaire, tandis que 330 cent. cubes d'air pur sont distribués dans les poumons. Or, ces nombre 170 et 330 sont à peu près dans le rapport de 1 à 2. On peut donc dire que, dans un mouvement respiratoire ordinaire, un tiers de l'air pur inspiré est rendu à l'atmosphère, mélangé avec deux tiers d'air vicié, et que deux tiers d'air pur pénètrent dans les poumons.

c. *Distribution de l'air dans les poumons.* C'est encore à Gréhant qu'on doit la solution de cette question. Il s'est demandé si l'on pourrait chasser complétement des poumons, par un mouvement d'expiration aussi profond que possible, un demi-litre d'hydrogène introduit par l'expiration. L'expérience lui a fait voir que cela était impossible. Bien plus, après deux expirations, l'une d'un demi-litre, l'autre quatre fois plus grande, consécutives à une inspiration d'un demi-litre d'hydrogène, il a vu que la même quantité d'hydrogène était distribuée dans l'unité de volume du gaz intra-pulmonaire. Dans les deux cas, cette unité de volume contenait $0^{cc},11$ d'hydrogène. Gréhant a tiré de là cette conclusion qu'après deux mouvements, l'un d'inspiration, l'autre d'expiration, égaux à un demi-litre, l'air introduit dans les poumons y est distribué d'une manière uniforme. Chaque unité de volume du gaz laissé dans les poumons, reçoit $0^{cc},11$, c'est-à-dire un peu plus d'un dixième d'air nouveau, d'air pur.

Ce nombre 0,11 a reçu de Gréhant le nom de *coefficient de ventilation*, pour rappeler l'analogie qui existe entre la ventilation des édifices et le renouvellement de l'air dans les poumons.

Le coefficient de ventilation varie avec le volume des poumons et le volume de l'inspiration. Ainsi, Gréhant a vu que, pour une même inspiration, quand le volume des poumons est plus petit, la quantité d'oxygène distribuée dans l'arbre aérien est plus grande. Il a aussi démontré que plus le volume de l'inspiration est grand, plus le coefficient de ventilation augmente, ce qui paraît évident tout d'abord. Par exemple, pour des inspirations d'un demi-litre et d'un litre, ces coefficients sont dans le rapport de 1 à 2 ; donc dix inspirations d'un litre renouvelleront l'air des poumons comme vingt inspirations d'un demi-litre.

Mais il résulte des mêmes recherches qu'une inspiration d'un demi-litre, c'est-à-dire de 500 cent. cubes renouvelle mieux l'air dans les poumons que deux inspirations, chacune de 300 cent. cubes. Gréhant fait remarquer, à ce sujet, que des malades qui font des mouvements respiratoires nombreux, mais présentant peu d'amplitude, renouvellent moins bien l'air intra-pulmonaire que dans les conditions normales.

Le fait que l'air introduit par la première inspiration est distribué dans le poumon d'une manière uniforme, donne lieu à des considérations importantes. Cela prouve, en effet, que si l'on pénètre dans un milieu gazeux délétère, le gaz toxique arrive, dès la première inspiration, en contact médiat avec le sang, et ainsi s'explique la rapidité de la mort quand l'intoxication se fait par les voies respiratoires. Il faut aussi remarquer que, dans ce cas, le poison est immédiatement transporté dans le sang artériel, et par suite dans tous les tissus; tandis que si l'absorption du gaz se fait par une autre voie, dans l'estomac, par exemple, au moyen de l'ingestion d'une solution de ce gaz, la substance toxique est portée par les veines aux poumons. Ceux-ci alors exhalent le gaz délétère, et la mort peut ne pas survenir. Voilà pourquoi la même quantité de gaz toxique peut être mortelle si elle est absorbée par la surface pulmonaire et, au contraire, inoffensive si elle s'introduit dans le sang par une autre surface absorbante.

d. *Température de l'air expiré.* Il est impossible que l'air expiré possède la température des poumons, si l'on respire dans un milieu dont la température est inférieure à celle du corps, c'est-à-dire à 37°. Nous savons, en effet, que l'air expiré contient un tiers de l'air pur qu'on vient d'inspirer, et ce tiers, on le conçoit, n'a pas eu le temps de prendre la température du corps.

L'expérience montre que la température de l'air expiré est moindre que celle de l'air inspiré; mais la différence est peu considérable.

L'appareil qui sert à mesurer la température de l'air expiré est des plus simples. C'est un tube de verre dans l'axe duquel un thermomètre est maintenu par le moyen de bouchons percés de trous. Ce tube est introduit dans la cavité buccale, assez profondément pour que le réservoir du thermomètre y soit caché. Cela fait, on inspire par le nez, et, pour mettre la boule du thermomètre à l'abri de l'air inspiré, on ferme l'entrée du tube avec le bout de la langue. Au moment de l'expiration on enlève la langue et on fait sortir l'air par le tube.

Quand la température extérieure est de 22 degrés, la température de l'air expiré est de 35 degrés, si l'on fait 17 expirations par minute. Lorsque la température s'abaisse à zéro, on trouve que l'air expiré atteint encore une moyenne de 30 degrés environ; mais si, dans ce cas, on accélère volontairement la respiration, en ventilant activement le poumon, on conçoit que la température de l'air expiré puisse descendre beaucoup plus bas.

e. *Transpiration pulmonaire.* On donne ce nom au dégagement de vapeur d'eau qui accompagne le travail respiratoire. L'air inspiré contient, on le sait, une certaine quantité de vapeur aqueuse; mais l'air expiré en renferme une quantité beaucoup plus grande. Effectivement, l'air vicié qui s'exhale à chaque expiration forme les deux tiers du volume expiré, et cet air a séjourné dans le poumon assez longtemps pour être saturé d'humidité. C'est la vapeur d'eau, contenue dans l'air expiré, qui se condense et apparaît sous forme de nuage, au sortir du nez ou de la bouche, quand la température extérieure est suffisamment basse. C'est encore cette vapeur qui forme un dépôt de rosée sur une glace qui reçoit le courant d'air de l'expiration. On a même conseillé d'avoir recours à cette dernière expérience, dans les cas où la mort serait douteuse ; mais c'est là un moyen peu fidèle.

Sanctorius chercha, le premier, à évaluer la quantité d'eau perdue par le poumon ; mais ce n'est que depuis les travaux de Dalton et surtout de Valentin qu'on a des connaissances précises sur cette question.

Dalton trouva la quantité de vapeur d'eau que contient, *à saturation*, un volume d'air égal à celui de l'expiration, connaissant l'état hygrométrique de l'air inspiré, sa température et celle de l'air expiré. En supposant que l'air de l'expiration est saturé de vapeur d'eau, Dalton ne s'éloignait pas sensiblement de la vérité ; aussi ses résultats sont-ils d'accord avec ceux fournis par l'expérimentation directe.

Pour déterminer, d'une manière exacte, la quantité d'eau exhalée par la respiration pulmonaire, Valentin se servit d'un appareil à boules contenant de l'acide sulfurique. L'air expiré se dépouillait de sa vapeur d'eau en traversant le liquide, et l'augmentation de poids de l'appareil donnait la quantité de vapeur exhalée. Il faut, bien entendu, tenir compte de l'état hygrométrique de l'air, et avoir soin de ne pas troubler le rhythme respiratoire.

Les calculs de Dalton et les expériences de Valentin donnent une moyenne de 500 grammes, comme évaluation de la quantité d'eau dégagée par les poumons, dans l'espace de vingt-quatre heures.

Il suit de ce qui précède, que la transpiration pulmonaire est un phénomène purement physique : aussi l'expérience a-t-elle vérifié toutes les déductions que l'on a tirées de l'application des lois physiques à la question qui nous occupe. C'est ainsi que, toutes choses égales d'ailleurs, l'intensité de la transpiration pulmonaire est proportionnelle à l'étendue de la surface respiratoire. Dans les mêmes conditions, la quantité d'eau exhalée est d'autant plus grande, que le volume d'air introduit dans les poumons, à chaque inspiration, est lui-même plus grand, et cette quantité est aussi d'autant plus considérable, que le renouvellement de l'air s'effectue plus souvent.

On peut, avec Milne Edwards, réunir ces diverses formules en une seule, et dire que la transpiration pulmonaire est d'autant plus intense, que la respiration est plus active.

Il faut aussi noter que, lorsque la température extérieure est très-basse, la quantité d'eau exhalée par le poumon diminue. Cela tient à ce que la température de l'air expiré est aussi un peu plus basse et que, par suite, son point de saturation s'abaisse.

Il est clair que la transpiration pulmonaire ne s'effectue pas sans produire un léger refroidissement des parties où elle s'accomplit, mais ce phénomène physique est secondaire par rapport aux phénomènes chimiques de la respiration ; et l'échauffement qui résulte de la combustion respiratoire l'emporte de beaucoup sur le refroidissement provenant de la transpiration pulmonaire. Néanmoins, le renouvellement de l'air dans l'appareil respiratoire rafraîchit bien un peu le fluide qui circule dans les capillaires de poumons, car Cl. Bernard a démontré que la température du sang contenu dans les cavités gauches du cœur est moins élevée que celle du sang des cavités droites.

Enfin, Breschet et Milne Edwards ont fait voir que les mouvements *inspira-*

*toires* contribuent à augmenter la quantité d'eau exhalée par le poumon. Nous savons, en effet, que le mouvement d'inspiration produit un vide intra-pulmonaire. Pour prouver l'influence de ce vide, Breschet et Milne Edwards ont ouvert largement le thorax d'un animal vivant, puis entretenu artificiellement la respiration, en refoulant l'air dans le poumon sans produire d'action aspirante. Ils ont vu que, dans ces conditions, les substances volatiles introduites dans le torrent circulatoire, traversent les vaisseaux pulmonaires, mais ne s'y volatilisent que peu ou pas du tout.

Quelle est l'origine de la vapeur d'eau exhalée par le poumon? Nous verrons, ci-après, que, dans la respiration, la proportion de l'oxygène absorbé l'emporte sur celle de l'acide carbonique exhalé, et que l'oxygène en excès, ainsi introduit dans l'organisme, est destiné à brûler l'hydrogène des éléments organiques pour former de l'eau. Mais ce serait une grosse erreur que de voir dans cette combustion la source unique de la vapeur d'eau pulmonaire ; car l'eau provenant de cette combustion est en quantité minime, comparativement à celle qui s'exhale par la transpiration pulmonaire. Celle-ci est surtout alimentée par les boissons et même la plupart des matières solides que nous introduisons dans notre corps, pour réparer ses pertes incessantes.

f. *Conditions des échanges gazeux entre l'air et le sang dans le poumon.* Nous savons que les phénomènes physiques qui se passent à l'intérieur du poumon consistent essentiellement en un échange gazeux dans lequel l'oxygène entre et l'acide carbonique sort. Le phénomène d'exhalation de vapeur d'eau, que nous venons d'étudier, n'est qu'une complication accessoire au milieu de ces échanges gazeux entre l'air et le sang.

Brünner et Valentin ont voulu expliquer les échanges gazeux pulmonaires par les seules lois de la diffusion des gaz ; mais ces lois ne sauraient s'appliquer à deux gaz dont l'un est libre, tandis que l'autre est dissous et même combiné en partie dans un liquide qui a de l'affinité chimique pour le gaz extérieur. Enfin, d'après ces lois, le rapport de l'oxygène absorbé à l'acide carbonique exhalé devrait être constant, et nous verrons plus loin qu'il n'en est rien.

En appliquant les lois de Dalton à la question qui nous occupe, Vierordt se rapprocha davantage de la vérité ; mais nous avons vu, en étudiant l'absorption des gaz par le sang, que la composition même de ce liquide s'oppose à une application rigoureuse de ces lois.

Nous savons que l'oxygène du sang est presque tout entier combiné avec l'hémoglobine. Cette combinaison porte le nom d'*oxy-hémoglobine ;* elle n'est jamais complétement réduite dans les tissus, et le sang veineux renferme toujours une notable portion d'oxygène. Cependant l'oxy-hémoglobine est un composé assez instable, que l'on peut détruire facilement à l'aide du vide et de la chaleur. On peut aussi déplacer l'oxygène des globules sanguins par l'oxyde de carbone, ainsi que l'a découvert Cl. Bernard.

Rappelons encore que l'acide carbonique est presque tout entier contenu dans le sérum, à l'état de dissolution ou de combinaison. Sous l'influence du vide et de l'ébullition, Pflüger a pu enlever tout l'acide carbonique du sang.

Les considérations qui précèdent vont nous aider à comprendre comment les choses se passent dans l'économie.

Et d'abord, la présence d'une membrane mince, humide et perméable, qui sépare le fluide respirant du fluide respirable, ne doit pas nous arrêter. En effet, on démontre, en physique, qu'une semblable membrane ne modifie pas sensiblement les lois de la diffusion entre les liquides et les gaz. Mais on pourrait avoir quelque peine à comprendre comment l'absorption de l'oxygène par le sang se fait aussi facilement, étant donné le faible coefficent de solubilité de ce gaz. Or si l'on songe que l'oxygène du sang est presque entièrement fixé par l'hémoglobine, on ne sera pas surpris que celle-ci attire l'oxygène, à mesure qu'il se dissout dans le sérum, et que ce dernier, ayant perdu son oxygène, se trouve très-apte à en absorber de nouveau. D'ailleurs, l'expérience a démontré que si l'on enferme des mammifères en vases clos, ils continuent à vivre jusqu'à ce que l'oxygène de l'air confiné soit réduit à 1 et même 0,5 pour 100. L'absorption de l'oxygène par le sang du poumon se fait donc, alors même que la pression de ce gaz est presque nulle.

Cherchons maintenant à expliquer l'exhalation de l'acide carbonique. Wolff-berg a pu, au moyen d'une sonde particulière, extraire le gaz qui a séjourné, pendant cinq minutes, dans les vésicules pulmonaires, et il a trouvé, dans ce gaz, environ 3 p. 100 d'acide carbonique ayant, par conséquent, une tension de 25 millimètres de mercure. Ce nombre exprime la pression du gaz acide dans le sang des capillaires du poumon. Or, celle-ci est inférieure à la tension de l'acide carbonique dans le sang du ventricule droit et de l'artère pulmonaire, qui est d'environ 35 millimètres de mercure. Strassburg ayant confirmé, par ses expériences, les résultats de Wolffberg, nous n'hésitons pas à voir la cause de l'exhalation de l'acide carbonique dans la différence de tension du gaz acide à l'intérieur et à l'extérieur des capillaires du poumon.

Si l'on réfléchit au jeu de l'appareil pulmonaire, on voit qu'il doit singulièrement faciliter les échanges gazeux du sang et de l'air. Effectivement, la diminution de pression qui se produit au moment de l'inspiration active le renouvellement de l'air des alvéoles et, par suite, diminue la tension de l'acide carbonique qui s'y trouve, ce qui permet à l'acide carbonique dissous dans le sérum de s'échapper des capillaires du poumon. Quant à l'acide combiné, il doit quitter, en partie, ses combinaisons, sous l'influence du vide intra-pulmonaire produit par la pompe respiratoire.

La compression qui accompagne l'expiration doit avoir un effet inverse, et, si l'on examine les choses de plus près, on voit, comme le dit Bert, que le moment où se font les échanges respiratoires est différent de ce qu'on pourrait croire au premier abord. En effet, on s'imagine assez volontiers que l'entrée de l'oxygène dans le sang doit avoir lieu pendant l'inspiration, tandis que la sortie de l'acide carbonique de ce fluide se passerait plutôt durant l'expiration. C'est précisément le contraire qui a lieu, ou du moins, si les échanges gazeux se passent aux deux temps de la respiration, certainement le maximum d'énergie de la sortie de l'acide carbonique a lieu pendant la raréfaction inspiratoire, tandis que la pénétration de l'oxygène se fait surtout pendant la compression expiratoire.

Le schéma de la figure 31 met en évidence cette action de la pompe respiratoire.

Pour beaucoup de physiologistes, l'exhalation de l'acide carbonique ne s'effectuerait pas d'une manière aussi simple. Ils admettent que, pendant la traversée pulmonaire, le sang est soumis à une action autre que celle de la faible tension extérieure de ce gaz. Suivant eux, un acide interviendrait qui mettrait en liberté une partie de l'acide carbonique combiné.

Mitscherlich, Gmelin et Tiedemann pensaient, qu'au contact de l'oxygène, il se formait dans le sang, soit de l'acide lactique, soit de l'acide acétique qui décomposerait les carbonates.

Plus tard, Verdeil annonça la découverte d'un acide qu'il avait extrait du tissu même du poumon, et auquel il donnait le nom d'*acide pneumique*. Mais cet acide ne put être retrouvé par les chimistes, et Strassburg vient de montrer que la réaction acide du poumon, après la mort, est due à un phénomène purement cadavérique.

On a voulu faire jouer le rôle d'un acide à la combinaison de l'oxygène avec l'hémoglobine. Mais la formation d'un acide dans le sang est en opposition avec la réaction constamment alcaline que présente ce fluide dans le poumon. On peut, d'ailleurs, faire d'autres objections à cette théorie sur laquelle nous n'insisterons pas davantage.

g. *Pressions de l'inspiration et de l'expiration.* De nombreuses expériences ont été entreprises pour évaluer les pressions engendrées par les mouvements d'inspiration et d'expiration ; mais, parmi ces expériences, il faut écarter celles où le sujet inspirait et expirait dans un manomètre relié à l'orifice buccal, car la force de succion déterminée par les muscles de la bouche est venue fausser les résultats. Pour écarter cette cause d'erreur, il suffit de mettre le manomètre en communication avec un orifice nasal, l'autre étant fermé. C'est ce qu'ont fait Mendelssohn, Hutchinson et Donders.

Ces observateurs ont trouvé que la colonne de mercure qui fait équilibre à l'expiration est plus grande que celle qui correspond à l'inspiration ; mais la différence est très-petite dans la respiration ordinaire. On peut donc produire une pression plus considérable en soufflant qu'en aspirant. Cela s'explique facilement si l'on songe que, dans l'inspiration, les muscles en exercice ont à lutter contre l'élasticité des poumons, celle des cartilages costaux, celle des viscères abdominaux, etc., au lieu que, pendant l'expiration, la réaction de tous ces organes diminue la quantité de travail à produire, et vient en aide aux muscles expirateurs. Ceux-ci sont, d'ailleurs, au moins aussi puissants que les muscles inspirateurs.

Dans la respiration calme, la pression négative de l'inspiration fait, en moyenne, équilibre à une colonne mercurielle de 2 millimètres, et la pression positive de l'expiration à une colonne de 3 millimètres.

Ces chiffres sont beaucoup modifiés par l'amplitude de la respiration. Ainsi, quand on effectue des mouvements respiratoires très-profonds, la pression négative de l'inspiration peut atteindre une valeur de 6 centimètres de mercure, et la pression positive de l'expiration une hauteur mercurielle de 9 centimètres.

h. *Bruits respiratoires.* L'air qui traverse l'appareil respiratoire produit des bruits qu'il importe au physiologiste, et surtout au médecin, de connaître. Nous renverrons ici le lecteur au mot Auscultation où l'étude de ces bruits a été traitée, avec une grande autorité, par Barth et Roger.

E. *Phénomènes chimiques de la respiration.* Un très-bon exposé des travaux les plus importants qui ont trait à cette question a été donné par Gavarret à l'article Chaleur animale. Nous n'ajouterons à l'exposé de l'éminent physicien que les recherches qu'il a omises à dessein, comme incombant plus spécialement au mot Respiration, et nous donnerons au lecteur toutes les indications des passages auxquels il devra se reporter pour compléter notre article.

On peut grouper, sous deux chefs, les méthodes employées dans l'étude des phénomènes chimiques de la respiration.

a. *Méthode directe.* Elle procède de trois manières différentes que nous allons successivement faire connaître :

1° Le sujet soumis à l'expérience respire en vase clos.

2° Le sujet respire à l'air libre et envoie les gaz de l'expiration dans un gazo-mètre ou dans un ballon vide.

3° Le sujet respire dans une cloche ou dans une chambre dont l'air est con-stamment renouvelé.

Examinons maintenant, d'un peu plus près, chacun de ces procédés :

1° Écartons tout de suite le premier. Il a été suivi par Berthollet et Legal-lois; mais on conçoit qu'il ne puisse donner que de grossières approximations.

2° Le second procédé donne de bons résultats, quand on veut se borner à éva-luer l'acide carbonique exhalé, sans tenir compte de l'oxygène absorbé. Brunner et Valentin, Andral et Gavarret ont opéré de cette manière. Il importe de connaître leurs appareils aussi bien que leurs résultats; c'est pourquoi nous allons entrer dans quelques détails à ce sujet.

α *Procédé de Brunner et Valentin.*   L'appareil employé par ces deux savants est représenté par la figure 41. Le flacon A est surmonté d'un entonnoir à robi-

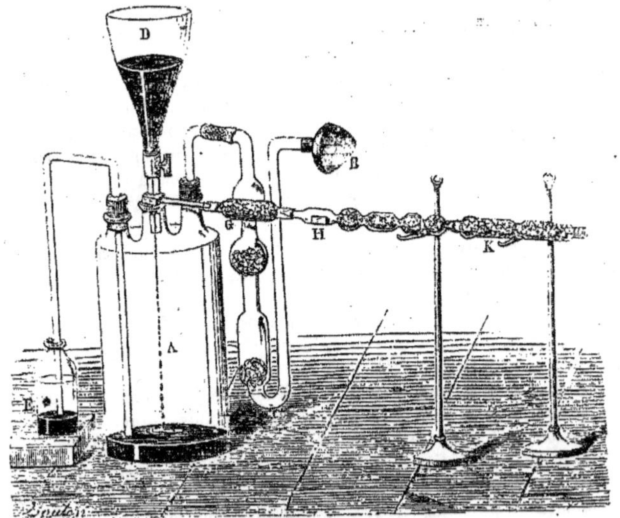


Fig. 41. — Appareil de Brunner et Valentin.

net D, plein de mercure. Ce flacon est en rapport avec deux tubes C et E dont le premier présente des renflements remplis d'amiante imbibée d'acide sulfurique et se termine par un embout B, tandis que le second va plonger dans un verre contenant du mercure. Le sujet en expérience applique la bouche en B ; puis il inspire par le nez et envoie les gaz de l'expiration dans le flacon A. Ceux-ci déplacent l'air du flacon, et cet air s'échappe en E. Au bout d'un quart d'heure, on peut être assuré que le flacon ne contient plus que les gaz expirés dépouillés de vapeur d'eau.

L'analyse de ces gaz se fait au moyen du tube G H K dont les renflements G, H et K contiennent respectivement de la pierre ponce imbibée d'acide sulfu-

rique, des fragments de phosphore et des morceaux de pierre ponce imbibée d'une
dissolution de potasse caustique. On détermine le passage des gaz à travers les
tubes à analyse au moyen du mercure de l'entonnoir D, et le volume du mercure
dans le flacon indique celui du mélange gazeux déplacé.

β *Procédé d'Andral et Gavarret.* La figure 42 représente l'appareil employé
par Andral et Gavarret dans leurs recherches sur les variations de l'exhalation de
l'acide carbonique. Ils ont cherché à conserver à la respiration son rhythme habituel et se sont servis, pour cela, d'un masque A B C qu'on applique sur la face

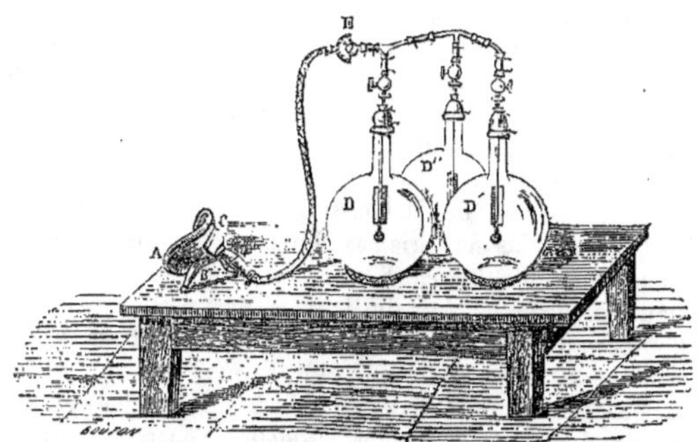

Fig 42. — Apppareil d'Andral et Gavarret.

de manière à l'encadrer dans son ensemble. Un bourrelet de caoutchouc est destiné à établir un contact hermétique entre le visage et l'ouverture du masque.
De chaque côté de celui-ci, à la hauteur des commissures des lèvres, se trouve
un tube B qui laisse pénétrer l'air extérieur, mais s'oppose à sa sortie. Une fenêtre
C, fermée avec une plaque de verre, permet de voir si le sujet respire convenablement.

Le masque que nous venons de décrire est mis en relation, par le moyen d'un
fort tube de caoutchouc, avec un système de trois gros ballons D, D', D'' dans
lesquels on a fait le vide. Quand le masque est bien appliqué sur le visage, on
ouvre graduellement le robinet E, et le vide des ballons fait aussitôt entrer l'air
par les tubes latéraux du masque. Le sujet respire au milieu de ce courant d'air
continu, et les produits de l'expiration sont entraînés par le tirage des ballons.
L'absence de vapeur d'eau sur la glace de la fenêtre C indique que le courant est
assez fort. On arrête l'expérience au bout d'une dizaine de minutes, avant que le
vide des ballons soit complétement comblé. On laisse ensuite refroidir l'appareil
et on analyse les produits de l'expiration. Nous donnerons, dans un instant, les
résultats obtenus au moyen de cet appareil.

3° Dans le troisième mode employé par la méthode directe, pour l'analyse
des gaz de l'expiration, les procédés varient un peu.

Allen et Pepys, puis Dulong et Despretz, enfin Scharling et Hannover ont employé une grande cloche dans laquelle on mettait l'animal en expérience. Cette
cloche se trouvait en communication avec l'extérieur et avec un aspirateur.
L'air qui venait du dehors traversait une solution de potasse caustique, où il se
dépouillait de son acide carbonique.

Pettenkofer et Voit se sont servis d'un appareil beaucoup mieux installé, et où l'homme lui-même pouvait séjourner pendant vingt-quatre heures, sans éprouver la moindre gêne. Une grande chambre de tôle était mise en communication avec deux pompes aspirantes mues par une machine à vapeur et chargées d'extraire tout l'acide carbonique exhalé. L'air extérieur pénétrait dans l'enceinte par des ouvertures multiples pratiquées à diverses hauteurs. Un compteur à gaz donnait la quantité d'air soutiré; l'eau et l'acide carbonique de l'air expiré étaient fixés par de l'acide sulfurique et une solution de baryte.

Regnault et Reiset ont employé une disposition différente, en ce sens que l'air en contact avec l'animal n'était pas renouvelé en totalité. L'acide carbonique de cet air était absorbé à mesure qu'il se produisait et, à mesure aussi, on introduisait de l'oxygène pour remplacer celui qui disparaissait par l'effet de la respiration. L'air situé autour de l'animal était maintenu à une pression égale à celle de l'atmosphère. Malheureusement, cet appareil n'était pas applicable à l'homme (*voy.* au mot Chaleur animale, pages 46 et suiv. la description de l'appareil de Regnault et Reiset).

b. *Méthode indirecte.* Elle est due à Boussingault. On nourrit un animal *adulte*, de manière que son poids ne varie pas durant l'observation, autrement dit, on le soumet à la *ration d'entretien.* Si l'on pèse, d'une part, tous les aliments solides et liquides que prend cet animal, et, d'autre part, tous les excréments solides et liquides qu'il expulse; en retranchant le second poids du premier, on aura nécessairement, en nature et en poids, ce que l'animal a perdu par les exhalations pulmonaire et cutanée. Cette méthode est la seule qui puisse donner, avec certitude, les proportions dans lesquelles s'opère le partage de l'oxygène absorbé entre le carbone et l'hydrogène des matières combustibles de l'économie (*voy.* pour plus de détails, Chaleur animale, p. 53 et suiv.).

c. *Résultats obtenus par les méthodes précédentes.* Il résulte des recherches de Regnault et Reiset, que :

1° Tous les animaux absorbent de l'oxygène. La quantité absorbée, rapportée à l'unité de poids de l'animal, varie avec la classe et l'espèce zoologique, et, pour le même animal, avec les conditions physiologiques, suivant des lois déterminées.

2° Tous les animaux exhalent de l'acide carbonique. Sauf quelques cas exceptionnels très-rares et très-importants, le poids de l'oxygène contenu dans l'acide carbonique exhalé est *plus faible* que celui de l'oxygène absorbé (*voy.* au mot Chaleur animale, p. 52, un tableau qui représente le rapport de l'oxygène contenu dans l'acide carbonique exhalé à l'oxygène total absorbé).

3° Dans l'état de santé, et soumis à leur régime habituel, les mammifères et les oiseaux exhalent *constamment* de l'azote, mais en très-faible quantité. Chez les reptiles et chez les insectes, les expériences ont donné tantôt une faible exhalation, tantôt une faible absorption d'azote; mais, chez ces animaux, les phénomènes de la respiration ont trop peu d'intensité pour que les déterminations numériques puissent s'exécuter avec une grande précision, et pour qu'il soit possible de répondre absolument de leur exactitude.

4° Les expériences sur les mammifères et les oiseaux ont fourni, *dans le plus grand nombre des cas*, une exhalation soit d'hydrogène, soit d'un mélange de ce gaz et d'hydrogène proto-carboné. La présence de ces gaz n'étant pas constante, et leur quantité étant extrêmement variable, on ne peut les considérer comme un produit de la respiration. Ces gaz proviennent très-probablement du tube digestif.

La méthode indirecte a démontré (ce que la méthode directe ne pouvait faire) que la proportion d'oxygène provenant des aliments est trop faible pour brûler tout l'hydrogène de l'eau éliminée par les surfaces respiratoires et que, par suite, cet excès d'hydrogène est brûlé par de l'oxygène emprunté à l'air extérieur. Elle peut même donner la quantité de cet oxygène transformé en eau dans la respiration. Ainsi, Boussingault a montré que, sur 14$^{gr}$,515 d'oxygène qu'absorbait une tourterelle en 24 heures, il y avait 15$^{gr}$,523 qui se combinaient avec le carbone et que les 0$^{gr}$,992 qui restaient brûlaient l'hydrogène des matériaux du sang pour former de l'eau. Enfin, la méthode indirecte permet d'établir que :

1° Les surfaces respiratoires éliminent, sous forme de vapeur d'eau et d'acide carbonique, la *totalité* de l'oxygène qu'elles ont absorbé.

2° Les surfaces respiratoires éliminent, en outre, une partie du carbone, de l'hydrogène, de l'azote et de l'oxygène, introduits dans l'économie par les aliments.

3° Dans la somme des éléments fournis aux *exhalations respiratoires* par les matériaux organiques du sang, le rapport de l'oxygène à l'hydrogène est généralement plus considérable que dans la masse alimentaire ingérée.

Nous donnons ici, d'après la dernière édition de la Physiologie de Vierordt, la composition en volumes de l'air expiré, chez l'homme :

|  | AIR INSPIRÉ. | AIR EXPIRÉ. |
|---|---|---|
| Azote . . . . . . . . . . . . . | 79,2 | 79,3 |
| Oxygène . . . . . . . . . . . . | 20,8 | 15,4 |
| Acide carbonique . . . . . . . | » | 4,3 |
|  | 100 | 99 |

Du reste, il ne faut pas attacher une importance exagérée à la valeur de ces déterminations, car la composition de l'air expiré varie suivant une foule de circonstances que nous allons examiner. C'est avec la même restriction que nous estimerons les produits du travail respiratoire de l'homme à environ 20 litres d'oxygène absorbé et 16 litres d'acide carbonique exhalé par heure.

Remarquons, toutefois, que si le *volume* de l'oxygène absorbé est *plus grand* que celui de l'acide carbonique exhalé, il n'en est pas de même des poids. En effet, la densité de l'acide carbonique étant 1,5 et celle de l'oxygène 1,1; si l'on passe des volumes aux poids, on trouve que *le poids* de l'oxygène absorbé est *plus petit* que celui de l'acide carbonique exhalé. Il est facile de s'en convaincre en faisant le calcul avec les données du tableau précédent.

Si maintenant nous examinons ce qui se passe chez les divers animaux, nous verrons qu'en général :

1° Les animaux de grande taille consomment plus d'air que les petits. Mais si l'on rapporte la quantité d'acide carbonique exhalé ou d'oxygène absorbé à un même poids d'animal, on voit que ces quantités sont plus grandes chez les animaux de petite taille que chez les grands. Ce n'est donc pas le volume du corps qui règle la puissance respiratrice.

2° Pour un même poids d'animal, ce sont les insectes et les oiseaux qui ont la respiration la plus énergique. Les mammifères doivent être, sous ce rapport, classés après eux. Il y a donc une relation directe entre la puissance locomotrice des animaux et leur activité respiratoire.

3° Chez les animaux hibernants, vertébrés ou invertébrés, le travail respiratoire diminue considérablement durant la période de repos, et leur respiration peut même être complétement suspendue, pendant un temps assez long.

4° La race exerce aussi une certaine influence sur la combustion respiratoire. D'après Mathieu et Urbain, les chiens à longs poils serrés ont, en général, un sang moins oxygéné que ceux qui ont des poils ras ou clair-semés. La raison en est, sans doute, que les premiers, protégés par leur fourrure, perdent moins de chaleur que les seconds. Ch. Martins a signalé des faits du même ordre chez les oiseaux.

F. *Influences exercées sur le travail respiratoire par diverses conditions physiques ou physiologiques.* Parmi ces influences, nous placerons, en première ligne, celle de la pression barométrique, tant à cause de son importance qu'à cause des travaux considérables dont elle a été l'objet, dans ces derniers temps.

a. *Influence de la pression barométrique.* Nous emprunterons au beau Mémoire de Bert, les résultats d'expériences dans le détail desquelles nous regrettons de ne pouvoir entrer.

α *Diminution de pression.* On a nié pendant longtemps, Jourdanet a observé, Bert a démontré que, quand la pression diminue, le sang s'appauvrit en oxygène. Cette perte d'oxygène devient manifeste dès que la pression a baissé de 20 centimètres.

La quantité d'acide carbonique contenue dans le sang diminue aussi avec la pression ; mais Bert a fait voir que, quand la pression baisse, le sang perd relativement plus d'oxygène que d'acide carbonique.

La diminution de l'oxygène et celle de l'acide carbonique dans le sang reconnaissent la même cause : une moindre tension de l'*oxygène* atmosphérique.

β *Augmentation de pression.* Quand la pression augmente, le sang devient de plus en plus riche en oxygène ; mais la quantité d'acide carbonique qu'il contient varie peu.

Il faut bien remarquer que tous ces phénomènes ne sont pas dus à la *pression* barométrique agissant directement par elle-même, mais à l'augmentation ou à la diminution de *tension* de l'oxygène. En effet, Bert a montré que deux animaux, dont l'un respire, à la pression normale, dans un courant de moins en moins riche en oxygène, et l'autre dans l'air ordinaire sous diminution graduelle de pression, sont dans des conditions identiques. De même, deux animaux dont l'un respire, à la pression normale, dans un courant d'air de plus en plus riche en oxygène, et dont l'autre est soumis, dans l'air ordinaire, à une pression barométrique croissant de 1 à 5 atmosphères sont dans les mêmes conditions. De même encore, un animal qui respire dans de l'oxygène pur à 2, 3, 4 atmosphères est dans les mêmes conditions que celui qui respire de l'air pur à 10, 15, 20 atmosphères de pression. La pression barométrique ne fait donc que modifier la tension des gaz sur lesquels elle s'exerce. C'est cette tension, augmentée ou diminuée, qui agit directement sur les phénomènes de la vie.

Nous ne ferons que signaler la double découverte de Bert au sujet de l'action *toxique* de l'oxygène à haute dose et de la diminution, sous son influence, des combustions intra-organiques, de celles du moins d'où résulte la chaleur. Mais nous ne pouvons, on le conçoit, nous étendre ici sur cette question.

Quant à l'azote, que nous avons jusqu'à présent laissé de côté, il se comporte à peu près suivant la loi de Dalton, pendant l'augmentation de pression. C'est lui qui se dégage subitement du sang, dans les décompressions brusques, et, par ses bulles, interrompt la circulation pulmonaire. Ainsi s'expliquent les cas de mort subite qui suivent quelquefois ces décompressions.

γ *Conséquences principales.* L'homme s'expose souvent à des changements de pression barométrique qu'il importe de connaître. L'aéronaute, le voyageur en montagnes, l'habitant des régions élevées sont soumis à la diminution de pression. Au contraire, l'ouvrier qui travaille dans l'air comprimé, le plongeur à de grandes profondeurs sont sous l'influence de l'augmentation de pression.

Nous emprunterons au Mémoire de Bert les solutions de toutes ces questions, si mal comprises avant lui, et qu'il a, tout d'un coup, éclairées d'une vive lumière. Nous renverrons d'ailleurs au mot ALTITUDE pour compléter les détails sur lesquels nous ne pouvons nous étendre; mais nous prévenons le lecteur que nous serons souvent en désaccord avec les auteurs de ce mot, par suite des recherches toutes récentes de Bert qui ont renversé, de fond en comble, une théorie inexacte qui s'y trouve développée.

1° *Aéronautes.* Le cas le plus simple pour étudier les effets de la diminution de pression est celui de l'aéronaute qui, sans faire aucun effort, s'élève dans un ballon. A mesure qu'il s'élève, son sang s'appauvrit, de plus en plus, en oxygène. Au début, la respiration et la circulation s'accélèrent, pour lutter contre cette déperdition d'oxygène. Alors apparaissent des palpitations, des bourdonnements, des hémorrhagies; le sang noircit, la face devient bleuâtre. Si l'aéronaute s'élève encore, le cœur et les muscles respiratoires, insuffisamment nourris par l'oxygène, ralentissent leurs mouvements, et la mort est imminente. En même temps, survient un abaissement considérable de température dû au ralentissement des combustions intérieures, et au froid qui règne dans les hautes régions. Bert a constaté que, sous l'influence de la dépression, la température de l'animal baisse, alors même que la température ambiante reste moyenne; mais ses expériences prouvent aussi que, dans l'air froid, la résistance à la dépression est moindre qu'à la température ordinaire.

En même temps que l'oxygène, l'acide carbonique diminue dans le sang; mais Bert n'attache pas une grande importance à cette diminution, qui est moins rapide que celle de l'oxygène et qui varie quelquefois sous l'effet des moindres influences de nourriture ou d'agitation bien plus que sous l'effet d'une dépression de 30 centimètres. Jourdanet pense même que cette diminution d'acide carbonique aurait une influence favorable qu'explique très-bien l'action hygiénique des climats d'altitude moyenne.

Bert a donné le moyen d'atténuer ou de retarder les accidents auxquels sont soumis les aéronautes. Il suffit, pour cela, de respirer de l'oxygène, de manière à ramener la tension de ce gaz dans les poumons à sa valeur normale.

2° *Voyageurs en montagnes.* Le voyageur qui gravit une montagne fait une dépense de force qu'évite l'aéronaute. Comme il est obligé de tirer cette force de l'oxygène de son sang, on conçoit que le *mal des montagnes* (*voy.* sa description au mot ALTITUDE) arrive à une hauteur moins considérable que le *mal des aéronautes.* Il commence, en effet, à se faire sentir à 4,000 mètres d'altitude, et tout le monde l'éprouve au sommet du mont Blanc (4,800 mètres; 41 centimètres de pression).

A mesure que le touriste s'élève, son sang s'appauvrit en oxygène et en acide carbonique. Il essaie, comme l'aéronaute, de compenser la déperdition d'oxygène du sang par une respiration accélérée; mais, à une certaine hauteur, il ne peut trouver, dans son sang artériel, une quantité d'oxygène suffisante pour entretenir la contraction musculaire, et il est obligé de s'arrêter. Les muscles en repos consommant beaucoup moins d'oxygène, une nouvelle provision de ce gaz s'accumule dans le sang. Le voyageur fait alors un nouvel effort; mais bientôt arrive un nouveau repos auquel succède une nouvelle oxygénation du sang, suivie d'un nouvel arrêt, et ainsi de suite jusqu'à ce que le voyageur soit obligé de s'arrêter tout à fait. Les frères Schlagintweit éprouvèrent les plus vives souffrances pour s'élever, sur l'Ibi-Gamin, à la hauteur de 7,400 mètres (30 centimètres de pression).

Il faut aussi noter que, sous l'influence de la diminution d'oxygène, la température du corps s'abaisse et que le froid de l'air ambiant vient encore aggraver la situation. On comprend alors pourquoi le mal des montagnes atteint les voyageurs dans les Alpes à une hauteur où l'on n'éprouve encore aucun malaise dans les Cordillières.

Enfin, on peut expliquer ce fait, remarqué par les voyageurs, qu'il existe, entre les divers individus, des différences considérables relativement au malaise éprouvé. En effet, Bert a fait voir que le sang artériel n'est jamais saturé d'oxygène à la pression normale; mais une respiration très-active permet à ce liquide d'atteindre de très-près son point de saturation pour ce gaz. Si donc, par une respiration suffisamment active, on lutte contre la déperdition d'oxygène on n'éprouvera le mal des montagnes qu'à une hauteur plus élevée que celle où l'on aurait été atteint en conservant le rhythme respiratoire normal. Or, on sait combien les individus varient sous le rapport de la puissance des mouvements respiratoires. De plus, tel qui n'a ni l'habitude des courses de montagnes, ni le pied alpestre, fera contracter, en pure perte d'oxygène, une quantité de muscles que l'homme exercé ménagera avec une sage et instinctive précaution.

3° *Habitants des hauts lieux.* D'après les observations de Jourdanet, la faible pression de l'atmosphère exerce une action spéciale sur les habitants des hauts plateaux du Mexique. Ils sont, suivant lui, *anoxyhémiques*, c'est-à-dire anémiques par manque d'oxygène. Ici l'habitude, l'accoutumance doit certainement jouer un grand rôle, pour permettre aux individus de conserver une vigueur qui reste difficile à comprendre avec la pauvreté de leur sang en oxygène. Il faut aussi remarquer que, par suite de la diminution d'acide carbonique, les combustions intra-organiques peuvent être activées, en présence même d'une moindre quantité d'oxygène.

4° *Séjour dans l'air comprimé.* Nous serons très-bref sur ce sujet. Rappelons que l'oxygène en excès a une action toxique et enraye les oxydations intra-organiques. Bert explique ainsi les phénomènes anémiques et l'espèce de cachexie qu'offrent les ouvriers qui travaillent dans l'air comprimé.

Nous avons vu que la proportion d'azote augmente avec la pression, et nous avons signalé les accidents produits par ce gaz, au moment d'une trop brusque décompression. Nous renvoyons aux travaux de Bert pour de plus amples détails et on trouvera, ailleurs qu'ici, les effets thérapeutiques de l'air comprimé.

b. *Influence de la température.* Lavoisier et Séguin ont établi que, chez les animaux *à sang chaud*, l'abaissement de la température extérieure détermine une plus forte consommation d'oxygène. D'un autre côté, Letellier, puis Barral ont fait voir que l'exhalation de l'acide carbonique augmente à mesure que la température ambiante diminue. Ces résultats ont été confirmés par les expériences de Regnault et Reiset, ainsi que par celles de Smith.

Chez les animaux *à sang froid*, c'est-à-dire à température variable, les choses se passent d'une manière précisément inverse, et les oxydations augmentent ou diminuent, à mesure que la température s'élève ou s'abaisse.

Mathieu et Urbain ont cherché l'explication de ces faits, en apparence contradictoires. Ils ont démontré que, chez tous les animaux, la quantité d'oxygène fixée par le sang varie en raison inverse de la température ambiante. D'autre part, on sait que la respiration s'accélère pendant la chaleur et se ralentit, au contraire, pendant le froid.

Or, chez les animaux à température constante, les variations du rhythme respiratoire sont à peine sensibles dans les limites des changements de température que subit l'air ambiant. Il en résulte que le froid augmente la quantité d'oxygène en circulation dans le sang, et que la chaleur diminue cette quantité sans que l'effet inverse se produise sous l'action du rhythme respiratoire. Donc, chez les animaux à sang chaud, les oxydations sont plus énergiques en hiver qu'en été.

Chez les animaux à température variable, il n'en est plus de même. Leur respiration se ralentit beaucoup sous l'action du froid, et s'accélère aussi beaucoup sous l'action de la chaleur. L'influence du rhythme respiratoire l'emporte donc sur celle de l'osmose gazeuse, et, chez les animaux à sang froid, il y a plus d'oxygène en circulation dans le sang, pendant l'été que pendant l'hiver. Par suite, les oxydations interstitielles sont plus actives durant la première saison que pendant la seconde. Sous ce rapport, on le voit, les animaux hibernants se rapprochent des animaux à sang froid.

c. *Influence de l'état hygrométrique de l'air*. D'après Lehmann, la production d'acide carbonique serait plus grande dans l'air humide que dans l'air sec. Il faudrait, suivant lui, attribuer ce fait à la profondeur des inspirations, qui serait plus considérable dans le premier cas que dans le second.

d. *Influence de la lumière*. Moleschott a fait des expériences qui tendent à faire croire que l'action de la lumière augmente le dégagement de l'acide carbonique. Mais ses expériences ont été peu nombreuses et auraient besoin d'être confirmées.

e. *Influence de l'exercice musculaire*. L'exercice augmente l'activité respiratoire : Lavoisier et Seguin l'ont prouvé, en montrant qu'on consomme plus d'oxygène pendant l'exercice que pendant le repos.

Prout a observé, sur lui-même, après un temps d'exercice, une augmentation de l'acide carbonique exhalé; mais un effet inverse se produit si l'exercice va jusqu'à la fatigue.

Dernièrement, Mathieu et Urbain ont fait voir que non-seulement la quantité d'oxygène diminue dans le sang veineux, pendant la contraction musculaire, mais encore que la quantité de ce gaz contenue normalement dans le sang artériel augmente assez notablement. Les combustions intra-organiques sont donc très-actives pendant le travail des muscles.

Ludwig et Sczelkow ont observé que la quantité d'acide carbonique éliminée pendant le travail musculaire s'accroît au point qu'il s'y trouve quelquefois plus d'oxygène que l'inspiration n'en a introduit.

Pendant le repos, il y a souvent trop peu d'acide carbonique exhalé, relativement à l'oxygène absorbé, et alors des produits d'oxydation incomplète s'accumulent dans l'économie.

La fatigue intellectuelle produit, comme la fatigue corporelle, un ralentissement des oxydations intérieures. « Ce n'est donc pas sans quelque justesse, comme le dit Lavoisier, que la langue française a confondu, sous la dénomination commune de *travail*, les efforts de l'esprit comme ceux du corps, le travail du cabinet et le travail du mercenaire. »

f. *Influence du sommeil naturel*. Allen et Pepys, Prout, Scharling, Boussingault ont observé, tant sur l'homme que sur les animaux, une diminution dans la quantité d'acide carbonique exhalé pendant le sommeil ordinaire.

g. *Influence de l'alimentation.* Nous étudierons successivement, sous ce chef, l'influence de la digestion, celle du régime et enfin celle de la diète.

α. *Digestion.* Spallanzani, Lavoisier et Seguin, Boussingault ont fait voir que le travail digestif augmente l'absorption de l'oxygène et l'exhalation de l'acide carbonique. L'absorption plus grande d'oxygène est due à une accélération des mouvements respiratoires sous l'influence de la digestion.

D'un autre côté, Cl. Bernard a signalé une diminution d'oxygène dans le sang des animaux qui digèrent. Urbain et Mathieu ont fait voir, de plus, que, chez ces animaux, la quantité d'acide carbonique en dissolution dans le sang artériel augmente à mesure que la proportion d'oxygène diminue.

Or si, sous l'influence de la digestion, il y a plus d'oxygène absorbé, comment se fait-il que l'on en trouve moins dans le sang ? Cela tient d'abord à ce que la masse du liquide sanguin est augmentée par l'absorption digestive, et que, le nombre des globules n'augmentant pas, il y a moins d'oxygène, dans le même volume de sang, chez un animal en digestion que chez un animal à jeun. Il faut ensuite noter que l'augmentation de la quantité d'acide carbonique, dans le sang d'un animal en digestion, indique une suractivité des combustions internes et, par suite, une plus grande dépense d'oxygène.

On devrait peut-être chercher, dans cette diminution de la quantité d'oxygène que contient le sang, pendant la digestion, la cause de la pesanteur de tête et de la tendance au sommeil, qui accompagnent le travail digestif. Cela paraît d'autant plus probable que les faits signalés par Durham et Hammond rapportent la cause prochaine du sommeil à une anémie cérébrale.

Des effets plus ou moins analogues à ceux de la digestion se produisent à la suite de l'ingestion des boissons.

Des opinions contradictoires ont cours dans la science au sujet de l'influence des liqueurs alcooliques, du café, du thé, etc. Nous n'en parlerons pas ici.

β. *Régime.* D'après Regnault et Reiset, chez les poules nourries avec de la viande, la proportion de l'oxygène absorbé qui s'unit au carbone est plus faible que dans le cas où elles sont nourries avec de l'avoine. Les expériences faites par ces observateurs sur des chiens nourris soit avec de la viande, soit avec du pain ont donné des résultats de même sens.

Ces résultats sont fort importants à connaître, car l'oxygène absorbé étant tout entier éliminé sous forme d'acide carbonique et de vapeur d'eau, il en résulte que la proportion de ce gaz, qui ne s'unit pas avec le carbone, se combine avec l'hydrogène des matériaux organiques du sang. Or, 1 kilogramme d'oxygène ne donne que 3030 calories en se combinant avec le carbone, tandis qu'il en fournit 4308 en s'unissant à l'hydrogène. Pour une même quantité d'oxygène absorbé, un animal produit donc d'autant plus de chaleur qu'une plus forte proportion de ce gaz est employée à faire de l'eau. Il faut savoir que cette proportion d'eau formée diminue par l'effet du régime végétal et augmente sous l'influence de la nourriture animale.

Urbain et Mathieu ont constaté, dans leurs recherches, que le régime ordinaire ou mixte est celui qui fournit la plus grande quantité de gaz dans le sang artériel des omnivores. Chez ces animaux, un régime uniforme ne tarde pas à diminuer les combustions intimes.

γ. *Diète.* Chez le chien, d'après Mathieu et Urbain, le sang conserve sa com-

position normale plus de vingt heures après que l'influence de la digestion a
disparu. A partir de ce moment, la diète amène une diminution des quantités
d'oxygène et d'acide carbonique contenues dans le sang artériel. Au sujet de l'inanition (*voy.* ce mot), Mathieu et Urbain s'élèvent contre la comparaison, faite par
Chossat, de la mort par inanition avec la mort par refroidissement, car, dans ce
dernier cas, l'acide carbonique s'accumule dans le sang.

h. *Influence de l'âge.* W. Edwards a fait voir que la quantité d'oxygène
absorbée est moins considérable chez l'enfant que chez l'adulte, ce qui explique
la facilité avec laquelle les enfants se refroidissent. Les expériences de Mathieu
et Urbain confirment ce fait et montrent, de plus, que, chez les vieillards comme
chez les enfants, la quantité d'oxygène contenue dans le sang artériel est moindre
que chez les adultes. Or, suivant Denis et Robin, la même quantité de sang contient moins de globules rouges aux deux âges extrêmes de la vie qu'à l'âge
moyen. Les globules rouges étant les dépositaires de l'oxygène, on comprend
pourquoi le sang des enfants contient moins d'oxygène que celui des adultes,
malgré la fréquence plus grande des mouvements respiratoires dans l'enfance. Il
est clair aussi que, contrairement à ce que l'on dit généralement, les combustions intimes sont, à égalité de poids, moins intenses chez l'enfant que chez
l'adulte. Cela résulte immédiatement de la richesse moindre du sang en oxygène.

i. *Influence du sexe.* D'après Andral et Gavarret, l'homme exhalerait une
quantité d'acide carbonique plus grande que la femme, à tous les âges. Chez
l'homme, la quantité d'acide carbonique exhalé irait en croissant jusqu'à trente
ans, et, à partir de là, elle diminuerait. Chez la femme, cette exhalation croî-
trait jusqu'à la puberté, et, à partir de l'apparition des règles, l'activité respiratoire resterait stationnaire. Après la cessation des règles, l'exhalation d'acide
carbonique irait en augmentant jusqu'à l'âge de soixante ans, et, à partir de cet
âge, elle irait en déclinant. Lorsque les règles sont suspendues accidentellement
ou par l'effet de la grossesse, la quantité d'acide carbonique exhalé augmente
momentanément.

G. *Respiration cutanée (Perspiration).* Nous avons dit, plus haut, pourquoi
la peau de l'homme ne constitue pas un appareil respiratoire proprement dit.
Mais il n'en est pas moins vrai que cette membrane est le siége d'une absorption
d'oxygène, ainsi que d'une exhalation d'acide carbonique et de vapeur d'eau. La
peau respire donc, et c'est à ce titre qu'elle doit nous occuper ici.

a. *Absorption d'oxygène et exhalation d'acide carbonique.* Le comte de
Milly paraît être le premier qui ait attiré l'attention des chimistes sur le dégagement de petites bulles de gaz qui se fait à la surface du corps, quand celui-ci
est plongé dans l'eau. Lavoisier reconnut que le gaz ainsi exhalé est de l'acide
carbonique. Peu de temps après, Jurine, puis Abernethy, prouvèrent que la peau,
en contact avec l'air, absorbe de l'oxygène, en même temps qu'elle exhale de
l'acide carbonique.

Scharling chercha à déterminer la quantité d'acide carbonique exhalée par la
perspiration. Pour cela, il fit d'abord respirer, pendant un certain temps, le sujet
en expérience, dans un récipient où se dégageait l'acide carbonique provenant à
la fois de la peau et des poumons; puis il le fit, pendant le même temps, respirer
au dehors du récipient, en maintenant son corps à l'intérieur. Scharling put ainsi
déterminer *directement* la quantité d'acide carbonique exhalée par la peau, dans
un temps donné, et *par différence*, la quantité de ce gaz fournie par le poumon, pendant le même temps. Il trouva que le rapport de ces deux quantités est

à peu près celui de 1 à 40. En d'autres termes, l'exhalation d'acide carbonique par la peau est 40 fois moindre que l'exhalation de ce même gaz par le poumon.

Regnault et Reiset sont arrivés à des résultats analogues en opérant sur des mammifères et des oiseaux. Ils ont trouvé que l'acide carbonique exhalé par la peau et par le tube intestinal n'était que la 50ᵉ partie de la quantité fournie par l'exhalation pulmonaire. Ils ont donc pu, sans erreur sensible, considérer la totalité de l'acide carbonique obtenu dans leurs expériences comme exhalée par les voies respiratoires.

Collard de Martigny a signalé une élimination d'azote par la peau; mais ses expériences auraient besoin d'être contrôlées. Il en est de même de l'assertion d'Edenhuizen. Ce dernier trouva souvent des cristaux de phosphate ammoniacomagnésien dans les organes des animaux chez lesquels il avait empêché la perspiration de s'accomplir, et il en conclut à une excrétion cutanée d'ammoniaque ou d'une autre combinaison azotée.

b. *Exhalation de vapeur d'eau.* On désigne souvent sous le nom de *transpiration insensible* le dégagement invisible de vapeur d'eau qui s'effectue à la surface du corps. Il importe de ne pas confondre cette transpiration insensible avec la *transpiration liquide*, qui s'échappe sous forme de sueur (*voy.* ce mot), et dont nous n'avons pas à nous occuper ici.

Que l'on pèse un individu dépouillé de ses vêtements, et qu'on recueille les produits exhalés par *les poumons* pendant un certain temps. Si, au bout de ce temps, on pèse de nouveau l'individu, la perte de poids qu'il aura subie exprimera la somme des produits des exhalations pulmonaire et cutanée pendant la durée de l'expérience. En retranchant de cette somme le poids connu de l'exhalation pulmonaire, on aura le poids des produits exhalés par la *peau* seule. Mais ces produits sont de l'acide carbonique et de la vapeur d'eau, et l'on sait, d'après les expériences de Scharling, que la quantité d'acide carbonique éliminée par la peau est la 40ᵉ partie de celle qui est exhalée par le poumon dans le même temps. Si donc on retranche du poids des produits cutanés la 40ᵉ partie du poids de l'acide carbonique pulmonaire, on aura le poids de la vapeur d'eau rejetée par la peau.

On trouve ainsi que la quantité de vapeur d'eau exhalée à la surface de la peau est, en moyenne, de 1 kilogramme pour vingt-quatre heures, c'est-à-dire le double de la quantité fournie par la transpiration pulmonaire pendant le même temps (*voy.* plus haut).

Il est clair que la quantité de vapeur d'eau dégagée par la perspiration est soumise à de nombreuses variations. Ainsi, en général, quand la température s'élève, l'élimination de la vapeur d'eau augmente, et elle est aussi plus abondante quand on introduit davantage de liquides dans l'organisme. On conçoit que, quand l'atmosphère est près de son point de saturation, l'évaporation cutanée est singulièrement restreinte. Celle-ci s'arrêtera même tout à fait, si l'atmosphère est saturée de vapeur d'eau et à la température du corps. Quoi qu'il en soit, si la transpiration insensible est entravée, la sueur vient débarrasser l'économie de l'eau en excès, et la sécrétion urinaire fournit aussi une voie d'échappement à ce fluide.

c. *Utilité de la respiration cutanée.* Si l'on supprime la perspiration chez les animaux, en rasant la peau et la couvrant d'un vernis, ceux-ci ne tardent pas à succomber. Il est rare qu'ils vivent plus de 12 heures, dans ces conditions, et la mort paraît due à l'accumulation de l'acide carbonique dans le sang, le poumon ne pouvant plus, au bout d'un certain temps, suffire à l'exhalation de tout ce gaz.

Il est presque inutile, d'après ce qui précède, d'appeler l'attention sur la nécessité de ne pas gêner l'exercice de la respiration cutanée.

II. *Influence du système nerveux sur la respiration.* Par les rapports qu'il affecte avec le poumon, le larynx et les muscles de la respiration, le système nerveux exerce une influence considérable sur les mouvements respiratoires.

a. *Centre nerveux respiratoire.* Il y a, dans le système cérébro-spinal, un centre qui tient, sous sa dépendance immédiate, tout le mécanisme de la respiration.

Galien avait découvert, à l'origine de la moelle épinière, un point dont la lésion anéantit brusquement la respiration et la vie chez les animaux. Les recherches de Legallois et celles de Flourens ont permis de déterminer la situation exacte de ce point.

Si, sur un animal vivant, on enlève les hémisphères cérébraux, le cervelet et la protubérance annulaire, l'animal ne cesse pas, pour cela, de respirer. Mais, si l'on continue à enlever des rondelles nerveuses dans le bulbe, le sujet cesse brusquement de respirer, lorsqu'on est arrivé à faire porter la section près de l'origine des nerfs pneumogastriques. Et ce n'est pas la lésion des pneumogastriques à leur origine qui amène la suppression des mouvements respiratoires, car nous verrons, dans un instant, que la section de ces nerfs n'entraîne pas l'arrêt immédiat de la respiration.

Il faut donc bien admettre, dans le bulbe rachidien, au niveau de la substance grise du quatrième ventricule, près de l'origine des pneumogastriques, une région dont l'influence régit tout l'ensemble du mécanisme de la respiration. Cette région, ainsi délimitée par les travaux de Legallois et ceux de Flourens, a reçu de ce dernier auteur le nom de *nœud vital.*

Le sang, par la diminution de son oxygène ou l'excès de son acide carbonique, peut influencer directement le centre de la respiration ; mais, le plus souvent, les mouvements respiratoires se produisent sous l'action d'un réflexe dont le nœud vital est le centre, les nerfs pneumogastriques étant les voies centripètes, et les nerfs des muscles respirateurs les voies centrifuges. On se reportera, pour l'étude anatomique de ce réflexe, aux divers mots qui en désignent les éléments.

b. *Nerfs centripètes : nerfs pneumogastriques.* L'influence de ces nerfs sur la respiration a été beaucoup étudiée, soit par la section, soit par l'excitation électrique.

α. *Effets de la section des nerfs pneumogastriques.* Valsalva avait observé la diminution du nombre des inspirations à la suite de la section des nerfs vagues. Un grand nombre d'observateurs ont vérifié la justesse de cette assertion, et Bert a vu, de plus, qu'à la suite de cette section, l'amplitude des respirations augmente.

Si l'on coupe *un seul* nerf pneumogastrique, chez un animal, celui-ci ne succombe pas. Cette section a été faite quelquefois chez l'homme, dans des opérations chirurgicales, et la mort n'a pas été la conséquence de l'opération.

Mais si l'on coupe *les deux* nerfs pneumogastriques, la mort survient fatalement au bout d'un temps plus ou moins long. Quand elle arrive presque immédiatement, c'est toujours chez un animal *jeune,* et, ainsi que l'a montré Legallois, elle est due à la paralysie des cordes vocales innervées par les nerfs récurrents, et, par suite, à l'oblitération du larynx pendant l'inspiration. Chez les animaux *adultes*, la mort n'arrive pas aussi rapidement, car, ainsi que l'a fait voir Longet, la partie interaryténoïdienne de la glotte reste béante, par suite de la rigidité des cartilages aryténoïdes, rigidité qui n'existe pas chez les animaux jeunes.

La cause de la mort, après la section des *deux* nerfs pneumogastriques, a été l'objet de beaucoup de recherches de la part des physiologistes. Bert nous semble avoir fourni la meilleure explication.

Et d'abord, il faut écarter la mort par suspension des actes digestifs, car Cl. Bernard a pu couper, dans le thorax, tous les filets stomacaux des pneumogastriques sans que la mort s'en suivît. La mort par le cœur n'est guère plus probable. En effet, la section d'un seul pneumogastrique entraîne, de ce côté, à peu près les mêmes troubles que la section des deux nerfs.

Si l'on passe maintenant à l'examen des nerfs pulmonaires, on sait, d'après les expériences de Bert, que la paralysie des rameaux *moteurs* n'est suivie d'aucune altération du parenchyme pulmonaire.

Ceci admis, il est naturel de chercher la cause de la mort dans la section des rameaux *sensitifs* du poumon. Effectivement, le rhythme respiratoire est troublé à la suite de cette section, car, suivant l'expression imagée de Bert, le centre respiratoire n'est plus averti, par ses sentinelles habituelles, de l'état de l'air intra-pulmonaire. Alors ce centre n'agit que quand le sang qui lui arrive est déjà notablement altéré. Cette excitation anormale amène des mouvements respiratoires anormaux, et ceux-ci sont suivis d'altérations pulmonaires dont le développement amène la mort. Mais souvent cette mort ne permet de constater aucune lésion du poumon. C'est qu'alors, dit encore Bert, elle survient par suite d'une excitation trop forte d'un ou de deux bouts centraux coupés. (Il est démontré que l'excitation du bout central d'un seul nerf pneumogastrique peut quelquefois amener subitement la mort.) Enfin, le même physiologiste a voulu expliquer pourquoi la section d'un seul pneumogastrique n'entraîne pas la mort. C'est que le pneumogastrique intact suffit à déterminer la régularité des mouvements respiratoires de son côté, et que ceux de l'autre côté s'exécutent forcément en même temps, si la cage thoracique est intacte.

β. *Effets de l'excitation des nerfs pneumogastriques.* Traube entreprit les premières recherches sur l'excitation des pneumogastriques. Il vit que la galvanisation du bout central d'un nerf vague coupé arrête la respiration, et que cet arrêt a lieu en inspiration. Cl. Bernard, puis Eckhard, puis Budge, constatèrent isolément, et à l'insu les uns des autres, que l'excitation du bout central des pneumogastriques arrête la respiration; mais les deux derniers physiologistes prétendirent que cet arrêt avait lieu en expiration.

Snellen, Aubert et von Tschischwits, Lövinsohn, Owsjannikow, etc., essayèrent successivement d'éclaircir la question.

Rosenthal s'adressa à la méthode graphique pour avoir la solution du problème. Comme les conclusions de ses recherches sont restées classiques, chez les auteurs allemands et chez beaucoup d'auteurs français, nous croyons devoir les énoncer ici. Rosenthal étudia les effets de la galvanisation sur les bouts centraux du pneumogastrique et du laryngé supérieur. Il trouva d'abord que, sur le nerf vague :

1° Une faible excitation électrique du bout central accélère la respiration.

2° Une excitation un peu plus forte amène un léger temps d'arrêt en inspiration, par contraction durable du diaphragme.

3° Une excitation plus forte encore suspend complétement la respiration et met le diaphragme dans un état de contraction tétanique qui dure autant que l'excitation. Cependant, quand celle-ci est trop prolongée, le diaphragme fatigué se relâche, ou bien le pneumogastrique épuisé cesse d'agir et il survient de petits mouvements.

Au sujet du nerf laryngé supérieur, Rosenthal conclut que :

1° Une excitation faible du bout central diminue la fréquence de la respiration.

2° Une excitation un peu plus forte allonge la pause expiratoire, par relâchement durable du diaphragme.

3° Une excitation plus forte encore suspend complétement la respiration, paralyse entièrement le diaphragme et tétanise, d'une manière permanente, les muscles expirateurs.

Ainsi qu'on peut le voir, par les conclusions précédentes, Rosenthal admet un antagonisme complet entre le pneumogastrique et le laryngé supérieur. Suivant lui, le premier présiderait à la contraction des muscles inspirateurs, le second au relâchement de ces muscles et à la contraction des muscles expirateurs.

Bert a repris dernièrement les expériences de Rosenthal, et l'analyse du nombre considérable des graphiques qu'il a obtenus ne permet pas d'admettre le rapport que Rosenthal a voulu établir entre le pneumogastrique et les muscles inspirateurs, d'une part ; entre le laryngé supérieur et les muscles expirateurs, d'autre part. Ses expériences, jointes à celles de Schiff et de Mantegazza, le conduisent à donner la formule suivante :

« Toute excitation faible des nerfs centripètes augmente le nombre des mouvements respiratoires ; toute excitation forte le diminue. Une excitation forte du pneumogastrique, du laryngé supérieur, de la branche nasale du sous-orbitaire, peut l'arrêter complètement. Si l'excitation est suffisamment énergique, l'arrêt a lieu au moment même où elle est appliquée. Enfin, la mort soudaine de l'animal peut être la conséquence d'une impression trop forte transmise ainsi au centre respiratoire : tout ceci étant vrai des Mammifères, des Oiseaux et des Reptiles. »

Arloing et Tripier ont repris, dernièrement, l'étude de l'action des nerfs vagues sur la respiration. Ils ont expérimenté, à l'aide de la méthode graphique, et leurs conclusions sont également en désaccord avec celles de Rosenthal. Ils ont examiné si la galvanisation était suivie des mêmes effets quand elle s'exerçait sur le vague droit ou sur le vague gauche, et ils ont trouvé que le nerf pneumogastrique gauche avait une influence plus prononcée que le droit sur les mouvements respiratoires.

Il faut aussi remarquer que les nerfs pneumogastriques ne sont pas les seules voies centripètes du réflexe respiratoire. Les médecins-accoucheurs savent très-bien qu'en fouettant les enfants nouveau-nés qui ne respirent pas, ils transmettent au bulbe des sensations qui peuvent faire entrer en action les muscles respirateurs, par l'intermédiaire de leurs nerfs moteurs. Personne n'ignore que l'impression de l'eau froide sur la peau peut amener des mouvements d'inspiration. Les nerfs de la peau doivent donc être considérés comme des voies centripètes accessoires du réflexe de la respiration.

c. *Nerfs centrifuges.* Il est clair que les voies centrifuges du réflexe respiratoire sont tous les nerfs moteurs qui se distribuent aux muscles que nous avons signalés comme servant à mettre en mouvement la cage thoracique. Le plus important de ces nerfs est le *phrénique*, qui se détache du plexus cervical pour aller innerver le diaphragme. Longet a signalé des relations entre ce muscle et le pneumogastrique. Ces relations expliquent le résultat obtenu par Arloing et Tripier, qui ont vu la galvanisation du bout périphérique des nerfs vagues modifier légèrement les mouvements de la respiration.          G. CARLET.

BIBLIOGRAPHIE. — 1° Physiologie végétale. — HALES. *Statical Essays.* London, 1731. — PRIESTLEY. *Experim. and Observ. on differ. Kinds of air.* Lond., 1775; Paris, 1777 (tr. fr.). — SENEBIER. *Mém. physico-chimiques.* Genève, 1782. — INGENHOUSZ. *Expérien. sur les végét.* Paris, 1787. — HUBER et SENEBIER. *Mém. sur l'influence de l'air et de diverses substances gaz. dans la germinat.* Genève, 1801. — DE SAUSSURE. *Rech. chimiq. sur la végét.*, 1804.— DU MÊME. *De l'influence des fruits verts sur l'air.* In *Mém. de la Soc. de Genève*, 1821. — DU MÊME. *De l'action des fleurs sur l'air et de leur chaleur propre.* In *Ann. de chim. et de physiq.*, 1822.— GRISCHOW. *Phys. chemisch. Untersuchung. über die Athmung der Gewächse.* Leipzig, 1819. — MARCET. *Sur la respirat. des champign.* In *Ann. Soc. de Genève*, 1834. — DUTROCHET. *Rech. sur les org. pneumat. et sur la respirat. des végét.*, 1837. — MEYEN. *Pflanzen-Physiol.*, 1838. — AIMÉ. *Note sur les gaz dégagés par les plantes marines.* In *Ann. phys. et chim.*, 1841. — RAFFENEAU-DELILE. *Evidence du mode respirat. des feuilles du Nelumbium.* In *Compt. rend. de l'Acad. des sc.*, 1841. — CALVERT et FERRAND. *Mém. sur la végét. considér. sous le point de vue chimiq.* In *Compt. rend. de l'Acad. des sc.*, 1843.— LORY. *Observ. sur la respirat. et la struct. des Orobanches.* In *Ann. des sc. nat.*, 1847. — GARREAU. *De la respir. dans les plantes.* In *Ann. des sc. nat.*, 1851. — DU MÊME. *Nouvelles recherches sur la respiration.* In *Ann. des sc. nat.*, 1851. — DUCHARTRE. *Recherches expér. sur la respirat. des plantes.* In *Compt. rend. de l'Acad. des sc.*, 1856 et 1866. — CHATIN. *Sur la respir. des Orobanches.* In *Bull. Soc. bot. de France*, 1856. — DU MÊME. *Respiration du Citinus.* In *Compt. rend. de l'Acad. des sc.*, 1863. — DU MÊME. *Etudes sur la respiration des fruits.* In *Compt. rend. de l'Acad. des sc.*, 1864, et *Bull. soc. bot. de France*, 1864. — TRAUBE. *Ueber die Respir.* In *Monatsbericht*, 1859. — JODIN. *Rôle physiol. de l'oxyg. sur les mucédinées et les ferments.* In *Compt. rend. de l'Acad. des sc.*, 1862, et *Ann. des sc. nat.*, 1862. — CORENWINDER. *Expiral. diurne et noct. des feuilles; feuilles colorées.* In *Comptes rend. de l'Acad. des scien.*, 1863. — DU MÊME. *Rech. chim. sur la végét.*, 4 mém., le 1er in *Ann. phys. et chim.*; les 3 autres in *Mém. Soc. des sciences de Lille*, 1863, 1864, 1867. — DALIMIER. *Sur la présence normale de gaz dans les vaisseaux des plantes.* In *Compt. rend. de l'Acad. des sc.*, 1863, et in *Ann. des sc. nat.*, 1863. — DE FAUCOMPRET. *Recherches sur la respir. des végét.* In *Compt. rend. de l'Acad. des sc.*, 1864. — CAHOURS. *Rech. sur la respir. des fruits.* In *Compt. rend. de l'Acad. des sc.*, 1864. — DU MÊME. *Rech. sur la respir. des fleurs.* In *Compt. rend. de l'Acad. des sc.*, 1864. — BOUSSINGAULT. *De la végét. dans l'obsc.* In *Compt. rend. de l'Acad. des sc.*, 1864, et in *Ann. sc. nat.*, 1864. — DU MÊME. *Etudes sur les fonctions des feuilles.* In *Compt. rend. de l'Acad. des sc.*, 1865 et 1866. — FAIVRE et DUPRÉ. *Rech. sur les gaz du mûrier et de la vigne.* In *Compt. rend. de l'Acad. des sc.*, 1866, et in *Ann. des sc. nat.*, 1866. — MARTINS et MOITESSIER. *Mém. sur les rac. aérif. du genre Jussiæa.* Montpellier, 1866. — LECHARTIER. *Sur le mouv. des gaz dans les plantes aquat.* In *Ann. sc. nat.*, 1867. — MERGET. *Sur la thermodiffusion gazeuse dans les feuilles, et sur les mouvem. circul. qui en résultent dans la respir.* In *Compt. rend. de l'Acad. des sc.*, 1873. — BŒHM. *De la respir. des plantes terrestres.* Trad. in *Ann. sc. natur.*, 1874. — BERT (P.). *Influence de la press. et de la dépress. chez les végét.* In *Compt. rend. de l'Acad. des sc.*, et in *Ann. des scienc. nat.*, 1874. — DEHÉRAIN et LANDRIN. *Rech. sur la germin.* In *Ann. sc. nat.*, 1874. — DEHÉRAIN et MOISSAN. *Rech. sur l'absorpt. d'oxyg. et l'émiss. d'acide carbon. par les plantes maint. dans l'obscur.* In *Ann. sc. nat.*, 1874. — BARTHÉLEMY. *De la resp. et de la circul. des gaz dans les végét.* In *Ann. sc. nat.*, 1874.

2° Physiologie animale. — ARISTOTE. *Hist. des anim.* (trad. CAMUS). Paris, 1783. — SANCTORIUS. *Ars de statica medicina.* Venetiis, 1614. — MAYOW. *Tractatus quinque physico-medici quorum primus agit de sale nitro et spiritu nitro-aero ; secundus, de respiratione ; tertius, de respiratione fœtus in utero*, etc. Oxonii, 1669-1674. — GORTER. *De perspiratione insensibili.* Leyde, 1725. — HAMBERGER. *Dissertatio de respirationis mechanismo et usu genuino.* Iéna, 1727. — HALLER. *De respiratione.* In *Experimenta anatomica*, etc. Göttingen, 1746. — ROBINSON. *Dissert. sur la quantité de la transpirat.* Trad. Paris, 1749. — CIGNA. *De causa extinct. flammæ et animal. in aere interclusorum.* Turin, 1759. — PRIESTLEY. *Exp. and observ. on differ. Kinds of air.* London, 1775. — DU MÊME. *Observ. on Respirat. and the Use of Blood.* In *Philosoph. Transact.*, 1776. — LAVOISIER. *Expér. sur la respirat. des anim. et sur les changements qui arrivent à l'air en passant par leurs poumons.* In *Mém. de l'Acad. des sc. de Paris*, 1777. — LE MÊME et SEGUIN. *Mém. sur la respirat.* In *Mémoire de l'Acad. des sc. de Paris*, 1789. — LES MÊMES. *Mém. sur la transpir.* In *Mém. de l'Académ.*

*des sc. de Paris*, 1790. — De Milly. *Mém. sur la subst. aérif. qui émane du corps humain, et sur la manière de la recueillir.* In *Mém. de l'Acad. des sc. de Paris*, 1777. — Du même. *Deuxième mém. sur le gaz. animal.* In *Mém. de l'Acad. des sc. de Paris*, 1777. — Sabatier. *Mém. sur le mouvem. des côtes.* In *Mém. de l'Académ. des sc.*, 1778. — Cruikshank. *Experim. of the insensible Perspirat. of the human Body*, etc. London, 1770. — Haller. *Statique des animaux*, trad. de Sauvages, 1780. — Goodwin. *The Connexion of the Life with the Respiration.* London, 1789. Traduct. française in *Magas. encyclop.* Paris, 1798. — Menzies. *Tentam. physiolog. inaugurale de respiratione.* Edinburg, 1790. — Pfaff. *Tentam. physiolog. de respiratione.* Edinburg, 1790. — Du même. *Nouv. expér. sur la respirat.* In *Ann. de chim.*, 1805. — Hasenfratz. *Mém. sur la combin. de l'oxyg. avec le carbone et l'hydrog. du sang*, etc. In *Ann. de chim*, 1791. — Vauquelin. *Observ. chim. et physiol., sur la respir. des insectes et des vers.* In *Ann. de chim.*, 1792. — Schütze. *Dissertat. de perspirat. cutanea et sudore animadversiones.* Leipzig, 1797. — Davy (H.). *Research. chem. and philosoph. chiefly concerning nitrous Oxide, or diphlogist. nitrous Air, and its Resp.* London, 1800. Trad. in *Ann. chim.*, 1802. — Black. *Lectures on the Elements of Chemistry*, 1803. — Spallanzani. *Mém. sur la respirat.* Trad. Senebier. Genève, 1803. — Le même et Senebier. *Rapports de l'air avec les êtres organisés.* Genève, 1807. — Delaroche. *Mém. sur l'influence que la températ. de l'air exerce dans les phénom. chimiq. de la respirat.* Th. Paris, 1806. — Saissy. *Rech. anatom. chimiq. et physiol. sur les anim. mammif. hibernants.* Paris, 1808. — Allen et Pepys. *On the changes produced in atmospheric Air and Oxygen gas by respirat.* In *Philos. Transact*, 1808 et 1809. — Berthollet. *Sur les changem. que la respir. prod. dans l'air.* In *Mém. de la Soc. d'Arcueil*, 1809. — De Humboldt et Provençal. *Rech. sur la respir. des poissons.* In *Mém. de la Soc. d'Arcueil*, 1809. — Magendie. *Mém. sur la transpir. pulm.* In *Nouv. Bullet. de la Soc. philomat.*, 1811. — Dalton. *On Respirat. and Anim. Heat.* In *Manchester Memoirs*, 1806 et 1813. — Prout. *Observ. on the Quantity of carbonic acid Gaz. emitted from the lungs during Respiration.* In *Annals of Philosophy.* London, 1813 et 1814. — Fyfe. *Dissert. chimico-physiol. inauguralis de copia acidi carbonici e pulmonibus respirandum evoluti.* Edinburgi, 1814. — Nasse. *Ueber das Athmen.* In *Meckel's Archiv für Physiologie*, 1816. — Geoffroy-Saint-Hilaire (Et.). *Philos. anatomique des organes respiratoires.* Paris, 1818. — Cloquet (J.). *De l'influence des efforts sur les organes renfermés dans la cavité thoracique.* Paris, 1819. — Kramer. *Untersuchung über die nächste Ursache des Hustens.* Leipzig, 1819. — Carson. *On the Elasticity of the Lungs.* In *Philosoph. Transact.*, 1820. — Reisseisen. *Ueber den Bau der Lungen. De fabrica pulmonum.* Texte allem. et latin. Berlin, 1822. — Bischoff. *Chemische Untersuchung der Luft, welche sich in den Hühnereiern befindet.* In *Schweizer's Jahrbücher der Chemie*, 1823. — Edwards (W.) *De l'influence des agents physiques sur la vie.* Paris, 1824. — Breschet et Milne Edwards. *Recherches expériment. sur l'exhalat. pulmon.* In *Ann. sc. nat.*, 1826. — Collard (de Martigny). *De l'action du gaz acide carbon. sur l'économ. anim.* In *Arch. gén. de méd.*, 1827. — Du même. *Recherches expérim. et critiq. sur l'absorpt. et l'exhalat. resp.* In *Journal compl. des sc. médic.*, 1830. — Du même *Rech. expériment. sur l'exhal. gaz. de la peau.* In *Journal de Magendie*, 1830. — Herbst. *Ueber die Capacität der Lungen für Luft.* In *Meckel's Archiv*, 1828. — Dulk, *Untersuchungen über die in den Hühnereiern enthaltene Luft.* In *Schweiger's Jahrbücher.* 1830. — Avson. *Experiments relative to the expired Air in Health and in Disease.* In *Dublin Hospital Reports and Communications*, 1830. — Bérard. *Effets de l'élasticité des poumons.* In *Archiv génér. de méd.*, 1830. — Legallois. *Expériences relatives au principe des mouvements inspirat.* In *OEuvres de Legallois*, éd. Pariset, 1830. — Du même. *Expér. physiol. tendant à faire connaître le temps pendant lequel les animaux peuvent être, sans danger privés de respiration.* Paris, 1835. — Rayer. *Examen comparatif de l'air expiré par des hommes sains et par des cholériques, sous le rapport de l'oxygène absorbé.* In *Gaz. médic. de Paris*, 1832. — Schwann. *De necessitate acris atmospherici ad evolutionem pulli in ovo.* Berolini, 1834. — Tiedemann. *Die Ausdünstung in den Lungen durch Versuche erläutert.* In *Zeitschrift für Physiologie* de Treviranus, 1835. — Gerdy. *Mémoire sur plusieurs points de la respir.* In *Arch. génér. de méd.*, 1835. — Enscuut. *Dissertatio physiologico-medica de respirationis chymismo.* Utrecht, 1836. — Dutrochet. *Mém. pour servir à l'hist. des animaux et des végét.* Paris, 1837. — Magnus. *Ueber die im Blute enthaltenen Gase: Sauerstoff, Stickstoff und Kohlensäure.* In *Poggendorff's Annalen*, 1837. Trad. in *Ann. des sc. nat*, 1837. — Coathupe. *Experiments upon the Products of Respiration.* In *London and Edinburgh philosophical Magazine*, 1839. — Williams (Ch.). *Report of the Experiments on the physiology of the Lungs and air tubes.* In *Report of the Meeting of the British Association for the advancement of Science.* Glasgow, 1840. — Gregor (M'). *Experiments on carbonic acid thrown of from the Lungs.* In *Trans. of the Sections of British Association*, 1840. — Pacini. *Sulla mecanica dei muscoli intercostali e reflessioni critiche sugli experimenti fisiologici*, etc. In *Il Cimento*, 1840. — Burdach. *Traité de physiol.* Trad. Jourdan. Paris, 1841. — Chevreul. *De la quantité d'air néces-*

saire à la respiration d'un cheval. In Compt. rend. de l'Acad. des sc., 1841. — LEBLANC. Recherches sur la composit. de l'air confiné. In Ann. chim. et physiq., 1842. — FOURCAULT. Influence des enduits imperméables, etc., sur la durée de la vie. In Compt. rend. de l'Ac. des sc., 1843. — DEBROU. Note sur l'action des muscles intercostaux. In Gaz. méd., 1843. — MARCACCI. Sul mecanismo dei moti del petto. In Miscellanea medic. chirurg. farmaceutica. Pisa, 1843. — BEAU et MAISSIAT. Recherches sur le mécanisme des mouv. respirat. In Archiv. génér. de méd., 1842 et 1843. — ANDRAL et GAVARRET. Rech. sur la quant. d'acid. carbonique exhalé par le poumon dans l'espèce hum. In Ann. de chim. et de physiq., 1843. — BRUNNER et VALENTIN. Ueber das Verhältniss der bei Athmen des Menschen ausgeschiedenen Kohlensäure zu dem durch jenen Process aufgenommenen Sauerstoffe. In Archiv für physiologische Heilkunde, 1843. — SCHARLING. Undersögelser over den quantitet Kulstof, etc. In Mém. de la Société danoise des sc. Trad. in Ann. de chim. et de physiq., 1843. — GAY-LUSSAC. Observ. crit. sur la théor. des phénom. chimiq. de la respir. In Ann. de chim. et de physiq., 1844. — MARCHAND. Ueber die Respiration des Frosches. In Journal für praktische Chemie, 1844. — LONGET. Rech. expériment. sur la nat. des mouvem. intrinsèq. du poumon. In Compte rend. de l'Acad. des sc., 1844. — LOPPENS. Rech. sur la quantité d'acide carboniq. contenue dans l'air des salles de spectacles. In Bulletin de l'Acad. des sc. de Bruxelles, 1844. — VIERORDT. Recherches expériment. concernant l'influence de la fréquence des mouv. respir. sur l'exhal. de l'acide carboniq. In Comptes rendus de l'Acad. des sc., 1844. — DU MÊME. Physiologie des Athmens mit besonderer Rücksicht auf die Ausscheidung der Kohlensäure. Karlsruhe, 1845. — DU MÊME. Article Respiration. In Wagner's Handwörterbuch für Physiol., 1845. — MENDELSSOHN. Der Mechanismus der Respiration und Circulation. Berlin, 1845. — MORREN. Sur les variat. de proport. d'oxyg. dissous dans l'eau, considérées comme pouvant amener rapid. la mort des poissons. In Compt. rend. de l'Acad. des sc., 1845. — LUDWIG. Bemerkung zu Valentin's Lehren vom Athmen und Blutkreislauf. In Zeitschrift für rationelle Medicin, 1845. — LETELLIER. De l'influence des températ. extrêmes de l'atmosph. sur la product. de l'acide carboniq. dans la respirat. des anim. à sang chaud. In Ann. chim. et physiq., 1845. — HANNOVER. De quantitate relativa et absoluta acidi carbonici ab homine sano et ægroto exhalati. Copenhague, 1845. — MOLESCHOTT. Versuche zur Bestimmung des Wassergehalts der vom Menschen ausgeathmeten Luft. In Holländische Beiträge zu den Anat. und Phys. Wissenschaften. Utrecht, 1846. — DU MÊME. Ueber den Einfluss des Lichtes auf die Menge der vom Thierkörper ausgeschiedenen Kohlensäure. In Wiener medizinische Wochenschrift, 1855. — DU MÊME. Ueber den Einfluss der Wärme auf die Kohlensäure-Ausscheidung der Frösche. In Untersuchungen zur Naturlehre des Menschen und der Thiere, 1857. — LE MÊME et SCHELSKE. Ueber die Menge der ausgeschiedenen Kohlensäure und die Lebergrösse, etc. In Untersuchungen zur Naturlehre des Menschen und der Thiere, 1856. — ERLACH (C.-L. von). Versuche über die Perspirat. einiger mit Lungen athmender Wirbelthiere. Berne, 1846. — HUTCHISSON. On the capacity of the Lungs and on the respiratory Functions. In Transact. of the Medic.-Chirurg. Society of London, 1846. — DU MÊME. Article Thorax. In Todd's Cycloped. of Anat. and Phys., 1850. — SIBSON. On the Mechanism of Resp. In Philosophic. Transact., 1847. — DU MÊME. On the Movements of Respir. in Disease. In Transact of the Med.-Chirur. Society of London, 1848. — KRAMHER. Zur Lehre vom Athmen. In Archiv für die gesammte Medizin de Häser, 1847 — VALENTIN. Lehrbuch der Physiologie des Menschen, 2ᵉ édit., 1847. — DU MÊME. Ueber die Wechselwirkung der Muskeln und der sie umgebenden Atmosphäre. In Arch. f. physiol. Heilkunde, 1855. — DU MÊME. Beiträge zur Kenntniss des Winterschlafs der Murmelthiere. In Untersuchungen zur Naturlehre des Menschen und der Thiere, 1856. — DU MÊME. Die Wirkung der zusammengezogenen Muskeln auf die sie umgebende Luftmassen. In Arch. f. phys. Heilkunde, 1857. — DU MÊME. Ueber Athmen nach Unterdrückung der Hautausdünstung und die belebenden Wirkungen höherer Wärmegrade. In Archiv. f. phys. Heilkunde, 1858. — DU MÊME. Ueber Athmen im geschlossenen Raume. In Zeitschrift für rationelle Medicin, 1861. — SIBSON. Ueber die Menge der ausgeathmeten Luft bei verschiedenen Menschen und ihre Messung durch das Spirometer. Giessen, 1848. — HERVIER et SAINT-LAGER. Recherches sur l'acide carbonique exhalé par les poumons, à l'état de santé et de maladie. In Compt. rend. de l'Académ. des sc., 1849. — LES MÊMES. Sur la carbonométrie pulmonaire dans l'air comprimé. In Gaz. méd. de Lyon, 1849. — LASSAIGNE. Observat. sur les proport. de gaz acid. carboniq. exhalées par les chevaux. In Gaz. des hôpit., 1849. — REGNAULT et REISET. Rech. chimiq. sur la respirat. des animaux des diverses classes. In Annales de chimie et de physique, 1840. — LIEBIG (Georg). Ueber die Respiration der Muskeln. In Müller's Arch., 1850. — PRAVAZ. Essai sur l'emploi médical de l'air comprimé. Paris, 1850. — VIVENOT. Ueber den Einfluss des veränderten Luftdrucks auf den menschlichen Organismus. In Arch. f. path. Anat. und Physiol., 1860. — VERDEIL. D'un acide particulier sécrété dans le parench. pulm. In Compt. rend. de l'Ac. des sc., 1851. — HEALE. On the blood vessels of the Lungs. In Monthly Journal, 1852. — NIEPCE. Rech. sur la comp. de l'air atmosphér. que respire, en hiver, dans les étables, la populat. des Alpes. In Gaz. méd. de Lyon, 1852. — ALBERS. Nothwendige Correctionen bei Anwendung des Spirometers. In Wiener medicinische Wochenschrift, 1852. — ROBIN et VERDEIL. Traité de chimie anat. et phys., 1853. — DONDERS. Die Bewegung der Lungen und des Herzens bei der Respiration. In Zeitschrift für rationelle Medicin, 1853. — DUCHENNE (de Boulogne). Rech. électro-physiol. pathol. et thérapeutiq. sur le diaphragme. In Bullet. de l'Acad. méd., 1853, et Union médic., 1853. — Du même. Physiol. des mouvements. Paris, 1867. — FABIUS. De spirometro ejusque usu. Amstelodami. 1853. — Spirometrische Beobachtungen. In Zeitschrift f. ration. Medicin, 1854. — SCHNEEVOGT. Ueber den praktischen Werth des Spirometers. In Henle's Zeitschr. für rationelle med., 1854. — ECKHARD. Grundzüge der Physiol. des Nervensystems. Giessen, 1854. — BUDGE. Mém. sur la cessat. des mouvem. inspirat. provoquée par l'irritat. du nerf pneumogastriq. In Compt. rend. de l'Ac. des sc. de Paris, 1854. — Du même. Ueber den Einfluss der Reizung des Nervus vagus auf das Athemholen. In Archiv f. path. Anat. und Physiol., 1859. — Du même. Zur Physiolog. des Zwerchfells. In Deutsche Klinik, 1860. — Du même. Ueber die Zwecke des Athmens. Weimar, 1860. — DOYÈRE. Mém. sur la respir. et la chal. anim. dans le choléra. In Mon. des hôpit., 1854. — REULING. Ueber den Ammoniakgehalt der expirirten Luft, und sein Verhalten in Krankheiten. Giessen, 1854. — SNELLEN. Einfluss des Vagus auf die Athmebewegungen. In Med. Lancet, 1854-1855. — HECHT. Essai sur le spiromètre. Th. de Strasbourg, 1855. — FERNET. Note sur la solubil. des gaz dans les dissolut. salines, pour servir à la théorie de la respirat. In Compt. rend. de l'Acad. des sc., 1855. — Du même. Du rôle des princip. élément. du sang dans l'absorpt. et le dégagem. des gaz de la respir. Thèse de la Faculté des sc. Paris, 1858. — LUDWIG et VIERORDT. Beiträge zur Lehre von den Athembewegungen. In Archiv für physiolog. Heilkunde, 1855. — MARCÉ. Recher. sur les rapports numér. qui existent chez l'adulte, à l'état normal et à l'état pathologique, entre le pouls et la respirat. In Archiv. génér. de médecine, 1855. — ARNOLD. Ueber die Athmungsgrösse des Menschen. Heidelberg 1855. — SCHMIDT (Alex.). Hœmatologische Studien. Dorpat, 1855. — HARLEY. On the Condit. of the Oxygen absorbed into the Blood during Respiration. In Philosoph. Magazin and Journ., 1856. — GUILLET. Descript. d'un spiromètre. In Compt. rend. de l'Acad. des sc., 1856. — DURIAU. Rech. expériment. sur l'absorption et l'exhal. par le tégum ext. Paris, 1856. — JACKSON (de Boston). De l'action du chloroforme sur le sang. In Compt. rend. de l'Acad. des sc., 1856. — LASÈGUE. Sur l'emploi de la spirométrie en médecine. In Arch. génér. de médec., 1856. — SCHNEPF. Note sur un nouveau spiromètre. In Compt. rend. de l'Acad. des sc., 1856. — Du même. Consid. physiol. sur l'acte de la respiration; influence de l'âge sur la capac. vit. du poumon; influence de la taille. In Gaz. médicale de Paris, 1857. — LIEBMANN. Versuche über die Rhythmik der Athembewegungen. Tubingen, 1856. — POULET. Rech. expér. sur cette question: l'eau et les substances dissoutes sont-elles absorbées par la peau? In Compt. rend. de l'Acad. des sc., 1856. — BONNET. Applicat. du compteur à gaz à la mesure de la respiration. In Compt. rend. de l'Acad. des sc., 1856. — BERNARD (Cl.). De l'élim. de l'hydrog. sulfuré par la surf. pulm. In Arch. génér. de méd., 1857. — Du même. Leçons sur les propriétés physiol. et les altér. path. des liq. de l'organisme. Paris, 1859. — Du même. Leçons sur les effets des subst. toxiq. et médicam. Paris, 1857. — MEYER (Lothar). Die Gase des Blutes. In Zeitschr. für ration. Med., 1857. — AUBERT und von Tschischwis. Versuche über den Stillstand des Zwerchfells durch Reizung des Vagus in Contraction und in Erschlaffung. In Moleschott's Untersuchungen, 1857. — SMITH (E.). On the Quantity of air inspired at every 5, 15 and 30 minut. of the day and night and under the Influence of Exercise on Respirat. and Medicines, etc. In The Lancet, 1857. — Du même. On the Influence of Exercise on Respir. and pulsat. In Edinburgh medic. Journ., 1859. — Du même. Experiments on the Phenomena of Respirat. In Proceedings of the Royal Society, 1859.— Du même. Résumé de recherches expériment. sur la respirat. In Journ. de physiol., 1860. — LOEWINSOHN. Exp. de nervi vagi in respirat. vi et effectu. Dorpat., 1858. — MÜLLER (W.). Beiträge zur Theorie der Respiration. In Annal. der Chemie und Pharm., 1858. — GERHARDT (C.). Der Stand des Diaphragma's. Tubingen, 1860. — SCHÖMACKER. Ueber die Wirkung der Musculi intercostales. In Archiv f. die holländischen Beiträge für Natur und Heilkunde, 1860. — BAUMLER. Beobachtungen über die Wirkungen der Zwischenrippenmuskeln. Erlangen, 1860. — KOSTER. Ueber die Wirkung der Respirationsmuskeln, namentlich der Muskeln intercostales. In Arch. f. die holländ. Beiträge zur Natur und Heilkunde, 1860. — MANDL. De l'osmose pulm. In Arch. gén. de méd., 1860. — PETTENKOFER. Ueber den Respirations und Perspirationsapparat im physiologischen Institute zu München. In Sitzungsberichte d. baierisch. Acad. der Wissensch. zu München, 1860. — Du même. Ueber die Respir. In Annal. der Chemie und Phys., 1862. — PETTENKOFER et VOIT. Untersuchungen über die Respirat. In Ann. Chem. und Phys., 1860. — SCHŒFFER. Ueber die Kohlensäure des Blutes und ihre Ausscheidung mittelst der Lunge. In Sitz. der k. Ak. der Wissenschaften zu Wien, 1860. — Du même. Die Kohlensäure im Blute. In Centralbl. d. med. Wiss., 1866. — SETSCHENOW. Beiträge zur Pneumatologie des Blutes, 1860. — Ows-

JANNIKOW. *Ueber den Stillstand des Athmungsprocesses während der Expirationsphase bei Reizung der centralen Ende des Nerves vagus.* In *Arch. f. pathol. Anatom. und Physiol.*, 1860. — EDENHUISEN. *Beiträge zur Physiol. der Haut.* In *Nachrichten von der Universität zu Göttingen*, 1861. — PASTEUR. *Animalcules infusoires vivant sans gaz oxygène libre, et déterminant des fermentations.* In *Compt. rend. de l'Acad. des sc.*, 1861. — Du même. *Nouvel exemple de ferment. détermin. par des animalc. infus. vivant sans oxyg. libre et en dehors de tout contact avec l'air de l'atmosph.* In *Comptes rendus de l'Académ. des sc.*, 1863. — ROUGET. *Le diaphragme chez les mammif., les ois. et les reptiles.* In *Mém. de la Soc. de biologie*, 1861. — TRAUBE. *Ueber die Beziehung der Respiration zur Muskelthätigkeit und die Bedeutung der Respiration überhaupt.* In *Arch. f. pathol. Anat. und Physiol.*, 1861. — Du même. *Zur Physiologie der Respiration.* In *Allgem. med. Centralzeit.*, 1862. — ROSENTHAL. *Die Athembewegungen und ihre Beziehungen zum Nerven-Vagus.* Berlin, 1862. — Du même. *Ueber den Einfluss des Vagus auf die Athembewegungen.* In *Archiv f. Anat. und Physiol.*, 1862. — Du même. *De l'influence du nerf pneumogastrique et du nerf laryngé supérieur sur les mouvem. du diaphragme.* In *Compt. rend. de l'Acad. des sc.*, 1861. — SCHIFF (Moritz). *Expér. relative à cette question: Le nerf laryngé est-il un nerf suspensif?* In *Compt. rend. de l'Acad. des sc.*, 1861. — Du même. *Kritisches und Polemisches zur Physiologie des Nervensystems.* In *Moleschott's Untersuchungen*, 1865. — BAUMGARTNER. *Der Athmungsprocess im Ei.* Freiburg, 1861. — HOLMGREN. *Ueber den Mechanismus des Gasaustausches bei der Respiration.* In *Wiener Sitzungsbericht.* — BODDAERT. *Rech. expérim. sur les lés. pulmon. consécut. à la sect. des n. pneumogastr.* In *Journ. de Brown-Séquard*, 1862. — SCZELKOW. *Zur Lehre vom Gasaustausch in verschiedenen Organen.* In *Zeitschrift f. rat. Medicin*, 1862. — RŒGENBERG. *Ueber den angeblichen Einfluss des N. vagi auf die glatten Muskelfasern der Lunge.* In *Stud. des physio. Instit. in Breslau*, 1862. — MOREAU (Armand). *Sur l'air de la vessie natat.* In *Compt. rend. de l'Acad. des sc.*, 1863. — REISET (J.). *Recherch. chim. sur la respir. des anim.* In *Ann. de phys. et de chim.*, 1863. — FOLEY. *Du travail dans l'air comprimé.* Paris, 1863. — GRÉHANT. *Rech. physiol. sur la respirat.* In *Journ. de l'anat. et de la physiol.*, 1864, et in *Revue scientifique*, 1871. — DEMARQUAY et LECONTE. *L'oxyg. au point de vue physiol. et thérap.* In *Compt. rend. de l'Acad. des scienc.*, 1864. — LANGE. *Ueber comprimirte Luft, ihre phys. Wirk.* Th. de Gött., 1864. — JOURDANET. *Le Mexique et l'Amérique tropicale: climats, hygiène et maladies.* Paris, 1864. — Du même. *Influence de la pression de l'air sur la vie de l'homme.* Paris, 1875. — WEIR MITCHELL and MOREHOUSE. *Research. upon the Anatomy and Physiol. of Respir. in the Chelonia*, 1864. Extrait in *Ann. sc. nat.*, 1865. — ESTOR et SAINT-PIERRE. *Du siège des combust. respirat., rech. expériment.* In *Journal de Robin*, 1865. — MAREY. *Pneumographie; études graphiq. des mouvem. respirat. et des influences qui les modif.* In *Journal de Robin*, 1865. — MILNE EDWARDS (Alph.). *Observation sur l'appar. respiral. de quelq. oiseaux.* — Du même. *Note addit. au mém. précéd.* In *Ann. des sc. nat.*, 1865 à 1867. — BERT (P.). *Sur quelq. points de l'Anat. du Fou de Bassan.* In *Bullet. de la Soc. philom.*, 1865. — BUDDER. *Beiträge zur Kenntniss der Wirkungen des Nervus laryng. superior.* In *Arch. f. Anat. und Phys.*, 1865 — DYBKOWSKI. *Einige Bestimmungen über die Quantität des mit dem Hämoglobin losegebundenen Sauerstoff.* In *Hoppe Seyler's med. chem. Untersuchung.* 1866. — PREYER. *Ueber die Kohlensäure und den Sauerstoff im Blute.* In *Centralbl. f. die mediz. Wissenschaften*, 1866. — Du même. *Beiträge zur Kenntniss des Blutfarbestoffes.* In *Centralbl. f. die med. Wissensch.*, 1866. — GRAHAM. *On the Absorp. and Dialyt. Separat. of Gases by colloïd septa.* In *Philos. Transact.*, 1866. — ODLING. *La diff. des gaz, récentes découvertes de Graham.* In *Rev. des cours scient.*, 1866. — PFLÜGER. *Gasometrie des Blutes.* In *Centralbl. f. die med. Wissensch.*, 1866. — Du même. *Ueber die Kohlensäure des Blutes.* Bonn, 1864. — Du même. *Die normalen Gasmengen des arteriellen Blutes nach verbesserten Methoden.* In *Centralbl. f. die med. Wissensch.*, 1867. — Du même. *Die Gase der Secrete,* In *Pflüger's Arch.*, 1869. — Du même. *Ueber die Diffus. des Sauerstoffs und den Ort der Oxydationsprocesse im thierisch. Organismus.* Ibid., 1872. — HIRSCHMANN et SCZELKOW. *Ein Beitrag zur Frage über den Ort der Kohlensäurebildung im Organismus.* In *Arch. von Reichert und Dubois-Reymond*, 1866. — ALBINI. *Sulla respiratione nelle rane.* In *Acad. sc. Naples*, 1866. — CZERMAK. *Ueber mechanische Vagusreizung beim Menschen.* In *Jenaische Zeitschrift f. Mediz.*, 1866. — DUMÉRIL (Aug.). *Méthamorph. des axolotls.* In *Ann. sc. nat.*, 1867. — Du même. *Exp. faites sur les axolotls démontrant que la vie aquat. se continue, sans trouble appar., après l'ablat. des houppes branchiales.* In *Comp. rend. de l'Acad. des sc.*, 1867. — MAC-GILLAVRY. *De invloed van den Nerv. vagus op de Ademhalingsbewegingen.* Extr. por ROSENTHAL. In *Centralbl. f. die med. Wiss.*, 1867. — MANTEGAZZA. *Dell' azione del dolore sulla respiratione (Ricerche sperimentali).* In *Gazetta medic. ital. di Lombardia*, 1867. — LORTET. *Deux ascensions au Mont-Blanc, en 1869. Recherch. physiolog. sur le mal des mont.* Paris, 1869, et in *Rev. des cours scient.*, 1869-1870. — JUBELIN (Aug.). *Etude critique sur les muscles intercostaux.* Thèse de Strasb., 1870. — BERT (P.). *Leçons sur la physiolog. compar. de la respirat. professées au Muséum d'hist. natur.* Paris, 1870. — Du même. *Rech. expérim. sur l'influence que les changem. de pression barométriq. exercent sur les phénom. de la vie.* In *Comptes rendus de l'Acad. des sc.,* passim., 1871, 1872, 1873, 1874, 1875, et in *Ann. sc. nat.,* 1874. — Hammarsten. *Ueber die Case der Hundelymphe,* 1871 ; analysé in *Centralbl.,* 1872. — Wolffberg. *Ueber die Spannung der Blutgase in den Lungencapillaren.* In *Pflüger's Arch ,* 1871. — Mathieu et Urbain. *Des gaz du sang, expér. phys. sur les circonst. qui en font varier la proport. dans le système artériel.* In *Arch. de physiol. norm. et pathol.,* 1872. — Arloing et Tripier. *Contribution à la physiol. des nerfs vagues.* In *Arch. de physiol. norm. et pathol.,* 1872. — Strassburg. *Die Topographie der Gasspannungen im thierischen Organismus.* In *Pflüger's Archiv,* 1872. — Straus (I.). *Des récents trav. sur les gaz du sang et les échang. respirat.* In *Arch. gén. de méd.,* 1873. — Le même et Carlet (G.). *Sur le fonctionnem. de l'app. respir. après l'ouv. de la paroi thorac.* In *Compt. rend. de l'Acad. des sc.,* 1873. — Campana. *Rech. d'anat. de physiol. et d'organog. pour la déterminat. des lois de la genèse et de l'évolut. des espèces animales.* Premier mémoire: *Physiol. de la respirat. chez les oiseaux,* etc. Paris, 1875, G. Masson. — Carlet (G.). *Appareils schématiques nouveaux relatifs à la respir.* In *Compt. rend. de l'Acad. des sc.,* 1875. — Du même. *Sur le mode d'action des piliers du diaphragme.* In *Compt. rend. de l'Acad. des sc.,* 1875.]

On comprend que nous n'ayons pas donné ici toutes les indications bibliographiques concernant l'anatomie et la physiologie comparée. On trouvera la liste complète des travaux de zoologie, parus avant 1858, et relatifs à la respiration, dans les deux premiers tomes du bel ouvrage de H. Milne-Edwards : *Leçons sur la physiologie et l'anatomie comparée de l'homme et des animaux,* en cours de publication. Nous n'avons signalé, dans notre notice bibliographique, que les ouvrages sur la physiologie comparée de la respiration qui ont paru depuis cette époque.

Consulter aussi les ouvrages classiques de Béclard, Bérard, Béraud et Robin, Budge, Colin, Hermann, Küss et Duval, Longet, Ludwig, Müller, Vierordt, Wundt, etc.          [G. C.

**RESPIRATOIRE** (Appareil). *Voy.* Respiration.

**RESPONSABILITÉ MÉDICALE.**    Le médecin est-il responsable des résultats de sa pratique? est-il responsable des fautes qu'il commet dans l'exercice de son art, et qui entraînent pour le malade un préjudice grave et évident? Existe-t-il pour le médecin une responsabilité professionnelle? La question ainsi posée n'est pas douteuse. Si le médecin ne peut répondre des conséquences du traitement le plus rationnel et le mieux suivi, c'est que l'art a ses bornes posées par la nature; qui peut lui demander de prolonger indéfiniment la vie humaine? mais si le médecin, par une faute palpable, a causé la mort de son malade, a altéré sa santé, l'a condamné à une infirmité incurable, ne supportera-t-il pas justement la responsabilité de ces actes, à la condition qu'on distinguera nettement les résultats de la pratique de la faute commise. La responsabilité s'applique encore aux devoirs déterminés par la loi, à l'obligation du secret, à la déclaration des naissances, aux réquisitions, aux conditions imposées aux officiers de santé et aux sages-femmes; elle se retrouve dans certains crimes ou délits que la profession médicale facilite et où elle devient une circonstance aggravante; ici le médecin est atteint par des textes déterminés de la loi et au sujet d'obligations précises; mais la responsabilité médicale proprement dite, celle à qui l'usage a conservé ce nom, concerne la pratique médicale et les fautes commises dans l'exercice de l'art.

L'importance de la question ne peut être méconnue; deux intérêts sont en présence : l'intérêt de la société et celui de la profession médicale; ils semblent en lutte et cependant ils sont les mêmes. D'une part, parmi les médecins surtout, autrefois plus qu'aujourd'hui, les partisans d'une irresponsabilité absolue veulent placer leur profession presque en dehors du droit commun; d'une autre part des jurisconsultes, s'appuyant sur les idées d'un autre âge, entraînent le praticien dans une responsabilité étroite et veulent, suivant l'expression de Tré-

buchet, faire descendre la médecine dans une arène continuelle de procès criminels ou civils. Certes, la vérité se trouve entre ces deux extrèmes; le médecin n'a
pas reçu par son titre le droit d'user et d'abuser du couteau et des poisons et de
compromettre impunément la vie de ses malades; mais en même temps il reste
libre de sa doctrine et de ses méthodes, dans l'exercice consciencieux de son art.
Il ne répond pas des fautes qui n'impliquent pas une ignorance grossière ou une
négligence coupable. Il semble que tout homme sensé, jurisconsulte ou médecin, doive être d'accord sur ce principe d'une responsabilité restreinte, qui sau-
vegarde les intérêts publics, maintient la dignité et la liberté de la profession,
et ne la sacrifie pas à des exigences excessives. Mais il ne suffit pas de résoudre
la question d'une manière générale; la difficulté est dans l'application : c'est dans
les cas en particulier que se présentent les discussions sérieuses, les appréciations
et les décisions contestées. On aura beau poser le principe et éclaircir la doctrine;
ce sera un guide pour les experts et pour les juges, mais la difficulté renaîtra
avec chaque cas nouveau.

On n'éteindra pas les procès en responsabilité médicale; les occasions ne cesseront pas de se produire; ce sont des morts subites, des accidents imprévus, des
catastrophes comme la chirurgie et l'obstétricie en présentent. Le personnel responsable est nombreux : ce sont les docteurs en médecine et en chirurgie, les
officiers de santé et les sages-femmes, les pharmarciens, les herboristes, les dro-
guistes, les fabricants de produits chimiques, tous ceux qui préparent, vendent ou
emploient les produits usités en médecine, auxquels s'ajoutent les charlatans
eux-mêmes, recherchés pour les suites d'un traitement illégal. Wald rapporte
qu'en Allemagne, de 1852 à 1856, on a compté 220 procès criminels contre des
médecins, qui se terminèrent presque tous, il est vrai, par des acquittements. Les
mobiles sont la douleur aveugle que cause la perte d'une personne très-chère, une
mort inopinée, un accident imprévu, une cure incomplète, le ressentiment pour
une infirmité que l'on attribue au traitement, la prévention, la malveillance, l'hos-
tilité contre un médecin, parfois aussi les insinuations d'un confrère. « Combien
de fois, dit Montaigne, nous advient-il de voir les médecins imputant les uns
aux autres la mort de leurs patients. » Plus rarement la plainte s'élève à l'occasion d'une faute, d'une erreur, d'un empoisonnement produit par une méprise
ou par la dose excessive du médicament; d'autrefois encore, c'est quand le médecin demande ses honoraires, qu'on lui répond par une plainte en responsabilité. Les médecins les plus honorables peuvent être l'objet de ces récriminations
injustes, Laënnec lui-même, introduisant en France le traitement de la pneumonie par les contro-stimulants, et ayant échoué dans un premier cas, n'échappa
que par sa haute renommée à des poursuites de ce genre.

Malgré les progrès de la médecine, la question de la responsabilité conserve
donc toute son importance; nous l'examinerons sous les points de vue suivants :
L'historique, le principe de la responsabilité et les restrictions à ce principe, les
cas de responsabilité médicale, la jurisprudence, l'application aux différentes
branches de l'art, la responsabilité spéciale des officiers de santé et des sages-
femmes, celle des personnes qui exercent sans titre, la responsabilité des experts,
les crimes et les délits dont la profession médicale peut être l'occasion, les règles
des expertises en matière de responsabilité.

I. Historique. La responsabilité médicale a existé à toutes les époques et
dans tous les pays, d'autant plus sévère que l'art était moins avancé et était exercé
par un personnel de condition inférieure ; on voit aussi que partout elle était d'une

application difficile et que le plus souvent les médecins parvenaient à s'y soustraire. Le document le plus ancien à cet égard est fourni par Diodore de Sicile :
« Les Égyptiens, dit-il, avaient un livre qui renfermait les règles de la science médicale, auxquelles les médecins étaient tenus de se conformer ponctuellement ;
ces règles avaient été tracées par les successeurs les plus immédiats et les plus
célèbres d'Hermès. Lorsque les médecins les suivaient avec exactitude, ils étaient
à l'abri de toute poursuite, même lorsque le malade venait à périr ; mais dès
qu'ils s'en écartaient, on les punissait de mort, quelle que fut d'ailleurs l'issue
de la maladie. » (Diodore de Sicile, *Bibliothèque historique*, lib. I, c. LXXXII.) Aristote donne un exemple de l'application de ces lois (lib. III, posit c. II) : « *Apud
Ægyptios non licuisse, ante tertiam diem, movere; quod antea movisset medicus, periculo id faciebat suo.* » Nous trouvons chez les Grecs une appréciation
plus saine de la responsabilité, Platon la repousse pour le médecin qui agit de
bonne foi : « *Medicus ab omni pœna solutus esse debet, si is qui ab ipso cura-
tur, ipso invito moriatur.* » (*De legib.*, lib. IX.) C'est cependant l'histoire grecque qui nous présente un des plus terribles exemples de responsabilité médicale : Plutarque rapporte que Glaucus, médecin d'Ephestion, ayant quitté son
malade pour aller au théâtre, celui-ci fit un écart de régime qui causa sa mort ;
Alexandre, dans sa douleur insensée, fit mettre en croix le malheureux médecin
(*Vie d'Alexandre*, cap. XCIV). Zacchias, appréciant avec sévérité la négligence des
médecins (Lib. VI, tit. I, quæst. 6), ne s'indigne pas contre cet acte cruel :
« *Inde non videtur multa reprehensione dignus Alexander magnus, qui Glau-
conem medicum cruci affixit, quod Ephestionem deseruisset, ut quibusdam
spectaculis interesset, unde in causa fuit non servata debita victus ratione
obierit.* » Opposons à cet exemple celui d'un roi de France qu'on n'a guère l'habitude de louer : Ambroise Paré rapporte (lib. IX, cap. XXXVIII), qu'un chirurgien saignant Charles IX, atteignit le nerf en voulant piquer la veine ; il en ré-
sulta des accidents qui, traités par Paré, ne guérirent qu'au bout de trois mois ;
le chirurgien passait pour habile et il n'est nullement question de mesures sévères prises à son égard.

La responsabilité médicale existait à Rome : on possède ici des textes importants. Montesquieu s'exprime en ces termes (*Esprit des lois*, liv. XXIX, c. XIV) :
« Les lois romaines voulaient que les médecins pussent être punis pour leur négligence ou leur impéritie. Dans ce cas, elles condamnaient à la déportation un
médecin d'une condition un peu relevée, et à la mort celui qui était d'une condition plus basse. Par nos lois, il en est autrement. Les lois de Rome n'avaient
pas été faites dans les mêmes circonstances que les nôtres. A Rome, s'ingérait
de la médecine qui voulait ; mais parmi nous les médecins sont obligés de faire
des études, de prendre certains grades, ils sont donc censés connaître leur art. »
Ces peines si sévères ne s'appliquaient pas aux fautes commises dans la pratique
de l'art, mais aux crimes dont elle pouvait être l'occasion ; elles sont indiquées
dans le Digeste, au titre *ad legem corneliam, de sicariis et veneficis* (lib. XLVIII,
tit. VIII, loi 1re, princip. § 1 et 2 ; loi 5e, princip. § 1, 2, 3 et 5) : « *Qui hominem occiderit... qui hominis necandi causa venenum confecerit, dederit...
Eadem lege et venefici capite damnantur, qui artibus odiosis, tam venenis, quam
susurris magicis homines occiderint, vel mala medicamenta publice vendide-
rint... Si cui temere cicutam, salamandram, aconitum... mandragoram, can-
tharidas, aut quid lustramenti causa dederint, pœna teneantur hujus legis...
pœna insulæ deportatio est, et omnium bonorum ademptio. Sed solent hodie ca-*

*pite puniri, nisi honestiore loco positi fuerint, quam ut pœnam legis susti-*
*neant ; humiliores solent enim vel bestiis subjici, altiores vero deportantur in*
*insulam. »*

Le droit romain distinguait nettement le résultat de la pratique de la faute commise ; on n'imputait pas au médecin l'événement funeste, mais sa négligence et son impéritie. C'est dans la loi *aquilia* (cap. ı et ııı, an de Rome 468), que se trouve particulièrement inscrit le principe de la responsabilité médicale, développé par les commentaires : « *Lege aquilia capite primo cavetur : ut qui servum, servanve, alienum, alienamve, quadrupedem vel pecudem, injuria occiderit, quanti in eo anno plurimi fuit, tantumœs dare domino damnas esto* (Gaius). *Injuria autem occidere intelligitur qui nullo jure occidit.* » Ce premier chef prévoit le cas de mort, le troisième s'applique à tout autre dommage causé. « *Cœterarum rerum, prœter hominem et pecudem occisos, si quis alteri damnum facit, quod usserit,* ruperit, *fregerit, injuria, quanti ea res erit, in diebus trigenta proximis, tantum œs domino dare, damnas esto.* » (Ulpien). *Rupisse* est pris dans le sens de *corrumpere, vulnerare.* « *Aquila enim eas* ruptiones *quœ damna sunt persequitur.* » — « *Rupisse cum utique accipiemus qui vulneraverit, vel virgis, vel loris, vel pugnis, cecidit, vel telo, vel alio modo, ut scinderet aliqui corpus, vel tumorem fecerit.* »

L'impéritie et la négligence sont indiquées dans les textes suivants : *Instit. de Justinien, de lege aquilia,* lib. IV, tit. III, § 7 : « *Imperitia quoque culpœ adnumeratur, veluti si medicus ideo servum tuum occiderit, quod eum male secuerit, aut perperam ei medicamentum dederit.* » § 6 : « *Prœterea si medicus qui servum tuum secuit, dereliquerit curationem, atque ob id mortuus fuerit servus, culpœ reus est.* » Gaius. (*Digest.* lib. IX; tit. II, *ad legem aquil.* 8) : « *Idem juris est, si medicamento perperam usus fuerit. Sed et qui bene secuit et dereliquit curationem, securus non erit, sed culpœ reus intelligitur.* » Ulpien : « *Quemadmodum si hominem medicus recte secuerit, sed negligenter vel ipse vel alius curaverit, aquilia cessat. Quid ergo est, et hic puto ad exemplum aquiliœ dandam actionem... in medicum qui negligenter curavit, sive homo periit, sive debilitatus est.* » Un autre texte d'Ulpien est positif ; il distingue l'événement fatal de l'impéritie, mais l'excuse tirée de la fragilité humaine ne détruit pas la responsabilité : « *Sicuti medico eventus mortalitatis imputari non debet, ita quod per imperitiam commisit imputari debet ; prœtextu humanœ fragilitatis delictum decipientis in periculo homines innoxium esse non debet.* » Sous le nom de *delictum,* on comprenait aussi le quasi-délit, le fait d'imprudence, tout acte dommageable et défendu par la loi.

L'impéritie, la négligence étaient caractérisées par les axiomes qui sont encore admis aujourd'hui (*Digest* lib. V, t. XXVII, *de verborum signific.*) : « *Magna negligentia culpa est, magna culpa dolus est : Latœ culpœ finis est non intelligere quod omnes intelligunt. Lata culpa est nimia negligentia, id est non intelligere quod omnes intelligunt.* » On y ajoute : « *Imperitia culpœ adnumeratur* » et à propos de la loi *aquilia,* la faute légère a son importance (1. 44 princ.). « *In lege aquilia et levissima culpa venit.* »

Il n'y avait pas d'action publique ; c'étaient les personnes intéressés qui intentaient l'action en responsabilité. Proculus qui s'occupe de l'impéritie et déclare le médecin responsable, examine l'action que l'on peut avoir contre lui : c'est d'abord par la loi *aquilia* qui prévoit le dommage causé à la propriété d'autrui, sans mauvaise foi, par sa faute et son imprudence ; cette loi ne concernait que la propriété et par suite les esclaves, mais par extension, (Lederlin) il paraît qu'elle a été appliquée au dommage causé aux hommes libres. C'était ensuite l'action *ex locato* qui prend son fondement dans un louage de services entre le malade et le médecin, assimilé en cas de faute à l'ouvrier qui n'aurait pas fait ce qu'il devait. Cette dernière action s'appliquait aux hommes libres.

On semble s'être occupé plutôt d'annuler les conséquences de la faute, que de punir la faute elle-même, comme dans le cas suivant : Ulpien (*Dig. de extra-ord. cognit., lib.* 50, t. XIII.) « *Si medicus, cui curandos suos oculos, qui iis laborabat commiserit, periculum amittendorum eorum, per adversa medicamenta inferendo, compulit, ut ei possessiones suas contra bonam fidem æger venderet, incivile factum præses provinciæ coerceat, remque restitui jubeat.* »

La responsabilité des sages-femmes est indiquée dans le texte suivant : « L. 9. *Princip. ad. leg. aquil.*). « *Item si obstetrix medicamentum dederit et inde mulier perierit, Labeo distinguit ut, si quidem suis manibus supposuit, videatur occidisse ; sin vero dedit, ut sibi mulier offerret, in factum actionem dandam ; quæ sententia vera est, magis enim causam præstitit quam occidit.* » Si la sage-femme a appliqué le remède de ses propres mains, elle est atteinte par la loi *aquilia ;* si elle n'a fait que remettre le médicament, c'est une action d'un autre ordre.

Malgré ces textes formels, il ne semble pas que la responsabilité médicale ait été fréquemment appliquée à Rome, Pline se plaint de l'impunité accordée aux médecins : « Ils sont les seuls, dit-il, qui puissent impunément commettre un meurtre : (*Plinii secundi hist. mundi,* lib. 29, c. 1). « *Nulla præterea lex quæ puniat inscitiam capitalem, discunt periculis nostris et experimenta per mortes agunt; medicoque tantum hominem occidisse impunitas summa est.* » Ils ont cet heur, disait un poëte ancien, cité par Montaigne (liv. II, chap. xxxvii), que « le soleil esclaire leur succez et la terre cache leur faulte ».

La responsabilité médicale se retrouve dans les lois et coutumes des nations barbares qui envahissent l'empire romain, mais ici ce principe était d'une application générale. Les accidents qui accompagnent la phlébotomie ont toujours appelé l'attention ; on lit dans la loi des Visigoths : « *Si quis medicus, dum fle-botomiam exercet et ingenuum debilitaverit. c. solidos coactus absolvat ; si vero mortuus fuerit, continuo propinquis tradendus est, ut quod de eo facere voluerint habeant potestatem.* »

Le droit canon admet la responsabilité médicale, pour ignorance et négligence grave, aussi bien que pour dol. Zacchias développe cette doctrine dans le titre de son ouvrage, consacré aux erreurs du médecin que la loi peut punir (lib. VI, tit. 8, *de Erroribus medicorum a lege punibilibus*). Il constate d'abord les cas où la responsabilité n'existe pas : « *Medicus ab omni culpa liber est, si qui ab ipso curato, ipso invito moriatur. Medici nunquam culpa presumitur, mortuus in-firmus.* » Si la faute par ignorance peut être punie, ce n'est jamais d'une peine corporelle. Le médecin pèche par omission ou commission, par négligence ou ignorance. La négligence, c'est l'omission ou l'application tardive des moyens né-cessaires, tels que le retard d'une saignée ; l'ignorance est basée sur six caractères, tirés presque tous des doctrines du temps, et qui montrent le danger et le vague des accusations de ce genre. Il examine ensuite si la présomption d'un médecin doit être considérée comme un dol ou comme un effet de son ignorance ; il dis-cute sur le degré de la faute qui peut être *culpa latissima, latior, lata, levis, levissima,* et il termine par ces conclusions sur les fautes que la loi doit punir :

ce sont toutes celles que le dol accompagne et qui sont frappées d'une peine par la loi canonique comme par la loi civile ; si la négligence est grande, « *Etiam a civili lege puniri posse et a canonica expiari.* » Si elle est médiocre : « *Si modica, apud civilem quidem in considerationem non haberi, apud canonicam non prorsus pœnæ esse immunem.* » Quant à l'ignorance, si elle est grande ces deux lois l'atteignent ; si elle est moindre, elle échappe à la loi civile, en appelant seulement à un certain degré l'attention de la loi canonique : « *Sin minus, a pontificia tantum in eam leviter animedverti debetur.* »

La responsabilité était partout au moyen âge ; elle atteignait jusqu'au juge, forcé de descendre dans l'arène, pour défendre ses arrêts. Quand la jurisprudence se régularise en France, nous voyons deux courants dans les décisions des tribunaux ; Les uns appliquent avec sévérité et d'une manière absolue le principe de la responsabilité, et discutent dans ses détails la conduite du médecin, les autres n'admettent que la faute lourde et patente et repoussent toute autre cause de condamnation. Le 25 avril 1427, dit Trébuchet, un médecin fut admonesté par un arrêt pour avoir tenté imprudemment sur un malade un remède violent, qui pouvait le tuer ou le guérir en peu d'heures ; il lui fut interdit de récidiver sous des peines plus graves. En 1596, les enfants d'un chirurgien décédé qui avait blessé un malade, en le saignant, sont condamnés par le parlement de Bordeaux à 450 livres de dommages et intérêts. Verdier, dans sa jurisprudence de la médecine et de la chirurgie, rapporte un certain nombre d'arrêts analogues. En 1602, le parlement de Paris déclare que les médecins et chirurgiens ne sont pas responsables des accidents qui surviennent au cours du traitement.

Le parlement de Bordeaux, le 6 avril 1710, renvoie un chirurgien des fins de la plainte, parce qu'il fut reconnu qu'il n'y avait ni dol ni malice de sa part, en lui enjoignant d'appeler à l'avenir un conseil dans les cas sérieux et de s'en rapporter à l'avis de la majorité. Les parlements à cette époque s'arrogeaient le droit de statuer pour l'avenir, d'interdire l'exercice de telle ou telle profession et de la soumettre à certaines règles. Une décision analogue est rendue en 1714. Le parlement d'Aix déclare en 1654, qu'il y a lieu à dommages et intérêts et non à action criminelle contre un chirurgien ignorant. En juin 1696, un arrêt du parlement de Paris confirme une sentence du Châtelet, par laquelle il avait été jugé que les chirurgiens ne sont pas garants responsables de leurs remèdes, tant qu'il n'y a que de l'ignorance et de l'impéritie de leur part : « *Quia ægrotus debet sibi imputare cur talem elegerit,* » que le malade ne peut s'en prendre qu'à lui d'avoir choisi un tel homme. En 1703, le parlement de Paris alloue une indemnité de 150 livres à une femme qui avait été blessée dans une saignée.

En 1725, un chirurgien est admonesté pour avoir opéré contre l'avis de ses confrères ; il avait, disait-on, estropié un malade en lui faisant une incision, et il réclamait ses honoraires, en même temps qu'on lui demandait des dommages et intérêts. Le président déclare qu'en considération de son habileté reconnue et de ses bonnes intentions, la cour a bien voulu ne pas donner un jugement rigoureux, mais elle lui enjoint d'appeler un conseil dans les grandes cures, et qu'il soit l'ancien ou le plus jeune, de déférer à l'avis de la majorité. Le 22 juin 1768, le parlement condamne un chirurgien à payer 15,000 francs de dommages et intérêts à un jeune homme, auquel il fallut couper le bras, pour remédier aux suites du mauvais traitement d'une fracture ; il lui fut défendu en outre de continuer l'exercice de sa profession.

Les chirurgiens, à leur tour, réclamaient des dommages et intérèts de ceux qui les accusaient à tort d'impéritie et de maladresse. Un chirurgien remet un bras fracturé, la réduction est suivi de gangrène, l'amputation devient nécessaire. Le blessé refuse le paiement des honoraires, accusant le chirurgien d'impéritie. Celui-ci soutient que l'amputation était devenue nécessaire, par la faute même du patient. Cette contestation donna lieu à un interlocutoire par lequel il fut dit que « par experts chirurgiens, nommés de part et d'autre, il serait vérifié, d'après les déclarations respectives du chirurgien et du malade et autrement, de la manière dont le chirurgien s'était comporté, si l'opération et les pansements avaient été faits suivant les règles de l'art... » Ce rapport s'étant trouvé en faveur du chirurgien, sa demande lui fut adjugée avec 50 francs de dommages et intérêts pour réparation de l'inculpation d'ignorance et de maladresse, et la sentence fut confirmée par un arrêt du 14 septembre 1764.

Les chirurgiens cessaient d'être responsables lorsqu'ils avaient opéré par l'ordre d'un médecin. Cette doctrine se trouve confirmée par plusieurs arrêts, notamment par celui du parlement de Paris, du 11 mars 1771.

Ces exemples donnent une idée de l'ancienne jurisprudence, mais nous n'en tirerons aucune conséquence pour l'époque actuelle ; « c'est un grave abus, dit avec raison Trébuchet, d'invoquer sans cesse des jugements rendus sous l'empire d'autres mœurs et d'autres institutions, surtout en ce qui concerne l'art médical, qui a réalisé de nos jours de si remarquables progrès. »

Avec les codes nouveaux, la responsabilité médicale reparaît, mais elle n'est plus inscrite en termes exprès dans la loi, c'est la jurisprudence qui peu à peu, et non sans luttes, la détermine et lui applique les règles du droit commun. L'historique ici ne serait autre chose que l'exposé de la question elle-même. Les médecins s'arment d'abord du silence de la loi et, au nom de la dignité de la profession et de l'intérêt public, repoussent d'une manière absolue toute responsabilité. L'expression la plus complète de cette doctrine se trouve dans un rapport de l'Académie de médecine, du 29 septembre 1829 : « Nul doute que les médecins ne demeurent légalement responsables des dommages qu'ils causent à autrui par la coupable application des moyens de l'art, faite sciemment, avec préméditation et dans de perfides desseins ou de criminelles intentions ; mais la responsabilité des médecins, dans l'exercice consciencieux de leur profession, ne saurait être justiciable de la loi ; les erreurs involontaires, les fautes hors de prévoyance, les résultats fàcheux hors de calcul, ne doivent relever que de l'opinion publique. Si l'on veut qu'il en soit autrement, c'en est fait de la médecine ; c'est un mandat illimité qu'il faut auprès des malades ; l'art de guérir ne peut devenir profitable qu'à cette condition. En fait donc de médecine pratique, de même qu'en matière de justice distributive, les médecins, non plus que les juges, ne sauraient devenir légalement passibles des erreurs qu'ils peuvent commettre de bonne foi dans l'exercice de leurs fonctions. Là comme ici, la responsabilité est toute morale, toute de conscience ; nulle action juridique ne peut être légalement intentée, si ce n'est en cas de captation, de dol, de fraude et de prévarication. Ainsi le veut la juste intelligence des intérêts privés. » Deux procès malheureux, en 1829 et 1833, placent les partisans de cette doctrine dans une position difficile ; c'est en vain que la commission de l'association des médecins de Paris déclare « que le principe de la responsabilité une fois admis, l'exercice libre, consciencieux, progressif de l'art de guérir devient impossible, et l'humanité demeure sans cesse en péril. Le médecin sera dans l'alternative ou de s'abandonner à une funeste inaction et de livrer les malades aux progrès certains de leurs maux, ou de tenter des médications, des opérations salutaires sans doute, mais telles cependant, que dans certains cas, qu'on ne saurait ni calculer, ni prévoir, elles pourraient compromettre son honneur, sa réputation, sa fortune ». Ces théories ne prévalent pas contre l'évidence de fautes qui avaient ému l'opinion. Les médecins succombent devant les tribunaux qui peut-être outrepassent le but.

Tous les médecins étaient loin de partager cette doctrine de l'irresponsabilité absolue; Fodéré, peu après la publication des codes (t. VI, p. 428), loin de voir dans l'irresponsabilité du médecin une condition nécessaire au progrès de la science, considérait cette prérogative comme un danger et un obstacle à sa marche. « Il convient, disait-il, de laisser aux gens de l'art la plus grande liberté dans leurs voies de traitement, et en même temps de les rendre civilement responsables de toutes les fautes commises par trop de témérité ou par une présomptueuse ignorance. » Il est vrai qu'il demandait pour l'appréciation de ces faits un jury médical. Orfila ne balance pas à reconnaître que les hommes de l'art sont responsables comme tous les citoyens du dommage arrivé par leur imprudence, et il admet suivant la gravité des cas une responsabilité civile ou pénale. « Nous voulons, dit Trébuchet (p. 219), que le médecin ait un mandat illimité auprès du malade, mais à la condition expresse et tacite qu'il remplira avec une rigoureuse exactitude les devoirs du mandataire qui est responsable, non-seulement du dol, mais encore des fautes qu'il peut commettre. »

Cette doctrine de l'irresponsabilité absolue est bientôt abandonnée par les médecins eux-mêmes, la discussion se concentre sur les caractères et l'étendue de la faute qui peut être imputable au médecin. Le point important est mis hors de doute, c'est qu'une expertise sérieuse doit précéder toute décision de la justice; le fait doit être avant tout apprécié avec impartialité par des personnes compétentes. Dans ces conditions, la jurisprudence se forme, et les médecins réussissent bien mieux à faire écarter des accusations mal fondées qu'en se basant sur des principes que les tribunaux ne reconnaissent pas.

La responsabilité médicale est également admise par les législations étrangères. En Allemagne elle était formellement reconnue par l'ordonnance criminelle de Bamberg et par la constitution caroline, article 134 : « Si le médecin par légèreté, témérité, ignorance, a causé la mort en employant des remèdes dangereux et qui ne convenaient pas, il sera puni, sur l'avis des personnes instruites et compétentes, suivant les circonstances du fait. La faute est plus grave, *culpa non levis*, si elle est commise par une personne qui n'a pas étudié. Si le médecin a donné la mort volontairement, c'est un meurtrier ordinaire. » La constitution caroline admettait donc la responsabilité, mais aussi la nécessité de l'expertise. Le code pénal allemand du 31 mai 1870, en vigueur depuis le 1er janvier 1871, ne mentionne pas formellement la responsabilité médicale, mais elle résulte comme en France de dispositions générales qui s'appliquent à l'homicide et aux blessures par imprudence et négligence, celui qui par négligence occasionne la mort d'un homme ($ 222), ou produit des blessures ($ 230), est puni, dans le premier cas, d'un emprisonnement qui peut aller jusqu'à trois ans, et dans le second cas d'une amende qui peut aller jusqu'à trois cents écus ou d'un emprisonnement de deux ans au plus. Si l'auteur du fait était obligé à une attention plus particulière, par son emploi, ses devoirs ou sa profession, la peine est aggravée et elle peut être de cinq ans d'emprisonnement dans le cas d'homicide et de trois ans dans celui de blessure. Ce sont ces articles qui sont appliqués à la responsabilité du médecin.

Le code autrichien punit, en vertu de dispositions spéciales, l'ignorance et la négligence du médecin ; celui qui dans le traitement d'un malade commet de telles fautes, que son ignorance est évidente, se rend coupable d'une contravention, s'il en résulte un dommage corporel, et d'un délit, si la mort en a été la conséquence ; l'exercice de l'art de guérir lui sera interdit, jusqu'au moment où, par un nouvel examen, il aura prouvé qu'il possède les connaissances qui lui manquaient (§ 356). La même peine atteindra le chirurgien dont l'inhabileté dans une opération aura entraîné des conséquences facheuses (§ 357). Si un médecin ou un chirurgien a entrepris une cure et néglige son malade, de manière à lui nuire, il est passible d'une amende de cinquante à deux cents florins ; mais, si la négligence a entraîné un préjudice grave ou a occasionné la mort, on applique les dispositions générales (§ 335), qui punissent d'un emprisonnement plus ou moins sévère, de un à six mois, de six mois à un an, l'auteur des blessures ou de l'homicide commis par imprudence ou négligence. Quelques auteurs ont même pensé que la responsabilité devait remonter jusqu'aux Facultés et aux jurys d'État qui avaient reçu les médecins plus tard convaincus d'ignorance. Friedreich et Buchner discutent cette opinion, à laquelle on objectera que le temps et l'absence de travail ont pu faire oublier les choses apprises.

En Angleterre et aux États-Unis, la responsabilité est de droit commun ; elle est surtout sévère pour les personnes qui excercent sans titre, et cette jurisprudence semble devoir conduire, en Amérique surtout, à la nécessité d'études préalables et d'un titre sérieux pour exercer l'art de guérir. Le doctorat ne met pas à l'abri de ces poursuites, tout en les rendant moins à craindre ; il y a des exemples assez fréquents d'accord préalable entre le médecin et son malade, qui, dans les cas périlleux, s'engage à renoncer à toute action en responsabilité pour les faits du traitement. La responsabilité médicale a été affirmée en Espagne dans un procès récent (1867, séquestration d'une aliénée) et a donné lieu à une erreur judiciaire, suivie de réhabilitation, sur le rapport d'une commission de la Société médico-psychologique de Paris. En Italie, la responsabilité résulte des articles 554 et 555 du code pénal, qui se rapportent à l'homicide et aux blessures par imprudence, inattention, négligence, auxquelles s'ajoute l'impéritie dans la profession que l'on exerce (*imperizia dell' arte o della professione che esercita*) ; ce sont ces dispositions qui visent la profession médicale. Ce coup d'œil historique montre que la responsabilité médicale a été appliquée à toutes les époques et dans tous les pays, qu'elle s'est adoucie avec les progrès de la science et de la civilisation, et qu'elle est d'autant plus restreinte que la profession médicale a reçu une organisation plus régulière.

II. LE PRINCIPE ET LA RESPONSABILITÉ. Personne n'est absolument irresponsable ; la responsabilité est un fait général, elle doit atteindre tout homme et toute profession. Le médecin a des devoirs importants à remplir ; il a entre les mains la santé et la vie de ses concitoyens ; il reçoit de son malade un mandat presque illimité, il doit mettre d'autant plus de soin et d'attention à le remplir. Il y a une responsabilité morale, pour tous les actes de la profession : a-t-on fait ce qu'on devait faire? et une responsabilité effective, pour les fautes graves, dans des cas déterminés. L'État a le devoir de veiller à la santé publique et de réprimer les abus qui peuvent la compromettre. Le médecin n'est pas impeccable, il est tenu à une juste réparation du dommage qu'il a causé.

Les partisans de l'irresponsabilité absolue objectent qu'il est difficile de constater la faute, de déterminer si le médecin s'est vraiment conformé aux règles toujours variables de l'art, que le juge est incompétent, que le principe de la responsabilité empêche l'exercice libre, consciencieux et progressif de l'art, qu'en définitive il nuit au malade, en paralysant l'action du médecin retenu dans le choix des remèdes par la crainte de se compromettre. A chacun de ces arguments il y a une réponse directe : certaines fautes sont palpables, telle que l'administration par erreur ou par ignorance d'un médicament à une dose excessive qui fait périr tout à coup : l'art a des règles que l'expérience et le bon sens ont consacrées. Le juge est éclairé par une expertise, et en définitive il faut bien accepter les jugements des hommes et compter aussi sur la sagesse et la bonne foi. La responsabilité médicale a d'ailleurs existé de tout temps et elle n'a pas mis obstacle aux progrès de l'art de guérir.

Pourquoi le médecin ne serait-il pas tenu de réparer le dommage qu'il a causé, lorsque ce dommage est absolument certain et que la faute est palpable? « La loi, dit Toullier, ne peut balancer entre l'auteur d'une faute, d'une négligence préjudiciable, et la personne qui souffre de cette négligence ; partout où elle voit une perte pour un citoyen, elle en recherche l'auteur ; elle examine s'il lui a été possible de ne pas causer cette perte, et dès qu'elle trouve en lui de l'inattention, de la légèreté, de l'imprudence, elle le condamne à la réparation du dommage qu'il a fait ; ainsi, point d'excuse sur l'intention, ni sur la qualité de la faute ; la loi d'accord avec la raison veut qu'on répare la faute la plus légère, car il est sans contredit plus juste que l'auteur même indirect du dommage, en supporte la perte, quelque légère que soit sa faute, que celui à qui on ne saurait en reprocher aucune. » Un autre auteur ajoute : « Ainsi ce serait une prétention exorbitante, tout à fait inadmissible de soutenir que seul entre tous, et quel que soit le grief qui pèse sur lui, le médecin dans la pratique de son art a le droit de s'envelopper du manteau d'une entière irresponsabilité, de faire de son titre légal une arme toujours victorieuse des inculpations les plus incontestées. Il ne peut être permis de répondre à toutes les plaintes : Je suis médecin, j'ai agi dans l'exercice de ma profession, je suis au-dessus des articles 1382 et 1383 du Code civil, comme de toute responsabilité. Ce serait méconnaître les premières conditions de toute société, et détruire cette alliance intime qui unit les intérêts généraux avec ceux du corps médical et de tous les membres qui le composent ; aussi l'irresponsabilité absolue est-elle une exagération qui est repoussée même par la presque totalité de ceux auxquels elle pourrait profiter. »

Aucune profession, aucune fonction publique, n'excluent la responsabilité dans les cas qui en sont susceptibles. La responsabilité peut atteindre le juge : « Le Code de procédure établit d'une manière générale la prise à partie contre les juges, en réparation du dommage qu'ils ont pu causer par leur faute à leurs justiciables, et il établit cette action, non-seulement pour des cas de négligence, par exemple en matière criminelle..., mais encore dans des cas où il peut n'y avoir eu qu'ignorance ou oubli de la loi... » (Dupin). Le notaire qui a omis des formalités importantes, et notamment une de celles imposés par la loi du 15 ventôse an XI, peut être condamné à des dommages et intérêts proportionnés, suivant les circonstances, lorsque par sa faute, l'acte qui devrait être authentique se trouve réduit à la simple valeur d'un acte sous seing privé ou frappé de nullité. La même responsabilité atteint les avoués qui ont fait des procédures et actes nuls et frustratoires ; en outre des dommages et intérêts, ils peuvent être suspendus de leurs fonctions. On connaît l'exemple de Pothier, qui, dans un procès dont il était rapporteur, indemnisa la partie qui avait succombé, parce qu'il avait omis de faire usage d'une pièce décisive dans son rapport. Pourquoi les médecins et les chirurgiens seraient-ils seuls exempts de la responsabilité qui pèse sur toutes les professions? De pareils exemples, dit Trébcpuqet, rouvent que chaque profession doit emporter avec elle la peine de la négligence et des fautes graves commises par ceux qui l'exercent, que cette condition est de droit commun et que la profession médicale doit y être soumise dans l'intérêt de la société, et nous dirons même dans l'intérêt de ceux qni l'exercent avec conscience et avec talent.

A côté du principe se posent les *restrictions*. La responsabilité du médecin doit être admise, tant qu'elle est une protection pour la société contre la négligence ou la témérité du médecin, mais elle ne doit pas être trop étendue parce qu'elle paralyserait son activité et l'inquiéterait dans le choix des remèdes ; il faut admettre, jusqu'à preuve contraire, que le médecin a voulu le mieux pour son malade ; si le résultat n'a pas été conforme à sa pensée ou à l'espoir du patient, cela provient de ce qu'un résultat heureux n'était pas possible, ou de ce que le médecin, dans des circonstances difficiles, a commis une erreur qui a empêché le succès du traitement ; se tromper est de la nature humaine et ce fait n'est punissable que dans des cas déterminés.

Cette règle absolue de la responsabilité est naturellement limitée et restreinte pour certaines professions. Le juge n'est plus responsable que dans les cas de dol ou de délit et dans les circonstances tout exceptionnelles qui donnent lieu à la prise à partie. On n'en est plus au temps où le juge, dans les appels, était tenu de comparaître de sa personne, et de faire reconnaître à ses risques et périls le mérite de la sentence qu'il avait rendue. La cour en réformant un jugement n'inflige aucun blâme, aucune responsabilité effective aux juges du premier ressort. « S'il arrivait qu'un plaideur attaquât en dommages et intérêts un tribunal dont l'ignorance ou l'erreur l'aurait engagé dans une longue suite d'appels et de pourvois, le juge se retrancherait derrière sa conviction. » Le notaire n'est responsable que de la faute lourde, de la négligence grave et non des erreurs que la faiblesse humaine explique. On ne poursuit point l'avocat qui a donné un conseil ruineux, à moins qu'il ne l'ait fait par dol, et la plaidoirie insuffisante qui a fait perdre un procès n'ouvre point d'action en responsabilité au plaideur mécontent. Dans chaque profession, la responsabilité a des limites posées par la nature des choses.

S'il y a un état dans lequel la responsabilité doive être limitée, c'est sans contredit la profession médicale. Les motifs invoqués à tort pour faire admettre une irresponsabilité absolue, reprennent ici toute leur force pour soumettre cette responsabilité à d'importantes restrictions.

La pratique médicale serait entravée, elle deviendrait méticuleuse et craintive, subordonnée à l'arrière-pensée d'une poursuite en responsabilité. Le médecin chercherait avant tout à ne pas se compromettre, et, au détriment du malade, il ne trouverait plus, aux moments périlleux, ces inspirations heureuses et hardies, si bien exprimées par Celse : *si non appareat aliud auxilium, periturusque sit, qui laborat, nisi temeraria quoque via fuerit adjutus.* » La science serait arrêtée par une jurisprudence qui ne tarderait pas à s'établir, au sujet des méthodes de traitement ; il faudrait, comme l'a si bien dit Trébuchet, consulter avant toute détermination grave la jurisprudence de son ressort.

Les progrès de la science seraient arrêtés : l'histoire ici a de curieux exemples.

Le parlement de Paris proscrit l'usage de l'émétique, et rapporte son arrêt en 1666, après que Louis XIV a été guéri par ce remède et que la Faculté est revenue sur son opinion. Un autre arrêt de 1675, à la demande de la Faculté de médecine, défend, sous des peines sévères, d'entreprendre la transfusion du sang chez les hommes. L'inoculation avait d'abord été proscrite ; en 1764, la Faculté, consultée par le parlement, rend un arrêt, par 52 voix contre 26, en faveur de la nouvelle méthode. Avec la responsabilité absolue, et sans cesse invoquée, plus de ces opérations audacieuses et nouvelles, telles que l'ovariotomie, la désarticulation de la cuisse, l'ablation d'organes importants, qui ont sauvé des malades, mais qui ont aussi entraîné des revers; l'anesthésie cesserait d'être usuelle; l'expérimentation consciencieuse des médicaments nouveaux serait périlleuse pour le médecin. On ne peut trop rappeler à cet égard l'exemple de Laënnec qui introduisit en France le traitement de la pneumonie par le tartre stibié, et qui, malheureux dans un premier cas, faillit être l'objet de poursuites judiciaires.

La difficulté d'apprécier la faute est encore un des motifs de limiter la responsabilité qui ne doit atteindre que des faits évidents. Cette difficulté, seule, doit rendre bien exceptionnels les cas de poursuites judiciaires : un médecin a pu dire, non sans quelque raison : « *Nulla tam inepta et perversi medendi ratio est, quæ, dummodo non pro remedio venenum adhibitum fuerit, semper ac necessarie occidat, et quam non possis aut medicamenti exiguitate, aut morbi statu et magnitudine, aut fortuita reconditæ causæ accessione, aut omissa præceptorum observantia, aut denique clari scriptoris alicujus auctoritate et exemplo, defendere ac propugnare.* »

Le médecin présente des garanties ; le droit de pratiquer ne s'obtient qu'après de longues études et des épreuves sérieuses ; la responsabilité ne peut être étroite, comme à l'époque où le premier venu, sans instruction, sans examens préalables, exerçait l'art de guérir. Il faut tenir compte des difficultés de la profession, de l'incertitude de l'événement ; le médecin s'occupe de la vie humaine, le plus précieux, mais le plus fragile de tous les biens. Dans les cas obscurs, l'erreur est facile ; la faiblesse humaine, les inégalités de talent, d'aptitude et d'adresse, doivent être prises en considération ; quelle situation intolérable serait faite à la profession médicale, si à chaque insuccès elle avait à compter avec la justice !

La responsabilité ne peut être absolue, quelles sont les restrictions à admettre ? Elles portent sur les points suivants : les résultats de la pratique, les questions de doctrine, l'exercice consciencieux de la profession et les erreurs qu'expliquent la faiblesse humaine et les difficultés de la science.

Il est bien évident que le médecin ne peut pas répondre des résultats d'une cure ; il y a des maladies au-dessus des ressources de l'art; des influences variables et inattendues font échouer le traitement le plus rationnel et le mieux combiné. Quelle que soit l'issue d'une maladie ou d'une opération, si le médecin n'a pas commis de faute évidente et grossière, il est affranchi de toute responsabilité.

Le choix des moyens thérapeutiques reste absolument libre, la responsabilité ne s'applique pas aux doctrines. « En principe, lorsqu'il s'agit d'une doctrine médicale, dit Trébuchet, lorsque le médecin a agi avec zèle, avec prudence, sous les inspirations de sa conscience et de ses connaissances scientifiques, qu'il a mis enfin en œuvre toutes les ressources de son art, et que néanmoins l'issue de la maladie ou de l'opération a été funeste, il nous paraîtrait injuste et absurde de le poursuivre correctionnellement pour ce fait, de rechercher au titre des crimes et délits les articles à l'aide desquels on s'en prendrait à l'homme des accidents de la nature, de l'insuffisance de la science. » Le médecin a choisi sa doctrine, son mode de traitement, son procédé opératoire, suivant son instruction, son expérience, son adresse, il a prescrit de bonne foi et il a fait ce qu'il a pu, il justifie scientifiquement sa manière d'agir, peut-on le condamner au nom d'une doctrine différente, et le rendre responsable du mauvais succès de son traitement? La faute d'un temps ne serait plus celle d'un autre; ainsi, Zacchias considère comme une faute grave de traiter la gale par des moyens locaux avant d'avoir purgé et saigné le malade, de saigner ou de purger pendant les jours critiques. On peut citer à cet égard les variations qu'a présentées le traitement de la pneumonie, passant de la saignée à l'émétique à haute dose, à l'acétate de plomb, à la digitale, aux alcooliques, à la simple expectation. La liberté des doctrines doit être complète, elle est nécessaire aux progrès de l'art; s'il en était autrement, les tribunaux auraient bientôt une jurisprudence médicale avec laquelle il faudrait compter, et l'on verrait se reproduire les erreurs des anciens parlements. Cette règle s'applique aux modes de traitement, à l'homœopathie même, avec les réserves que le bon sens exige; on ne traitera point par des globules la hernie étranglée, ni l'hémorrhagie qui résulte de la lésion d'une artère.

Il n'y a point de responsabilité pour les erreurs commises dans l'exercice consciencieux de la profession médicale; c'est la formule la plus généralement admise et celle qui doit prévaloir, à la condition que ces erreurs seront compatibles avec l'exercice consciencieux de l'art. Un ancien axiome dit : « *Securus est medicus et chirurgus, si secundum præcepta sibi a præceptoribus tradita versetur, licet mortem per illa promoveat.* » Il y a des erreurs commises de bonne foi et après un examen approfondi, qui n'engagent pas la responsabilité; le diagnostic est incomplet dans un cas difficile, une pneumonie est méconnue, on doit se demander si les connaissances ordinaires auraient suffi pour faire éviter cette erreur, ou si elle a été commise par défaut de soins ou d'attention. La responsabilité médicale ne commence que quand il est prouvé que les connaissances communes ont fait défaut, et que celles que chacun doit avoir pour éviter la faute, manquaient ou n'ont pas été appliquées avec un soin suffisant. L'exercice consciencieux de la profession exige un certain degré d'instruction et d'attention dans la pratique. Il y a certainement des fautes qui n'engagent pas la responsabilité; on peut appliquer ici aux médecins ce qui a été dit d'une autre profession : « Assurément les fautes légères ne leur sont point imputables, parce qu'en toute chose, il faut faire la part de la faiblesse humaine; mais lorsqu'il s'agit d'un fait qui ne saurait échapper à celui qui est doué d'une intelligence et d'une attention ordinaires, ils sont responsables, *quia non intellexerunt quod omnes intelligunt.* Ils doivent s'imputer d'exercer une profession dont ils négligent les devoirs essentiels. Les juges doivent donc les condamner, s'ils ont commis une faute grossière, une grande négligence; ils les déchargent de toute responsabilité s'il s'agit d'une négligence qui peut être rejetée sur la faiblesse humaine. » (Favard de Langlade). Tel praticien tombera dans une erreur qui sera évitée par un médecin plus habile; les dispositions naturelles, les études, les occasions, l'étendue de la pratique mettent entre les médecins de notables différences; on ne peut exiger de tous des talents distingués et une adresse remarquable : *nemo ultra posse tenetur.* L'un échouera où l'autre eût réussi, et on ne fonde pas une action judiciaire sur les résultats obtenus par des capacités inégales. Il suffit que le médecin ait fait avec conscience ce qu'il pouvait faire ; c'était au malade à choisir le plus habile : *imputare sibi debet quia talem elegerit.*

M. Devergie admet une différence pour la responsabilité, suivant que le malade a choisi et appelé le médecin, ou que le hasard le lui a présenté ; dans le premier cas, le malade ayant donné lui-même sa confiance à celui qu'il en croit digne, aurait toute la responsabilité de son choix ; dans le second, cette responsabilité retomberait sur le médecin ; il résulterait de cette doctrine qu'une responsabilité plus sévère atteindrait les médecins des indigents, des hôpitaux et des établissements publics où l'on ne choisit pas son médecin. Dans toutes les situations, celui-ci a les mêmes devoirs à remplir, c'est la nature de la faute qui doit être prise en considération.

III. Les cas de responsabilité. Pour qu'il y ait lieu à responsabilité médicale, deux conditions sont nécessaires, un dommage matériel certain et une faute grave, cause palpable du dommage produit. La faute provient de l'ignorance ou de la négligence, elle est par commission ou par omission, comme on disait dans l'ancien langage de l'école.

*Le dommage matériel* est le premier point à établir, il faut démontrer que la prolongation de la maladie, les douleurs, l'infirmité, la mort, sont les résultats du traitement ; tant de causes amènent ces effets, que cette première détermination présente des difficultés sérieuses, souvent insurmontables, toute base alors manque à l'action en responsabilité. Quelque peu rationnel ou étrange qu'ait été le traitement, on n'attaquera pas le médecin, s'il n'a pas occasionné de préjudice. Casper, cependant, cite une exception à cette règle, dans laquelle le succès n'empêcha pas les poursuites. Un chirurgien de première classe, traitant une fracture de rotule mal consolidée, en avait ravivé les bords au moyen d'un coup de pistolet de poche déchargé sur le genou. Une amélioration fut le résultat de cet étrange procédé. La députation scientifique pour les affaires médicales décida que cette opération, dont le danger n'était pas en rapport avec le mal à combattre, et dont les inconvénients étaient certainement bien plus vraisemblables que les avantages, ne pouvait être justifiée. Le chirurgien fut absous en justice, mais il fut privé de son titre de première classe et ramené à la seconde, qui ne lui permettait plus que l'exercice de la petite chirurgie.

*La faute* doit présenter certains caractères pour entraîner la responsabilité ; il faut qu'elle soit la cause incontestable du dommage causé, qu'elle soit grave, imputable au médecin seul, et non aux circonstances obscures et difficiles dans lesquelles il a agi ; que l'instruction ou l'attention commune eussent suffi pour l'éviter. En allemand, on appelle ces fautes, *Kunstfehler*, dénomination inexacte contre laquelle on a protesté ; c'est la faute de l'homme et non celle de l'art, « *Non crimen artis quod professoris est.* »

On peut caractériser par des exemples la faute du médecin ; il fait une prescription, une opération, en état d'ivresse ; c'est un cas de dol et une responsabilité de droit commun ; il administre à ses malades des remèdes de sa composition en contravention aux lois et règlements sur l'exercice de la pharmacie, il peut être poursuivi pour l'effet de ce remède ; un chirurgien fait une amputation, pose l'appareil et quitte son malade ; il est rappelé par une hémorrhagie consécutive, il néglige de venir et le malade meurt ; il pique l'artère dans une saignée et abandonne le blessé sans s'occuper de la lésion artérielle ; il transmet une affection syphilitique à un malade par le contact d'un instrument souillé ; il prescrit quatre grammes de cyanure de potassium à son malade qui succombe à la première cuillerée de ce toxique violent ; il inscrit sur une ordonnance bichlorure au lieu de protochlorure de mercure ; n'y a-t-il pas là de ces fautes graves et palpables pour lesquelles la responsabilité du médecin est évidente. L'opinion publique est ici d'accord avec la décision des juges, et elle est ratifiée par la conscience du médecin.

Dans les questions de responsabilité, dit M. Dupin, il ne s'agit pas de savoir si le traitement a été ordonné à propos ou mal à propos, s'il devait avoir des effets salutaires ou nuisibles, si un autre n'était pas préférable, si une opération était ou non indispensable, s'il y a eu imprudence ou non à la hasarder, maladresse ou malhabilité à l'exécuter, si avec tel ou tel instrument, d'après tel ou tel procédé, elle n'aurait pas mieux réussi? Ce sont là des questions scientifiques à débattre entre docteurs et qui ne peuvent pas constituer des cas de responsabilité civile ni tomber sous l'examen des tribunaux. Mais du moment que les faits reprochés au médecin sortent de la classe de ceux qui par leur nature sont exclusivement réservés aux doutes et aux discussions de la science, du moment qu'ils se compliquent de négligence, de légèreté ou d'ignorance des choses qu'on devrait nécessairement savoir, la responsabilité de droit commun est encourue et la compétence de la justice est ouverte. Qu'un médecin ordonne une potion, qu'il proportionne les éléments dont il la compose d'une manière plus ou moins salutaire, plus ou moins en harmonie avec le mal et avec le traitement du malade, jusque-là il peut n'y avoir qu'un fait soumis aux discussions scientifiques ; mais qu'il prescrive une dose telle, qu'elle doive être infailliblement un poison, par exemple une once d'émétique au lieu de deux ou trois grains, toute la responsabilité de ce fait retombe sur lui, sans qu'il soit nécessaire, à l'égard de la responsabilité purement civile, de rechercher s'il y a de sa part intention coupable. Il suffit qu'il y ait eu négligence, légèreté, ou méprise grossière, par cela même inexcusable.

On a essayé de déterminer des espèces pour les cas de responsabilité ; Fodéré pensait qu'on devait rendre les médecins civilement responsables pour toutes les fautes commises par trop de témérité ou par une présomptueuse ignorance, surtout dans les cas suivants : 1° Lorsqu'on aura essayé un remède nouveau ou inconnu, ou qu'il aura été pris dans la classe des poisons, et qu'il en sera résulté de graves inconvénients pour le malade ; 2° lorsque, sans nécessité urgente, l'homme de l'art aura donné à une femme enceinte des remèdes desquels l'avortement sera résulté ; 3° lorsque, dans une maladie grave, il sera resté dans l'inaction, tandis qu'il devait opérer et réciproquement ; 4° lorsqu'il aura pratiqué une opération qui n'était pas absolument nécessaire, qui aura occasionné la mort ou la mutilation, ou lorsqu'il ne l'aura pas pratiquée, quoiqu'il fût indispensable de le faire, qu'il ne l'aura pas pratiquée à temps et qu'un grand dommage s'en sera suivi ; 5° lorsque le résultat d'une opération reconnue nécessaire aura été fâcheux dans ses suites, par la faute de l'opérateur ; 6° lorsqu'il y aura eu négligence de l'homme de l'art dans l'administration des secours. La faute serait encore plus grave si le médecin ou le chirurgien n'avait pas appelé de conseil. Beaucoup de ces cas sont plus que contestables ; il est vrai, que Fodéré demandait qu'ils fussent jugés par les facultés et les sociétés de médecine, dont l'avis devait servir de pièce probante aux tribunaux.

Il importe de déterminer, d'une manière générale, les caractères de la faute qui entraîne une responsabilité.

La faute grave résulte de l'ignorance ou de la négligence, de l'imprudence ou de l'impéritie. L'*ignorance* doit être grossière, incontestable, elle consiste à méconnaître ce que chacun doit savoir. L'erreur porte sur les propriétés d'un médicament ; on le prescrit à dose toxique ; la bonne foi n'atténue pas cette faute, comme dans le cas où un médecin qui avait empoisonné son malade avec du cyanure de potassium, prit lui-même une cuillerée de la potion pour montrer qu'elle n'était pas vénéneuse, et faillit être victime de cette nouvelle preuve de son ignorance. A quel degré l'ignorance doit-elle être portée pour constituer une faute lourde et punissable ? On ne poursuivra pas le médecin pour l'omission d'un remède utile, pour l'administration d'un médicament qui n'était pas indiqué, parce que, dans les cas de ce genre, la faute est difficile à prouver et que le dommage n'est pas certain. Il faut que des connaissances et une habileté ordinaires eussent suffi pour éviter le mal ; on tiendra compte de la difficulté des cas, de l'obscurité du diagnostic, de l'urgence qui a exigé une décision rapide et n'a pas permis un jugement suffisamment réfléchi.

Des auteurs ont pensé que le médecin était en faute, lorsqu'au lit du malade, il avait tenu une conduite absolument en désaccord avec celle qu'aurait adoptée dans un cas identique la grande majorité des praticiens, ou que recommandait la grande majorité des maîtres et des écrivains de son époque ; c'était admettre pour chaque cas un type, sinon une règle, dont chaque médecin était tenu de se rapprocher ; mais l'identité des cas est difficile à démontrer, et une règle de ce genre, si on pouvait l'établir, arrêterait les progrès de l'art ; telle pratique médicale adoptée aujourd'hui aurait suffi autrefois pour motiver une condamnation. Mais il est des faits certains, des lois de la nature, des axiomes pour ainsi dire, qu'on ne peut ni ignorer, ni transgresser, sans se rendre coupable d'une faute évidente et grossière dont on doit supporter la responsabilité. Il en est ainsi de l'erreur sur la dose d'un médicament actif qui détermine une mort immédiate, de l'ouverture d'une artère qu'on abandonne sans la lier, de l'ablation d'un organe absolument nécessaire au maintien de la vie. L'absence de tentative de réduction dans une luxation récente ou dans une hernie étranglée, la gangrène produite par un appareil abandonné sans surveillance ou maintenu malgré les douleurs du patient, peuvent encore être incriminés. Ce qui caractérise la faute, c'est l'infraction aux lois du bon sens et aux règles les plus universellement admises, fondées sur des faits physiologiques indépendants des doctrines.

*La négligence*, plus encore que l'ignorance, est la cause ou le prétexte principal des actions en responsabilité. Il faut déterminer le fait de la négligence et prouver qu'elle a occasionné le dommage. Ici plusieurs questions se présentent : 1° Le refus de se rendre à l'appel du malade ; ce point a été examiné à l'article RÉQUISITION. Le refus est permis, sauf la restriction indiquée par l'article 475 du Code pénal, mais il ne faut point qu'il devienne, dans un péril pressant, un acte d'inhumanité. Quand le médecin a promis de venir, c'est un engagement, et s'il y manque, il peut être responsable des suites fâcheuses qu'a entraînées l'absence de secours immédiats. 2° *Le nombre des visites* a-t-il été suffisant ? Ont-elles été rares par négligence, ou parce que le médecin les a crues inutiles ? La fréquence des visites dépend de la nature de la maladie, de l'éloignement, des occupations du praticien, des habitudes. Il est des pays où il faut redemander le médecin pour qu'il revienne ; on n'a là que des indices accessoires pour établir le fait de négligence. 3° *La légèreté* de l'observation qui n'a pas permis de reconnaître le mal et qui a empêché d'employer les moyens nécessaires ; l'erreur de diagnostic en chirurgie, provenant d'un examen superficiel, une luxation prise pour une fracture et devenue irréductible par un long délai, ont donné lieu à des actions en responsabilité. 4° *L'absence de soins* méthodiques et suivis, la négligence à observer la marche du mal et les effets du traitement, quand des accidents graves pouvaient survenir, ont aussi été reprochés au médecin. Ces imputations se présentent à l'occasion des fractures, un appareil trop serré ayant occasionné la gangrène. Pour la médecine interne, on n'arrive guère à prouver une faute de ce genre, autrefois si facilement admise ; Zacchias disait : « *Negligentia... præsumi potest, cum lente medicus processit in morbo præcipiti, sed non a principio tali, licet gravis esset, ut tarde medicamenta admovendo, aut admovendo leviora, sanguinis detractionem protrahendo, aut quantum detrahere oportuit non detrahendo, aut si vice evacuationis sanguinis per venæ sectionem, contentus fuit cucurbiculis scarificatis, et similiter in reliquiis.* » Toute infraction aux doctrines régnantes constituait alors une faute grave. 5° *L'erreur matérielle* dans la rédaction d'une ordonnance, un mot pour un autre, entraîne de fatales conséquences. Un médecin, soignant son ami, inscrit dix grammes pour dix gouttes dans la recette d'un lavement laudanisé ; la mort est le résultat de cette méprise ; une condamnation à l'emprisonnement est prononcée malgré la situation, digne d'intérêt à tous égards, d'un médecin honorable. 6° *La transmission de maladies contagieuses* par des instruments imprégnés de virus, par un doigt contaminé, constitue aussi une négligence dont le médecin est responsable. 7° *L'abandon du malade* est le grief le plus sérieux que l'on allègue contre le médecin. Il faut constater d'abord la réalité de l'abandon ; le médecin ne reparaît plus, mais il pouvait croire que ses soins étaient devenus inutiles ; l'abandon se caractérise surtout par ce fait que le médecin appelé de nouveau et averti du danger, se refuse à revenir ou néglige de le faire. On doit ensuite démontrer que le dommage causé est le résultat de cette négligence. C'est dans les cas obstétricaux et chirurgicaux que cette preuve peut être surtout donnée d'une manière certaine. La responsabilité atteint alors le médecin à juste titre. Dans l'affaire Th. N., où la piqûre d'une artère entraîna l'amputation du bras, M. Dupin insista particulièrement sur l'abandon du malade après la blessure : « N'y eût-il que ce fait, dit-il, d'avoir abandonné le malade et refusé de le visiter, ce fait lui seul suffirait pour justifier la condamnation en dommages et intérêts ; en désertant son malade, il a manqué au premier devoir de son état, à cette double qualité qui distinguait le médecin d'Horace, « *Celer atque fidelis medicus.* » *Magna negligentia culpa est*, l'examen des faits justifie cet ancien axiome.

*L'imprudence* est plus près du délit ; quand elle a pour cause l'ignorance ou la négligence, elle se confond avec ces griefs ; mais elle peut être le résultat de la légèreté, d'une fausse appréciation des devoirs du médecin, lorsque, suivant la belle expression de l'auteur de la déontologie médicale, un profond respect de la vie humaine ne vient point tempérer les curiosités et les hardiesses de l'esprit scientifique. Faire avancer la science, c'est être utile à l'humanité, mais le médecin doit avant tout s'occuper de l'intérêt du malade qui est confié à ses soins.

*L'impéritie* est le résultat de l'ignorance, mais elle indique en même temps un esprit faux et une faible intelligence ; elle n'est pas directement atteinte par la loi qui n'emploie pas le terme d'impéritie ; c'est l'état du médecin malhabile, ·

*minus habens*, qui n'était pas fait pour cette profession ; sa responsabilité commence, comme dans les cas précédents, quand il a commis une faute grave.

Il est utile de déterminer d'une manière générale les caractères que doit présenter la faute lourde, la négligence grave, imputable au médecin ; mais on ne peut se dissimuler que pour chaque cas nouveau, la difficulté se reproduit ; au milieu de circonstances d'une variété infinie, on aura toujours à rechercher si la faute commise a la gravité qui rend le médecin responsable. Pour chaque problème, il reste une certaine part à l'arbitraire, comme dans tous les cas où il s'agit d'apprécier la moralité d'un acte.

IV. LA JURISPRUDENCE. La responsabilité médicale n'est écrite dans aucune de nos lois, elle est invoquée en vertu des principes généraux qui veulent que tout homme réponde du mal arrivé par sa faute, volontairement ou involontairement. La double action civile et correctionnelle est admise par la jurisprudence ; voici les articles généraux qui sont appliqués :

c.c. Art. 1382 : « Tout fait quelconque de l'homme, qui cause à autrui un dommage, oblige celui par la faute duquel il est arrivé, à le réparer. » Art. 1383. « Chacun est responsable du dommage qu'il a causé non-seulement par son fait mais encore par sa négligence ou par son imprudence. »

c.p. Art. 319 : « Quiconque par maladresse, imprudence, inattention, négligence, ou inobservation des règlements, aura commis involontairement un homicide, ou en aura été involontairement la cause, sera puni d'un emprisonnement de trois mois à deux ans, et d'une amende de 50 à 600 francs. » Art. 320 (modifié par la loi du 13 mai 1863). « S'il n'est résulté du défaut d'adresse ou des précautions que des blessures ou coups, le coupable sera puni de six jours à deux mois d'emprisonnement et d'une amende de 16 à 100 francs, ou de l'une des deux peines seulement. »

L'infraction à certains devoirs imposés aux médecins est l'objet de dispositions spéciales ; ainsi l'obligation au secret trouve sa sanction dans l'article 478 du Code pénal ; l'article 346 du même code s'applique à l'omission d'une déclaration de naissance. La loi du 19 ventôse an II, art. 29 et 33, impose certaines restrictions à la profession de sage-femme ou d'officier de santé. Nous ne parlons point des délits et des crimes, qui sont l'objet d'une pénalité spéciale. La responsabilité proprement dite du médecin ne résulte que des quatre articles indiqués du Code civil et du Code pénal

Le dommage causé par la négligence ou l'imprudence, et d'une manière générale, par la faute de l'homme, donne lieu à la réparation civile ; la maladresse, le défaut de précaution, l'imprudence, l'inattention, la négligence, l'inobservation des règlements, constituent le fait punissable.

Les médecins ont en vain objecté qu'il n'était pas question d'eux dans la loi et que le Code, qui leur imposait expressément certains devoirs, était muet sur la responsabilité en général ; mais la loi a eu en vue tout le monde et elle ne stipule aucune exception. Ce sont des dispositions générales, démonstratives qui laissent au juge toute latitude de les appliquer dans des cas analogues, et la jurisprudence s'est prononcée à cet égard.

Admettant la responsabilité civile, quelques auteurs ont pensé que la répression pénale ne s'appliquait pas au médecin. Les articles 319 et 320 ne parlent pas d'ignorance, d'impéritie, d'accidents ; le chirurgien ne fait pas une blessure involontaire ; mais c'est l'homicide, c'est le résultat de la blessure, qui sont involontaires ; l'ignorance et l'impéritie sont atteintes par les dispositions relatives à l'imprudence et à la maladresse ; la négligence est prévue.

La jurisprudence admet aujourd'hui l'action civile et l'action pénale ; la première est intentée par la personne lésée, ou par ses représentants, la seconde par le ministère public qui poursuit le délit. Si le ministère public ne prend pas les devants, les plaignants peuvent citer le médecin en police correctionnelle, mais il faut qu'ils demandent en même temps des dommages et intérêts, n'ayant pas qualité pour requérir l'application d'une peine ; le tribunal ne peut alors en accorder qu'autant que le fait dommageable constitue un délit et est puni comme tel. L'action civile peut persister, même quand le défendeur a été acquitté de l'action criminelle. La loi pénale, disent Faustin Hélie et Chauveau, n'est applicable que dans les cas ou abstraction faite des théories et des systèmes qu'elle ne peut apprécier, il est évident pour tout homme de bon sens qu'il y a eu de la part du médecin faute lourde, maladresse visible, impéritie et qu'il a compromis les jours du malade.

Deux procès ont contribué à établir la jurisprudence, en matière de responsabilité médicale, ce sont ceux du docteur E... à Domfront, en 1825, et du docteur Th. N... à Évreux, en 1833 ; par la gravité des faits et par les discussions auxquelles ils ont donné lieu, ces deux cas ont une importance particulière.

*Affaire de Domfront.* La femme N..., âgée de 34 ans, bien constituée, ayant déjà eu cinq enfants, dont elle avait été naturellement et heureusement délivrée, est prise des douleurs de l'enfantement vers trois heures de l'après-midi. La sage-femme, âgée de 72 ans, attend une douzaine d'heures, les douleurs étaient faibles, pour pratiquer le toucher ; elle sent l'extrémité d'une des mains de l'enfant, et elle déclare que l'accouchement ne sera pas naturel et qu'il faut appeler un docteur. Celui-ci arrive, au bout d'une heure, et trouve la main droite de l'enfant déjà hors de la vulve jusqu'au poignet, et l'extrémité des doigts de la main gauche engagés dans le vagin ; la main droite, dit-il, était violacée et tuméfiée. La femme ne sentait plus les mouvements de son enfant, mais des voisines assurent qu'elles ont vu peu de temps auparavant les doigts se mouvoir, lorsque l'on faisait l'ondoiement sur la main. Le médecin avertit le mari de la nécessité de mutiler l'enfant pour sauver la mère ; une des femmes présentes lui donne son couteau fraîchement aiguisé. Sans pratiquer d'autre opération, croyant l'enfant mort, il tire le membre supérieur droit, qui n'était sorti que jusqu'au poignet, de manière à l'amener jusqu'à l'épaule, et le coupe près de l'articulation scapulo-humérale, à 21 millimètres du tronc. Après cette double amputation, introduisant aussitôt sa main droite dans la matrice, il saisit les pieds de l'enfant, et effectuant la version, l'amène en un instant au dehors et le pose par terre à ses pieds. Pendant qu'il s'occupe de la mère, une assistante avertit que l'enfant n'est pas mort, on le relève et bientôt des mouvements et des cris annoncent qu'il est vivant. L'accouchement terminé, le médecin s'éloigne sans panser les moignons de l'enfant ; l'enfant prit le sein ; le lendemain on le porta à l'église, à une heure de distance ; l'accoucheur ne revint pas voir l'enfant. Au bout de onze heures seulement, un chirurgien fut appelé, il trouva les deux plaies simples, avec peu de suppuration, sans trace de gangrène. Le 37ᵉ jour, les plaies étaient entièrement guéries et l'enfant était en pleine santé. L'enfant survit et le 6 décembre 1825, la mère forme contre le médecin, devant le tribunal de Domfront, une demande en dommages-intérêts.

Le tribunal entendit de nombreux témoins, et consulta le 13 juillet 1827.

l'Académie royale de médecine; il posa à l'Académie les questions suivantes :
1° Résulte-t-il des faits que les deux bras fussent sphacélés, et qu'il eût fallu les couper après l'accouchement, s'ils ne l'eussent été auparavant? 2° Si les deux bras de l'enfant n'étaient pas gangrénés, ou au moins si le bras gauche ne l'était pas, quelle était la conduite à tenir par l'accoucheur? 3° Peut-on lui reprocher d'avoir commis, par cette opération, une faute contre les principes de son art qui le rende responsable? 4° La situation de la mère pouvait-elle légitimer l'opération qui lui est reprochée?

Une commission composée de MM. Désormaux, Deneux, Gardien et Moreau, professeurs d'accouchement et de M. Adelon, professeur de médecine légale, fut chargée de préparer un projet de réponse à ces questions ; elle établit par une discussion savante : 1° qu'il ne résultait pas des faits établis que les deux bras de l'enfant fussent sphacélés, et qu'il eût fallu les couper après l'accouchement, s'ils ne l'avaient pas été avant; 2° que rien n'avait prouvé qu'il fût impossible d'opérer la version; que l'obstacle à la version avait été faible ou du moins de peu de durée; 3° que l'état de la mère ne nécessitait pas l'urgence de terminer l'accouchement, à quelque prix que ce fût ; 4° qu'il n'y avait pas lieu d'amputer le bras droit, et qu'à plus forte raison, il fallait s'abstenir de l'amputation du bras gauche, dont les doigts seuls étaient engagés; que l'accoucheur pouvait au moins épargner à l'enfant cette seconde mutilation. Se renfermant dans les limites de sa compétence, et croyant que leur mission était de se borner à décider si l'opération reprochable devait être considérée comme une simple *erreur* due aux difficultés de la profession, ou au contraire être regardée comme une véritable faute, les commissaires concluent que cette opération doit être qualifiée dans l'espèce *une faute contre les règles de l'art.*

Ces conclusions ne furent pas adoptées par l'Académie, qui nomma une nouvelle commission composée de MM. Desgenettes, Dupuytren, Récamier, Itard et Double, et dont aucun accoucheur ne fit partie. Cette commission fit son rapport le 29 septembre 1829. Elle soutint le principe de l'irresponsabilité absolue des médecins, hors le cas de dol, et le fait particulier disparut devant la question générale. Les commissaires insistèrent sur l'obscurité des faits de la cause, sur les contradictions des témoins, sur l'incertitude et l'ambiguïté des renseignements ; les éléments manquaient pour répondre et c'était une mauvaise méthode que de juger d'après l'événement. Il y a sans doute eu une erreur qu'il faut déplorer, mais il n'y a pas eu de faute qu'on doive reprendre. La manœuvre inculpée n'est pas conforme aux préceptes généraux des auteurs actuellement classiques, mais elle compte en sa faveur des autorités, et elle ne peut être considérée comme une faute qui rende l'accoucheur responsable. La commission discute ensuite les arrêts des tribunaux qui admettent la responsabilité médicale, en dehors d'une intention coupable et elle pense qu'il est du devoir de l'Académie de se prononcer contre cette jurisprudence. Ces conclusions furent adoptées unanimement.

Mais cette décision toute doctrinale ne pouvait affaiblir l'effet du premier rapport. Le tribunal de Domfront, prononce son jugement le 24 septembre 1830 : il déclare ne pas pouvoir prendre absolument pour règles des avis incomplets, où les questions plutôt étudiées que résolues étaient délibérées sous l'influence de cette pensée prédominante, que les médecins, dans l'exercice de leur profession n'étaient pas justiciables dès tribunaux par rapport aux fautes graves qu'ils commettent, par défaut de science, ou imprudence ou de toute autre manière, pourvu qu'il n'y eût pas coupable application des moyens de l'art, faite sciemment et avec préméditation, et dans de perfides desseins ou de criminelles intentions, doctrine que le tribunal ne peut partager. Considérant que si le tribunal ne trouve pas dans l'avis de l'Académie de médecine tous les secours qu'il en attendait pour prononcer sur la question qui lui est soumise, il n'a pourtant qu'à se louer de l'avoir consultée, car de la discussion vive et prolongée qui a eu lieu dans son sein, et à laquelle ont pris part les hommes du plus grand mérite, il est sorti une lumière bien vive, qui doit le guider dans l'examen des questions qu'il doit résoudre.

Le tribunal s'appuie en grande partie sur les motifs développés par les premiers commissaires, il constate que rien ne prouve le sphacèle des bras, qu'une heure a suffi pour faire les préparatifs de l'accouchement, tenter l'introduction de la main, couper les deux bras, opérer la version et délivrer la femme ; que rien n'établit que celle-ci fût en danger, que le travail a été court, que les douleurs n'ont été ni très-vives, ni multipliées, que la femme a marché un peu avant et après l'accouchement, que son rétablissement a été prompt, que la position de l'enfant est véritablement désolante, sans espoir de fortune, hors d'état de satisfaire à ses besoins par le travail ; qu'il y a eu au moins précipitation de la part du sieur H., en enlevant les deux bras de l'enfant Foucault au sein de sa mère, avant d'employer les moyens usités en pareil cas et sans appeler aucun confrère à son secours, quoiqu'il eût pour cela tout le temps nécessaire ; que cette précipitation constitue une faute grave qui rend le médecin-accoucheur responsable. « En conséquence, condamne le sieur H. à payer à l'enfant Foucault, à partir du jour de la demande, une rente viagère et alimentaire et exempte de retenue qui sera de cent francs par an, jusqu'à ce que ledit enfant Foucault ait atteint l'âge de dix ans, et de deux cents francs aussi par chaque an, depuis l'époque où il aura atteint l'âge de dix ans, et pendant le restant de la vie de cet individu ; condamne le sieur H. à tous les frais de l'instance. »

Il suffit de lire ce jugement, dit Trébuchet, pour se convaincre des difficultés inextricables que soulève la doctrine de la responsabilité des médecins, et de la fausse position dans laquelle elle jette les tribunaux qui l'admettent d'une manière absolue pour les faits de pratique, et qui sont amenés ainsi à apprécier la convenance d'une opération ; d'un autre côté, il était difficile de ne pas accepter l'avis des premiers commissaires, si compétents, qui, reconnaissant la faute, ont fourni une base à la décision des juges. C'est une des espèces remarquables de la jurisprudence, en matière d'imputation de faute grave par ignorance, imprudence et oubli des préceptes de l'art.

*Affaire d'Évreux.* La négligence joue au contraire un rôle principal dans l'affaire d'Évreux qui excita, comme la précédente, une vive émotion dans le corps médical. En octobre 1833, le docteur Th. N. fait une saignée au sieur Guigne. Les personnes présentes font remarquer à l'opérateur la couleur extraordinaire du sang, et manifestent l'intention de le conserver, le médecin s'y oppose ; l'artère brachiale était piquée, une tumeur se forme au pli du coude ; le médecin n'y applique que des topiques insignifiants et il néglige entièrement son malade. Au bout de quatre mois un officier de santé est appelé, et, au moyen d'incisions, il reconnaît l'anévrisme ; il fait quatre fois inutilement la ligature de l'artère, la gangrène survient et il ampute le bras. Le blessé intente une action en dommages et intérêts au docteur Th. N. Le tribunal d'Évreux ordonne une enquête : attendu, dit-il, que si la justice doit protéger les professions libérales contre le caprice et la mauvaise humeur, ou même contre les plaintes légitimes, mais légères, cette protection toutefois ne peut s'étendre aux abus graves, aux fautes dans lesquelles il n'est permis à personne de tomber. Jugeant ensuite sur l'enquête, il constate les faits suivants : 1° que le sieur Th. N. faisant une saignée au sieur Guigne, a ouvert l'artère brachiale ; 2° qu'il a pu reconnaître sur le champ cet accident grave ; 3° que cependant, à dessein de le dissimuler, il a négligé de pratiquer immédiatement le seul moyen que l'art lui indiquait, la compression avec un corps dur, se contentant d'appliquer un simple bandage ; 4° qu'en cet état, Guigne a été abandonné par lui pendant plusieurs jours ; 5° que l'anévrisme s'étant manifesté, Th. N. au lieu de tenter la ligature, n'a employé que des moyens inefficaces ; 6° que Guigne, dont la position s'aggravait de jour en jour, a été ainsi conduit à consulter un autre médecin, qu'il a souffert, mais trop tard, l'opération de l'anévrysme, puis l'amputation. « Attendu qu'il y a eu de sa part maladresse, oubli des règles, négligence grave, et conséquemment faute grossière dans la saignée et le traitement ultérieur, condamne Th. N. à payer à Guigne la somme de 600 francs, et en outre à lui servir une rente viagère de 150 francs. » Th. N. interjeta appel, mais le jugement fut confirmé par la cour royale de Rouen, qui condamna de plus Th. N., et par corps, au paiement de 400 francs pour supplément de dommages et intérêts. Un des principaux considérants fut que c'est « par le fait de Th. N., par le résultat de la saignée qu'il a pratiquée, par la lésion de l'artère brachiale, par l'inefficacité de ses remèdes, par sa négligence grave, par une faute grossière, notamment par l'abandon du malade dont il a refusé de visiter le bras, lors même qu'il en était par lui requis, que l'amputation du bras de l'infortuné, après les opérations réitérées et douloureuses qu'il avait subies, est devenue indispensable. »

Le jugement du tribunal d'Évreux et l'arrêt de la cour de Rouen excitèrent une vive émotion dans le corps médical. Une souscription fut ouverte en faveur de Th. N.; la Société des médecins de Paris adopta, le 2 octobre 1834, une protestation rédigée par Orfila, Double, Dubois, Bérard, Vidal et Forget ; elle repoussa le principe de la responsabilité médicale pour l'exercice consciencieux de l'art, mais en reconnaissant qu'il ne s'agissait pas d'entraver l'action de la justice pour les actes entachés d'*inadvertance*, de mauvaise foi, d'intention coupable ou d'*erreur* criminelle... que tous les méfaits qu'on ne peut raisonnablement attribuer aux incertitudes de la science et aux difficultés de l'art, doivent être réprimés. L'Académie de médecine s'associe d'une manière indirecte à cette protestation ; discutant, dans sa séance du 15 février 1834, un projet de loi sur l'exercice de la médecine, elle y inséra un article ainsi conçu : « Les médecins et chirurgiens ne sont pas responsables des erreurs qu'ils pourraient commettre de bonne foi dans l'exercice consciencieux de l'art, les articles 1382 et 1383 du code civil ne leur sont point applicables dans ces cas. MM. Bouillaud, Manigaut et Marc demandèrent une irresponsabilité absolue ; M. Adelon seul combattit cette opinion, en déclarant que si elle était admise, la Société serait désarmée contre les dangers résultant de la négligence, de l'inattention et de la négligence des médecins ; il reconnut que quelques-unes des actions en dommages et intérêts, intentées dans ces derniers temps, étaient fondées.

L'affaire fut portée en cassation, et la cour, par un arrêt du 18 juin 1835,

établit la jurisprudence sur  des bases qui  n'ont plus guère été contestées.
M. Crémieux, plaidant pour le pourvoi, prétendait qu'il y avait eu dans l'arrêt
de la cour de Rouen, violation de la loi du 19 ventôse an XI, et fausse application des articles 1382 et 1383 du code civil, violation de la double maxime du
droit : *volenti non fit injuria, consilii non fraudulentis nulla obligatio.* M. Dupin, procureur général, soutint que du moment qu'il y a eu négligence, légèreté,
méprise grossière de la part du médecin, toute la responsabilité retombe sur lui,
sans qu'il soit nécessaire de rechercher s'il y a eu intention coupable. « *Le simple
fait d'avoir ouvert l'artère brachiale n'entraînerait pas la responsabilité ;* il n'y
a pas non plus à examiner avec les premiers juges s'il  fallait employer tel ou
tel mode de compression ; s'il n'y avait que de  pareils motifs, le jugement devrait être cassé, mais l'arrêt de Rouen,  en cela mieux  motivé, fournit d'autres
faits ; et n'y eût-il que celui d'avoir *abandonné le malade* et refusé de le visiter, lors même qu'il en était requis, ce fait, à lui seul, suffisait pour motiver
la condamnation civile en dommages et intérêts. » La Cour de cassation adoptant les conclusions du procureur général, attendu que l'arrêt est fondé sur *la
négligence* de Th. N., sur sa faute grave et *notamment sur l'abandon volontaire*
dans lequel il aurait laissé le malade, que ces faits sont du nombre de ceux qui
entraînent la responsabilité de la part de ceux à qui ils sont imputables, et
qu'ils sont soumis d'après les dispositions des articles 1382 et 1383 à l'appréciation des juges; que l'arrêt attaqué en se conformant à ses principes, n'a
violé ni la  loi du 19 ventôse an XI, ni les deux maximes de droit invoquées et
n'a commis aucun excès de pouvoir, rejette le pourvoi. »

L'application des articles 319 et 320 du  code pénal, relatifs à l'homicide et
aux blessures involontaires par imprudence,  inattention, négligence, inobservation des règlements, résulte aussi de plusieurs arrêts. Les condamnations pour
homicides ont été prononcées à l'occasion d'erreurs sur  la dose  des médicaments, soit par suite d'une méprise en écrivant l'ordonnance,  soit par l'ignorance de l'activité du remède. Le docteur G. fut condamné à six jours de prison
pour avoir occasionné la mort d'un de ses amis, en inscrivant par erreur sur
une ordonnance, 10 grammes de laudanum au lieu de 10 gouttes. Le sieur M.,
médecin à Saint-Malo, avait prescrit une potion, dans laquelle entraient 4 grammes de  cyanure de potassium, le malade périt très-rapidement. M. traduit
en police correctionnelle fut condamné à 200 francs d'amende pour homicide
involontaire. Appel a minima fut interjeté par le ministère public, et la cour
de Rennes, faisant application des  articles 52 et 319 du code pénal et 104 du
code d'instruction criminelle réforma le jugement, et condamna M., le 7 décembre 1842, à 50 francs d'amende et à trois mois de prison et aux frais.
Un sieur D., à la fois docteur en médecine et pharmacien, fut condamné à 50
francs d'amende et à six mois de prison, par le tribunal de la Seine, le 21 juin
1865, pour avoir occasionné la mort de son malade, en lui administrant trois
jours de suite des potions dans lesquelles entraient 30 grammes puis 15 grammes de teinture de colchique, qu'il avait lui-même prescrites et délivrées, sans
les inscrire, conformément à l'ordonnance du 29 octobre 1845.

L'*anesthésie* a aussi donné lieu à l'application de l'article 519, mais bientôt
la jurisprudence s'est établie, et les accidents qu'a déterminés l'usage du chloroforme et de l'éther, n'ont plus été l'occasion de poursuites judiciaires, que dans
les cas exceptionnels d'imprudence manifeste et d'oubli des plus vulgaires
précautions. Nous citerons, à cet égard, un jugement du tribunal de Strasbourg,

en date du 4 décembre 1852. Le sieur Kobelt, officier de santé, était accusé d'avoir causé la mort de madame Simon, en lui faisant l'application du chloroforme pour l'extraction de plusieurs dents, sans avoir pris les précautions nécessaires en pareil cas, et sans avoir observé les règlements qui fixent ses attributions. Après les débats, le procureur de la République abandonna l'accusation et le tribunal rendit le jugement suivant : « Attendu que l'emploi du chloroforme n'est pas une des opérations chirurgicales qui soient interdites aux officiers de santé qui, en général toutefois, quoiqu'il n'y ait point encore de règle à cet égard, doivent regarder comme un devoir de ne l'administrer qu'après avoir pris l'avis et appelé le concours d'un docteur; attendu qu'il résulte des débats et des explications fournies par un homme de l'art dont l'opinion doit faire autorité (c'était notre collègue, M. le professeur Sédillot), que si, au point de vue scientifique, le mode de procéder employé par Kobelt peut être critiqué, au point de vue pratique il n'a point commis de faute, le tribunal renvoie Kobelt des fins de la prévention. » Dans le procès intenté à Paris, à un docteur et à son aide, par suite de la mort du sieur Breton, que l'on anesthésiait pour l'extraction d'une loupe, une condamnation à 50 francs d'amende avait été prononcée par le tribunal, le 3 mai 1853. Les motifs du jugement étaient que l'opération avait été pratiquée dans une chambre, petite et basse, trop chauffée et encombrée de meubles, que le chloroforme avait été employé pour une opération trop légère, mais que des circonstances atténuantes résultaient de l'honorabilité des prévenus. La cour d'appel, le 30 juin 1853, réforma ce jugement ; Velpeau, appelé comme témoin, fit remarquer que si le médecin, en employant le chloroforme, courait le risque de poursuites judiciaires, il renoncerait à ce moyen d'épargner des douleurs au patient. « La Cour, considérant que l'instruction et les débats ne révèlent aucun fait d'imprudence, de négligence, d'inattention, de défaut de précaution ou d'inobservation des règles de l'art dans l'application du chloroforme faite au sieur Breton, sur sa demande et pour une opération qui en motivait l'emploi, renvoie les prévenus des poursuites. » Il faut en conclure que si un fait d'imprudence ou de négligence avait été reconnu, la Cour aurait appliqué l'article 319. La jurisprudence s'est promptement établie en ce sens que le médecin, à moins de faute grossière et palpable, n'est point responsable de l'effet des anesthésiques ; on a compris que toute autre doctrine restreindrait l'emploi d'une méthode qui est un bienfait pour l'humanité. Dès l'origine, le jury anglais s'était prononcé en ce sens dans un des premiers cas de mort par le chloroforme, arrivée le 28 janvier 1848 ; Hannah Green, soumise à l'action du chloroforme pour une opération d'onyxis, avait succombé pendant l'inhalation ; le jury déclara que la mort était le résultat d'une congestion pulmonaire produite par le chloroforme, mais que le sieur Megisson et son assistant ne méritaient aucun blâme. Le cas de Boulogne-sur-Mer, Marie Stock, opérée par Gorré le 26 mars 1848, donna lieu à une instruction judiciaire ; l'Académie de médecine, consultée par le ministre de l'instruction publique, n'attribua point la mort à l'action du chloroforme, et l'expliqua par l'immixtion d'une grande quantité de fluide gazeux dans le sang. Avec l'extension qu'a prise l'emploi des anesthésiques, les accidents se sont multipliés, et en général ils ne sont l'objet d'aucune poursuite ; ils comptent parmi ces malheurs, qu'expliquent parfois les différences d'habileté et de méthode, mais qui proviennent aussi de l'activité du médicament et du but que l'on cherche à atteindre, et dont le médecin ne peut être responsable, à moins d'une faute grave et bien déterminée, qui soit évidemment la cause de la mort.

*Les blessures*, comme l'homicide involontaire, se rapportent aux cas de chirurgie et d'accouchements. On entend par blessure toute lésion, quelque légère qu'elle soit, qui intéresse le corps et occasionne un dommage. L'acte involontaire, c'est l'opération qui dépasse le but, et qui produit ainsi des résultats qui n'étaient pas dans l'intention de leur auteur. Les considérants d'un arrêt de la Cour de Besançon, en date du 18 décembre 1844, constatent à cet égard la jurisprudence. Il s'agissait d'une hernie étranglée où le débridement était resté douteux, et dont les suites avaient été funestes. La Cour déclare qu'il n'y avait pas lieu d'apprécier la valeur du procédé mis en usage, mais que l'acte incriminé avait conservé le caractère d'une opération chirurgicale tendant au but que le médecin se proposait, et ne pouvait être qualifié de blessure par imprudence, « que les tribunaux ne sont point juges compétents des théories, des opinions, des systèmes ; qu'ils ne peuvent apprécier l'opportunité, l'exactitude plus ou moins parfaite d'une opération chirurgicale, la valeur d'un procédé, parce qu'ils ne sauraient jamais être convertis en conseils médicaux supérieurs, distribuant le blâme avec la peine, et indiquant la route qu'il faut suivre ; que leur action ne peut donc s'exercer dans cette région réservée à la science ; mais qu'elle commence là où pour tout homme de bon sens, et indépendamment des théories sujettes à discussion, il y a eu de la part du médecin faute lourde, négligence, maladresse visible, impéritie ou ignorance des choses que tout homme de l'art doit savoir, et qu'il a ainsi compromis les jours du malade ou *converti son opération en une véritable blessure ;* que cette distinction, conforme à la jurisprudence, concilie la liberté nécessaire à l'art et à l'opération avec les justes garanties données à la société tout entière. » Les prévenus furent déchargés des condamnations prononcées par eux en première instance, pour blessures par imprudence, et furent renvoyés sans peine, amendes, ni dépens. Un arrêt de la Cour de Colmar, du 10 juillet 1850, a reconnu que l'on pouvait faire aux médecins l'application des articles 319 et 320, s'il y avait faute lourde, inattention ou maladresse ; la Cour de Caen, le 5 juin 1854, reconnaissait qu'il n'y avait pas lieu à responsabilité, lorsqu'il n'apparaissait pas de faute lourde ou de maladresse visible, et qu'il s'agissait de savoir si une opération devait être faite de telle ou telle manière.

L'article 311 du code pénal qui punit les blessures et les coups *volontaires*, n'ayant entraîné aucune maladie ni incapacité de travail, a aussi été appliqué au médecin, lorsque, au risque de nuire, il fait *volontairement* une lésion au corps d'une personne, non avec une intention coupable, mais dans un but d'expérimentation. A l'hospice des Antiquailles de Lyon, une inoculation fut faite à un enfant scrofuleux et teigneux, âgé de 10 ans, dans le but de démontrer la communicabilité de la syphilis, à la période secondaire ; les auteurs de l'expérience furent traduits devant le tribunal de police correctionnel, sous la prévention de blessures volontaires prévues par l'article 311. Pour échapper à la responsabilité de ces actes (inoculation du virus syphilitique par des piqûres faites à l'aide d'une lancette), les prévenus soutiennent : 1° que les faits incriminés ne tombent pas sous le coup de la loi pénale ; 2° que le moyen tenté par eux ne l'était pas dans un but purement scientifique, mais qu'il avait principalement pour mobile la guérison du malade ; 3° qu'en tous cas ils n'ont pas eu l'intention de nuire. Le tribunal, par jugement du 15 décembre 1859, sur le premier moyen, attendu que les caractères des blessures prévues par l'article 311 du code pénal se rencontrent dans les faits incriminés ; que par l'expression générique qu'elle a employée, la loi a entendu toute lésion, quelque légère qu'elle fût, ayant pour résultat d'intéresser le corps ou la santé d'un individu ; sur le deuxième moyen, attendu que les droits du médecin et ses obligations envers la science ont des limites ; que ses droits, il les tire de son dévouement envers ses semblables, et de son ardent désir de les soulager ; que ses obligations envers la science doivent s'arrêter devant le respect dû au malade ; qu'il suit de là que toutes les fois que, dans l'appréciation d'une méthode curative nouvelle, le médecin aura eu essentiellement pour but la guérison du malade, et non le dessin d'expérimenter, il ne relèvera que de sa conscience, et que, dans ce cas, si la médication, thérapeutique par son but, amène par son résultat une découverte scientifique, il jouira légitimement de la considération et de la gloire qui s'attachent à son nom : mais que telle n'est pas la situation des prévenus ; que tout dans la cause démontre que leur pensée dominante, leur but principal a été de résoudre, au moyen d'une expérience, la question médicale qui faisait le sujet de vives controverses ; que si accessoirement ils ont pu se dire que l'opération pratiquée par eux pouvait éventuellement être favorable à la guérison de l'enfant atteint de la teigne, cette réflexion n'est venue que dans un ordre d'idées très-secondaire ; que l'explication donnée par les prévenus n'est qu'un moyen de défense imaginé après coup ; sur le troisième moyen, attendu que, pour qu'il y ait délit, il n'est pas nécessaire que l'auteur ait eu le dessein caractérisé et déterminé d'agir méchamment, par haine ou vengeance, mais qu'il suffit qu'il ait agi en connaissance de cause et avec l'intention de satisfaire, au risque de nuire, soit l'intérêt de sa renommée, soit même une passion purement scientifique et désintéressée ; que le risque de nuire existait dans l'espèce ; attendu que les faits reprochés aux prévenus sont d'autant plus répréhensibles, qu'ils se sont accomplis sur un enfant incapable de tout consentement libre, confié à la charité publique et aux soins des prévenus ; que les faits constituent le délit de blessures volontaires et de complicité desdites blessures ; mais qu'il est juste de prendre en considération l'honorabilité des prévenus, le mobile scientifique qui les a poussés, et le peu de préjudice éprouvé par l'enfant, condamne les prévenus pour le délit de blessures : l'un à 100 francs d'amende, et l'autre à 50 francs pour complicité de délit. » A la même époque, M. Tardieu eut à donner son avis sur un fait analogue, mais dont plusieurs circonstances changeaient le caractère. Le rapporteur d'une commission académique fut conduit, malgré une répugnance personnelle déclarée, à inoculer la syphilis à cinq malades choisis à l'hôpital Saint-Louis, atteints de lupus et réputés incurables ; une instruction fut commencée sur ces faits. « Je ne commis pas la faute, dit M. Tardieu, de vouloir justifier et légitimer comme un droit l'expérimentation de mon honorable confrère, mais j'établis, ce qui est parfaitement vrai, que, loin de nuire à ces cinq individus, les inoculations avaient certainement amené quelque amendement dans l'affection cruelle dont ils étaient atteints. » Par ces motifs, et en l'absence de toute plainte des individus inoculés, qui tous avaient leur raison, l'affaire n'eut pas de suite.

Le jugement de Lyon a une grande importance en ce qui concerne l'*expérimentation médicale*. Il pose les limites dans lesquelles elle peut se mouvoir. Le mobile doit être non-seulement le progrès de la science, mais aussi l'avantage du malade sur lequel on essaie le remède nouveau. Le devoir professionnel dirige ces recherches ; le médecin ne s'exposera pas au reproche que contient cet adage : *Experimentum faciamus in anima vili.* Fodéré s'est fait l'écho d'anciennes et

étranges doctrines à cet égard, en demandant que toutes les expériences des
remèdes nouveaux et des opérations douteuses et insolites, fussent faites sur des
condamnés à mort ou aux galères perpétuelles. « La justice et l'humanité, dit-il,
s'opposent à ce qu'on hasarde de semblables expériences sur des hommes libres,
tandis que ce ne serait heurter ni l'un ni l'autre de ces deux principes en le faisant sur des criminels déja dévoués à la mort. » (T. VI, p. 423.) Le respect pour
la vie humaine doit présider à toutes les recherches de ce genre et, suivant
l'expression de Max Simon, tempérer les curiosités et les hardiesses de l'esprit
scientifique. L'expérimentation de remèdes nouveaux, précédée d'une étude
approfondie de la substance et d'essais sur les animaux, dirigée avec prudence,
appliquée à des maladies incurables ou graves, contre lesquelles la science n'est
pas suffisamment armée, est un des mérites de la médecinemoderne, et ne peut
être entravée par cette jurisprudence. Aucun malade ne peut être soumis à des
expériences qui mettent sa vie en danger, à moins que ce ne soit pour le préserver d'un péril plus certain. Quand la maladie qui menace d'une mort immédiate, comme la fièvre pernicieuse, a son remède connu, une expérimentation téméraire ne doit point substituer ses tentatives incertaines à la pratique
rationnelle de l'art. La responsabilité commence avec l'imprudence et la légèreté. Un médecin, dit Trébuchet, qui fait l'essai de remèdes violents, bizarres,
inusités, qu'il prescrit en quelque sorte au hasard, sans se rendre un compte bien
réel des suites qu'ils peuvent avoir, expose certainement sa responsabilité; « il
ne peut se permettre de semblables essais qu'en ayant la conscience de leur réussite, et encore il devrait toujours en prévenir la famille. » Il résulte d'un jugement du tribunal de Gray du 29 juillet 1873, que si un médecin ne peut être
déclaré responsable par cela seul qu'il se serait trompé dans certaines pratiques
de son art, il en est autrement lorsqu'il a fait sur le malade des essais hasardeux,
et qu'il a négligé de se conformer aux principes rationnels du traitement à
suivre. Mais il faut qu'on ne puisse se méprendre sur la faute et sur l'imprudence du médecin. La chirurgie ne sera pas entravée dans ses essais audacieux,
mais rationnels, qui étendent la puissance de l'art.

La jurisprudence en se précisant s'est adoucie, et les médecins ont plus obtenu de la discussion sérieuse des cas que de la revendication d'un principe
inadmissible. Plusieurs arrêts ont repoussé des demandes évidemment mal fondées ou contestables. Le sieur L. perd ses deux enfants, et au moment où le
médecin réclame ses honoraires, il lui oppose une demande en dommages et intérêts, alléguant que les enfants avaient été traités à tort pour une pneumonie,
tandis qu'ils étaient atteints d'une fièvre typhoïde; le tribunal, maintenant le
principe général de la responsabilité, constate que le médecin ne relève que de
sa conscience pour l'appréciation des maladies et pour la manière de les traiter,
qu'il ne résulte pas des faits que ce soit par imprudence, légèreté ou ignorance,
et non par une conviction consciencieuse et fondée sur des appréciations scientifiques qu'il ait persisté dans le traitement suivi, rejette la demande reconventionnelle, et condamne L. à payer les honoraires. B., qui a perdu son fils, déclare
qu'il a été mal traité, refuse les honoraires et demande 40,000 francs de
dommages et intérêts; le médecin répond qu'il a traité la pneumonie par tous
les moyens indiqués; le tribunal ne reconnaissant aucune faute, repousse la
demande de dommages et intérêts et alloue les honoraires.

Le médecin qui, en opérant sur un membre fracturé une constriction trop forte,
par un appareil posé contrairement aux règles de l'art, a déterminé la gangrène,

peut-être déclaré responsable, lorsque les circonstances démontrent sa faute, lorsque, averti du péril, il ne se préoccupe pas des signes manifestes de la gangrène (arrêt de la cour de Rouen, du 14 avril 1861, pourvoi rejeté par la cour de cassation, le 21 juillet 1862); mais s'il est prouvé qu'il s'est conformé aux règles de l'art, comme il a été jugé en 1856, dans l'affaire du chirurgien H. de Paris, cet accident ne lui est pas imputé. Le tribunal de la Seine, après enquête, rend un jugement dans le même sens, en février 1862; l'infirmité suite d'une fracture était attribuée par le père du malade à l'impéritie du médecin; le rapport d'expert n'ayant pas établi la faute reprochée, le tribunal repoussa la demande de dommages et intérêts, et ordonna le paiement des honoraires réclamés. Le tribunal de Metz, après une expertise confiée à MM. Velpeau, Larrey et Laugier, avait condamné le docteur R., par jugement du 25 janvier 1867, à payer 12,000 francs de dommages et intérêts à un malade, dont la cuisse avait dû être amputée par suite de la gangrène, qu'avait déterminée la pose d'un appareil, pour une fracture du col du fémur. Le tribunal avait admis comme cause de responsabilité la compression trop forte de l'appareil, sa levée tardive, le refus d'une consultation, et l'interruption des visites pendant trois jours. La cour, le 21 mai 1867, considérant que le médecin ne peut être tenu que d'une faute lourde, s'accusant par des faits palpables et évidents, que le docteur n'a pas refusé l'adjonction d'un autre médecin, qu'il pensait d'ailleurs pouvoir diriger seul le traitement, que l'appareil classique a été convenablement employé, que rien ne démontre que la compression ait été trop violente, que le délai dans lequel l'appareil a été levé n'est point contraire aux règles de l'art, que d'autres causes, telles que la chute et l'état d'ivresse, ont pu déterminer la gangrène, que les rapports des experts ne s'opposent pas à ces conclusions, et que s'il est permis d'en inférer que le docteur a manqué d'un certain degré de pénétration dans ses diagnostics, et par suite laissé le blessé exposé à des périls qu'un praticien plus expérimenté aurait peut-être conjurés, la justice ne saurait y puiser la preuve d'une faute de nature à motiver une action en dommages et intérêts, décharge le docteur R. des condamnations prononcées contre lui.

D'autres acquittements ont encore eu lieu dans des circonstances qui semblaient bien moins favorables. En janvier 1859, un enfant de 15 ans fait une chute, deux docteurs ne constatent qu'une entorse, un troisième, le docteur D., croit reconnaître une périostite, pratique trois incisions et applique un séton; une nécrose se manifeste; à la demande de 1,217 francs d'honoraires, le patient répond par une action en responsabilité. Le tribunal de Saint-Quentin, par jugement du 22 mai 1861, considérant que la responsabilité ne commence que là où il y a eu, non pas erreur médicale, mais faute lourde ou ignorance crasse, qu'il est à regretter que D. ait pratiqué les incisions sans assistance de confrères, que les conclusions se bornent à signaler les incisions comme faites d'une manière dangereuse et la pose du séton comme un remède inutile, anormal et dangereux, et tendent seulement à prouver ces faits par voie d'expertise..., qu'elle ne porterait que sur le système de traitement suivi, qui échappe à l'appréciation du tribunal, repousse la demande reconventionnelle et condamne à payer les honoraires, mais en les réduisant de 1,217 francs à 600 francs.

Les dernières limites de l'indulgence sont atteintes dans un procès relatif à la *médecine de Leroy*. Le docteur S. prescrivait uniquement à ses malades le remède de Leroy, qui eut longtemps la vogue et qui est composé de drastiques violents; il donnait des consultations gratuites, mais il partageait les bénéfices de la vente de ce médicament, préparé dans sa maison même par un pharmacien associé de son fils. Le tribunal d'Évreux, « attendu que c'est sur la prescription de S. que la dame Sangeron a pris à des doses énormes la médecine de Leroy ; que ces prescriptions ont eu lieu sans connaissance de cause et contrairement aux plus simples notions, qui indiquent qu'on ne saurait administrer un médicament aussi énergique, sans voir le sujet et sans suivre les phases de la maladie ; que loin de là, instamment prié de se rendre à Évreux, il a refusé et a prétendu que ce voyage était inutile, qu'il ne dirait après avoir vu la malade que ce qu'il pouvait dire sans l'avoir vue ; que, quels que fussent les symptômes, et quelque grand que fût le danger, il fallait employer son remède, résolûment, courageusement, qu'il ne pourrait être nuisible ; attendu qu'en admettant la foi du docteur S. dans l'efficacité universelle de la médecine curative, et abstraction faite de toute spéculation coupable, sa conduite, contraire aux usages et aux devoirs de sa profession, constituerait au moins une imprudence grave de sa part ; attendu que d'après le procès-verbal des trois médecins qui ont procédé à l'autopsie et leur affirmation orale unanime sur ce point, la mort de la femme Sangeron doit être attribuée, non pas à la maladie dont elle était atteinte, mais à l'administration intempestive et à forte dose du remède Leroy ; qu'ainsi, d'une part il y a eu imprudence et que, d'une autre part, cette imprudence a été cause de la mort ; attendu que S. a déjà été condamné correctionnellement pour complicité de débit de la médecine Leroy, condamne S., par jugement du 23 août 1844, à trois mois de prison et à 600 francs d'amende. Mais la cour de Rouen déclara en appel, malgré l'avis des experts, qu'il ne résultait pas de l'instruction et des débats que l'emploi du médicament prescrit eût causé la mort, que la preuve légale n'en était pas faite, qu'il était difficile, même pour les médecins les plus habiles, d'affirmer avec une entière certitude que dans tel ou tel cas donné c'était l'action des remèdes et non celle de la maladie qui avait causé la mort ; par arrêt du 4 décembre 1845, la cour réforma le jugement d'Évreux et acquitta le prévenu.

Celui qui est poursuivi en justice pour une action dont il ne se sent pas coupable éprouve une bien pénible émotion morale, et reçoit une atteinte grave dans ses intérêts matériels. Tel est surtout le cas du médecin ; un seul procès de ce genre peut perdre ou empoisonner une longue carrière de dévouement. Comme la plupart de ces procès sont suivis d'un acquittement, la justice ne gagne rien à les soulever, et elle doit y mettre la plus grande prudence. Mais rien ne peut empêcher un particulier qui se croit lésé, et qui est poussé par la passion, par la cupidité ou par tout autre mobile peu honorable, d'intenter au médecin une action en responsabilité et de lui causer ainsi un certain préjudice matériel ou moral. Nous avons vu un médecin de Strasbourg qui avait traité un enfant pauvre atteint de méningite, être appelé en police correctionnelle par les parents, qui attribuaient à l'administration de quelques centigrammes de santonine la cécité qui avait été la conséquence de l'affection du cerveau ; l'issue du procès n'offrait aucun doute, mais la nécessité de se justifier était déjà pour le médecin une pénible situation. Des dommages et intérêts ont été plusieurs fois accordés à des médecins, en réparation du préjudice que leur causaient ces accusations injustes. Un sieur N. refusait au docteur D. les honoraires qui lui étaient dus pour le traitement d'une fracture, prétendant que l'infirmité qui en était résultée aurait pu être évitée par des soins mieux dirigés. Trois chirurgiens de Rouen, désignés comme experts, ayant constaté que le traitement avait été conforme aux règles de l'art, N., par jugement du 6 mars 1856, fut condamné à payer les honoraires demandés, et à cent francs de dommages et intérêts envers le médecin.

La *prescription* a été invoquée contre des poursuites tardives; elle est triennale en ce qui concerne le délit, l'action publique, l'application des articles 319 et 320 du code pénal (c. c. 638); elle est trentenaire pour la responsabilité civile, comme pour toute obligation du même genre (c. c. 2262), si la partie civile se fonde uniquement sur le dommage qui lui a été causé, sans qu'il soit nécessaire de l'appuyer sur l'existence même du délit. Un arrêt de la cour de Riom, du 28 juin 1841, confirmatif d'un jugement du tribunal du Puy, du 17 février précédent, a décidé que le médecin poursuivi civilement en dommages et intérêts ne peut opposer la prescription des articles 637 et 638 du code d'instruction criminelle, et qu'en cette matière, avec les délais de la prescription trentenaire, la preuve testimoniale des faits doit être admise. En 1841, le sieur Vissac demandait à P. officier de santé 1,200 francs de dommages et intérêts, attendu que onze ans auparavant il lui avait fait une opération par suite de laquelle il avait dû se faire amputer du bras droit. P. niait qu'il y eût eu faute de sa part, et il opposait la prescription triennale, attendu que ce fait constituerait le délit prévu par les articles 319 et 320 du code pénal. Le tribunal rendit le jugement suivant : « En ce qui touche la prescription, attendu que les articles 637 et 638 du code d'instruction criminelle ne peuvent recevoir d'application que devant les tribunaux qui auraient connu des crimes et délits dont il est question en ces articles, mais ne peuvent être appliqués par les tribunaux civils; attendu que Vissac met en fait que P., officier de santé, a, par négligence, maladresse et inobservation des règlements, causé la perte de son bras; attendu que le fait est pertinent et admissible, et qu'étant nié par P., c'est le cas d'en ordonner la preuve ; par ces motifs, le tribunal rejette le moyen de prescription invoqué, et au fond ordonne que Vissac prouvera, tant par actes que par témoins, que l'officier de santé a, par négligence, maladresse, inobservation des règlements, nécessité l'amputation du bras, sauf à P. à faire preuve contraire. La cour adopte ces motifs. On comprend la difficulté de la preuve après de pareils délais, et en général le peu de crédit que méritent des actions si longtemps différées.

V. Application aux différentes branches de l'art. Les cas de responsabilité se présentent surtout en obstétricie et en chirurgie; ils sont plus rares en médecine.

L'*obstétricie* vient ici en première ligne; la soudaineté du malheur, la déception des familles, les scènes cruelles d'un accouchement, la nature même des opérations obstétricales, la conduite de l'accoucheur dont on ne pénètre pas les motifs et qui peut sembler barbare, tout concourt à frapper l'opinion, à l'égarer même et à appeler l'attention de la justice. La responsabilité commence dès la grossesse; elle peut être engagée par des traitements intempestifs, des opérations, telles que le cathétérisme utérin, qui occasionnent un avortement. Les déchirures de l'utérus et du périnée sont-elles le résultat de l'accouchement ou de manœuvres obstétricales ? Cette distinction a été l'objet de débats judiciaires. La négligence à la suite d'un accouchement a aussi été inculpée ; un officier de santé, après un accouchement laborieux, croit pouvoir se retirer, en demandant qu'on le prévienne en cas d'accident. Presque aussitôt une hémorrhagie se déclare, et la femme succombe. Les experts émettent l'opinion que L. a eu le grave tort de n'avoir pas prévu l'hémorrhagie, et de n'être pas resté auprès de la malade. Il est condamné par le tribunal de la Seine, le 11 août 1852, à un mois de prison pour homicide par imprudence.

Ce sont les *opérations obstétricales* qui donnent lieu aux contestations les plus graves ; à toutes les époques, l'abus des moyens violents a été signalé ou poursuivi. Un accoucheur, nommé Deisch, formé à Strasbourg aux leçons de Fried, en 1741, se faisait remarquer par la cruauté de sa pratique. Il fit la perforation du crâne sur son propre enfant, qui très-probablement vivait encore ; dans 59 cas de sa pratique qu'il rapporte, il employa 29 fois le couteau et le crochet ; 41 enfants et 20 mères périrent. Les plaintes du public suscitèrent contre lui les poursuites du magistrat ; la Faculté de Helmstadt déclara qu'il n'était pas innocent de toute faute d'omission ou de commission, et finit par lui interdire de pratiquer ces graves opérations sans l'assistance d'un médecin. Plus rarement un accoucheur est accusé de l'omission d'une opération réputée nécessaire ; ici la faute ou du moins la faute grave est plus difficile à démontrer. Un médecin fut poursuivi, en Autriche, pour n'avoir pas pratiqué l'opération césarienne sur une femme décédée au terme de sa grossesse, par suite d'une attaque de choléra ; la Faculté de Vienne déclara que le médecin n'était nullement répréhensible, puisqu'il n'était arrivé près de la femme qu'une heure après la mort, à une époque où la survie de l'enfant est absolument exceptionnelle, et que d'ailleurs l'observation montre que dans le choléra l'enfant succombe avant la mère. C'est à l'occasion des applications de forceps, de l'embryotomie, de la version, de la conduite de l'accoucheur dans les présentations latérales, de l'enclavement du fœtus, que se soulèvent ces contestations qui appartiennent à l'histoire des opérations obstétricales.

Les *arrachements* produits par des tractions excessives ont donné lieu à des actions en responsabilité et à des poursuites judiciaires. Le sieur R., officier de santé, appelé pour terminer un accouchement, après avoir inutilement tenté la version, exerce, malgré l'avis de la sage-femme, des tractions tellement violentes, qu'il arrache le bras gauche de l'enfant ; suivant les médecins qui, plus tard, délivrèrent la femme, ces manœuvres, contraires à tous les principes de l'art et du simple bon sens, avaient très-probablement occasionné la mort de l'enfant, et avaient eu certainement des conséquenses fâcheuses pour la femme ; l'officier de santé fut condamné à six jours de prison et à 25 francs d'amende, par jugement du tribunal de Nantes du 2 mai 1862. La déchirure du vagin, l'arrachement des intestins et de l'utérus, ne sont pas des faits absolument exceptionnels. Mauriceau, en 1675, rapporte un cas de ce genre : un téméraire, dit-il, avec ses instruments, avait crevé et déchiré de tous côtés la matrice, et une grande partie des intestins et du mésentère, tout meurtris, étaient sortis de l'abdomen ; la femme mourut au bout d'une heure. Par une cruelle méprise, au mois d'août 1839, dit M. Tardieu, un élève, qui se présenta comme médecin pour délivrer une femme accouchée depuis trois heures, tira sur la matrice jusqu'à ce qu'il l'eût entièrement séparée du corps, où il ne laissa qu'une des trompes, les deux ovaires et une partie des ligaments larges ; la femme succomba quelques minutes après. La longueur totale de l'intestin grêle, chez les femmes, varie de 4 à 7 mètres ; limites extrêmes, 4 à 9 ; une partie notable de l'intestin, la totalité presque, est parfois retirée du corps. Ainsi, dans un cas qui fut l'occasion de poursuites judiciaires, à Altkirch (Haut-Rhin), et sur lequel nous avons donné notre avis avec MM. Stoltz et Herrgott, 6$^m$,90 d'intestin grêle avaient été arrachés, puis coupés et séparés du corps avec des ciseaux. L'accoucheur fit aussitôt enterrer ces intestins, et il déclara, quand on les découvrit, qu'il les avait pris pour les intestins du fœtus. La femme succomba au bout d'une demi-heure. M. Toulmouche rapporte un cas où un officier de santé, échauffé par la boisson, arracha une partie des intestins grêles, croyant agir sur la tête de l'enfant; acquitté en première instance, il fut condamné par la cour à quinze jours de prison. La résection complète de l'utérus arraché, la section, au moyen de ciseaux ou d'un couteau des intestins attirés hors du corps, à travers le vagin déchiré, sont des faits étranges, mais qui ont été plusieurs fois observés. Ces résections intestinales que rien ne justifie, et qui vouent la femme à une mort certaine, s'expliquent par une grossière erreur, par un moment de vertige, parfois aussi par l'intention coupable de faire disparaître les traces d'une faute qui, reconnue, compromettrait gravement son auteur.

La *chirurgie* est en seconde ligne pour le nombre des cas de responsabilité; ici les résultats sont tangibles, et cependant il est souvent difficile d'apprécier si une faute a été commise, si elle a occasionné les accidents, si elle engage la responsabilité de l'opérateur. On distinguera la faute grossière, réellement imputable, du cas malheureux; l'opérateur ordinairement habile peut avoir un moment de défaillance. Il faut tenir compte des erreurs et des maladresses possibles, et ne pas demander aux hommes l'infaillibilité et pour ainsi dire une perfection absolue et indéfinie. Qui oserait tenter une opération périlleuse, la dernière ressource du malade, si la moindre déviation du scalpel, aggravant le péril, donnait lieu à des poursuites judiciaires? « Je le demande à tous les chirurgiens, a dit le docteur Beaude (Trébuchet, p. 205), même à ceux de haute réputation, quel est celui à qui il n'est pas arrivé ce qu'on appelle un cas malheureux, c'est-à-dire un de ces cas où l'homme aurait été taxé d'ignorance et de maladresse, s'il n'avait pas été couvert par le manteau d'une grande réputation peut-être? » Le chirurgien trompé par des symptômes insidieux, par une anomalie artérielle, par l'aspect insolite des tissus; sa main n'a pas toujours la même sûreté.

Il est intéressant pour la médecine légale de réunir les exemples des erreurs commises par des chirurgiens célèbres; c'est une égide pour les praticiens placés dans des conditions plus obscures, et un moyen d'obtenir justice égale pour tous. Les cas ne sont pas très-rares de tailles pratiquées, sans qu'on ait rencontré de calcul; on a dit qu'un célèbre chirurgien de la fin du siècle dernier, le Dr P., ne faisait jamais cette opération, sans avoir sur lui un calcul, destiné, en cas d'erreur, à rassurer son malade et à sauver sa réputation. Le chirurgien Liston prit pour un abcès une tumeur sous-claviculaire chez un enfant de neuf ans; il l'ouvre malgré l'avis du médecin traitant, et en présence de quelques élèves, c'était un anévrysme; on dut lier la carotide primitive et le malade succomba à une hémorrhagie secondaire. Le Docteur X. croit reconnaître une grossesse extra-utérine et la présente à une académie; trois commissaires partagent cette opinion; un célèbre accoucheur P. D. conserve des doutes, et, au moment de l'opération, une dernière exploration fait reconnaître la tête de l'enfant; une heure après, l'accouchement se terminait naturellement. A Berlin, dit Siebold, l'ouverture de l'abdomen fut pratiquée par un médecin estimé pour extraire un fœtus extra-utérin; l'opération est effectuée et l'on ne trouve point de fœtus. Un professeur de clinique, dit le même auteur, se décide à l'opération césarienne et pendant qu'il discute devant ses élèves le procédé à employer, la sage-femme lui annonce que l'enfant est là. Richter, au lieu d'un polype

nasal, extrait par les narines une portion de cerveau herniée (Friedreich, p. 857).
A ces exemples nous ajouterons les faits suivants : pendant la cautérisation qui
suit l'ablation d'une tumeur de l'aisselle, le chirurgien oublie de préserver l'artère sous-clavière, le vaisseau est atteint par le fer rouge, une escharre se forme,
elle se détache, l'hémorrhagie se produit, la ligature ne sauve pas le malade. La
trachéotomie est pratiquée sur un enfant pour un cas de croup, le sang pénètre
abondamment dans les bronches et détermine une asphyxie promptement mortelle. L'os incisif détaché pendant une opération de bec de lièvre échappe au
chirurgien, s'engage dans le larynx et cause la mort par étouffement. Pendant
l'ablation d'une amygdale sur un enfant, le bistouri va jusqu'à l'artère carotide,
et la mort est instantanée. Une tumeur de la cuisse est prise pour un abcès, on y
plonge le bistouri, l'hémorrhagie est foudroyante, le malade meurt rapidement.
Pendant la dissection d'une tumeur du cou, le jour étant peu favorable, la veine
jugulaire interne est ouverte, cette blessure cause la mort; l'exploration d'une
tumeur de l'abdomen est faite, par la palpation et la percussion, tout à coup
elle s'affaisse, un anévrysme se déchire sous la main du médecin, et la syncope
est mortelle.

La mort par suite d'une opération, les accidents de la saignée, le traitement
des luxations et des fractures, la hernie, la transmission de la syphilis, tels
sont les cas les plus ordinaires de responsabilité chirurgicale. L'opération est
souvent pratiquée dans des conditions qui la rendent périlleuse et le chirurgien
ne peut répondre de ses suites ; c'est une chance et non une certitude de salut
qu'il offre au malade; la faute grossière est seule imputable au chirurgien. Les
opérations les plus audacieuses passent dans la pratique si elles sont rationnelles
et un premier revers ne les condamne pas.

Les accidents de la *saignée* ont surtout donné lieu à des plaintes ; le public
s'étonne qu'une opération, considérée comme insignifiante et à la portée de
tous, puisse entraîner des suites aussi graves. Il faut distinguer ici la maladresse de la négligence, le fait d'avoir ouvert l'artère au lieu de la veine et
l'absence de soins consécutifs. « Des tribunaux n'ont-ils pas prononcé des
condamnations, dit Orfila, contre des chirurgiens, qui, en pratiquant une
saignée, avaient eu le malheur d'ouvrir l'artère brachiale, comme s'il n'était pas
arrivé aux maîtres de la science de piquer le même vaisseau dans des circonstances analogues et cela par suite d'une disposition anatomique particulière,
sans qu'il fût possible d'accuser l'opérateur de maladresse. » Cette faute sans
doute est rarement commise par un chirurgien d'une habileté même médiocre,
mais c'est surtout dans les soins consécutifs que se trouvent les conditions de
la responsabilité ; la dissimulation de l'accident, l'abandon du malade, le refus
de le visiter, l'absence de soins rationnels, tels sont les faits qui pour les tribunaux ont constitué la négligence grave et entraîné la peine et la responsabilité
des accidents consécutifs. Le chirurgien qui après ce malheur ou cette maladresse, plus ou moins explicables, ferait tout pour les réparer, serait difficilement l'objet de poursuites judiciaires.

Une erreur dans le diagnostic des *luxations* ou des *fractures*, l'absence de
réduction, les accidents produits par la compression d'un appareil trop serré,
les difformités consécutives, ont été assez fréquemment le point de départ de
réclamations judiciaires. On tiendra compte de la nature de la lésion, de la
conduite du blessé, mais ce qui domine, c'est la recherche de la faute. Il a été
jugé que le médecin qui opère une constriction trop forte pour un appareil posé

contrairement aux règles de l'art, et qui, négligeant de tenir compte des symptômes de gangrène produits par cette compression, a causé la perte du membre,
peut être déclaré responsable de cet accident ; que le médecin au contraire, qui
dans le cas d'une fracture de membre, emploie l'appareil usité, à la bonne confection duquel il a veillé lui-même, et qui l'a levé après un délai qui n'est pas
contraire aux règles d'une saine pratique, ne peut être déclaré responsable, par
cela même qu'il aurait manqué d'un certain degré de pénétration dans le diagnostic et laissé le malade exposé à des accidents qu'un praticien plus habile
aurait peut-être évités. La confection de l'appareil peut aussi donner lieu à des
difficultés : un médecin applique pour une entorse un appareil inamovible au
silicate de potasse ; les linges imbibés du liquide ne se durcissent pas, le
malade éprouve de vives douleurs, un des doigts de l'opérateur est cautérisé,
et l'appareil levé à la hâte laisse voir des escharres à la surface de la peau ; la
solution silicatée renfermait de la potasse caustique ; dans ce cas qui nous a été
rapporté par le docteur Boulomié, la responsabilité sans contredit incombait au
pharmacien.

Dans le traitement de la *hernie étranglée*, l'absence de débridement, l'ouverture de l'intestin, ont donné lieu à des réclamations. En 1861, le docteur C.
est actionné par son malade qui l'accuse d'avoir pris une hernie pour un abcès et
d'avoir perforé l'intestin. Il lui demande 10,000 francs de dommages intérêts.
M. Tardieu établit dans son rapport que la hernie, datant de quatorze jours, s'était
aggravée par une longue marche, que l'inflammation s'était emparée de l'intestin hernié, en même temps que des tissus voisins, et que la perforation de la
paroi intestinale avait été la conséquence des progrès du mal, qu'il n'y avait eu
ni méprise, ni faute, qu'en ouvrant l'abcès, on avait suivi les règles de l'art ; par
jugement du 11 juin 1861, le docteur C... est renvoyé de la plainte.

*La propagation de la syphilis* soulève des questions délicates dans lesquelles
la responsabilité médicale a été plusieurs fois engagée. Par un arrêt de la cour de
Dijon, du 14 mai 1868, il a été jugé que le médecin qui « appelé à visiter souvent un enfant, laisse sciemment ignorer à la nourrice qui l'allaite que cet enfant est atteint d'un virus contagieux, peut, dans le cas où ce virus aurait été
communiqué à la nourrice, être déclaré responsable du préjudice causé à celle-ci
par sa réticence. Toutefois, cette responsablité n'est encourue qu'autant que le
préjudice dont se plaint la nourrice est nécessairement le résultat de la réticence
du médecin ; ce dernier doit dès lors en être déchargé s'il est établi que, le mal
étant déjà inoculé, lors des constations par lui faites, il n'est pas certain que la
nourrice même avertie eût pu échapper à la contagion. » Le médecin ne peut
pas prétendre qu'appelé à donner des soins à l'enfant seul, il n'avait pas à se
préoccuper du danger que pouvait courir la nourrice. Ce système qui blesse la
morale, dit la cour, ne peut être invoqué contre une nourrice, à laquelle sa
situation même impose une confiance nécessaire dans le médecin choisi par la
famille de l'enfant. On ne peut alléguer ici le secret médical et se décharger de
la responsabilité sur les parents. Le médecin a un devoir strict envers la nourrice qui est aussi confiée à ses soins, et il ne peut faire tourner contre elle l'obligation que la loi lui impose dans l'intérêt même des malades. Le médecin commet une faute grave, lorsque, choisissant la nourrice destinée à allaiter un enfant
déjà infecté, il lui cache la véritable nature du mal ; il n'atténue pas sa faute,
comme dans le cas cité par M. Tardieu, en soummettant la nourrice, sans le lui
dire, à un traitement spécifique, qui d'ailleurs n'empêche pas la contagion.

L'allaitement par la mère ou l'allaitement artificiel, dit notre confrère, sont seuls admissibles dans un cas pareil, à moins qu'une nourrice préalablement avertie ne consente à se charger du nourrisson et ne se soumette à toutes les chances auxquelles l'expose cette tâche. Dans cette circonstance le médecin, ayant fait connaître à la nourrice le danger auquel l'expose cet acte de dévouement, sera à l'abri d'une responsabilité légale.

La transmission de la syphilis *par le médecin* lui-même est un cas sérieux de responsabilité. Cette propagation peut être le résultat de la négligence, de l'usage d'instruments mal nettoyés. La *Gazette hebdomadaire* du 4 mai 1866 rapporte une observation de transmission de la syphilis par le cathétérisme de l'oreille, opérée par un spécialiste de Paris, qui avait négligé de nettoyer l'instrument, dont il venait de faire usage sur une personne atteinte de syphilis buccale. Ricord n'a pas observé moins de huit cas dans lesquels les suites de cette incurie ont été des plus fâcheuses. Un spéculum contaminé, dit M. Tardieu, a transmis la syphilis. D'après une observation de M. Fournier, un jeune homme qui n'avait encore eu aucun rapport sexuel, opéré du phymosis dans un grand hôpital, fut contaminé par l'application sur les lèvres de la plaie de serrefines qui venaient de servir à un malade atteint de chancres. Certes de semblables négligences entraînent une grave responsabité. L'inoculation pratiquée dans un but scientifique peut aussi donner lieu à des poursuites judiciaires.

La même propagation n'est pas rare dans la pratique des accouchements. quoique ici la victime soit plus souvent le médecin que le malade. Le doigt d'une sage-femme a répandu, dans la ville de Brive, une véritable épidémie de syphilis. M. Bardinet a rendu compte de ces faits dans un mémoire lu à l'Académie de médecine, le 14 avril 1874. Quinze femmes, neuf maris, dix enfants dont trois périrent, furent infectés ; avec les cas qui ne furent pas constatés officiellement, on évalue à une centaine le nombre des victimes; les accidents propagés étaient des plaques muqueuses, des tubercules indurés, des ulcérations, des adénites, le psoriasis, l'alopécie. La sage-femme avait été accidentellement infectée dans l'exercice de sa profession ; elle fut atteinte d'ulcérations syphilitiques du médius et de l'index de la main droite, au rebord de l'ongle, suivies au bout de quelques semaines d'accidents secondaires. Le tribunal de Brive, par jugement du 28 mars 1874, déclara la sage-femme coupable du triple délit d'homicide par imprudence, de coups et blessures involontaires et d'exercice illégal de la médecine, et la condamna à deux ans de prison et à 50 francs d'amende.

*La syphilis vaccinale* offre l'exemple de transmissions analogues qui prennent parfois une notable extension. Un des premiers faits est celui du docteur Hübner, de Bavière, accusé d'avoir transmis la syphilis à huit enfants par l'inoculation vaccinale, et condamné à six semaines de prison, pour avoir pris le vaccin sur un enfant malsain et chétif, contrairement aux instructions. Un chirurgien, de Coblentz, fut condamné à deux mois de prison pour avoir revacciné dix-neuf adultes avec du vaccin pris sur un enfant syphilitique. On trouve la relation de faits analogues dans la thèse de van Merris (Strasbourg, 1863), et dans le mémoire du docteur Vernois, sur la syphilis transmise par la vaccination (*Archives générales de méd.*, juin, 1860). Mais ici l'erreur de diagnostic est facile, et suivant la remarque de M. Tardieu, on a faussement considéré comme syphilitiques des éruptions vaccinales dégénérées ou anormales, ou bien l'évolution de la vaccine a hâté le développement d'une syphilis préexistante; d'autres fois encore la méprise a été plus complète, le caractère syphilitique a été attribué à des éruptions eczémateuses ou impétigineuses, consécutives à la vaccine. Quoi qu'il en soit de ces réserves, la responsabilité médicale est sérieusement engagée dans l'opération de la vaccine. Une loi allemande du 8 avril 1874 (Impfgesetz) autorise les médecins seuls à vacciner, mais frappe d'une amende qui peut aller jusqu'à 500 marcs, et d'un emprisonnement dont le maximum est trois mois, sans préjudice d'autres peines, s'il y a lieu, quiconque agit avec négligence en opérant une vaccination. Les médecins et chefs d'établissements qui manquent à leurs devoirs, en ce qui concerne la vaccine, sont punis d'une amende.

La responsabilité pour la *médecine* proprement dite est beaucoup plus limitée ; il est rare qu'elle se base sur des faits de diagnostic ; presque toujours elle se rapporte à des erreurs sur la dose et les propriétés d'un médicament ; c'est là que la faute est grave et palpable, et que la responsabilité s'impose pour ainsi dire par l'évidence du dommage causé. L'erreur peut porter sur la rédaction de l'ordonnance ; un médecin écrit 10 grammes pour 10 gouttes de laudanum, le malade succombe, une condamnation est prononcée. D'autres fois, c'est une dose excessive prescrite par ignorance ou par témérité. L'acide hydro-cyanique a donné lieu à des malheurs de ce genre, qui s'expliquent aussi par la force différente des solutions en usage : à l'hôpital de Bicêtre, en 1830, sept épileptiques étaient victimes d'une semblable méprise ; d'autres faits d'empoisonnement médical sont cités par Van Hasselt. Mais c'est surtout le cyanure de potassium qui a donné lieu à des accidents de ce genre relevés par les tribunaux. Tels sont les cas de Breslau, en 1842 ; de Saint-Malo, en 1843 ; dans un autre fait, en 1845, le médecin, voulant prouver qu'il n'avait pas prescrit une dose excessive du médicament, avala lui-même une cuillerée de la potion, et faillit périr comme son malade. Un médecin prescrit en lavement 25 centigrammes de cyanure de potassium : la mort a lieu au bout d'une heure (1847). D'autres fois, la faute est celle du pharmacien ou du malade lui-même qui prend une trop forte dose du remède, comme dans le cas Blondlot (*Moniteur des Hôpitaux*, 1856), ou qui avale un médicament destiné à l'usage externe, ainsi que nous l'avons observé à Strasbourg. L'imputation de négligence peut se produire si l'on n'entoure pas de toutes les précautions nécessaires l'administration d'une substance aussi toxique. Une condamnation à six mois de prison est prononcée contre un docteur qui avait administré une dose exagérée de teinture de colchique, cause de la mort de son malade. Une femme en couches succombe après avoir pris un lavement composé d'une infusion de 2 grammes de tabac ; le médecin échappa à la responsabilité, parce qu'il n'était pas absolument démontré que ce médicament eût été la cause de la mort ; un acquittement a lieu à la suite d'accidents mortels attribués à la médecine de Leroy. L'application d'acide arsénieux à haute dose sur un ulcère cancéreux de la face, d'un caustique arsénical, sur trois enfants, dans le traitement de la teigne, du bichlorure de mercure sur les téguments du crâne dans la même maladie, l'injection d'une solution de sulfate de cuivre dans la poche d'un abcès par congestion, ont aussi déterminé la mort, par une intoxication aiguë ; un de ces cas, en Angleterre, a été l'objet d'une action en responsabilité qui a été admise. La soudaineté de l'effet constitue la preuve décisive dans les cas de ce genre ; le doute s'élève quand la vie se prolonge, *in dubiis pro reo*. Le pharmacien partage la faute quand il exécute une formule évidemment toxique ; il peut être le seul coupable par la substitution d'un médicament à un autre. En 1834, un aide-pharmacien substitue dans une potion du deutochlorure de mercure au protochlorure ; trois enfants d'une même famille prennent ce médicament et succombent; de l'émétique remplace l'oxyde blanc d'antimoine dans une potion destinée à un enfant : la mort est le résultat de cette méprise; à Strasbourg, en 1850, un médecin prescrit une tablette de 5 centigrammes de santonine pour l'enfant L., âgée de sept ans; ces pastilles étaient préparées à l'avance, et, par une fatale erreur, l'aide-pharmacien avait substitué la strychnine à la santonine; l'enfant succombe en quelques minutes, au milieu des convulsions et dans l'état de raideur qui caractérise la strychine. Un fait semblable, relaté par M. Dauvin, se passe à Béthune en 1860 : une enfant de sept ans succombe après avoir pris une poudre de 5 centigrammes de strychnine, employée par erreur pour de la santonine. Dans tous ces cas, des condamnations, en vertu de l'article 319 du Code pénal, ont été prononcées contre les pharmaciens, la dernière même à trois mois d'emprisonnement, et la responsabilité des médecins a été tout naturellement dégagée.

Le choix des méthodes, l'expectation absolue, sont dans le droit du médecin. L'homœopathie et l'hydrothérapie, même comme systèmes exclusifs, ont toute latitude de s'exercer, à moins qu'une faute grave et patente ne compromette les jours du malade. Quand un homœopathe ou un hydropathe, dit Casper, voit sous ses yeux s'éteindre un malade atteint d'hémorrhagie artérielle, il doit renoncer à son système pour recourir à des moyens réellement efficaces, ou confier le malade à d'autres mains. Sa responsabilité serait engagée par l'usage de moyens que le bon sens réprouve dans le traitement d'une hémorrhagie, d'une fièvre pernicieuse, d'un empoisonnement. Casper cite l'exemple d'un médecin qui provoqua la gangrène des orteils par des affusions froides continuées nuit et jour pour un œdème des jambes, à la suite d'une fièvre typhoïde; des poursuites judiciaires eurent lieu, et, malgré l'avis du médecin légiste, elles n'aboutirent pas.

Le certificat exigé conformément à la loi du 30 juin 1838, pour la séquestration des aliénés, peut aussi engager la responsabilité du médecin; mais, à moins de dol, l'action judiciaire n'a pas été admise, malgré les réclamations acharnées de quelques personnes qui se prétendaient victimes d'une erreur. Le tribunal (jugement de Marseille, confirmé par la cour d'Aix le 21 juillet 1863), tout en ordonnant la mise en liberté d'une personne détenue dans un asile, a repoussé la demande en responsabilité dirigée contre les médecins, par le motif qu'ils n'avaient commis aucune faute, en exprimant l'opinion d'hommes honnêtes et consciencieux, fût-elle erronée. Dans les *Assurances sur la vie*, bien que le certificat du médecin puisse être contesté, sa responsabilité n'est pas mise en jeu; la garantie de la Compagnie est l'annulation du contrat; mais, suivant la remarque de M. Tardieu, le médecin de la Compagnie est responsable envers elle, à tous les degrés, de la manière dont il a rempli son mandat.

VI. Responsabilité spéciale des officiers de santé et des sages-femmes. Cette responsabilité résulte des articles 29 et 33 de la loi du 19 ventôse an XI :

Art. 29. « Les officiers de santé ne pourront s'établir que dans le département où ils auront été examinés par le jury, après s'être fait enregistrer, comme il vient d'être prescrit. Ils ne pourront pratiquer les grandes opérations chirurgicales que sous la surveillance et l'inspection d'un docteur, dans les lieux où celui-ci sera établi. Dans le cas d'accidents graves arrivés à la suite d'une opération exécutée hors de la surveillance et de l'inspection prescrites ci-dessus, il y aura recours à indemnité contre l'officier de santé qui s'en sera rendu coupable. »

Art. 33. « Les sages-femmes ne pourront employer les instruments, dans les cas d'accouchements laborieux, sans appeler un docteur, ou un médecin ou chirurgien anciennement reçu. »

Indépendamment de la responsabilité générale qui atteint toute personne exerçant la profession de médecin, l'officier de santé a une responsabilité spéciale qui résulte de son titre même, et qui se présente dans les cas suivants : 1° lorsqu'il exerce son art en dehors de la circonscription pour laquelle il a été reçu ; 2° lorsqu'il pratique une grande opération chirurgicale, hors la présence d'un docteur.

Les officiers de santé qui ont fait leurs études et ont été reçus dans une faculté n'ont pas plus que ceux qui ont été reçus dans une classe préparatoire, le droit de s'établir dans un département autre que celui pour lequel ils ont été brevetés. La défense qui leur est faite de s'établir dans un autre département emporte celle d'y exercer, même quand ils y sont appelés; cette prohibition s'applique aux officiers de santé qui se bornent à l'exercice d'une seule branche de leur art, telle que l'oculistique. MM. Ollivier, Velpeau et Adelon, dans une consultation rédigée en 1841, avaient interprété la loi en ce sens qu'elle interdisait l'établissement du domicile et non l'exercice de l'art dans un autre département. « On ne saurait contester, disaient-ils, que tout citoyen a le droit de se faire soigner dans ses maladies par le médecin qui lui paraît mériter sa préférence, docteur ou officier de santé... Du moment où il est mandé, il peut porter ses soins à qui les réclame ; seulement il ne peut prendre domicile, établir une résidence hors de son département. Dans l'occasion ce serait aux tribunaux à apprécier les faits, à voir si un exercice plus ou moins fréquent dans un autre département constitue un établissement en contravention avec la loi. » Un arrêt en ce sens avait été rendu le 1er octobre 1841 par la Cour royale de Paris, confirmant une ordonnance de la Chambre du conseil du tribunal de Meaux, mais, sur le pourvoi du procureur général, cet arrêt a été cassé et la Cour de cassation a déclaré le 18 novembre 1841 « que les officiers de santé sont sans droit et sans qualité pour exercer leur art hors les limites du département, lors même qu'ils y sont appelés ; que la disposition de l'article 29 est restrictive en ce qui concerne les officiers de santé ; que le mot employé dans l'article 29 ne signifie autre chose, dans le sens de la loi, qu'établir le siége de sa pratique ». Quand l'officier de santé veut changer de département, il y a nécessité pour lui d'obtenir un nouveau diplôme ; sans cette formalité, il commet le délit d'exercice illégal de la médecine puni par les articles 35 et 36 de la loi du 19 ventôse, an XI. On ne peut cependant lui appliquer l'amende correctionnelle prononcée contre ceux qui prennent sans droit le titre d'officier de santé, puisque cette qualité lui appartient malgré son inaptitude à exercer la médecine dans une autre circonscription; mais il commet autant d'infractions distinctes qu'il existe de faits d'exercice illégal (Angers, 23 décembre 1872). Des autorisations provisoires du préfet ou du ministre ne dispensent pas de l'exécution de la loi. Cette jurisprusdence a été établie par divers arrêts. L'exercice hors de la résidence est aussi une infraction aux règlements qui peut, en cas de faute, motiver une application des articles 319 et 320 du Code pénal.

L'interdiction de pratiquer une *grande opération chirurgicale* hors la présence d'un docteur en médecine soulève les questions suivantes : que doit-on entendre par grande opération, par accidents graves, par lieux où le docteur est établi ? Quelle est la répression de cette faute ?

*La grande opération* n'est pas définie par la loi, elle est déterminée par la jurisprudence , c'est aux experts à répondre dans chaque cas et à fournir aux juges des moyens d'appréciation. Des consultations médico-légales ont été données à cet égard, entre autres par M. le professeur Adelon. Une grande opération est celle qui est d'une exécution difficile, qui porte sur des organes profonds ou dont les fonctions sont essentielles à la vie, qui présente le danger de léser des vaisseaux importants ou des nerfs, qui peut entraîner une infirmité grave. On considère comme telles les amputations, les résections, la lithotomie et la lithotritie, la hernie étranglée, la trachéotomie, l'opération césarienne. La cataracte a été considérée comme étant une grande opération interdite aux officiers de santé hors la présence d'un docteur. La même importance a été attribuée à la réduction de la fracture d'un des os de l'avant-bras par un arrêt de la Cour de Paris (1863) ; Orfila conteste cette appréciation. L'extraction d'un lipôme, même d'un volume considérable, a été considérée comme n'ayant pas ce caractère, bien que la mort eût été le résultat d'un tétanos qui avait suivi l'opération.

*Le lieu* où sera établi le docteur ne s'entend pas seulement de la commune où il réside, mais du voisinage; on ne peut soutenir que, par cela seul qu'il n'y a pas de docteur en médecine dans la commune même, l'officier de santé n'est pas tenu à l'obligation de l'article 29. Les termes d'un jugement établissent que l'expression lieu ne doit pas être prise dans le sens de commune; il suffit que le docteur soit à une distance telle, qu'on puisse l'appeler à temps.

*La sanction* de la loi, c'est le recours à une indemnité contre l'officier de santé, dans le cas d'accidents graves. Ces accidents sont la prolongation ou l'aggravation de la maladie, une infirmité ou la mort. L'accident est la condition de la poursuite ; si l'opération a réussi, si elle n'a amené aucune conséquence fâcheuse, « l'officier de santé a été imprudent, il a engagé gravement sa responsabilité, mais il n'est atteint par aucune peine ; le malade ne peut se plaindre, car il n'a éprouvé aucun préjudice ; le ministère public ne peut le poursuivre pour infraction à la loi, car aucun texte de loi ne lui est applicable (Briand et Chaudé). » Si l'accident grave s'est produit, c'est la preuve *ipso facto* d'une témérité et d'un acte contraire à la loi. Le fait d'un accident grave suffit-il pour que l'officier de santé soit passible d'une indemnité, sans qu'il y ait lieu à rechercher s'il y a eu faute de sa part, si l'accident doit lui être imputé? L'équité ne l'admet pas, mais la présomption est contre l'officier de santé ; c'est à lui à prouver qu'il n'a pas commis de faute; mais s'il y a eu une faute, même légère, sa responsabilité est engagée par suite de cette infraction à la loi. Quelques arrêts semblent admettre que, quelque habileté qu'il ait déployée dans l'opération, dès l'instant qu'un accident grave s'en est suivi, et sauf le cas d'urgence, sa responsabilité est engagée. A côté de l'indemnité stipulée par l'article 29 de la loi du 29 ventôse, an XI, se place la répression pénale pour l'homicide et les blessures involontaires, résultat de cette infraction à la loi.

*L'urgence* autorise la grande opération, en l'absence d'un docteur, s'il s'agit d'une vie à sauver. Il en a été jugé ainsi pour l'application du forceps. En général, l'application de cet instrument qui peut compromettre la santé ou même la vie de la mère et celle de l'enfant, doit être rangée parmi les opérations interdites aux officiers de santé, en l'absence d'un docteur. Dans un cas où la conduite de l'officier de santé était incriminée, MM. Dubois et Ollivier d'Angers ont fait observer qu'il serait souvent impossible et même dangereux de respecter ce principe; que tout délai apporté à la terminaison artificielle de l'accouchement pouvant devenir préjudiciable à l'enfant et à la mère, l'accoucheur.

lorsqu'il n'a que le titre d'officier de santé, est non-seulement excusable de ne pas se conformer au texte rigoureux de la loi, et de ne pas différer l'opération jusqu'à l'arrivée d'un docteur, mais qu'il pourrait même être répréhensible de sacrifier à ce texte les intérêts que le législateur a voulu au contraire protéger. La même discussion s'est élevée à l'occasion de l'embryotomie. Un officier de santé est condamné en première instance à trois mois de prison, pour avoir pratiqué cette opération sur un enfant qui vivait sans doute ; mais la cour de Rouen, par un arrêt du 23 juin 1843, réforme le jugement, en se fondant sur cette considération qu'il y avait presque certitude que la mère aurait succombé, si l'officier de santé n'avait pas agi ainsi, et que tout faisait croire que l'enfant était déjà mort. Des considérations du même genre se présenteraient pour la hernie étranglée, la trachéotomie, les ligatures d'artères. La loi ferait disparaître bien des causes de contestations et de jugements arbitraires, en établissant l'unité de titre dans la profession médicale.

Même assisté d'un docteur, l'officier de santé peut être rendu responsable d'une faute grave par ignorance, imprudence ou négligence, mais ici la présomption d'incapacité n'existe plus et c'est au demandeur à prouver la faute dont il se plaint.

*Les sages-femmes* ne peuvent appliquer les instruments dans les cas d'accouchements laborieux, sans appeler un docteur en médecine. Cette interdiction s'applique aux sages-femmes de première classe comme à celles de seconde : la seule différence entre elles, c'est que les premières peuvent exercer leur art dans toute la France, les autres seulement dans le département pour lequel elles ont été reçues. Elles sont assujéties à la responsabilité générale, comme les docteurs et les officiers de santé ; la jurisprudence exige que dans les cas graves, en dehors même de l'emploi des instruments, elles appellent un docteur. La sage-femme D. avait été condamnée à trois mois de prison et à 50 francs d'amende, pour homicide involontaire, comme ayant causé la mort de la mère et de l'enfant, dans un accouchement laborieux ; elle objectait que la loi ne lui faisait qu'une défense, celle d'employer les instruments et qu'elle n'en avait pas fait usage ; mais l'arrêt constata que l'article 33 de la loi de ventôse, en posant une règle particulière, ne pouvait soustraire personne à l'application des principes généraux. Il fut déclaré qu'il y avait eu de la part de la sage-femme imprudence grave, d'entreprendre et surtout de continuer un accouchement laborieux et au-dessus de ses forces, et de n'avoir point appelé de médecin pour l'y aider, lorsqu'elle en reconnaissait le danger. Le pourvoi en cassation contre le jugement du tribunal d'appel de Lons-le-Saulnier fut rejeté, le 18 septembre 1817. L'urgence ici peut être alléguée, comme pour les officiers de santé ; le tribunal apprécie, d'après l'avis des experts, si elle résulte des circonstances du fait. Une sage-femme traduite devant le tribunal de Béziers, le 11 avril 1836, pour mutilation de l'enfant, allégua en vain qu'il aurait fallu chercher le médecin à plusieurs lieues de distance, que la mère était en péril, qu'elle avait tout lieu de croire que l'enfant était mort, elle fut condamnée à six mois de prison, l'infraction au règlement étant fondée sur la loi de ventôse.

Les sages-femmes ont le droit de traiter les maladies légères ou les accidents sans gravité qui précèdent, accompagnent ou suivent les accouchements (Cour de Metz, 27 décembre 1865), mais il n'en est pas de même pour les accidents graves qui exigent l'intervention du médecin. Un jugement du tribunal de

Laon (1863), a condamné à trois mois de prison une sage-femme, pour avoir traité de graves accidents puerpéraux sans avoir appelé un médecin (Briand et Chaudé). On avait contesté aux sages-femmes le droit de prescrire du seigle ergoté. La loi n'interdit que l'usage des instruments ; Danyau avait déjà fait remarquer, en 1850, qu'il y avait de sérieux inconvénients à enlever aux sages-femmes le moyen le plus sûr de combattre l'inertie de l'utérus et les hémorrhagies internes. En les autorisant à pratiquer, il faut les mettre en mesure de remédier aux accidents les plus urgents et les plus graves ; ici la vie de la femme serait en péril, s'il fallait attendre l'arrivée du médecin. La Société de médecine légale a reconnu que la loi permettait aux sages-femmes l'usage du seigle ergoté, et que malgré des abus possibles, le moyen était trop utile pour le leur interdire. Un décret du 23 juin 1873 a tranché la question, en permettant la vente de ce médicament par les pharmaciens, sur l'ordonnance d'une sage-femme.

VII. *La Responsabilité des personnes qui exercent la médecine sans titre* est de droit commun ; à l'exercice illégal de la médecine, par suite de traitements irrationnels et périlleux, elles peuvent ajouter le délit d'homicide ou de blessures involontaires, par imprudence, négligence, inobservation des règlements, et l'article 1382 du code civil leur est en même temps applicable. De nombreuses condamnations, en vertu des articles 319 et 320 du code pénal, ont atteint des magnétiseurs, des rebouteurs, les charlatans de tout ordre qui abusent de la crédulité publique.

VIII. *La Responsabilité des experts* a été discutée à l'article *Rapport* de cet ouvrage (t. II, 3e série, p. 530), hors le cas de dol, elle ne paraît pas admissible ; la doctrine opposée paralyserait bientôt l'exercice de la médecine légale, si l'erreur, la faute, l'omission qui peuvent se rencontrer dans une expertise consciencieuse engageaient autre chose que la responsabilité morale.

IX. CRIMES ET DÉLITS commis par des médecins. Certains délits résultent de l'infraction aux devoirs professionnels imposés par la loi : omission de la déclaration de naissance exigée des docteurs en médecine, sages-femmes et officiers de santé par l'article 56 du Code pénal, sous la sanction de l'article 346 du Code pénal ; manquement au secret professionnel imposé par l'article 378 du Code pénal ; escroquerie jointe au charlatanisme (C. p. 405), pouvoir imaginaire, espérance ou crainte d'événements chimériques, traitement par correspondance au moyen d'un spécifique ; complicité d'exercice illégal de la médecine, loi du 19 ventôse, an XI, article 35 et 36, par association avec une somnambule ou un charlatan ; exercice illégal de la pharmacie, vente directe de médicaments aux malades, en dehors du rayon où aucune pharmacie ne s'est ouverte (loi du 21 germinal, an XI, art. 27) ; faux certificats pour dispenser des fonctions de tuteur, de juré, témoin (C. P. 160, C. 1, C. 83 ; faux rapports, C. P. 177, 178, 361, 354) ; fraudes en matière de recrutement (loi du 27 juillet 1872, art. 62 et 66) ; séquestration de personnes (C. P. 341), complicité au moyen d'un faux certificat constatant l'aliénation mentale. L'exercice de la profession médicale a pu favoriser l'accomplissement de quelques crimes par des hommes que la loi a flétris ; tels sont les attentats à la pudeur et l'avortement ; la loi stipule une aggravation de peine (C. P. 317) contre les médecins, chirurgiens et autres officiers de santé, ainsi que contre les pharmaciens, qui auront indiqué ou administré les moyens abortifs. Faut-il citer les procès célèbres des docteurs Castaing, Palmer, Demme, Lapommeraye, qui agissant comme meurtriers, ont empoisonné leurs malades avec la morphine, la strychnine, la digitaline ? Si la profession médicale

a rendu plus facile la perpétration de ces crimes, on remarquera que toute l'habileté des coupables et leurs connaissances même en toxicologie n'ont pas
réussi à les sauver.

X. Expertise en matière de responsabilité médicale. L'expertise est le
fait principal dans l'instruction de ces affaires ; quelques médecins ont même
demandé que ce fût le fait unique ; s'appuyant sur l'incompétence scientifique
du juge, ils ont proposé l'établissement d'un jury spécial composé de médecins,
appelés à résoudre la question de fait, à se prononcer sur la réalité de la faute et
sur ses conséquences, le juge, après ce verdict, n'ayant plus qu'a appliquer la
loi. Ces cas seraient jugés, dit Fodéré, par les facultés et les sociétés de médecine, ou par les bureaux de santé des départements. Le jugement serait imprimé et servirait de pièce probante aux tribunaux pour prononcer sur la partie
civile, correctionnelle ou criminelle, suivant les cas ou les personnes. Des jurisconsultes ont partagé cette opinion : « Nous reconnaissons que dans la question
de responsabilité médicale qui nous occupe, un jury d'hommes spéciaux est une
nécessité impérieuse qu'on ne saurait trop proclamer. Quant à l'esprit de corps,
nous ne sommes point épouvantés de ce danger imaginaire... Voit-on que l'administration de la justice ait souffert de l'établissement de tribunaux consulai-
res... A qui appartient-il de supposer que des médecins, des chirurgiens qu'on
choisirait parmi les plus éminents en science et en talent, parmi ceux que distingue une haute réputation d'honneur et de moralité, mus par un sentiment
d'intérêt aussi aveugle, feraient taire le cri de leur conscience et fouleraient aux
pieds le plus saint des devoirs ? » (Dalboussière, *Annales d'hyg. et de méd. lég.*,
t. XII, p. 442.) Le jury médical donnerait ses avis, sans partialité, sans faiblesse ; il y aurait déjà une grande importance à obliger le médecin à rendre
compte de sa conduite, devant ses pairs, dans des cas déterminés ; mais il est bien
peu probable que l'on obtienne jamais un jury pareil ; c'est par l'expertise fortement organisée et jouissant devant les tribunaux d'une autorité légitime qu'on
donnera à la profession les garanties qu'elle réclame.

Les expertises de ce genre comptent parmi les plus difficiles et les plus délicates de la médecine légale. Les tribunaux doivent attacher une grande importance au choix des experts. On a proposé de s'adresser aux sociétés savantes,
comme ayant plus d'impartialité et d'autorité ; mais la responsabilité individuelle vaut mieux que la responsabilité collective ; trois experts choisis parmi
les hommes spéciaux, chirurgiens, médecins, accoucheurs, suivant la nature
de la cause, et parmi les médecins qui s'occupent plus habituellement de médecine légale, présenteraient à la justice les meilleures garanties d'un examen
compétent. Le caractère des hommes, leur position scientifique et morale, les
mettra au-dessus du soupçon de partialité. Les académies viendraient en seconde
instance, pour la révision, la vérification de l'avis des premiers experts, lorsqu'une contre-expertise serait reconnue nécessaire.

Les éléments de conviction sont fournis par la plainte, par les témoignages,
par les réponses du médecin incriminé, par l'examen du malade et par l'autopsie. Il faut avant tout, comme déjà Fortunatus Fidelis en reconnaissait la
nécessité, reconstruire une histoire complète de la maladie. En Allemagne, on
demande fréquemment à l'inculpé la relation écrite du fait, et on la complète
par des questions. Les antécédents du malade, les causes probables de l'affection, sa marche, sa nature, la dose et les effets des remèdes, les indications et
l'urgence de l'opération, les complications et les accidents, la conduite du

blessé, les influences hygiéniques, sont examinés successivement. Les réponses du médecin laissent souvent dans le doute. Bœhmert, dans son commentaire sur la constitution Caroline, disait en 1774 : « *Accedit medicis facillimum esse causam prœtexere aut responsum emendicare, quod eos contra omnem impetitionem securos reddit, et ut in dubio absolvantur, efficit.* » La plainte du patient est souvent empreinte d'exagération ou d'injustice ; les témoins sont peu éclairés et parlent suivant leurs préjugés ou leurs passions ; ils ne se rendent pas compte des motifs du médecin, et sa conduite, celle de l'accoucheur surtout, peut leur paraître cruelle. On attachera plus de prix à l'avis des médecins qui ont pu voir le malade, avant ou après l'acte qui fait l'objet de la plainte, à la condition qu'on sera sûr de leur impartialité; l'expert se fera représenter les ordonnances et ce qui peut rester des médicaments. Si l'examen du malade et l'autopsie fournissent les meilleurs indices, on n'oubliera pas qu'ils se rapportent aux faits accomplis et que l'étiologie est toujours difficile à établir. L'âge du médecin, son état mental, sa capacité, ses habitudes de sobriété, seront pris en considération. Mais les difficultés qui environnent l'expert sont souvent, suivant l'expression de M. Tardieu, plus apparentes que réelles ; il puise à toutes les sources, il s'attache à déterminer exactement et à bien préciser les faits, et il trouve ainsi une base solide pour ses conclusions.

Dans les affaires de responsabilité médicale, les questions peuvent être ainsi généralisées : 1° Y a-t-il, d'après l'expérience médicale universelle, un rapport de causalité entre le traitement chirurgical ou médical et le résultat fâcheux constaté, la mort, l'infirmité, l'aggravation ou la prolongation du mal ? 2° ce résultat n'est-il pas dù plutôt à une autre cause ? 3° le traitement employé est-il contraire aux règles de l'art ? est-il autorisé au moins par un système propre au médecin ou à quelques auteurs ? 4° une faute a-t-elle été commise? 5° a-t-elle été préjudiciable au malade ? 6° jusqu'à quel point les connaissances communes, une adresse ordinaire, auraient-elles pu faire éviter cette faute ? 7° est-elle au contraire le résultat d'une ignorance, d'une imprudence, d'une légèreté, incompatibles avec l'exercice consciencieux de l'art ? 8° y a-t-il eu négligence grave ? D'autres questions sont posées par le juge, elles se rapportent aux diverses circonstances de la cause ; le médecin doit y répondre, mais comme elles peuvent être incomplètes et laisser dans l'ombre des points importants, l'expert a toujours le droit d'en soulever d'autres, le devoir de donner à la justice tous les renseignements qui lui paraîtront nécessaires. L'expert évitera toute discussion inutile sur le principe de la responsabilité médicale, arguments sans valeur aux yeux des juges, et qui ne pourraient qu'affaiblir l'autorité de ses conclusions. Il aura assez de prudence et de réserve pour ne pas aggraver l'accusation, comme on l'a vu quelquefois ; il se bornera aux faits de la cause, et les appréciant avec impartialité, il contribuera à maintenir dans ses justes limites, pour la profession médicale, l'application du principe de la responsabilité.          G. TOURDES.

BIBLIOGRAPHIE. — La bibliographie se compose d'études particulières sur la question de relations de procès, de discussions empruntées à des ouvrages généraux ; les recueils de jurisprudence de MERLIN, SIREY, DALLOZ fournissent aussi des matériaux.

PLINII SECUNDI. *Historiæ mundi*, lib. XXIX, cap. i, p. 255 ; édit. Leyde, 1669. — FORTUNATUS FIDELIS. *De relationibus medicorum.* lib. II, sect. 8. *De erroribus eorum qui faciunt medicinam.* — ZACCHIAS. *Quæstiones medico-legales*, libri VI, *titulus primus. De medicorum erroribus a lege punibilibus.* — FODÉRÉ. *Traité de méd. légale*, t. VI, p. 405-426. — ORFILA. *Traité de méd. légale*, t. I, p. 42. — DEVERGIE. *Traité de méd. lég.*, t. I, p. 56. Paris, 1852. — BRIAND et CHAUDÉ. *Manuel de méd. légale.* Paris, 1869. — LEGRAND DU SAULLE. *Traité de médecine légale et de jurisprudence médicale.* Paris, 1874.

Verdier. *Jurisprudence de la médecine en France*, 1773, 2 vol. in-12. — Du même. *De la chirurgie*. Paris, 1764, 2 vol. in-12. — Trébuchet. *Jurisprudence de la médecine, de la chirurgie et de la pharmacie en France*. Paris, 1824. — Max. Simon. *Déontologie médicale ou des devoirs et des droits du médecin dans l'état actuel de la civilisation*. Paris, 1845. — Régnaud (Elias). *De la responsabilité des médecins et des chirurgiens*. Paris, 1829. — Le Lorrain. *De la responsabilité médicale*. Th. de Strasbourg, n° 138, déc. 1868.

Dubois (P.). *Accidents graves produits par le forceps*. In *Annales d'hyg. et de méd. légale*, t. XIII, p. 157 ; 1839 — Ollivier (d'Anger). *L'application du forceps est-elle une grande opération interdite aux officiers de santé ?* In *Annales d'hyg. et de médec. légale*, t. XXIII, p. 154, 1840. — Rousseau. *Mémoire sur la responsabilité médicale, considérée au point de vue de l'obstétrique*. In *Annales*, t. XVI, p. 197. — Ollivier (d'Angers), Velpeau et Adelon. *Quelles sont les grandes opérations chirurgicales que les officiers de santé ne peuvent pratiquer sans la surveillance et l'inspection d'un docteur*. In *Annales*, t. XXV, p. 196. — Même question, t. XXVII, p. 151. — Tarnier. *De l'emploi du seigle ergoté par les sages-femmes*. In *Annales*, t. XXXIII, 2e série, p. 408 ; Paris, 1869.

Relation détaillée de l'affaire du Dr E. : Premier rapport à l'Académie de médecine, Desonneaux, Denzux, Gardien, Moreau, Adelon ; Deuxième rapport, Desgenette, Dupuytren, Récamier, Itard et Double. In *Ann. d'hyg. et de méd. lég.*, t. III, p. 112. Paris, 1830. — Dalboussière. *De la responsabilité médicale*. Relation de l'affaire Th. N. In *Annales*, t. XII, p. 406. — Voir l'arrêt de la cour de cassation. In *Orfila*, t. I, p. 51. — Tardieu. *Mémoire sur les blessures mortelles par arrachement de l'utérus et des intestins*. In *Annales d'hyg. et de méd. légale*, t. XXXIX, p. 157. — Du même. *Questions de responsabilité médicale*. In *Annales d'hyg. et de méd. légale*, 2e série, t. I, p. 148. — Du même. *Etude médico-légale sur les maladies accidentelles et involontairement produites par imprudence, négligence et transmission contagieuse*. In *Annales*, 2e série, t. XV, p. 93 et t. XXI, p. 90 et 340. — Toulmouche. *Accusation d'homicide par imprudence par suite d'un accouchement accompagné de la déchirure du vagin et d'arrachement des intestins*. In *Annales*, 2e sér., t. VII, p. 180. — Eissen et Tourdes (G.). *Le procès Simon, mort par Anesthésie*. In *Gaz. médicale de Strasbourg*, janvier 1852. — Viennois. *De la syphilis transmise par la vaccination*. In *Archives générales de médecine*, 1860. — Van Merris. *De la transmission de la syphilis par inoculation vaccinale*. Th. de Strasbourg, 1863. — Barbinet. *Syphilis communiquée par le doigt d'une sage-femme*. In *Ann. d'hyg. et de méd. lég.*, 2e série, t. XLII, p. 134 ; Paris, 1874.

Caussé. *De la vente des substances vénéneuses*. In *Annales*, 2e série, t. XXIX, p. 371 et t. XXXIII, p. 413. — Landois. *De l'empoisonnement par les cyanures*. Thèse de Strasbourg, n° 170 ; 1869.

Henenstreit. *Anthropologia forensis, de mala medicatione*. Leips. 1751. — Hencke. *Lehrbuch der gerichtl. Medizin*, 16e chap , p. 606-624 ; édit. 1838. — Siebold. *Lehrbuch der gerichtlichen medizin. Kunstfehler der Medizinal-Personen*, p. 374 ; Berlin, 1827. — Schurmeyer. *Die Kunstfehler der Medizinal-Personen* ; Fribourg, 1838. — *Lehrb. der gerichtl. Med.*, cap. xxii, *die rechtliche Verantwortlichkeit für Handl. der Heildiener*. Erlangen, 1874. — Mende. *Die Kunstfehler der Hebammen*. In *Gemein. Deutsch. Zeitschrift für Geburtskunde*, Bd. V. — Friedreich. *Handbuch der gerichtl. Medizin*, p. 841. Regensburg, 1844. — Wald. *Gerichtl. Mediz.*, t. I, p. 276. Leipzig, 1858. — Buchner. *Gerichtl. Medizin*, 2e édit. Munich, 1872. — Kraus et Pichler. *Encyclop. Wörterbuch der Staatsarzneikunde*. Art. *Kunstfehler, kunstwidriges Heilverfahren*. Erlangen, 1873.      G. T.

**RESPONSABILITÉ LÉGALE DES ALIÉNÉS.** Définition. Limites du sujet. Le sentiment unanime de l'humanité, le sentiment individuel de chacun de nous, toutes les religions, toutes les philosophies, toutes les législations consacrent ce grand fait psychologique, base des actions humaines, de la morale et du droit, que l'homme est libre de choisir entre le bien et le mal, libre de se déterminer par sa volonté entre les différents motifs qui le sollicitent en sens divers, au moment d'accomplir un acte, et que, par conséquent, il est responsable moralement et punissable légalement, lorsqu'il a accompli, volontairement, un acte réprouvé par la morale et condamné par la loi. Le libre arbitre de l'homme, comme fait psychologique primordial, et la responsabilité morale et légale comme sanction de ce principe dans la pratique, dans la vie individuelle de l'homme, comme dans le fonctionnement des sociétés, voilà le grand fait qui domine l'existence humaine et qui sert de base à la morale, au droit, et à toutes les législations.

Nous n'avons pas à discuter ici ce grand fait, au point de vue métaphysique.

Nous savons bien que quelques écoles philosophiques, dans les temps anciens et dans les temps modernes, en ont nié l'existence. Les unes, se plaçant au point de vue psychologique, ont soutenu que l'homme n'était jamais libre dans ses déterminations, puisque sa volonté était toujours dirigée par des motifs ou par des mobiles provenant de sa nature première, de son éducation ou du milieu social où il avait vécu ; que ces mobiles étaient plus ou moins puissants selon les individus et selon les circonstances; que dès lors, l'acte accompli n'était pas le résultat d'une volonté libre, choisissant d'une manière indépendante, au milieu de motifs différents, mais, au contraire, la résultante obligée, fatale en quelque sorte, de l'ensemble des motifs qui sont intervenus dans la détermination, qui ont pesé chacun d'un poids différent, selon leur force relative, et qui ont entraîné l'acte accompli dans une direction déterminée, aussi facile à prévoir, dans une statique intellectuelle et morale qui serait élevée à la hauteur d'une science exacte, que peuvent être calculées aujourd'hui, dans la mécanique ordinaire, les résultantes de forces contraires ou agissant ensemble pour produire un mouvement déterminé. D'autres écoles philosophiques, se plaçant au point de vue organique et matérialiste, sont arrivées aux mêmes conclusions, par une voie différente. Elles ont cherché à prouver, par des faits nombreux, que les déterminations humaines sont constamment sous la dépendance de l'organisme, des tempéraments et de l'état des diverses fonctions de l'économie; qu'elles dérivent essentiellement de l'organisation cérébrale de l'individu, soit héréditaire, soit acquise, de l'influence exercée sur cette organisation primitive par l'éducation, par le milieu dans lequel l'homme a vécu, ou par les influences extérieures physiques et morales qui se sont exercées sur lui dès l'enfance ou pendant tout le cours de son existence ; que, dès lors, lorsque l'homme se détermine à un acte quelconque, ce n'est pas en vertu d'une volonté libre, mais en vertu de son organisation particulière, des forces physiques et des facultés psychiques spéciales dont l'ensemble constitue son individualité propre, ce que les philosophes ont appelé son *moi;* que, dans ces cas, la volonté n'est pas une force ou une faculté indépendante, mais la résultante obligée de toutes les autres facultés réunies agissant synergiquement, et produisant ainsi un résultat définitif qui n'est que la conséquence fatale de toutes ces forces combinées se complétant ou se combattant les unes par les autres. En partant du point de départ organique les écoles matérialistes sont donc arrivées, au point de vue de la volonté humaine et de la responsabilité légale, aux mêmes conclusions que les écoles philosophiques fatalistes qui sont parties du point de départ de l'observation psychologique et de la théorie des mobiles enchaînant fatalement la liberté.

Nous n'avons pas à discuter ici la valeur relative de ces diverses doctrines philosophiques. Nous n'avons pas à nous prononcer en faveur de la supériorité des doctrines spiritualistes, qui proclament la liberté humaine comme base indispensable de la morale et du droit, sur les doctrines fatalistes et matérialistes, qui aboutissent à un résultat contraire. Ce que nous devons constater comme un fait indiscutable, c'est que, malgré les protestations impuissantes de quelques écoles philosophiques, le sentiment intime, et le sens commun de l'humanité, dans tous les temps et chez tous les peuples, dans l'ensemble de l'humanité et chez chacun de nous en particulier, proclament, d'une manière indubitable, ce grand fait de la liberté morale, et, par conséquent, de la responsabilité légale que chaque homme doit subir comme conséquence de la violation des lois humaines ; que la morale et la législation ne peuvent pas avoir d'autre base, et que les adeptes mêmes des écoles matérialistes et fatalistes sont obligés, dans la pratique, d'arriver aux mêmes conséquences que les partisans de la liberté morale.

Alors même qu'en théorie, on affirme que l'homme n'est pas libre d'agir de telle ou telle façon, dans un cas déterminé ; qu'il est fatalement entraîné à tel ou tel acte, en vertu de la puissance des mobiles qui se combinent ou se contre-balancent dans sa tête, ou en vertu de la force irrésistible de son organisation héréditaire ou acquise, les partisans de ces doctrines sont néanmoins obligés de conclure en pratique que la société humaine, c'est-à-dire la collectivité des hommes réunis en société, a le droit de se défendre contre les entraînements individuels qui nuiraient au bien-être des autres membres de la communauté. Sans avoir la prétention d'imposer aux infracteurs des lois morales ou des lois sociales un châtiment ayant le caractère moral d'une expiation, ou le caractère pénal d'un exemple salutaire pour empêcher d'autres hommes de tomber dans la même faute (toutes choses qui supposent l'existence de la liberté humaine et de la responsabilité morale), ils sont néanmoins obligés d'accepter la responsabilité légale, c'est-à-dire le droit pour la société de se préserver contre des individus dangereux et criminels, en mettant en prison, en empêchant, en un mot, de nuire aux autres ceux qui ont enfreint les lois humaines et violé les prescriptions établies par la société. Que l'on se place au point de vue des écoles spiritualistes qui admettent le libre arbitre comme base des actions humaines, de la morale et du droit, ou que l'on se place au point de vue des écoles matérialistes et fatalistes ; on arrive, en pratique, au même résultat, c'est-à-dire, au droit de la société de se protéger elle-même, et à la responsabilité légale des individus qui ont commis des infractions aux lois existantes.

La responsabilité légale doit donc être admise comme un fait incontestable, servant de base à toutes les législations, et nous n'avons pas à discuter ici le principe philosophique qui lui sert de base. Partant de ce fait incontesté que l'homme sain d'esprit est rendu responsable de ses actes dans toutes les législations, nous devons lui opposer cet autre fait, également reconnu aujourd'hui chez tous les peuples civilisés, à savoir que cette responsabilité légale cesse de plein droit, lorsque l'individu accusé est atteint d'une maladie cérébrale qui lui enlève la liberté de se déterminer et qui l'entraîne à des actes impulsifs ou instinctifs auxquels il n'a pas eu la force de résister.

Opposer ces deux grands faits l'un à l'autre, c'est-à-dire l'irresponsabilité légale des aliénés à la responsabilité des hommes sains d'esprit, tel sera le but de cet article. Nous allons étudier dans quelles conditions et dans quels états maladifs la loi doit admettre l'irresponsabilité absolue des individus accusés de certains actes punis habituellement par les lois, et dans quelles circonstances, au contraire, cette responsabilité pourrait être considérée comme en partie conservée, ou comme simplement atténuée, au lieu d'être regardée comme totalement absente.

Historique. — Dans tous les temps, et chez tous les peuples, les aliénés ont été entourés d'un respect superstitieux et adorés comme des saints ou redoutés comme de mauvais génies, selon le caractère de leur délire ; tantôt, au contraire, ils ont été assimilés aux criminels, quand ils commettaient des actes violents, condamnés comme eux, mis en prison, confondus avec tous les infracteurs des lois, ou bien relégués dans les recoins les plus obscurs et les plus malsains des prisons ou des hospices : la société les traitant comme des bêtes féroces et se préservant, par les moyens les plus barbares, contre les dangers qu'ils pouvaient faire courir à tout leur entourage.

Il faut arriver jusqu'à une époque plus rapprochée de nous pour constater des procédés plus doux et plus humains vis-à-vis des aliénés, et pour trouver dans les lois des prescriptions plus équitables, en rapport avec le progrès des idées et des opinions chez les philosophes, les législateurs et les médecins, en même temps que dans l'opinion publique elle-même. Cependant, dans tous les temps, il s'est trouvé des hommes supérieurs qui ont réclamé en faveur des aliénés, et qui les ont considérés comme des malades que l'on devait chercher à guérir et non comme des criminels qu'il fallait punir.

Hippocrate, par exemple, dans plusieurs passages de ses ouvrages, a envisagé la folie comme une maladie qui n'avait rien de plus divin ni de plus sacré que les autres, et qu'il fallait traiter comme les autres maladies, par l'hellébore ou par tout autre moyen thérapeutique.

Les autres médecins de l'antiquité : Arétée, Cœlius Aurélianus, Celse, Galien, etc., en ont parlé dans les mêmes termes ; ces doctrines vraiment médicales se retrouvent aussi chez la plupart des médecins du moyen âge qui ont généralement envisagé la folie à un point de vue médical et scientifique, à l'exception toutefois de quelques formes ou variétés de la folie, comme la démonomanie, pour lesquelles les doctrines régnantes de la théologie ou les préjugés du public réagissaient sur les opinions des médecins eux-mêmes et leur imposaient la croyance générale à la possession du diable et à la sorcellerie.

Il est juste de remarquer pourtant que le droit romain contenait déjà les prescriptions les plus sages au point de vue de la législation civile et criminelle concernant les aliénés, et que, d'un autre côté, on trouve dans le grand ouvrage de médecine légale de Paul Zacchias, médecin du pape Innocent X, publié au dix-septième siècle les détails les plus circonstanciés et les opinions les plus conformes à nos doctrines modernes relativement aux formes les plus diverses de la folie, dans leurs rapports avec le droit civil et criminel, même en ce qui concerne la folie partielle.

Néanmoins, malgré ces manifestations isolées et incomplètes, on a continué, pendant des siècles, à maltraiter les aliénés et à en condamner un grand nombre comme criminels. Si ceux dont l'esprit était absolument troublé et qui n'avaient aucune conscience de l'acte accompli étaient quelquefois acquittés, comme n'ayant pas su ce qu'ils faisaient (*non compos mentis*), combien d'autres continuaient à être condamnés comme sorciers ou comme criminels !

Il faut arriver jusqu'au dix-huitième siècle pour constater un progrès réel dans la manière de traiter les aliénés, au point de vue de leur irresponsabilité légale. Entre la manière de procéder des magistrats des divers pays à cette époque (en Allemagne, en Italie, en Espagne, en Angleterre et en France, etc.) et la manière d'agir qui est en honneur à notre époque il s'est accompli évidemment un progrès énorme, quoique les magistrats soient encore loin d'être arrivés, aujourd'hui, au degré d'indulgence pour les aliénés qu'exigeraient la médecine et la science. Mais, ce qu'il importe de remarquer, c'est que ces progrès se sont accomplis lentement, peu à peu, et comme par étapes. Il est donc intéressant, pour l'examen approfondi de la question qui nous occupe, d'étudier historiquement ces diverses étapes, afin de bien faire comprendre la voie suivie par la médecine légale des aliénés et le chemin parcouru pour aboutir au degré, encore insuffisant, il est vrai, auquel nous sommes parvenus aujourd'hui. On n'a d'abord reconnu comme cas évidents d'exonération légale que les faits les plus caractérisés de folie générale complète, de démence absolue ou d'idiotisme incontestable, et l'on continuait à condamner comme criminels tous les autres aliénés, dont le délire était moins flagrant et moins facile à démontrer pour tous. Peu à peu, cependant, la folie partielle a été admise dans la législation et dans la pratique des tribunaux (comme Paul Zacchias et d'autres auteurs l'avaient déjà reconnue dans leurs ouvrages). Ce fut là certes un pas énorme accompli dans la voie de l'indulgence appliquée aux aliénés; mais, pourtant, combien d'aliénés atteints de folie partielle des plus caractérisées échappaient encore au jugement des magistrats et ont été absolument assimilés aux criminels et condamnés, comme eux, même encore aujourd'hui. Ce n'est qu'à notre époque, depuis l'impulsion donnée à notre science spéciale par Pinel, par Esquirol, et par leurs élèves, leurs contemporains et leurs successeurs, en France et à l'étranger, ce n'est que depuis le dix-neuvième siècle, en un mot, que l'on a accepté, dans le cadre de la folie entraînant l'irresponsabilité légale, les malades atteints de délire partiel, restreint, les monomames, les aliénés affectés de folie sans délire, de folie morale ou de folie des actes, enfin, les aliénés atteints de folie transitoire ou temporaire de très-courte durée.

Le champ de l'exonération légale s'est donc ainsi successivement agrandi depuis les temps les plus anciens jusqu'à notre époque. Un nombre de plus en plus considérable d'aliénés a joui du privilége de l'irresponsabilité à mesure que la médecine mentale a fait des progrès. Ces conquêtes de la médecine et de la science sur les magistrats et les lois, d'abord violemment combattues, puis, peu à peu, péniblement acceptées et sanctionnées par les lois et par la jurisprudence, sont enfin entrées dans le domaine de la pratique; mais elles ne sont pas encore complètes. Il nous reste encore plusieurs points du terrain de l'irresponsabilité légale à conquérir sur les magistrats. Dans tous les pays, en Europe et en Amérique, ils protestent encore contre les doctrines médicales; ils les regardent comme fausses et exagérées et refusent de considérer comme irresponsables, soit partiellement, soit totalement, des individus qui ont pourtant agi d'une manière évidente, sous l'empire d'un état maladif entravant leur volonté, enchaînant leur libre arbitre, et leur donnant droit à l'indulgence de la loi et à l'exonération de toute responsabilité légale. Pour bien faire comprendre, dans leurs détails, ces progrès accomplis par les lois, dans la question de la responsabilité légale des aliénés et pour éclairer par l'histoire la question si complexe qui nous occupe, le meilleur moyen consiste à prendre pour exemple l'historique des lois anglaises relatives aux aliénés. Ces lois marquent en effet, d'une manière successive et parfaitement nette, les diverses étapes de la législation, en ce qui concerne les différents critériums de la responsabilité légale des aliénés.

Nous allons donc exposer rapidement les progrès successifs de la législation anglaise relative aux aliénés; nous comparerons ensuite brièvement l'état actuel de cette législation avec celle des autres pays. Cet historique rapide des critériums acceptés à diverses époques et dans divers pays, par les différentes législations, pour apprécier le degré de responsabilité légale des aliénés, sera une introduction utile pour l'examen de la question elle-même à laquelle cet article est consacré, et simplifiera singulièrement la discussion à laquelle nous nous livrerons plus tard des diverses opinions aujourd'hui régnantes.

*Historique des lois anglaises sur la responsabilité des aliénés, comparées à celles des autres nations.* Dans l'origine, la loi anglaise n'admettait que deux espèces d'aliénés, l'*idiot* et le *lunatique*. D'après cette loi, l'idiot est celui qui, de naissance et par une infirmité perpétuelle, est *non compos mentis*. Le lunatique, au contraire, a tantôt sa connaissance et tantôt ne l'a pas, *aliquando gaudet lucidis intervallis*, et par conséquent il est *non compos mentis* dans les moments où il n'a pas sa connaissance. Peu à peu cependant, on arriva à distinguer la folie partielle de la folie générale, mais en déclarant que la folie partielle ne pouvait pas exempter un individu de la responsabilité de ses actes criminels.

Voici comment s'exprimait à ce sujet lord Hale : « Il existe une folie partielle et une folie totale. La première peut être partielle quant aux choses, *quo ad hoc aut illud insanire*. Ainsi, quelques individus ont conservé l'usage de leur raison relativement à certains sujets et cependant présentent une démence particulière en ce qui concerne certains discours, certains objets ou certains faits. La folie peut être partielle aussi relativement aux degrés. C'est là la condition de beaucoup de mélancoliques qui manifestent leur faiblesse par l'expression de terreurs ou de chagrins excessifs, et qui cependant ne sont pas complétement privés de raison. Or, cette folie partielle ne les excuse pas quand ils commettent un acte répréhensible. Car certainement beaucoup de personnes qui sont coupables vis-à-vis d'elles-mêmes ou des autres sont également sous le coup d'une sorte de folie partielle quand ils commettent ces actes. Il est très-difficile de tracer la ligne de démarcation qui sépare la folie complète de la folie partielle ; mais il appartient aux juges et aux jurés d'établir cette distinction, en pesant bien toutes les circonstances du fait soumis à leur examen, afin d'éviter, d'un côté, une sorte d'inhumanité pour les imperfections de la nature humaine, et, de l'autre, une trop grande indulgence accordée à d'horribles forfaits. »

Ainsi, à cette époque, la ligne de démarcation qu'il s'agissait de tracer dans les procès criminels n'était pas, comme aujourd'hui, celle qui existe comme entre la raison et la folie, mais entre la folie partielle et la folie totale, et l'on ne considérait pas comme une inhumanité de condamner comme un agent responsable de ses actes le malade atteint de folie partielle, quelque influence que la maladie eût pu exercer sur la production de l'acte contraire aux lois.

Ce principe, posé par lord Hale, fut dans la suite appliqué dans toutes les cours d'Angleterre. Ainsi, dans le procès d'Arnold, qui avait tué lord Onslow dans un état évident d'aliénation mentale, le juge Tracy s'exprimait ainsi : « Pour reconnaître qu'un homme est fou, au point d'échapper à la punition légale, il ne suffit pas qu'il ait l'esprit dérangé ou qu'il y ait, dans ses actes, quelque chose d'inexplicable, il faut qu'il soit totalement privé d'intelligence et de mémoire et ne sache pas plus ce qu'il fait qu'un enfant, une brute ou une bête sauvage ! Voilà les hommes que la loi ne frappe jamais. »

Faisons remarquer ici en passant un fait sur lequel nous insisterons plus tard avec plus de détails ; nous voulons parler de la différence capitale que la loi établissait, dès cette époque, entre les causes civiles et les causes criminelles. Tandis que la loi refusait d'exempter du châtiment les actes criminels, à moins que la raison de leur auteur ne fût totalement absente, elle invalidait, au contraire, les actes civils d'un individu et lui enlevait la conduite de ses affaires et de sa personne, pour peu qu'il y eût chez lui folie partielle, alors même que l'acte annulé n'avait aucun rapport appréciable avec la folie.

L'intelligence d'un homme pouvait ne pas paraître suffisante pour le mettre en état de diriger ses affaires, et pourtant elle était reconnue suffisante pour le rendre responsable d'un acte criminel. Il paraissait juste de pendre un homme qui n'était pas jugé apte à prendre soin de lui même ou de ses affaires !

Ce fut, en 1800, dans le procès de Hadfield, qui avait tiré sur le roi au théâtre de Drury-Lane, que la doctrine de lord Hale tomba pour la première fois en discrédit, et qu'on fit un premier pas en avant dans la législation relative aux aliénés. L'attorney général, dans son réquisitoire, invoquant la doctrine régnante de lord Hale, disait au jury que, pour exempter un homme ne la punition légale pour cause de folie, il fallait démontrer que cet individu était complétement privé de mémoire et d'intelligence, au moment de l'acte. Erskine, qui défendait l'accusé, répliqua avec vigueur que, « si ces mots devaient être pris à la lettre, il n'y aurait pas une seule folie au monde qui présentât ces caractères ; que dans tous les cas dont a retenti le palais de Westminster, non-seulement les aliénés ont montré de la mémoire et une connaissance parfaite de leurs rapports avec les autres hommes, mais encore se sont presque tous fait remarquer par leur subtilité et leur finesse. Le délire, dont l'acte soumis à la justice est le produit direct, constitue précisément cette espèce de folie qu'il est juste d'exempter de la peine. Le délire, quand il n'y a ni frénésie ni manie furieuse, voilà donc le vrai caractère de la folie. »

Il n'était pas douteux que Hadfield discernait le bien du mal et qu'il avait eu conscience de la nature de son action avant de la commettre ; il en avait manifesté l'intention, car il l'avait soigneusement préparée et il avait déployé de la ruse pour l'exécuter ; il s'attendait aussi à ce que cette action entraînerait pour lui un châtiment, puisque c'était là précisément son motif pour l'accomplir. Malgré cela, il était évident pour tous qu'Hadfield était fou, que son attentat était le produit de sa folie et, en effet, il fut acquitté. C'était substituer à l'ancienne règle le délire, ou l'aberration mentale, comme critérium de la responsabilité légale des aliénés. Mais ce critérium lui-même ne fut pas longtemps en vigueur et fut bientôt détruit par d'autres décisions contradictoires.

Dans le procès de Bellingham, meurtrier de sir Spencer Perceval, en 1812, le jury rendit un verdict affirmatif et le condamné fut exécuté, bien qu'il fût parfaitement clair qu'il avait agi sous l'influence de conceptions délirantes.

Dans ce cas, le ministère public et le juge président furent d'accord sur ce point que, quoiqu'un homme fût incapable de gérer ses propres affaires, il pouvait encore être responsable de ses actes criminels, tant qu'il pouvait distinguer le bien du mal. Le critérium de la responsabilité se trouvait ainsi déplacé. Au lieu d'exiger que l'accusé, pour être exempt de tout châtiment, fût totalement privé de mémoire et d'intelligence et n'eût pas plus de connaissance de ses actes qu'une brute ou une bête sauvage, on invoquait la faculté de distinguer le bien du mal, comme pierre de touche de la responsabilité. Mais, dans cette affaire, la ligne de démarcation entre la responsabilité et l'irresponsabilité ne fut pas placée dans la faculté de discerner le bien et le mal, dans l'acte spécial qui était incriminé, mais dans cette faculté envisagée d'une manière générale. Car lord Mansfield s'exprimait ainsi : « Il ne suffit pas, pour être exempté de toute responsabilité, que l'accusé méconnaisse le caractère moral de l'acte particulier qu'il a accompli ; il faut encore qu'au moment où il a commis l'acte de violence, il ignorât complétement que le meurtre est un crime contraire aux lois divines et naturelles. »

On voit, d'après cet historique rapide, combien les principes de la législation anglaise étaient changeants et leur application mobile et incertaine.

Les choses restèrent ainsi, variables, selon les tribunaux et selon les circonstances, lorsque survint, en 1843, une affaire qui fit une grande sensation. Ce fut le meurtre de M. Drummond par Mac-Naughten, qui lui tira un coup de fusil sous l'influence de l'idée qu'il était un des persécuteurs qui le tourmentaient depuis longtemps et empoisonnaient son existence. Avant le meurtre, Mac-Naughten n'avait présenté, ni dans ses discours, ni dans sa conduite, aucun signe évident de folie. Et pourtant la folie fut admise par le jury et il fut acquitté. Cette décision du jury souleva, dans le public, une indignation générale que partagea la Chambre des Lords. Celle-ci adressa alors aux juges une série de questions sur la jurisprudence relative à la folie dans ses rapports avec les procès criminels. Les réponses motivées que firent les juges à ces questions constituent encore aujourd'hui tout le droit public anglais dans les cas où un aliéné comparaît comme accusé devant les cours de justice. Nous ne pouvons publier ici le texte complet de ces demandes et de ces réponses qui aurait cependant un intérêt historique ; mais voici, en quelques mots, quel en est le résumé : « Pour que l'excuse de la folie soit établie à la décharge de l'accusé, il faut démontrer qu'au moment où il a accompli l'acte, il était, par suite d'une maladie de l'esprit, assez dénué de raison pour n'avoir conscience, ni de la nature, ni de la qualification de l'acte qu'il commettait, ou bien, s'il en avait conscience, pour ne pas savoir que ce qu'il faisait était mal. »

Il résulte clairement de ce résumé que la question du discernement du bien et du mal, envisagée en général, était abandonnée, et qu'elle ne devait être posée maintenant que *relativement à l'acte particulier soumis à l'examen*. De plus, circonstance importante, on ajoutait, relativement à cet acte particulier, cette phrase : *au moment où il avait été commis*.

Ce principe ainsi établi était bien différent de ceux qu'avaient admis précédemment les lois anglaises et bien plus favorable aux aliénés. Malheureusement, les réponses aux questions suivantes le limitent d'une façon bien fâcheuse dans la pratique. Voici en effet comment s'expriment les juges dans la réponse à la troisième question : « Dans le cas d'un délire partiel, si l'individu pour tout le reste n'est pas fou, on doit juger la question relative à sa responsabilité, *comme si les faits imaginaires de son délire étaient réels*. Si, par exemple sous l'influence de son délire, l'individu s'imagine que quelqu'un tente actuellement de lui enlever la vie et s'il le tue, se croyant dans le cas de légitime défense, il est excusable ; mais si, dans son délire, il croit que l'homme qu'il a tué avait diffamé son caractère ou préjudicié à sa fortune, et qu'il l'ait tué en raison de ces griefs imaginaires, la peine légale doit lui être appliquée. » Une autre exception se trouve encore proclamée dans le paragraphe suivant : « Quand bien même l'accusé aurait accompli l'acte incriminé sous l'influence du délire et dans le but soit d'obtenir réparation d'un tort ou de se venger d'une offense, soit de procurer le bien général, il n'en demeure pas moins punissable, s'il sait, au moment où il a commis le crime, que cet acte est contraire à la loi du pays. » Or, il est évident qu'il y a contradicton entre ces deux critériums) : avoir le discernement du bien ou du mal, ou bien savoir qu'un acte est contraire à la loi du pays. Un aliéné peut savoir en effet qu'il fait un acte contraire à la loi, tout en croyant bien faire, parce qu'il s'imagine qu'il est lui-même la loi, ou bien qu'il remplit un devoir en faisant un acte illégal dans le but de procurer le bien général.

Tel est l'état actuel de la législation anglaise. Il n'est pas étonnant qu'avec un critérium aussi arbitraire et aussi flottant que celui du discernement du bien et du mal, dans chaque cas particulier, les jugements rendus soient incertains et contradictoires et dépendent souvent du hasard plutôt que d'une saine interprétation des faits.

Les choses ne semblent pas se passer beaucoup mieux en Amérique qu'en Angleterre. Aux États-Unis, en effet, on a admis généralement le critérium accepté en Angleterre.

Le principe posé en Amérique pour juger les cas d'aliénation mentale soumis au jugement des tribunaux est, comme en Angleterre, le suivant : Si l'accusé, au moment où il a commis l'acte, en connaissait la nature et la qualité ; s'il savait mal faire, en le faisant, il sera tenu pour responsable, alors même que sur certains sujets il puisse avoir été fou. Pour soustraire le coupable au châtiment, la folie doit être d'étendue et de degré tels, que toute capacité de discerner le bien et le mal en ce qui concerne l'acte incriminé soit complétement détruite.

Mais ce principe abstrait accepté en Amérique, comme en Angleterre, y a donné lieu également à des décisions de tribunaux, variables et contradictoires. Dans l'affaire Wier, en 1864, le chef de la justice s'exprimait ainsi : « Sans doute, pour tomber sous le coup de la loi, un homme doit pouvoir distinguer entre le bien et le mal et, quant à l'acte particulier qu'il est sur le point de commettre, il doit savoir qu'en le faisant il va mal faire et encourir une peine, mais il faut de plus *qu'il possède une force extérieure suffisante pour maîtriser les impulsions soudaines de son esprit en désordre. Le caractère distinctif de la folie c'est l'incapacité où est un homme de gouverner les opérations de son esprit !* »

Nous voilà bien loin déjà du critérium absolu de la responsabilité basé sur le discernement du bien et du mal ! Dans l'affaire Boardmann contre Woodmann, et dans l'affaire Pike, les magistrats américains ont été plus loin encore. Le chef de la justice disait aux jurés : « Vous devez rendre un verdict de non-culpabilité si le meurtre a été la conséquence d'une maladie mentale de l'accusé. Ni le délire, dit-il, ni le discernement du bien et du mal, ni l'intention ou la ruse se révélant dans le projet et dans l'exécution du crime, ainsi que dans les précautions prises pour échapper à la justice et éviter d'être découvert, ni la capacité de reconnaître ses amis, de travailler, de négocier, de diriger ses affaires, ne sont, légalement parlant, des indices certains de l'état mental. *Tous les symptômes et toutes les preuves de l'aliénation mentale sont de pures questions de fait laissées à l'appréciation du jury. Ce ne sont pas des difficultés juridiques que le magistrat doive trancher.* »

Ces décisions des magistrats américains sont certainement un progrès sur tous les arrêts relatifs à la folie rendus en Angleterre. Elles conduisent à ce résultat de ne plus subordonner les jugements à un critérium de responsabilité absolu et théorique, comme celui du discernement du bien et du mal, dans le cas particulier, mais de poser au jury simplement la question suivante : L'acte incriminé a-t-il été engendré ou produit par une maladie mentale ? C'est là évidemment un grand progrès sur le critérium absolu accepté par la législation anglaise, mais nous verrons plus tard que ce n'est pas encore là la dernière limite à laquelle on doit arriver pour juger sainement et scientifiquement les cas d'aliénation mentale.

Les autres nations ne se sont pas liées par un critérium de responsabilité aussi étroit et aussi mal fondé que le critérium adopté par la législation anglaise.

En France, par exemple, la loi s'est bien gardée de définir dans des termes abstraits et absolus les conditions de la responsabilité légale des aliénés. L'article de loi qui, en France, règle la matière est l'article 64 du code pénal. Il est ainsi conçu : « Il n'y a ni crime ni délit si le prévenu était en état de démence au temps de l'action. » D'après cet article, le critérium de la responsabilité repose donc uniquement sur le fait de l'existence de l'aliénation mentale chez le prévenu, au moment de l'action incriminée. Le même principe a été posé récemment dans les statuts révisés de l'état de New-York qui déclarent : « Qu'aucun acte commis par un individu en état d'insanité ne peut être puni comme un crime et un délit. » Ces dispositions générales de la loi sont bien préférables à un critérium défini et absolu de la responsabilité légale des aliénés. Elles permettent aux juges de décider librement dans chaque cas particulier, d'après les circonstances ; elles leur laissent, par exemple, toute liberté d'exonérer un aliéné de toute responsabilité, alors même que l'acte incriminé serait sans liaison saisissable avec son délire ou aurait été commis en vertu de motifs semblables à ceux qui dirigent les hommes sains d'esprit. C'est, en effet, sur ce point seulement qu'ont eu lieu en France les discussions sur lesquelles nous insisterons plus loin. En Allemagne, on n'a pas admis non plus de critérium légal absolu de la responsabilité, mais on n'a pas été tout à fait aussi large ni aussi libéral qu'en France. D'après le nouveau code pénal allemand : « Un acte n'est pas punissable lorsque, au temps de l'action, son auteur était dans un état d'inconscience ou de maladie mentale, *excluant la libre détermination de la volonté.* » L'exemption ne s'applique donc pas à tout désordre d'esprit, quel qu'il soit, mais seulement au degré de la maladie qui exclut la libre détermination de la volonté. Le critérium ne repose plus seulement sur le fait de la maladie mentale, mais sur le degré de conservation ou de disparition de la liberté morale. C'est encore un critérium philosophique et abstrait ; ce n'est pas le critérium exclusivement médical et scientifique. Aussi cette législation a-t-elle permis à quelques auteurs allemands et en particulier au docteur Damerow (dans son travail sur Sefeloge, qui avait tenté d'assassiner le roi de Prusse), de soutenir la doctrine de la responsabilité partielle, dont nous parlerons plus tard, comme certains auteurs français. Le problème posé par la législation allemande est donc double : 1° déterminer les conditions du dérangement des facultés mentales qui doivent être considérées comme le résultat de la maladie, et 2° établir jusqu'à quel point ces conditions excluent la liberté morale. Dans un cas de folie partielle par exemple, on peut se demander si l'individu n'était pas libre lorsque l'acte accompli était sans rapport saisissable avec son délire, ou lorsqu'il a été déterminé par des motifs analogues à ceux des criminels ordinaires, et, dans le cas d'affirmative, on peut faire condamner un individu atteint réellement de folie partielle.

Aussi le professeur Griensinger de Berlin, pour éviter ce grave inconvénient, avait-il posé en principe, dans les dernières années de sa vie, que, dans tous ses rapports de médecine légale, il répondrait seulement à la première question posée par les magistrats, à savoir si le prévenu était en état de maladie mentale au moment de l'action, mais qu'il s'abstiendrait toujours de répondre à la seconde, c'est-à-dire au degré de liberté ou de responsabilité morale que pouvait avoir conservé un accusé atteint d'une forme quelconque d'aliénation mentale.

De cette revue rapide des législations étrangères il résulte clairement que les critériums de la responsabilité légale des aliénés ont singulièrement varié selon les temps et selon les lieux, et qu'ils sont encore aujourd'hui très-variables, soit dans des pays différents, soit dans les mêmes contrées, selon les applications diverses que les magistrats et les médecins font des lois existantes.

On a commencé par n'admettre comme irresponsables que les aliénés atteints de folie totale et n'ayant aucune conscience de la nature de l'acte qu'ils accomplissaient dans une sorte de fureur aveugle, pas plus que l'enfant, la brute ou l'animal féroce.

Bientôt, cependant, on a reconnu la nécessité d'étendre la sphère de l'irresponsabilité légale en dehors de ce cercle si restreint et de l'appliquer également à un certain nombre d'aliénés atteints de folie partielle dont l'état de maladie était évident pour tous ; mais alors aussi se sont produites des divergences bien naturelles entre les magistrats chargés de juger des cas aussi difficiles. De là des critériums différents de responsabilité, qui ont été appliqués diversement selon les cas, par les cours judiciaires ou par les jurys, selon les circonstances particulières des faits soumis à leur examen et qui ont même fini par entrer dans les lois et par devenir des règles absolues dans la jurisprudence de certains pays, en Angleterre et en Amérique par exemple.

Le premier de ces critériums a reposé sur le discernement du bien et du mal, considéré en général. Un individu ne pouvait être exonéré de toute responsabilité que lorsqu'il était prouvé qu'il n'avait aucune notion du bien et du mal, et qu'il ne savait pas, au moment de l'acte, que l'action commise par lui était mauvaise en elle-même, ou contraire aux lois du pays.

Un second critérium a été celui du discernement du bien et du mal appliqué au cas particulier soumis à l'examen et non plus envisagé d'une manière générale. C'est encore le critérium admis actuellement par la législation anglaise.

Le troisième critérium a été celui du délire. Pour être exonéré de toute responsabilité, il fallait que l'acte incriminé eût été le résultat direct et immédiat d'un délire, ou d'une conception délirante, qu'il eût été déterminé par une conception imaginaire et non par un motif analogue à celui des criminels ordinaires ; encore, dans ce cas, ajoutait-on, il fallait faire subir à l'aliéné le même sort qu'on aurait imposé au criminel, si ce motif imaginaire de l'aliéné avait été réel.

Enfin, d'autres législations, plus libérales pour les aliénés, n'ont pas reconnu ces critériums absolus et arbitraires. Elles se sont bornées à poser en principe que l'on devait exonérer de toute responsabilité tout individu atteint d'aliénation mentale, au moment de l'action, pourtant avec cette réserve importante que cette aliénation fût assez grave et assez permanente pour enlever à l'individu qui en était atteint toute liberté morale et toute possibilité de résister à l'entraînement de son état maladif. Cette réserve, qui a été maintenue en France et en Allemagne, dans la jurisprudence des tribunaux, sinon dans le texte de la loi elle-même, a donné lieu et donne lieu encore aujourd'hui à de nombreuses discussions parmi les magistrats et même parmi les médecins. Elle a conduit plusieurs auteurs distingués, en France et à l'étranger, à proclamer la théorie qu'ils ont appelée de la responsabilité partielle. Cette théorie ne repose plus, comme les lois anglaises, sur des critériums abstraits et absolus de responsabilité légale, sur le discernement du bien et du mal, ou sur les motifs, délirants ou non, des actes accomplis ; elle repose sur ce fait général que le même individu peut être déclaré responsable ou irresponsable, selon que l'acte incriminé rentre ou ne rentre pas dans la sphère de son délire.

Ce sont ces théories diverses de la responsabilité partielle que nous allons maintenant examiner.

*Examen critique des divers critériums proposés pour apprécier le degré de responsabilité légale des aliénés.* Nous venons de passer en revue rapidement, sous une forme historique, les divers critériums admis pour apprécier la responsabilité légale des aliénés. Il s'agit maintenant de soumettre ces divers critériums à la discussion. Il faut se demander s'ils sont acceptables dans la pratique, ou bien, s'il n'est pas plus rationnel de se maintenir sur le terrain de la loi française, et d'accepter purement et simplement, comme c'est notre avis, l'irresponsabilité absolue de tous les aliénés devant la loi, sans aucune exception?

Nous n'aurons pas à nous livrer ici à une longue discussion pour combattre la valeur de la plupart des critériums que nous venons de résumer brièvement. Nous n'aurons à insister longuement que sur le dernier d'entre eux.

Tous ceux qui ont vu beaucoup d'aliénés, tous les médecins habitués à l'étude des maladies mentales savent parfaitement que la plupart des aliénés, à moins d'être dans un état de profonde démence ou de désordre maniaque des plus étendus, ont la conscience des actes qu'ils accomplissent. Presque tous ces malades, en effet, lorsqu'ils agissent, au milieu du délire, même le plus étendu, savent ce qu'ils font et peuvent en rendre compte. Ils ont donc la conscience de leurs actes, dans le sens psychologique du mot. Ce critérium admis dans les anciennes législations ne peut donc avoir aucune valeur légale, puisqu'il faudrait, si on l'admettait, rendre le plus grand nombre des aliénés responsables de leurs actes.

Il en est de même du critérium basé sur la conscience morale, c'est-à-dire sur le discernement du bien et du mal. Le sens moral, c'est-à-dire la faculté qui nous permet de distinguer le bien du mal, de juger intérieurement si un acte est, oui ou non, conforme aux lois de la morale ou aux lois humaines persiste dans la plupart des formes des maladies mentales, presque au même degré qu'à l'état normal. Ce qui manque à l'aliéné, en général, ce n'est pas l'appréciation abstraite ou intime de ce qui est bien ou de ce qui est mal, mais c'est la possibilité de suivre les inspirations de sa conscience et d'y conformer sa conduite. En commettant un acte violent ou nuisible, l'aliéné, en général, sait qu'il fait mal, mais il est irrésistiblement entraîné par sa maladie à faire tel ou tel acte, tout en appréciant théoriquement sa valeur morale. Il en est de même, quoiqu'à un moindre degré, du critérium admis aujourd'hui par la législation anglaise et relatif au discernement du bien et du mal dans le cas particulier soumis à l'examen du médecin expert. Cette appréciation de la valeur morale de tel ou tel acte en particulier peut être plus souvent obscurci chez les aliénés que le sens moral, envisagé d'une manière générale. Il est des mères, par exemple, qui, dans l'état de délire, croient bien faire en tuant leurs enfants, parce qu'elles les débarrassent d'une vie qui leur serait à charge, autant qu'à elles-mêmes, ou bien, parce qu'en vertu de leurs idées religieuses délirantes, elles croient, en les tuant, les envoyer au ciel. Il est d'autres aliénés également, dominés par des idées religieuses ou autres, qui croient faire un acte louable ou un acte méritoire, au point de vue de leur délire dominant, en tuant telle ou telle personne, ou en faisant tel ou tel acte répréhensible ou condamné par les lois. Le critérium spécial du la loi anglaise est donc préférable à celui qui repose sur le discernement du bien et du mal envisagés en général, mais il est encore très-insuffisant. En l'admettant, comme on le fait généralement en Angleterre, on s'expose à faire condamner un grand nombre d'aliénés qui jugent très-bien, même dans le cas particulier soumis à l'examen, qu'ils ont fait une action mauvaise ou contraire aux lois, mais qui y ont été entraînés malgré eux par une impulsion maladive, par une idée délirante ou par une hallucination auxquelles leur volonté n'a pas pu résister.

Il en est de même des autres critériums, également absolus, admis par divers auteurs et par diverses législations.

L'acte violent était-il motivé par une idée délirante, ou bien par un motif analogue à ceux qui dirigent l'homme à l'état normal ? Si le malade a agi avec préméditation, en vertu d'un motif d'intérêt, de haine, de jalousie ou de vengeance, quoique aliéné, a-t-on dit, il doit être condamné, parce qu'il a été dirigé par un mobile analogue à celui qui détermine les criminels. Si, au contraire, il a agi en vertu de motifs morbides, il doit être exonéré de toute responsabilité, parce qu'il a été entraîné irrésistiblement par une tendance morbide. Mais l'observation attentive des aliénés prouve que ce critérium n'est pas acceptable cliniquement, puisqu'il est beaucoup d'aliénés qui agissent avec préméditation et avec de grandes combinaisons, qui sont mus par des mobiles ordinaires d'intérêt, de jalousie, de haine ou de vengeance, et qui cependant sont entraînés, malgré eux, à commettre ces actes violents, quoique motivés, en vertu de leur état pathologique, et doivent par conséquent être considérés comme irresponsables.

Il en est de même, enfin, du critérium d'Hoffbauer. Cet auteur avait admis que, pour juger du caractère délirant ou non de l'acte incriminé, il fallait raisonner comme si le motif de l'acte accompli par lui avait été réel au lieu d'être imaginaire. Ce critérium tout psychologique est absolument contraire à l'observation clinique. Il ne supporte pas un seul instant l'examen quand on se trouve en présence des faits eux-mêmes, tels qu'ils se présentent au jugement des médecins experts et il doit être abandonné. Il ne reste donc plus à discuter qu'un dernier critérium qui mérite un plus long examen. Ils est devenu l'objet de nombreuses discussions parmi les médecins de tous les pays, et les experts sont encore très-partagés à ce sujet. Ce critérium n'est guère applicable qu'à la folie partielle, mais il a une véritable importance par la fréquence des cas auxquels il pourrrait s'appliquer. Il peut être résumé : ainsi, quand un aliéné commet un acte condamnable par les lois, il agit ordinairement en vertu d'un motif. Eh bien, dit-on, la question que doit se poser, dans ces cas si nombreux, le médecin expert est celle-ci : Le mobile qui a déterminé l'aliéné était-il le résultat de son délire, ou bien au contraire étranger à la sphère du délire ! Les auteurs très-nombreux qui ont posé sur ce terrain spécial la question médico-légale lui ont donné deux solutions différentes. Les uns, comme Casper, Molinier et Ott, ont déclaré que les aliénés monomanes pouvaient être condamnés dans les deux cas, aussi bien lorsque l'acte incriminé rentrait dans la sphère du délire que lorsqu'il y était étranger. D'autres, au contraire, plus nombreux, parmi lesquels nous citerons Damerow (Sefeloge, 1851), Delasiauve, Belloc, Legrand du Saulle, etc., n'ont admis la responsabilité partielle des aliénés que pour les actes accomplis en dehors de la sphère délirante.

Voici comment s'exprime à ce sujet Casper dans son *Traité de médecine légale* (trad. franç., t. I, p. 551). « Nous voyons des milliers de monomanes qui sont restés toute leur vie dans le même état, sans qu'il se manifeste aucune réaction générale, et sans qu'ils puissent pourtant s'affranchir de leur idée fixe ; ils en sont cependant maîtres ; ils l'avouent, ils en rient, ils consentent même à ce qu'on la combatte. *Ceux-là évidemment sont responsables, même des actions commises en vertu de leur idée fixe.* »

M. Victor Molinier, professeur à la faculté de droit de Toulouse, s'est exprimé ainsi dans un article publié, en 1854, sur la monomanie envisagée au point de vue de l'application de la loi pénale : « En principe, tout individu qui a exécuté avec discernement un acte illicite et incriminé par la loi, doit être puni. En fait, une folie partielle peut ne pas exclure le discernement pour des actes par rapport auxquels il n'y a jamais eu de délire. » (*Ann. médico-psych.*, 1854, t. VI, p. 61.)

Voici maintenant les paroles de M. Ott : « Pour ma part, je pense que *dans la folie partielle, l'aliéné peut être responsable même d'actes qui n'ont pas d'autres mobiles que l'idée fausse qui constitue l'aliénation.* » (*Ann. médico-psych.*, 1854, t. VI, p. 529.)

M. Delasiauve à son tour s'est exprimé ainsi : « Le malade échappe à l'imputabilité, quand le délire est notoire, et lorsqu'il est, bien que limité, le principe de l'acte répréhensible. Quand l'incrimination repose au contraire sur des faits dont le mobile est étranger à l'aliénation, il appartient alors aux experts de rechercher, dans leur prudence, en tenant compte des circonstances antécédentes ou actuelles, le degré d'influence que le sentiment morbide a pu exercer sur l'action du libre arbitre. » (De la monomanie au point de vue psychologique et légal, *Annales médico-psych.*, 1853, t. V, p. 571).

M. Belloc a soutenu la même opinion dans un rapport médico-légal publié en 1861, dans les *Annales médico-psych.* (*Annales médico-psych.*, 1861, t. VII, p. 256.)

Enfin, M. Legrand du Saulle s'est exprimé ainsi dans un travail sur la responsabilité partielle, devenu le point de départ d'une discussion importante, qui a eu lieu, en 1863, à la Société médico-psychologique et dans laquelle plusieurs membres de cette Société se sont ralliés à la même opinion. Voici les paroles de M. Legrand du Saulle. « Un homme atteint de délire partiel cède à l'impulsion d'un penchant insolite. Devons-nous déclarer que la lésion circonscrite de son intelligence a bouleversé à ce point sa raison que parmi les actes qu'il a commis, on ne puisse fréquemment en laisser quelques-uns à sa charge? Irons-nous exclure tout discernement *lorsque le fait incriminé sera nettement en dehors des aberrations habituelles?* »

Nous pourrions multiplier beaucoup ces citations. Elles suffisent pour démontrer qu'un certain nombre de médecins et de jurisconsultes ont admis la théorie de la responsabilité partielle, chez les aliénés atteints de délire partiel, pour les actes accomplis en dehors du délire lui-même, ou même pour des actes dépendant de la sphère délirante, lorsque ces malades étaient supposés en état de pouvoir résister à l'entraînement de leurs idées maladives.

Ces théories de la responsabilité partielle reposent toutes sur la doctrine générale de la monomanie. Ceux qui croient que la monomanie peut consister uniquement dans une idée délirante implantée, comme une plante parasite, dans une intelligence restée saine sous tous les autres rapports, peuvent admettre également que l'individu atteint de cette idée fixe puisse lutter avec toutes les forces saines qui lui restent, contre l'entraînement de l'idée délirante et qu'il puisse ainsi rester libre d'agir ou de ne pas agir même, dans le sens de cette idée maladive. Mais quand on n'admet pas la monomanie, dans un sens aussi restreint ; quand on s'est convaincu, par l'observation attentive de tous les aliénés atteints de délire partiel, que le délire de ces aliénés n'est jamais aussi limité ; que non-seulement le cercle des idées délirantes est toujours plus étendu, mais que chez tous les aliénés atteints de délire partiel, quelque restreint qu'il paraisse, il existe un terrain maladif, un sol pathologique préalable, indispensable pour que les idées fixes puissent s'y implanter et y prendre racine , on ne peut, à aucun prix, se rallier à l'opinion des partisans de la responsabilité partielle. Non-seulement on se croit en droit de combattre les auteurs peu nombreux qui soutiennent que certains aliénés doivent être rendus responsables, ou même pour les actes accomplis dans le sens de leurs idées délirantes, mais on repousse également la doctrine, en apparence plus acceptable, des médecins qui veulent accorder aux aliénés la responsabilité de leurs actes, lorsqu'ils sont commis en vertu de mobiles étrangers à leurs idées maladives. La théorie de responsabilité partielle est la conséquence logique de la doctrine de la monomanie ; elle doit donc être combattue par les mêmes motifs qui ont conduit tant d'auteurs distingués à nier l'existence de la monomanie elle-même dans le sens rigoureux du mot.

Mais cette question a une telle importance, au point de vue de la médecine légale, qu'on ne peut se borner à cette réfutation vague et générale. Il importe de se livrer, à ce sujet, à une discussion sérieuse et approfondie, et c'est ce que nous allons tenter dans les pages suivantes.

*Réfutation de la doctrine médico-légale de la responsabilité partielle.* Lorsque le philosophe et le médecin réfléchissent profondément sur les divers degrés du libre arbitre, à l'état sain et à l'état malad.f, ils ne peuvent s'empêcher de reconnaître que la liberté humaine est variable, non-seulement chez les différents hommes, mais chez le même individu selon les moments. Depuis l'homme le plus élevé en intelligence et en moralité, qui a reçu de la nature de hautes facultés intellectuelles et morales, développées harmoniquement et convenablement pondérées, qui joint à cet heureux privilége de la naissance, celui d'une éducation bien faite, laquelle a développé en lui les bonnes tendances et atténué les mauvaises, et qui lui a fait contracter de bonne heure l'habitude d'exercer de l'empire sur lui-même, de réfréner ses penchants, de se dominer, en un mot ; depuis cet homme-type, en quelque sorte, qui représente le plus haut degré de la responsabilité humaine, jusqu'à ces malheureuses natures qui, non-seulement présentent une organisation native vicieuse, mais qui ont vécu dans un milieu désastreux, lequel a encore accru leurs fâcheuses dispositions, au lieu de contribuer à les réfréner (comme il en existe beaucoup, surtout parmi les populations des grandes villes, presque vouées dès le bas âge à peupler plus tard les maisons centrales, les prisons ou les bagnes) ; entre ces deux extrêmes, dis-je, de la liberté humaine à l'état normal, il y a une foule de degrés intermédiaires de responsabilité que le philosophe est forcé de reconnaître, lorsqu'il cherche à pénétrer profondément dans la nature intime de l'homme.

Il en est de même du médecin qui observe attentivement les aliénés. Il ne peut s'empêcher de constater qu'il existe des degrés nombreux d'irresponsabilité chez ces malades. Depuis les aliénés seulement excentriques, ou aliénés raison-

nants, qui vivent encore dans le monde et jouissent de tous les priviléges de la
liberté ; depuis les malades à délire très-limité, qualifiés à tort du nom de
monomaniaques, jusqu'aux mélancoliques de plus en plus troublés, jusqu'aux
maniaques, enfin jusqu'aux malades atteints de délires aigus voisins des délires
fébriles, et à ceux qui sont affectés de maladies organiques du cerveau, ayant
presque anéanti toutes les facultés intellectuelles et affectives, on observe
comme une chaîne non interrompue d'états intermédiaires; dans ces états, les
malades eux-mêmes, comme les médecins, constatent la persistance de moins
en moins évidente d'un certain degré de libre arbitre, qui permet à ces
aliénés de se déterminer volontairement, de s'abstenir de certains actes ou
d'en accomplir d'autres, d'après des mobiles analogues à ceux qui dirigent
l'homme à l'état normal, et étrangers à ceux qui leur sont inspirés par leur état
maladif.

Non-seulement le philosophe et le médecin sont contraints par l'observation
de chaque jour d'admettre ces degrés divers de la responsabilité chez l'homme
sain et chez l'homme malade ; mais le législateur, le moraliste et l'éducateur
se servent de cette connaissance pour diriger, élever ou punir différemment les
enfants et les hommes, selon qu'ils reconnaissent en eux plus ou moins de force
de volonté ou d'entraînement involontaire, et pour appliquer aux uns les mesures
de la sévérité et aux autres celles de l'indulgence, et même du pardon. Les
médecins qui dirigent de grands asiles d'aliénés emploient également à chaque
instant, avec ces malades le blâme et l'éloge, les punitions et les récompenses,
les mobiles de la crainte ou celui de l'amour-propre et de l'émulation, pour
tâcher d'obtenir d'eux qu'ils refrènent leurs impulsions maladives, dans la limite
du possible.

Pour bien faire comprendre ces degrés différents de la responsabilité chez
l'homme sain d'esprit et chez l'aliéné, nous ne connaissons pas de meilleur
moyen que d'employer une comparaison très-simple, celle de deux échelles,
l'une ascendante, l'autre descendante, se touchant par la base.

L'échelle descendante représente les divers degrés de la responsabilité physiologique, depuis le point le plus élevé de liberté auquel l'homme puisse parvenir, par l'effet de la nature et de l'éducation, jusqu'à ces états mixtes de l'intelligence et du moral, qui sont placés tout à fait au bas de l'échelle, sur la
limite de la raison et de la folie, et dont les divers représentants vont souvent
plus tard peupler les maisons centrales ou les asiles d'aliénés.

L'échelle ascendante, au contraire, représente les degrés successifs de l'irresponsabilité à l'état maladif, depuis les états de folie raisonnante ou de folie
lucide, dans lesquels la constatation de la maladie est souvent douteuse, jusqu'aux délires partiels, d'abord très-restreints, puis de plus en plus étendus,
enfin jusqu'aux états incoercibles, doués d'une sorte de fatalité maladive, où la
part de la liberté humaine disparaît tout entière, c'est-à-dire jusqu'aux délires
aigus, fébriles ou toxiques, et jusqu'aux maladies aiguës du cerveau autres que
la folie.

Cette échelle physiologique descendante et cette échelle pathologique ascendante indiquent très-clairement, selon nous, les différents degrés de la responsabilité humaine à l'état sain et de l'irresponsabilité à l'état maladif, et nous
dispensent d'entrer ici dans d'autres détails pour bien faire comprendre notre
pensée.

Mais, après avoir ainsi exprimé notre opinion sous le rapport théorique; après avoir indiqué la solution spéculative que peut recevoir, selon nous, la question de la responsabilité partielle, tant que l'on reste dans le domaine de l'observation philosophique ou médicale, il s'agit maintenant d'aborder le terrain de la pratique, c'est-à-dire celui de l'application médico-légale. Il faut prouver que, sur ce terrain, les distinctions entre les divers degrés de responsabilité et d'irresponsabilité ne sont plus admissibles ; qu'il existe une différence essentielle entre la responsabilité morale de l'homme et sa responsabilité légale ; que, dans le domaine de la loi, on ne peut admettre les distinctions flottantes basées sur des degrés souvent inappréciables ; qu'on a absolument besoin d'un critérium fixe, inébranlable, précis, facile à saisir, et qu'on ne peut se contenter de l'appréciation individuelle, et sans point d'appui fixe, qui suffit au philosophe et au médecin.

La question posée aujourd'hui, en France, par les magistrats aux médecins experts, est toujours la même : L'individu soumis à l'examen était-il aliéné ou sain d'esprit au moment où il a accompli l'acte qui lui est reproché ? S'il était sain d'esprit, on doit le condamner ; s'il était aliéné, on doit l'absoudre, le considérer comme non coupable et l'envoyer ensuite dans un asile d'aliénés, par mesure administrative, s'il est regardé comme dangereux pour la société.

Telle est la jurisprudence actuelle : irresponsabilité et folie sont deux termes connexes et synonymes aux yeux des magistrats comme aux yeux des médecins. Le médecin expert, chargé par la justice d'examiner un individu soupçonné de folie et accusé d'un acte dit criminel, n'a donc qu'une seule question à décider : Cet individu était-il aliéné, et partant irresponsable, au moment où il a accompli l'acte incriminé ? Et c'est une jurisprudence aussi sage, qui fait au médecin la part si belle et si large et qui fournit à la médecine légale un critérium net et précis, le critérium de la maladie, que des médecins prétendent changer, au grand détriment des malheureux aliénés et de leur propre compétence ! Les magistrats nous ont concédé péniblement cette conquête précieuse ; ce n'est pas à nous de l'abandonner !

On ne s'imagine pas assez, en effet, les difficultés insurmontables que l'on rencontrerait dans la pratique, si on laissait échapper ce critérium positif de la maladie pour lui substituer celui de la responsabilité partielle de certains aliénés. Dès qu'on renoncerait à considérer l'irresponsabilité absolue comme liée nécessairement à l'état de folie, on ouvrirait la porte à toutes les discussions et à toutes les contestations possibles.

Comment limiter exactement la sphère dans laquelle s'exerce le délire ? Comment affirmer que tel acte, accompli dans tel moment, est totalement étranger aux conceptions délirantes de l'individu, tandis que tel autre acte, commis au même instant, doit être attribué à une impulsion maladive? Comment fragmenter ainsi l'âme humaine, et faire deux parts distinctes dans ce qu'il y a de plus indivisible chez l'homme, sa personnalité, son libre arbitre, sa responsabilité? Comment le punir en même temps pour certains actes et l'absoudre pour certains autres? Qui pourrait prétendre apprécier avec certitude ce qui se passe dans l'intimité même de la conscience, en dehors de tout témoin intérieur ou extérieur? Qui pourrait peser, mesurer le degré d'impulsion qui a entraîné le malade à l'action et le degré de résistance qu'il a pu y opposer ? Qui a la prétention de posséder un *phrénomètre*, c'est-à-dire un instrument assez précis, assez rigoureux, pour calculer avec exactitude, dans cette statique intellectuelle et morale, dans ce mécanisme compliqué des facultés intellectuelles,

morales et instinctives, la puissance des forces d'impulsion et le contre-poids
exercé par les forces de résistance, et pour indiquer avec vérité de quel côté se
trouve la résultante de toutes ces forces combinées agissant simultanément,
c'est-à-dire l'acte accompli? Qui pourrait déterminer s'il a été le produit de la
décision libre de l'individu, ou bien, au contraire, s'il a eu lieu malgré lui et à
son insu, par suite d'une impulsion maladive supérieure à sa volonté? Cette
mensuration exacte des forces psychiques et de leurs résultats est tout simplement impossible. Ceux qui tentent de la réaliser, médecins ou magistrats, livrent sa solution au hasard et à l'arbitraire des appréciations individuelles, variables selon les moments et selon les circonstances. Et c'est à l'aide de cette
appréciation arbitraire, si sujette à l'erreur et sans critérium certain, que l'on
voudrait décider de la vie ou de l'honneur des individus et de leurs familles !

Non, le médecin légiste, pour apprécier si un individu soumis à son examen
doit être puni ou absous, s'il est coupable ou s'il doit être exonéré de toute responsabilité, a besoin d'un moyen de jugement plus certain et moins contestable.

Or, comme nous venons de le dire, il n'en est qu'un seul qui puisse remplir ce but, c'est celui que l'on tire de l'état de santé ou de l'état de maladie du sujet examiné. Si, en l'observant attentivement, on arrive à se
convaincre qu'il présente les caractères de l'état de raison, quel qu'ait été
d'ailleurs chez lui l'entraînement de la passion ou des circonstances, on doit
admettre qu'il était libre, qu'il aurait pu résister ; que, chez lui, les forces
d'impulsion n'étaient pas irrésistibles et auraient pu être contre-balancées par les
forces de résistance, s'il eût voulu s'en servir ; par conséquent, qu'il est coupable et
condamnable pour l'acte auquel il s'est livré. Tout ce qu'on peut alors demander
pour lui, c'est le bienfait des circonstances atténuantes. Dans le cas opposé, au
contraire, si le médecin expert arrive à constater l'état de folie du sujet confié à
son examen, quels que soient la forme ou le degré de cette folie, quelque apparence de raison et de liberté morale que cet individu ait conservée, il doit être
considéré comme irresponsable. On doit admettre qu'il a été entraîné malgré lui,
que, chez lui, les forces de résistance étaient insuffisantes pour lutter avec
avantage contre l'entraînement des impulsions maladives, en un mot, qu'il n'est
pas coupable, qu'il n'était pas libre, et l'on doit l'absoudre comme malade ! En
dehors de ce critérium net et positif, on ne peut rencontrer dans la médecine
légale que contradictions, obstacles insurmontables et situations insolubles. Si
l'on admet, par exemple, que certains aliénés ont un délire assez limité, assez
nettement circonscrit, pour qu'il soit facile de discerner si un acte accompli par
eux est, oui ou non, compris dans la sphère de leur délire, ne voit-on pas immédiatement qu'il sera impossible de fixer une limite à cette extension du libre
arbitre ou de la responsabilité partielle chez les aliénés? Qui pourra affirmer que
le même individu, supposé libre dans un moment donné, le sera également dans
un autre instant? Qui pourra mesurer les degrés divers d'intensité de la maladie, selon que le même malade sera dans une rémission ou dans un paroxysme?
Qui peut être certain de la limite exacte où s'arrête dans l'intelligence ce délire
prétendu partiel, restreint à une seule idée ou à une seule série d'idées? Qui
peut assurer que l'acte incriminé n'a pas été le produit indirect et détourné de
cette situation maladive? Quel est le médecin qui, ayant jugé un jour qu'un acte
a été indépendant du délire, ne serait pas exposé à s'apercevoir plus tard qu'il
s'était trompé, que cet acte avait été réellement le point de départ indirect des conceptions délirantes, et qui ne serait pas ainsi obligé de rectifier le lendemain, à

la suite d'une observation plus attentive, le jugement trop précipité de la veille?

Et puis, je le demande, où s'arrêter dans l'application de cette doctrine de la responsabilité partielle aux aliénés? S'arrêtera-t-on aux aliénés dits raisonnants, chez lesquels la maladie consiste plutôt dans l'altération des sentiments et des penchants que dans celle de l'intelligence? Mais ces malades, malgré leurs apparences de raison, sont précisément ceux chez lesquels peut-être les actes ont le plus d'irrésistibilité, chez lesquels la maladie réside surtout dans le caractère involontaire et automatique de ces actes plutôt que dans un trouble étendu de l'intelligence; par conséquent, ils doivent être considérés comme les moins libres dans l'accomplissement de ces actes, quoiqu'ils conservent en général beaucoup d'intelligence pour les expliquer et les justifier au besoin. S'arrêtera-t-on aux délires partiels les plus limités, aux prétendus monomanes, chez lesquels on croit pouvoir restreindre exactement le trouble intellectuel à une ou à quelques séries d'idées bien déterminées, en dehors desquelles l'esprit resterait sain sous tous les autres rapports?

Sans contester, pour le moment, cette analyse psychologique, qui nous paraît tout à fait contraire à la véritable observation des aliénés, à quels monomaniaques serait-il possible de limiter le bénéfice ou le danger de la responsabilité partielle? Ceux qui, au premier abord, semblent avoir le délire le plus restreint, ne sont-ils pas souvent ceux qui présentent en réalité le délire le plus complexe, lorsqu'on les soumet à une observation plus complète et surtout plus prolongée dans des conditions différentes? Le même aliéné, atteint de délire partiel, n'est-il pas très-différent de lui-même, selon qu'on l'observe dans un moment ou dans un autre, dans une période de rémission ou dans un paroxysme? Si l'on proclame la responsabilité partielle de certains monomaniaques, ne sera-t-on pas forcé également de l'admettre pour un grand nombre de mélancoliques qui sont souvent aussi rapprochés de la raison? Ne serait-ce pas alors étendre le principe de la responsabilité partielle à un nombre considérable d'aliénés (car tout le monde sait combien est grand le chiffre des aliénés atteints de délire partiel), alors qu'on croyait au contraire ne devoir accepter cette doctrine que pour quelques cas exceptionnels? Une fois entré dans cette voie, on ne peut plus s'arrêter. Les difficultés, les impossibilités surgissent à chaque pas, et elles sont insolubles dès que le principe de la culpabilité possible de certains aliénés a été accepté. Les maniaques eux-mêmes, dans certaines périodes et à certains moments de leurs accès, ne savent-ils pas parfaitement ce qu'ils font, lorsqu'ils veulent frapper ou faire une mauvaise action; ne pourraient-ils pas, le plus souvent, se retenir au moment de l'accomplir, même au plus fort de leurs accès, s'ils étaient contenus par un mobile puissant, celui de la crainte ou de l'intimidation, par exemple? Où s'arrêter, lorsqu'on a laissé franchir à la responsabilité la seule limite naturelle, celle de la maladie? Où trouver, même chez les aliénés les plus automatiques et les plus incoercibles, la preuve certaine de l'irrésistibilité absolue de toutes les paroles et de tous les actes?

Nous concluons de cette longue discussion que tous les critériums de la responsabilité partielle précédemment énumérés doivent être également repoussés; qu'il n'est pas plus juste de condamner un aliéné pour un acte qui paraît étranger à la sphère de son délire que pour un autre qui paraît s'y rattacher d'une façon plus ou moins étroite.

Nous ne pouvons comprendre, pour notre part, que l'on puisse scinder ainsi la personnalité humaine et déclarer, *dans le même moment*, un homme respon-

sable de certains actes et irresponsable de certains autres, en vertu d'une appréciation plus ou moins arbitraire et toujours sujette à l'erreur.

Mais si nous n'admettons pas la responsabilité partielle des aliénés ainsi comprise, c'est-à-dire portant sur certains faits et non sur certains autres, *dans le
même moment*, nous sommes tout disposés, au contraire, à l'admettre *dans des
moments différents*. Nous sommes tout prêts à proclamer qu'il est des moments
dans la vie des aliénés où l'on doit reconnaître, soit leur responsabilité entière,
comme dans les périodes de prédisposition, d'intermittence ou d'intervalles
lucides, soit leur responsabilité incomplète ou atténuée, comme dans les périodes
d'incubation, de rémission plus ou moins complète ou de convalescence. Nous
admettons aussi que la question de la responsabilité complète ou incomplète
peut être discutée dans certains états de trouble mental, en dehors de la folie
proprement dite, comme la démence apoplectique et l'aphasie, l'hystérie, l'épilepsie et l'alcoolisme. C'est sur ce terrain restreint, étranger à l'aliénation mentale ou à la folie confirmée, que nous admettons la responsabilité partielle,
incomplète ou atténuée. C'est à cette étude que nous allons consacrer la seconde
partie de cet article. Nous allons donc examiner successivement, au point de vue
de la responsabilité légale des aliénés, les états suivants :

1° Les premières périodes des maladies mentales, période d'incubation et
période prodromique.

2° La démence apoplectique et l'aphasie.

3° Les états d'intervalles lucides, d'intermittence et de rémission.

4° Les périodes de prédisposition à la folie.

5° L'hystérie.

6° L'épilepsie.

7° L'alcoolisme.

8° Les états d'imbécillité ou de faiblesse d'esprit native.

Ce sont là des états mixtes, intermédiaires entre la raison et la folie, dans
lesquels il est permis de discuter le degré de la responsabilité, d'admettre la
responsabilité entière ou la responsabilité atténuée selon les cas, et où il n'y a
pas lieu d'appliquer le critérium de l'irresponsabilité absolue que, pour notre
part, nous admettons, sans exception, pour tous les cas d'aliénation mentale
réellement confirmée, ou nettement caractérisée. Après cette étude clinique, nous
terminerons cet article par l'examen des mesures légales qu'il convient de
prendre à l'égard des individus acquittés par les tribunaux pour cause d'aliénation mentale.

PREMIÈRES PÉRIODES DES MALADIES MENTALES. *Période d'incubation et période
prodromique.* Une des plus grandes difficultés de la question de la responsabilité se présente à l'occasion des périodes où la folie n'est pas encore complètement développée. M. Lasègue, dans un article sur la *Responsabilité légale des
aliénés* (*Archives de médecine*, 1864), a attiré, avec raison, l'attention des magistrats sur ce point, et le docteur Maudsley (*Crime et Folie*, p. 119) y a également insisté. Il existe, en effet, des maladies mentales dont le développement est lent et
insidieux. Elles passent alors inaperçues pour le public, pour les parents et
même pour les médecins. Pendant longtemps, la métamorphose de l'esprit et du
caractère ne se manifeste par aucun signe extérieur et n'a pour témoin que la
conscience intime du malade. La maladie peut être déjà très-développée, avoir
même poussé dans l'esprit de profondes racines, sans que personne s'en soit
encore aperçu et sans qu'aucun fait extérieur ait trahi cette profonde et radicale

transformation du moral de l'homme. Dans ces conditions, il arrive souvent qu'un fait violent se produit tout à coup, qu'un crime ou un délit sont accomplis par un individu que personne ne soupçonnait atteint de maladie mentale. L'acte violent est, en quelque sorte, la première manifestation de la maladie. L'individu est alors conduit devant les tribunaux, qui voient en lui un criminel et non un aliéné, qui le condamnent sans même consulter un expert, et, peu de temps après la condamnation, quelquefois même pendant la durée de l'instruction ou du procès, la folie éclate d'une manière évidente pour tous, ou bien se produit plus tard dans la prison. Ce sont là des faits qui ont été signalés dans tous les pays et qui se produisent tous les jours. Ils ont été pris en considération dans la législation anglaise, à l'occasion des asiles pour les aliénés dits criminels ; ils sont même devenus une cause d'erreur dans les statistiques sur la folie pénitentiaire qu'on attribue souvent à l'influence du régime cellulaire, tandis que la folie existait déjà à l'état d'incubation avant l'acte qui a motivé la condamnation. Dans ces cas d'incubation de la folie, la question de responsabilité peut être très-douteuse, selon le moment où l'acte incriminé a été accompli. Si c'est tout à fait au début, la responsabilité peut être considérée comme existant encore, ou comme simplement atténuée ; plus tard seulement, quand la maladie est bien caractérisée, on doit exonérer complétement l'individu malade soumis à l'examen de la justice. Ces difficultés très-grandes d'appréciation se présentent surtout pour des faits de faux, d'attentats à la pudeur ou de vols accomplis par des individus qui se trouvent à la période prodromique de la paralysie générale. Dans cette période, où il y a surtout perversion des affections et du caractère et désordre des actes, sans trouble manifeste de l'intelligence, l'appréciation des actes commis est très-délicate et la question de responsabilité est souvent difficile à trancher. Selon les cas, on peut la déclarer conservée, atténuée ou complétement disparue. (*Voy.* à ce sujet, Brierre de Boismont et Legrand du Saulle, *Période prodromique de la paralysie générale.*)

DÉMENCE APOPLECTIQUE. APHASIE. Lorsque la démence est très-prononcée, après plusieurs attaques d'apoplexie, le diagnostic en est très-facile : le trouble de l'intelligence, très-caractérisé, ne peut laisser aucun doute dans l'esprit de personne sur l'irresponsabilité de l'individu, dans cet état avancé de la démence. Mais il n'en est pas de même dans beaucoup de cas où l'altération des facultés intellectuelles est très-légère, ou peu saillante à première vue. La difficulté est d'autant plus grande alors que, le plus souvent, dans ces cas, le médecin n'est pas appelé à se prononcer sur l'état intellectuel du malade pendant sa vie, mais, au contraire, après sa mort, à l'occasion d'un testament qui est attaqué ; il n'a pas alors d'autres moyens de jugement que les enquêtes et contre-enquêtes qui renferment fréquemment les témoignages les plus contradictoires. Aussi conçoit-on que, dans ces circonstances, les experts puissent se prononcer en sens inverse sur la responsabilité ou la capacité civile des individus atteints de démence apoplectique légère, et que les magistrats puissent assez souvent valider des testaments faits dans de semblables conditions mentales.

On doit d'abord poser en principe que beaucoup d'apoplectiques frappés d'hémiplégie conservent néanmoins leur intelligence à un degré très-suffisant pour que leur responsabilité soit entière, ainsi que leur capacité civile. Il faut un degré prononcé de démence pour entraîner, dans ces cas, l'irresponsabilité et l'incapacité de faire un testament. L'étude clinique des divers degrés de la démence apoplectique, et de la démence sénile, peut seule éclairer la justice à ce sujet ; le public et les magistrats sont réellement incompétents pour se prononcer, dans ces cas difficiles, en connaissance de cause.

Ce que nous disons de l'apoplexie s'applique exactement à l'état mental des aphasiques. Ici la perte plus ou moins complète de la parole est un nouvel obstacle pour pouvoir juger de l'état réel de l'intelligence et partant de la responsabilité chez les aphasiques ; mais il existe plusieurs modes d'expression de la pensée, et, tandis que l'écriture est ordinairement à peu près aussi altérée que la parole, la persistance du geste et de certaines intonations de voix peuvent permettre d'apprécier, avec assez d'exactitude, l'état réel de l'intelligence chez les aphasiques et de valider ou d'invalider un testament fait dans ces conditions. Il est impossible, dans ces cas, d'établir une règle générale ; et l'on doit se baser exclusivement sur l'examen de chaque cas particulier. Plusieurs faits de ce genre ont déjà été soumis à l'appréciation des experts et des tribunaux depuis quelques années, et, dans certains cas, des testaments faits par des aphasiques, ayant presque complétement perdu la parole, ont été validés. (Voy. *Annales d'hygiène*, 1872, mon rapport sur un cas d'aphasie soumis à l'examen de la Société de médecine légale, par un médecin de Cavaillon.)

RÉMISSIONS, INTERMITTENCES ET INTERVALLES LUCIDES. Les partisans les plus convaincus de l'irresponsabilité absolue de tous les aliénés, quelle que soit la variété de leur délire, sont obligés de reconnaître que la responsabilité légale et la capacité civile peuvent reparaître pendant les périodes de suspension momentanée de la maladie, de même qu'on l'admet nécessairement pour les cas de guérison, c'est-à-dire de retour complet à la raison. Toutes les législations ont reconnu la possibilité des intervalles lucides, les unes pour leur accorder le privilége de la responsabilité et de la validité des actes civils, les autres, comme le Code français, pour dire que l'interdiction des aliénés doit être prononcée lorsque l'individu est dans un état habituel d'imbécillité, de démence ou de fureur, alors même qu'il existerait de temps en temps quelques intervalles lucides. Mais la loi et les experts ont eu le tort, en général, de donner à ce mot un sens trop restreint, et de considérer ces intervalles lucides comme des intervalles de très-courte durée, apparaissant comme un éclair au milieu d'un nuage, et ne durant que le temps nécessaire pour faire un testament valable, ou accomplir un acte civil quelconque ; car c'est au point de vue des actes civils que cette distinction a été surtout admise par les magistrats, beaucoup plus que pour les actes criminels. Mais, sous ce rapport, la clinique de l'aliénation mentale n'a pas confirmé les prévisions de la théorie ou de la jurisprudence. Si quelques médecins ont admis, dans quelques cas rares, la possibilité de ces intervalles lucides de très-courte durée (une heure, quelques heures, un jour, deux jours), dans quelques formes chroniques de la folie et même à l'approche de la mort, il en est d'autres, au contraire, qui ont contesté absolument l'existence de semblables intervalles lucides dans la folie, quelles que soient sa forme et ses périodes. (*Voy.* Billod, *Ann. médico-psychol.*, p. 1861, *Des intervalles lucides chez les aliénés.*)

L'existence des intervalles lucides d'aussi courte durée, assez complets pour motiver le retour complet de la responsabilité légale, est donc encore contestable scientifiquement. S'ils existent, comme je le crois, dans quelques cas exceptionnels, c'est du moins un fait rare, sur lequel on ne peut faire reposer une règle de jurisprudence. Mais il en est tout autrement de la périodicité dans la folie, de l'intermittence des accès, de leur reproduction à intervalles rapprochés ou éloignés, et des rémissions très-prononcées et souvent très-prolongées, qui surviennent dans certaines formes de la folie. C'est là un fait clinique incontestable, très-fréquent, reconnu de tous et dont les magistrats doivent tenir compte dans leurs jugements, comme les médecins. Il existe évidemment des folies périodiques à type intermittent ou très-rémittent. Or, dans ces cas si nombreux, qui se rencontrent aussi bien dans les formes mélancoliques que dans les formes maniaques, la question de la responsabilité se pose naturellement dans toute sa netteté et dans toute sa rigueur. Une intermittence vraie est en réalité une guérison temporaire ou momentanée. On doit, dès lors, lui appliquer la règle applicable à la guérison elle-même, c'est-à-dire considérer l'individu qui se trouve dans cet état comme jouissant de toute sa raison, partant, de toute sa responsabilité légale et de sa capacité civile. La seule difficulté, dans ces cas (et elle est souvent très-grande), est une difficulté clinique, une question de diagnostic. Il s'agit, pour l'expert d'établir, par des preuves péremptoires et certaines, que l'individu soumis à l'examen, était bien, au moment de l'action, dans une véritable période d'intermittence, dans un état de guérison réelle et non apparente, et non pas dans un état de simple rémission plus ou moins prononcée, ou dans un état de dissimulation du délire par la volonté du malade, comme cela arrive si souvent, par exemple, dans les périodes de rémission du délire de persécution. Ce problème clinique est souvent très-difficile à résoudre, et c'est là un des points les plus délicats de la médecine légale des aliénés (*Voy.* Linas, *Lucidité, intervalles lucides*). Mais, en principe, on ne peut nier que les périodes d'intermittence vraies existent souvent dans les maladies mentales et que, pendant ces périodes, l'individu doit être considéré comme ayant recouvré sa responsabilité morale et sa capacité civile. La question légale est bien plus difficile à trancher pour les cas de simples rémissions plus ou moins prononcées ou plus ou moins prolongées. Ici le doute est permis ; la question à résoudre devient une question de degré et par conséquent la solution ne peut être absolue ; elle ne peut être formulée en principe par des règles uniformes, et dépend nécessairement de l'examen de chaque cas particulier. Dans ces cas, les partisans même les plus résolus de l'irresponsabilité absolue peuvent admettre une atténuation de la responsabilité, proportionnelle à l'intensité de la maladie ou de la rémission. Mais, comme je l'ai déjà dit plusieurs fois, cette responsabilité n'est pas partielle dans le même moment ; elle n'existe pas pour certains actes alors qu'elle serait supprimée pour certains autres ; elle est variable selon les moments et non au même instant ; elle est nulle pendant les périodes d'accès et peut être considérée comme complète ou comme simplement atténuée pendant les périodes de rémission, que le médecin clinicien seul peut constater et proclamer. L'étude de ces rémissions et de leurs degrés, dans les diverses formes et aux diverses périodes des maladies mentales, serait un des sujets les plus intéressants de la médecine légale des aliénés ; mais ce chapitre est encore à faire, à un point de vue scientifique et clinique. Cette étude a été surtout tentée pour les rémissions de la paralysie générale (Baillarger, Sauze, Legrand du Saulle).

Périodes de prédisposition aux maladies mentales. *Aliénés héréditaires.* Les individus prédisposés aux maladies mentales, chez lesquels la puissance de l'hérédité morbide a été accumulée pendant plusieurs générations (et souvent avec facteurs convergents, c'est-à-dire avec hérédité double, du côté du père et du côté de la mère), ne sont pas certainement voués d'une manière fatale à la folie. Les lois de l'hérédité morbide sont extrêmement complexes, et une foule d'éléments contraires, que la science est encore aujourd'hui hors d'état d'analyser, peuvent intervenir, pour en contre-balancer les effets, soit avant, soit après la naissance. Il est même de règle que, dans la série des transmissions héréditaires, certains individus échappent à la loi de l'hérédité et présentent même quelquefois des facultés éminentes, qui, au lieu de les faire figurer parmi les aliénés, les font classer parmi les hommes supérieurs, surtout au point de vue de certaines facultés spéciales, comme la poésie, le peinture, la musique, le calcul, la sculpture, etc. Mais ces individus appartenant à des familles d'aliénés (même ceux qui ont des facultés supérieures), présentent le plus souvent des traits particuliers dans leur constitution physique, dans leur caractère et dans leur intelligence, qui les distinguent des autres hommes, et qui leur donnent une marque particulière, possible à reconnaître par des personnes habituées à ce genre d'étude et qu'une science plus avancée permettra de préciser d'une manière plus exacte.

La question de la prédisposition, opposée à celle de la maladie confirmée, a été le point principal de la discussion, dans l'affaire Jeanson, entre MM. Bulart et Bonnet d'une part, M. Morel et moi d'autre part.

Dès leur enfance, ces individus sont différents, sous beaucoup de rapports, des autres enfants du même âge. La conformation de la tête, quelques vices de conformation dans un organe quelconque, des tics, des mouvements nerveux, du bégaiement, du strabisme, des paralysies partielles, des mouvements nerveux ou choréiformes, un état névropathique spécial, des bizarreries dans la santé, des affections nerveuses précoces, voilà pour le physique, dans les cas les moins intenses, sans parler de déformations organiques plus graves, comme on en observe chez les enfants plus complétement dégénérés, tels que les imbéciles ou les idiots. Au moral, des dispositions spéciales du caractère correspondent à ces anomalies physiques. Ces enfants diffèrent tellement de la plupart des autres enfants du même âge, qu'on peut difficilement les soumettre au même régime, à la même éducation, à l'éducation commune. Ils présentent de grandes bizarreries et de grandes singularités de caractère. Ils ont des colères incoercibles, des instincts pervers, des dispositions à la férocité ou aux actes violents, brusques et instantanés. Ils sont ingouvernables, et se font renvoyer de tous les colléges où leurs parents les ont placés. S'ils sont élevés dans la famille, ils sont indisciplinés, revêches, impossibles à gouverner, et, selon la situation sociale de leurs parents, ils doivent être réprimés d'une manière particulière, soumis à une éducation spéciale ou envoyés dans des maisons de répression et de correction. Dans quelques cas, au contraire, ils présentent la forme de l'inertie, de l'affaissement et ne peuvent être soumis aux règles habituelles des autres enfants, pour des motifs précisément inverses.

L'intelligence de ces enfants prédisposés présente les mêmes singularités et les mêmes contrastes que leur moral. Il y a chez eux une grande inégalité dans le développement relatif des diverses facultés intellectuelles ; il y a désharmonie, ou absence d'équilibre, entre elles ; les unes sont très-développées et les autres, au contraire, à l'état rudimentaire ; des mémoires spéciales sont extraordinairement développées, à côté de lacunes flagrantes dans d'autres facultés supérieures ; des aptitudes spéciales pour le dessin, la peinture, la musique, le calcul existent à côté de lacunes énormes dans les facultés de jugement, de comparaison et de réflexion. Ces enfants ne peuvent être dirigés comme les autres, par leurs instituteurs. Tandis qu'ils brillent d'une manière exceptionnelle dans certaines directions, de manière à faire la joie et l'orgueil de leurs parents et de leurs professeurs, tandis qu'ils sont proposés comme exemples aux autres enfants, ou cités comme de petits prodiges, ils sont, au contraire, sous d'autres rapports, d'une faiblesse désespérante ; ils sont les derniers de leurs classes sous certains rapports, alors qu'ils sont les premiers dans certaines facultés spéciales. Une grande faiblesse intellectuelle relative caractérise le plus souvent ces individus, malgré certaines facultés qui étonnent. En tenant compte de l'ensemble de leurs facultés, il serait plus juste de les rapprocher des simples d'esprit, des imbéciles et des idiots, par les grandes lacunes de leurs principales facultés, que de les assimiler aux petits prodiges ou aux hommes de génie par leurs facultés spéciales précoces et exceptionnellement développées. De même au moral, avec leurs instincts violents, pervers et incoercibles, ils sont, en somme, presque dépourvus de sens moral et plus voisins des jeunes criminels, prédisposés à tous les vices et à tous les crimes que les autres enfants, nés dans des conditions normales et régulières. C'est là l'origine commune du crime et de la folie, et, comme le dit M. Moreau, de Tours, les futurs aliénés ou les futurs criminels ont souvent une même origine, un même point de départ, *in radice conveniunt*.

Les enfants ainsi prédisposés, quand ils arrivent à l'époque de la puberté, et même auparavant, ont souvent à subir des crises physiques et morales qui peuvent opérer dans leur organisation et dans leur moral de véritables transformations. Ils sont souvent sujets, vers l'âge de 12 ou 13 ans, à des convulsions, à des mouvements nerveux et choréiformes, et à des accidents nerveux cérébraux spéciaux, d'une nature anormale, qui surprennent beaucoup les médecins ordinaires qui ne connaissent pas ces prédispositions spéciales et les accidents nerveux d'une nature toute particulière qui en sont la conséquence habituelle. Ces enfants peuvent être pris aussi d'accès de délire infantile, qui a des caractères particuliers méritant une description spéciale, et surtout remarquable par de nombreuses hallucinations et par des mouvements choréiformes.

A la suite de ces crises physiques et morales le mouvement de la puberté s'accomplit chez eux d'une façon souvent incomplète et insuffisante, soit au point de vue du développement de la taille ou de l'ensemble de l'organisme, soit sous le rapport des organes génitaux et de leurs fonctions. Ces fonctions présentent, en effet, souvent chez ces individus de bizarres anomalies qui n'ont pas été suffisamment étudiées et qui mériteraient de devenir l'objet d'un système particulier d'observation. A la suite de ces accidents nerveux d'espèces variées, l'état moral de ces individus prédisposés à la folie héréditaire peut prendre alors deux directions différentes. Dans le chemin de leur vie il se produit une sorte de bifurcation : les uns deviennent des êtres abaissés ; ils perdent l'activité de leurs facultés précoces, et cette disparition de quelques facultés brillantes qui masquaient le fond de faiblesse relative de leur intelligence le laisse apparaître dans toute sa nudité. Ils se montrent alors tels qu'ils sont, c'est-à-dire, des êtres affaiblis intellectuellement, des faibles d'esprit à divers degrés, de demi-imbéciles, ou des individus au-dessous de la moyenne de l'intelligence normale. C'est la voie de l'imbécillité, de la démence précoce ou de l'idiotie, comme l'a très-bien fait remarquer M. Morel. Les autres, au contraire, suivent une autre voie, moins connue, mais non moins réelle et qui, selon moi, rattache étroitement, par l'origine comme par la symptomatologie, les folies raisonnantes aux débilités intellectuelles, à l'idiotie partielle, et à l'imbécillité.

Ces individus deviennent étranges, bizarres, d'un caractère impossible, en
dehors de toutes les règles ordinaires. Ce sont des excentriques, des originaux,
des gens insociables et impossibles à soumettre aux lois communes, qui se soustraient malgré eux et par un vice de nature, à toutes les règles de la vie générale
ou des convenances sociales. Ils violent ainsi toutes les lois en vertu desquelles
la société humaine existe et se perpétue, et deviennent des êtres exceptionnels
qui ne peuvent vivre de la vie commune. Leur intelligence n'est pas troublée
comme dans les autres espèces de folie, mais, leur caractère et leur moral sont
pleins d'anomalies. Or ces anomalies de la partie morale ou affective de l'homme
entraînent des désordres dans la conduite et dans les actes. Au lieu de tourner
à la débilité intellectuelle et à l'imbécillité, ces individus tournent à la folie
morale ou à la folie des actes ; mais, comme il faut souvent des années avant que
cette espèce de folie vienne à se caractériser nettement et à être reconnue par
tous, d'une manière incontestable, ils sont alors, pendant des années, livrés
à tous les désordres et à toutes les excentricités d'action qui rendent leur vie
aussi irrégulière que possible et qui peuvent les amener devant les tribunaux,
s'ils ne les conduisent pas dans les asiles d'aliénés. Ce sont de vrais fléaux de
famille. Ils se font d'abord renvoyer violemment des pensions, institutions, séminaires, couvents, maisons religieuses ou maisons de correction où on les a placés. Ils font le désespoir de leurs parents et de leurs instituteurs. Ils ont des
instincts vicieux précoces, qui les font considérer comme des êtres cyniques, féroces
ou dangereux. On ne peut pas plus les garder dans la famille que dans l'éducation commune. Ils s'engagent alors comme mousses dans la marine ou comme
volontaires dans l'armée. Ils se font mettre dans les compagnies de discipline,
renvoyer des régiments, condamner par des conseils de guerre ; ils insultent
leurs supérieurs, s'évadent, ou se font remplacer, échappent miraculeusement, ou
par protection, à des condamnations qui paraissaient inévitables, et commencent
alors une existence des plus aventureuses. Ils font des voyages lointains ; ils
cherchent fortune à l'étranger, puis ils reviennent dans la famille, après mille
péripéties et des insuccès de tout genre que n'expliquent que trop la bizarrerie
et l'excentricité de leur caractère, ainsi que l'absence de pondération de leurs
facultés intellectuelles. Rentrés dans la famille, comme l'enfant prodigue, ils
ne peuvent y rester ; ils se mettent en lutte avec tout leur entourage et recommencent une nouvelle série d'aventures et de malheurs. Pleins d'oppositions et de
contrastes, ils passent facilement d'un extrême à l'autre. Après des orgies et des
débauches précoces, ils surprennent quelquefois et édifient leur entourage par
une brusque conversion, par l'éclat et la sincérité de leur repentir. Ils entrent
alors dans un couvent et s'y font remarquer par leur ferveur, leur conduite
exemplaire et l'exagération de leur piété ; mais ces ardeurs religieuses n'ont
qu'un temps ; les irrégularités et les révoltes de leur caractère insubordonné,
égoïste, orgueilleux et indisciplinable ne tardent pas à se faire sentir ; ils ne
peuvent se soumettre à la règle sévère qu'on leur impose et ils scandalisent alors
par l'éclat de leur révolte ceux qu'ils avaient d'abord édifiés par leur conversion,
si subite et en apparence si sincère. Ils rompent alors brusquement avec la
retraite et les habitudes sévères de la vie religieuse, pour recommencer une
existence de débauches et de scandales. Ils se livrent successivement aux professions les plus diverses, sans pouvoir s'attacher à aucune ; ils ne peuvent se
fixer à rien ; ils changent de lieu, de situation, de milieu, de relations, d'occupations et de modes d'existence. Rien ne peut les retenir dans la voie droite et

régulière, ni les supplications de leurs parents, ni les conseils de leurs amis, ni les malheurs de tout genre que leur conduite leur inflige à chaque instant. L'expérience personnelle et les dures épreuves de la vie qui servent ordinairement à corriger les natures les plus insoumises, quand elles sont susceptibles de modifications, n'ont pas de prise sur ces natures exceptionnelles, mal nées, vouées au mal par naissance et que rien ne peut modifier, ni l'expérience des autres, ni leur expérience personnelle. Ils parcourent ainsi la vie au milieu des péripéties les plus variées, des incidents les plus graves et souvent les plus grotesques, côtoient constamment la police correctionnelle et la cour d'assises, ou bien l'asile d'aliénés, et ils finissent souvent par arriver à l'un ou à l'autre, soit séparément, soit successivement. Tantôt ils sont considérés comme des criminels et tantôt comme des aliénés, selon les actes auxquels ils se livrent et selon les circonstances au milieu desquelles ils ont vécu. Or, l'on comprend combien ces cas sont difficiles à apprécier au point de vue de la responsabilité légale. C'est la zone mitoyenne entre le crime et la folie ; ce sont les états mixtes, comme dit M. Moreau, de Tours. Dans ces cas, on ne peut que juger individuellement chaque fait particulier. Il faut arriver, par une étude attentive et clinique, à déterminer si ces individus ne sont encore qu'à la période de prédisposition et doivent être considérés comme responsables de leurs actes, totalement ou partiellement, ou bien, au contraire, s'ils ont déjà franchi la limite de la folie raisonnante, s'ils sont entrés de plain-pied dans la maladie et s'ils doivent jouir du bénéfice de l'irresponsabilité absolue.

Hystérie. L'hystérie est une névrose qui entraîne rarement à sa suite des troubles intellectuels pouvant mériter le nom de folie. C'est là ce que diront tous les médecins qui ont observé dans la pratique civile un grand nombre d'hystériques. Si les aliénistes croient plus volontiers à la fréquence des troubles intellectuels dans l'hystérie, c'est parce qu'ils ne sont appelés à voir que les hystériques présentant précisément, à divers degrés, ce genre de symptômes. Ces malades offrent souvent des troubles de caractère plus ou moins prononcés qui leur impriment un cachet particulier et qu'on a désignés sous le terme générique de *caractère des hystériques*. Elles sont fantasques, disposées au mensonge et à l'invention ; elles sont romanesques, aimant la domination, et capricieuses ; elles ont des sympathies et des antipathies non motivées, des gaietés folles, alternant avec des tristesses passagères et sans motifs ; mais ces traits de caractère, qui sont habituels dans l'hystérie, ne sont que des modifications passagères dans l'humeur ou les dispositions mentales des malades ; il faut des phénomènes morbides bien plus prononcés pour caractériser un véritable état de folie et enlever aux hystériques la responsabilité morale et la responsabilité légale.

Cependant, il ne faudrait pas non plus exagérer dans ce sens la responsabilité de toutes les hystériques. Il en est quelques-unes, surtout celles qui ont dans leurs ascendants des aliénés, ou chez lesquelles l'hystérie n'est qu'une des formes de l'hérédité morbide, chez lesquelles il se produit de véritables accès de trouble mental très-caractérisés, ou même un état de folie continue, sous forme de folie raisonnante, ou d'état maniaque proprement dit. Ces phénomènes ont surtout lieu chez les hystériques qui présentent des symptômes physiques atténués, ou un diminutif de l'hystérie, ainsi que j'ai essayé de le démontrer dans un travail publié en 1866, dans les *Annales médico-psychologiques*, et auquel je me permets de renvoyer le lecteur.

États d'imbécillité ou de faiblesse d'esprit native. *Simples d'esprit, êtres dégénérés ou incomplets.* Ces états de dégénérescence incomplète, que l'on rencontre plus souvent qu'on ne croit dans la société, constituent pour le philosophe, le moraliste et pour le médecin légaliste une des plus grandes difficultés, et il est impossible de leur appliquer un critérium absolu. C'est dans ces cas surtout que la théorie de la responsabilité partielle ou atténuée peut trouver son application raisonnable, même aux yeux de ceux qui repoussent cette théorie pour tous les aliénés proprement dits. Ces êtres incomplets, arrêtés dans leur développement dès leur naissance, possèdent les principaux attributs de l'espèce humaine et plusieurs facultés principales qui leur permettent d'apprécier la moralité de leurs actes, de discerner le bien et le mal, et de s'abstenir de commettre des actes contraires aux lois. On ne peut donc les considérer comme.irresponsables et privés absolument de libre arbitre. Ce serait pousser trop loin la limite de l'indulgence que les exempter de toute pénalité et les absoudre, quand même, de tous les actes malfaisants qu'ils peuvent commettre ; mais, d'un autre côté, ils sont évidemment incomplets dans leur organisation primitive ; ils ont de profondes lacunes dans leurs facultés intellectuelles et morales, et ils ne peuvent opposer à l'entraînement de leurs passions ou de leurs facultés instinctives un contre-poids suffisant, égal à celui des natures plus heureusement douées, ils ne peuvent donc être assimilés absolument aux hommes jouissant de la plénitude de leurs facultés. Ce sont des êtres mal nés, mal équilibrés, dont la constitution native trouve souvent sa base première dans une prédisposition héréditaire et dans les maladies des ascendants (alcoolisme, hystérie, épilepsie, hypochondrie ou névropathie, sinon folie confirmée des parents) ; ils sont, dès leur naissance, marqués du sceau de l'hérédité morbide, et souvent également prédisposés au crime ou à la folie. Ces individus sont des types intermédiaires entre les criminels et les aliénés, et, sous ce rapport, très-difficiles à juger au point de vue de la responsabilité légale. Ce sont les cas flottants et intermédiaires, qui peuplent alternativement les maisons centrales, les maisons de correction ou les asiles d'aliénés, et qui ont fait, surtout depuis le commencement de ce siècle, l'objet de tant de recherches encore très-incomplètes sur les rapports du crime et de la folie. (*Voy.* Ferrus, *des Prisonniers ;* Félix Voisin, *de l'Identité des causes du crime et de la folie ;* Morel, *Dégénérescences ;* Prosper Despine ; Maudsley, *Crime et Folie.*)

Nous ne pouvons nous appesantir ici sur ces cas mixtes, si difficiles à apprécier, et qui mériteraient de devenir l'objet d'une étude tout à fait spéciale. Nous devons seulement les signaler comme le plus grand écueil et la plus grande difficulté de la question de la responsabilité légale. Ces individus ont non-seulement, en général, des instincts pervers, mais ils offrent presque toujours une intelligence faible, surtout au point de vue des facultés supérieures de l'humanité. Chez eux, la ruse et la finesse suppléent à l'intelligence absente et la simulent, sans la remplacer. C'est dans cette catégorie d'êtres mal nés et incomplets que se rencontrent beaucoup de gens qui peuplent les maisons de correction, les prisons et les maisons centrales. On a souvent fait la remarque, en effet, que les criminels ont le front bas et étroit, la tête renflée en arrière et rétrécie dans sa partie antérieure ; qu'ils ont une configuration difforme ou bizarre du crâne, des déformations de la taille, des vices de conformation variés, en un mot, des signes physiques de dégénérescence, en même temps que de grandes lacunes intellectuelles et morales. Mais, tant que ces anomalies sont peu prononcées et que les individus se maintiennent dans une mesure normale, on ne peut les considérer comme des malades. Si le médecin et le philosophe ont le droit de les regarder comme des individus incomplets et entachés d'un vice héréditaire et de les envisager comme moins libres moralement que les hommes mieux doués et mieux organisés dans l'ensemble de leurs facultés ; les magistrats, les jurisconsultes et les législateurs ne peuvent pas, au point de vue de la loi, tenir compte de ces différences de nature qui existent entre les hommes : elles sont trop nombreuses, trop difficiles à préciser pour pouvoir servir de base à un jugement pratique et équitable. On ne saurait plus où s'arrêter dans cette échelle descendante de la moralité ou de l'intelligence humaines, et l'on arriverait peu à peu à assimiler complétement les criminels et les aliénés, comme l'ont fait le docteur Dolly, Prosper Despine et tant d'autres. Le médecin légiste est obligé d'admettre arbitrairement un type uniforme dans l'humanité, et de supposer tous les hommes égaux devant la loi, malgré l'inégale répartition de toutes les facultés chez les différents hommes. Le médecin légiste ne peut s'arrêter que devant la limite de la maladie, ou du degré extrême de la débilité intellectuelle ou de la faiblesse morale natives. Là réside la difficulté pratique pour distinguer, d'une manière nette et scientifique, les degrés extrêmes de débilité intellectuelle qui peuvent permettre d'exonérer complétement un individu de toute responsabilité légale, et les degrés intermédiaires, encore très-prononcés cependant, qui méritent l'indulgence et qui peuvent justifier une responsabilité atténuée, ou une diminution de la pénalité, sans entraîner cependant l'irresponsabilité complète. Ce sont les traits généraux de cette débilité intellectuelle native que la science devra s'attacher à préciser de plus en plus.

ALCOOLISME. — Les lois édictées contre les ivrognes, dans tous les temps et dans tous les pays, ont eu deux tendances inverses. Certains législateurs ont vu dans l'ivresse une circonstance atténuante, diminuant la responsabilité de ceux qui en étaient atteints, sans cependant la supprimer complétement, excepté dans les cas d'hébétude ou d'obtusion de toutes les facultés. D'autres, au contraire, l'ont considérée comme une circonstance aggravante. Ils se sont basés sur ce fait, que l'individu qui s'enivrait, le faisait volontairement, tout en sachant que l'ivresse pouvait lui faire commettre des actes répréhensibles et contraires aux lois ; que, s'il n'était pas responsable des actes commis dans son état d'ivresse, il l'était au plus haut degré de l'ivresse elle-même, cause première de ces actes contraires aux lois, et qu'il était ainsi doublement coupable, d'abord pour s'être enivré, et, ensuite, pour s'être livré à des actes violents dont il aurait pu s'abstenir, même en état d'ivresse, cet état n'enlevant pas toujours complétement la responsabilité, et permettant encore à l'individu d'exercer un certain empire sur lui-même et de résister à ses impulsions violentes. On pourrait citer, dans les législations des différents peuples, des articles de lois rédigés dans ces deux sens différents, dans le sens de l'extrême sévérité ou dans le sens de l'indulgence pour les ivrognes.

Mais ici nous ne voulons pas parler de l'ivresse accidentelle, ni même de l'ivresse habituelle, qui est devenue pour certains ivrognes de profession une seconde nature, et pour laquelle on a créé, en Angleterre et en Amérique, des asiles spéciaux de séquestration. (*Voy.* Achille Foville fils, *Annales d'Hygiène*, 1872.) Nous voulons parler de l'état morbide particulier auquel on a donné, depuis Magnus Huss (*Alcoolismus chronicus*, 1852), le nom d'alcoolisme aigu et chronique. Sous ce nom, on comprend aujourd'hui tous les degrés de l'intoxication alcoolique, à symptômes physiques et à symptômes psychiques. Or ces états, très-divers symptomatiquement, comportent naturellement des décisions très-différentes, au point de vue de la responsabilité légale des individus qui en sont atteints.

Il y a d'abord les accès violents de *delirium tremens* aigu, dans lesquels le trouble des facultés intellectuelles est aussi général et aussi complet que dans les états maniaques les plus violents et les plus aigus. Dans ces cas, évidemment, les malades doivent être considérés, momentanément, pendant leurs accès, comme de véritables aliénés maniaques et jouir, comme eux, du privilége de l'irresponsabilité absolue. Il en est de même de certains états d'alcoolisme chronique, dans lesquels les individus sont dans la stupeur, l'obtusion des facultés et une véritable démence. Il en est de même, enfin, de ces états de trouble mental à prédominance lypémiaque, avec hallucinations de l'ouïe et de la vue, terreurs imaginaires, craintes incessantes, et disposition au suicide et à l'homicide que M. Lasègue a si bien décrits sous le nom d'alcoolisme subaigu (*Archives de médecine*, 1869).

Mais les troubles psychiques de l'alcoolisme aigu ou chronique ne sont pas toujours aussi nettement caractérisés, de manière à constituer un état incontestable de lypémanie, de manie ou de démence, c'est-à-dire une véritable aliénation mentale. Il y a dans l'alcoolisme de nombreux degrés, de nombreux intermédiaires entre la raison et la folie, dont l'appréciation médico-légale est souvent très-difficile. Il existe des périodes dans la marche de l'intoxication ; il y a des moments où le malade boit davantage et d'autres où il boit moins ; des périodes d'accès et des périodes de rémission ou d'intermittence ; des périodes où, même en buvant moins, les alcooliques ont l'esprit réellement plus troublé, et d'autres, au contraire, où, tout en buvant davantage, ils ont néanmoins plus de lucidité dans les idées ; car la lucidité ou le trouble ne sont pas toujours en rapport avec la quantité de liquide ingéré dans le moment même, mais dépendent de l'accumulation antérieure, ou des phénomènes de nutrition, d'absorption, de sécrétion et d'assimilation, qui sont très-variables chez les individus, selon les moments où on les observe. Il y a, de plus, les périodes d'incubation ou d'évolution du mal, pendant lesquelles le délire n'a pas encore éclaté d'une manière évidente pour tous, mais n'est pas moins réel dans certains moments, surtout pendant la nuit, ou bien le soir et le matin dans l'état intermédiaire à la veille et au sommeil, époque où les ivrognes se livrent surtout à des actes violents contre leurs femmes, leurs enfants, contre eux-mêmes ou contre des personnes qu'ils accusent d'être leurs ennemis ou leurs persécuteurs. Il existe également des périodes de rémission entre les accès pendant lesquels persistent souvent, à un certain degré, les accusations mensongères, mais très-persévérantes, que les alcooliques conservent souvent très-longtemps dans leur esprit, même après la guérison des accidents cérébraux les plus aigus et les plus violents, comme, par exemple, les accusations de jalousie contre leurs femmes, et qui les poussent souvent à des actes violents, même dans les intervalles de leurs accès. Enfin, il y a, même dans l'alcoolisme chronique, de véritables intervalles assez prolongés de suspension de la maladie ou de guérison temporaire, pendant lesquels ces malades recouvrent leur raison, et partant leur responsabilité entière. Le médecin légiste doit tenir compte, avec le plus grand soin, de toutes ces diversités, et doit se conduire différemment selon chaque fait particulier. Dans les cas de folie alcoolique incontestable, il doit les exonérer complétement de toute responsabilité. Dans les cas de guérison momentanée et dans les intervalles des accès, il doit les faire considérer comme totalement responsables. Enfin, dans certains états intermédiaires entre la raison et la folie, dont l'appréciation doit être réservée exclusivement au médecin expert, il peut défendre la thèse d'une responsabilité incomplète ou atténuée.

Épilepsie. La responsabilité légale des épileptiques est une des questions les plus difficiles de la médecine légale. Elle ne peut être évidemment résolue d'une manière absolue, et l'expert doit se guider, pour la résoudre, sur l'observation exacte et minutieuse de chaque cas particulier. Cette question a été traitée tout récemment, à des points de vue très-différents, par des magistrats et des médecins, à la Société de médecine légale; et les opinions les plus diverses se sont produites dans cette discussion (voy. *Annales d'hygiène*, octobre 1875).

Cependant, il est quelques points de repère qui peuvent être posés pour guider l'expert dans l'examen de ces cas difficiles.

L'épilepsie est une maladie cérébrale qui entraîne souvent à sa suite des désordres intellectuels, mais on ne peut poser en principe que tous les épileptiques sont aliénés, et surtout qu'ils le sont à tous les moments de leur existence. L'opinion des médecins aliénistes et celle des médecins ordinaires est même très-différente sous ce rapport. Tandis que les premiers soutiennent que les épileptiques présentent presque tous un degré quelconque de trouble mental, les autres affirment, au contraire, que la plupart des épileptiques sont sains d'esprit. La vérité est entre ces deux extrêmes. Il est certain que l'on rencontre dans la pratique civile un certain nombre d'épileptiques jouissant de leur raison, et n'ayant jamais offert de trouble mental; mais, d'un autre côté, il est également certain que beaucoup d'épileptiques ont le caractère et le moral très-altérés, que l'épilepsie constitue une forte prédisposition à l'aliénation mentale, et que dès que l'on est atteint de cette maladie, on est très-exposé à être pris tout à coup d'un accès de délire alors même que jusque-là le malade n'aurait offert aucun trouble mental caractérisé. Il ne serait donc pas juste de dire que l'épileptique devait être considéré *a priori* comme responsable de ses actes, et que l'irresponsabilité serait l'exception parmi les épileptiques. On doit affirmer, au contraire, que, lorsqu'un épileptique est conduit devant les tribunaux pour un crime ou pour un délit, la présomption doit être en faveur de l'état de folie plutôt qu'en faveur de l'état de raison du prévenu.

Mais il importe de ne pas se borner à ces généralités vagues, et il convient de pénétrer plus avant dans le cœur du sujet. Il faut considérer chez les épileptiques trois états différents : 1° l'intervalle des accès convulsifs ; 2° les périodes qui précèdent ou suivent immédiatement les accès convulsifs ; 3° les accès de trouble mental qui se produisent sans relation directe et immédiate avec les accès convulsifs.

1. Dans l'intervalle des accès, presque tous les épileptiques présentent des inégalités d'humeur, des bizarreries de caractère, des variations très-grandes dans le degré de leur intelligence ou dans leur irritabilité. Ils sont très-différents d'eux-mêmes selon les moments, difficiles à vivre, querelleurs, disposés à s'emporter et à s'irriter facilement. Ces dispositions de caractère alternent souvent chez eux avec des dispositions inverses qui les rendent obséquieux, câlins jusqu'à la bassesse, complimenteurs et d'une grande souplesse apparente, contrastant avec la violence de leurs actes dans d'autres moments. Ce sont là des

perturbations morales, des altérations du caractère connues de tous ceux qui vivent avec les épileptiques, et qui existent chez le plus grand nombre d'entre eux. C'est un état mental particulier auquel on a donné le nom de caractère des épileptiques. Mais tant que l'influence de la névrose sur les facultés psychiques se borne à ce degré, on ne peut, à aucun point de vue, considérer ces malades, dans les intervalles de leurs accès convulsifs, comme de véritables aliénés et les exonérer de toute responsabilité. Tout ce que l'on pourrait admettre alors, et seulement dans les cas extrêmes, ce serait une responsabilité atténuée, je ne dis pas partielle ; on pourrait plaider, en faveur de ces malades, les circonstances atténuantes, s'ils accomplissaient, dans ces conditions mentales, un acte violent justiciable des tribunaux, mais non les exonérer de toute responsabilité légale.

II. Les accès d'épilepsie sont souvent précédés, pendant quelques minutes ou pendant plusieurs heures, de prodromes psychiques qui constituent un véritable accès temporaire de trouble mental. Quelque courte que soit cette période d'aliénation mentale avant les accès convulsifs, les malades peuvent accomplir des actes violents ou délictueux dont ils ne doivent pas être considérés comme responsables, puisque ces actes sont évidemment sous la dépendance de l'accès convulsif qui est en train de se produire. Il en est de même des actes violents qui surviennent à la suite des accès d'épilepsie, ou dans l'intervalle de deux attaques. Dans tous ces cas, où la relation immédiate entre l'accès convulsif et le trouble mental ne peut pas être contestée, le doute n'est pas permis et le privilége de l'irresponsabilité doit être acquis au prévenu. Mais les difficultés commencent lorsqu'il s'est déjà écoulé un certain temps entre la cessation de l'accès convulsif et la production des actes délictueux ou criminels qui sont soumis à la justice. La relation directe entre l'acte incriminé et l'accès d'épilepsie devient plus douteuse et plus difficile à démontrer, et il faut alors avoir recours à un autre critérium pour trancher la difficulté. La question du temps écoulé depuis la cessation de l'accès perd nécessairement de son importance, à mesure que l'on s'éloigne de l'accès, et il faut au juge et à l'expert d'autres éléments de jugement pour se prononcer. Paul Zacchias avait admis, comme critérium purement théorique, que l'on devait exonérer de toute responsabilité tout épileptique ayant commis un acte violent dans les trois jours qui avaient précédé ou qui suivaient une attaque d'épilepsie. Mais on ne peut admettre une limite aussi arbitraire. Il est, en effet, des épileptiques qui reviennent à eux-mêmes très-peu de temps après l'accès d'épilepsie, tandis qu'il en est d'autres chez lesquels le trouble mental persiste plusieurs heures, plusieurs jours, et même jusqu'à dix jours après l'accès convulsif. On ne peut donc se contenter d'un critérium aussi arbitraire, et il faut ici, comme pour tous les cas d'aliénation mentale, rechercher ses moyens de jugement et d'appréciation dans l'observation clinique attentive des malades et dans la connaissance exacte des caractères propres à la folie épileptique. Ici, comme dans toutes les autres questions médico-légales, la solution du problème réside dans l'examen clinique de chaque cas particulier, mis en rapport avec l'observation des cas analogues, et la médecine légale se réduit toujours à une question de diagnostic.

III. Les accès de trouble mental qui se produisent chez les épileptiques, à une distance plus ou moins grande des accès convulsifs, c'est-à-dire dans leurs intervalles et en dehors de leur action directe et immédiate, doivent être observés en eux-mêmes, dans leurs caractères propres, et c'est de cette étude clinique que doit résulter l'opinion du médecin expert, relativement à la responsabilité de ces malades, par rapport aux actes accomplis pendant leurs accès. Or, ces accès de trouble mental, dus à l'influence de la névrose épileptique, ont été étudiés d'une manière spéciale. Ils présentent un ensemble de caractères qui leur sont propres et qui permettent de les reconnaître, alors même que l'on n'aurait aucun renseignement sur l'existence même de l'épilepsie. C'est ce que j'ai cherché à démontrer dans mon travail sur l'*état mental des épileptiques* (*Archives générales de médecine*, 1860 et 1861), et ce qui est aujourd'hui assez généralement admis. Il existe deux espèces différentes de trouble mental chez les épileptiques. L'un, auquel j'ai donné le nom de *grand mal intellectuel* des épileptiques, et qui est habituellement connu sous le nom de manie avec fureur, s'accompagne d'un grand désordre d'idées et d'action, dure plus longtemps et n'offre pas, en général, de difficultés au point de vue de la médecine légale, à cause du trouble très-étendu et très-facile à constater des idées et des actes. L'autre, au contraire, que j'ai désigné sous le nom de *petit mal intellectuel des épileptiques*, est souvent d'un jugement beaucoup plus difficile, surtout si le médecin n'a pas constaté personnellement ses manifestations, et s'il est obligé, comme cela a lieu presque toujours en médecine légale, de le juger à travers les récits souvent contradictoires des personnes qui y ont assisté, ou d'après les comptes rendus le plus souvent très-incomplets et pleins de lacunes du malade lui-même. Ces accès de trouble mental peuvent être d'assez courte durée et ils peuvent présenter peu d'intensité dans leurs manifestations, deux circonstances qui se trouvent souvent réunies et en rendent l'appréciation très-difficile. Ces accès ont tous pour caractères communs d'avoir une invasion rapide et une durée relativement courte, de présenter une lucidité relative de l'intelligence avec une tendance très-prononcée aux actes violents, d'avoir une terminaison aussi brusque que leur invasion a été rapide, de présenter chez le même malade absolument les mêmes caractères à tous les accès, et d'être suivis, après leur cessation, d'une grande obtusion des souvenirs, en ce qui concerne les faits qui ont eu lieu pendant l'accès, ou même d'une suppression complète de la mémoire. Les malades ne se rappellent, en général, que les derniers faits qui ont eu lieu vers la fin de l'accès, mais ils ont oublié presque tous ceux qui ont précédé.

Le plus souvent, ces malades ont quitté brusquement leur domicile, leur atelier, leurs occupations, ou le lieu où ils travaillaient, pour marcher devant eux à l'aventure, dans les rues ou dans les champs, sans but déterminé et sans se rendre compte de l'espace qu'ils parcouraient. Pendant cette course vagabonde plus ou moins prolongée, leur esprit est dominé par les pensées les plus tristes et les plus effrayantes ; toutes les idées les plus sinistres qu'ils ont éprouvées à diverses époques de leur existence renaissent tout à coup dans leur mémoire, et s'accompagnent de conceptions délirantes, d'illusions et d'hallucinations, ou de sentiments haineux et violents. Il y a chez eux un singulier mélange de demi-obtusion de l'intelligence et d'une sorte de lucidité relative pour répondre à certaines questions qui leur sont adressées par les personnes qu'ils rencontrent sur leur passage. Ils sont surtout dominés par des terreurs imaginaires et des craintes fantastiques; ils croient qu'on les menace, qu'on les injurie, qu'on veut les tuer, leur faire du mal d'une manière quelconque. Les impulsions les plus violentes et les plus dangereuses surgissent inopinément et sans motif dans leur esprit et les poussent immédiatement à l'action. Tantôt ils sont portés au suicide et tantôt à l'homicide et au milieu de cette confusion générale des idées, qui n'est pas exempte d'une certaine lucidité relative, ils se jettent à l'eau ou cherchent à se donner la mort d'une manière quelconque, ou bien ils s'emparent du premier objet qui leur tombe sous la main et se précipitent avec violence et instantanément sur la première personne qu'ils rencontrent, la frappent à coups redoublés et souvent ensuite se mettent à courir devant eux tête baissée et frappent successivement plusieurs personnes, faisant ainsi plusieurs blessures et plusieurs victimes.

Après ces actes accomplis, il survient ordinairement comme une détente subite, une sorte de soulagement de l'angoisse terrifiante qui dominait ces malades, et ils reviennent alors tout à coup à eux-mêmes, ne conservant le plus souvent qu'un souvenir très-incomplet quelquefois même presque nul, de tous les faits qui se sont produits pendant leurs accès.

Telle est, en abrégé, la description des accès de trouble mental liés à l'épilepsie, qui sont soumis à l'appréciation des médecins légistes. La connaissance exacte des caractères spéciaux de ces accès est le véritable critérium qui peut servir à en apprécier la valeur légale. Malgré les apparences de lucidité relative que ces malades peuvent présenter pendant leurs accès, et malgré la lucidité complète qu'ils recouvrent après leur cessation, on ne peut les considérer comme responsables des actes accomplis pendant des accès de trouble mental aussi caractérisés, alors même qu'ils auraient été de courte durée. La conviction du médecin, déjà suffisamment établie par le seul fait de l'existence de ce trouble mental, est corroborée et rendue plus irrésistible encore, lorsque s'appuyant sur la connaissance exacte des symptômes spéciaux de la folie épileptique il peut remonter de la constatation de ces faits psychiques à la découverte de l'existence de l'épilepsie chez ces malades. Il démontre alors que, non-seulement on a eu affaire à un cas de manie temporaire ou instantanée, mais à un fait de manie épileptique et il constate chez ce malade l'existence antérieure ou actuelle de l'épilepsie, soit sous la forme de grandes attaques nocturnes ou diurnes, soit sous la forme vertigineuse. La nature spéciale du délire permet, dans ces cas, de démontrer l'existence de l'épilepsie qui avait été simplement méconnue, ou qui avait passé inaperçue. Dans d'autres cas plus rares, on ne peut prouver avec certitude l'existence actuelle ou ancienne de l'épilepsie chez ces malades, mais on découvre chez eux quelques-uns de ses symptômes, tels que les absences momentanées, les ronflements pendant le sommeil, les ecchymoses de la face ou du cou au moment du réveil, la morsure de la langue, l'incontinence des urines pendant la nuit et l'on peut induire légitimement de l'existence de ces symptômes isolés, à la réalité de l'épilepsie chez ces malades et cette prévision se trouve plus tard vérifiée par l'apparition d'une véritable attaque complète d'épilepsie. Ce sont là les cas auxquels on a donné, dans ces dernières années, le nom d'*épilepsie larvée*.

En résumé, dans l'épilepsie, comme dans l'aliénation mentale, la question de la responsabilité légale se réduit à une question de diagnostic. Lorsque l'épileptique a commis un acte violent, en dehors de l'influence des accès convulsifs, ou des accès de trouble mental, il doit être considéré comme responsable de ses actes, ou du moins on ne peut lui appliquer que le bénéfice des circonstances atténuantes : lorsqu'au contraire il a accompli ces actes sous l'influence d'un accès de trouble mental lié directement aux attaques, ou bien se produisant dans leurs intervalles, on doit le déclarer irresponsable.

Distinctions établies entre les actes civils et les actes criminels. L'irresponsabilité que la loi accorde à tous les aliénés, quelle que soit la forme de la folie, pour les actes criminels commis dans l'état d'aliénation mentale, doit également s'appliquer, au même degré et dans les mêmes conditions, aux actes civils accomplis par eux. Si un homme n'est pas considéré comme coupable pour un acte criminel, il ne doit pas, dans le même moment, être déclaré capable d'accomplir, en connaissance de cause et en pleine liberté de volonté, un acte civil considéré par la loi comme valable. Ce même aliéné que l'on exonère de toute responsabilité, au point de vue criminel, ne peut, sans inconséquence, être considéré, dans le même moment, comme capable de faire un testament, un legs, une donation ou une vente valables, ou bien de se marier, d'autoriser le mariage de ses enfants, de donner une procuration, de signer un acte quelconque, de témoigner en justice, etc., etc. L'irresponsabilité absolue de tous les aliénés, sans exception admise dans la juridiction criminelle, ne peut être soumise à des exceptions et être remplacée par la responsabilité partielle quand il s'agit de la juridiction civile. Cependant, c'est là ce qui a été admis par plusieurs auteurs et par plusieurs législations et c'est là le principe qui est tous les jours mis en pratique par les tribunaux. Les lois anglaises, par exemple, ont établi des distinctions entre les actes civils et les actes criminels que nous avons précédemment énumérées. En France, le même article du Code s'applique aux actes civils et aux actes criminels. La législation n'a donc pas sanctionné les distinctions que nous avons indiquées dans les lois anglaises. Mais, en pratique, les tribunaux font tous les jours infraction à la rigueur de ces principes. Ils valident, par exemple, des testaments faits par des aliénés, tandis que ces mêmes malades auraient été exonérés de toute responsabilité s'ils avaient été traduits devant la justice pour des actes criminels. Plus souvent encore, les magistrats refusent d'interdire des aliénés qu'ils exonéreraient de toute responsabilité s'ils étaient accusés d'un acte criminel quelconque. Ils laissent ainsi à l'aliéné la faculté d'exercer ses droits civils, de donner des signatures valables, alors qu'ils lui enlèvent, d'autre part, la responsabilité de ses actes, quand il se livre à un acte quelconque contraire aux lois existantes.

Les magistrats français montrent ainsi moins de souci de la fortune des individus et de leurs familles que de leur honneur et de leur vie, tandis qu'en Angleterre et dans d'autres pays, on a été souvent dirigé par des principes contraires. Les tribunaux français interdisent fréquemment comme prodigues et pourvoient d'un conseil judiciaire certains individus que pourtant ils ne déclarent pas aliénés et auxquels ils retirent le droit de gérer leur fortune, sans leur enlever cependant la responsabilité de leurs actes criminels, d'un autre côté, ces mêmes tribunaux laissent leurs droits civils à de véritables aliénés, auxquels pourtant ils refusent toute culpabilité au point de vue criminel. Il est remarquable, du reste, que la loi de 1838 ne dise pas que tout aliéné séquestré dans un asile doit être par cela même privé de l'exercice de ses droits civils ; elle ne s'exprime à ce sujet que d'une manière dubitative. L'article 55 de cette loi est, en effet, ainsi conçu : « Les actes accomplis par un individu séquestré dans un asile d'aliénés *peuvent* toujours être attaqués pour cause de démence. » La contestation des droits civils est donc, dans ce cas, facultative et non de droit absolu. Lorsqu'il s'agit d'actes civils accomplis par des aliénés, la magistrature française semble avoir adopté une jurisprudence qui repose sur ce principe que c'est l'acte en lui-même que l'on doit examiner pour savoir si on doit le

valider ou l'invalider, et non l'état mental de l'individu, qui devrait être l'objet
d'un examen direct ou rétrospectif au moment de l'autre. C'est là, selon nous,
un principe tout à fait vicieux et anti-médical, contre lequel on ne saurait
trop s'élever. Cependant on ne peut nier que c'est là encore aujourd'hui le
principe généralement adopté, non-seulement par les tribunaux, mais même
par beaucoup de médecins, surtout quand il s'agit d'un testament à valider
ou à invalider après la mort de l'individu qui l'a rédigé. On conçoit, dès lors,
pourquoi les décisions relatives à la responsabilité criminelle ou à la capacité civile sont si différentes dans la pratique, malgré l'unité de la législation
qui règle la matière, puisque l'on part, dans les deux cas, de principes différents. Quand il s'agit d'actes criminels accomplis par des aliénés, les magistrats et les médecins sont d'accord pour examiner cliniquement l'état mental
du malade au moment de l'accomplissement de l'acte, et prononcent sa responsabilité ou son irresponsabilité d'après son état mental au temps de l'action.

Lorsqu'au contraire, il s'agit d'actes civils et surtout d'un testament, on
accorde peu d'importance à l'examen rétrospectif de l'état mental de l'individu,
souvent difficile à apprécier à travers des témoignages incomplets et contradictoires, et l'on concentre toute son attention sur l'examen direct du testament
lui-même. Ce testament est-il bien rédigé, correct, écrit de la main de l'individu lui-même, conforme à ses intentions connues, bien libellé, daté et igné,
lisiblement écrit et irréprochable au point de vue de la forme, les magistrats
sont alors tout disposés à le déclarer valable même quand il serait démontré
que l'individu était dans un état incontestable et souvent déjà ancien d'aliénation
mentale. Si, au contraire, le testament est mal rédigé ; s'il contient des bizarreries ou des lacunes, des dispositions excentriques, les tribunaux cassent
souvent ces testaments, alors même qu'il serait démontré, comme cela arrive
souvent, que l'individu était un simple original ou un excentrique, et non,
un véritable aliéné privé de toute responsabilité légale, souvent les mêmes
magistrats auraient condamné comme criminel l'individu dont ils valident le
testament après sa mort. La cause d'erreur, dans ces cas, tient à ce que les écrits
des aliénés sont bien loin de témoigner de leur véritable état mental. Tel écrit,
en apparence très-lucide, peut avoir été fait par un aliéné dont intelligence
est très-troublée, tandis que tel autre écrit, en apparence peu cohérent, peut venir
d'un aliéné très-lucide dans son langage.

DES MESURES A PRENDRE VIS-A-VIS DES INDIVIDUS ACQUITTÉS POUR CAUSE D'ALIÉNATION
MENTALE. — Dans l'état actuel de la législation française et dans celle de plusieurs autres pays, les prévenus reconnus aliénés pendant l'instruction, en
faveur desquels les tribunaux rendent une ordonnance de non-lieu, ou les accusés
qui sont acquittés pour cause d'aliénation mentale, par les tribunaux ou les
jurés, sont purement et simplement remis en liberté. Le parquet, s'il craint
un danger quelconque, peut attirer sur eux l'attention de l'autorité administrative, mais cette autorité seule peut prendre un arrêté pour les faire séquestrer
d'office dans un asile d'aliénés, et le médecin de cet asile reste toujours libre de
les remettre en liberté, lorsqu'il les juge guéris, et qu'il ne les croit plus dangereux pour eux-mêmes, pour la société.

Depuis longtemps déjà, des auteurs distingués, médecins et magistrats, dans
tous les pays, se sont élevés contre les dangers que peut présenter cette jurisprudence. Des sociétés savantes ont réclamé des modifications de la loi sur ce point ;
dans quelques pays même, en Angleterre et en Amérique, par exemple, des

mesures législatives ont été prises pour combler cette lacune de la législation actuelle.

Trois moyens principaux ont été proposés ou mis en pratique dans différents pays pour remédier aux inconvénients signalés. Le premier consiste à substituer, pour le placement des aliénés reconnus dangereux, l'autorité judiciaire à l'autorité administrative. Le second consisterait à poser en principe que la séquestration administrative des aliénés dangereux et homicides serait perpétuelle, alors même que le médecin de l'asile aurait déclaré la guérison obtenue. Le troisième enfin, qui a été appliqué en Angleterre, en Amérique, et que l'on propose aujourd'hui en France et dans divers pays de l'Europe, consiste dans la création d'asiles spéciaux, ou de sections spéciales annexées aux asiles d'aliénés ou aux prisons, pour renfermer tous les aliénés dangereux, dits criminels, c'est-à-dire ayant eu affaire d'une manière quelconque à la justice.

Nous allons examiner successivement, ces trois moyens proposés ou mis en pratique sous diverses formes dans différents pays.

1. *Substitution de l'autorité judiciaire à l'autorité administrative pour le placement, le maintien et la sortie des aliénés dits criminels dans les asiles d'aliénés.* Ce moyen de protection contre les aliénés dangereux et surtout contre les aliénés homicides a été, de tout temps, préconisé par la magistrature. Elle s'est toujours plainte de ce que la loi ne lui avait pas réservé le droit de faire suivre le jugement qui acquitte un individu pour cause d'aliénation mentale d'une clause additionnelle ordonnant la séquestration dans un asile pour un temps déterminé, ou même pour un temps indéfini, dont la magistrature serait seule appelée à décider ou à faire cesser ultérieurement la durée. Dans tous les pays, des demandes de ce genre ont été adressées par la magistrature à l'autorité compétente, et dans plusieurs États de l'Europe ou de l'Amérique, des mesures législatives ont été prises dans ce sens.

En France rien n'a encore été tenté pour remédier à cette lacune de la législation et la loi de 1838 laisse à l'autorité administrative et aux médecins des asiles d'aliénés toute liberté d'action sous ce rapport.

Des propositions variées ont pourtant été faites dans ce but par des médecins, par des magistrats ou par diverses sociétés savantes.

Voici comment s'exprime à ce sujet M. Tardieu dans son livre (*Étude médico-légale sur la folie*, p. 52, 53).

« Il existe une lacune fort grave dans la législation française. Lorsqu'un inculpé, traduit devant la justice, a été, soit pendant l'instruction, soit après sa comparution aux assises, reconnu en état de démence, et par conséquent non coupable du crime dont il est l'auteur, aucune règle fixe n'est prescrite, ni suivie à son égard. Renvoyé purement et simplement de l'accusation portée contre lui, il peut être mis par le ministère public à la disposition de l'autorité administrative qui ordonnera son placement dans un asile public d'aliénés. Dans d'autres cas, il est rendu à sa famille qui peut, mais n'y est nullement tenue, le faire admettre dans une maison de santé. Mais la loi n'ayant prescrit aucune formalité particulière pour la séquestration d'un prévenu, d'un détenu ou d'un condamné aliéné, celui-ci reste dans le droit commun. Il en résulte que la séquestration peut être nulle ou de courte durée, et pour peu qu'il s'agisse d'une de ces folies à rémissions plus ou moins complètes, les aliénés les plus dangereux pourront être remis en liberté et la société ne sera pas protégée contre le retour de leurs déplorables entraînements. »

La société de législation comparée a délibéré sur le même sujet, et elle a proposé les articles suivants qui ont été introduits dans le projet de modification à la loi de 1838 présenté à l'Assemblée nationale en 1872 par plusieurs députés MM. Th. Roussel, Jozon et Desjardins. Dans ce projet, on propose (art. 43 et 44) la création d'asiles ou de quartiers spéciaux dans lesquels les aliénés ayant commis des crimes ou des délits, des prévenus ayant été l'objet, soit d'une ordonnance de non-lieu, soit d'un jugement ou arrêt d'acquittement pour cause de démence, pourraient être envoyés par ordre de la chambre des mises en accusation dans des asiles ou dans des quartiers spéciaux d'asiles. Un ordre semblable, rendu après une enquête faite par un ou plusieurs médecins, serait nécessaire pour autoriser les individus placés dans ces asiles ou dans ces quartiers, à en sortir.

Le congrès médical international qui s'est réuni cette année à Bruxelles, a mis également à son ordre du jour la question des aliénés dangereux ou criminels, et est arrivé à formuler les conclusions suivantes :

« Toutes les fois qu'un acte criminel ou délictueux aura été commis par un individu reconnu irresponsable pour cause d'aliénation mentale, le juge, après avoir constaté et déclaré la non-culpabilité, devra ordonner son internement dans un asile déterminé, d'où il ne pourra sortir qu'en vertu d'un autre jugement contradictoire comme le premier. » (Décision approuvée dans la séance générale du 25 septembre 1875, sur le rapport fait par M. Ingels, au nom des 5e et 8e sections du congrès des sciences médicales de Bruxelles).

Enfin, tout récemment, M. le docteur Gallard a lu à l'Académie de médecine de Paris (séance du 19 octobre 1875) une note, dans laquelle il a de nouveau attiré l'attention sur cette lacune de la loi et demande la substitution de l'autorité judiciaire à l'autorité administrative. Dans cette note il réclame la modification dans ce sens d'un article du code pénal et d'un article du code d'instruction criminelle. Voici la teneur de l'*article premier* de son projet de loi : « L'article 66 du Code pénal serait complété par la disposition additionnelle suivante, qui en formerait le second paragraphe :

« Lorsque, par suite de l'état mental de l'accusé, il aura été décidé qu'il est irresponsable, il sera acquitté, mais il devra être conduit dans une maison de santé ou un hospice déterminé par le jugement, pour y être soigné et détenu jusqu'à son entier rétablissement.

« Ce jugement entraînera nécessairement l'interdiction de l'accusé dont la mise en liberté ne pourra être ordonnée que par un autre jugement rendu suivant les formes exigées par la loi pour la main-levée de l'interdiction. »

Tous ces projets sont conçus dans le même esprit et reposent sur les mêmes craintes et les mêmes préoccupations. On est effrayé des dangers que peuvent faire courir à eux-mêmes, à leurs familles, ou à la société, les aliénés dangereux, qui ont déjà prouvé, par un fait soumis à la justice, les dangers qu'ils pouvaient présenter, or, pour protéger la société et les hommes sains d'esprit on veut exagérer les mesures de précautions et rendre plus difficiles les sorties en réservant le jugement aux procédés plus lents et plus prudents de la magistrature, au lieu de l'abandonner, comme aujourd'hui, à l'arbitraire et à la décision sommaire de l'autorité administrative ou des médecins des asiles d'aliénés. Mais la magistrature est-elle réellement l'autorité la plus compétente pour trancher de pareilles questions, possède-t-elle tous les éléments scientifiques et administratifs nécessaires pour les résoudre avec équité et pleine connaissance de cause? Nous ne le pensons pas. Selon nous, l'autorité administrative a seule en sa possession les documents nécessaires pour statuer sur le placement de ces malades dans les asiles d'aliénés et surtout sur le moment où leur sortie peut devenir opportune ou même nécessaire. D'un autre côté le médecin de l'asile, qui a suivi ces malades depuis le début de leur affection et qui a pu observer les diverses phases de leur évolution morbide, peut seul se prononcer avec une véritable compétence sur leur guérison et leur sortie; le tribunal est tout à fait incompétent pour trancher à distance de pareilles questions qui sont exclusivement du domaine médical.

II. *Séquestration perpétuelle des aliénés dangereux et surtout des aliénés homicides.* On a vu si fréquemment des aliénés homicides, déjà acquittés pour un meurtre commis dans un état d'aliénation mentale transitoire, être repris de nouveau d'impulsions homicides, dans un nouvel accès présentant la même forme et les mêmes impulsions, que plusieurs médecins ont proposé de retenir, indéfiniment séquestrés, les aliénés homicides, alors même qu'ils seraient complétement guéris de l'accès pour lequel ils avaient été enfermés. Plusieurs médecins pratiquent même ce système dans leurs asiles, sous leur propre responsabilité, en se basant sur les dangers que de pareils malades pourraient faire courir à la société ou à leurs familles, par le retour périodique de leurs impulsions homicides.

Aubanel est, je crois, le premier en France qui ait imprimé cette opinion et qui ait exprimé le vœu de voir édicter une loi autorisant la séquestration perpétuelle des aliénés homicides (*Annales médico-psychologiques*, t. VII, p. 252, 1846).

Dans une discussion qui a eu lieu sur ce sujet à la société medico-psychologique, plusieurs membres se sont ralliés à cette opinion qu'ils ont même cherché à appuyer sur une phrase d'Esquirol, lequel aurait déclaré que la folie homicide ne guérissait jamais radicalement et était sujette aux rechutes. Plusieurs médecins d'aliénés, non-seulement en France, mais dans d'autres pays, pratiquent ce système. Ils retiennent enfermés, pendant des années, des aliénés ayant commis des meurtres avant leur entrée, dans la crainte d'assumer sur eux la responsabilité d'un nouveau crime accompli par les mêmes malades rendus à la liberté, et l'autorité administrative, approuve en général cette conduite, quand les médecins en prennent la responsabilité. M. Legrand du Saulle a rapporté récemment dans les *Annales*, le fait très-curieux sous ce rapport d'une séquestration prolongée pendant cinq années par l'autorité préfectorale, malgré l'opinion du médecin de l'asile qui déclarait la guérison obtenue, et par conséquent, contrairement aux prescriptions de la loi de 1838. Ce fait, ainsi que beaucoup d'autres que l'on pourrait citer, prouve, mieux que tous les raisonnements, les difficultés pratiques de la question et les solutions diverses qui lui sont données en pratique, selon les localités ou les circonstances, malgré le texte uniforme de la loi qui régit la matière en France, mais qui est très-diversement appliquée, selon la diversité des cas soumis à l'examen des médecins ou des autorités administratives.

Il nous paraît impossible d'établir, sous ce rapport, une règle absolue, un critérium fixe et immodifiable; l'application doit nécessairement varier selon les malades, selon les formes de maladies et selon les circonstances. D'un côté, on comprend qu'un médecin placé à la tête d'un asile d'aliénés apporte une grande réserve avant de déclarer guéri et de remettre en liberté un aliéné homicide qui a déjà commis un ou plusieurs meurtres et qu'il le conserve plus longtemps qu'un autre malade afin de s'assurer de la réalité et de la solidité de sa guérison. On comprend encore mieux sa prudence poussée à l'extrême, s'il s'agit d'un malade exceptionnellement dangereux, qui a déjà commis plusieurs meurtres, ou dont la folie présente le caractère périodique, avec retour des impulsions homicides à chaque accès, comme cela a lieu souvent dans les manies épileptiques, alcooliques, ou dans certaines folies périodiques à prédominance d'impulsions homicides. Mais, malgré toutes ces circonstances, qui commandent évidemment une extrême réserve et qui peuvent justifier la prolongation de la séquestration, une ou même plusieurs années après la cessation des manifestations morbides, je ne puis admettre, pour ma part, que la médecine et la loi puissent poser en principe la séquestration perpétuelle des aliénés homicides d'une manière absolue. Je crois que le médecin chargé de la responsabilité d'un grand asile d'aliénés et qui voit constamment ses malades doit rester, comme il l'est aujourd'hui, le seul juge compétent de cette question délicate et qu'aucun article de loi, ni aucun jugement de tribunal, ne doit pouvoir, sous ce rapport, entraver sa liberté d'appréciation.

III. *Asiles spéciaux pour les aliénés dits criminels.* Ce moyen est celui qui a été le plus généralement proposé, pour remédier aux dangers qui résultent de la liberté laissée aux aliénés reconnus dangereux. En Angleterre, cette idée n'est pas restée à l'état théorique ; elle a été appliquée dans la législation et dans les faits.

Dès l'année 1843, les autorités irlandaises émirent le vœu de voir fonder un asile spécial pour les aliénés criminels et cette création fut décidée près de Dublin. Cet asile fut, en effet, construit à Dundrum dans les années suivantes et ouvert en 1850. Il a fonctionné depuis cette époque d'une manière régulière. Après quatorze ans d'existence, les commissaires irlandais, dans leur rapport en 1864, revenant sur l'historique de cette institution et sur son fonctionnement, en font le plus grand éloge et se félicitent des services qu'elle a rendus.

En Écosse, on n'a pas créé d'asile spécial. On s'est borné à placer un certain nombre d'aliénés dits criminels dans une section particulière de la prison de Perth. Les commissaires écossais, dans leur rapport de 1857, donnent à cet égard des explications détaillées et exposent les motifs pour lesquels ils ne sont pas partisans de la création d'asiles spéciaux pour les aliénés criminels.

En Angleterre, dès 1844, c'est-à-dire dès leur premier rapport général, les *commissionners in Lunacy* ont demandé la création d'asiles spéciaux pour les aliénés criminels, et ils ont émis depuis lors la même opinion dans tous leurs rapports successifs. Ces vœux, exprimés par les commissaires, ont eu pour résultat de faire prendre successivement des mesures législatives variées, qui figurent dans les actes parus depuis 1845 jusqu'à ce jour, et qui sont confirmatives ou rectificatives les unes des autres. Tous les ans, les commissaires ont insisté sur les mêmes arguments qui, à leurs yeux, militaient en faveur de la création d'asiles spéciaux pour les aliénés criminels, et à force de répéter ces motifs, ils ont fini par décider les pouvoirs publics à voter la fondation d'un asile spécial, qui a été construit à Broadmoor. La division des femmes de cet asile a été ouverte en 1863, et une grande partie de la division des hommes en 1864. Dans leur rapport de 1865, les commissaires donnent des détails sur l'organisation intérieure de cet asile. Ils constatent qu'en décembre 1864, il renfermait 309 malades, dont 213 hommes et 94 femmes. Il se félicitent de cette création, tout en déplorant que l'installation n'en soit pas encore complète, et ils indiquent les principes qui, dans leur opinion, doivent servir de base aux admissions dans cet asile.

Dans les divers pays de l'Europe et en Amérique, la question est encore aujourd'hui à l'ordre du jour et a été très-discutée. Les uns ont demandé la création d'asiles spéciaux pour les aliénés dits criminels, en prenant modèle sur ceux qui existent déjà en Angleterre ; les autres, au contraire, ont combattu ces projets, en se basant sur des motifs qui méritent d'être exposés brièvement.

En France, M. Brierre de Boismont (*Annales d'hygiène*, 1846), est le premier qui ait demandé la création d'asiles spéciaux pour les fous criminels, à l'instar de l'Angleterre. Il s'est appuyé sur plusieurs arguments qui ont été reproduits depuis par d'autres auteurs qui ont défendu la même opinion, et en particulier par M. Legrand du Saulle. Aujourd'hui, la question est plus que jamais à l'ordre du jour, et elle est devenue l'objet de l'attention des administrations publiques qui cherchent à réaliser cette idée sous des formes diverses, d'une manière plus ou moins étendue ou plus ou moins restreinte.

Les auteurs qui ont plaidé en faveur de ces institutions se sont basés sur trois ordres de considérations principales. Ils ont d'abord fait valoir les inconvénients que présentait, au point de vue des malades, de leurs familles et de la société, le mélange des aliénés ayant eu des démêlés avec la justice et de ceux qui n'ont jamais été traduits devant les tribunaux. On a dit que ce mélange constituait une douleur et une honte pour les malades non criminels, une tache pour leur famille en même temps qu'une injustice sociale, la société ne devant pas réunir dans le même lieu et placer dans les mêmes conditions des individus qui avaient été flétris par la justice et ceux qui n'avaient jamais commis aucun acte criminel et avaient seulement le malheur d'être des malades dignes de pitié et de soins assidus, et non de la punition que doit entraîner la violation des lois.

Le second ordre de considérations mis en avant par les partisans des asiles spéciaux pour les aliénés criminels, est tiré de la nécessité de protéger plus efficacement la société contre le retour des actes criminels déjà commis une fois par des aliénés. Par cela même, dit-on, ils doivent être considérés comme dangereux et séquestrés d'une manière plus sévère et avec des précautions légales et matérielles spéciales, que n'exigent pas au même degré les autres aliénés, qui n'ont encore commis aucun acte violent de nature à les conduire devant les tribunaux.

Enfin, on a encore fait valoir un troisième ordre de considérations, que l'on pourrait caractériser en disant qu'elles sont de nature préventive. Elles reposent sur l'existence de l'état mixte entre la folie et la raison, qui se rencontre chez un certain nombre d'individus mal nés, incomplétement développés, dégénérés, ou ayant subi une sorte d'arrêt de développement, natures incomplètes et vicieuses qui se font arrêter à chaque instant pour des délits plus ou moins graves, (vagabondage, insultes aux agents, voies de fait, vols peu importants, mendicité, etc.). Ce ne sont ni des aliénés proprement dits, ni des criminels ordinaires. Ils ne peuvent être envoyés convenablement ni dans des prisons, ni dans des asiles d'aliénés ordinaires. Il conviendrait donc de créer pour ces êtres mixtes des asiles mixtes, intermédiaires entre les prisons et les asiles d'aliénés, participant des caractères des uns et des autres, au point de vue des règlements et des localités. Il serait possible de les y retenir plus longtemps et avec plus de garanties pour la sécurité de la société, soit avant, soit après des acquittements judiciaires, soit même à titre préventif, à la suite de simples délits (comme on le fait pour les enfants dans les maisons de correction), afin d'empêcher la production de plus grands malheurs, pouvant résulter de la prolongation de leur séjour à l'état de liberté.

S'appuyant sur ces divers motifs, des médecins, des magistrats et des administrateurs ont demandé et demandent encore aujourd'hui, en France et à l'étranger, la création d'asiles spéciaux pour les aliénés criminels, ou bien des sections spéciales pour ces malades, comme annexes des asiles d'aliénés ou des prisons. Il existe déjà à Bicêtre un quartier de sûreté pour les maladies de ce genre, et l'on va ouvrir prochainement un quartier semblable dans la maison centrale de Gaillon.

Pour ma part, je ne crois pas à l'utilité de cette création. Je pense que des règlements spéciaux relatifs au maintien ou à la sortie de ces malades dans les asiles d'aliénés ordinaires, suffiraient parfaitement pour satisfaire aux exigences de cette situation spéciale qui ne peut motiver une séparation absolue. En effet, les malades dits criminels sont-ils réellement des aliénés? S'ils sont aliénés, peu importe qu'ils aient comparu devant la justice. Ils ne sont ni plus ni moins aliénés, parce que le hasard d'un acte quelconque les a conduits devant les tribunaux ; ils ne sont ni plus ni moins dangereux, parce qu'ils ont accompli un acte violent ou délictueux, que ceux qui ont été séquestrés avant d'avoir eu le temps d'accomplir un acte de ce genre et qui l'auraient peut-être commis plus tard, si on les avait laissés en liberté. Ce n'est pas en vertu d'un acte accompli que l'on doit juger du degré de danger que peut présenter un aliéné. Il est des malades très-dangereux dans les asiles qui n'ont eu aucun démêlé avec la justice, et il en est d'autres au contraire, envoyés comme criminels, à la suite de condamnations judiciaires, qui sont parfaitement inoffensifs, après leur entrée dans les asiles, par exemple les paralytiques arrêtés pour vols ou pour faux dans la première période de leur maladie. C'est d'après l'état mental des aliénés que l'on doit juger du degré de danger qu'ils présentent et non d'après un seul acte, quelque violent ou criminel qu'il soit, accompli avant leur entrée. Or les asiles d'aliénés doivent être organisés de telle sorte, au point de vue des localités, des règlements et de la surveillance, qu'ils contiennent des quartiers ou des sections offrant toutes les garanties désirables pour préserver contre les évasions ou contre les accidents de tout genre les aliénés dangereux, qu'ils aient ou non commis des actes délictueux ou criminels.

Si, au contraire, les individus que l'on voudrait placer dans les asiles spéciaux pour les aliénés dits criminels, ne sont pas encore de véritables aliénés; s'ils appartiennent à cet état mental mixte, intermédiaire entre la raison et la folie, sur lequel s'appuient les partisans de ces asiles speciaux, eh bien qu'ils continuent à être envoyés dans les prisons, dans les maisons de détention ou de correction, dans les dépôts de mendicité ou ailleurs, comme on le fait aujourd'hui, et qu'ils ne soient définitivement transportés dans les asiles d'aliénés que lorsque leur maladie sera complétement développée, et aura revêtu les caractères incontestables, d'une forme bien déterminée de maladie mentale. L'objection tirée de la honte qui rejaillit sur les autres malades ou sur leurs familles, par suite du mélange, dans le même asile, des aliénés ordinaires avec ceux qui ont été flétris par la justice, ne nous touche pas davantage que les autres arguments mis en avant par les partisans des asiles spéciaux. Nous plaçant au point de vue élevé des sentiments humanitaires de la philanthropie moderne, nous n'admettons pas de crime, de honte, ni de flétrisssure là où il y a maladie. Si l'individu acquitté par les tribunaux est un aliéné, il a cessé par cela même d'être un criminel. C'est un malade qui mérite la sympathie et la compassion au même degré que les autres, et il ne peut y avoir aucune honte pour les autres aliénés ni pour leurs familles, à se trouver confondus avec lui. Le nom de criminel accolé à celui d'aliéné nous paraît une monstruosité, en contradiction flagrante avec nos lois et avec nos mœurs, et qui ne doit à aucun titre être introduite dans les règlements de l'Assistance publique ou des asiles d'aliénés. Dès lors qu'un individu dit criminel est reconnu aliéné, il doit cesser d'être considéré comme criminel et rentrer purement et simplement dans le droit commun.

En résumé, nous ne voyons aucune raison valable en faveur de la création d'asiles spéciaux pour les aliénés dits criminels. Nous ne trouvons pas que ce moyen puisse remédier efficacement au danger redouté de la part des aliénés dangereux laissés dans la société, ou rendus trop tôt à la liberté. On ne pourrait y porter remède, dans une certaine mesure, que par des règlements spéciaux appliqués dans les asiles d'aliénés ordinaires à tous les aliénés dangereux, qu'ils aient eu ou non des démêlés avec la justice.

J. FALRET.

BIBLIOGRAPHIE. — CHOTT. *Diss. de momento libertatis et imputationis.* Tubing., 1704. — BOSE (E.-G.). *De morbis mentis delicta excusantibus.* Lipsiæ, 1774. — PIXEL. *Résult. d'obs. pour servir de base aux rapports juridiq. dans les cas d'aliénation mentale.* In *Mém. Soc. d'émul.*, t. VIII, p. 675 ; 1817. — GROOS. *Ueber Spontaneität, moralische Freiheit und Nothwendigkeit.* In *Nasse's Zéitschr.*, p. 23, 1824. — LUTHER. *Ueber die Zurechnungsfähigkeit bei gesetzwidrigen Handlungen*, etc. Eisenach, 1824. — GEORGET. *Remarques médico-légales sur la liberté morale.* In *Arch. gén. de méd.*, 1re série, t. VIII, p. 317 ; 1825. — GROOS. *Unters. über die moralischen und organ. Bedingungen des Irrseyns und der Lasterhaftigkeit.* Heidelberg, 1825. — VOGEL. *Ein Beitrag zur gerichtsärztlichen Lehre von der Zurechnungsfähigkeit*, etc. ; 2te Aufl. Stendal, 1825. — GEORGET. *Des maladies mentales, considérées dans leurs rapports avec la législation civile et criminelle.* Paris, 1827. — HOFFBAUER. *Die Psychologie in ihrer Hauptanwendung auf die Rechtspflege*, etc. Halle, 1808. Trad. fr. de CHAMBEYRON, 1827. — COLLARD DE MARTIGNY. *Questions de jurisprud. méd.-lég.*, etc. ; *la monomanie homicide et la liberté morale ; la responsabilité légale des médecins.* Paris, 1828. — BRIERRE DE BOISMONT. *Considérations médico-légales sur l'interdiction des aliénés.* Paris, 1830. — CASSINI. *Rapp. sur le mém. précédent.* In *Ann. d'hyg. publ.*, t. III, p. 192 ; 1830. — GROOS. *Der Skepticismus in der Freiheitslehre in Beziehung zur strafrechtlichen Théorie der Zurechnung.* Heidelberg, 1830. — WATSON (A.). *Medico-legal Cases of Homicide in which Insanity was pleaded in Exculpation.* In *Edinb. med. Journ.*, t. XXXVIII, p. 45 ; 1832. — ESQUIROL. *Question médico-légale sur l'isolement des aliénés.* Paris, 1832. — DU MÊME, *Quest. méd.-lég. sur l'isol. des alién.* In *Ann. d'hyg. publ.*, t. IX, p. 151 ; 1833. — JÖRG. *Die Zurechnungsfähigkeit der Schwangeren und Gebärenden.* Leipzig, 1837. — LEURET. *Nécessité de séquestrer de bonne heure les aliénés dangereux.* In *Ann. d'hyg. publ.*, t. XXIV, p. 300 ; 1840. — MARC. *De la folie considérée dans ses rapports avec les questions médico-judiciaires.* Paris, 1840. — CORMAK (G.-A.) *On transient Insanity, chiefly in reference to forensic Medicine.* In *Monthly Journal of Med. Sc.*, t. III, p 903 ; 1843. — RAY. *A Treatise on the Medical Jurisprudence of Insanity.* Boston, 1844, seconde edition. — *What is Insanity in Law which extinguishes Responsability ?* In *Monthly Journ. of Med. Sc.*, t. V, p. 141 ; 1845. — AUBANEL. *Rapports judiciaires et considérations médico-légales sur quelques cas de folie homicide.* In *Annales méd.-psych.*, 1845-1846. — BRIERRE DE BOISMONT. *De la nécessité de créer un établissement spécial pour les aliénés vagabonds et criminels.* In *Annales d'hygiène et de médecine légale*, 1846. — HORN (W.). Art. *Zurechnungsfähigkeit.* In *Encycl. Wörterb. der med. Wissensch.*, Bd. XXXVII, p. 110 ; 1849. — FERRUS. *Des prisonniers, de l'emprisonnement et des prisons*, 1850. — MOREAU (de Tours). *Un chapitre oublié de la pathol. mentale*, 1850. — BRIERRE DE BOISMONT. *Période d'incubation de la paralysie générale.* In *Annales médico-psych.*, 1852. — BILLOD. *Des intervalles dits lucides chez les aliénés.* In *Annales médico-psychol.*, 1852. — DELASIAUVE. *De la monomanie au point de vue psychologique et légal.* In *Annales méd.-psych.*, 1853 et 1854. — KNAGG. *Unsoundness of Mind considered in Relation to the question of Responsability for criminal Acts.* London, 1854. — MOLINIER. *De la monomanie envisagée sous le rapport de l'application de la loi pénale.* In *Ann. méd.-psych.*, 1854. — OTT. *De la folie générale et de la folie partielle*, etc. In *Annales méd.-psych.*, 1854. — RENAUDIN. *Observations medico-légales sur la monomanie*. In *Ann. méd.-psych.*, 1854. — BAILLARGER. *Des rémittences prolongées de la paralysie générale*, etc. In *Union médicale*, 1855. — DAMEROW. *Affaire Sefeloge. Compte rendu* in *Annales médico-psych.*, 1855. — MOREL. *Traité des dégénérescences*, 1857. — SAUZE. *Des rémissions dans le cours de la paralysie générale*. In *Annales médico-psych.*, 1858. — DELASIAUVE. *Des pseudo-monomanies*. In *Annales méd.-psych.*, 1859. — MOREAU (de Tours). *Psychologie morbide*, 1859. — BRIERRE DE BOISMONT. *Études médico-légales sur la perversion des facultés morales et affectives dans la période prodromique de la paralysie générale*, 1860. — FALRET (J.). *État mental des épileptiques*. In *Arch. génér. de méd.*, 1860-1861. — BAILLARGER. *Responsabilité des épileptiques*. In *Bull. de l'Acad. de méd.*, 1861. — LEGRAND DU SAULLE. *Des intervalles lucides et de leur valeur médico-légale*. In *Gaz. des hôpit.*, 1862. — CASPER. *Traité pratique de médecine légale*. Trad. française, 1862. — BELLOC. *Rapport médico-légal sur le nommé Lambert*. In *Annales méd.-psych.*, 1861. — LEGRAND DU SAULLE. *Responsabilité partielle des aliénés*. In *Annales méd.-psych.*, 1863. — FALRET. *De la responsabilité morale et légale des aliénés*. In *Ann. méd.-psych.*, 1863. — DALLY. *Considérations sur les criminels et les aliénés criminels*. In *Annales méd.-psych*, 1863. — BILLOD. *Responsabilité partielle des aliénés*. In *Annales méd.-psych.*, 1864. — DELASIAUVE. *Discussion sur la responsabilité partielle*. In *Ann. méd.-psych.*, 1864. — LASÈGUE. *Responsabilité légale des aliénés*. In *Arch. gén. de méd.*, 1864. — BAILLARGER. *Responsabilité des épileptiques*. In *Bull. de l'Acad. méd. et Annales méd. psych.*, 1864. — FALRET (J.). *Folie raisonnante*. In *Annales méd.-psych.*, 1866. — D'ESPINE (Prosper). *Psychologie naturelle*, 1868. — LASÈGUE. *Alcoolisme subaigu*. In *Arch. génér. de médec.*, 1869. — BONNET et BULARD. *Affaire Jeanson*, 1869. — MOREL. *Affaire Jeanson*. In *Ann. d'hyg. et de méd. lég.*, 1869. — FALRET (J.). *Affaire Jeanson*. In *Annales d'hyg. et de méd. lég.*, 1869. — DU MÊME. *Asiles pour les aliénés criminels*. In *Annales méd.-psych.*, 1869. — BERTRAND. *Lois sur les aliénés en Angleterre, en France et dans les autres pays*, etc. Paris, 1870. — *Procès-verbaux de la Société de législation*. Paris, 1872. — VOISIN (F.). *De l'identité de quelques-unes des causes du suicide, du crime et des maladies mentales*, 1872. — SOCIÉTÉ DE LÉGISLATION COMPARÉE. *Procès-verbaux de la commission chargée d'étudier les modifications à introduire dans la loi du 30 juin 1838*. Paris, 1872. — TARDIEU. *Étude médico-légale sur la folie*, 1872. — FALRET (J.). *Rapport sur un cas d'aphasie*. In *Annales d'hygiène et de méd. légale*, 1872. — LEGRAND DU SAULLE. *Traité de médecine légale*, 1873. — ECHEVERRIA. *Criminal Responsibility of Epileptics*. In *American Journal of Insanity*, 1873. — MAUDSLEY. *Responsibility in mental Disease*, 1874; trad. en français sous le titre: *Crime et folie*, 1874. — BUCKNILL et TUKE. *Psychological Medicine*, 3ᵉ édit., 1874. — DE KRAFFT-EBING. *La responsabilité criminelle et la capacité civile dans les états de trouble intellectuel*, traduit par CHATELAIN, 1875. — GALLARD. *Note sur les aliénés dangereux*. In *Union médicale*, oct. 1875. — DECHAMBRE. *Même sujet*. In *Gaz. hebdomad.*, 1875, p. 675. — SOCIÉTÉ DE MÉDECINE LÉGALE. *Discussion sur la responsabilité des épileptiques*. In *Annales d'hyg. et de méd. légale*, 1875.

J. F.

**RESPONSABILITÉ MORALE.** *Voy.* DÉONTOLOGIE.

**RESSUSCITANTS** (ANIMAUX). Il y a une plante vivant dans les régions sableuses, exposée à l'action d'un soleil ardent, qui peut se dessécher à tel point qu'elle meurt sans retour, et cependant il est aisé, même après un temps considérable, de lui faire reprendre l'apparence de la vie si on l'humecte; elle étend alors ses rameaux et l'on croirait qu'elle va bientôt reprendre son activité. C'est la rose de Jéricho (*Anastatica hierochuntina* L.), de la famille des Crucifères. Il est facile de répéter, à plusieurs reprises, la même expérience sur le même sujet, et cela à des intervalles fort longs; cependant ce n'est là qu'un fait d'hygrométricité.

Des phénomènes, en apparence, semblables s'observent dans le règne animal, mais sur des espèces d'une organisation inférieure, et dont les conditions d'existence sont comparables à celles du végétal dont nous venons de parler. Il y a toutefois cette différence entre ces espèces et la rose de Jéricho, que la dessiccation ne les tue pas : elles possèdent la propriété de revenir à la vie, si le dessèchement qu'elles ont subi s'est opéré dans certaines circonstances. Les Tardigrades, petits acariens que l'on trouve fréquemment dans la poussière sableuse

des toits et au milieu des mousses qui s'y développent; les Anguillules, qui sont
de très-petits nématoïdes, du genre de ceux que l'on nomme anguilles du
vinaigre; les Rotifères, autres animalcules de la classe des systolides, intermédiaires aux crustacés ou aux arachnides les plus dégradés et aux helminthes,
peuvent être desséchés d'une façon pour ainsi dire complète, soit naturellement
et par le fait des conditions dans lesquelles ils vivent, soit artificiellement, si on
les place dans des étuves; ils perdent alors tout mouvement, leurs différentes
fonctions sont à ce point suspendues, quelles paraissent anéanties; ils semblent
eux-mêmes ne plus être que de petits cadavres racornis, et cependant, même
après avoir passé un temps considérable dans cet état, ils reprennent de nouveau
leurs mouvements, ainsi que leur activité vitale, si on les place dans l'eau ou
que l'on se borne à verser sur eux quelques gouttes de ce liquide pour les humecter. Étaient-ils morts à la manière de la rose de Jéricho et peut-on, doit-on
dire qu'à l'encontre de cette dernière ils sont susceptibles de ressusciter; ou
bien, au contraire, la vie était-elle simplement suspendue en eux, et faut-il expliquer par une simple léthargie, résultant de la dessiccation, l'apparence de mort
qu'ils présentaient?

Ces deux manières de voir ont eu, l'une et l'autre, des adhérents, et, depuis
1701, époque où Leuwenhoek découvrit la reviviscence des Rotifères, elles ont
donné lieu à de nombreuses discussions parmi les physiologistes.

Leuwenhoek s'était servi, pour ses expériences, de sable de gouttière dans
lequel se trouvaient des Tardigrades desséchés comme le sont ces animalcules,
lorsqu'ils ont subi pendant longtemps l'action d'un soleil ardent, et, à son grand
étonnement, il avait remarqué que si on mouille ce sable, il se repeuplait des
animaux qu'on y trouve quand il est humide; la mousse des toits retient aussi de
semblables animalcules, et l'on y trouve également des Rotifères qui jouissent
de semblables propriétés.

Pour le savant hollandais, le phénomène était le même que celui observé chez
certains œufs d'insectes et chez différentes larves, que leurs enveloppes garantis-
sent longtemps et d'une manière efficace contre les résultats ordinaires d'une
pareille dessiccation. C'est aussi de cette manière que s'explique l'apparition
dans certains fossés, depuis longtemps desséchés, de crustacés inférieurs tels que
des branchippes, des artémies, des apus, etc.; lorsque l'eau du ciel, ou, pour les
artémies, celle des marais salants, vient à les remplir de nouveau. Les œufs de ces
animaux qui y sont restés à sec pendant plusieurs années germent et reproduisent l'espèce à laquelle ils appartiennent, et nous avons vu nous-même des apus
reparaître ainsi après plusieurs années dans une cuve où il en avait été précédemment placé et qui évidemment en avait conservé des œufs à sec pendant tout
ce temps. La germination des graines soustraites pendant longues années à l'action de la lumière, de la chaleur et surtout de l'humidité, est un phénomène
analogue.

Needham ayant constaté sur les Anguillules du blé niellé des faits semblables
à ceux que les Tardigrades des toits avaient fournis à Leuwenhoek, expliqua ce
fait autrement que ne l'avait fait son célèbre prédécesseur. Pour lui, il y avait
non pas mort apparente, mais mort véritable, et cette mort était suivie de résurrection. C'était le phénomène de la palingénésie mis en évidence et les animalcules ressuscitants renaissaient non pas de leurs cendres, comme le Phénix de la
Fable, mais par le retour à la vie de leurs tissus frappés de mort sous l'action
simultanée de la chaleur exagérée ainsi que de la sécheresse.

Vers 1775, Spallanzani accepta la même interprétation, sans s'arrêter à ce qu'elle a de singulier : « Un animal qui ressuscite après sa mort et qui, dans certaines limites, ressuscite autant qu'on le veut, est, dit-il, un phénomène aussi inouï qu'il paraît d'abord invraisemblable et paradoxal : il confond les idées les plus reçues sur l'animalité. » Le chapitre de ses œuvres, où le savant abbé de Bologne s'exprime ainsi, est intitulé : *Expériences sur les animaux qu'on peut tuer et ressusciter à son gré.*

Cependant les Rotifères qui habitent les toits des maisons, des fours et des autres bâtiments exposés a l'intempérie des saisons ou à de grandes variations de température, doivent, suivant Spallanzani, être dans des dispositions capables de résister aux coups les plus piquants du froid et de la chaleur, et ses expériences lui ont appris que les mêmes animalcules conservent dans du sable sec leur propriété de revenir à la vie, si on les expose à une température de 70° centigrade, tandis qu'ils la perdent passé 55°, si le sable dans lequel on les a pris est humide, et alors ils ne peuvent être portés au delà de 45°, après leur résurrection complète. Il montra également que les Rotifères pouvaient être congelés, sans périr, et subir, dans ce cas, un froid de 24°.

Baker trouva des anguillules vivantes dans du blé niellé que Needham lui avait donné vingt-huit ans auparavant.

Des expériences relatives à ces questions de réviviscence ont été entreprises plus récemment par Bory Saint-Vincent, Ehrenberg, Schultze, Doyère, Pouchet, ainsi par que d'autres naturalistes; et, parmi ces savants, les uns ont admis qu'il s'agissait d'une résurrection véritable, tandis que les autres n'ont cru qu'à une simple suppression momentanée des principaux phénomènes de la vie, et par conséquent à une sorte de léthargie, suivie d'un retour à l'activité vitale, lorsque les tissus reviennent aux conditions que la vie comporte. Mais, en réalité, la différence entre les résurrectionnistes et les léthargistes réside dans l'interprétation des faits plutôt que dans la mise en doute de leur réalité. S'il fallait choisir entre ces deux opinions, c'est la seconde qui semblerait devoir être préférée, puisque la manière dont s'est produite la dessiccation des prétendus animaux ressuscitants enlève à ces derniers la propriété d'exercer de nouveau leurs fonctions, ou la leur conserve, au contraire, ainsi que Spallanzani l'a fait remarquer, selon le mode suivant lequel on opère.

Il est bien constaté, en effet, que les animalcules appartenant à des espèces capables de revenir à la vie après une dessiccation lente et progressive meurent si on les retire de l'eau pour les dessécher brusquement; ils périssent également si on les dépouille complétement du sable qui les protégeait pendant leur séjour sur les toitures échauffées par les rayons solaires. Dans son *Manuel d'Actinologie*, qui a paru en 1834, de Blainville rappelle qu'il a pu ressusciter jusqu'à dix fois des animaux voisins des Rotifères de Spallanzani, pris dans les conditions indiquées par Leuwenhock, mais qu'il n'a pu en faire autant pour ceux qu'il tirait de l'eau d'un réservoir.

Bory Saint-Vincent a nié de la façon la plus absolue le pouvoir résurgeant des animalcules; il a également nié que ceux que l'on dessèche puissent revenir à la vie; mais cela est contraire aux faits. Pour lui, « un animalcule desséché est un animalcule mort. » et il explique de la manière suivante l'erreur dont les résurrectionnistes auraient été victimes : « Là où on a cru voir des animalcules desséchés revivre, on n'a vu que des œufs promptement développés et des animalcules arrivés à leur taille ordinaire. » Les prétendus ressuscités seraient donc le produit des animalcules mis en expérience et non ces animacules eux-mêmes, et l'enveloppe de ces derniers aurait seule réussi à les protéger contre la mort, tandis que les parens mis en expérience auraient tous péri. Ce n'est là, il est vrai, qu'une pure hypothèse, et cette hypothèse a d'ailleurs les faits contre elle.

M. Ehrenberg a dit, de son côté, que les Tardigrades sont de véritables amphibies, qui vivent également dans l'eau quand ils y sont plongés, et dans l'air sec quand l'eau s'est évaporée. Il croit s'en être assuré par l'étude du sable que M. Schultze avait distribué à plusieurs savants, comme offrant une confirmation des idées de Spallanzani. Suivant lui, la vie des animalcules n'est point interrompue; ils continuent de remplir toutes leurs fonctions et de se reproduire. D'après le micrographe berlinois : « les Rotifères et les Tardigrades que M. Schultze faisait admirer dans son sable n'étaient que les arrière-petits-enfants de ceux qu'il avait recueillis quatre ans auparavant. » C'est l'hypothèse de Bory Saint-Vincent reproduite sans preuves nouvelles, et si l'assertion de M. Ehrenberg était fondée, on verrait au moins la dépouille des anciens animalcules et les pattes qui servent à ceux qu'on croit revivifier pour marcher, ou les roues à l'aide desquelles ils se meuvent ne seraient pas attenantes au corps précédemment desséché; d'autres pattes et d'autres roues appartenant aux nouveaux sujets les auraient remplacées.

M. Doyère, qui croyait à la résurrection véritable des animalcules, a rendu compte dans un Mémoire intéressant, qui a surtout pour objet l'organisation des Tardigrades et leurs rapports naturels, des curieuses expériences auxquelles il s'est livré relativement à la propriété remarquable qu'ont ces petits êtres de revenir à l'activité, après avoir été complétement desséchés. Il a soumis des animaux ressuscitants à la dessiccation par simple évaporation, et il s'est également servi, pour arriver à ce résultat, de températures élevées. Voici ce qu'il a conclu de ses études : « Pris dans leur état d'activité, les animalcules dits ressuscitants ne peuvent supporter une température supérieure de plus de quelques degrés à celle qu'avait assignée Spallanzani, comme étant la limite supérieure qu'ils puissent atteindre. Ils perdent leurs mouvements et tombent dans l'engourdissement à une température inférieure à celle qui les tue définitivement, mais on peut encore les ramener à la vie, en les mettant dans de l'eau à la température ordinaire. » Pourtant l'auteur de ces expériences n'a jamais vu les animalcules dont il s'est servi revivre après avoir été chauffés à + 50° centigrades. Il en était tout autrement lorsqu'on agissait sur des animalcules naturellement desséchés; ils étaient alors susceptibles de supporter sans inconvénient une température bien supérieure à celle qui les tuait dans le cas précédent. Si l'on prend des mousses de toit renfermant des Tardigrades ou des Rotifères, desséchées jusqu'à ce que vingt-quatre heures d'exposition dans le vide ne leur fasse plus perdre de leur poids, et qu'on les place autour de la boule d'un thermomètre mis dans une étuve, on peut élever la température de l'étuve jusqu'à ce que le thermomètre marque 120°, peut-être 145°, sans que tous les animalcules que les mousses contiennent aient perdu la faculté de revenir à la vie. Le nombre des ressuscitants diminue pourtant à mesure que la température approche du degré qui vient d'être indiqué, et en même temps le retour à la vie de ceux qui ressuscitent se manifeste par des mouvements de plus en plus lents; il exige aussi un temps de plus en plus long.

Les Gordius, helminthes de la classe des nématoïdes, que l'on rencontre tantôt dans le corps des insectes, tantôt dans les rivières, tantôt aussi dans de simples ruisseaux fréquemment exposés à tarir, ou dans des circonstances encore différentes, sont capables, comme les Tardigrades, de recouvrer leur vitalité après être restés desséchés pendant un certain temps, et il en est de même des infusoires. Certaines croûtes laissées sur la paroi des vases où ou les avait fait développer, et qui apparaissent lorsque l'eau qui les humectait s'évapore, ne sont que des amas de ces microzoaires, faciles à ranimer, si on les arrose de quelques gouttes de ce liquide ou si la pluie vient à les mouiller.

Les infusoires ciliés, principalement les kolpodes, sont particulièrement dans ce cas. Ainsi M. Coste a montré, dans une note lue devant l'Académie des sciences, en 1864, que ces animalcules reviennent à la vie après une complète dessiccation, et il s'est servi de ce fait pour expliquer l'erreur dans laquelle sont tombés quelques-uns des plus savants défenseurs de la génération spontanée, en attribuant à ce mode de formation l'apparition de kolpodes dans de l'eau où l'on a fait macérer du foin. C'est le foin lui-même qui y apporte ces animalcules. Ils en tombent desséchés et enkystés, lorsque l'on prend le soin de secouer ce foin avant de le mouiller. On peut alors leur faire reprendre leurs mouvements, en versant un peu d'eau dans la capsule où on les a recueillis. M. Coste a montré d'une manière plus piquante encore la faculté de réviviscence propre aux kolpodes, et il a justement insisté sur la réserve qu'il convient d'apporter dans l'admission des prétendus faits invoqués par les spontanéiparistes. « J'ai fait secouer, ajoute-t-il, en effet, une botte de foin près d'une carafe remplie de glace. La poussière arrêtée sur la paroi humide m'a présenté le même spectacle. » La filtration six fois répétée d'une même eau chargée de kolpodes lui a montré qu'un certain nombre des animalcules qu'elle renfermait sont restés sur les six papiers employés pour opérer le filtrage; aussi lui a-t-il été facile, après avoir fait sécher ces papiers, de raviver tous les kolpodes ainsi obtenus, en les arrosant de quelques gouttes d'eau. D'autres expériences bien connues ne laissent aucun doute à cet égard.

La résurrection des petits animaux que nous venons de citer, ou, pour parler plus exactement, le retour de ces animaux à l'activité vitale après que l'état de dessication dans lequel ils étaient plongés a cessé, tient en partie aux propriétés des principes immédiats dont se composent leurs tissus et principalement à celles de l'albumine. M. Chevreul a montré qu'il y a dans cette substance, dans l'albumine du blanc d'œuf, par exemple, de l'eau sous deux états différents : d'abord de l'eau chimiquement libre, et répondant pour ainsi dire à l'eau dite de cristallisation chez les minéraux. Elle est retenue dans les interstices pour en détremper la masse et elle en constitue pour ainsi dire l'eau d'organisation. Ensuite de l'eau de composition ou de combinaison; celle-ci indispensable à la constitution même de l'albumine en tant que principe immédiat. La première peut diminuer sans que le tissu dont l'albumine qu'elle imbibe est la base essentielle perde les propriétés physiologiques qui lui sont propres; la disparition d'une partie de la seconde altère, au contraire, l'albumine dans son essence, ce qui détermine la mort des parties que forme cette albumine. Or, dans les expériences de révification lente, c'est la première qui a disparu par l'effet de dessiccation; et si on la rend à l'organisme, celui-ci redevient apte à exercer de nouveau le phénomène de la vie que cette dessiccation avait suspendu en lui, sans détruire pourtant la possibilité qu'a ce phénomène de reprendre ses fonctions momentanément entravées          P. Gerv.

**RESTA BOVIS.** Nom donné à l'ARRÊTE-BŒUF, *Ononis spinosa*, L. (*voy.* ONONIS).

**RESTAURAND** (RAYMOND). Médecin du dix-septième siècle, né à Pont-Saint-Esprit (Gard). Il fut reçu docteur en médecine à Montpellier et est surtout connu par ses traductions nombreuses en latin et en français des divers traités d'Hippocrate. Nous citerons seulement de lui :

I. *Figulus, exercitatio medica de principiis fœtus.* Orange, 1657, in-8°. — II. *Hippocrate, de l'usage du kinkina pour la guérison des fièvres.* Lyon, 1681, in-12 et édition en italien Parme, 1695, in-8°.                                                A. D.

**RÉTHEL** (EAU MINÉRALE DE).  *Athermale, chlorurée sodique moyenne, ferrugineuse faible, carbonique moyenne.* Dans le département de la Moselle, dans l'arrondissement et à 17 kilomètres de Thionville, dans le canton et à 1 kilomètre de Sierck, émerge une source dont la température est de 12° centigrades. Son analyse chimique est due à M. Langlois, qui a trouvé dans 1,000 grammes de son eau les principes suivants :

| | |
|---|---|
| Chlorure de sodium | 2,145 |
| — magnésium | 0,110 |
| Bromure de magnésium | tr. sens. |
| Sulfate de soude | 0,480 |
| — chaux | 0,120 |
| Carbonate de chaux | 0,280 |
| — magnésie | 0,040 |
| — protoxyde de fer | 0,025 |
| TOTAL DES MATIÈRES FIXES | 3,200 |
| Gaz { acide carbonique | 0 lit. 038 |
| azote | 0 015 |
| oxygène | 0 004 |
| TOTAL DES GAZ | 0 lit. 057 |

Il n'y a point d'établissement à Réthel, et l'on vient rarement boire ces eaux, quoiqu'elles aient une composition élémentaire qui les rendrait précieuses dans un autre pays. Le voisinage de Sierck et de Mondorf (*voy. ces mots*), qui ont des eaux plus actives et des établissements bien installés, font que les eaux de Réthel sont à peine fréquentées.                                        A. R.

**RÉTICULAIRE** (MEMBRANE). *Voy.* OREILLE INTERNE.

# ARTICLES

## CONTENUS DANS LE TROISIÈME VOLUME
(3ᵉ série.)

PARIS. — TYPOGRAPHIE LAHURE
rue de Fleurus, 9